D1825454

ISBN 978-0-364-18769-2
PIBN 10991406

DIE CHRONISCHEN

Infections- und Intoxications-Krankheiten,

parasitäre Wundkrankheiten und chronische

Ernährungs-Anomalieen

VOM

HISTORISCH-GEOGRAPHISCHEN STANDPUNKTE

UND MIT

BESONDERER BERÜCKSICHTIGUNG DER ÆTIOLOGIE

BEARBEITET

VON

DR. AUGUST HIRSCH,
PROF. DER MEDICIN IN BERLIN.

ZWEITE, VOLLSTÄNDIG NEUE BEARBEITUNG.

STUTTGART.
VERLAG VON FERDINAND ENKE.
1883.

Druck von Gebrüder Kröner in Stuttgart.

Inhalts-Verzeichniss.

Seite

Chronische Infectionskrankheiten . . . 1
I. Aussatz . . . 1
II. Venerische Krankheiten (Tripper, Schanker, Syphilis) . . . 41
Nachtrag zur Geschichte der Syphilis . . . 467
III. Yaws, Pian . . . 69
IV. Button-Scurvy . . . 77
V. Verruga peruviana . . . 78
VI. VII. Endemischer Kropf und Cretinismus . . . 83

Intoxications-Krankheiten . . . 140
I. Ergotismus . . . 140
II. Pellagra . . . 150
III. Acrodynie . . . 173
IV. Pelade. Columbische Maiskrankheit . . . 176
V. Milk-Sickness. . . . 177
VI. Endemische Kolik . . . 184

Parasitäre Krankheiten . . . 194
A. Thierische Parasiten . . . 196
I. Cestoden . . . 196
1. Taenia . . . 196
2. Bothriocephalus . . . 201
3. Echinococcus . . . 203
II. Trematoden. Distoma haematobium . . . 206
III. Nematoden . . . 209
1. Ascaris lumbricoides . . . 209
2. 3. Oxyuris vermicularis. Trichocephalus dispar . . . 211
4. Trichina spiralis . . . 211
5. Anchylostoma duodenale . . . 217
6. Anguillula stercoralis . . . 225
7. Filaria sanguinis hominis . . . 226
8. Filaria medinensis . . . 234
IV. Insecten . . . 250
1. Sarcoptes scabiei . . . 250
2. Pulex penetrans . . . 253
3. Dipteren . . . 256

Seite

B. Pflanzliche Parasiten 258
1. 2. Pityriasis versicolor. Favus 258
3. Herpes tonsurans 259
a. Gune 260
b. Tokelau-Ringworm 261
c. Cascadoe 262
4. Mal de los pintos 263

Infectiöse Wundkrankheiten 270
I. Erysipelas 270
II. Infectiöse Puerperalkrankheiten 288
III. Hospitalbrand 334

Chronische Ernährungs-Anomalieen 344
I. Anämie. Chlorose 344
A. Chlorose 345
B. Anaemia intertropica 351
C. Anaemia montana (Bergkrankheit) 352
II. Scorbut 354
III. Ponos von Spezza und Hydra 397
IV. Beriberi 399
V. Scrofulose 425
VI. Diabetes 451
VII. Gicht 455

Chronische Infectionskrankheiten.

I. Aussatz.

§. 1. Das Wort „Aussatz“, bez. die demselben entsprechenden, bei den verschiedenen Völkern des Alterthums und des Mittelalters gebräuchlichen Bezeichnungen [1]), haben während jener Zeit in gleicher Weise, wie das Wort „Pest“, einen Collectivbegriff gebildet, in welchem, wie hier die verschiedenartigsten epidemisch auftretenden und acut verlaufenden Krankheiten, so dort zahlreiche chronische pathologische Processe aufgegangen sind, welche das mit einander gemein hatten, dass unter den Symptomen Erkrankungen der Haut besonders ausgesprochen hervortraten. — So wenig man aber heute noch im Stande ist, die „Pest“ des Alterthums und Mittelalters, wie sie uns aus den Schriften jener Zeit bekannt geworden ist, mit Sicherheit in ihre Elemente zu zerlegen, und in jedem einzelnen Falle darüber zu entscheiden, ob es sich dabei in der That um die Beulenpest oder um eine andere, und um welche Volkskrankheit gehandelt hat, so wenig lassen sich aus den Andeutungen oder Schilderungen, welche über den „Aussatz“ aus dem Alterthume und Mittelalter auf uns gekommen sind, sichere Schlüsse auf den jedesmaligen Inhalt dieses vielumfassenden Begriffes ziehen; es lässt sich aus denselben eben nur so viel erschliessen, dass in ihm neben dem eigentlichen Aussatze auch venerische, scrophulöse und andere aus Allgemeinerkrankung hervorgehende Hautleiden, sowie Lupus, Scabies, Eczem, Psoriasis und andere locale Erkrankungen der Haut einen Platz eingenommen haben [2]). — Von diesem Standpunkte der Kritik lässt sich über die Geschichte des Aussatzes im Alterthume und Mittelalter etwa Folgendes anführen:

Die frühesten einigermassen sicheren Nachrichten über das Vorkommen der Krankheit auf ausser-europäischem Boden datiren aus der Zeit des Auszuges der Israeliten aus Egypten durch die Wüste und ihrer Herrschaft in Palästina; ein Schluss hieraus auf das endemische Vorkommen des Aussatzes in *Egypten* in den ältesten Zeiten

---

1) Elephantiasis (scil. Graecorum), Lepra (scil. Arabum), Morphaea (der abendländischen Aerzte im Mittelalter), Maalzey (älteste deutsche Bezeichnung); von späteren, zum Theil noch jetzt nationalen Benennungen der Krankheit erwähne ich: Ladrerie (in Frankreich), Leprosy (in England), Melaatschheid (in den Niederlanden), Gafedad (in Spanien, auch provinciell Rosa asturiensis), Gafeira (Portugal), Likthra (Island), Spedalskhed (Norwegen), Spetelska (Schweden), Kushta (Indien), Ngerengere (Neu-Seeland), Morfea (Mexico), Mal rouge de Cayenne, Kakobe und Boasi (Surinam).

2) Zur Geschichte des Aussatzes vergl. Raymond, Histoire de l'Eléphantiasis etc. Lausanne 1767. — Hensler, Vom abendländischen Aussatze im Mittelalter u. s. w. Hamb. 1790 (1794). — Danielssen et Boeck, Traité de la spedalskhed. Par. 1848. — Munro, Edinb. med. Journ. 1876. Septbr., Novbr. 1877 March. — Häser, Lehrb. der Geschichte der Medicin. 3. Aufl. Jena 1876. III. 70.

erscheint um so mehr gerechtfertigt, als alle späteren Berichterstatter Egypten als die Heimath, oder doch als einen Hauptsitz der Krankheit bezeichnet haben [1]). — Ein nicht weniger hohes Alter scheint dem Aussatze in *Indien*, vielleicht auch in *China* zuzukommen, während das, was Herodot [2]) und Pausanias [3]) über die „λεύκη“ aus dem 6., bez. 5. Jahrhunderte a. Chr. aus *Persien* melden, eine Deutung nicht zulässt, in *Japan* aber, den übereinstimmenden Erklärungen aller Berichterstatter zufolge, die Krankheit erst im 13. Seculum p. Chr. (zwischen 1234—1250) aufgetreten ist [4]).

An mehreren Stellen der heiligen Schrift [5]) wird unter dem Namen „Sâraat“ einer Krankheit gedacht, bei welcher es sich, wie aus einer genaueren Schilderung der Symptome [6]) hervorgeht, vorzugsweise um eine Hautkrankheit gehandelt hat. Es wird an dieser Stelle schon in der bestimmtesten Weise ausgesprochen, dass das Wort „Sâraat“ zur Bezeichnung verschiedenartiger krankhafter Veränderungen der Haut gebraucht war, da je nach der Gestaltung der Krankheitsform und nach den begleitenden Erscheinungen die damit Behafteten als „rein“ oder „unrein“ bezeichnet wurden; noch bestimmter aber zeigt sich die ganz allgemeine Bedeutung, welche dem Worte beigelegt worden ist, in dem Umstande, dass an andern Stellen [7]) von einem „Sâraat an Kleidern“ und von einem „Sâraat an den Wänden von Häusern“ die Rede ist. — Das Wort „Sâraat“ bedeutet ursprünglich „Schlag“ oder auch (intransitiv) „Niederschlag“ oder „Niederfallen“ (im Arabischen ist von dieser Wurzel „saraa“ [zu Boden werfen] die Bezeichnung für Epilepsie, bez. fallende Sucht abgeleitet); in der Anwendung, welche es an den oben genannten Stellen gefunden hat, entspricht es demnach offenbar unserem Begriffe „Ausschlag“, und die Uebersetzung von „Sâraat“ mit „Aussatz“ ist nur insoweit gerechtfertigt, als auch mit diesem Namen früher die verschiedenartigsten „Niederschläge“, Flecken u. s. w. auf der Haut bezeichnet worden sind, und auch heute noch in vielen Gegenden Niederdeutschlands das Wort „Aussatz“ (für Ausschlag) im Munde des Volkes lebt. — Dass in jenem „Sâraat“ unter anderem auch Aussatz (in unserem Wortverstande) steckt, ist nach der Schilderung der Krankheitserscheinungen höchst wahrscheinlich, noch weniger aber kann darüber ein Zweifel bestehen, dass jenes Wort auch noch viele andere Hauterkrankungen, Psoriasis, Scabies, Eczem u. s. w., vielleicht auch syphilitische Affectionen [8]) umfasst.

1) Vergl. hierzu das Folgende über die Geschichte des Aussatzes nach Mittheilungen griechischer und römischer Autoren. — Brugsch (Histoire d'Egypt. Leipz. 1875. 42) hat in dem von ihm entdeckten Papyrus gefunden, dass „Aussatz“ bereits zu Zeiten von Husapti, dem fünften Könige von Egypten, genannt wird, dort also bereits 2400 Jahre vor Christus geherrscht hat.

2) Ἱστοριῶν I. 38, ed. Stein. Berl. 1856. I. 115. — 3) Βίοι παράλληλοι, ed. Reiske V 490. — 4) Schmid, New-York med. Record. 1869. Juli 194. — 5) III. Buch Mose cap. XIII. IV. Buch Mose cap. XII. § 10, II. Buch der Könige cap. V, II. Buch Chronic. cap. XXVI §. 19. — 6) III. Buch Mose l. c. — 7) ib. §. 47 und cap. XIV. §. 39.

8) Finaly erklärt (Arch. für Dermatol. 1870. II. 125), dass die Stelle in dem III. Buch Mose, in welcher sich die Schilderung des „Sâraat“ findet, insofern falsch gedeutet worden ist, als das Wort „Bâsar“, welches als der mit dem Sâraat behaftete Theil des Körpers bezeichnet wird, mit „Haut“ oder „Fleisch“ übersetzt worden ist, während es hier in einer abgeleiteten Bedeutung und euphemistisch für „membrum virile“ steht. Alles, was von der Krankheit gesagt ist, bezieht sich sonach lediglich auf „penis“, und „Sâraat“ ist nichts weiter als „Syphilis“. — Seligmann, der med. Historiker und gründliche Kenner der semitischen Sprachen, bemerkt bezüglich dieser Conjectur (in Jahresber. über die Fortschritte in der Medicin 1870. I. 169) „Die Dermatologen mögen Finaly für einen Hebraisten, die Hebraisten für einen Dermatologen halten, ein seltsameres Stück medicinischer Bibelexegese ist wohl kaum vorgekommen.“

Sichere Nachrichten über das Alter des Aussatzes in *Indien* findet man in den Commentarien von Wise[1]), wo ein, allerdings auch mit andern Hautkrankheiten vermischtes, aber doch deutlich erkennbares Bild der Krankheit entworfen wird. Diesen Commentarien liegen die Schriften von Châraka und Sûsruta zu Grunde, so dass man das Alter des Aussatzes daselbst bis ins 7. Jahrhundert a. Chr. zurückdatiren darf; Andeutungen über die Krankheit, in Indien unter dem allgemein gebräuchlichen Namen „Kushta" von jeher bekannt, hat bereits Atreya gegeben, dessen in der dem 14. oder 15. Jahrhundert a. Chr. angehörigen Rig Veda Sanitá gedacht wird[2]). — In *China* hat der Aussatz, wie Hobson[3]) erklärt, wahrscheinlich schon unter den Ureinwohnern des Landes geherrscht; bestimmte Nachrichten darüber fehlen, und der von ihm angeführte Erkrankungsfall eines Schülers des Confucius an „Aussatz" (Lae) ist unsicher, da, wie Hobson selbst bemerkt, die Bezeichnung „Lae" im südlichen China, wo Aussatz überhaupt am verbreitetsten vorkommt, ganz allgemein für Krätze gebraucht wird. — Bemerkenswerth ist der Umstand, dass die genannten Landstriche auch heute noch einen Hauptsitz des Aussatzes bilden.

Zu welcher Zeit, in welchen Gegenden und unter welchen Verhältnissen die Krankheit zuerst auf *europäischem Boden* aufgetreten ist, lässt sich bei den sparsamen Nachrichten, welche wir über dieselbe in den Schriften der der vorchristlichen Zeitrechnung angehörigen griechischen Aerzte antreffen, um so weniger mit Sicherheit beurtheilen, da die meisten dieser Mittheilungen bereits an dem Fehler einer Confundirung des Aussatzes mit Elephantiasis leiden — ein Missstand, der sich durch die ganze Folgezeit bis beinahe auf unsere Tage fühlbar gemacht hat.

In der Hippokratischen Schriftensammlung[4]) findet sich neben einer bösartigen Form von λεύκη (eine später allgemein gebräuchliche Bezeichnung gewisser Formen von Aussatz) und offenbar im Zusammenhange mit derselben die „phönicische Krankheit" genannt; nach Galen's Erklärung[5]) entspricht dieser Name der „Elephantiasis", leider aber bleiben wir wieder in Zweifel darüber, ob hier unter „Elephantiasis" Aussatz oder Elephantiasis (in unserem Wortverstande) zu verstehen ist, da Galen an einer andern Stelle[6]) sich desselben Wortes zur Bezeichnung der Pachydermie bedient. — Ebenso unklar bleibt, was unter der von Aristoteles[7]) erwähnten „Satyria" gemeint ist; Rufus (vergl. unten) erklärt, dass man sich dieses Wortes früher zur Bezeichnung von Aussatz bedient hat, und gleichlautend äussert sich Galen[8]), der allerdings auch hier wieder den zweideutigen Namen „Elephantiasis" gebraucht. — Mag man in den beiden hier genannten Krankheiten aber auch immerhin Aussatz erblicken, so bleibt doch noch fraglich, ob sich die Angaben über dieselben auf Griechenland, oder auf Egypten, bez. auf Phönicien beziehen, und dasselbe Bedenken macht sich bezüglich der Notiz geltend, welche Rufus[9]) der von ihm gegebenen, kurzen aber unzweideutigen Schilderung des Aussatzes voranschickt, dass die Krankheit, trotzdem sie eine schwere, bösartige und häufig vorkommende (μέγα καὶ χαλεπὸν νόσημα καὶ πολλοῖς γενόμενον) ist, dennoch bisher nur von dem Erisistratäer Strato (wahr-

---

1) Commentary on the Bindu system of medicine. Lond. 1860. 258. — 2) Munro l. c. Septbr. 248. — 3) Transact. of the China branch of the royal Asiatic soc. 1852. III. 17.
4) Prorrhetikon lib. II. am Ende des Buches, ed. Littré IX. 74. — 5) Erotiani, Galeni et Herodoti Glossaria in Hippocratem, ex recens. Stephani. Lips. 1780. 592. — 6) Introductio cap. XIII, ed. Kühn XIV. 757 und gleichlautend in Definitiones §. 296. e. c. XIX. 428. — 7) De generatione animal. lib. IV. cap. III. Opp. ed. Casauboni. Genev. 1605. I. 852. — 8) De caussis morb. cap. VII. e. c. VII. 29 und lib. de tumoribus praeter naturam cap. XIV. e. c. VII. 727—28. — 9) Oribasii Collect. med. XLV. cap. 28. ed. Daremberg IV. 63.

scheinlich dem Peripatetiker Strato von Lampsakus im 3. Jahrhundert a. Chr.) beschrieben worden ist, indem auch hier die Frage offen bleibt, ob diese Schrift des Strato, so wie der Bericht, welchen der Alexandriner Rufus über die Krankheit gegeben hat, sich nicht auf Griechenland als vielmehr auf Egypten beziehen.

Unter den Berichterstattern aus der frühesten und späteren Kaiserzeit herrscht darüber eine vollkommene Uebereinstimmung, dass der in Egypten heimische Aussatz den älteren griechischen (d. h. in Griechenland lebenden) Aerzten nicht bekannt gewesen sei, dass sich die Krankheit im römischen Reiche erst im letzten Jahrhunderte a. Chr. gezeigt, eine allgemeine Verbreitung daselbst und unter den benachbarten Völkerschaften aber erst in einer späteren Zeit gefunden habe.

Noch Lucrez [1]) erklärte:

„Est Elephas morbus, qui propter flumina Nili
Gignitur Aegypto in medio, neque praeterea usquam.“

Celsus, gegen dessen Glaubwürdigkeit gewiss kein Bedenken obwaltet, bemerkt [2]): „ignotus paene in Italia ... is morbus est, quem ἐλεφαντίασιν Graeci vocant“; Plutarch [3]) lässt den Arzt Artemidor, einen Zeitgenossen des Pompejus, die Erklärung abgeben, dass der Aussatz erst zu Zeiten des Asklepiades (also im letzten Jahrhundert a. Chr.) im römischen Reiche bekannt geworden sei; Caelius Aurelianus [4]) bezeichnet Themison (den Begründer der methodischen Schule, Zeitgenossen des Plinius) als denjenigen römischen Arzt, der die Krankheit zuerst beschrieben habe, und noch bei Galen [5]) finden wir die Bemerkung: „in Alexandria plurimi elephantiasi . . . laborant. In Germania vero et Mysia rarissime affectus is grassari visus est. Et apud lactipotas Scythas nunquam fere apparet.“

In welcher Zeit diese weitere und allgemeinere Verbreitung des Aussatzes in Europa erfolgt ist, lässt sich mit einiger Wahrscheinlichkeit aus der Zeit beurtheilen, in welcher Seitens der Behörden Massregeln ergriffen wurden, welche auf die Verhütung und Bekämpfung der allgemein als ansteckend geltenden Krankheit hingerichtet waren, und welche theils in gesetzlichen Bestimmungen über die Verheirathung aussätziger Kranker, theils in Absonderung und Aufnahme derselben in für sie besonders hergerichtete Pflege- oder Heilanstalten (Leproserieen, Ladrerieen, Meselleriecn u. a.) bestanden.

Gesetzliche Bestimmungen über die Verheirathung, bez. Scheidung Aussätziger liegen aus dem 7. Jahrhundert vom König Rothar aus dem Longobardenreiche [6]), aus dem 8. Jahrhundert von Pipin (757) und Karl dem Grossen (789) aus dem Frankenreiche [7]), aus England vom Jahre 950 [8]) vor. — Die frühesten Nachrichten über die Begründung von Aussatzhäusern datiren aus dem Frankenreiche schon vom 8. und 9. Jahrhundert [9]), aus Irland (Innisfallen) vom Jahre 869 [10]), aus Spanien (1007 in Malaga [11]), 1067 in Valencia) [12]), Italien und England (Chatham, Northampton, London u. a.) [13]) vom 11., aus Sicilien (Palermo) [14]), Schottland

1) De rerum natura VI. 1114. — 2) Lib III. cap. 25 — 3) In Symposion VII. Qu. IX. Opp. ed. Reiske VIII. 905. — 4) Morb. chron lib. IV. cap. I. ed. Amstelod. 1755. 493.

5) Lib. II. de method. med. ad Glauconem cap. XII. e. c. XI. 142. — 6) Lindenbrog. Codex legum antiquar. 1613. 609. — 7) Lobineau, Hist. de Bretagne. Par. 1707. I. 204

8) Wharton, Anglia sacra II. Praef. 32.

9) Sehr ausführliche und gründliche Untersuchungen über die Leproserieen im Frankenreiche, bez. in Deutschland hat Virchow (Archiv 1860. XVIII. 138. 273. XIX. 43. 1861. XX. 166 459) veröffentlicht.

10) Belcher, Dubl. quart. Journ. of med. Sc. 1868. Aug. 38.

11) Martinez y Montes, Topogr. med. de la ciudad de Malága. Mal. 1852. 504.

12) Morejon, Hist. bibliogr. de la med. Española I. 354.

13) Vergl. zur Geschichte der Leproserieen in Britanien die ausgezeichnete Arbeit von Simpson in Edinb. med. and surg. Journ. 1841. Oct. 201. 1842 Jan. 121. April 394.

14) Profeta, Lo Sperimentale 1875. Settbr. 294.

(Aldneston 1170) und den Niederlanden (Gent 1147)[1]) vom 12., aus Norwegen (Bergen 1266)[2]) und der Schweiz (Zürich)[3]) aus dem 13. Jahrhunderte.

Zur Begründung eigener Aufnahme-Häuser für Aussätzige kam es ohne Zweifel erst zu einer Zeit, als die Krankheit bereits eine grössere Verbreitung erlangt hatte; die meisten scheinen innerhalb des 11.—13. Jahrhunderts angelegt worden zu sein, und zwar in so grossem Umfange, dass im Anfange des 13. Seculums in Frankreich allein 2000, in der ganzen Christenheit gegen 19,000 Leproserieen bestanden haben sollen[4]). — Man würde, meiner Ansicht nach, irre gehen, wenn man aus der Zunahme der Aussatz-Häuser einen Schluss auf eine dem entsprechende Steigerung der Krankheitsfrequenz ziehen, aus der Zahl derselben überhaupt einen Massstab für Beurtheilung des Umfanges, welchen der Aussatz gewonnen hatte, hernehmen, oder, wie mehrfach geschehen, aus der zeitlichen Coincidenz dieser Krankheitszunahme mit den Kreuzzügen auf einen inneren Zusammenhang beider Ereignisse, auf eine wesentlich durch Einschleppung des Aussatzes vom Oriente nach Europa bedingte Steigerung der Krankheitsfrequenz schliessen wollte. — Man muss, bei Beurtheilung aller dieser Momente, den zuvor bereits mehrfach betonten Umstand nicht ausser Augen lassen, dass der Begriff „Aussatz" während des Mittelalters nicht bloss im Laien-Publikum, sondern auch unter den Aerzten ein vielumfassender gewesen ist, in den neben dem Aussatze und den verschiedensten chronischen Hautkrankheiten auch die Syphilis aufgegangen, und dass zudem die behufs Sequestration der „Aussätzigen", bez. Ueberführung derselben in Leproserieen, gestellte Krankheitsdiagnose nicht von Aerzten, sondern zumeist von Laien gestellt worden ist. — Dass mancher europäische Krieger, der gesund nach dem Morgenlande ausgezogen war, hier, wo Noth, Strapazen und ein ungezügeltes Leben Gelegenheitsursachen für die Erkrankung abgaben, den Aussatz acquirirt hat, lässt sich allerdings begreifen, allein auch hier wird man den Begriff „Aussatz" in jenem vielumfassenden Sinne zu nehmen haben, und wenn die heimkehrenden Kreuzfahrer aus dem Morgenlande eine Krankheit mitgebracht haben, welche sie der europäischen Bevölkerung mittheilten, so liegt es, Angesichts des Umstandes, dass die Uebertragbarkeit des Aussatzes bis jetzt nicht durch ein sicher constatirtes, unzweideutiges Factum bewiesen ist — viel näher, dabei an Syphilis als an Aussatz zu denken. Besonders schwer fällt bei Erörterung dieser Fragen der Umstand ins Gewicht, dass, als mit der grossen Verbreitung, welche die Syphilis gegen Ende des 15. und im Anfang des 16. Jahrhunderts in Europa erfuhr, die Aerzte mit den Eigenthümlichkeiten dieser Krankheit genauer bekannt geworden waren, die Zahl der Aussätzigen in kürzester Zeit erheblich zusammenschrumpfte — eine Thatsache, welche sich nicht etwa aus einem so plötzlichen Erlöschen der Krankheit, oder, wie von einzelnen Seiten geurtheilt

1) Vergl. die vortreffliche Darstellung der Geschichte des Aussatzes in den Niederlanden von Israëls in Nederl. Tijdschr. voor Geneesk. 1857. I. 161.
2) Bidenkap, Norsk. Mag. for Laegevidensk. 1860. XIV. 550.
3) Meyer-Ahrens, Schweiz. Ztschr. für Natur- und Heilkunde 1841. VI. 302.
4) Raymond l. c. 106. — Mezeray (Histoire de France II. 168) berichtet vom 12. Jahrhundert aus Frankreich: „il y avait ni ville ni bourgade, qui ne fust obligée de batir un hospital pour les (lepreux) retirer" und ähnlich lautet die Erklärung von Muratori (Antiquit. Ital. med. aevi III. 53) aus Italien: „vix ulla erat civitas, quae non aliquem locum leprosis destinatum haberet."

worden ist, aus einem Uebergange des Aussatzes in Syphilis, sondern ganz ungezwungen daraus erklärt, dass eine richtige Diagnose beider Krankheiten die Aussatz-Frequenz auf das richtige Maass zurückzuführen gelehrt hatte.

Als man im Anfange des 16. Jahrh. in Frankreich und Italien eine Revision der zum Theil mit „Aussätzigen" überfüllten Leproserieen vornahm, zeigte sich, dass in vielen derselben die bei weitem meisten, in einzelnen selbst sämmtliche Kranke an verschiedenen chronischen Hautausschlägen, die wenigsten an eigentlichem „Aussatze" litten; so erklärt u. a. Fracastoro [1]) aus Italien (Verona): „Et certe semper apud nos visus raro fuit is morbus, quamquam per civitates domus, quae hospitalia vocantur, et suppellectiles sumptibus publicis paratae structaeque videantur Elephantiacis suscipiendis. Verum quos ego hactenus vidi: nemo quidem aut pauci e susceptis Elephantiaci mihi visi sunt, sed leprosi (d. h. mit schuppigen Exanthemen behaftete) solum, aut impetigine quadam fere detenti" [2]).

Immerhin muss anerkannt werden, dass der Aussatz in Europa während des Mittelalters als endemische Krankheit geherrscht und diese Bedeutung von dem 16. Seculum an und durch die folgenden Jahrhunderte immer mehr eingebüsst hat, so dass schliesslich nur noch vereinzelte, zumeist kleine Krankheitsheerde übrig geblieben sind, in denen er auch heute noch jenen endemischen Character bewahrt hat.

Dieses Erlöschen des Aussatzes als Endemie ist in den einzelnen Ländern Europas mehr oder weniger schnell erfolgt. — In Italien machte sich bereits gegen Ende des 15. Jahrhunderts ein wesentlicher Nachlass der Krankheit bemerklich; so erklärte schon Beniveni [3]) bei Erwähnung eines von ihm beobachteten Falles von Aussatz an einem Fremden: „morbus qui in Italia (er lebte in Florenz) pene numquam visus a medicis vix diagnoscitur." Während des 16. Seculums erlosch der Aussatz hier fast ganz [4]) und blieb eben nur auf einzelne (später zu erwähnende) Districte beschränkt. — In dieselbe Zeit fällt der allgemeine Nachlass des Aussatzes in Spanien [5]), wo sich ebenfalls einzelne Krankheitsheerde bis auf die neueste Zeit erhalten haben, und in Frankreich, wo die Krankheit jedoch noch im 17. und selbst bis gegen Ende des 18. Jahrhunderts an verschiedenen Punkten in bedeutenderer Verbreitung beobachtet worden ist; so bemerkt Simonin [6]), dass der Aussatz in Lothringen im Anfange des 17. Seculums noch häufig vorgekommen ist, Brieude berichtet [7]) vom Jahre 1787, dass die Krankheit in der Ober-Auvergne, namentlich im Districte von Mont d'Or bis gegen die Gränze von Limousin hin, unter dem Namen „Mal S. Main" bekannt, noch endemisch herrsche, und Rochard macht [8]) darauf aufmerksam, dass auf der Insel Belle-Isle-en-mer, welche als Zufluchtsort für die vom Festlande vertriebenen Aussätzigen gedient hatte, noch zu seiner Zeit (1789) viele Lepröse lebten, von denen er selbst mehrere in Rosalière gesehen habe. — In eine etwas spätere Zeit fällt das Erlöschen des Aussatzes in der Schweiz, wo noch im 15. Seculum zahlreiche Leproserieen begründet wurden, und in den nördlichen Ländern Europas, so namentlich in den Niederlanden (in der Mitte des 17. Jahrhunderts) [9]), in Deutschland, wo die Krankheit nach den Berichten zahlreicher Beobachter noch im 16. Jahrhundert ziemlich verbreitet geherrscht hat, ferner in Dänemark [10]), in England und in Schottland, von wo noch aus dem Jahre 1693 eine Notiz übe zahlreiche Fälle von Aussatz in Kingcase vorliegt [11]). — Von den Shetland-Inseln

---

1) De morbis contagiosis lib. II. cp. XIII. Opp. Venet. 1584. 94. b.
2) Vergl. hierzu auch Hensler 232 und Simpson l. c. 1842. Jan. 148.
3) De abditis morbor. caus. cap. 98 in Dodonaei Med. observ. rara exempla. Lugd. Batav. 1585. 241. Vergl. hierzu auch die obige Notiz von Fracastoro.
4) de Renzi, Storia della med. in Italia. Napol. 1845. III. 587.
5) Morejon l. c. — 6) Recherch. topogr. et méd. sur Nancy. 1854. 306. — 7) Histoire la Soc. de méd. de Paris 1787. V. Mém. 311.
8) Journ. gén. de méd. 1789. LXXX. 365. — Cabrol spricht (Rec. de mém. de méd. m 1848. II. Série VI. 51) die Vermuthung aus, dass die auf der Insel noch häufig vorkomm den hartnäckigen Hautkrankheiten Ueberreste des Aussatzes sind.
9) Israël l. c. — 10) Danielssen et Boeck l. c. 136. — 11) Simpson l. c. 1: Oct. 328.

berichtet Edmonstone [1]): „the session records mention, that a day of public thanksgiving was observed in the ministry, in the year 1742, when this disease (leprosy) was almost extinguished," er selbst hat jedoch noch im Anfange des laufenden Jahrhunderts daselbst einzelne Fälle beobachtet. — Auf den Färöern ist der Aussatz seit der Mitte des 18. Jahrhunderts vollkommen verschwunden [2]).

Ueber die Geschichte des Aussatzes in den *vorder-asiatischen Ländern* reichen die Nachrichten nicht über das 9. und 10. Jahrhundert nachchristlicher Zeitrechnung zurück; aus eben dieser Zeit datiren die Schriften der (sogenannten) arabischen Aerzte, von Razes [3]), Janus Damascenus [4]), Ali Abbas [5]), Avicenna [6]) u. a., welche sämmtlich von dem Vorherrschen der Krankheit in Mesopotamien, Syrien und Persien sichere Kunde geben. Aus der späteren Zeit des Mittelalters fehlt es von dort an ärztlichen Mittheilungen, aus den letzten drei Jahrhunderten liegen Berichte von Reisenden vor, welche jene Gegenden besucht, sich mit den Krankheitsverhältnissen derselben bekannt gemacht haben, und die sich übereinstimmend über das, auch jetzt noch endemische Vorkommen des Aussatzes an vielen Punkten der genannten Gebiete äussern. — Auf der *westlichen Hemisphäre* ist Aussatz, den gleichlautenden Mittheilungen der Berichterstatter aus Guyana [7]) und Westindien [8]) zufolge, vor Ankunft der Neger unbekannt gewesen; aus Bahia reichen die frühesten Nachrichten über das Vorkommen der Krankheit nicht über das Jahr 1755 zurück [9]); ebenso soll Aussatz in Parana und Uruguay erst in neuerer Zeit eine weitere Verbreitung erlangt haben und auch hier wird das Auftreten der Krankheit mit dem Eintreffen der Negerrace in Verbindung gebracht [10]). — Die älteren Beobachter sahen es als ausgemacht an, dass sich die Krankheit von den Negern auf die eingeborene Bevölkerung jener Gegenden durch Contagium übertragen habe; v. Leent macht jedoch darauf aufmerksam, dass jenen Beobachtungen offenbar Verwechselungen von Aussatz und Syphilis zu Grunde liegen und dass die Uebertragung des (wirklichen) Aussatzes von der einen auf die andere Race jedenfalls nur auf dem Wege der Vererbung erfolgt sein kann. Uebrigens datiren die ersten Nachrichten über Aussatz in Surinam erst aus dem Jahre 1728; 1763 hatte sich die Zahl der Aussätzigen so gesteigert, dass eine Leproserie angelegt werden musste; im Jahre 1812 zählte man daselbst schon 500 Kranke.

§. 2. Diese allerdings sehr lückenhaften und zum Theil wenig verlässlichen Daten, welche wir über die Geschichte des Aussatzes während des Alterthums, des Mittelalters und der neueren Zeit besitzen, und welche auf Afrika und Asien als die frühesten Hauptsitze der

---

1) Edinb. med. and surg. Journ. 1810, Jan. 162. — 2) Manicus, Bibl. for Laeger 1824. I. 15.
3) Liber ad Almansorem V. cap. 32—35. Opp. Basil. 1544. 127. — 4) Practica. Tract. V. cap. 3. 5. 14. Lugd. 1525. 48. 49. 51.
5) Disp. theor. I. cap. 24. VIII. cap. 15. 16. 18. Pract. IV. cap. 3.
6) Canon lib. IV. Fen. III. tract. III. cap. 1. 2. 3. Fen. VII. tract. I. cap. 5.
7) Schilling, Diss. de lepra. Traj. ad Rh. 1769; Bajon, Nachrichten zur Geschichte von Cayenne. A. d. Fr. Erfurt 1780. III, 24; Campet, Traité prat. des maladies graves des pays chauds. Par. 1802. 290; Bancroft, Natural history of Guaiana. 385; v. Leent, Arch. de méd. nav. 1880. Novbr. 405.
8) Peyssonel, Philosoph. transact. L. Part. I, 38; Hillary, Beob. über die Krankheiten . . . auf der Insel Barbadoes. A. d. Engl. Lpz. 1776. 385. — 9) Wucherer in Virchow's Archiv 1861. XXII. 345. — 10) Brunel, Observ. topogr. et méd. . . . faites dans la Rio-de-la-Plata. Par. 1842. 46.

Krankheit hindeuten, finden in der späteren Geschichte der Krankheit und in der *geographischen Verbreitung des Aussatzes* in der neuesten Zeit eine Bestätigung.

Dies gilt zunächst von *Egypten*, wo nach den ärztlichen Mittheilungen aus dem vergangenen und dem laufenden Jahrhunderte [1]), wie nach den Berichten aller wissenschaftlichen Reisenden, welche das Land besucht haben, die Krankheit in allgemeiner Verbreitung, und zwar sowohl im ganzen Stromgebiete des Nil, wie in den Küstengebieten des Mittel- und rothen Meeres endemisch herrscht; in derselben Weise äussern sich sämmtliche Beobachter [2]) über die allgemeine Verbreitung, welche der Aussatz in *Abessinien*, sowohl an der Küste, wie in den ebenen und gebirgigen Gegenden gefunden hat. — Gleichlautende Berichte liegen ferner von den ostafrikanischen Küstengebieten, von *Zanzibar* [3]) und *Mozambique* [4]), von *Madagascar* [5]) (sowohl von dem Flach- wie Hochlande) und der benachbarten kleinen Insel *St. Marie* [6]), von *Mauritius* [7]), wo im Jahre 1874 in der in der Nähe von Port Louis befindlichen Leproserie 150 Kranke Aufnahme gefunden hatten [8]), von *Réunion* [9]) und *St. Helena* [10]) vor. — Von den nördlichen Küstengebieten Afrikas sollen sich, wenig verbürgten Mittheilungen [11]) zufolge, *Tripolis* und *Tunis* einer Exemption von Aussatz erfreuen; in *Algier* ist die Krankheit jedenfalls, besonders unter den Kabylen, sehr verbreitet [12]), und dasselbe gilt von *Marocco* [13]), den *canarischen Inseln* [14]) und *Madeira* [15]); auf den *Azoren* soll dieselbe weniger häufig angetroffen werden [16]).

Nach dem Berichte von Leared befindet sich in der Nähe der Stadt *Marocco* eine aus etwa 200 Aussätzigen bestehende Lepra-Colonie, die übrigens im freiesten Verkehre mit der ganzen Nachbarschaft steht. — Auf der *canarischen Inselgruppe* ist die erste Leproserie im Jahre 1542 angelegt worden, doch hat die Krankheit dort wahrscheinlich schon früher bestanden. Der Angabe von Mendl, dass der Aussatz hier in der letzten Zeit, und zwar in Folge einer Hebung des Wohlstandes der Bevölkerung, abgenommen habe, widersprechen die (von Friedel mitgetheilten) Resultate der in den Jahren 1788, 1831, 1857 und 1860

---

1) Vergl. Prosper Alpinus, Medicina Aegyptiorum. Lugd. Batav. 1719. 56; Larrey, Med.-chir. Denkwürdigkeiten u. s. w. A. d. Fr. Lpz. 1813. I. 170; Pruner, Krankh. des Orients, 164; Griesinger in Virchow's Archiv 1853. V. 256; Vauvray, Arch. de méd. nav. 1873. Sptbr. 161. (Bericht aus Port Said.)

2) Combes et Tamisier, Voyage en Abyssinie. Par. 1839. 280; Aubert-Roche, Annal. d'hyg. 1846. XXXV. 5; Pruner l. c.; Courbon, Observ. topogr. et méd. etc. Par. 1861. 33; Blanc, Gaz. hebd. de méd. 1874. Feuill. 330 (hat die Krankheit westlich vom Tana-See angetroffen).

3) Semanne, Essai d'une topogr. méd. de l'île de Zanzibar. Par. 1864. 36, Lostalot-Bachoué, Etude sur la constitution phys. et méd. de l'île de Zanzibar. Par. 1876. 48.

4) Boquette, Arch. de méd. nav. 1868. Mars 161. — 5) Davidson, Edinb. med. Journ. 1863. March 832; Borchgrevink, Norsk Magaz. for Laegevidensk. 1872. III. Raek. II. 246.

6) Borius, Arch. de méd. nav. 1870. Août 81. Verf. schätzt die Zahl der Aussätzigen daselbst auf 20—30, d. h. 4—6 pro M. der Bevölkerung.

7) Kinnis, Edinb. med. and surg. Journ. 1824. Oct. 286; Lebonté, Edinb. med. Journ. 1877. Sptbr. 224.

8) Statist. Sanitätsbericht der kaiserl. deutschen Marine 1874—75. 104.

9) Couzier, Journ. gén. de méd. VII. 406; Allan, Monthly Journ. of med. 1841. Aug. 565; Pellissier, Considér. sur l'étiologie des maladies les plus communes à la Réunion. Par. 1881. 49. — 10) Mc Ritchie, Transact. of the Calcutta med. Soc. 1836. VIII. App. XXIX.

11) Report on leprosy by the College of Physicians. Lond. 1867. 53.

12) Baudouin, Gaz. méd. de Paris 1838. 771; Bertherand, Médecine et hygiène des Arabes. Par. 1855; Guyon, Gaz. des hôpit. 1852, Nr. 27. 427; Bertrand, Rec. de mém. de méd. milit. 1867. Mars 199 (bemerkt, dass die mit dem Namen „Lèpre des Kabyles" bezeichnete Krankheit nicht Aussatz, sondern Syphilis ist).

13) Jackson, Acc. of the empire of Marocco. Lond. 1814; Leared, Brit. med. Journ. 1873. April 402.

14) Friedel in Virchow's Archiv 1861. XXII. 340; Bolle ib. 367; Mendl, Wien. med. Wochenschr. 1866. Nr. 35. 557.

15) Heineken, Edinb. med. and surg. Journ. 1826. July 15; Kinnis ib. 1842. July 1; Kämpfer, Hamb. Ztschr. für Med. 1847. XXXIV. 161; Mendl l. c.

16) Bullar, Boston med. and surg. Journ. 1840. XXVI. 135

angestellten amtlichen Erhebungen, welche die Zahl der lebenden Aussätzigen auf resp. 195, 346, 500 und 600 ergeben haben; somit hat entweder die Krankheit zu en en oder die Zählungen sind später gründlicher angestellt worden. — Auf *Madeira* ist die noch jetzt bestehende, in der Nähe von Funchal gelegene Leproserie im Jahre 1658 gegründet worden; in den letzten Decennien ist die Krankheit seltener geworden, die meisten Aussätzigen werden in einigen im westlichen Theile der Insel gelegenen Ortschaften angetroffen.

Ein sehr umfangreiches Aussatz-Gebiet bildet ferner die Westküste Afrikas von Senegambien abwärts bis gegen das Cap Lopez. — In *Senegambien* herrscht die Krankheit sowohl auf der Küste, wie in den höher gelegenen Gegenden des Binnenlandes [1]), ebenso in der *Sierra Leone*, wo im Jahre 1860 unter der ca. 40,000 Seelen betragenden eingeborenen Bevölkerung der englischen Colonie 103 Aussätzige gezählt wurden [2]). Weitere Mittheilungen von dort liegen von der *Goldküste* [3]), aus dem *Benin-Districte* (*Lagos*) [4]), aus den *Nigerländern* [5]) und dem *Gabun-Lande* (*Cameron-Districte*) [6]) vor. — Dass der Aussatz hier übrigens nicht bloss auf die Küsten beschränkt ist, sondern endemisch auch im Binnenlande vorkommt, geht aus der Erklärung von Daniell [7]) hervor, der zufolge unter den aus dem Sudan nach der Westküste eingeführten Sklaven nicht selten Aussätzige angetroffen werden. — In der Küste des *Loango-Landes* (von Cap Lopez südlich) trifft man auf ein aussatzfreies Gebiet [8]); wie weit diese Immunität von der Krankheit den südlichsten Districten der Westküste (dem *Congo-*, *Angola-Lande* u. s. w.) beiwohnt, lässt sich aus den sehr mangelhaften ärztlichen Mittheilungen von dort nicht beurtheilen; sicher ist, dass Aussatz im *Caplande* [9]) in bedeutendem Umfange endemisch herrscht; nur die östlichen, fruchtbaren Landstriche sollen hiervon eine Ausnahme machen (Kretzschmar) und auch das *Natal-Land* soll von der Krankheit frei sein [10]).

Im Caplande existiren (1858) zwei Leproserieen, bez. Asyle oder Detentionsorte für Aussätzige, die eine „Hemel en Aarde (Himmel und Erde)", ein wenige Tagereisen von der Küste und der Capstadt entfernter, rings von Bergen eingeschlossener, einsamer Ort, die andere auf der in der Tafelbai gelegenen, 6 Meilen von der Herrnhuter-Colonie Gnadenthal entfernten Robbeninsel. — Nach einer Mittheilung des Missionärs Merensky [11]) soll sich unter der nach der Natal-Colonie eingewanderten Zulu-Bevölkerung seit dem Jahre 1850 ein endemischer Aussatz-Heerd entwickelt haben.

Nächst Afrika bilden auch heute noch das *asiatische Festland und die zu demselben gehörigen Inselgruppen* einen Hauptsitz des Aussatzes; dies gilt namentlich von Indien und den östlichen Gebieten Asiens, während in den vorder-asiatischen Landstrichen, soweit sich aus den vorliegenden Nachrichten über die Krankheitsverhältnisse in denselben

1) Thévenot, Traité des maladies ... au Sénégal etc. Paris 1840. 249; Chassianol, Arch. de méd. nav. 1865. Mai 515; Borius, Considérations méd. sur le poste de Dagana. Montp. 1864 und Arch. de méd. nav. 1882. Mai 375.
2) Winterbottom, Acc. of the native Africans of Sierra Leone II. 113; Report on leprosy 52.
3) Clarke, Transact. of the epidemiol Soc. 1860. I. 106; Moriarty, Med. Times and Gaz. 1866. Dcbr. 663. — 4) Statist. rep. of the health of the (Brit.) navy for 1864.
5) Oldfield, London med. and surg. Journ. 1835. Novbr. 403; Mc Ritchie, Monthl. Journ. of med. Sc. 1852. Mai. — 6) Ballay L'Ogooué, Afrique équatoriale occidentale. Paris 1880. 40. — 7) Daniell, Sketches of the med. topogr. ... of the Gulf of Guinea. Lond. 1849. 56. — 8) Falkenstein in Virchow's Arch. 1877. LXXI. 421.
9) Berncastle, Lancet 1851. Sptbr. 257; Kretzschmar, Südafrikanische Skizzen. Lpz. 1853; Black, Edinb. med. and surg. Journ. 1853. April 257; Scherzer, Ztschr. der Wiener Aerzte 1856. Nr. 11; Bericht in Lancet 1876. July 82; Fritsch in Virchow's Arch. 1863. XXXIII. 160 und Arch. für Anat. und Physiol. 1866. 733.
10) Report on leprosy XI. — 11) In Virchow's Archiv 1882. LXXXIX. 187.

urtheilen lässt, die Krankheit nur noch in einzelnen, kleineren Kreisen einen eigentlich endemischen Character trägt. So wird über das Vorherrschen von Aussatz an einzelnen Punkten der südlichen Küste *Arabiens* (besonders in Mascat)[1]) und des centralen Theiles des Landes[2]), ferner in den gebirgigen Districten *Persiens*[3]) und *Syriens*[4]), auf *Cypern*[5]) und in einigen Gegenden *Turkestans* (besonders in den Districten von Samarkand, Miankal und in Hissar)[6]) berichtet. In *Kleinasien*[7]) sind in der neuesten Zeit nur noch vereinzelte Fälle von Aussatz, wie u. a. in Smyrna, in der Umgegend von Sinope und andern an der Küste des schwarzen Meeres gelegenen Punkten beobachtet worden, in dem Districte von Brussa soll die Krankheit jetzt ganz erloschen sein und auch in Trapezunt ist sie, wie es heisst, nicht mehr vorgekommen.

In *Syrien* begegnet man dem Aussatz am häufigsten in den Thälern des Libanon und Antilibanon und zwar zumeist in kleinen Ortschaften, selten in grösseren Städten; die grosse Zahl Aussätziger in Jerusalem, wo mehrere Leproserieen bestehen, dürfte sich wohl aus einem Zuzuge derselben aus der Umgegend erklären. In Hebron, Nazareth, Safet, Nablus kommen nur noch vereinzelte Fälle der Krankheit vor, ebenso in Beirut, Jaffa und anderen Orten an der Küste, wo Aussatz überhaupt fast ganz unbekannt ist. — Auf *Cypern* wird die Krankheit vorzugsweise in den auf einer feuchten Ebene gelegenen Districten von Morfu, Lapethus und Kythräa angetroffen; in der in Nikosia bestehenden Leproserie lebten (1867) 35 Kranke. — In *Persien* herrscht Aussatz (als Endemie) lediglich auf einzelne Bezirke des Berglandes Irak Adschemi, in den Provinzen Azerbeidschan und Kubistan, so namentlich in den Landschaften Chamsé, Kaswin, Sendschan, Karadagh, beschränkt; an den Ufern des caspischen Sees kommt die Krankheit gar nicht vor. — Die Aussätzigen leben hier, aus aller Gemeinschaft gestossen, in kleinen, elenden, in einiger Entfernung von den Städten oder Dorfschaften gelegenen Colonieen im traurigsten Zustande zusammen.

Aus keinem der von Aussatz am schwersten heimgesuchten aussereuropäischen Gebiete besitzen wir über die Verbreitung der Krankheit und über die Extensität der Endemie innerhalb der einzelnen Gegenden des Landes so vollständige Nachrichten wie aus *Indien*, bez. demjenigen Theile Indiens, der britisches Reichsgebiet ist. — Aus den vorliegenden überaus zahlreichen Berichten[8]), welche sich zum Theil

---

1) Lockwood, Amer. Journ. of med. Sc. 1846. Jan. 82; Moore, Assoc. med. Journ. 1856. Novbr. 996. — 2) Pelgrave, Journey through Arabia. Lond. 1865. II. 3.

3) Polak, Wien. med. Woch. 1855, Nr. 17, Wochenbl. der Ztschr. der Wiener Aerzte 1857, Nr. 47. 758 und in Virchow's Arch. 1863. XXVII. 175: Häntzsche ib.; Report on leprosy 71.

4) Pruner l. c.; Tobler, Beitr. zur med. Topogr. von Jerusalem. Berl 1855. 47; Robertson, Edinb. med. and surg. Journ. 1843. Apr. 246, Report on leprosy XI. 54–56; Lowdon Brit. med. Journ. 1868. Sptb. 341 und Wien. med. Woch. 1875, Nr. 13. 14; Langerhans in Virchow's Arch. 1870. L. 453; Wortabet, Brit. and for. med.-chir. Review 1873. July 173 und Med. Times and Gaz. 1880. Oct. 445.

5) Report on leprosy 55. — 6) Burnes, Transact. of the Calcutta med. Soc. 1835. VII. 460.

7) Rigler, Die Türkei und deren Bewohner II. 102, Report on leprosy XIII. 60.

8) Vergl. hierzu im Allgemeinen: Robinson, Med.-chirurg. transact. 1819. X. Part. I. 27, Report on leprosy XV–XIX. 100–213; Lewis and Cunningham, Leprosy in India. Calcutta 1877; über die Kr. in Bengalen: Macnamara, Leprosy. Calcutt. 1866; Evans, Transact. of the Calcutta med. Soc. 1829. IV. 245 (aus Tirhut), Breton ib. 1826. II. 245 (aus Tschota Nagapur); Short, Ind. Annals of med. sc. 1858. July 506; Richards ib. 1873. Juli 303 (aus Orissa); Lewis and Cunningham l. c. 14 (aus Kamaon), Report of the Governm. charitable dispens. established in the Bengal and N.W. Provinces. Calc. 1848, a. v. O.; Planck, Report on leprosy in the N.W. Provinces. Calc. 1876 (aus den N.W.-Provinzen); in der Prov. Madras: van Someren, Med. Times and Gaz. 1874. April 371 (aus dem Districte Madras); Auboeuf, Contributions à l'étude de l'hyg. et des maladies dans l'Inde. Par. 1862. 63 (aus Pondichery); Day, Madras quart. Journ. of med. sc. 1860. Oct. 266 (aus Kotschin); in der Prov. Bombay: Vandyke Carter, Lancet. 1872. Aug. 193. und Med.-chir. transact. 1873. LVI. 267 (allgemein); Morehead, Clinical researches II. 664; Waring, Ind. Annals of med. sc. 1856. April 506 (aus der Stadt Bombay); Gibson, Transact. of the Bombay med. and phys. Soc. 1838. I. 66 (aus Gedenhaust); Don ib. 1840. III. 4 (aus Scinde).

auch über die französische Besitzung Pondichery und über die britischen Schutz-Staaten, sowie über die verbündeten und selbstständigen Staaten Indiens erstrecken, geht zunächst soviel zur Evidenz hervor, dass kein Bezirk dieses grossen Reiches, einschliesslich *Ceylons*, von Point de Galle bis Peshawar und von den Gebirgsgegenden Assams bis an den Indus, von Aussatz ganz frei ist, dass aber bezüglich der Krankheitsfrequenz zwischen den einzelnen Theilen des Landes sehr erhebliche Unterschiede bestehen, und dass in dem reichsunmittelbaren Gebiete das Maximum der Krankheitsfrequenz an drei Punkten, in dem Gebirgslande von Kamaon, in der Provinz Burdwan (Niederbengalen) und in dem zur Präsidentschaft Bombay gehörigen Theile von Dekkan und Konkan, angetroffen wird. — Nach dem Census vom Jahre 1872 lebten in den drei Präsidentschaften Indiens bei einer Bevölkerung von (rund) 183 Millionen 99,073 Aussätzige, d. h. 5.4 auf 10,000 der Bewohner; davon kamen auf die Präsidentschaft Bengalen mit (rund) 136 Millionen 71,287 (5.2 auf 10,000), auf die Präsidentschaft Madras mit 31 Millionen 13,944 (4.4 auf 10,000) und auf die Präsidentschaft Bombay mit 16 Millionen 13,842 (8.5 auf 10,000) Aussätzige. — Eine weitere auf die einzelnen Provinzen der Präsidentschaften ausgedehnte Analyse des Gesammtresultates ergiebt für dieselben folgende Erkrankungsgrössen: die Zahl der Aussätzigen betrug absolut und auf 10,000 der Bevölkerung

Bengalen	in Bengal Proper	28,403 = 7.8
	„ Prov. Behar	7,773 = 3.9
	„ „ Orissa	1,077 = 2.4
	„ „ Tschota Nagapur	567 = 2.6
	„ „ Assam	309 = 1.6
	„ NW.-Provinzen	10,099 = 3.3
	„ Gebiet von Audh	7,831 = 7.0
	„ Prov. Berar	1,432 = 6.0
	„ Central-Provinzen	2,807 = 3.0
	„ Pandschab	10,989 = 6.2
Madras	in den Küstengebieten	9,872 = 4.9
	„ „ binnenländischen Provinzen	4,072 = 3.6
Bombay	in Provinz Dekkan	9,246 = 11.6
	„ „ Konkan	2,753 = 8.4
	„ „ Gadscherat	1,534 = 5.4
	„ „ Sinde	309 = 1.4

Diese Zahlen geben selbstverständlich kein vollkommenes Bild von der Krankheitsfrequenz, da es sich um sehr grosse Gebiete handelt, innerhalb welcher erhebliche Differenzen zwischen den einzelnen Districten oder selbst Ortschaften bestehen; eine noch weiter fortgeführte Analyse ergiebt als die am schwersten, bez. mit einer Krankheitsfrequenz von 20 pro 10,000 der Bevölkerung oder darüber heimgesuchten Landestheile:

Bierbhum (Prov. Burdwan, Pr. Bengalen)	mit	695,921 Einw.	2,872 Kr.	= 41.2
Bankura („ „ „ „)	„	526,772 „	1,578 „	= 30.0
Burdwan („ „ „ „)	„	2,034,745 „	4,604 „	= 22.6
Kamaon und Garhwal (Bengalen)	„	743,602 „	1,571 „	= 21.1
Banda (Prov. Allahabad, Pr. Bengalen)	„	108,771 „	214 „	= 19.6
Dehra Dhun (Prov. Mirut, „ „)	„	115,771 „	220 „	= 19.0
Barsi (Prov. Scholapur, Pr. Bombay)	„	130,853 „	335 „	= 25.6
Sowda („ Kandäsch, „ „)	„	124,519 „	312 „	= 25.0
Radschapur (Prov. Ratnagherri, Pr. Bombay)	„	168,498 „	395 „	= 23.4

Die kleinste Krankheitsfrequenz wird in der Präsidentschaft Madras angetroffen; am häufigsten ist Aussatz hier in den Districten von Madras, wo die Zahl der Erkrankten etwa 1 pro Mille der Bevölkerung beträgt, und in Pondichery, während sie in dem Districte von Koimbatur bis auf 0.2 herabsinkt. — Ueber die Krankheitsfrequenz in den Schutz- und unabhängigen Staaten liegen nur allgemeine Angaben vor; die bedeutendsten Aussatz-Heerde bestehen hier in dem Hochlande von Maissur (besonders im Districte von Bangalur)[1], in den Küstendistricten von Katjawar[2], in dem Staate Malwa[3], in Kaschmir und Ladak[4] und, im Anschlusse an den von der Krankheit so schwer heimgesuchten Himalaya-District von Kamaon, im Staate Nipal[5].

Ueber die Krankheitsfrequenz auf *Ceylon* fehlt es an specielleren Angaben; aus den vorliegenden Mittheilungen[6] lässt sich auch hier auf ein häufiges Vorkommen der Krankheit, besonders in den südlichen und westlichen Küstenstrichen der Insel (den Provinzen Colombo, Galle, Matura und Ballepittinge), weniger im Binnenlande und in den gebirgigen Districten, schliessen. In den Jahren 1802—1862 haben in der am nördlichen Ufer des Kalany, etwa 4 Meilen von Colombo entfernt gelegenen Leproserie 272 Aussätzige Aufnahme gefunden; in dem Jahre 1862 haben daselbst 50—60 Kranke gelebt. — Ein sehr bedeutendes Aussatz-Gebiet finden wir ferner in *Hinterindien*, von wo namentlich Berichte aus Britisch-Birma[7], von der Halbinsel Malakka (Pinang, Prince-of-Wales Island, Singapur)[8], aus Siam[9] und Cochinchina[10] über das endemische Vorherrschen der Krankheit vorliegen. — In Britisch-Birma betrug nach dem neuesten Census[11] die Zahl der Aussätzigen:

in der Prov. Arrakan	mit	484,362	Bew.	125 = 3.8	auf 10,000 der Bevölkerung.
„ „ „ Pegu	„	1,662,058	„	2,072 = 12.4	„ „ „ „
„ „ „ Tenasserim	„	600,727	„	946 = 15.7	„ „ „ „

Auf dem *indischen Archipel* bestehen die bedeutendsten Krankheitsheerde auf der Westküste und in den gebirgigen Gegenden von *Java*, während auf der Ost- und Südküste Aussatz selten ist[12], ferner auf den *Andamanen* und *Nikobaren*[13], in dem hochgelegenen Binnenlande von *Sumatra* (namentlich Paya-Combo)[14], auf der Westküste von *Borneo* (besonders unter den Dajaks)[15], auf *Celebes* in der Provinz Menahasse[16], auf *Flores* und im Innern der Insel *Timor*[17], auf *Banda* und einigen andern Inseln der *Molukkengruppe*[18] und auf den *Philippinen*[19]; selten dagegen kommt Aussatz auf *Bangka* (hier vorzugsweise unter den chinesischen Bergleuten)[20], auf *Amboina*[21], in den Lampong-Ländern (*Sumatra*)[22], und in dem Gouvernement Makassar (*Celebes*) vor[23].

---

1) Report on leprosy 188; van Someren l. c.
2) Vandyke Carter, Modern Indian leprosy. Bombay 1876.
3) Report l. c. — 4) Moorcroft, Travels. — 5) Report 191.
6) Pridham, Histor. and statist. account of Ceylon etc. Lond. 1849; Peacom, Edinb. med. and surg. Journ. 1840. Jan. 136; Kinnis ib. 1842. July 6, Octbr. 265: Report on leprosy 90.
7) Dawson, Philad. med. Examiner 1852. Mai; Richards l. c.
8) Official papers on the med., statist. and topogr. of Malacca etc. Pinang. 1830; Dick, Brit army reports for 1873. XV. 329; Report on leprosy 197.
9) Friedel in Virchow's Arch. 1863. XXVI, 183.
10) Sarrouille, Trois ans en Cochinchine. Par. 1875. 17; Beaufils, Arch. de méd. nav. 1882. April 279. — 11) Nach Lewis and Cunningham l. c. 9.
12) Lesson, Voyage méd. 98; Bericht in Nederl. Tijdschr. voor Geneesk. 1858. II. 223; Arch. de méd. nav. 1868. Septbr. 165, 1869. Janv. 90.
13) Hodder, Brit. army reports for 1875. XVII. 261. — 14) Bericht in Arch. de méd. nav. 1867. Octbr. 248. — 15) ib. und 1872. Janv. 22. — 16) ib. — 17) ib.
18) Heymann, Krankh. der Tropenländer 204, Arch. de méd. nav. ll. cc.
19) Taulier ib. 1877. Decbr. 411. — 20) Bericht ib. 1873. Febr 103.
21) v. Hattem, Nederl. Tijdschr. voor Geneesk. 1858. II. 538. — 22) l. c.
23) Bericht in Arch. de méd. nav. 1871. Avril 248.

Im *chinesischen Reiche* [1]) haben die südlichen und östlichen Küstenstriche bis zur Ausmündung des Yang-tse-Kiang hinauf von jeher den Hauptsitz der Krankheit gebildet; in den centralen Gebieten und besonders im Norden des Landes wird der Aussatz seltener angetroffen. Am meisten heimgesucht sind die Provinzen Quang-Ton (Canton), Fu-Kjang und Tsche-Kjang (in 22—31° N. B.); in Peking kommt Aussatz selten vor.

Die Zahl der in der Provinz Canton lebenden Aussätzigen wird auf 10,000 geschätzt; in den in der Umgebung der Stadt gelegenen Dörfern kommt auf 1—2000 Bewohner je ein Aussätziger und fast kein District dieser Provinz ist von der Krankheit verschont, wiewohl auch hier vorzugsweise die Küstenstriche betroffen sind. In der Nähe der Stadt bestehen zwei Lepra-Dörfer, von welchen das eine 7—800, das andere 1000 Individuen, zumeist allerdings Sprösslinge von Aussätzigen, beherbergt.

In weitester Verbreitung, von den Küsten bis weit ins Innere des Landes hinein, herrscht Aussatz in *Japan* [2]); nur die Lieu-Kieu-Inseln erfreuen sich, einem glaubwürdigen Berichte zufolge, einer Exemption von der Krankheit. Wie überall, so sind auch hier einzelne Punkte des Landes schwerer heimgesucht als andere, so namentlich die Bay von Nagasaki und von Yeddo, ferner Miako, Oruma u. a. — Wernich fand in einem zwischen Yokohama und Yeddo gelegenen beträchtlichen Dorfe fast die ganze Bevölkerung aussätzig. — Ueber das Vorkommen von Aussatz in *Sibirien* ist mir nichts bekannt geworden; auf *Kamtschatka* soll die Krankheit, einer nicht ganz verbürgten Nachricht [3]) zufolge (es scheint hier eine Verwechselung mit Syphilis vorzuliegen), sehr häufig angetroffen werden.

Auf dem *australischen Continente* ist Aussatz bisher nur in vereinzelten Fällen unter der eingewanderten chinesischen Bevölkerung und zwar vorzugsweise in den Golddistricten des Gouvernements Melbourne (in der Umgegend von Ballarat, Castlemaine und Beechworth) beobachtet worden [4]). In Süd- und West-Australien, sowie auf *Tasmania* ist die Krankheit ganz unbekannt, dagegen herrscht sie, unter dem Namen „Ngerengere" bekannt, sehr verbreitet unter den Eingeborenen auf *Neu-Seeland;* nach dem aus dem Jahre 1854 datirenden Berichte [5]) hat die Krankheit in der neueren Zeit sehr abgenommen (ob nur im Verhältnisse zu der furchtbaren Entvölkerung des Landes, oder absolut, ist nicht gesagt) und wurde zumeist nur noch im Innern des Landes beobachtet. — Ob und inwieweit die Erklärung von Brunet [6]), dass der Aussatz auf allen *oceanischen Inseln* vorkommt, gerechtfertigt ist, vermag ich aus dem Mangel einschlägiger speciellerer Mittheilungen nicht zu beurtheilen; auf den *Gesellschaftsinseln* (*Taiti*) ist die Krankheit, unter dem Namen „Oovi" bekannt, jedenfalls selten [7]), nur aus *Honolulu* (*Sandwichinseln*) liegt ein Bericht über die enorme Verbreitung vor, welche dieselbe dort in der neuesten Zeit gefunden haben soll, aber auch dieser Bericht entbehrt der Verlässlichkeit.

---

1) Vergl. Lockhart, Med.-chir. Rev. 1842. Juli 150, Monthl. Journ. of med. sc. 1846. March 164; Wilson, Med. Notes on China. Lond. 1846, a. v. O.; Hobson l. c., Report on leprosy 72—79; Shearer, Edinb. med. Journ. 1872. Jan. 596; Wong in Leudesdorf, Nachrichten IX, 22.

2) Schmid, New York med. record. 1869. July 193; Wernich, Geogr.-med. Studien u. s. w. Berlin 1878. 200. — 3) Inosemzoff, Med. Ztg. Russl. 1844, Nr. 6.

4) Report on leprosy XIV. 80—82. — 5) Thomson, Brit. and for. med.-chir. Rev. 1854. April.

6) La race Polynesienne. Par. 1876. 44.

7) Hercouet, Etude sur les maladies des Européens aux iles Tahiti. Par. 1880. 71

In der kleinen, oben genannten Schrift über Aussatz von Macnamara findet sich die Mittheilung eines auf Honolulu lebenden Arztes Hillebrand, derzufolge im Jahre 1848 der Aussatz von Chinesen auf die Insel eingeschleppt worden sein und schnell eine so enorme Verbreitung gefunden haben soll, dass schon zur Zeit der Berichterstattung (1865) 3.5 pro M. der ganzen Bevölkerung von der Krankheit ergriffen waren. Dieselbe Geschichte ist dann später von Kneeland [1]) und zuletzt von Emersen [2]) mitgetheilt worden, der die Zeit der Einschleppung übrigens erst in das Jahr 1856 setzt und bemerkt, dass in der Aussatz-Colonie auf Molokni 684 (wie Romanowski [3]) erklärt, 806) Kranke lebten. — Milroy [4]) hat die Mittheilung von Hillebrand — und wie mir scheint, mit gutem Grunde — angezweifelt und noch zweifelhafter wird die Sachlage durch die Bemerkung von Enders [5]), dass viele sogenannte Aussatz-Fälle auf Honolulu der Syphilis zuzuzählen sind.

Auf *europäischem Boden* kommt der Aussatz jetzt nur noch in kleinen, zumeist eng umschriebenen Kreisen endemisch vor. — In ziemlich bedeutendem Umfange herrscht die Krankheit noch auf der *Pyrenäen-Halbinsel*, und zwar bilden, soweit ich aus den mir vorliegenden, sehr sparsamen, zum Theil auch etwas älteren Nachrichten [6]) zu schliessen vermag, in *Spanien* die Provinzen Catalonien, Andalusien, Galicien, Asturien und Granada, also die Küsten-Districte, in *Portugal* die Provinzen Beira, Estremadura und Algarve den Hauptsitz des Aussatzes. — Ueber die Zahl der Aussätzigen in beiden Staaten liegen nur wenige Angaben vor. — Im Jahre 1851 ergaben amtliche Erhebungen in Spanien, dass in 9 Provinzen des Landes 284 Kranke lebten. Im Jahre 1877 sind neue Zählungen der Aussätzigen angestellt worden, deren Resultat sehr mangelhaft ausgefallen ist; so fanden sich in Valencia nur 116 Kranke, da sich nachweisbar viele Aussätzige daselbst versteckt gehalten hatten. Auch in Malaga ist, wie Martinez y Montes erklärt, die Zahl der Aussätzigen viel grösser, als zur amtlichen Kenntniss gekommen ist. — Neuerlichst ist in der Provinz Alicante eine Leproserie eröffnet worden — ein Beweis, dass die Krankheit auch hier noch ziemlich verbreitet ist. — In Portugal wurde die Zahl der Aussätzigen im Jahre 1821 auf 800 angegeben; als Hauptsitz der Krankheit bezeichnet Baptiste (in seinem vom Jahre 1838 datirenden Berichte) den Gebirgsdistrict von Lafoēs (Prov. Beira), wo in den 471 Gemeinden 3000 (wie d'Almeida erklärt, 300) Aussätzige lebten.

Zwei kleinen, in der neuesten Zeit erheblich gelichteten Aussatz-Heerden begegnet man ferner in *Italien* an der Küste des genuesischen Golfes (der *Riviera di Ponente*) und an der adriatischen Küste in der Umgegend des in den Sümpfen von Ferrara gelegenen Städtchens *Comacchio*. — Auf eine etwas bedeutendere Endemie auf *Sicilien*, welche innerhalb der letzten Decennien an Umfang gewonnen hat, ist erst in der neuesten Zeit die Aufmerksamkeit hingelenkt worden. — In *Comacchio*, wo die Krankheit erst im Jahre 1806 aufgetreten sein soll [7]), betrug die Zahl der Aussätzigen in der Stadt im Jahre 1845 nur etwa

1) Boston med. and surg. Journ. 1873. March 233. — 2) Brit. med. Journ. 1880. Septbr. 401.
3) Arch. de méd. nav. 1881. Oct. 314. — 4) Med. Times and Gaz. 1875. July 66.
5) Brit. med. Journ. 1876. Dcbr. 781.
6) Vergl. in Bezug auf Spanien: Soares, Jorn. da Soc. das sc. med. de Lisboa. VI. 1; Borrow, Fünf Jahre in Spanien. A. d. Engl. Bresl. 1844. II. 183: Webster, Med.-chir. transact. 1860. XLIII. 27; Virchow, Arch. 1881. LXXXIV. 417; in Bezug auf Portugal: Baptiste, Jorn. da Soc. das sc. med. de Lisboa. 1838. Mai; d'Almeida, ib. Aug., Soares l. c.; Kessler in Virchow's Arch. 1865. XXXII. 257; Virchow l. c.; Peacock, Lancet. 1870. Decbr. 773.
7) Parola, Saggio di climatol. e di geogr. nosol. dell' Italia. Torino 1881. 502.

ein Dutzend [1]), vereinzelte Fälle von dort sind noch im Jahre 1868 in Bologna beobachtet worden [2]), als Endemie scheint die Krankheit daselbst bereits erloschen zu sein. — Die kleine Endemie an der *genuesischen Riviera* ist offenbar der Rest eines grossen Aussatz-Heerdes, der sich von Chiavari (an der Riviera di Levante) über die italienische und französische Küste bis gegen die Ausmündung der Rhone erstreckt und sich in der Provence in dem noch bis gegen Ende des vorigen Jahrhunderts relativ häufigen Vorkommen von Aussatz in Martigues, Vitrolles, einigen Ortschaften in der Umgegend von Marseille und Toulon [3]), auf der Riviera di Levante, in dem bis in das 1. Decennium dieses Jahrhunderts beobachteten Fortbestande der Krankheit in Chiavari, Varezza und andern Orten ausgesprochen hat. An allen diesen Punkten, sowie an den in der (früheren) Grafschaft Nizza gelegenen Ortschaften Pigna, Castel Franco, la Turbie u. a. ist der Aussatz im Laufe der letzten Decennien vollkommen erloschen und jetzt nur noch auf einzelne gegen das Littorale auslaufende Thäler beschränkt. Eine im Jahre 1843 angestellte Zählung hat in dem ganzen Districte etwa 100 daselbst lebende Aussätzige ergeben [4]); im Jahre 1858 hat die italienische Regierung ein auf der Höhe von San Remo gelegenes Kloster zu einer Leproserie eingerichtet, in welcher 40 Kranke Aufnahme fanden [5]). Im Jahre 1877 habe ich bei einem Besuche des Hospitals nur noch 6 oder 7 Aussätzige in demselben angetroffen; der behandelnde Arzt theilte mir mit, dass seit etwa 2 Jahren neue Fälle nicht mehr zugekommen seien, so dass also auch hier ein vollständiges Erlöschen der Endemie zu erwarten ist. — Der Beginn der auf *Sicilien* neuerlichst entwickelten Aussatz-Endemie [6]) datirt bis in das Ende des 17. Jahrhunderts zurück, zu welcher Zeit die Krankheit in der bis dahin ganz verschont gewesenen Ortschaft Avola (Prov. Syracus) zuerst auftrat; etwa 50 Jahre später zeigte sie sich in Buccheri, Floridia, Solarino und Naso (Prov. Messina), Ende des 18. Jahrhunderts (1780 und 1790) in Trapani und auf der benachbarten Insel Favignana, in den ersten Decennien dieses Seculums in Cefalú (Prov. Palermo) und Lipari (Prov. Messina), 1830 in Monte San Giuliano und Mirto (Prov. Trapani), 1854 in Carini (Prov. Palermo) und in den Jahren 1860 bis 1870 endlich sind vereinzelte Erkrankungen an Aussatz in Petralia, Girgenti, Polizzi und Sciacca aufgetreten. — Von 114 neuerlichst beobachteten und sicher constatirten Fällen stammen 25 aus Avola, 10 aus Floridia, 9 aus Trapani, je 8 aus Palermo, Solarino und Naso, je 7 aus Castellamare, Buccheri und Lipari, je 6 aus Cefalú und Monte S. Guiliano, 5 aus Favignana, 3 aus Mirto, je 1 Fall aus Carini, Petralia, Polizzi, Girgenti und Sciacca, so dass, während auf 9000 Küstenbewohner 2 Erkrankungsfälle kommen, sich das Verhältniss für die Bewohner des Binnenlandes = 5 gestaltet.

Ueber das endemische Vorkommen von Aussatz auf der *Balkan-Halbinsel* liegen aus der neuesten Zeit nur wenige allgemeine Notizen

1) Medici, Annal. univ. di med. 1836. Settbr.; Verga, Sulla lebbra. Milano 1846.
2) Sgarzi, Gaz. med. Lombard. 1868, Nr. 11.
3) Vidal, Hist. de la Soc. de méd. de Paris 1779. I. Mém. 161; Valentin, Bull. de l'école de méd. de Paris 1807. 48; Foderé, Journ. complém. du dictionn. des sc. méd 1819. IV. 3; Fuchs, Diss. de lepra Arabum. Wirceb. 1831.
4) Trompeo, Giorn. delle sc. med. di Torino 1843, Gennajo; Boeck et Danielssen l. c. 186.
5) Thaon, Nice médical 1876, Nr. 3; Köbner, Viertelj. für Dermatologie. 1876. III. 3.
6) Profeta, Lo Sperimentale, 1875. Settbr. 294; Ferrari, La lebbra in Sicilia. Catania 1878.

vor. — In der *Türkei* bestehen darnach nur noch kleine Krankheitsheerde auf dem Küstengebiete des Ejalet Saloniki (Thessalien und Macedonien); in Constantinopel kommen nur selten Aussatzfälle vor, die in der Vorstadt Scutari befindliche Leproserie dient meist zur Aufnahme von Kranken, die aus Kleinasien dahin kommen; in Monastir, Janina und vielen anderen Orten ist Aussatz jetzt ganz unbekannt [1]). — In *Griechenland* hat eine im Jahre 1851 angestellte Zählung der Aussätzigen eine Zahl von 350 ergeben [2]); leider fehlen aber nähere Angaben über die Vertheilung derselben in den einzelnen Theilen des Landes; neuere Mittheilungen [3]) von dort deuten darauf hin, dass die endemischen Krankheitsheerde vorzugsweise in den östlichen Districten, besonders in einigen in der Umgegend des Parnass gelegenen Ortschaften bestehen. — Auf den *ionischen Inseln* scheint der Aussatz jetzt nur selten vorzukommen (auf Corfu zählte man im Jahre 1862 18 Aussätzige) [4]), dagegen herrscht die Krankheit, als Endemie in mehr oder weniger grossem Umfange, auf vielen *Inseln des ägäischen Meeres*, wie namentlich auf *Samos* [5]), auf *Rhodos* und den umliegenden kleinen Inseln, wo im Jahre 1862 etwa 300 Aussätzige lebten [6]), auf *Chios* [7]), *Mytilene*, wo in einem Dorfe eine vollkommen isolirte Lepra-Colonie besteht, wiewohl viele Aussätzige als Bettler in der schönen Jahreszeit die Insel durchziehen [8]), vor Allem aber auf *Kreta*. — Eine daselbst im Jahre 1853 angestellte Zählung der notorisch bekannten Aussätzigen ergab eine Summe von 628 Kranken, von welchen 522 auf die Provinz Candia, 64 auf Retino und 42 auf Canea kamen; zahlreiche Kranke, bei denen der Aussatz nur eben aufgetreten war oder welche von den Verwandten versteckt gehalten wurden, sind dabei unbekannt geblieben, und man wird nach der Erklärung von Smart [9]) nicht irre gehen, wenn man die Zahl der auf der Insel lebenden Aussätzigen bei einer Bevölkerung von 250,000 auf 900 veranschlagt, so dass sich das Krankheitsverhältniss auf etwa 3.6 pro M. der Bevölkerung gestaltet. Eine Bestätigung dieser enormen Frequenz der Krankheit auf Kreta hat neuerlichst Brunelli [10]) gegeben.

In *Rumänien* [11]) und in *Ungarn* [12]) kommen noch, wie an zahlreichen anderen Punkten Europas, vereinzelte Fälle von Aussatz vor, als Endemie ist die Krankheit daselbst schon lange erloschen. — Auch auf dem noch in den ersten Decennien dieses Jahrhunderts von Aussatz stark heimgesuchten *süd-russischen Gebiete*, das sich von der *Krimm* längs des Azow'schen Meeres und der *kaukasischen Linie* bis in die Ural'sche Steppe erstreckt [13]), scheint die Krankheit neuerlichst wesent-

---

1) Report on leprosy XIII. 68. — 2) Rigler l. c. II. 114.

3) Dekigalla, Gaz. hebd. de méd. 1860. 108; Cigalla, Annal. univ. di med. 1865. Gennajo 3; Ornstein, Journ. des connaiss. méd.-chir. 1866. 367.

4) Report on leprosy XIII. 65. — 5) Mengozzi, Gaz. méd. d'Orient. 1861. Avril.

6) Report XII. 58. — 7) Pasqua, Bull. gén. de thérap. 1880. 15. Dcbr. 507.

8) Bargigli, l'Union méd. 1878, Nr. 49. 633. — 9) Med. Times and Gaz. 1853. Oct. 444.

10) Annali univ. di med. 1866. Dcbr. 461. 1867. Gennajo 3.

11) Scheiber, Viertelj. für Dermatol. 1875. I. 363.

12) Schwimmer, Pester med.-chir. Presse 1880.

13) Vergl. Martius, Abhandl. über die krimmische Krankheit etc. Freib. 1819; Plachoff, Von dem tuberculösen Aussatz der donischen Kosaken u. s. w. Moskau 1812 (Russisch); Krebel, Med. Ztg. Russl. 1846. Nr. 38.

lich seltener geworden zu sein[1]), und dasselbe gilt für die neueste Zeit auch von den *russischen Ostsee-Provinzen*[2]).

In einem an der Ausmündung der Donau gelegenen, von Russen und Griechen bewohnten Fischerdorfe hat sich seit etwa 20 Jahren ein kleiner Aussatz-Heerd gebildet, wie es heisst, in Folge von Einschleppung der Krankheit[3]). — Im *Kaukasus* herrscht die Krankheit nur noch in einigen Kosakendörfern (Stanitzen); Popoff[4]) berichtet über eine seit dem Jahre 1850 in einem Kosakendorfe des Gouvernements Stawropol eröffnete Leproserie, und eine andere fand Liebau[5]) in einer an den Ufern des Terek gelegenen Stanitza, in welcher jedoch nur 3 Kranke lebten.

In *Schweden*, wo noch am Schlusse des vorigen und im Anfange dieses Jahrhunderts zahlreiche Fälle von Aussatz in den Landschaften Angermanland, Medelpad, Helsingland, Upland und Bohus vorgekommen sind[6]), hat sich, wie aus folgender statistischen Zusammenstellung[7]) hervorgeht, in den letzten Decennien eine erhebliche Abnahme der Krankheit bemerklich gemacht. Die Zahl der Aussätzigen betrug:

in der Landschaft	im Jahre											
	1867	68	69	70	1871	73	74	75	76	77	78	79
Gefleborg	63	58	77	85	86	103	94	91	89	90	83	86
Jemtland	1	1	1	1	1	2	2	—	—	—	—	1
Wester-Norrland	3	3	3	3	3	3	3	6	6	6	7	7
Kopperborg	10	9	12	9	8	10	9	9	9	2	2	4
Blekinge	1	1	1	1	1	1	1	1	—	—	—	—
Gottland	—	1	1	1	1	1	1	—	1	1	1	1
Upsala	—	—	—	—	—	—	—	—	3	2	2	1
Wermland	—	—	—	—	—	—	—	—	—	—	1	—

Es bestand innerhalb der letzten 2 Decennien nur noch eine kleine Endemie in Gefleborglän; von den daselbst im Jahre 1879 lebenden 86 Kranken befanden sich 17 in Ljudal, 18 in Gerfsö, 15 in Delsbo und 7 in Alfta, die übrigen vereinzelt an verschiedenen Orten der Landschaft.

Eines der bedeutendsten Aussatz-Gebiete auf europäischem Boden bildet die Westküste *Norwegens*, von Stavahger aufwärts bis Tromsö, mit dem Maximum der Krankheits-Frequenz in den Aemtern Söndre und Nordre Berghus, welche von jeher den Hauptsitz der Krankheit in dieser Gegend abgegeben haben[8]). — Erst seit dem Jahre 1856

1) Den neuesten Berichten über Aussatz aus Astrachan von Oldekop (Virchow's Archiv 1863. XXVI. 106) und Meyerson (ib. 1865. XXXI. 446) liegen nur wenige Beobachtungen zu Grunde. — Während meines Aufenthaltes im Frühling 1879 in Astrachan ist es mir trotz aller Nachforschungen nur einen und zudem etwas zweifelhaften Fall zu Gesichte zu bekommen gelungen; auf meine Anfrage bei den dortigen Aerzten wurde mir allseitig erklärt, dass die Krankheit jetzt nur noch sehr selten vorkomme.

2) Wachsmuth, Arch. für klin. Med. 1867. III. 1; Bergmann, Die Lepra in Livland. St. Petersburg 1870. — 3) Vignard, Gaz. méd. de Paris 1877. 563.

4) Med. Ztg. Russl. 1854. 381. — 5) Liebau, Petersb. med. Ztschr. 1866. XI. 284.

6) Huss, Om Sverges endem. sjukdomar. Stockh. 1852. 10. 11. 14. 34. 43.

7) Die Daten habe ich den Sundhets-Collegii Berättelse aus den genannten Jahren entnommen.

8) Vergl. hierzu von den älteren Berichten: Pontoppidan, Versuch einer natürlichen Historie von Norwegen. Kopenh. 1754. II. 480; Martin, Abhandl. der Schwed. Akad. der Wiss. XXII. 301; Ström, Phys. oecon. og med.-chir. Bibl. 1795. Juli 223; Pfefferkorn, Ueber die Norweg. Radesyge und Spedalskhed. Altona 1797, von den neueren: Horn, Norsk. Mag. 1841. II. 42; Boeck ib. 1842. IV. 1. 127; Danielssen ib. V. 131; Steffens ib. 1843. VI. 229; Hoffmann ib. 1846. IX. 251; Boeck et Danielssen l. c.; Hjort, Norsk. Mag. 1856. N. R. X. 649; Discussion i det Norske med. Selsk. angaaende spedalskheden. Christ. 1857; Holmsen, Norsk. Mag. 1857. IX. 129; Bidenkap ib. 1858. XII. 398. 1860. XIV. 535. 713. 809. 889; Lochmann ib. 1871, Tr. R. I. 129; Hjort, Om spedalskheden i Norge.

sind jährlich sorglich angestellte Zählungen der Aussätzigen in Norwegen gemacht worden; dieselben ergeben das günstige Resultat, dass innerhalb 19 Jahren die Zahl der Kranken fast um die Hälfte abgenommen hat und zwar vom Jahre 1859 an stetig gesunken ist. Dieselbe betrug:

im Jahre 1856	= 2,847	im Jahre 1862	= 2,685	im Jahre 1868	= 2,413
„ „ 1857	= 2,773	„ „ 1863	= 2,660	„ „ 1869	= 2,276
„ „ 1858	= 2,774	„ „ 1864	= 2,639	„ „ 1870	= 2,050
„ „ 1859	= 2,785	„ „ 1865	= 2,603	„ „ 1871	= 1,987
„ „ 1860	= 2,741	„ „ 1866	= 2,563	„ „ 1872	= 1,943
„ „ 1861	= 2,717	„ „ 1867	= 2,497	„ „ 1873	= 1,874
				„ „ 1874	= 1,832

Die folgende Zusammenstellung giebt ein Bild der Krankheitsfrequenz in den einzelnen Aemtern des Landes und gleichzeitig den Beweis, dass an allen Punkten die Abnahme der Frequenz eine nahezu gleichmässige gewesen ist. Man zählte:

im Amte	im Jahre 1856		im Jahre 1870	
	Aussätzige	auf 10,000 Bewohner	Aussätzige	auf 10,000 Bewohner
Finnmarken	16	8,3	12	5,9
Tromsö	58	16,1	30	6,6
Nordland	275	35,4	231	25,8
Nord. Trondjhem	197	26,9	170	20,6
Sönd. „	193	20,0	169	15,5
Ronasdal	336	37,2	288	27,6
Nord. Bergenhus	926	113,6	591	68,1
Bergen, Stadt	47	18,2	26	9,4
Söndre Bergenhus	519	50,2	349	30,8
Stavanger	225	24,6	157	15,0
in den übrigen Aemtern	55	0,7	27	0,3
im Königreich	2,847	19,1	2,050	11,7

Auf den *Färöer* und den *Shettland-Inseln* ist, wie oben bemerkt, der Aussatz seit Anfang dieses Jahrhunderts ganz verschwunden, dagegen besteht die Krankheit auf *Island*[1]), wiewohl auch hier gegen früher wesentlich vermindert, noch fort; es lebten daselbst:

im Jahre 1768	bei einer Bevölkerung von 38,000 Bew.	280 Aussätzige	= 73.7 : 10,000,
„ „ 1838	„ „ „ „ 55,000 „	128 „	= 23.3 : 10,000,
„ „ 1848	„ „ „ „ ? „	66 „	=
„ „ 1869	„ „ „ „ 70,000 „	110 „	= 15.7 : 10,000.

Die bedeutende Abnahme der Kranken zwischen 1838 und 1848 erklärte sich aus dem Umstande, dass viele derselben durch die schwere Masernepidemie im Jahre 1847 hingerafft worden sind; in den Jahren 1854—1859 hat dann wieder eine ziemlich beträchtliche Steigerung

Christ. 1871 und Norsk. Mag. 1872. II. 105, Buchholz, Om spedalskheden som folkesygdom. Christ. 1872, Hansen, Norsk. Mag. 1872. II. 1 und Undersögelser angående spedalskh. årsager. Christ 1874, Broch, Le royaume de Norvège etc. Christ. 1876. 52 und App. 7, Eklund, Om spetelska. Stockh. 1879. Vergl. auch Beretninger om Sundhetstilstanden i Norge und Tabeller over de spedalske i Norge.

1) Vergl. hierzu von älteren Berichten: Petersen, Den saakaldte islandske Skörbug. Soröe 1769; Thorstensen, Bibl. for Läger 1830. II. 91, von neueren: Schleisner, Island undersögt fra et laegevidensk. synspunkt. Kjöbenh. 1849. 23, Hjaltelin, Sundhedskoll. Aarsberetn. for 1855. 25. 1856. 424, 1859. 435, 1866. 443 und in Dobell, Reports 1870. 283, Finsen, Jagttagelser ungaaende sygdomsforholdene i Island. Kjöbenh. 1874. 53.

der Krankenzahl stattgefunden, allein, wie die obige Zusammenstellung zeigt, betrug die Zahl derselben im Jahre 1869 nur noch 21.3, bez. 67.3 % der in den Jahren 1768 und 1838 lebenden Aussätzigen. Am verbreitetsten hat die Krankheit daselbst stets an der Südküste geherrscht.

Auf der *westlichen Hemisphäre* hat, worauf bereits zuvor hingewiesen, der Aussatz erst im 16. Jahrhundert, und zwar, wie behauptet wird, im Zusammenhange mit der Importation der Negerrace, Eingang gefunden, *Nord-Amerika* ist jedoch, abgesehen von der etwas weitern Verbreitung der Krankheit in *Mexico*, dem Vorkommen derselben unter den chinesischen Einwanderern in *Californien* [1]) und zwei kleinen Aussatz-Heerden in *Louisiana* [2]) und in *Neu-Braunschweig*, von derselben ganz verschont geblieben. — Die Angabe, dass Aussatz in *Grönland* vorkomme, beruht, neueren Forschungen zufolge [3]), auf diagnostischen Irrthümern. — In Louisiana soll die Krankheit schon seit lange endemisch herrschen, in Neu-Braunschweig ist sie ausschliesslich auf einige französische Ansiedelungen in den zwischen der Bay von Chaleur und dem Miramichi gelegenen Grafschaften Gloucester und Northumberland beschränkt, eigentlich endemisch aber nur in der Ortschaft Tracadie. — Die Krankheit hat sich daselbst erst seit dem Jahre 1815 gezeigt, ist höchst wahrscheinlich durch französische Ansiedler („Acadier") von der Küste der Normandie dahin eingeschleppt worden und hat sich unter denselben durch Vererbung fortgepflanzt. Die britische Regierung wurde auf die Thatsache erst im Jahre 1844 aufmerksam und veranlasste die Anlage einer Leproserie auf der Insel Sheldrake, in welcher aus der ca. 4000 Seelen betragenden Bevölkerung des inficirten Districtes innerhalb 5 Jahren (bis 1849) 32 Kranke aufgenommen worden sind; später wurde die Leproserie nach Tracadie verlegt und hier sind bis zum Jahre 1863 weitere 64 Kranke hinzugekommen, von welchen in dem genannten Jahre noch 21 in der Leproserie lebten, die übrigen verstorben waren [4]). — Aus späteren Mittheilungen [5]) lässt sich nur so viel ersehen, dass die Krankheit noch fortbesteht, in welchem Umfange, geht aus denselben aber nicht hervor. — In *Mexico* herrscht Aussatz, vorzugsweise allerdings unter der indianischen Bevölkerung, sowohl auf der Küste, wie auf höhern und den höchsten Elevationen in allgemeinerer Verbreitung [6]).

Aus *Central-Amerika* liegen nur wenige Nachrichten über die Krankheit vor; in *Nicaragua* soll sie fast unbekannt sein [7]), in den Mittheilungen über die Krankheitsverhältnisse in *Guatemala*, *Honduras* und auf der *Moskito-Küste* [8]) wird des Aussatzes mit keinem Worte gedacht, nur in *Costa-Rica* wird die Krankheit als eine und zwar in

---

1) Piffard, New-York med. Record 1881. March. 306. — 2) Schmidt, New-York Archives of med. 1881. Dcbr. — 3) Lange, Bemaerkn. om Grönlands sygdomsforhold. Kjöbenh. 1864. 25. — 4) Vergl. Skene, Lond. med. Gaz. 1844 June 353, Boyle ib. Aug. 609; Alexander, L'Acadie. Lon . 1849. II. 226, Report on Leprosy VIII. 1—6. 203—207.

5) Welch, Lancet 1874. Dcbr. 795, Adams ib. 852. — 6) Blacquière, Journ. des connaiss. méd. 1838. Nov., Simpson (nach Cheyne), Edinb. med. and surg. Journ. 1842, April 410, Newton, Med. topogr. of the city of Mexico. New-York 1848, Luvio é Alvaredo, Opusculo sobre el mal de San Lazaro. Mexico 1852, Jourdanet, Le Mexique etc. Par. 1864. 413, Heinemann, in Virchow's Arch. 1867. XXXIX. 607.

7) Bernhard, Deutsche Klin. 1854. Nr. 8. — 8) Young (Narrative of a residence on the Mosquito shore. Lond. 1847. 26) berichtet von „leprösen" Flecken, die unter den Eingeborenen auf der Moskito-Küste beobachtet werden; vielleicht handelt es sich hier um die unter dem Namen der „Pintas" bekannte Hautaffection, welche unter den Eingeborenen in Mexico endemisch herrscht und dort vielfach mit Aussatz confundirt worden ist.

den in einer Elevation von 3—5000′ gelegenen Hochthälern von Cartago und S. José häufig vorkommende bezeichnet; die Zahl der dort lebenden Aussätzigen wird auf 50—100 geschätzt [1]).

In weitem Umfange verbreitet und zum Theil in grosser Frequenz herrscht Aussatz auf dem *westindischen Archipel*; namentlich gilt dies von *Cuba* [2]), *Jamaica* [3]), wo im Jahre 1861 in einer Gesammtbevölkerung von 440,000 Seelen ca. 800 und in Kingston mit ca. 27,000 Einwohnern 41 Aussätzige lebten, von *St. Barthelemy* [4]), *St. Christoph*, wo man im Jahre 1861 bei einer Bevölkerung von 24,000 Seelen 47 an Aussatz Erkrankte zählte [5]), ferner von *Nevis* [6]), *Antigua*, mit 22 in der Leproserie lebenden Kranken bei einer Bevölkerung von 36,400 [7]), *Guadeloupe* [8]), *St. Vincent* [9]), *Barbados* [10]), *Trinidad*, wo im Jahre 1861 bei einer Bevölkerung von 83,400 in der Leproserie 50 Kranke lebten [11]), und der *Bahama-Gruppe* [12]), während auf *Puerto-Rico* [13]), den *Jungfern-Inseln* [14]), *Dominica* [15]), *Martinique* [16]), *St. Lucie* [17]), *Grenada* [18]), *Tobago* [19]), sowie auf den *Bermudas* [20]) die Krankheit nur selten angetroffen wird.

Ob in *Colombia*, und namentlich in den Districten von Cartagena, Socorro, Pamplona, Bogota, Tunja und Canasara der Aussatz noch heute so verbreitet herrscht, wie es in einem vom Jahre 1823 datirenden Bericht [21]) heisst, vermag ich bei dem Mangel ärztlicher Mittheilungen von dort nicht zu beurtheilen, ebenso sind mir neuere Berichte über die Krankheit in *Venezuela* nicht zugegangen, dagegen liegen verlässliche Mittheilungen [22]) über das endemische Vorkommen derselben in *Ecuador* (und zwar weniger an der Küste und in den obern Thälern des Marañon, als in dem Hochlande) und in den verschiedenen Gebietsantheilen von *Guayana* vor, welche die aus dem vergangenen Jahrhunderte datirenden Berichte über die Krankheit von dort bestätigen.

Ueber die Krankheitsfrequenz in Cayenne [23]) und Surinam [24]) fehlt es an bestimmten Angaben; in British Guayana [25]) zählte man im Jahre 1864 (abgesehen von 131 Kranken, welche in der Leproserie [in dem Dorfe Mahaica] lebten und 60 Kranken, welche in einem Privat-Spitale in Behandlung standen) 338 Aussätzige, welche sich auf die einzelnen Districte des Landes in der Weise vertheilten, dass

auf	Berbice	mit einer Bevölkerung von	24,119 E.	136 Kr.	= 5.6	pro M.
„	Demerara	„ „ „ „	62,195 „	85 „	= 1.3	„ „
„	Essequebo	„ „ „ „	27,959 „	53 „	= 1.9	„ „
„	Georgetown	„ „ „ „	29,174 „	64 „	= 2.2	„ „

kamen. — Die Gesammtbevölkerung des Landes auf (rund) 148,000 veranschlagt, betrug in dem genannten Jahre die Zahl der daselbst lebenden Aussätzigen (529) 3.6 pro M. der Bevölkerung.

1) Schwalbe, Arch. der Heilkde. 1865. Heft 6. — 2) Notes on Cuba. Bost. 1844.
3) Report on leprosy IX. 9, Fiddes, Edinb. med. Journ. 1857. Juni, Bericht in Philad. med. and surg. Reporter 1868. Jan. 21. — 4) Laurén, Svensk. Läk. Sällsk. Hdl. II. 177. Goës, Hygiea 1868. XXX. 460. — 5) Report 16. — 6) ib. — 7) ib. 19.
8) Rufz, Bull. de l'Acad. de méd. 1859. XXIV. 1051. — 9) ib. und Report 24.
10) Rufz l. c., Report 26. — 11) Report 38, Report of the medical Superintendent (Espinet) of the leper asylum (of Trinidad) for the year 1874. — 12) Report 7, Sweeting. Med. Times and Gaz. 1860. Sept. 208. — 13) Thomas de Cordoba, Mem. geogr. de la Isla de Puerto-Rico. Sanmiltan 1831. — 14) Report 15. — 15) ib. 21. — 16) Rufz l. c.
17) Levacher, Guide méd. des Antilles. Par. 1840. 263, Report 22. — 18) ib. 84. — 19) ib. 36.
20) ib. VIII. 6. — 21) Rostropo, Memoria ... al primero Congr. costit. de Columbia etc. Bogota 1823. — 22) Echeverria, Bull. de l'Acad. de méd. 1851. XVI. Nr. 17, Gaz. méd. de Paris. 1851. 329 (selbst aussätzig nach seinen in der Leproserie in Quito gemachten Erfahrungen); Duplouy, Arch. de méd. nav. 1864. Oct. 283; Galt, Amer. Journ. of med. Sc. 1872. Oct. 395; Gayraud et Daumec, Montpellier méd. 1878. Août 97, Déc. 491.
23) Noyer, Revue méd. 1834. Mai 235. — 24) Hasselaar, Beschrijv. der in de Kolon. Suriname voorkom. Elephantiasis en Lepra. Amsterd. 1835. 22; v. Leent, Arch. de méd. nav. 1880. Nov. 405. — 25) Hancock, Lond. med. Gaz. 1837. Oct. ,Report on leprosy X. 42—48. 213—15; Milroy, Med. Times and Gaz. 1873. Mai 575; Hillis, Lancet 1879. Oct. 589.

Den Hauptsitz des Aussatzes in Süd-Amerika bildet *Brasilien*[1]), das, mit Ausnahme der Provinzen Maranhão und Rio Grande, wo derselbe verhältnissmässig selten angetroffen wird, in seinem ganzen Gebiete, vorzugsweise aber in den binnenländischen Provinzen Matto Grosso, Minas Geraes und in der Küstenprovinz San Paulo, aufs furchtbarste von der Krankheit heimgesucht ist. Nach den Mittheilungen von Tschudi trifft man an der Gränze zwischen Minas und San Paulo auf Ortschaften, in welchen fast jede Familie „morfetico" ist; in seinem Berichte vom Jahre 1840 an die Provinzialstände der Provinz S. Paulo erklärte der Präsident[2]): „c'est un spectacle digne de compassion, sur la route de Rio de Janeiro à Saint-Paul, de rencontrer, échelonnés, tant de malheureux infectés de la lèpre. A chaque ville, on trouve une cabane aux environs qui sert de refuge à ces proscrits de la société."

In der Leproserie in Bahia (ausser welcher im Lande noch zwei grössere Aussatz-Häuser, in Rio de Janeiro und Pernambuco, existiren) sind in den Jahren 1787—1842 1029 Kranke aufgenommen worden; es giebt diese Zahl aber nicht entfernt einen Massstab für die Häufigkeit der Krankheit, da dieselbe vorzugsweise unter der armen Bevölkerung verbreitet ist, welche indifferent ihr Leiden erträgt, ohne in den Leproserieen Zuflucht zu suchen.

Dieser Aussatz-Heerd erstreckt sich von den südlichen Provinzen Brasiliens aus weiter über *Paraguay* und den nördlichen Theil der *Argentina*, speciell über die Provinzen Entre Rios und Salta, reicht somit über den Continent bis an die östliche Gränze von Bolivia hin[3]). — An der Westküste von Süd-Amerika scheint Aussatz gar nicht vorzukommen; bezüglich *Bolivias* wird dies von den Berichterstattern ausdrücklich erwähnt und in keinem der zahlreichen Berichte über die Krankheitsverhältnisse in *Peru* und *Chile* wird der Krankheit mit einem Worte gedacht.

Zum Schlusse dieser historisch-geographischen Revue über Aussatz ist noch der Umstand hervorzuheben, dass aus zahlreichen Gegenden, in welchen die Krankheit als Endemie schon lange erloschen ist, aus England, Deutschland, Frankreich, Italien u. a., fortdauernd Mittheilungen über das Vorkommen vereinzelter Aussatz-Fälle einlaufen, deren Ursprung nicht auf endemische Heerde zurückzuführen ist, sondern die sich unzweifelhaft inmitten eines von der Krankheit sonst verschonten Gebietes autochthon entwickelt haben. — Manche dieser Mittheilungen erscheinen allerdings in hohem Grade verdächtig, insofern die Diagnose nichts weniger als sicher gestellt ist, andere aber lassen über die Natur der Krankheit keinen Zweifel, und gerade solche Fälle sind es, welche der ätiologischen Forschung ein besonderes Interesse bieten und deren Berücksichtigung am meisten geeignet sein dürfte, der Einseitigkeit in der Schätzung der Krankheitsursachen vorzubeugen.

§. 3. „In dem Kapitel, welches über die Krankheitsätiologie handelt," sagt Simpson in seiner klassischen Geschichte des Aussatzes[4]),

---

1) Vergl. Sigaud, Du climat et des malad. du Brésil. Par. 1844. 157. 164. 382; Rendu, Étude topogr. et méd. sur le Brésil. Par. 1848. 122, Bericht in Gaz. méd. de Paris 1848. 625; Dundas, Sketches of Brazil. Lond. 1852. 369; Tschudi, Wien. med. Wochenschr. 1858. Nr. 31, 1866. Nr. 40; Plagge, Monatsbl. für med. Statist. 1857. Nr. 10. 71; Wucherer in Virchow's Arch. 1861. XXII. 345. — 2) Mitgetheilt von Sigaud l. c. 164.

3) Brunel, Observ. topogr. et méd. faites dans le Rio-de-la-Plata. Par. 1842. 46; Lallemant in Virchow's Arch. 1861. XXII. 341; Mantegazza, Lettere sulla America meridionale. Milano 1860—63. I. 100. 141, II. 208; Masterman in Dobell, Reports 1870. 382; Coni, Contribucion al estudio de la lepra anestésica. Buenos Ayres 1878. (Vergl. Virchow-Hirsch, Jahresbericht 1878. I. 339). — 4) Edinb. med. and surg. Journ. 1842. April 407.

„spielt Glauben ohne Ueberzeugung, und Behauptung ohne thatsäc liche Beweise eine grössere Rolle, als auf irgend einem andern Gebie der medicinischen Wissenschaft. Einen schlagenden Beweis für die allgemein ausgesprochene Ansicht wird man in der Geschichte d Theorieen, welche zu verschiedenen Zeiten mit grosser Sicherheit üb die Genese des Aussatzes ausgesprochen und bereitwillig acceptit worden sind, sowie in den zahlreichen Erklärungen finden, welch behufs Nachweises derjenigen ätiologischen Momente gegeben worde sind, auf welche einerseits das endemische Vorherrschen der Krankhei in Europa während des Mittelalters, anderseits das fast vollkommen Verschwinden derselben von diesem Boden in der neuesten Zeit zurück zuführen ist.“ — Diese Worte Simpson's bezeichnen das Schicksa welches die Lehre von der Aetiologie des Aussatzes zu allen Zeite und bis auf den heutigen Tag erfahren hat, so vollkommen und s erschöpfend, wie die unbefangene Prüfung der Thatsachen es nur imme auszudrücken vermag, und man darf unbedenklich sagen, dass Un gründlichkeit oder Mangelhaftigkeit in der Beobachtung, Einseitigke oder Voreingenommenheit in der Beurtheilung der Thatsachen nirgend so geschäftig gewesen sind, die Lehre von den Krankheitsursache mit luftigen Hypothesen auszufüllen, als gerade in der Aetiologie de Aussatzes.

§. 4. Die Richtigkeit dieser Behauptung drängt sich uns zunäch bei einer Kritik der Ansichten auf, welche über den *Einfluss des Klima* auf die Krankheitsgenese ausgesprochen worden sind, und welche ent weder, mit einem Hinweise auf die Prävalenz der Krankheit in niedere Breiten, in ätiologischer Beziehung ein besonderes Gewicht auf da *tropische Klima* legen, oder, mit Hinweis auf das Vorherrschen vo Aussatz einerseits in den Tropen, anderseits im hohen Norden (Nor wegen, Island), *Temperatur-Extreme* und *häufigen, schnellen Wechsel de Temperatur neben höheren Graden von Luftfeuchtigkeit* als ein wesent liches ätiologisches Moment der Krankheit bezeichnen [1]); mit welchem Rechte, zeigt ein Blick auf das heutige Verbreitungsgebiet des Aus satzes, der in allen Breiten der Erdoberfläche, in gemässigten (auf den ionischen und ägäischen Archipel, auf der iberischen Halbinsel, in den Rio-de-la-Plata-Staaten, in Japan, im Caplande, auf Neu-Seeland u. s. w.) wie in tropischen und polaren, gleichmässig heimisch ist. — Nich weniger spricht gegen jene Ansicht aber auch die Geschichte de Krankheit in vergangenen Jahrhunderten, ihre wenn auch nicht all gemeine, aber doch weit reichende Verbreitung in Europa währen des 12.—16. Seculums und das allmählige Erlöschen der Seuche, da ebenso, wie das Auftreten und Fortschreiten der Krankheit, ganz unab hängig von klimatischen, bez. Witterungsverhältnissen erfolgt ist. — Ganz besonders kommt hier, wie bei der Frage nach den ätiologischen Factoren des Aussatzes überhaupt, der Umstand in Betracht, dass di Krankheit an allen Punkten der Erdoberfläche, wo sie jetzt herrscht nicht in gleichmässiger Frequenz über weite Landstriche verbreite angetroffen wird, sondern innerhalb derselben vorzugsweise einzeln Districte oder auch wohl nur Ortschaften heimgesucht hat, währen

1) Brassac, Arch. de méd. nav. 1866. Mars 189.

benachbarte Districte oder Ortschaften, welche unter denselben oder doch annähernd gleichen klimatischen Verhältnissen stehen, ganz verschont oder nur leicht befallen sind, dass endlich das Maximum der Krankheitsfrequenz innerhalb der Tropen keineswegs in geradem Verhältnisse zu dem mehr oder weniger ausgesprochenen tropischen Klima der ergriffenen Gegend steht.

Von den 174 Ortschaften des Bezirks von Lafoës (Portugal), in welchem Aussatz endemisch herrscht, sind viele von der Krankheit ganz verschont, die Seuche überhaupt vorzugsweise auf die östliche Gegend des Thales beschränkt, wiewohl sich, nach der ausdrücklichen Erklärung von d'Almeida, in den klimatischen, bez. Witterungsverhältnissen der einzelnen Ortschaften daselbst ein Unterschied nicht nachweisen lässt. — Auf Creta hat der Aussatz, wie Smart bemerkt, seinen Hauptsitz auf den klimatisch sehr ungünstig situirten Höhen des Binnenlandes, während er in den unter einem milden Klima stehenden Küstenstädten sehr selten ist; dagegen ist die Krankheit auf Ceylon am verbreitetsten auf dem südlichen Küstendistricte, während die Bewohner des Binnenlandes und speciell der Höhen fast ganz verschont sind. — An der Ostküste Schwedens ist der Aussatz, bis auf wenige Reste, erloschen, an der Norwegischen Küste dagegen besteht noch immer ein schwerer Krankheitsheerd fort, ohne dass eine Vergleichung der klimatischen Verhältnisse an beiden Punkten wesentliche Differenzen ergäbe, aus welchen sich dort das Erlöschen, hier der Fortbestand der Endemie erklären liesse. — Auf den kleinen Antillen zeigen sich erhebliche Unterschiede in der Krankheitsfrequenz unter den unmittelbar benachbarten Inseln Guadeloupe und Dominica, St. Lucie und Barbados u. a., über welche Differenzen in dem Klima keineswegs Aufschluss geben. — In der Präsidentschaft Bombay, bemerkt Carter, herrscht der Aussatz am schwersten an zwei Punkten, welche in klimatischer Beziehung die grössten Verschiedenheiten erkennen lassen, auf dem Küstenstriche des südlichen Konkan und auf dem Hochplateau des Dekkan (dort mit einem Erkrankungsverhältnisse von 1 : 430, hier von 1 : 550 der Bevölkerung), wobei er hinzufügt [1]): „the disease is found under all climatic conditions, whether of soil, vegetation, temperature or rain-fall; its intensity has no ascertained relation to the sub-varieties of climate in Western India, and if it have to geographical conditions, this is only because they are connected with racial distribution."

Es soll nicht in Abrede gestellt werden, dass ungünstige klimatische Verhältnisse, höhere Grade von Luftfeuchtigkeit, häufige und stärkere Temperaturschwankungen u. s. w. durch den störenden Einfluss, welchen sie auf das Wohlbefinden des menschlichen Organismus ausüben, denselben für die specifische Erkrankung prädisponiren, und es mag hierin vielleicht auch eine Ursache für das relativ häufige Vorkommen von Aussatz in den Tropen liegen; in ihrer Genese aber ist die Krankheit von diesem ätiologischen Factor unabhängig, die eigentliche Ursache vielmehr in specifisch wirkenden Verhältnissen zu suchen, welche an die Oertlichkeit oder an die Lebensweise, sehr wesentlich auch an die Racenverhältnisse der Tropenbewohner gebunden, sich eben hier in einem weit höheren Grade geltend machen, als in höheren Breiten.

Hansen [2]) glaubt in dem Umstande, dass Erythema nodosum, welches von einigen Beobachtern als eine Form rheumatischer Erkrankung angesehen wird (?), zuweilen den Vorläufer von Aussatz bildet, einen Beweis dafür zu finden, dass Erkältungseinflüsse ein wichtiges Moment in der Genese dieser Krankheit abgeben. Ich halte diese Zusammenstellung für eine verunglückte Analogie; übrigens gesteht Hansen selbst zu, „dass man klimatischen Einflüssen kaum mit vollem Rechte die Bedeutung der alleinigen Ursache der Krankheit beilegen kann."

---

1) Med.-chir. transact. l. c. 270. — 2) Norsk Mag. l. c. 3.

§. 5. **Eben so wenig, wie zu klimatischen Einflüssen,** lässt sich die Entstehung oder das endemische Vorherrschen von Aussatz in eine directe causale Beziehung zu bestimmten *Bodenverhältnissen* bringen. — Die von vielen früheren Beobachtern ausgesprochene, bis vor nicht gar langer Zeit in Geltung stehende und auch von mir früher getheilte Ansicht, dass die Krankheit vorzugsweise auf Meeresküsten und Flussufern vorkomme, und dass sich hieraus auf den pathologischen Einfluss feuchten Bodens schliessen lasse, kann jetzt, nachdem wir genauere Einblicke in das Verbreitungsgebiet der Krankheit innerhalb der neueren und neuesten Zeit, und zwar nicht bloss auf dem Boden Europas, sondern auch zahlreicher anderer Punkte der Erdoberfläche gewonnen haben, kaum noch, wenigstens nicht in ihrem vollen Umfange aufrecht erhalten werden. — Es lässt sich allerdings nicht läugnen, dass der grössere Theil der noch jetzt bestehenden, bedeutenderen Aussatz-Gebiete Europas den zuvor genannten Bodencharacter tragen; in Norwegen, auf der iberischen Halbinsel, an der ligurischen und adriatischen Küste Italiens finden wir den Aussatz vorzugsweise auf die Küstengebiete beschränkt, und dasselbe gilt von mehreren Seucheheerden Indiens, von China, Egypten, Brasilien, Ceylon, mehreren westindischen Inseln u. s. w., allein solchen, jener Regel entsprechenden Thatsachen stehen zahlreiche andere gegenüber, welche sich derselben nicht fügen, und zwar so zahlreiche, dass man schliesslich zweifelhaft wird, was die Regel, was die Ausnahme ist, oder dass man — und dies scheint mir der richtige Standpunkt in der Beurtheilung der Thatsachen zu sein — mit Aufgeben jener Regel anerkennt, dass in Bodenverhältnissen an sich — d. h. so weit es sich um physikalisch nachweisbare Eigenschaften desselben, um hohe oder tiefe Lage, um Küste oder Binnenland, um Feuchtigkeit oder Trockenheit, Porosität oder Undurchlässigkeit u. s. w. handelt — ein bestimmtes Moment für die Pathogenese nicht gefunden werden kann.

Ueber die Verbreitung des Aussatzes auf *Sicilien* äussert sich Profeta [1]) mit folgenden Worten: „l'abitazione in luoghi di mare .. che un numero ragguardevole dei scrittori adducono come condizioni più atte a generare la lepra, non trovano conferma nei fatti di Sicilia. In vero, nelle presente statistica abbiamo due leprosi per ogni nove mila abitanti dei luoghi maritimi; mentre invece sopra la medesima popolazione dei luoghi più o meno lontani del mare abbiamo circa cinque leprosi." — Auf *Madeira* kommt Lepra in Elevationen von 2—3000′ vor (Heinecken). — In *Abessinien* herrscht die Krankheit in den ebenen und den gebirgigen Gegenden des Landes (so namentlich in der gebirgigen Landschaft Samen) ebenso verbreitet, wie an der Küste (Pruner, Aubert-Roche, Blanc). — Auf *Madagaskar* wird die Krankheit im Hoch- wie im Flachlande in gleicher Häufigkeit angetroffen (Davidson). — Bezüglich der Verbreitung der Krankheit auf dem *Caplande* unter den Hottentotten heisst es [2]): „it (scil. leprosy) is common at the Cape, principally among the Hottentots and half-castes . . . the Hottentots usually reside away from the sea, in open valleys, high and dry, not liable to malaria." — In *Syrien* kommt Aussatz auf der Küste sehr selten, eigentlich endemisch nur in den gebirgigen

1) l. c. 297. — 2) Ebden in Report of leprosy 49. 80.

Districten oder auf den Hochebenen vor (Pruner, Wortabet). — In *Indien* bildet die Gebirgslandschaft Kamaon in 5000′ Elevation und darüber den Hauptsitz der Krankheit (Lewis und Cunningham); in dem zur Präsidentschaft Bombay gehörigen Hochlande herrscht der Aussatz in Höhen von 2000′ auf vollkommen trockenem, wasserarmem Boden (Carter) und ebenso auf dem Hochplateau von Maissur (van Someren). — Auf *Sumatra* wird die Krankheit vorzugsweise in den hochgelegenen Gegenden des Binnenlandes, so namentlich in der paradiesisch-schönen Landschaft von Paya-Combo, endemisch angetroffen [1]). — In *Japan* reicht die Verbreitung der Krankheit von den Küsten bis weit in das Innere des Inselreiches hinein (Wernich). — In *Mexico* ist die Hochebene von Aussatz nicht weniger als die Küste heimgesucht (Jourdanet). — Auf *Costa-Rica* kommt die Krankheit nur in den in einer Elevation von 3—5000′ gelegenen Hochthälern von Cartago und S. José vor (Schwalbe). — Ueber die Verbreitung von Aussatz auf *Barbados* berichtet Carrington [2]): „it shows itself in all parts of the island, in towns, rural districts, on the seacoast and inland, in low damp situations and on dry hills.“ — In *Colombia* und *Ecuador* herrscht die Krankheit endemisch nur in den hochgelegenen Theilen des Binnenlandes, während, namentlich in Ecuador, die Küstengegenden ganz verschont sind. — In *Brasilien* wird Aussatz im Binnenlande (besonders in der Provinz Minas) in erschrecklicher Häufigkeit und viel verbreiteter als an der Küste angetroffen (Tschudi).

Ich glaube, dass die Anführung dieser Thatsachen, denen noch eine grosse Zahl gleichlautender Beobachtungen von den verschiedensten Punkten der Erdoberfläche hinzugefügt werden könnte, genügen dürfte, meine zuvor ausgesprochene Ansicht zu rechtfertigen, und dass dieselben gleichzeitig den Beweis geben werden, wie vollkommen grundlos die mehrfach aufgestellte, übrigens schon von Carter, Espinet (aus Trinidad), Durand-Fardel (aus China) [3]) widerlegte Behauptung ist, dass der Aussatz in eine causale Beziehung zu *Malaria-Einflüssen* gebracht werden könne.

§. 6. Mit jener Voraussetzung, dass vorzugsweise Meeresküsten den Sitz von endemischem Aussatze abgeben, steht offenbar die Ansicht im Zusammenhange, dass die eigentliche Krankheitsursache in übermässigem *Fischgenusse*, oder doch in dem *Genusse von gesalzenen, oder verdorbenen oder krankhaft veränderten Fischen* zu suchen sei — eine Ansicht, welche sich bereits bei Galen [4]), den Arabern und andern Aerzten des Mittelalters (Gordon), sowie bei ärztlichen Berichterstattern der letzten Jahrhunderte [5]) angedeutet findet, neuerlichst aber ihren entschiedensten Vertreter in Hutchinson gefunden hat.

„All localities,“ erklärt derselbe [6]), „which either are now, or ever were, noted as the homes of leprosy, have this in common, that they are either on the sea-shore, or on the banks of marine estuaries. The most probable conjecture is that it is caused by some peculiar diet common to marine localities. That it

---

1) Arch. de méd. nav. 1867. Oct. 248. — 2) Report on leprosy 80.
3) Gaz. méd. de Paris 1877. Nr. 33. 408. — 4) Vgl. oben S. 3. — 5) So u. a. erklärt Heberden (Lond. med. transact. 1768. I. 23), dass der Genuss gesalzener und verdorbener Fische die Ursache des Vorherrschens von Aussatz auf Madeira sei. — 6) Da mir das Original nicht zur Hand ist, citire ich die Stelle nach Liveing in Brit. med. Journ. 1873. March 305.

is due to fish eaten in some peculiar state, may be plausibly suspected. The fact that it is met with in such widely distant parts, renders it improbable, that it is due to any particular variety of fish. — The sum of our conjectures, then, appears to amount to this: that leprosy is far too specific and peculiar in its symptomes to allow of our supposing it due to the influence of general poverty; that the cases in which Europeans are attacked, all indicate the power of endemic influences; that of endemic influences, food is the one which has most of probability as to its being the true cause; and, lastly, as the disease is only met with near the sea, we may plausibly guess that it is in some way connected with the fish diet."

In einer spätern Mittheilung [1]), in welcher er diese Ansicht durch Anführung von Beobachtungen aus Norwegen, Russland und Indien bestätigte, macht er darauf aufmerksam, dass sich der Aussatz an den Küstengebieten des grossen Oceans mit der Einwanderung der Chinesen sichtlich (?) verbreitet habe, und glaubt den Grund hierfür darin finden zu können, dass die Chinesen überall als Köche beliebt seien und dass sie durch eine Verwerthung sonst beanstandeter Fische in ihren Delicatessen Anderen die specifische Schädlichkeit mitgetheilt und so zum Auftreten von Aussatz Veranlassung gegeben haben.

In diesem Sinne haben sich in der neuesten Zeit zahlreiche Beobachter auf Grund der auf der iberischen Halbinsel [2]), in Schweden [3]), Norwegen, auf Island [4]), den süd-russischen Steppen [5]), auf Corfu, Creta, Ceylon [6]), in Japan [7]), Abessinien [8]), Neu-Braunschweig [9]), Guayana [10]), auf Westindien [11]) u. a. gemachten Beobachtungen ausgesprochen, indem sie sich mit ihrer Ansicht theils auf den Umstand stützten, dass in der betreffenden Gegend der Fischgenuss, und besonders der Genuss verdorbener oder eingesalzener Fische, fast die ausschliessliche Nahrung der Bevölkerung bilde, theils geltend machten, dass mit dem Aufgeben des Fischgenusses die Krankheit erloschen sei (wie namentlich auf der Küste von Bohuslän in Schweden), oder endlich, indem sie auf ein unter den Fischen vorkommendes specifisches, dem Aussatz ähnliches Leiden hinwiesen, welches durch den Genuss der inficirten Thiere die Veranlassung zum Auftreten der Krankheit bei dem Menschen geben sollte. — Die Einseitigkeit und Unhaltbarkeit dieser Theorie ist in die Augen springend, wenn man in Betracht zieht, dass der Aussatz in vielen Gegenden endemisch herrscht, in welchen vom Fischgenusse überhaupt nicht, am wenigsten von einer ausschliesslichen Benutzung dieses Nahrungsmittels die Rede sein kann, dass die Krankheit in vielen Gegenden endemisch auf einzelne Orte beschränkt vorkommt, während die Bevölkerung der denselben unmittelbar benachbarten Ortschaften ganz verschont ist, dass der Aussatz an vielen Punkten nicht bloss als Endemie, sondern überhaupt erloschen ist, ohne dass eine dem entsprechende wesentliche Veränderung gegen früher in der Nahrungsweise der Bewohner derselben stattgehabt, und dass jene angeblich übertragbare Aussatz-Krankheit der Fische sich als ein ganz harmloser Parasit bei denselben entpuppt hat, der in vielen Gegenden vorkommt, wo keine Spur von Aussatz angetroffen wird.

Gegen die Annahme, dass der Genuss verdorbener Fische und

1) Med. Press and Circular 1880. August 11. — 2) Grasset, Baptiste, Peacock. — 3) Huss. — 4) Mackenzie, Schleisner. — 5) Oldekop. — 6) Report on leprosy. 7) Schmid. — 8) Blanc. — 9) Skene. — 10) Bergeron, Milroy, Med. Times and Gaz. 1873. Mai 575, u. A. — 11) Report on leprosy.

des thranigen Fleisches von Seevögeln die wesentliche Ursache des an der norwegischen Küste herrschenden Aussatzes sei, erklärte Danielssen[1]): „dass die Küstenbewohner, welche am häufigsten an der Krankheit leiden, die Fische gewöhnlich in frischem oder gut gesalzenem Zustande geniessen, dass bei der Zubereitung der Seevögel, welche daselbst keineswegs ein allgemeines Nahrungsmittel bilden, mit dem Abziehen der Haut gleichzeitig die grösste Menge des Fettes entfernt wird, und dass viele Leute daselbst an Aussatz erkranken, welche nur ausnahmsweise Fische oder Seevögel geniessen, deren tägliche Kost vielmehr in Fleisch und Mehlspeisen besteht;“ bezüglich jenes „Fisch-Aussatzes“ aber bemerken die Herren Boeck und Danielssen[2]): „eine sorgfältige Untersuchung habe ergeben, dass diese incriminirten ‚Tuberkel‘ (Knoten) von einem vegetabilischen Parasiten gebildet werden, der bei gewissen Arten von Schollen auch an solchen Orten vorkommt, wo keine Spur von Aussatz ist, dass die Leute, welche den Genuss der so entstellten Fische fürchten, sie fortwerfen und dass dieser Parasit auch nicht in der allergeringsten Beziehung zur Genese des Aussatzes steht.“ — Ueber das fragliche ätiologische Moment äussert sich Profeta nach den auf Sicilien gemachten Beobachtungen: „L'abitazione in luoghi di mare, con l'esercizio del mestiere di marinaio o di pescatore e l'abusc dei pesci salati o guasti, che un numero ragguardevole di scrittori adducono come condizioni più atte a generare la lepra, non trovano conferma nei fatti di Sicilia.“ — Aus Indien erklären sich die bei weitem meisten Berichterstatter gegen die Annahme, dass die Krankheit in irgend einer specifischen Beziehung zum Fischgenuss stehe[3]); so macht Richards darauf aufmerksam, dass in Balasur (Orissa) der Aussatz seltener vorkommt als in Bardwan, Bankura u. a. benachbarten Districten, trotzdem der Fischgenuss dort viel verbreiteter ist als hier; Macnamara[4]) erklärt, dass in allen von ihm in Indien beobachteten Fällen von Aussatz nicht einer gewesen sei, in welchem dieses ätiologische Moment in Frage kommen konnte; Startin[5]) erwähnt, dass die Bewohner von Rawal-Pindi (Pandschab) und der Naga-Hügel (Assam) keine Fische essen und dennoch an Aussatz leiden, während in Arakan, wo dieses Nahrungsmittel eine wesentliche Rolle spielt, die Krankheit selten ist; in Ratnagherri, einem Hauptsitze der Krankheit, herrscht dieselbe, wie Carter[6]) hervorhebt, im Binnenlande, wo Fische nicht genossen werden, viel verbreiteter als an der Küste; Kirkpatrick[7]) bemerkt, dass in Bangalur (Maissur) der Aussatz unter Brahmanen nichts weniger als selten ist, trotzdem dieselben strenge Vegetarianer sind, da der Genuss von Fleisch oder Fischen die sofortige Ausstossung aus der Kaste zur Folge haben würde. — Gleichlautende Beobachtungen liegen aus verschiedenen, von Aussatz heimgesuchten Gegenden Chinas vor, so u. a. aus Han-Ko, wo nach den Erfahrungen von Shearer[8]) der Genuss von Fischen ohne jede Bedeutung für die Krankheitsgenese ist, und wo, wie Reid[9]) erklärt, der Aussatz unter der armseligen Bevölkerung des Binnenlandes, welche wesentlich auf Reis, Hirse u. a. vegetabilische, mit etwas

1) Norsk Mag. 1851. V. 147. — 2) Traité p. 341. — 3) Vergl. Brit. med. Journ. 1880. Apr. 587. 4) Virchow's Arch. 1861. XXII. 312. — 5) Lancet 1880. Octbr. 692. — 6) ib. 1872. Aug. 199. 7) ib. 1880. Decbr. 922. — 8) ib. 1871. Decbr. 801. — 9) ib. 1880. Novbr. 878.

Oel zubereitete Nahrungsmittel angewiesen ist, nur ab und zu etwas Schweinefleisch und noch viel seltener Fische geniesst, häufig angetroffen wird, während in Han-Ko u. a. Centren des Verkehrs, wo Fische das ganze Jahr hindurch ein Nahrungsmittel bilden, die Krankheit selten vorkommt; „fish-eating," fügt Reid hinzu, „is essentially in Central-China the privilege of the well-to-do, while leprosy is usually found among the poor vegetable-feeders." — Auch die japanischen Aerzte haben sich, wie Wernich mittheilt, gegen die Annahme eines Zusammenhanges zwischen der Krankheitsgenese und dem Genusse von Fischen ausgesprochen. — Wenn Skene das Vorkommen von Aussatz unter den Acadiern in Neu-Braunschweig auf ihre Nahrungsweise zurückführt, so bemerkt dagegen Welch, dass die englische und indianische Bevölkerung jener Gegend genau dieselbe Nahrungsweise wie jene führt und von der Krankheit dennoch frei ist.

Uebrigens ist es nicht nur der Fischgenuss, der als Ursache des Aussatzes angeschuldigt wird, auch andern Nahrungsmitteln, *verdorbenem Reis*[1]) *oder Mais*[2]), vor Allem dem *übermässigen Genusse von Schweinefleisch* ist eine specifische Bedeutung für die Krankheitsgenese beigelegt worden, so namentlich in Brasilien, wo Candido[3]) die Prävalenz des Leidens in den Provinzen S. Paulo und Minas aus dem Umstande erklären zu können glaubte, dass gerade hier Schweinefleisch einen Hauptartikel in der Nahrungsweise der Bevölkerung bildet. Dagegen erklären neuerlichst die Herren Lucio und Alvaredo[4]) aus Mexico: „viele Aussätzige haben niemals Schweinefleisch gegessen, andere selten und noch andere im Uebermaasse und bei allen diesen ist die Krankheit in gleicher Intensität aufgetreten; wir schliessen daraus, dass der Genuss jenes Nahrungsmittels weder auf das Entstehen der Krankheit noch auf die Schwere der Affection irgend einen Einfluss hat."

§. 7. Wenn sonach vorläufig kein Grund vorliegt, die eigentliche Ursache des Aussatzes in alimentären Einflüssen zu suchen, so scheint doch *mangelhafte, unzweckmässige oder schlechte Nahrung* an sich oder in Verbindung mit andern *hygienischen Missständen*, mangelhaftem Schutze gegen ungünstige Witterungsverhältnisse, Unreinlichkeit u. s. w., die Prädisposition des Individuums für die Erkrankung an Aussatz in sehr erheblichem Grade zu steigern. — Ueber diesen Punkt herrscht unter den Berichterstattern von den verschiedensten Gegenden der Erdoberfläche eine fast absolute Uebereinstimmung, und dafür spricht auch der Umstand, dass die Krankheit zu allen Zeiten vorwiegend in den dürftigsten Volksklassen, sehr viel beschränkter in den besser situirten, mit den Bedürfnissen und dem Comfort des Lebens reicher ausgestatteten Bevölkerungsschichten geherrscht hat. Daher ist auch die Vermuthung nicht ganz von der Hand zu weisen, dass das Erlöschen der Krankheit oder der erhebliche Nachlass der Krankheitsfrequenz an vielen Orten die Folge der im Verlaufe der Zeit fortgeschrittenen Verbesserung der hygienischen Verhältnisse, und dass namentlich der mit

1) In Indien: Brett, Essay on some of the principal surgical diseases of India. Calcutta 1840. 163. — 2) In Brasilien: Sigaud 382. — 3) Revista med. flumin. 1842. 501. Auch Tschudi (Wien. med. Wochenschr. 1858. l. c.) erwähnt dieser in Brasilien verbreiteten Ansicht. — 4) L. c. 29.

der Amelioration und dem erweiterten Anbau des Bodens, bez. den reicheren Bodenerträgen erzielte Gewinn besserer und ausreichender Nahrung in dieser Beziehung besonders hoch zu veranschlagen ist. — Allerdings darf man diesen ätiologischen Factor nicht überschätzen; einerseits sind nicht gerade selten Erkrankungen an Aussatz bei wohl situirten, dem Einflusse der genannten Schädlichkeiten nicht ausgesetzt gewesenen Individuen, und zwar nicht nur in der Vergangenheit, sondern auch noch in der neuesten Zeit beobachtet worden, anderseits ist die Krankheit in vielen von derselben früher stark heimgesucht gewesenen Gegenden erloschen, trotzdem daselbst noch heute die traurigsten hygienischen Verhältnisse angetroffen werden, und endlich ist bei der vorliegenden Frage nicht ausser Acht zu lassen, dass in Gegenden, wo der Aussatz endemisch geherrscht hat oder noch heute endemisch herrscht, einzelne Ortschaften oder selbst grössere Landstriche von der Krankheit verschont geblieben sind, wiewohl sich dieselben bezüglich der Lebensverhältnisse ihrer Bevölkerung in keiner Weise von den von Aussatz heimgesuchten Theilen des Landes unterscheiden.

Ob und in wie weit die aus dem Mittelalter stammenden Nachrichten [1]) über Aussatz unter gekrönten Häuptern, Fürsten, hohen Prälaten u. s. w. Glauben verdienen, ob es sich hier nicht in manchen Fällen um Syphilis gehandelt hat, lässt sich nicht entscheiden, darüber jedoch kann kein Zweifel bestehen, dass die günstig situirten Volksklassen früher ein nicht unerhebliches Contingent zur Zahl der Aussätzigen gestellt haben und auch heute noch stellen, wo, wie u. a. auf Sicilien [2]), auf Madeira und den Canarien [3]), in den NW. Provinzen von Hindostan [4]), in Tirhut [5]), Orissa [6]), auf Malacca [7]), Madagascar [8]) u. s. w., schwere Aussatz-Heerde noch fortbestehen. — Auf die örtlich oft sehr enge Begränzung der Aussatz-Heerde ist bereits in der Darstellung von dem historischen und geographischen Verhalten der Krankheit mehrfach hingewiesen worden; Vidal macht in seinem aus dem Ende des vorigen Jahrhunderts stammenden Berichte [9]) über das Vorherrschen von Aussatz in der Umgegend von Martiguez (Provence) darauf aufmerksam, dass die Krankheit sich hier nur auf einzelne Ortschaften und auf ganz bestimmte Kreise von Familien beschränkt hat, und ganz ähnlich lauten die Mittheilungen von Valentin [10]) über die Krankheitsverbreitung in Pigna, Castel Franco u. a. Orten auf der Ligurischen Küste; bezüglich des kleinen Aussatz-Heerdes in Comacchio bemerkt Verga [11]), dass die Krankheit schon in geringer Entfernung von dem Städtchen gegen Ravenna und Forli hin nicht mehr vorkommt. Dieselbe Beobachtung ist im Söndfjord-District (Amt Bergen) [12]), ferner in den von der Krankheit heimgesuchten Gegenden Griechenlands [13]), auf Creta [14]), an verschiedenen Punkten Indiens [15]), in Han-Ko (China) [16]), in Japan [17]) u. v. a. gemacht worden, ohne dass man im Stande wäre, in der Verschiedenartigkeit der Lebensverhältnisse der Bevölkerung in den von der Krankheit betroffenen und verschonten Ortschaften den Grund hierfür zu entdecken.

§. 8. Alle diese Thatsachen sprechen, wie gesagt, gegen die von mehreren Forschern vertretene Annahme, dass die hygienischen Missstände in ihrer Totalität, und zwar an und für sich, die eigentliche Krankheitsursache abgeben, dass der Aussatz sich somit dem Scorbut und den andern *constitutionellen Ernährungs-Anomalieen* anreiht [18]); sie geben

1) Vergl. Simpson l. c. 1842. April 394; Boeck und Danielssen l. c. 97.
2) Profeta. — 3) Bolle. — 4) Planck, Report. — 5) Macnamara.
6) Richards. — 7) Official papers. — 8) Borchgrevinck. — 9) Hist. de la soc. de méd. de Paris 1779. I. Mém. 188. — 10) Bull. de l'école de méd. de Paris 1806. 45, ebenso Foderé, Journ. complém. du dict. des sc. méd. 1819. IV. 3. — 11) Sulla lebbra. Milano 1846.
12) Bidenkap l. c. 1858. XII. 466. — 13) Dekigalla, Ornstein. — 14) Brunelli.
15) Carter, Med.-chir. transact. l. c. — 16) Shearer. — 17) Wernich.
18) Vergl. u. a. Vinkhuijzen 110; Hjort l. c. 1872. II. 115.

vielmehr den Beweis, dass diesem ätiologischen Factor nur die Bedeutung eines, wenn auch mächtigen prädisponirenden Momentes zukommt, dass es zur Krankheitsentstehung aber einer bestimmten, specifischen Schädlichkeit, eines eigenthümlichen Infectionsstoffes bedarf, der in Europa früher mehr oder weniger verbreitet, jetzt nur noch an einzelnen Punkten dieses Erdtheiles wirksam ist, in ausser-europäischen Gebieten dagegen sich noch in weitem Umfange fühlbar macht. — Zu dieser Ansicht sind viele Beobachter auf dem Wege der Negation gekommen, indem sie die Ueberzeugung gewannen, dass sich die Krankheitsentstehung aus der Einwirkung atmosphärischer, alimentärer und anderer hygienischer Einflüsse nicht erklären lasse, also noch ein unbekanntes Etwas hinzutreten müsse [1]), während andere einen Schritt weiter gingen und die Theorie von dem *„Aussatz-Gifte“*, bez. von dem *infectiösen Character des Aussatzes* entwickelten. — So hatte schon Schilling [2]) erklärt: „neque tamen negaverim, peculiarem esse materiam et quasi virus quoddam, sine quo vera lepra non producatur;“ in gleicher Weise hatten sich später Holmsen, Lochmann und Hansen geäussert, und dem letztgenannten Beobachter [3]) ist es denn auch zuerst gelungen, in den Krankheitsproducten organische Elemente nachzuweisen, welche vielleicht, wie er sich vorsichtiger Weise aussprach, das eigentliche Aussatz-Gift darstellen.

Er fand in den Zellen der Aussatzknötchen constant „stäbchenförmige Körperchen“, welche vollkommen den Character von Bacillen trugen und in älteren Krankheitsproducten grössere bräunliche Zellen, welche Zooglöamassen und Bacillenhaufen einschlossen; auch Blutuntersuchungen, welche anfangs resultatlos verlaufen waren, ergaben später, und zwar in der Weise angestellt, dass das Präparat einige Tage in feuchter Kammer aufbewahrt wurde, gegliederte Fäden, welche ebenfalls als specifische Gebilde angesehen werden mussten, da sie sich in gleichartig behandelten Blutpräparaten von gesunden und syphilitischen Individuen nicht nachweisen liessen.

Diese Beobachtungen wurden dann später, wenn auch mit manchen Abweichungen in dem Befunde, von Carter [4]) und neuerlichst von Neisser [5]), Cornil [6]) und Köbner [7]) bestätigt.

Neisser fand die Bacillen nicht nur in den Aussatz-Producten, sondern auch in der Haut, der Schleimhaut des Mundes, Gaumens und Kehlkopfs, in der Leber, der Milz, den Lymphdrüsen und in den interstitiellen Fortsätzen der peripherischen Nerven, der Cornea, des Knorpels und des Hodens; auch überzeugte er sich von einer aus Zerfall der Bacillen hervorgehenden Sporenbildung, sowie von dem Auswachsen der Bacillen in Fäden. — Veränderungen der Blutmasse konnte Hansen und Neisser niemals entdecken und der Letztgenannte glaubt daher annehmen zu müssen, dass die Verbreitung der Sporen innerhalb des Körpers durch das Lymphgefässsystem erfolgt; Köbner hat in dem aus Lepraknoten entnommenen Blute die Bacillen gefunden, allein er lässt dahingestellt, ob dieselben nicht bei Druck der Gewebe in das Präparat hineingekommen sind.

---

1) In diesem Sinne äussern sich Boeck und Danielssen l. c. 407—9, aus Norwegen; Welhaven, Svensk. Läk. Sällsk. Handl. III. 188, aus Schweden; Dundas 369, aus Brasilien: Kaempfer 161, aus Madeira; Bargigli l. c., aus Mytilene; Wachsmuth l. c., aus Livland; Profeta aus Sicilien; Davidson aus Madagaskar u. v. a. „If poverty in diet, or personal wants, filth, and wretchedness in their deepest degrees, could generate the malady,“ bemerkt Simpson (l. c. April 409), „there are certainly still numerous spots in continental Europe, and even in our own land, where unfortunately, all these elements of disease are in our own day in full and active operation, without any such specific result following; the alleged causes are present without the alleged effects.“

2) Diss. de lepra. Traj. ad Rhen. 1769. — 3) Undersögelser etc. Christian. 1874. 75. und in Virchow's Arch. 1880. LXXIX. 32. — 4) Transact. of the pathol. Soc. of London 1876. XXXVII. 297. — 5) Bresl. ärztl. Zeitschr. 1879. Nr. 20. 21 und in Virchow's Arch. 1881. LXXXIV. 514. — 6) Bull. de l'Acad. de méd. 1881. Nr. 43. p. 1306; Union méd. 1881. Nr. 134. 178. 179; Annal. de Dermatologie 1881. II. 653 (in Gemeinschaft mit Suchard).

7) In Virchow's Arch. 1882. Bd. 88. 282.

Neisser glaubt in den Resultaten seiner Untersuchungen den sicheren Beweis dafür gefunden zu haben, dass es sich bei *Aussatz um eine specifische Bacterienart* handelt, welche constant zu allen krankhaften Erscheinungen in ursächliche Beziehung gebracht werden kann, und erklärt, dass nächst Rückfallfieber und Milzbrand der Aussatz einen berechtigten Platz unter den am besten gekannten Bacterienkrankheiten einnimmt.

§. 9. Wenn mit den hier angeführten Thatsachen die infectiöse Natur des Aussatzes — ich will nicht sagen, bewiesen — so doch in hohem Grade wahrscheinlich gemacht ist, so vermag ich doch nicht die Ansicht derjenigen zu theilen, welche aus denselben, und namentlich aus dem parasitischen Character der Krankheit, Schlüsse auf die *Contagiosität des Aussatzes* gezogen, und damit eine in der neueren und neuesten Zeit fast ganz verlassene und verurtheilte Anschauung wieder zu Ehren zu bringen versucht haben. — Während des Mittelalters bestand über die Contagiosität der Krankheit bei den Aerzten und bei dem Publikum kaum ein Zweifel und eben diese Ueberzeugung hat wohl wesentlich zur Anlage von Aussatz-Häusern, bez. zur Sequestration der Aussätzigen Veranlassung gegeben. — Man wird vielleicht nicht irre gehen, wenn man jene Annahme von einem Aussatz-Contagium auf einen diagnostischen Irrthum, auf Confundirung von Syphilis, welche ihrer Natur nach den Aerzten des Mittelalters ja ganz unbekannt geblieben war, mit Aussatz zurückführt; zum wenigsten spricht hierfür der Umstand, dass schon im 16. Jahrhundert, zur Zeit, als man beide Krankheiten von einander zu unterscheiden gelernt hatte, Zweifel an der Contagiosität von Aussatz rege wurden, mit fortschreitender Aufklärung, mit Platzgreifen unbefangener Beobachtung die Anhänger der Lehre von der Ansteckung bei Aussatz immer seltener wurden, und der Glaube daran sich schliesslich nur noch traditionell in immer kleineren und kleineren Kreisen erhielt. Es war, wie Simpson [1]) sich ausdrückt, „the evidence of the opinion rather than of facts," welche diesem Glauben eine Existenz sicherte, oder, wie Brunelli sehr treffend sagt: „l'opinione era contagiosa, e non la malattia." — In der neuesten Zeit war die Zahl der Gläubigen auf ein Minimum zusammengeschrumpft, nur im Publikum spielte die „opinione" noch eine bedeutendere Rolle, unter den Aerzten fanden sich nur wenige, welche, zudem in sehr vorsichtiger Weise, die Möglichkeit einer contagiösen Uebertragung von Aussatz nicht gerade in Abrede stellten, und so blieb auch das sehr geräuschvolle Auftreten des Contagionisten Landré [2]) ohne Erfolg, und zwar um so mehr, als er sich nicht auf eigene Beobachtungen bezog, sondern seinen Declamationen lediglich die höchst unzuverlässigen Mittheilungen seines Vaters aus Surinam zu Grunde legte. — Eine Wiederbelebung erfuhr die Lehre von der Contagiosität des Aussatzes neuerlichst durch Hansen [3]), der seine Ansicht zunächst auf eine Reihe von Erkrankungsfällen stützte, in welchen früher gesunde Individuen an Aussatz erkrankten, nachdem sie mit Aussätzigen in Berührung gekommen waren (womit natürlich nichts bewiesen ist, da alle

1) l. c. 412. — 2) De la contagion seule cause de la propagation de la lèpre. Par. 1869
3) l. c. 58.

diese Erkrankungsfälle innerhalb endemischer Aussatz-Heerde vorkam in seiner Ueberzeugung aber ohne Zweifel durch den Nachweis Vorkommens von Bacterien in den Aussatz-Producten wesentlich best worden ist; hierfür spricht namentlich der Umstand, dass Carter, noch im Jahre 1873 Anti-Contagionist gewesen war, sich im folgen Jahre, nachdem er den Hansen'schen Untersuchungen beigewohnt sich von der Zuverlässigkeit der Hansen'schen Entdeckung überze hatte, zum Contagiositätsglauben bekehrt erklärte. In gleicher W hat Neisser den Beweis für die contagiöse Uebertragung von Auss aprioristisch geführt, wenn er auf Grund des Bacterienbefundes der daraus abgeleiteten Hypothese erklärt, dass die Krankheit „in il specifischen Producten contagiös" ist, und zwar „nicht nur dir contagiös, sondern auch indirect durch Gegenstände u. s. w., w dieselben (Aussatz-)Bacillen oder Sporen transportiren."

Dass mit diesen Argumenten die Contagiosität des Aussatzes ni bewiesen, nicht einmal wahrscheinlich gemacht ist, liegt auf der Ha gegen dieselbe aber sprechen alle, positive und negative Thatsac aus der Geschichte der Krankheit, um welche sich der auf die „eig Erfahrung" sich steifende Beobachter allerdings nicht kümmert. Ich lege bei Beurtheilung der vorliegenden Frage kein Gewicht die Erfolglosigkeit der von Danielssen[1]), Hansen und Köbner gestellten Infectionsversuche an Kaninchen (von Köbner auch an Ratt Mäusen, Meerschweinchen, Tauben, Fischen und Affen), da derarti Versuche an Thieren doch eigentlich nur dann einen rechten Si haben, wenn sie an Thieren angestellt sind, von deren Empfänglichk für das Krankheitsgift man überzeugt sein kann, ebensowenig auf verbrecherische Experiment, welches Bargigli mit Inoculation Jauche aus einem Aussatz-Geschwür an 6—8jährigen Kindern angest hat und das ebenfalls resultatlos verlief[2]), da nicht bewiesen ist, d sich die Aussatz-Bacterien in jedem von Aussätzigen kommenden Ei befinden, noch weniger endlich auf die nichtssagende Erklärung Davidson aus Madagaskar: „leprosy is contagious only by inoculati and not by simple contact," da er unterlassen hat zu sagen, won wie und an wem diese „inoculation" gemacht ist. — Ebenso we können, meiner Ansicht nach, die Angaben derjenigen Beobacht welche das Auftreten der Krankheit auf der westlichen Hemisph (in Guayana, Brasilien u. a.) auf Einschleppung durch dahin importi Neger zurückführen, für das Urtheil entscheidend sein, da diese Na richten keineswegs verbürgt sind, die Verlässlichkeit derselben sel zugegeben, die Thatsache sich auch in anderer Weise als durch V breitung der Krankheit auf dem Wege des Contagiums erklären läs zudem sämmtliche neuere Berichterstatter aus jenen Gegenden Contagiosität von Aussatz aufs allerentschiedenste in Abrede stell und es endlich ganz unerklärlich bliebe, weshalb denn, wenn Neger den Aussatz nach Süd-Amerika und Westindien eingeschle haben, Central- und vor Allem Nord-Amerika, wo es doch wahrl

---

1) Norsk Mag. for Laegevidinsk. 1871. I. 198.

2) Ich theile dieses fast unglaublich klingende Factum mit den Worten des Autors mit: „… de fixer mon opinion (über die Nicht-Contagiosität des Aussatzes), j'entrepris d'inocule matière sanieuse d'un ulcère de lépreux sur des enfants de 6 à 8 ans de cette classe. Je pus obtenir que deux fois seulement (!) l'autorisation de pratiquer cette opération. Cepen ces deux opérations ayant été négatives, ma conviction était faite."

nicht an Neger-Einfuhr gefehlt hat, von der Krankheit verschont geblieben ist.

Noch neuerlichst hat Macnamara eine solche Geschichte von Einschleppung der Krankheit durch Chinesen im Jahre 1848 nach Honolulu mitgetheilt, welche ihm von einem dort lebenden Arzte Hillebrand übermittelt ist, die sich jedoch, wie auch Milroy, Boeck u. a. andeuten, wohl als ein Mährchen entpuppen dürfte, da dieselbe Affaire von einem späteren Berichterstatter, Emersen, in das Jahr 1856 verlegt und hinzugefügt wird, dass inzwischen mehr als 1000 Eingeborene der Insel von Aussatz ergriffen worden seien [1]). Einen wahrhaft komischen Eindruck macht die von Piffard [2]) mitgetheilte Erklärung eines französischen Missionärs Etienne Brosse, Verfasser einer Schrift „La lèpra est contagieuse," dass die Chinesen den Aussatz nach Californien gebracht haben und dass kein Zweifel darüber bestehen könne, dass sie die Krankheit den Einwohnern Californiens mittheilen würden; „there is not the shadow of a doubt but that it will pass from them to the other inhabitants of the country. Thus far it has been confined to the Chinese, but it certainly will not be restricted to them." Die Erfüllung dieser Vorhersagung muss abgewartet werden.

Endlich können auch solche Fälle nicht als beweiskräftig für die Contagiosität von Aussatz angesehen werden, in welchen Europäer, die mit Aussatz-Kranken in nahe Berührung gekommen waren, von der Krankheit ergriffen wurden, da dieselben auch recht wohl ohne diesen Umgang erkranken konnten, insofern es sich in solchen Fällen immer um Erkrankungen in endemischen Aussatz-Heerden handelte. — Meiner Ueberzeugung nach liegt nicht eine Thatsache vor, welche entschieden und unwiderleglich für die Uebertragung der Krankheit durch Contagion spräche, dagegen sehr erhebliche Facten, welche einer solchen Annahme widerstreiten, indem sie im vollkommensten Widerspruche mit allen denjenigen Erfahrungen stehen, welche über die Verbreitungsart wirklich contagiöser Krankheiten gemacht worden sind. Zu diesen Thatsachen zähle ich:

1) Die überaus enge Begränzung des Aussatzes auf einzelne, oft sehr kleine Heerde bei freier Communication der Bevölkerung dieser mit der Nachbarschaft und zwar unter den ungünstigsten hygienischen Verhältnissen, welche eine eventuelle Uebertragung der Krankheit ganz besonders zu fördern geeignet sind. Dies gilt u. a. von der Krankheitsverbreitung auf den südrussischen Steppen, im Kaukasus, in den nördlichen Districten von Persien, in Neu-Braunschweig, von wo auch Jeffries [3]) erklärt: „I do not know where non-contagiousness of leprosy is better proved than among those descendents of one French family that brought the disease to New Brunswick," u. v. a.

2) Die nicht selten beobachtete Beschränkung der Krankheit an einzelnen Orten mit gemischter Bevölkerung auf einzelne Racen oder Nationalitäten trotz ungehinderten gesellschaftlichen Verkehrs derselben unter einander. So erfreuen sich u. a. die Araber auf dem indischen Archipel einer auffallenden Immunität, während Malayen, Javanen und die gemischten Racen schwer heimgesucht sind [4]). Zur Würdigung der oben mitgetheilten Behauptung, dass der Aussatz von den Chinesen nach Honolulu eingeschleppt worden sei, diene die bieher gehörige Thatsache, dass nach dem übereinstimmenden Urtheile mehrerer beamteter Aerzte aus Melbourne eine Uebertragung des Aussatzes von den dort lebenden aussätzigen Chinesen, trotz der freiesten Communi-

1) Brit. med. Journ. 1880 Septbr. 401. — 2) New-York med. Record 1881. March 305.
3) Lancet 1878. March 358. — 4) Arch. de méd. nav. 1867. Oct. 248.

cation derselben mit dem ganzen übrigen Publikum, auch einem Falle beobachtet worden ist [1]).

Vinkhuijzen [2]) theilt aus einem amtlichen Berichte von Uhlig, der Aussat lange Zeit in Surinam und später in Batavia beobachtet hat, die interessante Thatsache mit, dass die indianischen Stämme weder dort, noch hier an Aussatz leiden trotzdem sie sich aufs innigste mit den Negern vermischt haben. „Seit meinem Hiersein in dem Etablissement auf Batavia," heisst es in dem Berichte, „in dessen Nähe 500 Indianer wohnen, sehe ich diese fast täglich hieher kommen oder Leprös zu ihnen gehen; dabei essen und trinken sie mit einander aus demselben Gefässe, si logiren bei einander, tragen die Kleider von einander, und was das Bemerkens wertheste ist, sie rauchen ein und dieselbe Pfeife oder Cigarre, die aus dem Mund des einen in die des andern wandert, ohne dass dieser sie abweist. Dies Verhältniss besteht, so lange als das Etablissement besteht, d. h. über 40 Jahre, und dennoch ist kein Indianer von Lepra inficirt worden."

3) Der Umstand, dass in unzähligen Fällen die Erkrankung eines Familienmitgliedes an Aussatz keine weiteren Erkrankungen in der Familie zur Folge gehabt hat, und zwar ebenfalls unter hygienischen Verhältnissen, welche einer Uebertragung ganz besonders förderlich hätten sein müssen, dass namentlich Erkrankungen beider Ehegatten relativ so selten vorgekommen sind, dass das Ereigniss nicht auf gegenseitige Mittheilung des Krankheitsgiftes, sondern auf Infection aus einer beiden Theilen gemeinsamen Quelle, auf einen allgemein wirksamen endemischen Einfluss zurückzuführen ist.

Aus der überaus grossen Zahl hierher gehöriger Beobachtungen will ich nur folgende hervorheben. — Wortabet [3]) berichtet über einen von ihm in Beirut (Syrien) beobachteten Fall, in welchem eine aussätzige Frau viele Jahre lang mit Mann und Kindern zusammenlebte, sämmtliche häusliche Geschäfte (Kochen, Waschen u. s. w.) und zwar so lange besorgte, als ihre Kräfte ausreichten und dass trotzdem Mann und Kinder ganz gesund geblieben sind. — Brunelli [4]) hebt die Thatsache hervor, dass auf Creta 127 Individuen viele Jahre lang mit Aussätzigen zusammengelebt haben, ohne dass eines derselben an Aussatz erkrankte. — Bidenkap [5]) theilt mit, dass im Jahre 1857 im Söndfjord-District Aussatz in 148 Familien angetroffen wurde, dass in 132 derselben aber nur ein Ehegatte litt, in den übrigen 16 beide Theile. — Manget [6]), welcher an die Contagiosität von Aussatz glaubt und einige Fälle anführt, welche ihm dafür zu sprechen scheinen, muss dieser seiner Erklärung doch hinzufügen: „I have known instances (in Guayana) where black women have cohabited for years with their husbands while labouring under confirmed and ulcerative leprosy, and have children by them without manifesting the slightest trace of the disease." — Nach den Mittheilungen von Planck [7]) aus den NW. Provinzen Hindostans fanden sich in 855 Ehen Aussätzige, darunter 831, in welchen nur ein Theil aussätzig war; unter den übrigen 24, in welchen beide Gatten erkrankt waren, war nur in 11 die Möglichkeit einer stattgehabten Uebertragung der Krankheit nicht ausgeschlossen; wie wenig wahrscheinlich aber auch hier die Uebertragung war, geht daraus hervor, dass von aussätzigen Männern, welche 2 oder 3 Frauen geheirathet hatten, auch nicht eine dieser inficirt worden war. — Gleichlautende Berichte liegen ferner von Bolle aus Canarien, von Benson [8]) aus Neu-Braunschweig, von Saturnin [9]) von Trinidad, von Ebden [10]) vom Caplande u. s. w. vor.

4) Dass nicht ein Fall bekannt geworden ist, in welchem Aerzte oder Krankenwärter u. s. w. in Leproserieen die Krankheit acquirirt hätten, wiewohl sie mit den Kranken ungescheut umgingen, die Geschwüre verbanden, sich dabei auch wohl selbst verletzten.

---

1) Australian med. Journ. 1874. March. — 2) l. c. S. 129. — 3) Med. Times and Gaz. 1860, Oct. 445. — 4) Report on leprosy 64. — 5) Norsk Mag. 1858. XII. 477. — 6) Report on leprosy 45. — 7) Report on leprosy in the NW. Provinces 1876, und Brit. med. Journ. 1880, April 527. — 8) Report on leprosy. 1867. 4. — 9) ib. 39. — 10) ib. 30.

So erklärt u. a. Browne[1]) aus Barbados: „None of those in attendance, during the last nine years, upon the inmates of the lazaretto have contracted the disease; and I, after receiving a wound from a knife, moistened with the fluids of an inmate, have escaped, although the wound was followed by great constitutional irritation and loss of the finger.“ — Gleichlautend ist die Erklärung von Saturnin[2]) aus Trinidad: „Ulcus with ichorous discharge are dressed several times a day by the surgery man, who has been employed for 12 years at the leper asylum. The washer woman, who has been there for 16 years, and handles the clothes of the lepers, and the medical superintendent, delivering women in labour, amputating limbs, and performing other surgical operations, have escaped.“ — Powell[3]) berichtet aus Mauritius: „I know two instances where medical man have wounded themselves in dissection (of lepours), but without any bad results“. und gleichlautende Berichte liegen aus den Leproserieen von Madras, Calcutta und Kanpur vor[4]). — Hende erklärt[5]), dass innerhalb der neun Jahre, in welchen er dem Gefängnisse in Nagpur als Arzt vorgestanden hat, nicht ein Fall von Uebertragung der Krankheit von aussätzigen auf gesunde Gefangene vorgekommen ist, trotzdem zwischen denselben ein ganz freier Verkehr stattgehabt hatte. — Niemals ist in den Spitälern auf Java, in welchen Aussätzige neben andern Kranken aufgenommen werden, ein Fall von Uebertragung des Aussatzes beobachtet worden[6]). — Die Herren Lucio und Moarado geben nach ihren in der Leproserie in Mexico gemachten Erfahrungen über die angebliche Contagiosität von Aussatz folgende Erklärung ab[7]): „Si efectivamente fuera contagioso, inoculable, los empleados del hospital lo habrian contraido alguna vez, viviendo como vivere continuamente en los salas, durmiendo algunos dentro de estas, y estando la mayor parte del dia en contacto immediato con los infermos. Por otra parte, los lazarinos que han copulado con mugeres sanas, y al reves, jamas han trasmitido el mal per un contacto tan immediato como este. En las autopsias, repetidas veces, los que las han practicado se han picado las manos, han seguido poniendo la herida que resulta del piquete en contacto con los liquidos del cadaver sin haber tenido jamas accidente alguno.“ — Bezüglich dieses Verschontbleibens von Aerzten, Heilgehülfen, Krankenwärtern u. s. w. in Leproserieen liegen noch andere ähnliche Berichte von Köbner[8]) aus San Remo, von Sweeting von den Bahamas, von Lewis und Cunningham[9]) aus Kamaon, von Pasqua aus Chios u. s. w. vor.

5) Dass Fälle von Verbreitung der Krankheit aus den Leproserieen nach aussen hin nicht bekannt geworden sind.

So erwähnt Bargigli des Umstandes, dass trotzdem auf Mytilene die armseligen Aussätzigen die Leproserieen verlassen, und als Bettler die Insel vagabundirend durchziehen, eine Uebertragung der Krankheit durch dieselben nicht nachgewiesen ist. — Boeck erklärt[10]), dass die in das Aussatz-Hospital in Bergen aufgenommenen Kranken ungehinderten Verkehr in der Stadt gehabt haben, so viel er aber weiss, nicht in einem Falle eine Uebertragung der Krankheit von denselben auf die Bewohner der Stadt vorgekommen sei; gleichzeitig bemerkt er, dass von den Krankenwärtern, welche in diesem Hospitale beschäftigt gewesen sind, nicht einer an Aussatz erkrankt ist.

6) Dass endlich von den zahlreichen Fällen von Aussatz bei Europäern, welche die Krankheit in Aussatz-Gegenden acquirirt hatten, und entweder schon erkrankt nach Europa zurückgekehrt oder erst hier nach ihrer Rückkehr an Aussatz erkrankt waren, nicht einer die Veranlassung zu einer Verbreitung der Krankheit in der nächsten Umgebung des afficirten Individuums abgegeben hat.

Diesen, wie mir scheint, unwiderleglichen Argumenten für die Nicht-Contagiosität des Aussatzes[11]) will ich noch das Resultat der Erhebungen hinzufügen, welche das Collegium der Londoner Aerzte

---

1) Report on leprosy 32. — 2) ib. 39. — 3) ib. 86. — 4) ib. XLIV. XLV. — 5) ib. — 6) Bericht in Arch. de méd. nav. 1868. Sptbr. 165. — 7) l. c. 29. — 8) Vierteljahrschr für Dermatol. 1876. III. 12. — 9) l. c. 71. — 10) Nach Carter. Report on leprosy in Norway. 1874. 49.

11) Zu derselben Ansicht ist auch Vinkhuijzen gekommen, der seine gründliche Untersuchung über diesen Gegenstand (S. 151) mit den Worten schliesst: „Alles resumerende ontkennen wij dus geheel de besmettelijkheid der melaatschheid onder welke omstandigheden ook, zoo wij vermeenen, op degelijke gronden en ware feiten ons steunende.“

zur Beantwortung der vorliegenden Frage bei zahlreichen Aerzten den verschiedensten, von Aussatz heimgesuchten Gegenden der Er oberfläche angestellt hat.

„The all but unanimous conviction of the most experienced observers different parts of the world,“ heisst es in dem Berichte [1], „is quite opposed the belief that leprosy is contagious or communicable by proximity or cont with the diseased. The evidence derived from the experience of the attenda in leper asylums is especially conclusive upon this point. — The few instan that have been reported in a contrary sense either rest on imperfect observati or they are recorded with so little attention to the necessary details as not affect the above conclusion.“

Und zu derselben Ansicht sind denn auch zahlreiche Beobacht in der neuesten Zeit gelangt, so u. a. Rigler [2]) in der Türkei, Sma aus Creta, Pencock aus Portugal, Milroy [3]) und Uhlig [4]) a Guayana, Schmid und Wernich aus Japan, Labonté aus Mauriti Profeta aus Sicilien, Echeverria aus Quito, London aus Je salem, Auboeuf aus Indien, Durand-Fardel aus China, Herco von Taiti u. s. f.

§. 10. Nur eine Art der Uebertragung von Aussatz kann ni bezweifelt werden — ich meine die *auf dem Wege der Vererbung* v mittelte. — Ueber diesen Punkt herrscht unter den Beobachtern al Zeiten [5]) eine nahezu absolute Uebereinstimmung und nur darü bestehen zwischen denselben noch Meinungsverschiedenheiten, wie ho dieser pathogenetische Factor für die Verbreitung der Krankheit veranschlagen ist und ob die Krankheit als solche vererbt wird od ob es sich dabei nur um eine vererbte Anlage, um eine krankha Diathese handelt, welche das Individuum für die Erkrankung besond prädisponirt, bez. für das Krankheitsgift specifisch empfänglich mac — Eine Erörterung der letzten Frage liegt nur so weit innerhalb d Bereiches dieser Untersuchungen, als es darauf ankommt, den Nac weis zu führen, dass der Aussatz sich auch ganz unabhängig von dies erblichen Anlage zu entwickeln vermag, worüber alsbald das Nähe der Beantwortung der ersten Frage aber, welche selbstverständlich n auf dem Wege der statistischen Forschung erfolgen kann, stellen si zwei erhebliche Schwierigkeiten entgegen: einmal der Umstand, da viele der grössten Beobachtungsreihen in solchen Gegenden der Er oberfläche gesammelt worden sind, in welchen es besonders schw hält, sichere Aufschlüsse über die Krankheitsverhältnisse der Famili der Aussätzigen zu gewinnen, sodann aber das Bedenken, dass die l weitem meisten Erkrankungsfälle aus endemischen Aussatz-Heerd stammen, in vielen und besonders etwas zweifelhaften Fällen also imm noch die Frage bleibt, ob das Fortbestehen der Krankheit in der F milie in der That auf Vererbung oder nicht vielmehr darauf zurüc zuführen ist, dass jeder einzelne Fall, unabhängig von diesem Fact sich aus endemischen Einflüssen selbstständig entwickelt hat. Und der That sind derartige Zweifel an der Verbreitung des Aussatzes dur

1) Report on leprosy 1867. LXIX. — 2) „Bezugs der Contagiosität," erklärt derselbe (Zeits der Wiener Aerzte 1847, Jahrg. III. Bd. II. 273), „kann ich auf Treue und Glauben versich dass hiervon keine Spur zu finden sei." — 3) Med. Times and Gaz. 1873. Mai 575.
4) l. c. (bei Vinkhuijzen S. 129). — 5) Sehr bestimmt haben sich hierüber bereits arabischen Aerzte und die abendländischen Aerzte des Mittelalters ausgesprochen.

hereditäre Uebertragung von einigen norwegischen Aerzten, besonders von Hjort und Hansen geäussert worden, denen sich später (1874) Carter, der noch im Jahre 1873 erklärt hatte [1]): „I am of opinion that heredity is the common cause of the complaint", und neuerlichst Neisser, jedoch ohne weitere Begründung seiner Ansicht, angeschlossen haben. — Hjort, der vorzugsweise gegen Lochman polemisirt, welcher die erbliche oder contagiöse Uebertragung als die alleinige Ursache der Krankheitsentstehung bezeichnet hatte, erklärt [2]), dass die Angaben über Verbreitung der Krankheit durch Heredität jedenfalls sehr übertrieben seien, dass, wenn man diesem Momente eine so grosse Bedeutung beilege, als es von vielen Seiten geschehen ist, das relativ schnelle Erlöschen der Krankheit auf den Färöer, in Bohuslän (Schweden) u. a. O. doch ganz unerklärlich bleibe — ein Einwand, der mir vollkommen berechtigt erscheint, der aber nicht ausreicht, die grosse Masse positiver Facten, welche für die Heredität sprechen, ganz zu widerlegen, der nur den Beweis giebt, wie weit entfernt wir noch von einem vollen Einblicke in die Pathogenese des Aussatzes sind. — Hansen beschränkte sich anfangs [3]) darauf, zu erklären, dass die Heredität der Krankheit, wiewohl vieles für dieselbe spräche, sich doch nicht immer beweisen liesse, dass die Frage jedenfalls noch als eine offene zu behandeln sei; später [4]) aber stellte er eine „hereditäre" Uebertragung ganz in Abrede.

„Nur die Krankheiten," sagt er wörtlich [5]), „welche auf Bildungsfehlern beruhen, welche also durch eine nicht-specifische Ursache veranlasst oder hervorgerufen werden, sind als „erbliche Krankheiten" zu bezeichnen. Dagegen sind diejenigen Krankheiten, denen eine specifische Krankheitsursache zu Grunde liegt, und welche sich gewöhnlich auch durch ganz bestimmte typische Störungen in den normalen Functionen des Körpers characterisiren, entweder contagiös oder nicht-contagiös. Ist eine Krankheit contagiös, dann kann sie sich durch das Gift dem im Uterus befindlichen Ei mittheilen, dann ist sie aber nicht erblich; ist sie nicht contagiös, dann kann sie in keiner Weise auf den Fötus übertragen werden."

Offenbar handelt es sich hier zunächst nur um einen Streit über Worte; Hansen sagt, es giebt keine „hereditäre" Syphilis, sondern das, was man gewöhnlich so nennt, ist Infection des Foetus in utero — was dem Begriffe nach doch auf dasselbe hinausläuft. Allein Hansen vergisst zudem, dass es auch eine angeborene krankhafte Diathese, eine in der Organisation des Individuums gelegene, durch Vererbung bedingte krankhafte Anlage für bestimmte Erkrankungen giebt [6]) — ich erinnere an Scrophulose, Gicht —, bei welcher von Infection nicht die Rede sein kann; seine Definition von „hereditär" ist also zu eng, die von „intrauterinaler Infection" zu weit. Ich sollte glauben, dass wenn Hansen statt „Contagion" den Begriff „Uebertragung" der Krankheit in seine allgemein pathologischen Anschauungen eingeführt hätte, er sich sehr bald mit denjenigen, welche er bekämpft, auf gleichem Standpunkte stehend gefühlt hätte.

Das beste Feld für die Beurtheilung der vorliegenden Frage bieten selbstverständlich kleine, eng umschriebene und daher leicht überseh-

---

1) Med.-chir. transact. LVI. 276. — 2) Norsk. Mag. 1872. II. 122.
3) Nord. med. Ark. 1870. II. 21. — 4) Undersögelser etc. 1874. — 5) l. c. 20.
6) In diesem Sinne haben auch Bidenkap (Norsk Mag. 1860. XIV. 843); Holmboe (ib. 1865. XIX. 153) und Boeck (Nord. med. Ark. 1871. III. 1) von Heredität des Aussatzes gesprochen.

bare Aussatz-Heerde mit einer ständigen, nicht-fluctuirenden Bevölkerung, wo die Gesundheitsverhältnisse der einzelnen Familien möglichst leicht und sicher durch eine grössere Reihe von Generationen verfolgt werden können. Derartige Beobachtungsgebiete haben noch im Anfange dieses Jahrhunderts an einzelnen Punkten der Küste der Provence, besonders in der Umgegend von Martigues [1]), in Comacchio und in mehreren Küstendistricten Schwedens [2]) bestanden, wir begegnen ihnen noch heute an der ligurischen Küste, auf Sicilien [3]), in einigen Provinzen Spaniens und Portugals, im südlichen Russland [4]) und im Kaukasus [5]), in Griechenland, in der holländischen Bevölkerung des Caplandes [6]), in den nördlichen Districten Persiens, auf einigen Inseln des indischen Archipels, wie namentlich auf Ternate [7]), in Neu-Braunschweig [8]) u. s. w., und an allen diesen Punkten finden wir in der That bei den genannten Berichterstattern klassische Beweise für das Haften der Krankheit an einzelnen Familien in Folge fortdauernder Vererbung derselben von Generation zu Generation und für die Erweiterung und Vervielfältigung dieser kleinen Krankheitsheerde durch eheliche Verbindungen zwischen aussätzigen und bisher gesunden Familien. — Einen interessanten Beitrag hierzu geben die von Holmboe und von Boeck (ll. cc.) gemachten Beobachtungen über das Auftreten der Krankheit unter norwegischen Einwanderern in Nord-Amerika, und zwar in Gegenden (Illinois und Minnesota), welche von Aussatz ganz frei sind. In 18, in Minnesota beobachteten Fällen der Art, über welche Boeck berichtet, hatte sich die Krankheit bei 9 Individuen schon in Norwegen zu entwickeln angefangen und von diesen 9 Kranken stammten 5 aus Familien, in welchen noch andere Aussätzige (alle in der Seitenlinie) lebten. Die übrigen 9 Fälle entwickelten sich erst längere Zeit (zwischen 2½—14 Jahren) nach ihrer Uebersiedelung nach Nord-Amerika und in allen diesen Fällen (mit Ausnahme eines) konnte der Beweis für das Vorkommen der Krankheit bei in Norwegen lebenden Verwandten derselben geführt werden. Die Vermuthung liegt auf der Hand, dass es sich hier entweder um die vieljährige Latenz einer angeerbten Krankheit, oder um eine angeborene krankhafte Diathese gehandelt hat. — Gleichlautende Berichte über die auf dem Wege der Heredität erfolgte Verbreitung des Aussatzes liegen aber auch aus allen grossen Aussatzgebieten vor, wenn auch, wie bemerkt, die Ansichten über den Umfang, in welchem sich dieses Moment für die Krankheitsgenese geltend macht, verschieden lauten und die darüber angestellten statistischen Erhebungen wechselnde Werthe ergeben haben.

Die Erblichkeit des Aussatzes wurde nachgewiesen von Boeck und Danielssen [9]) in Bergen unter 213 Fällen 185mal, von Holmsen im Medicinal-Districte von Midt-Nordland in 93 Fällen 55mal, von Bidenkap [10]) aus dem Söndfjord-District in 538 Fällen 393mal. von Brunelli auf Creta in 122 Fällen 76mal, von Profeta auf Sicilien in etwa ¾ der 114 Fälle, von Fiddes auf Jamaika in 213 Fällen 184mal, von Hillis in Brit. Guayana in 188 Fällen 31mal, von Schwalbe auf Costa Rica in 15 Fällen 12mal. von Planck in den NW. Provinzen von Hindostan in etwa 20%. von Richards in Orissa in 53.40%, von Day in Kotschin in etwa 40%. von Lewis und Cunningham im Districte von Kamaon in 35% der Erkrankten. — Von 17 leprösen Familien, welche nach

1) Vidal, Valentin, Fodéré ll. cc. — 2) Profeta. — 3) Huss. — 4) Plachof.
5) Liebau. — 6) Schwarz, Zeitschr. der Wien. Aerzte. 1858. Nr. 40.
7) Bericht in Arch. de méd. nav. 1870. Mars 176. — 8) Skene, Welch.
9) Traité 334. — 10) Norsk Mag. XIV. l. c.

dem Berichte der letztgenannten Beobachter [1]) in dem Aussatz-Lazarethe in Kamaon lebten und von welchen in 4 beide Gatten aussätzig waren, waren 68 Kinder geboren, von denen (zur Zeit der Berichterstattung) bereits 27 an Aussatz litten.

Somit bewahrheitet sich bis auf den heutigen Tag die von Simpson [2]) abgegebene Erklärung: „few facts in the history of tubercular leprosy seem to be more universally admitted by all writers on the disease, both ancient and modern, than the transmission of the predisposition to it from parents to offspring.

§. 11. Aus dieser auf Erblichkeit beruhenden Prädisposition für Erkrankung an Aussatz dürften sich denn auch, zum Theil wenigstens, die Differenzen erklären lassen, welche in der *Krankheitsfrequenz unter verschiedenen Racen und Nationalitäten* angetroffen werden, wiewohl ohne Zweifel auch die Lebensverhältnisse derselben in dieser Beziehung nicht ohne Einfluss sind. — Nach den übereinstimmenden Berichten aller Beobachter ist die Krankheit in Ländern mit gemischter Bevölkerung, so namentlich auf den Antillen, in Britisch-, Französisch- und Niederländisch-Guayana, auf den Bahama, auf Zanzibar, auf Mauritius, in Indien, auf Ceylon, in den Argentinischen Staaten u. a. am häufigsten in der Neger- und in den gemischten Racen (Mulatten, Sambos, Mestizen), am seltensten, bez. absolut selten unter Europäern; im Caplande zeigen sich ähnliche Differenzen zwischen Hottentotten und den der weissen Race angehörigen Bewohnern [3]), wie in China unter Chinesen und Europäern [4]). — In Algier leiden vorwiegend die Kabylen, sehr viel weniger die Araber [5]), welche sich auch auf Creta [6]) und auf dem indischen Archipel [7]) einer gewissen Immunität von Aussatz erfreuen. Sehr auffallend tritt ferner eine solche Immunität bei der indianischen Race in Surinam und auf Java im Gegensatze zu der von der Krankheit schwer heimgesuchten Negerbevölkerung und der malayischen Race hervor [8]). — Höchst eigenthümlich sind die Differenzen in der Krankheitsfrequenz unter der jüdischen Bevölkerung an den einzelnen Punkten der Erdoberfläche; während dieselbe auf den Antillen, so namentlich auf Jamaika [9]), auf St. Vincent [10]), ferner in Surinam [11]) nächst der Negerrace am schwersten von Aussatz leidet, ist sie in Syrien, speciell in Damascus [12]) und Jerusalem [13]), auf Chios [14]) und Creta [15]), in Bombay [16]), Aden [17]) u. a. Gegenden von der Krankheit nur selten heimgesucht. — Dass sich dies nicht etwa, wie Hasselaar aus Surinam andeutet, aus ungünstigen Lebensverhältnissen erklären lässt, geht aus der Mittheilung von Bowerbank hervor, der auf die enorme Häufigkeit von Aussatz unter der jüdischen Bevölkerung auf Jamaika mit dem Zusatze hindeutet: „the well-to-do and the poor Jews suffer equally."

§. 12. So hoch man nun auch immer das erbliche Moment in der Geschichte des Aussatzes veranschlagen will, so besteht doch

---

1) l. c. 61. — 2) l. c. 404. — 3) Black, Kretzschmar, Ebden in Report on leprosy 1867. XXX. — 4) Wong. — 5) Guyon, Bertrand. — 6) Brunelli.
7) Bericht in Arch. de méd. nav. 1868. Septbr. 165. — 8) Vergl. hierzu den oben S. 34 von Vinkhuijzen mitgetheilten Bericht von Uhlig. — 9) Fiddes l. c., Bowerbank in Report XXIX. — 10) Sprott ib. — 11) Hasselaar 22. — 12) Report on leprosy XXX. — 13) London, Langerhans. — 14) Pasqua. — 15) Brunelli.
16) Carter, Report XXX: Waring. — 17) Steinhauser, Report XXX.

darüber nicht der geringste Zweifel, dass sich *die Krankheit auch sel ständig, d. h. lediglich unter dem Einflusse des eigentlich pathogenetisc Momentes und ganz unabhängig von einer angeborenen, specifischen P disposition* in unzähligen Fällen entwickelt hat und auch heute n entwickelt. — Den sprechendsten Beweis hierfür finden wir, abgesel von den sicher constatirten Fällen einer derartigen spontanen E stehung von Aussatz unter den Eingeborenen endemischer Krankhe heerde, namentlich in solchen Fällen, in welchen Individuen von sunden, in aussatzfreien Gegenden Europas lebenden, oder von h nach tropischen, von der Krankheit heimgesuchten Ländern üb gesiedelten Eltern abstammend, nachdem sie in Aussatz-Heerden läng Zeit verweilt, die Krankheit acquirirt hatten. — Die Litteratur reich an derartigen Beobachtungen [1]; aber sie bietet noch weiter ei kleine Reihe solcher Fälle, welche von einer spontanen Entstehung (Krankheit selbst in Gegenden Zeugniss ablegen, in welchen der A satz als Endemie schon seit Jahrhunderten erloschen ist [2]. Diese Fä bleiben in ihrer Genese ebenso räthselhaft, wie das Erlöschen (Seuche selbst — wir sind hier eben an der Gränze unseres Wiss angelangt, über die hinaus uns nicht einmal der Weg einer wo b e g r ü n d e t e n Hypothese führt.

§. 13. Ob in Bezug auf *die Frequenz der beiden Aussatzforn* — als anästhetischer oder knotiger Aussatz — an den einzelnen, v der Krankheit heimgesuchten Gegenden der Erdoberfläche wesentlic Unterschiede bestehen, lässt sich aus den vorliegenden Mittheilung nicht mit Sicherheit beurtheilen. Im Allgemeinen ist die anästhetisc Form häufiger als die knotige; sehr oft bildet sie den Ausgangspu der Krankheit, in deren weiterem Verlaufe erst Knoten auftreten u sich so die gemischte Form entwickelt, während das umgekehrte V hältniss seltener statt hat. Nach den aus einigen Leproserieen m getheilten Zahlenangaben über die in denselben lebenden, der ein oder der andern Form angehörigen Kranken scheint dies Verhältn überall die Regel zu sein.

---

1) Vergl. hierzu Goguelin, Bull. de la Faculté de méd. de Paris 1810. 91; Larrey, Dc würdigkeiten I. 170; Alibert, Journ. complém. du dict. des Sc. méd. 1818. I. 159; L New England Journ. of med. 1818. VII. 41; Biett (aus Gaz. méd. de Paris) Lond. n Gaz. 1829. Septbr. 481, 513; Thévenot, Traité 249; Kinnis, Edinb. med. and s Journ. 1844. Jan. 54; Boeck et Danielssen, Traité 339; Wilson, Lancet 1856 a. a. Brit. med. Journ. 1866. Octbr. 456, 1870. July 8; Derazey, De la lèpre des ancien Strasb. 1866; Huet, Nederl. Tijdschr. voor Geneesk. 1868. I. 113; Lignerolles, des hôpit. 1867. Nr. 128; Rees and Moxon, Guy's Hosp. rep. 1868. XIII. 189, 1869. XIV. Arnott, Transact. of the pathol. Soc. 1869. XIX. 85; Piffard, New York med Gaz. 1 IV. 1; Soltmann, Zur lepra nervosa. Diss. Berl. 1869; Squire, Med. Times and (1870. March 296 und Transact. of the pathol. Soc. 1871. XXI. 408; Benson, Dubl. Jo of med. Sc. 1872. April 290; Thoma in Virchow's Arch. 1873. LVII. 455; Espin Rapport 1874; Bericht in Lancet 1875. Febr. 199, March 339; Southey, Med. Times Gaz. 1875. March 299; Startin, Lancet 1880. Octbr. 692; Hercouet (l. c.), der die Kr heit auf Taiti bei vier Europäern beobachtet hat, die einige Jahre daselbst gelebt hatte

2) So von Berndt in Kausch, Memorabilien III. 210; Wilson, Lancet 1856; Bus Annal. des Berl. Charité-Krankenh. 1858. VIII. Heft 2. 9; Nourse, Med. Times and 1865. Septbr. 251; Steudener, Beitr. zur Pathol. der Lepra mutilans, Erlangen 1 Gaskoin, Brit. med. Journ. 1873. Decbr. 656 und Med. Times and Gaz. 1878. Jan. Mai 475; Langhans in Virchow's Arch. 1875. LXIV. 175; Donor, New-York n Record 1875. Novbr. 20; Vidal, Gaz. des hôpit. 1875. 691; Roehler, Berl. klin. W 1877. Nr. 46; Breuer, Vierteljahrschr. für Dermatol. 1880. VII. 529, u. a.

II. Venerische Krankheiten.

(Tripper, Schanker, Syphilis.)

§. 14. Die Geschichte der venerischen Krankheiten und speciell der Syphilis ist so häufig zum Gegenstande eingehender Untersuchungen gemacht, die historischen Daten, welche zu der Frage nach dem Vorkommen dieser Krankheiten in vergangenen Jahrhunderten in einer näheren oder ferneren Beziehung stehen, sind von den Forschern in ihren den Gegenstand behandelnden Schriften [1]) so vollständig gesammelt, gesichtet und kritisch beleuchtet niedergelegt worden, dass ich von einer nochmaligen Vorführung des gesammten historischen Rüstzeuges Abstand nehmen und mich darauf beschränken zu dürfen glaube, mit einem Hinweise auf jene Arbeiten und namentlich auf die neueste, umfassende und gründliche Bearbeitung des Gegenstandes von Häser, die Schlüsse, welche aus den vorliegenden Mittheilungen über die *Geschichte der venerischen Krankheiten im Alterthume und Mittelalter* und über *das epidemische Auftreten der Syphilis am Ende des 15. Jahrhunderts* gezogen werden dürfen, in folgendem Resumé zusammenzufassen.

1) Ueber Krankheiten der Genitalien als Folge unzüchtigen oder unreinen Geschlechtsgenusses liegen aus allen Perioden der Weltgeschichte, selbst aus der biblischen, bez. mythischen Zeit unwiderlegliche Beweise vor [2]).

2) Vor allem ist es die *venerische Blenorrhoe der Harnröhre* (*Tripper*), mit ihren Folgen, deren Vorkommen mit Sicherheit bis in die fernsten Zeiträume des Alterthums verfolgt werden kann [3]).

3) Nicht nur in den ärztlichen Compendien und Rezeptbüchern des Alterthums und Mitteltalters, sondern auch bei den erotischen und satyrischen Dichtern der Griechen und Römer, sowie bei zahlreichen Chronisten des Mittelalters finden sich eingehende Schilderungen über geschwürige Erkrankungen der männlichen und weiblichen Geschlechtsorgane, welche mit Rücksicht auf die Häufigkeit ihres Vorkommens und auf einzelne Andeutungen über den Ursprung derselben, nur als venerische Affectionen, bez. *Schanker* (*oder primäre syphilitische Geschwüre*) gedeutet werden können [4]).

4) Ebenso wenig kann darüber ein Zweifel bestehen, dass im Alterthume und Mittelalter auch *constitutionell-syphilitische Erkrankungen*

1) Vergl. vorzugsweise Astruc, De morbis venereis libri VI. Paris 1736 (u. a.) — Hensler, Geschichte der Lustseuche, die zu Ende des 15. Jahrhunderts ausbrach. I. (einziger) Bd. Altona 1783 (1794). — Thiene, Sulla storia dei mali venerei. Venez. 1823. — Huber, Bemerkungen über die Geschichte der venerischen Krankheiten. Stuttg. 1825. — Rosenbaum, Geschichte der Lustseuche im Alterthume. Halle 1839. — Simon, Kritische Geschichte des Ursprunges, der Pathologie und Behandlung der Syphilis u. s. w. Th. I. II. Abth. I. Hamb. 1857. 58. — Friedberg, Die Lehre von den venerischen Krankheiten in dem Alterthume und Mittelalter u. s. w. Berlin 1865. — Güntz, Beitr. zur Geschichte der Medicin. Ueber Alter und Ursprung der Syphilis. Leipz. 1868. — Müller, Die venerischen Krankheiten im Alterthum u. s. w. Erlangen 1873. — Häser, Lehrbuch der Geschichte der Medicin. 3. Aufl. Jena 1876. III. 213—325. — 2) Häser l. c. 218. 226. — 3) ib. 219. 227. 4) ib. 220. 228.

vorgekommen sind, wiewohl aus sogleich zu erörternden Gründen (Beweise hierfür weniger in die Augen springend sind als bezügli der zuvor genannten venerischen Krankheiten. In den Schilderung welche die griechischen und römischen Aerzte von den mit dem Nam der θύμοι, φύματα, κονδυλώματα, tubercula, pustulae, fici u. a. belegt Excrescenzen an den Geschlechtstheilen und am After gegeben habe lassen sich, neben andern Krankheitsformen, unschwer *breite* (*syphilitisch Condylome* herauserkennen [1]), und auch an solchen Mittheilungen fel es, weder in den ärztlichen noch in den chronistischen Schriften d Mittelalters, nicht, welche ganz unzweideutige Beweise von dem Vo kommen *constitutionell-syphilitischer Erkrankungen* geben [2]).

Die äusserst mangelhafte Kenntniss, welche die Aerzte des Alte thums und des Mittelalters von den venerischen Krankheiten überhau besassen, erklärt sich aus mehreren Umständen. — Während des ganz Alterthums, und auch zur Zeit, als die Unzucht zum höchsten Gra ihrer Entwickelung gediehen war, verhinderte ein falsch verstanden Sittlichkeitsgefühl das Publikum, sich den Aerzten in solchen Krankheit fällen zu entdecken, welche die als „αἰδοῖα" und „pudenda" bezeic neten Körpertheile betroffen hatten, die zu enthüllen und dem Anblic eines Andern Preis zu geben als eine Schmach angesehen wurde — e Umstand, der sich beim weiblichen Geschlechte in einem noch vi höheren Grade geltend machte, als beim männlichen, und der bekann lich das wesentlichste Hinderniss für eine Bekanntschaft mit gyn kologischen und geburtshülflichen Objecten abgegeben hat. Uebriger scheint diese Scheu vor ärztlicher Consultation bei Krankheiten d Geschlechtstheile nicht bloss bei den compromittirten Kranken, sonde auch bei den Aerzten des Alterthums und selbst noch des Mittelalte bestanden zu haben, welche sich mit so „unsauberen" Affectionen nic befassen mochten. —

Ein zweiter, hiermit im Zusammenhange stehender Umstan welcher es zu einem richtigen Verständnisse der fraglichen Krankheit nicht kommen liess, lag in der mangelhaften ätiologischen Forschun bez. einem offenbar sehr unklaren Einblicke in die Quelle und de Ursprung dieser Affectionen. Es scheint mir allerdings unzweifelhaf dass die griechischen und römischen Aerzte und auch das Publiku dieser Zeit den Zusammenhang zwischen dem Auftreten jener E krankungen an den Genitalien und der geschlechtlichen Vermischun kannten, und namentlich sprechen hierfür zahlreiche Andeutungen i den Schriften der erotischen und satyrischen Dichter des Alterthums allein auch hier verhinderte die Scheu vor diesen „Geheimnissen" ei weiteres Eindringen in die Frage, die übrigens um so weniger gelös werden konnte, als der Begriff eines fixen Contagiums erst einer spätere Zeit angehört. — Alle diese Dinge wurden „sub rosa" behandelt, ma scheute sich, sie beim rechten Namen zu nennen, während in de Berichten der Aerzte und Chronisten des Mittelalters bereits ganz offe auf die Quelle jener Erkrankungen an den Geschlechtstheilen, und au die constitutionellen Folgen derselben hingedeutet wird. Eine de interessantesten hierher gehörigen Mittheilungen findet sich in der au dem 13. Jahrhundert stammenden Schrift [3]) des Pariser Arztes Gérar

1) Häser l. c. 221. 229. 232. — 2) ib. 222. 231—34. — 3) Von Littré in Janus 846. I. 51 mitgetheilt.

von Berry, der in dem Capitel „de ulceribus et apostematibus virgae“ bemerkt: „virga patitur a coitu cum mulieribus immundis de spermata corrupto vel ex humore venenoso in collo matricis recepto; nam virga inficitur et aliquando alterat totum corpus.“ [1]) — Dass mit dieser „alteratio totius corporis“ eine constitutionelle Erkrankung gemeint ist, welche mit der voraufgegangenen örtlichen Infection der virga in Verbindung steht, liegt auf der Hand, leider aber lässt der Autor darüber im Unklaren, worin diese „alteratio“ besteht, und eben dieser Mangel einer richtigen und vollständigen Auffassung und Darstellung der aus constitutionellen Erkrankungen hervorgehenden Local-Erscheinungen beeinträchtigt die historisch-pathologische Forschung über die Geschichte der constitutionellen Krankheiten im Alterthume und Mittelalter im Allgemeinen und der Syphilis im Besonderen.

Dem Alterthume fehlte der Begriff einer chronisch-constitutionellen Erkrankung anfangs ganz, die pathologischen Auffassungen gingen vollständig in eine Local-Pathologie auf und als die Aerzte jener Zeit später zur ersten Erkenntniss einer derartigen Krankheitsform in der Bekanntschaft mit dem Aussatze gelangt waren, da gingen wieder bei ihnen, wie später bei den Aerzten des Mittelalters, die verschiedenartigsten localen und allgemeinen Krankheitsprocesse, besonders so weit sie sich auf der Haut und den Schleimhäuten localisirten, in den „Aussatz“ auf. Es fehlte ihnen an einem präcisen, einheitlichen Begriffe, an einer bestimmten und gleichzeitig umfassenden Begränzung des der Krankheit eigenthümlichen Symptomen-Complexes, und so wie „Pest“ der Inbegriff acut verlaufender, schwerer Volkskrankheiten war, so repräsentirte „Aussatz“ zahlreiche chronische Krankheiten. Dass unter diesen gerade die Syphilis eine Hauptrolle gespielt hat, dafür spricht die unter den Aerzten des Mittelalters allgemein verbreitete, unbezweifelte Ansicht von dem Ursprunge der „lepra ex coitu cum foeda muliere“. — So berichtet u. a. Michael Scotus [2]): „si vero mulier fluxum patiatur, et vir eam cognoscat, facile sibi virga vitiatur, ut patet in adolescentulis, qui hoc ignorantes vitiantur quandoque virga, quandoque lepra;“ Gordon [3]) bemerkt bezüglich der Aetiologie des Aussatzes: „et provenit etiam ex nimia confibulatione cum leprosis, et ex coitu cum leprosa et qui jacet cum muliere, cum qua jacuit leprosus,“ und in derselben Weise sprechen sich Gaddesden, Gilbertus Anglicus, Vitalis de Furno u. a. aus. — Auf eben dieser Confundirung von Aussatz und Syphilis beruht, meiner Ansicht nach, die bereits oben [4]) besprochene Angabe der Zeitgenossen von der allgemeinen Verbreitung der „lepra“ zur Zeit und in Folge der Kreuzzüge, und eben daraus erklärt sich auch die noch in der neuesten Zeit aufrecht erhaltene Annahme mehrerer Augenzeugen des epidemischen Auftretens der Syphilis gegen Ende des 15. Jahrhunderts, dass sich die Krankheit damals erst aus dem Aussatze entwickelt habe, dass sie als ein „Sprössling der lepra“ anzusehen sei. — So erzählt u. a. Manardus [5]) folgende ihm sehr glaubwürdig erscheinende Ansicht über den Ausbruch der Seuche in Spanien und deren weitere Verbreitung nach Italien: „coepisse hunc morbum (sc. Gallicum) per id tempus

1) Vergl. auch Häser l. c. 233. — 2) De procreatione hominis phisionomia. cap. 6.
3) Lilium medicinae. Pars I. cap. 22. ed. Lugd. 1574. 95. — 4) S. 5.
5) Epistol. med. lib. VII. epist. II. Basil. 1549. 137.

dicunt, quo Carolus, Francorum rex, expeditionem Italicam paral **coepisse autem in Valentia Hispaniae Tarraconensis** insigni civitat **nobili quodam scorto, cujus noctem elephantiosus** quidam ex equ ordine **miles, quinquaginta aureis emit: et cum ad** mulieris concubi **frequens juventus accurreret, intra paucos dies** supra quadringe **infectos: e quorum numero nonnulli Carolum Italiam** petentem sequ **praeter alia quae adhuc vigent importata mala et hoc** addiderunt.

§. 15. Wenn die hier mitgetheilten Thatsachen somit auch Schluss rechtfertigen, dass die venerischen Krankheiten und spe die Syphilis im Alterthume und Mittelalter nicht nur überhaupt gekommen, sondern auch eine keineswegs seltene Erscheinung gew sind, so bildet doch *das gegen Ende des 15. Jahrhunderts erfolgte treten der Syphilis in Form einer weit verbreiteten, bösartigen Epid* eine höchst eigenthümliche Episode in der Geschichte dieser Krank und eben diese Eigenthümlichkeit erklärt ebenso das enorme Aufsel welches das Ereigniss damals hervorrief und das um so grösser musste, als Aerzte und Publikum in der Krankheit ein ihnen zum ganz unbekanntes Leiden erblickten, wie auch das lebhafte Intere welches die Aufmerksamkeit der Aerzte in der Folgezeit und bis den heutigen Tag gefesselt und zu eingehenden Forschungen über Ursachen dieses Ereignisses angeregt hat.

Wann und wo diese Syphilis-Epidemie ihren Anfang genom hat, lässt sich mit Sicherheit nicht bestimmen; nur so viel sch ausgemacht, dass sie zuerst im Südwesten Europas aufgetreten ist sich von da mit grosser Schnelligkeit und in weitem Umfange ü das Festland und die Inseln verbreitet hat [1]). — So viel sich aus vorliegenden Mittheilungen erschliessen lässt, bildete Frankreich Ausgangspunkt der Seuche, wenigstens liegen von hier die erst einigermaassen verlässlichen Berichte über dieselbe aus der Zeit zwisc 1488 und 1492 vor [2]); gleichzeitig oder wenig später (1493) trat in Spanien und (1494) in Italien [3]) auf. Ueber Deutschland und Schweiz verbreitete sich die Krankheit in den Jahren 1495 und in den Niederlanden [4]), sowie in Dänemark [5]) und England erfol der Ausbruch in dem Jahre 1496, in Schottland [6]) erst 1497, Böhmen und Russland liegen die frühesten Nachrichten über die Seu erst vom Jahre 1499 vor.

Ueber den Umfang, welchen die Krankheit an den einzel Punkten erlangt hat, bez. über die Zahl der von ihr ergriffenen In viduen lauten die Angaben sehr widersprechend [7]), und ebenso we lässt sich mit Sicherheit über die Dauer der Epidemie urtheilen;

---

1) Vergl. Häser 252. — 2) Bemerkenswerth ist der Umstand, dass die älteste und später gebräuchlichste Bezeichnung der Krankheit, die selbst heute noch in vielen au europäischen Ländern angetroffen wird, „morbus gallicus" ist. — Ueber die verschied anderen Namen, welche der Krankheit beigelegt worden sind, vergl. Häser 260. — Bezeichnung „Syphilis" findet sich zuerst in dem Gedichte von Fracastori, und z wie derselbe erzählt, abgeleitet von dem Namen eines Königssohnes und Schäfers Syphil welcher die Sonne gelästert hatte und zur Strafe dafür mit der Krankheit behaftet wur

3) Neuere Mittheilungen hierüber bringt Corradi in Giornale delle malatt. vener. 1871. 65. 145. — 4) Fokker, Nederl. Tijdschr. voor Geneesk. 1861. V. 461.

5) Mansa, Journ. for Med. og Chir. 1833. März 278. — 6) Simpson, Transact. of the demiol. Soc. 1862. I. 144. — 7) Sabellicus, (in Luisinus Aphrodisiacus. App ed. Gruner. Jen. 1789. 116) schätzt die Zahl der Erkrankten auf ein Zwanzigstel der völkerung.

einigen Gegenden scheint dieselbe schon im Beginne des 16. Jahrhunderts, in andern erst im 2. Decennium desselben erloschen zu sein, und zwar sind ohne Zweifel locale und sociale Verhältnisse nicht ohne Einfluss sowohl auf den Bestand der Seuche, wie auf ihre Intensität und Schwere gewesen. — Aus den Schriften der dem 3. und 4. Decennium des 16. Jahrhunderts angehörigen Aerzte geht jedenfalls hervor, dass die Syphilis damals bereits überall ihren epidemischen Character eingebüsst hatte und in milderen Formen auftrat, und so hat sie schliesslich das Gepräge angenommen, welches sie wahrscheinlich vorher, im Alterthum und Mittelalter, getragen hat und in welchem sie in der neueren und neuesten Zeit beobachtet worden ist.

§. 16. Aus den Schilderungen, welche die Zeitgenossen von der *Gestaltung der Syphilis zur Zeit ihres epidemischen Vorherrschens* gegeben haben [1]), geht hervor, dass in sehr vielen Fällen Geschwüre an den Genitalien den Ausgang der Krankheit bildeten, nicht selten aber auch die Infection auf einem andern Wege erfolgt ist; auch finden sich bereits Andeutungen über Syphilis congenita bei Neugeborenen.

Montesaurus [2]) bemerkt: „plurimos enim vidimus, quibus in partibus pudendis nullum erat nocumentum." — Cataneus [3]) erklärt: „quinta causa est longa mora et assidua dormitia cum infecta vel cum infecto sine coitu: vidimus enim quam pluries genetrices, filios suos tali modo infectos tractantes et eis ministrantes, post aliquod tempus infectionem hausisse. Hoc etiam modo vidimus pluries infantulos lactantes, tali modo infectos, plures nutrices infecisse;" in ähnlicher Weise äussert sich Torella [4]): „si aliud membrum (im Gegensatze zu den Genitalien) pustulum tangeret virulentum, aut sordidum, illud primo inficeretur, ut videtur in pueris lactantibus, in quibus prima affectio apparet in ore aut in facie et hoc accidit propter mammas infectas, aut faciem aut os matricis (!), seu alicujus alterius . . et saepius vidi infantem infectum hoc modo multas nutrices infecisse."

Von den im weiteren Verlaufe der Krankheit beobachteten localen Erkrankungen werden namentlich Condylome, schuppige und knotige Exantheme, welche oft sehr bedeutende geschwürige Zerstörungen herbeiführten, demnächst Affectionen der Schleimhaut des Mundes und des Rachens, welche ebenfalls häufig bedeutende Substanzverluste zur Folge hatten und sich auch auf die Nase verbreiteten, ferner Erkrankungen der Schädel- und Extremitäten-Knochen, mit ungemein heftigen Schmerzen, welche besonders Nachts auftraten und daher dem Kranken den Schlaf raubten, und Augen-Affectionen (bis zur Erblindung) erwähnt. Einige Beobachter erklären auch, dass sich die Krankheit zuweilen von den äussern Theilen gegen innere Organe gewendet habe; welcher Art diese Organleiden waren, geht aus den Beschreibungen nicht hervor. — Bezüglich der Dauer und des Ausganges der Krankheit sei noch bemerkt, dass die erste mehrere Monate bis viele Jahre betrug, und dass namentlich wiederholte Recidive den chronischen Verlauf bedingten. — Eine vollständige Heilung scheint nur selten erzielt worden zu sein; in den meisten Fällen führte die Krankheit zu Tode, und zwar plötzlich in Folge des Hinzutretens anderweitiger schwerer Zufälle (Blutungen u. a.), oder unter den Erscheinungen allgemeinen Siechthums durch allmählige Erschöpfung.

1) Vergl. hierzu die ausführliche Darstellung in der ersten Bearbeitung dieser Schrift. I. 837 und Häser 250. — 2) Bei Luisinus 115. E. — 3) ib 141. B. — 4) ib. 504. B.

§. 17. Ueber die *ältere Geschichte der venerischen Krankhe und speciell der Syphilis in ausser-europäischen Gegenden* liegen sparsame Mittheilungen vor. — In dem Ayur-Veda des Susru finden sich mehrere Angaben, welche es mindestens sehr wahrschein machen, dass die venerischen Krankheiten in *Indien* schon im frühes Alterthume vorgekommen sind [1]). — Ueber das hohe Alter di Krankheiten und speciell der Syphilis in *China* kann nach den Re taten der gründlichen Untersuchungen, welche Thin [2]) hierüber gestellt hat, kaum ein Zweifel bestehen; man vermag das Vorkomm der Krankheit hier bis in das 6. Jahrhundert a. Ch. (bis in die ' des Confucius) zurück zu verfolgen und eine specifische Bezeichn für venerische Geschwüre trifft man in Schriften an, welche aus Zeit der Dynastie Tang (618—906 p. Ch.) datiren; Dudgeon [3]), das Alter der Syphilis in China ebenfalls bis auf die Zeit des Confuc zurückführt, bemerkt, dass die Krankheit eben damals im Königrei Tei (der jetzigen Provinz Schan-Tong) geherrscht und sich von aus weiter südlich verbreitet habe [4]). — Ueber das früheste Vorkomm von Syphilis auf dem *indischen Archipel* ist mir nur die von Virchow gegebene Notiz bekannt geworden, derzufolge die Krankheit auf Molukken und Philippinen im Anfang des 16. Sec. (1522 ?) durch Portugiesen eingeschleppt worden ist; über einzelne, bis in die neue Zeit von Syphilis verschont gebliebenen Punkte dieser Inselgruppe, so über die Geschichte der Krankheit auf Oceanien, Australien, N Seeland u. s. w., und in dem west- und süd-afrikanischen Binnenlan berichte ich später.

Als einen der interessantesten, die vorliegende Frage betreffend Punkte hebe ich den Umstand hervor, dass Syphilis auf der *westlich Hemisphäre* erst nach Eintreffen der Europäer daselbst, bez. in Fol von Einschleppung der Krankheit durch diese aufgetreten ist. Schon Hunter [6]) hatte bezüglich des Vorkommens von Syphilis a den *Antillen* erklärt, „dass dieselbe in diesen Gegenden, aus welch sie doch ursprünglich, wie man glaubt, herstammt, und woher sie na Europa gebracht worden ist, jetzt weit seltener vorkommt, als dies irgend einem Orte oder Lande von Europa der Fall zu sein pfle was gerade nicht für die Meinung spricht, nach welcher die venerisc Krankheit aus Westindien herstammt,“ und genau in derselben Wei haben sich später Clark [7]) und Cordoba [8]) geäussert, der letztgenann mit dem Bemerken, dass die Krankheit nach Puerto-Rico wahrschei lich durch Spanier eingeschleppt worden ist. — Sämmtliche neue Berichterstatter aus *Brasilien* stimmen der von Martius [9]) abgegeben Erklärung bei, dass diejenigen Indianer-Tribus des Binnenlandes, welc ausser Berührung mit den europäischen Einwanderern geblieben sin

1) Friedberg (l. c. 20) theilt die betreffenden Stellen nach der von dem bekannten Sansk forscher Prof. Weber revidirten Uebersetzung von Ressler mit; die Abhandlung Wise (Hindu system of medicine p. 375) über die Geschichte der Syphilis in Indien v dient, wie Friedberg gewiss mit Recht erklärt, kein Vertrauen — 2) Edinb. med. Jou 1868. Juli 47. — 3) Med. Times and Gaz. 1872. Juli 86. — 4) Vergl. hierzu auch Morso Annal. d'hyg 1870. XXXIII. 25 ff. Die Mittheilungen von Dabry (La médecine chez Chinois. Par. 1863) über das Vorkommen von Syphilis in China zur Zeit der Dynas Hoang-ti (d. h. 2600 a. Chr.) verdienen, so wie die ganze Schrift desselben, kein Vertrau 5) Archiv 1871. LIII. 137. — 6) Bemerk. über die Krankh. der Truppen in Jamaica u. s. A. d. Engl. Leipz. 1792. 214. — 7) Madras quart. med. Journ. I. 1839, Oct. 385. 8) Memor. geogr. . . de la Isla de Puerto-Rico. Sanmiltan 1831. — 9) Das Naturell, Krankh. . . der Urbewohner Brasiliens. München. 83.

sich einer Immunität von Syphilis erfreuen. — Dieselbe Beobachtung ist in *Paraguay* [1]), in den im Stromgebiete des Sacramento gelegenen Peruanischen Pampas [2]), unter den Indianerstämmen im Innern des nördlichen *Californiens*, wohin die spanischen Colonisten niemals gedrungen sind [3]) u. a. G. gemacht worden — Thatsachen, welche Jullien in seinen Untersuchungen über die geographische Verbreitung der Syphilis [4]) in die Worte zusammenfasst: „un fait indiscutable, c'est que la syphilis est aujourd'hui encore à peu près inconnue chez les peuplades, qui n'ont que peu de rapports avec les Européens, et que dans toute l'étendue des Amériques, c'est au développement de la vérole qu'il faut, toutes choses égales d'ailleurs, mesurer les progrès de la civilisation. Bien loin d'y avoir pris naissance, il est donc aujourd'hui prouvé que la syphilis est pour l'Amérique une maladie d'importation."

Aus den hier mitgetheilten Thatsachen lässt sich, meiner Ansicht nach, der Schluss ziehen, dass die venerischen Krankheiten in Europa und, so viel wir wissen, auch an verschiedenen Punkten Asiens seit den frühesten Zeiten vorgekommen sind, dass die Syphilis gegen Ende des 15. Jahrhunderts in seuchenartiger Verbreitung einen grossen Theil Europas überzogen und eben damals zuerst die allgemeine Aufmerksamkeit der Aerzte auf sich gezogen hat, bez. in ihrer Eigenthümlichkeit von denselben zuerst erkannt worden ist, dass nach Erlöschen dieser etwa 3 Decennien dauernden Epidemie die Krankheit wieder auf das Niveau ihres früheren Bestandes zurückgesunken, in der Folge von Europa aus durch den internationalen Verkehr nach andern Gegenden der Erdoberfläche verschleppt, nach einzelnen, dem allgemeinen Verkehre entzogenen Punkten aber, wie bereits angedeutet und noch näher ausgeführt werden soll, auch heute noch nicht vorgedrungen ist. — So auffallend jene epidemische Explosion der Syphilis im 15. Jahrhundert nun auch immer erscheinen mag, so steht dieses Ereigniss in der allgemeinen Seuchengeschichte doch keineswegs isolirt da, auch treffen wir in der späteren Geschichte der Syphilis selbst auf eine Reihe epidemischer Ausbrüche der Krankheit, welche, wiewohl auf ein viel engeres Gebiet beschränkt, dennoch, wie gezeigt werden soll, frappante Analogieen zu jenem Ereignisse abgeben, und eine Untersuchung derjenigen Verhältnisse, unter welchen dieselben sich entwickelt und einen nicht selten vieljährigen Bestand gehabt haben, bietet eben auch die Möglichkeit, nähere Aufschlüsse über diejenigen Ursachen zu gewinnen, welche dem seuchenartigen Auftreten der Krankheit im 15. Jahrhundert zu Grunde gelegen haben.

§. 18. Die *geographische Verbreitung* der venerischen Krankheiten und speciell *der Syphilis* [5]) *in der neuesten Zeit* reicht über den bei

1) Masterman in Dobell Reports 1870. 382. — 2) Galt, Amer. Journ. of med. Sc. 1874. Aug. 396. — 3) Keeney, U. S. Army statist. report from 1855—60. Washingt. 1860. 241. — 4) Arch. de méd. nav. 1878. Aug. 150.

5) In der folgenden Darstellung bediene ich mich der Bezeichnung „Syphilis" im Sinne der Unitäts-Lehre, d. h. ich begreife darunter den sogenannten weichen Schanker und die constitutionelle syphilitische Krankheit. Abgesehen davon, dass in fast allen vorliegenden Mittheilungen über das Vorkommen und die Verbreitung von Syphilis an den einzelnen Punkten der Erdoberfläche eine derartige Trennung dieser beiden Krankheitsformen vermisst, in

	i. d. Jahren			i. d. Jahren	
in Britanien [1])	1860–69	236	in Holland [4])	. . . . . .	105
„ „	1870–79	124	„ Belgien [6])	1858–60	100
„ Italien [2])	1864–65	120	„ Portugal [4])	1861–67	96
„ „	1874–76	66	„ Oesterreich [4])	1869	63
„ Bayern [3])	1857–69	116	„ Preussen [4])	1867	54
„ Frankreich [4])	1862–69	106			
„ „ [5])	1872–73	85			

Auf die Prävalenz der Syphilis im südlichen Italien und auf Sicilien, im Gegensatze zu den nördlichen und mittleren Provinzen der apenninischen Halbinsel [7]) ist schon von früheren Beobachtern, neuerlichst von Celli [8]) und Sormani [9]) aufmerksam gemacht worden; aus den von den Letztgenannten mitgetheilten statistischen Erhebungen über die Frequenz der Syphilis im italienischen Heere in den Jahren 1874 bis 1876 geht hervor, dass während dieselbe in den nördlichen und mittleren militärischen Divisionen 56 pro Mille der Truppenstärke betrug, sie in den südlichen Divisionen auf 88, in Sicilien auf 78 stieg. — Die früheren Mittheilungen von Blaustein [10]) und Barasch [11]) über die enorme Verbreitung der Syphilis in Rumänien werden neuerlichst durch die Berichte von Leconte [12]) und Champouillon [13]) mit dem Bemerken bestätigt, dass ein grosser Theil der Bevölkerung, alt und jung, in den Städten wie auf dem Lande, der Seuche unterworfen ist. — Auf den Färöer ist, nach den Mittheilungen von Panum [14]), die Syphilis zum ersten Male im Jahre 1844 eingeschleppt und in den nächstfolgenden 2 Jahren sind daselbst 20 Erkrankungsfälle beobachtet worden; in späteren Berichten von dort wird der Krankheit nicht mehr gedacht. — Auch nach Island ist, wie Schleisner [15]) berichtet, Syphilis zweimal (1756 und 1824) eingeschleppt worden, allein die Krankheit ist später vollkommen erloschen und trotz des ziemlich lebhaften maritimen Verkehrs, in welchem die Insel mit dänischen, französischen und holländischen Schiffen steht, hat er trotz der grössten Aufmerksamkeit, mit welcher er den Gegenstand verfolgt hat, nicht einen Fall primärer oder secundärer Syphilis auf der Insel auffinden können. Eine vollständige Bestätigung dieser Beobachtungen hat dann später Finsen [16]) gegeben.

Unter den von Syphilis am schwersten heimgesuchten Gegenden *Asiens* nehmen die frühesten Hauptsitze der Krankheit, *Indien*, *China* und *Japan* [17]), auch in der neueren und neuesten Zeit die erste Stelle ein. Nächstdem bestehen daselbst sehr intensive Syphilis-Heerde in *Hinterindien*, bes. in *Cochinchina* und *Laos*, wo die Krankheit übrigens

1) British army report for the year 1879. XXI. 11. — 2) Sormani, Geogr. nosol. dell' Italia. Roma 1881. 226. — 3) Rothmund, Bayr. ärztl. Intelligzbl. 1872. Nr. 28.
4) Laveran, Traité des maladies . . des armées. Paris 1875 446.
5) Granier, Lyon medical. 1880. Nr. 18. 1. — 6) Vleminkx, Gaz. méd. de Paris 1862. 445.
7) Jansen, Briefe über Italien u. s. w. A. d. Holländ. Düsseld. 1793. I. 297; Ziermann, Ueber die vorherrschenden Krankh. Siciliens. Hannov. 184; Charlon, Gaz. méd. de Paris 1852. Nr. 5. — 8) Il Morgagni. 1868. 800. — 9) l. c. 104. 225.
10) Allgem. Ztg. für Chirurg. 1842. Nr. 49. — 11) Wien. med. Woch. 1855. Nr. 49.
12) Considér. sur la pathol. des provinces du Bas-Danube. Montp. 1869.
13) Mém. de méd. milit. 1868. XIX. 177. — 14) Bibl. for Laeger 1847. I. 316.
15) Island undersögt etc. Kjöbenh. 1849. 2.
16) Jagttagelser etc. Kjöbenh. 1874. 64. — 17) Cheval, Relation méd. d'une campagne au Japon. Montp. 1868. 32; Newton, Brit. med. Journ. 1869. Juni 521; Schmid, New York med. Record. 1869. Sptbr. 314; Potocnik, Arch. de méd. nav. 1875. Oct. 237; Mangel, ib. 1877. May 373; Godet, Etude sur l'hygiène au Japon. Par. 1880. 46. — Die Syphilis ist in Japan unter dem Namen „Wollust-Feuer" seit uralten Zeiten bekannt.

ebenfalls schon in uralten Zeiten geherrscht haben soll [1]), ferner in *Kamtschatka* und *Sibirien*, auf zahlreichen Inseln des *indischen Archipels*, in den Küstengegenden und an den grossen Karawanen-Strassen *Arabiens* [2]) und *Persiens* [3]), auf der Küstenzone von *Syrien* [4]) und auf dem Hochplateau von *Armenien* [5]).

Ueber die allgemeine Verbreitung und Häufigkeit der Syphilis in *Indien* haben sich alle Berichterstatter [6]) von dort übereinstimmend geäussert. Einen ungefähren Maassstab für die Krankheitsfrequenz geben die Erkrankungsverhältnisse unter den britischen Truppen, von welchen jährlich (im Mittel der 20 Jahre 1860—1879) [7]) in der Präsidentschaft Bengalen 110, Madras 117 und Bombay 104 pro Mille der Truppenstärke an Syphilis erkrankt behandelt werden. Auf *Ceylon* stellt sich das Verhältniss nur auf 87 pro Mille. — Gleichlautend sind die Berichte der französischen Aerzte [8]) über das häufige Vorkommen der Krankheit in *Cochinchina*; in dem Hospitale von Saigon trifft man, wie Harmand [9]) bemerkt, unter ca. 300 Kranken stets 70—80 Venerische an; übrigens ist die Syphilis, nach den Mittheilungen von Thorel [10]), durch chinesische und birmanische Karawanen bis weit in das Innere von Laos verbreitet, und nur die in vereinzelten Niederlassungen in Wäldern und schwer zugängigen Gebirgsgegenden lebenden Annamiten sind von der Krankheit noch verschont. — In *Kamschatka*, besonders unter den Korjäken und Tschuktschen herrscht Syphilis wahrhaft endemisch [11]); unter der etwa 300 Individuen zählenden Bevölkerung von Petropawlowsk zählte Maurin [12]) nicht weniger als 30 Fälle inveterirter Syphilis. — Ueber die Krankheitsverbreitung in *China* bemerkt Morache [13]): „s'il était besoin encore de démontrer l'antiquité de la vérole, de repousser une fois de plus la doctrine un peu orgueilleuse de l'origine américaine, on pourrait en trouver des preuves dans son existence parmi les populations du nord de la Chine et surtout au milieu des tribus nomades de la Mongolie: la syphilis règne dans toute l'étendue de la Chine," und eine Bestätigung dieser Angabe finden wir in den Berichten über das Vorherrschen der Syphilis in den chinesischen Hafenstädten [14]), so wie in den Mittheilungen von

1) Richaud, Arch. de med. nav. 1864. April 348; Beaufils ib. 1882. April 280; Thil, Remarques sur les princip. malad. a la Cochinchine. Par. 1866. 34.
2) Pruner, Krankh. des Orients, 179; Palgrave, Narrative of a year's journey through Central and Eastern Arabia. Lond. 1865. — 3) Moore, Assoc. med. Journ. 1856. Nov. 996.
4) Post, New York med. Record. 1869. Juni 149; Barret, Arch. de méd. nav. 1878. August 88. — Nach den gebirgigen Districten des Landes soll die Syphilis, wie Robertson (Edinb. med. and surg. Journ. 1843. April 247) bemerkt, erst in der neuesten Zeit durch die Truppen Ibrahim Pascha's eingeschleppt worden sein. — 5) Wagner, Reise nach dem Ararat. Stuttg. 1848. — 6) So Macpherson (Lond. med Gaz. 1841 Juni 546) und Voigt (Bibl. for Laeger 1834. April 358) aus Niederbengalen; Curran (Dubl. Journ. of med. Sc. 1871. Aug. 101) von den südlichen Abhängen des Himalaya; Leslie (Transact. of the Calcutta med. Soc. 1833. VI. 62) und Mc Cosh (India Journ. of med. Sc. 1835. II. 43) aus Assam; Shortt (Madras quart. Journ. of med. Sc. 1866. April 262) aus dem Districte von Madras; Huillet (Arch. de méd. nav. 1868. Févr. 87) und Auboeuf (Contributions a l'étude de l'hyg. et des maladies dans l'Inde. Par. 1882. 72) aus Pondichery; Shanks (Madras quart. Journ. of med. Sc. 1839. I. 248. 20. 1841. III. 13. 31) aus Bellary, Secunderabad u. a. O. der Präsidentsch. Madras; Mc Grigor (ib. 1842. IV. 159) aus Bangalur; Day (ib. 1861. Apr. 326) aus Kotschin; Mc Kay (ib. 1861. July 29) aus den Nillgherry-Bergen; Kinnis, (Edinb. med. and surg. Journ. 1851. April 302) aus Balgaum, Puna u. a. O. der Präsidentsch. Bombay; Gibson, Transact. of the Bombay med Soc. III. 68) aus Gadscherat u. a.
7) Nach den British army reports berechnet. — 8) Richaud, Thil ll. cc.; Girard la Barcerie, Consider. méd. sur la Cochinchine. Montpell. 1868. 46; Gimelle, Union méd. 1869. Nr. 23; Sourrouille, Trois ans en Cochinchine. Par. 1874. 17.
9) Aperçu pathol. sur la Cochinchine. Versaill. 1874. 47. — 10) Notes médicales etc. Par. 1870.
11) Bogorodsky, Med Zeitung Russl. 1854. 10. — 12) Arch. de méd. nav. 1877. Août 10.
13) Annal. d'hyg. 1870. XXXIII. 25. — 14) Wilson, Med notes on China. Lond. 1846. 26; Rochefort, Arch. de méd. nav. 1873. Avril 281; Kerr, Edinb. med. Journ. 1863. Aug. 189;

Dudgeon[1]) aus Peking und von **Watson**[2]) aus Fung-Thian (der südlichen Mandschurei).

Die Verbreitung und Häufigkeit der Syphilis auf den *Inseln des Malayischen Archipels*, so wie in *Australien* und auf den *Oceanischen Inseln* steht nachweisbar in Abhängigkeit von dem mehr oder weniger lebhaften internationalen Verkehre und von der Wirksamkeit der sanitätspolizeilichen Ueberwachung der Prostitution auf den niederländischen und britischen Besitzungen, so dass eine Vergleichung der Krankheitsfrequenz an den einzelnen Punkten dieser Landschaften sehr erhebliche Differenzen in derselben aufweist. — Auf dem *malayischen Archipel* herrscht Syphilis am schwersten auf den grossen, vorzugsweise frequentirten Inseln, auf Java, Sumatra u. a., und zwar am verbreitetsten auf den Küstenstrichen[3]), wiewohl neuerlichst auch hier eine Einschleppung der Krankheit in die binnenländischen, gebirgigen Districte statt gehabt und die Seuche auch hier eine weitere Verbreitung gefunden hat[4]). Von den kleinen Inselgruppen werden der Riouw-Lingga-Archipel[5]) und die von den Engländern als Verbrecher-Colonie (seit 1858 zur Aufnahme der aufständischen Sipoys) benutzte Andamanen-Gruppe[6]) als besonders schwer von der Krankheit heimgesucht bezeichnet. — Auf den Molukken, wo noch im 4. Decennium dieses Jahrhunderts Syphilis ebenso verbreitet wie bösartig geherrscht hat[7]), haben sich Dank den Bemühungen der niederländischen Regierung um Ueberwachung der Prostitution die Verhältnisse wesentlich gebessert, so namentlich auf Amboina[8]), weniger auf Ternate[9]). Am wenigsten leiden die kleineren, isolirt liegenden, dem allgemeinen Verkehre zumeist entzogenen Inseln, so die Nikobaren[10]), Banka[11]), Billiton[12]), die Banda-Gruppe[13]), Timor[14]) u. a.

Nach *Polynesien*, speciell nach den Hawaii- (Sandwich-) Inseln und nach Taiti (Societäts-Inseln) soll die Syphilis, wie es heisst, durch die Schiffsmannschaft Cook's eingeschleppt worden sein und daselbst furchtbare Verheerungen angerichtet haben. Bezüglich der Hawaii-Gruppe erklärten schon **Lockwood**[15]) und **Gulick**[16]), dass die Krankheit in der neueren Zeit wesentlich seltener geworden sei und sich vorzugsweise auf die Hafenplätze beschränke, und wenn bezüglich Taiti's auch noch die neuesten Berichterstatter[17]) über die grosse Häufigkeit der Syphilis daselbst klagen, so dürften sich, wie **Brunet**[18]) für ganz Polynesien erklärt, diese Angaben weniger auf die Eingeborenen, wie auf die in den Hospitälern behandelten Fremden beziehen. — Auf andern Inselgruppen, so namentlich auf den Fidschi-,[19])

Armand, Gaz. méd. de Paris 1861. 262. Feuill. aus Kanton; Bericht in Arch. gén. de méd. 1866. Septbr. 166 aus Amoy; **Cheval** l. c. 79 und **Henderson**, Edinb. med. Journ. 1876. Nov. 405 aus Shang-Hai; **Rose**, Pacific med. Journ. 1862. Octbr. aus Fu-ko u. v. a.

1) Med. Times and Gaz. l. c. — 2) Edinb. med. Journ. 1869. Nov. 442.

3) **Heymann**. Krankheiten in den Tropenländern. Würzb. 1855. 187.

4) **v. Leent**, Arch. de méd. nav. 1867. Octbr. 246, 1874. Nov. 273.

5) **Overbeek de Meijer**, Nederl. Tijdschr. voor Geneesk. 1859. III. 347; **v. Leent** l. c. 1873. Juni 412. — 6) **Brander**, Edinb. med. Journ. 1880. Nov. 394.

7) **Lesson**. Voyage méd. autour du monde. Paris 1829. 100. — 8) **v. Leent** l. c. 1869. Septbr. 178. — 9) ib. 1870. March 177. — 10) **Steen-Bille**, Reise der Corvette Galatea um die Welt. A. d. Dän. Leipz. 1852. I. 244. — 11) **v. Leent** l. c. 1873. Febr. 103.

12) ib. 86. — 13) ib. 1870. Janv. 14. — 14) ib. 1870. Sptbr. 15. — 15) Amer. Journ. of med. Sc. 1846. Jan 91. — 16) New York Journ. of med. 1855. March.

17) **Vauvray**, Arch. de méd. nav. 1865. Decbr. 527; **Chassaniol** et **Guyot** ib. 1878. Janv. 71; **Hercouet**, Etude sur les maladies des Européens aux iles Tahiti. Par. 1880. 74, u. a.

18) La race Polynésienne etc. Paris 1876. 37. — 19) **Messer**, Arch de méd. nav. 1876. Nov. 321.

Tonga-[1]), Samoa-Inseln[2]), wird die Krankheit selten, oder doch nu mässiger Verbreitung angetroffen[3]); dasselbe gilt von *Neu-Caledoi* wo Syphilis erst seit Eintreffen der Europäer herrscht[4]), ferner vom *l lande von Australien* und von *Tasmania;* in den Jahren 1821—1831 h Scott[5]) in Hobertstown nur 6 eingeschleppte Fälle von Syphili sehen bekommen, und auch aus späteren Mittheilungen[6]) geht her dass die Krankheit hier nur mässig verbreitet vorkommt. Auch *Neu-Seeland*, wohin Syphilis ebenfalls angeblich durch die Sch mannschaft von Cook, nach einer andern Mittheilung[7]) erst im fange dieses Jahrhunderts eingeschleppt worden sein und eine deutende Verbreitung erlangt haben soll[8]), herrscht sie jetzt nu mässigem Umfange vor[9]).

Ein hervorragendes Interesse bietet der vorliegenden Forsch das historisch-geographische Verhalten der Syphilis auf dem *afrikanis Continente und auf den zu demselben gehörigen Inseln.* — Das grö Verbreitungsgebiet hat die Krankheit hier in den Küstenländern (n vielen derselben nachweisbar von Europa eingeschleppt); in geringe Umfange (und zwar zum Theil erst in der neueren oder neuesten dahin gelangt) trifft man sie in den mehr binnenländisch gelege Districten an, während Central-Afrika, wenn auch nicht ganz versch so doch nur in relativ geringem Grade von Syphilis heimgesucht ist. Diese Differenzen in der Krankheitsfrequenz erklären sich, wie dem Folgenden hervorgeht, nicht allein aus der bis jetzt noch ni erfolgten Einschleppung der Krankheit nach bestimmten Punkten Continents, sondern auch aus andern Verhältnissen, welche jedoch, es scheint, nicht in Nationalitäts-Eigenthümlichkeiten der betreffen Bevölkerungen jener Gegenden gesucht werden können.

Einem der schwersten Syphilis-Gebiete Afrikas begegnet u zunächst auf der *Ostküste des afrikanischen Continentes* und auf *ostafrikanischen Inseln*, auf *Mauritius*[10]), *Réunion*[11]), namentlich a auf *Madagaskar*, *Mozambique* und *Zanzibar*, wo die Zahl der syphiliti Erkrankten auf 5/6 der ganzen eingeborenen Bevölkerung veranschl wird[12]) und von wo die Krankheit auch weiter in das Binnenland gegen die Ufer des Tanganyika-Sees vorgedrungen ist[13]). — Ue die enorme Verbreitung der Syphilis auf Madagaskar, und zw nicht nur auf der Küste der Insel, sondern auch in den gebirgi Gegenden[14]), liegen ausführlichere Mittheilungen von Davidson und Borchgrevink[15]) vor.

„Syfilis," erklärt der Letztgenannte, „har paa en forfaerdelig Maade gjenn traengt det hele Folk. Fru Hofet og til den usleste Hytte findes Syfilis, og

1) Wilkes, Narrative of a voyage etc. III. 32. — 2) ib.
3) Den Mittheilungen mehrerer Beobachter über das häufige Vorkommen der Syphilis diesen und andern Inselgruppen Polynesiens liegen Verwechselungen der Krankheit chronischen Exanthemen (der sog. Tonga-Krankheit) zu Grunde.
4) De Rochas, Topogr. méd. de la Nouvelle-Calédonie. Par. 1860. 21; Charlopin, N rec. en Calédonie etc. Montpell. 1868. 22. — 5) Transact. of the Prov. med. Soc. 1836. App. XII. — 6) Dempster, Calcutta med. Transact. 1836. VII. 359; Hall, Tran of the epidemiol. Soc. 1865. II. 84. — 7) Revue des Deux-Mondes 1879. 793.
8) Power, Sketches in New Zealand. Lond. 1849. 146; Thomson, Brit. and for. med.- Rev. 1854. Octbr. — 9) Tuke, Edinb. med. Journ. 1863. Sptbr. 227.
10) Aus den Brit. army med. reports (die Jahre 1859—66 umfassend) geht hervor, dass hie jährlichen Mittel auf 1000 Mann Truppenstärke 123 Fälle von Syphilis vorkommen.
11) Lesson, Voyage 144; Collas, Arch. de méd. nav. 1866. Novbr. 406.
12) Lostalot-Bachoué, Zanzibar. Par. 1876. 51. — 13) Destrieux, Annal. de la de méd. de Gand. 1860. 78. — 14) Vinson, Gaz. hebd. de méd. 1866. Nr. 49. Feuill.
15) Edinb. med. Journ. 1863. March 831. — 16) Norsk Mag. for Laegvidensk. 1872. III. Ser. II.

ikke sparsomt, men rijeligt. Der vil neppe findes nogen Familie, hoor der ikke er sörgelige Spor af dens Virksomhed. Henved Halvparten af de under Behandling komne Syge ere i en eller anden Form Syfilispatienter."

Hier, wie auf den benachbarten Inseln St. Marie und Mayotte, wohin die Krankheit übrigens erst im Jahre 1854 eingeschleppt worden sein soll [1]), macht sich nun, den Berichten von Borius [2]) und Dauvin [3]) zufolge, die oben angedeutete, eigenthümliche Erscheinung bemerklich, dass dieselbe unter den Eingeborenen fast nur auf die der Malayischen Race nahestehende, jetzt herrschende Volksklasse der *Hovas* beschränkt ist, die in ausgesprochener Weise den Character der Negerrace tragenden Malagasi (Malgaschen) dagegen sich einer fast vollkommenen Immunität von der Krankheit erfreuen.

Borius bemerkt bezüglich des Vorkommens der Syphilis auf der von der letztgenannten Bevölkerung bewohnten Insel St. Marie: „malgré la prostitution habituelle et générale des femmes, les accidents syphilitiques primitifs s'observent fort rarement, les autres affections vénériennes paraissent peu fréquentes" und noch bestimmter äussert sich hierüber Dauvin mit folgenden Worten: „Les indigènes de Sainte-Marie malgré leurs rapports continuels avec les étrangers, tant Européens que créoles des îles voisines, Maurice et Réunion, où la syphilis est très répandue, ne présentent que très exceptionnellement les traces de l'infection . . . cette espèce d'immunité me frappa d'autant plus, qu'à une lieue à peine de Sainte-Marie, séparée par un chenal étroit et facilement navigable, la grande île malgache (Madagascar) est ravagé par la syphilis. Mais là encore la race noire est à peine atteinte, tandis que la caste de Hovas, d'origine malaise, semble lui offrir un théâtre tout préparé, où elle déroute les diverses phases de son action."

In bedeutender Frequenz wird Syphilis ferner unter der auf den Küstengebieten des *Caplandes* ansässigen europäischen Bevölkerung angetroffen, dagegen zeigt sich auch hier der schützende Einfluss, welchen gewisse nationale Verhältnisse auf die Krankheitsentwickelung äussern; schon bei den Hottentotten kommt Syphilis relativ selten vor [4]), noch seltener bei den mehr im Binnenlande wohnenden Betschuanen-Stämmen trotz der seitens der Colonisten wiederholt erfolgten Einschleppung der Krankheit dahin [5]), während, wie Livingstone erklärt, die unvermischten Negerstämme, welche im centralen *Süd-Afrika* gegen die Kalahari-Wüste hin ihren Sitz haben, von Syphilis absolut immun sind.

„A certain loathsome disease," berichtet derselbe [6]), „which decimates the North-American Indians and threatens exstirpation to the South Sea islanders, dies out in the interior of Africa without the aid of medecine. And the Bangwakatse, who brought it from the west coast, lost it when they came in their own land south-west of Kolobeng. It seems incapable of permanence in any form in persons of pure African blood anywhere in the centre of the country. In persons of mixed blood it is otherwise; and the virulence of the secondary symptoms seemed to be in all the cases that came to my care, in exact proportion to the greater or less amount of European blood in the patient. Among the Corонnas and Griquas of mixed breed it produces the same ravages as in Europe; among half-blood Portugese it is equally frightful in its inroads on the system; but in the pure Negro of the central parts it is quite incapable of permanence."

In *Abessinien*, wohin Syphilis schon im 15. Jahrhundert durch die Portugiesen eingeschleppt worden sein soll, herrscht die Krankheit

1) Daullé, Observ. méd. dans l'établissement franç. de Madagascar. Par. 1857.
2) Arch. de méd. nav. 1870. Aug 109. — 3) Sur la syphilis à Réunion etc. Montpell. 1873. 9.
4) Scherzer, Zeitschr. der Wien. Aerzte 1858 166; Schwarz ib. 630.
5) Fritsch, Archiv für Anat. und Physiol. 1867. 764. — 6) Travels etc. Lond. 1857. 128.

jetzt fast über das ganze Land (in dem nördlichen Theile des Hochlandes und im Reiche Schoa, wie es heisst, erst seit Anfang dieses Jahrhunderts) so allgemein verbreitet, dass die Zahl der Erkrankten auf $^9/_{10}$ der Bevölkerung geschätzt wird [1]); nach den Galla-Ländern soll die Krankheit zur Zeit der Berichterstattung Riegler's (1852) noch nicht vorgedrungen gewesen sein. — Ueber die enorme Verbreitung der Syphilis in *Egypten* [2]) und *Nubien* [3]) besteht unter den Berichterstattern nur eine Stimme, und in gleichem Umfange, bez. mit dem Character eines wahrhaft endemischen Leidens herrscht die Seuche in dem ganzen Küsten-Gebiete *Nord-* und *West-Afrikas*, über *Tunis, Algier, Marocco* [4]) *Senegambien* und die *Küste von Guinea*.

Ueber das Vorherrschen der Syphilis in *Tunis* äussert sich Ferrini [5]) mit den Worten: „la sifilide in questo paese è di tutte le malattie contagiose la più diffusa, la più pericolosa, la più grave ex la più terribile,“ und ebenso erklären Rebatel und Tirant [6]) bezüglich der Krankheit daselbst: „elle règne dans ces pays en souveraine; ceux qui ne l'ont pas, sont la très-rare exception.“ — *Algier* bildet, und zwar, wie Furnari [7]) erklärt, besonders seit Occupation des Landes durch die Franzosen, einen der furchtbarsten Syphilis-Heerde [8]), der bis in die Sahara [9]) hineinreicht und das Maximum der Intensität in den Districten von Kabylien [10]) erreicht hat. — Ueber die Häufigkeit der Syphilis unter den Europäern in *Senegambien* giebt die Krankheits-Statistik aus den französischen Militär-Hospitälern in St. Louis und Gorée einigen Aufschluss, indem hier nach 20jährigen Beobachtungen (1853—1872) im jährlichen Mittel 121 Fälle venerischer Krankheit auf je 1000 Mann kommen [11]), und in noch grösserem Umfange herrscht die Krankheit unter den Eingeborenen, wie Hébert [12]) nach den in Dagana gemachten Beobachtungen erklärt, als „véritable plaie du pays“ vor. — Nach den Mittheilungen von Berger [13]) kamen in einem Bataillon Senegalesischer Truppen, welches einen Bestand von 812 Mann zählte, in der Zeit vom 1. Januar 1862 bis 31. Juli 1865 585 Fälle venerischer Erkrankungen (vorwiegend Syphilis) vor, so dass das Erkrankungsverhältniss im jährlichen Mittel 206 pro Mille der Truppenstärke betrug. — Von der *Küste von Guinea* heisst es in einem älteren Berichte von Daniell [14]) bezüglich der Benin- und Biafra-Küste: „syphilis is perhaps the most frequent and fatal of those maladies, to which the male inhabitants are liable and predominates more among them, than among the females,“ und in gleicher Weise sprechen sich neuere

---

1) Aubert-Roche, Annal d'hyg. XXX 5.: Rigler 123: Courbon, Observ. topogr. etc. Paris 1861 35: Blanc, Med Times and Gaz. 1868. Jan. 82 und Gaz. hebd. 1874. 350. Feuill.
2) Pruner 179; Griesinger, Arch. für phys. Heilkde. 1853. XII. 517: Anelli, Annal. univ. di Med. 1871. Septbr.: Vauvray, Arch. de méd. nav. 1873. Septbr. 161: Nicoll, Annal. d'hyg. 1878. Septbr. 210. — 3) Veit, Württ. med. Corrspdzbl. 1839. IX. 107.
4) Bericht in Med. Times and Gaz. 1877. Juli 96: Dérugis, Voyage dans l'intérieur du Maroc. Paris 1878. 94. — 5) Saggio etc. Milano 1860. 118 — 6) Lyon médical 1874. Nr. 13. II. 249.
7) Voyage méd. dans l'Afrique septentrionale. Paris 1845. — 8) Vergl. Bertherand, Méd. et hyg. des Arabes. Paris 1855; Armand, Méd. et hyg. des pays chauds etc. Paris 1853. 415; Daga, Arch. gén. de méd. 1864. Septbr.; Bertrand, Mém. de med. milit. 1867. Mars 199; Soyard, Consider. sur quelques-unes des affections . . en Algérie Montp. 1868. 44.
9) Creissel, Mém. de méd. milit. 1873. Juill. 337. — 10) Ueber die hier unter dem Namen „lèpre Kabyle“ bekannte Krankheit vergl. Arnould ib. 1862. VIII; Bazille, Gaz. méd. de l'Algerie 1868. 40: Challan ib. 117; Claudot, Mém. de méd. milit. 1877. Mai 271.
11) Béranger-Férand, Traité des malad. des Européens au Sénégal. Paris 1878. II. 254.
12) Une année méd. à Dagana. Paris 1880. 40. — Vergl. auch Borius, Consider. med. sur le poste de Dagana. Montpell. 1864; Chassaniol, Arch. de méd. nav. 1865 Mai 518; Thaly ib. 1867. Septbr. 185; Gauthier, Des endémies au Sénégal. Paris 1865. 18.
13) Considér. hyg. sur le bataillon de Tirailleurs Sénégalais, 1862—65. Montpell. 1868. 59.
14) Sketches of the med. topogr. of the Gulf of Guinea. Lond. 1849. 43. 96. 114. 138.

Beobachter über die enorme Krankheitsfrequenz auf der Gold-[1]) und Cameron-Küste[2]) aus; bemerkenswerth ist die Erklärung von Balley, dass man im Lande Gabun der Syphilis um so seltener begegnet, je weiter man von der Küste in das Binnenland vordringt. — Dass die Syphilis endlich auch dem *Sudan* nicht fremd ist, geht aus den Mittheilungen von Pruner über die Einschleppung der Krankheit durch türkische Truppen nach Cordofan, ferner aus Nachrichten über das Vorkommen derselben in Darfur[3]), sowie aus dem Berichte von Quintin[4]) hervor, demzufolge Syphilis in der neuesten Zeit von der Westküste nach Segu-Sicorro (in 13° 32 N.B. und 8° 26 W.L.) eingeschleppt worden ist; wie weit das Verbreitungsgebiet der Syphilis im Sudan überhaupt reicht, lässt sich bei dem Mangel weiterer verlässlicher Mittheilungen nicht beurtheilen.

Auf der *westlichen Hemisphäre* ist die Syphilis, wie bereits oben bemerkt, erst im 16. Jahrhundert in Folge von Einschleppung der Krankheit von Europa her aufgetreten, in ihrer Verbreitung daselbst ist sie der von Osten nach Westen fortschreitenden Einwanderung und Colonisation gefolgt, so dass, wie Jullien[5]) treffend bemerkt, caeteris paribus die Entwickelung der Syphilis in Amerika den Maassstab für den Fortschritt abgiebt, welchen die Civilisation an den einzelnen Punkten dieses Continentes gemacht hat; nach einzelnen, dem Verkehre bisher entzogen gebliebenen Gegenden ist die Krankheit erst in der neuesten Zeit vorgedrungen, noch andere sind bis auf den heutigen Tag von derselben verschont geblieben.

In den nördlichsten Gebieten *Nord-Amerikas* treffen wir zunächst auf zwei Punkte, welche, wie Island, sich einer fast absoluten Immunität von Syphilis erfreuen, *Grönland*, wo trotz der in vollster Blüthe stehenden Prostitution und des lebhaften Verkehrs mit dänischen Schiffen und englischen und amerikanischen Walfischfängern die Krankheit ganz unbekannt ist[6]), und die Insel *Miquelon* (in der Fortune Bay von Newfoundland), wo die Syphilis durch die ersten Einwanderer eingeführt worden ist, aber keinen Boden für ihren Fortbestand gefunden hat[7]). — In einem auffallenden Gegensatze hierzu steht die grosse Verbreitung der Krankheit in den nordwestlichen Gegenden des Continents, in *Alaska*[8]), *British Columbia*[9]), auf der Insel *Vancouver*[10]) u. a., wo namentlich die eingeborene Bevölkerung von der Seuche aufs furchtbarste heimgesucht worden ist; unter den die Aleuten bewohnenden Eskimos soll Syphilis in der neuesten Zeit erheblich seltener geworden sein, auf Vancouver dagegen in Folge vollkommener Vernachlässigung sanitätspolizeilicher Maassregeln in allgemeiner Verbreitung und sehr bösartig noch fortbestehen. — In *Canada*, wo Syphilis im Anfange des vorigen Jahrhunderts von Süden her eingeschleppt, sich später in verheerender Weise unter den Indianern verbreitet[11]) und an verschie-

1) Clarke, Transact of the epidemiol. soc. 1860. I. 112; Moriarty, Med. Times and Gaz. 1866. Decbr. 663; Michel, Notes méd. rec. à la Côte-d'or. Paris 1873.
2) Griffon du Bellay, Arch. de méd. nav. 1864. Jan. 77; Ahelin, Étude méd. sur le Gabun. Paris 1872. 31; Ballay, L'Ogooué. Paris 1880. 39.
3) Ebn-Omar-el-Junsy, Voyage au Darfur. Paris 1845.
4) Extrait d'un voyage dans le Soudan. Paris 1869. 39. — 5) Arch. de méd. nav. 1878. Août 150.
6) Lange. Bemaerkn. om Grönlands Sygdomsforhold. Kjöbenh. 1864. 30.
7) Gras, Quelques mots sur Miquelon. Montpell. 1867. 39.
8) Blaschke, Topogr. med. portus Novi-Archangelcensis. Petropol. 1842. 66; Bericht in Arch. de méd. nav. 1864. Decbr. 475. — 9) Simpson, Narrative of a journey round the world.
10) Maurin, Arch. de méd. nav. 1877. Aug. 93. — 11) Swedlauer, Pract. observ. on venereal complaints. Edinb. 1788. 172; Stratton, Edinb. med. and surg. Journ. 1849. April 276.

denen Punkten des Landes bis in die neueste Zeit in Form schwe Endemieen (als *Maladie de la Bay de St. Paul*, *Ottawakrankheit* u. fortbestanden hat, herrscht die Krankheit jetzt in gleichem Umfa wie in den civilisirten Staaten Europas, und dasselbe gilt von *Vereinigten Staaten von Nord-Amerika*, wo unter den Resten der indi schen Bevölkerung des Landes Syphilis soweit reicht, als dieselbe den europäischen Ansiedlern in nähere Berührung gekommen ist.

„The veneral disease," bemerkt Hunter[1]), der in seiner Jugend von ci der im Westen lebenden Indianer-Stämme geraubt war und mehrere Jahre u denselben gelebt hatte, „was entirely unknown among them (Indian tribes) u they contracted it from the whites. . . Those, who go among the populous w settlements on the Missouri and Mississippi where the disease prevails in its n inveterate forms among the traders and boatsmen who navigate the river to Orleans, frequently return to their families and tribes infected with it." — N Californien, wo Syphilis jetzt seit Eröffnung der Goldfelder in grosser Frequ vorherrscht und auch unter den Indianer-Stämmen furchtbare Verheerungen richtet[2]), ist die Krankheit durch die Spanier von Mexico aus eingeschleppt wor jedoch nur auf die südlichen Stämme beschränkt geblieben, während die im Nor lebenden Tribus, zu denen die Mexicaner nicht vorgedrungen sind, sich noch in die neueste Zeit einer Exemption von der Seuche erfreut haben[3]). — Densel Verhältnissen begegnet man unter den auf dem Colorado-Plateau, an den U des Missouri und Red River lebenden Indianer-Stämmen, unter welchen nur jenigen Tribus an Syphilis leiden, welche mit der europäischen oder mexicanisc Bevölkerung in Berührung gekommen sind[4]), und gleichlautende Berichte lie aus Texas vor, wo bei Besitznahme des Landes durch die Vereinigte Staat Regierung Syphilis nur unter denjenigen Indianer-Stämmen angetroffen wu welche mit den Mexicanern verkehrt hatten[5]).

Mexico scheint somit der Brennpunkt gewesen zu sein, von welch aus die Infection der eingeborenen Bevölkerung in den benachbar Gebieten Nord-Amerikas vorzugsweise erfolgt ist, und in der T nimmt dieses Land unter den schwersten Syphilis-Heerden der w lichen Hemisphäre eine der ersten Stellen ein; die Krankheit herrs hier nicht nur in ungewöhnlicher Häufigkeit, sondern auch vorzu weise bösartig, wovon namentlich die französischen Militärärzte Zeit der Occupation des Landes durch französische Truppen sich überzeugen reiche Gelegenheit gehabt haben[6]). — In allgemei Verbreitung herrscht Syphilis ferner in *Central-Amerika* (wie name lich in *Nicaragua*[7]), *Costarica*[8]), *Guatemala*[9]) und *San Salvador* wo übrigens diejenigen Indianer-Tribus, welche ausser Verkehr der eingewanderten Bevölkerung geblieben sind, sich von der Seu rein erhalten haben) und auf einigen Inseln der *Antillen* (so u. a. Hayti[11]) und Barbados[12]), während sie auf dem grösseren Theile d selben, auf Jamaica, St. Barthélemy[13]), Martinique[14]) u. a. nur mässiger Frequenz vorkommt); das Maximum der Extensität und tensität aber hat die Krankheit in *Süd-Amerika* erlangt, wo auch

1) Amer. med. Recorder 1822. July 412. — 2) Praslow, Californien. Götting. 1857. Lantoin, Arch. de méd. nav. 1872. Mars 179. — 3) Keeney, in U. S. Army sta report 1855—60. Washingt. 1860. 241. — 4) Hoffmann, Philad. med. and surg. Repo 1879. Febr. 160. — 5) Husson in U. S. Army statist. report 1839—54. Philadelphia 1 377; Swift ib. 385. — 6) Newton, Med. topogr. of the city of Mexico. New York 1 Porter, Amer. Journ. of med. Sc. 1853. Jan. 40; Jourdanet, Le Mexique etc. Par. 1 412; Doutillé, Montpellier médical 1872. Août 119; Heinemann in Virchow's A 1867. XXXIX. 618, 1873. LVIII. 177. — 7) Bernhard, Deutsche Klin. 1854. Nr. 11.
8) Schwalbe, Arch. für klin. Med. 1875. XV. 342. — 9) Bernoulli, Schweiz. Zeits für Med. 1864. III. 100. — 10) Guzmann, Essai d'une topogr. méd. de la républi du Salvador. Paris 1869. 121. — 11) Blacas, De la syphilis observée à St. Domin Montpell. 1853. — 12) Jackson, Boston med. and surg. Journ. 1867. July 447.
13) Goës, Hygiea 1866. 460. — 14) Rufz, Arch. de méd. nav. 1869. Nov. 351.

Indianer-Bevölkerung nur so lange und so weit von derselben verschont geblieben, und zum Theil auch heute noch verschont ist, als ein Verkehr der Eingeborenen mit den europäischen Einwanderern nicht stattgehabt hat [1]).

Ueber die furchtbare Verbreitung der Syphilis in *Brasilien* liegen aus allen Gegenden dieses grossen Landes übereinstimmende Berichte und Klagen vor [2]); so heisst es u. a. aus Bahia [3]): „la syphilis est tellement commune dans toutes les familles, qu'on ne cherche nullement à la dissimuler, et on parle aussi volontiers du gallico dont est atteint un parent ou un ami, que s'il s'agissait d'un rheumatisme ou d'une attaque de goutte;" in Pernambuco kommen, nach dem Berichte von Béringer [4]), auf 1000 Todesfälle 10 an Syphilis u. s. f. — Gleichlautend sind die Mittheilungen aus *Paraguay* und den *Argentinischen Staaten* [5]); „syphilitische Kranke," erklärt Tschudi, „sind durch die ganze Confederacion Argentina auf die schauderhafteste Weise verbreitet. Ueberall, auch auf den entlegensten Posten, findet man Individuen mit den scheusslichsten Zerstörungen im Gesichte. In Cordova betteln einige Dutzende in den Strassen herum. Dr. Oster versicherte mich, dass man ohne irre zu gehen, behaupten könne, dass in Cordova je die dritte Person syphilitisch sei." — In demselben Umfange wie in den östlichen Staaten Süd-Amerikas trifft man die Krankheit aber auch in *Chile* [6]), *Bolivia* [7]) und *Peru* an. Es klingt kaum glaublich, wenn es in dem Berichte von Fournier [8]) heisst, dass in dem Hospital de la Caridad in Valparaiso von den in der Zeit vom Mai 1871 bis März 1872 vorgekommenen 912 Todesfällen 52 (15 M. 37 W.) an Syphilis erfolgt sind, und dennoch dürfte diese Angabe alles Vertrauen verdienen, wenn man von Savatier [9]) erfährt, dass unter 972 Kranken, welche in einem Jahre (1877—78) in diesem Krankenhause Aufnahme gefunden hatten, 485 Syphilitische waren. — In *Peru*, wo die Krankheit ebenfalls allgemein verbreitet herrscht [10]), ist Syphilis vor Eroberung des Landes durch die Spanier ganz unbekannt gewesen (Tschudi) und in die im Stromgebiete des Ucayali gelegenen Pampas (de Sacramento) ist sie nach den Mittheilungen von Galt [11]) bis auf die neueste Zeit noch nicht gedrungen.

§. 19. Ein Blick auf das hier entworfene Bild des historischen und geographischen Verhaltens der Syphilis lehrt, dass die Krankheit, ursprünglich an einzelnen Punkten der Erdoberfläche heimisch, allmählig eine fast über die ganze Erde reichende Verbreitung gefunden hat. Ueber diese Ausgangspunkte, bez. die *Heimath der Syphilis*,

---

1) Vergl. hierzu die Mittheilungen von Varnhagen (Hamb. Mag. für Heilkde. 1822. IV. 367) und Martius (Krankh. der Urbewohner Brasiliens. Münch. S. 85) aus Brasilien, von Masterman aus Paraguay, von Pöppig aus Chili, von Galt aus Peru.

2) Rendu, Étude topogr. et méd. sur le Brésil. Paris 1848. 78; Sigaud l. c. 117; vergl. auch Rey, Arch. de méd. nav. 1877. Janv. 28. — 3) Bericht ib. 1869. Mars 340.

4) ib. 1879. Mars 222. — 5) Brunel, Observ. topogr. et méd. faites dans le Rio de la Plata. Paris 1842. 45; Tschudi, Wien. med. Wochenschr. 1858. Nr. 45; Mantegazza, Lettere med. sulla America meridionale. Milano 1860—65. I. 305. II. 208; Masterman in Dobell Reports 1870. 382. — 6) Pöppig in Clarus Beitr. zur Heilkde. 1834. I. 529; Lafargue, Bull. de l'Acad. de méd. 1851. XVII. 189; Bericht in Arch. de méd. nav. 1864. Juli 22, Août 108; Boyd, Edinb. med. Journ. 1876. Aug. 116. — 7) Bach, Zeitschr. für vergl. Erdkunde. III. 543. — 8) Arch. de méd. nav. 1874. Septbr. 147.

9) ib. 1880. Janv. 14. — 10) Tschudi, Oester. med. Wochenschr. 1846. 474; Lesson, Voyage. 27; Bericht in Arch. de méd. nav. 1864. Septbr. 181. 189. Octbr. 274.

11) Amer. Journ. of med. sc. 1874. April 400.

vermögen wir ebenso wenig mit Sicherheit zu urtheilen, wie über den Ursprung der Pest, der Blattern, des Typhus, mit einem Worte aller übrigen Infectionskrankheiten; nur so viel lässt sich aus den vorliegenden Thatsachen mit einiger Wahrscheinlichkeit erschliessen, dass die Krankheit in Europa und im östlichen Asien bereits in den frühesten Zeiten bestanden, sich im Verlaufe der Jahrhunderte durch den internationalen Verkehr über immer weitere Kreise verbreitet, grosse Gebiete, wie namentlich die westliche Hemisphäre, Central-Afrika, den australischen Continent, Oceanien erst in der neueren oder neuesten Zeit heimgesucht hat und dass auch heute noch Landstriche von Syphilis verschont sind, deren Bevölkerung ausser Verkehr mit der inficirten Nachbarschaft geblieben ist. — Dass der Syphilis ein *specifischer Infectionsstoff* zu Grunde liegt, der, wie aus seiner Reproductionsfähigkeit zu erschliessen, ein organischer Körper ist, dass die Krankheit sich jetzt niemals autochthon entwickelt, sondern immer nur in Folge der Uebertragung dieses Krankheitsgiftes entsteht und dass diese Uebertragung entweder auf dem Wege der Contagion (in sensu strictiori) oder der Vererbung erfolgt, unterliegt keinem Zweifel und somit kann es sich bezüglich der Pathogenese nur noch um die Frage handeln, ob und in wie weit äussere Einflüsse, Klima, Boden, hygienische Verhältnisse, bestimmend für die Häufigkeit, die Schwere oder die Gestaltung der Krankheit sind und ob gewisse Racen- oder Nationalitäts-Eigenthümlichkeiten einen (relativen oder absoluten) Schutz gegen die Infection gewähren oder die Prädisposition des Individuums für die Erkrankung steigern.

Es hat selbstverständlich nicht an Untersuchungen über die Natur des specifischen *Syphilis-Giftes* gefehlt. — Salisbury [1]) war der Erste, welcher dasselbe in einem aus Sporen sich entwickelnden Fadenpilze (cryptos syphilitica) gefunden zu haben glaubte, der im Bindegewebe wurzelnd und von hier auf das umgebende Gewebe in zerstörender Weise fortschreitend, bei constitutionell gewordener Krankheit sich auch im Blute des Kranken nachweisen lasse. — Bald darnach erklärte Hallier [2]) den Syphilis-Parasiten in einem Micrococcus entdeckt zu haben, der bei Culturversuchen zu dem von ihm „Coniothecium syphiliticum“ genannten Pilze auswachse. — Einige Jahre später trat Lostorfer [3]) mit seiner Entdeckung der „Syphilis-Korperchen“ im Blute der Erkrankten auf, welche jedoch alsbald als auf Täuschung beruhend zu Grabe getragen wurde [4]). — Sodann erfolgte die Mittheilung von Cutter [5]) über die bei Syphilitischen beobachteten eigenthümlichen Veränderungen der weissen Blutkorperchen „enlarged and distended by intercellular vegetations, the spores of which were copper-colored“ und des Blutserums „mycelial (mukos mushroom) filaments which were copper-colored,“ eine Mittheilung, welche seitens der von der Vereinigung der amerikanischen Aerzte ernannten Commission eine wenig anerkennende Beurtheilung fand. — In demselben Jahre veröffentlichte Klebs [6]) die Resultate seiner mikroskopischen Untersuchungen an Syphilitischen und der Infectionsversuche an Thieren, denen zufolge sich in den syphilitisch erkrankten Geweben stäbchenförmige, bewegliche Körper (Helico-Monaden) nachweisen lassen, welche gezüchtet sich zu spiralförmigen Massen zusammensetzen und auf Affen übertragen, characteristische syphilitische Erkrankungen bei denselben zur Folge haben. — Diese Resultate hat dann Bermann [7]) im Wesentlichen bestätigt, während Pisarewski [8]) in den Schankerknoten selbst eine feinkörnige, aus runden Körperchen bestehende

1) Amer. Journ. of med. sc. 1868. Jan. 17. — 2) Bayr. ärztl. Intelligenzbl. 1868. 233.
3) Wien. med. Presse 1872 Nr. 4 und Med. Jahrbb. der Wien. Aerzte 1872. 96.
4) Vergl. hierzu die Mittheilungen von Wedl, Neumann u. a. in Wien. allgem. med. Ztg. 1872. Nr. 7. 8 und Köbner in Berl. klin Wochenschr. 1872. 209. — 5) Transact. of the Amer. med. Assoc. 1878. XXIX. 165. — 6) Prager med. Wochenschr. 1878. Nr. 41.
7) The fungus of syphilis. New York 1880. — 8) Centralblatt für Chirurgie 1880. Nr. 32.

Masse in Zoogloeaform in die Gewebsräume abgelagert gefunden hat, aus welchen sich, wie er vermuthungsweise ausspricht, die (von ihm nicht gesehenen) Klebs-schen Stäbchen entwickeln dürften.

§. 20. Dass *klimatische Verhältnisse* irgend einen Einfluss auf die Syphilis-Frequenz äussern, muss Angesichts des Umstandes, dass die Krankheit innerhalb aller Breiten der Erdoberfläche in nahezu gleicher Häufigkeit vorkommt, dass viele der kalten Zone angehörigen Landstriche auf der östlichen und westlichen Hemisphäre von der Seuche in gleichem Umfange heimgesucht sind, wie gemässigt, tropisch und subtropisch gelegene Gegenden, in Zweifel gezogen werden, und wenn viele den gemässigten Breiten angehörige Länder, namentlich Europas, in dieser Beziehung günstiger gestellt erscheinen, so ist der Grund dafür nicht in klimatischen, sondern in hygienischen Verhältnissen zu suchen. — Ebenso wenig vermag ich mich davon zu überzeugen, dass das Klima einen Einfluss auf die Schwere, bez. den mehr oder weniger bösartigen *Character in der Gestaltung der Syphilis* äussert. — Allerdings liegen eine Reihe von Mittheilungen aus Italien [1]), Griechenland [2]), der Türkei [3]), von der Küste von Syrien (im Gegensatze zu den gebirgigen Gegenden des Landes) [4]), aus Persien [5]), von der Küste von Abessinien [6]), aus dem Binnenlande von Egypten [7]), aus Tunis [8]), von den Antillen [9]), von der Küste von Mexico [10]) und Peru [11]) u. a. vor, welche dafür sprechen sollen, dass die Syphilis in einem warmen oder tropischen Klima sich günstiger gestalte, nicht nur leichter verlaufe, sondern auch schneller beseitigt werde; allein zum Theil liegen diesen Angaben Irrthümer zu Grunde, zum Theil ist dabei keineswegs ausgemacht, dass dieser relativ milde Verlauf der Krankheit eben von den klimatischen Verhältnissen abhängig ist, und schliesslich lehrt die sicher constatirte Erfahrung, dass viele der intensivsten Syphilis-Heerde gerade in niederen Breiten angetroffen werden und dass hier nicht nur die Europäer, wie mehrfach behauptet worden ist, sondern auch die Eingeborenen an den schwersten Formen der Krankheit leiden.

Aus Italien erklären sämmtliche neuere Berichterstatter [12]), dass die Syphilis hier in den südlichen Provinzen und auf Sicilien weit bösartiger verläuft, als in den nördlichen Districten; aus Portugal sprechen sich Robertson [13]) und Wallace [14]) übereinstimmend dahin aus, dass die Krankheit unter den englischen Truppen daselbst sich nicht günstiger gestaltet habe, als in England. Ueber die Bösartigkeit der Syphilis in Egypten und Nubien liegen die Mittheilungen von Griesinger [15]), Veit, Brocchi u. a. vor; im Gegensatze zu dem oben erwähnten Berichte der Herren Rebatel und Tirant über den günstigen Verlauf der Krankheit in Tunis — eine Ansicht, welche sie, wie sie selbst gestehen, nur aus wenigen Fällen gewonnen haben und die mit den Erfahrungen der Aerzte in Algier in directem Widerspruche steht — erklärt Ferrini [16]) dieselbe nicht nur für die verbreitetste, sondern auch für gefährlichste und furchtbarste der dort vorherrschenden Krankheiten u. s. f. — Sämmtliche Berichterstatter (Shanks, Mc Grigor, Kinnis, Auboeuf u. v. a.) äussern sich übereinstimmend über den bösartigen Character der

1) Menis, Topogr. statist.-med. della provincia di Brescia. 1837. I. 168.
2) Röser, Krankh. des Orients. Augsb. 1837. 67; Olympios, Bayr. med. Correspondenzblatt 1840. Nr. 12. — 3) Oppenheim, Volkskrankh. in der Türkei. Hamb. 1833. 79.
4) Robertson l. c.; Yates, Lond. med. Gaz. 1844. Febr. 567. — 5) Polak, Wochenbl. zur Zeitschr. der Wien. Aerzte. 1856. Nr. 29. — 6) Aubert-Roche l. c.
7) Pruner l. c. — 8) Rabatel l. c. — 9) Rufz l. c. aus Martinique.
10) Jourdanet, Heynemann ll. cc. — 11) Tschudi l. c. — 12) Vergl. oben S. 49.
13) Lond. med. Report. 1818. Juni 459. — 14) Edinb. med. and surg. Journ. 1829. Jan. 79.
15) l. c. 517. — 16) Vergl. oben S. 54.

Syphilis in Indien und auf dem malayischen Archipel; so erklärt u. a. Heymann [1]): „Syphilitische Krankheiten finden sich in überaus grosser Zahl auf allen Inseln des indischen Archipels verbreitet. . . Wenn schon die Extensität syphilitischer Krankheiten der Beobachtung nicht leicht entgehen kann, so erregt deren Intensität unsere Aufmerksamkeit in einem noch höheren Grade. Die meisten Affectionen sind sehr hartnäckig und schwer heilbar.“ In gleicher Weise spricht sich Pop [2]) aus und in einem späteren Berichte [3]), in welchem von dem Vorherrschen der Syphilis auf dem indischen Archipel „d'une manière terrible“ die Rede ist, heisst es: „le climat des tropiques ne semble pas très-favorable au traitement de la syphilis constitutionelle“. Ebenso urtheilt Laure [4]) über den äusserst ungünstigen Einfluss des tropischen Climas auf den Verlauf der Syphilis in Cochinchina und China; unter den französischen Militär-Aerzten in Algier herrscht über den bösartigen Character der Syphilis daselbst nur eine Stimme; aus Ober-Senegambien erklärt Thaly bezüglich des Verlaufes dieser Krankheit: „les accidents consécutifs sont très-graves dans cette contrée,“ ähnlich lauten die Berichte von der Küste von Guinea, ferner aus Brasilien u. s. w. — Uebrigens sei hier nochmals darauf hingewiesen, dass, mit Ausnahme der Küstenstädte Chinas', wo vorzugsweise die europäische Bevölkerung an den schweren Formen der Syphilis leiden soll, die Krankheit in allen zuvor genannten subtropisch oder tropisch gelegenen Gebieten unter den Eingeborenen ebenso bösartig und ebenso schwer heilbar, wie unter den Fremden, in einzelnen Gegenden sogar, wie namentlich in Algier [5]), unter jenen sich noch bösartiger als unter diesen gestaltet.

§. 21. Ob der schwere Character der Syphilis auf den Hochebenen von Armenien, Abessinien und Mexico, im Gegensatze zu dem (angeblich) milderen Verlaufe der Krankheit in den Ebenen, wie Jullien [6]) und Rey [7]) annehmen, von der *Höhenlage*, bez. dem Einflusse derselben auf die allgemeinen Gesundheitsverhältnisse der Bevölkerung abhängig ist, ob es sich hierbei, wie Rey vermuthet, um die von Jourdanet auf dem Hochplateau von Mexico beobachtete „Anémie des altitudes,“ bez. um die durch dieselbe herbeigeführte Schwächung des Organismus handelt, erscheint mir fraglich, wenigstens ist mir von einer solchen „Höhen-Anämie“ auf dem Plateau von Armenien und Abessinien nichts bekannt geworden.

§. 22. Höchst auffallend ist dagegen die relative Immunität, deren sich die Bevölkerung oder bestimmte Bevölkerungsgruppen einzelner Punkte der Erdoberfläche, trotz offenen, internationalen Verkehres derselben und trotz ausreichender Gelegenheit zur syphilitischen Infection zu erfreuen scheinen. — So viel bis jetzt bekannt, macht sich jene Eigenthümlichkeit, worauf bereits in der oben gegebenen Darstellung von der geographischen Verbreitung der Syphilis hingewiesen ist, auf Island, Miquelon (Neufoundland), in Grönland, den centralen Gebieten des südlichen Afrika und unter der Negerbevölkerung von Madagaskar und den benachbarten Inseln bemerklich.

Nach Island hat die Einschleppung der Syphilis nachweisbar erst zweimal, in den Jahren 1756 und 1824, zur Infection der Bevölkerung Veranlassung gegeben und im Ganzen 22 Erkrankungsfälle in derselben herbeigeführt; „wenn man bedenkt,“ bemerkt Finsen [8]), „dass Island alljährlich von Hunderten von Schiffen, theils dänischen Handelsschiffen, theils französischen und englischen Walfischfahrern besucht wird, welche zu den Bewohnern der Insel in die verschieden-

1) l. c. 187. — 2) Nederl. Tijdschr. voor Geneesk. 1859. III. 25. — 3) Arch. de méd. nav. 1867. Octbr. 246. — 4) Hist. méd. de la marine française etc. Paris 1864. 67. 143.
5) Vergl. oben S. 54. — 6) Arch. de méd. nav. 1878. Août 155. — 7) Annal. de Dermatol. 1880. II. Ser. I. 686. — 8) l. c.

sten Beziehungen treten, so muss es als ein grosses Glück angesehen werden, dass eine Infection der Eingeborenen nicht häufiger statt gehabt hat;" innerhalb 9 Jahren, welche Verf. auf Island als Arzt thätig gewesen ist, sind ihm 5 Fälle von Syphilis, aber nur bei Fremden vorgekommen. — Bezüglich Miquelon berichtet Gras: „La syphilis est entrée dans l'île avec ses premiers habitants; mais elle n'y a pas pris racine. Je n'en ai rencontré aucune trace sur la génération actuelle, et si j'ai constaté l'existence d'accidents secondaires et tertiaires sur les aïeux, je n'ai jamais retrouvé chez les enfants d'indices qui puissent m'autoriser à croire à la transmission de la maladie par voie d'hérédité." — Lange erklärt aus Grönland (in wörtlicher Uebersetzung): „Es ist merkwürdig, dass Syphilis hier absolut nicht vorkommt; es besteht hierüber nicht der geringste Zweifel und die Thatsache selbst wird weniger auffallend erscheinen, wenn man bedenkt, dass dasselbe Verhältniss auch für Island gilt. Das Factum lässt sich einzig und allein daraus erklären, dass den Grönländern wie den Isländern eine Immunität von Syphilis zukommt, da die Gelegenheit zur Infection ihnen keineswegs mangelt. Grönland wird alljährlich nicht bloss von dänischen Schiffen besucht, bei deren Abgang hierher allerdings einige Vorsichtsmaassregeln behufs Verhütung einer Verschleppung ansteckender Krankheiten getroffen werden; aber es vergeht kaum ein Jahr, in welchem nicht mehrere Colonieen, besonders im nördlichen Theile des Landes, kürzere oder längere Zeit eine bedeutende Einquartierung von Mannschaften schiffbrüchiger englischer und amerikanischer Wallfischfahrer haben, abgesehen von den aussergewöhnlichen Besuchen, welche das Land erfährt. Da nun die Prostitution sowohl auf dem Lande wie an Bord der Schiffe mit einer Ungenirtheit betrieben wird, welche jeder Beschreibung spottet, so lässt sich absolut nicht annehmen, dass nicht im Verlaufe von nahe anderthalb Jahrhunderten die Grönländer reichliche Gelegenheit gehabt haben sollten, syphilitisch inficirt zu werden." — Die Mittheilungen von Livingstone über die Immunität, deren sich die Negerbevölkerung des südlichen Central-Afrikas von Syphilis erfreut, habe ich oben bereits in extenso mitgetheilt; Fritsch bemerkt hinzu: „Syphilis ist selten und tritt im Betschuanenlande nur in sehr vereinzelten Fällen auf, die meist von der Colonie her eingeschleppt werden; doch ist das Material hinlänglich, um Livingstone's Behauptung, dass dieselbe am reinen äthiopischen Blute nicht hafte, thatkräftig zu widerlegen." — Auch bezüglich der relativen Immunität der Malgachen (Neger-Race) von Syphilis auf Madagaskar, Mayotte und St. Marie im Gegensatze zu dem häufigen und schweren Vorherrschen der Krankheit unter den daselbst lebenden Hovas (malayischer Race) habe ich bereits auf die Berichte von Borius und Dauvin hingewiesen; über den Verkehr der auf St. Marie ansässigen Malgachen mit Madagaskar bemerkt der letztgenannte Beobachter: „Les communications entre ces deux points sont journalières, la facilité des moeurs, le libertinage, la débauche sont pour ainsi dire à l'ordre du jour dans ces pays encore à moitié sauvages, et le Bétanimène (Malgache de Sainte-Marie), après un séjour de deux ou trois mois au milieu de ce foyer de contamination, pendant lequel il a obéi à ses appétits génériques assez développés, revient à sa terre natale, en apparence indemne comme il en était parti." —

Schliesslich will ich hier noch einmal darauf hinweisen, dass die Europäer in den chinesischen Hafenstädten entschieden viel schwerer an Syphilis leiden als die Eingeborenen.

Dass es sich in allen diesen Fällen nicht um *Race-Eigenthümlichkeiten* handelt, welche die relative Immunität von Syphilis bedingen, liegt auf der Hand; die Bewohner Islands gehören der skandinavischen Nationalität an, welche in Norwegen, Schweden und Dänemark der Syphilis einen nicht unbedeutenden Tribut zollt, die Eingeborenen Grönlands unterscheiden sich in Nichts von den andern Eskimostämmen, welche im Westen Nord-Amerikas leben und in furchtbarer Weise von Syphilis heimgesucht gewesen sind, im Gegensatze zu den zuvor genannten Negerbevölkerungen leiden die Neger an der Ost- und Westküste Afrikas an Syphilis in einem mindestens ebenso grossen Umfange und eben so schwer, wie andere Völkerschaften. Wenn jenen Mittheilungen also ein Irrthum nicht zu Grunde liegt, so stehen wir einem pathologischen Räthsel gegenüber, für dessen Lösung unsere Kenntniss von den Lebensverhältnissen jener Bevölkerungen vorläufig nicht ausreicht. — Ob, wie mehrfach behauptet worden ist, bei geschlechtlichem Verkehre zwischen Individuen verschiedener Nationalitäten die syphilitische Infection einen besonders schweren Character und langwierigen Verlauf annimmt, lässt sich aus den vorliegenden Mittheilungen im Allgemeinen nicht beurtheilen. Dagegen findet die Thatsache in allen bisherigen Beobachtungen ihre Bestätigung, dass die Syphilis — caeteris paribus — in denjenigen Ländern, bez. Bevölkerungen die grösste Verbreitung findet und sich am schwersten gestaltet, welche von der Krankheit zum ersten Male heimgesucht werden — ein Umstand, der, wie aus dem Folgenden zu erschliessen, in den hygienischen Verhältnissen seine Erklärung findet.

§. 23. Zu allen Zeiten und an allen Punkten ihres Verbreitungsgebietes hat Syphilis in um so grösserem Umfange und um so schwerer geherrscht, je trauriger es mit der *öffentlichen und privaten Gesundheitspflege* bestellt gewesen ist, je freier und uneingeschränkter die *Prostitution* sich entfaltet, je sorgloser sich die Bevölkerung der venus vulgivaga hingegeben und die Folgen der syphilitischen Infection getragen hat. Hieraus erklären sich die furchtbaren Verheerungen, welche die Krankheit unter den auf der tiefsten Stufe der Civilisation stehenden Völkern angerichtet hat und zum Theil noch heute anrichtet, hieraus die allgemeine Verbreitung und Bösartigkeit der Syphilis in allen Ländern, in welchen es an einer staatlich geregelten Ueberwachung der Prostitution fehlt, wie in Algier, Egypten, China, Japan, Mexico, Brasilien, Peru, Chile u. a., hieraus die Steigerung der Krankheitsfrequenz zu Kriegszeiten oder unter Verhältnissen, in welchen eine längere Zeit währende Anhäufung grosser Volksmassen die sanitäre Ueberwachung erschwert, und das unter diesen Umständen, besonders in Gegenden mit einer armseligen, wenig intelligenten, der ärztlichen Pflege entbehrenden Bevölkerung, nicht selten erfolgte Auftreten und Vorherrschen der Syphilis als Epidemie und Endemie u. s. f.

Beispiele von dem Einflusse kriegerischer Bewegungen auf die Syphilis-Verbreitung finden wir u. a. in den Mittheilungen von Metzger[1]) über die all-

1) Verm. med. Schriften. Königsb. 1788. I. 81.

gemeine Verbreitung der Krankheit in Ostpreussen in Folge der Invasion russischer Truppen, von Boulgakoff [1]) über die Zunahme der Krankheit im Gouvernement Tschernigow seit Anhäufung grösserer Truppenmassen daselbst, von Rigler (l. c.) über die Steigerung der Syphilis in Kleinasien seit dem 4. Decennium dieses Jahrhunderts in Folge kriegerischer Bewegungen, von Olympios (l. c.) über die allgemeine Verbreitung der Krankheit in Griechenland seit des Befreiungskrieges, von Lorenz [2]) über die bedeutende Zunahme der Syphilis in Chur zur Zeit französischer Besatzung im Anfange dieses Jahrhunderts, von Ochwadt [3]) über die enorme Steigerung der Krankheit unter den preussischen Truppen während des dänischen Feldzuges (1864), so dass das durchschnittliche Erkrankungsverhältniss von 29 pro M. derselben in Friedenszeiten auf 164 pro M. gestiegen war u. s. w. — Wie viel durch eine strenge Ueberwachung der Prostitution auf Verminderung der Syphilis-Frequenz erzielt werden kann, geht aus der Abnahme der Krankheit in den Heeren mehrerer europäischer Staaten nach Einführung einer strengeren Controle der unter den Truppen vorkommenden Erkrankungen an Syphilis hervor; so betrug das Krankheitsverhältniss auf 1000 Mann Truppenstärke im *britischen Heere* [4]) (im vereinigten Königreiche) in den Jahren 1860—63 (d. h. vor Einführung der contagious diseases act): 265, in den Jahren 1864—69: 207, in den Jahren 1870 bis 79: 124, im *französischen Heere* [5]) in den Jahren 1865—69: 106, in den Jahren 1872—73: 85, im *italienischen Heere* [6]) in den Jahren 1864—65: 120, in den Jahren 1874—76: 66.

§. 24. Die Geschichte der Syphilis ist überreich an weiteren Beweisen für den entscheidenden Einfluss, welchen das sociale Element auf die Frequenz und den Character der Krankheit äussert; ich will mich hier auf die Mittheilung derjenigen Thatsachen beschränken, welche das zuvor angedeutete Auftreten der Syphilis mit dem Character einer epidemisch-endemischen Krankheit betreffen und welche jedenfalls zu den interessantesten und für das Verständniss jener, das Ende des 15. und den Anfang des 16. Jahrhunderts umfassenden Episode in der Geschichte der Syphilis wichtigsten Erscheinungen gehören.

Die erste hierher gehörige Beobachtung datirt aus der Mitte des 17. Jahrhunderts aus Schottland, wo zur Zeit der Invasion Cromwell's in den südwestlichen Gegenden des Landes eine mit dem Namen *Sibbens* (*Sivvens*) bezeichnete Krankheit auftrat, welche später (1694) durch Truppenzüge verschleppt, nach dem Hochlande gelangt ist [7]). In weitester Verbreitung hat die Krankheit in der Mitte des 18. Jahrhunderts in den SW. Grafschaften, in Dumfries, Kirkcudbright, Wigton, Galloway und Ayrshire geherrscht, noch in den Jahren 1825—40 sind 60 aus den Hochlanden stammende Fälle der Krankheit in das Hospital von Glasgow aufgenommen worden, seitdem ist der Namen aus der medicinischen Litteratur Schottlands verschwunden. — Aus den Schilderungen der Sibbens geht zur Evidenz hervor, dass es sich bei dieser Krankheit um schwere Formen von Syphilis, namentlich um Framboesia-artige Exantheme, wahrscheinlich aber auch um Complicationen von Syphilis mit andern Krankheiten, besonders Hautkrankheiten (Krätze) gehandelt, dass die Krankheit vorzugsweise unter der armseligen, schmutzigen, verwahrlosten Bevölkerung einzelner

1) Bull. des Sc. méd. 1824. XXIII. 206. — 2) Jahresber. der naturforsch. Gesellsch. Graubündens. Chur 1868—69. 66. — 3) Kriegschirurg. Erfahrungen u. s. w. Berl. 1865.

4) Army statist. report for the year 1879. Lond. 1881. 11. — 5) Granier, Lyon méd. 1880. Nr. 18. 5. — 6) Sormani l. c. 226.

7) Vergl. hierzu: Freer, Diss. de syphilide, nec non de morbo Sivvans dicto. Edinb. 1767; Blair, Miscell. observ. in the practice of physik. Lond. 1718; Hill, Cases of surgery. Edinb. 1772; Gillchrist, Edinb. neue Versuche und Bemerk. 1775. III. 147; Swediaur, Von der Lustseuche. A. d. Franz. 1799. II. 247; Craigie, Elements of the pract. of physik. Edinb. 1836. I. 681; Faye, Norsk Mag. for Laegevid. 1842. V. 2; Shea, Monthly Journ. of med. 1844. IV. 615; Wills ib. 282.

Districte endemisch geherrscht und sich nicht nur durch den Co sondern auch auf andern Wegen der Contagion (gemeinschaftli Gebrauch von Kleidungsstücken, Betten, Ess- und Trinkgeschirren u. sowie durch Vererbung fortgepflanzt hat.

In zeitlicher Folge schliesst sich an die Sibbens das Auftr der unter dem Namen *Radesyge* (d. h. böse Krankheit) in Norwe und Schweden endemisch herrschende Syphilis[1]). — Für Norwe lassen sich die frühesten Spuren dieser Endemie bis in das Jahr 1 zurück verfolgen; in der Mitte des Jahrhunderts hatte die Krank daselbst eine grössere Verbreitung erlangt, die Akme ihrer Exten fällt in das letzte Viertel des Jahrhunderts, in welchem sie vorz weise in den Küstengebieten der Stifte Bergen und Christians herrschte, so dass besondere Spitäler zur Aufnahme der zahlreic Kranken angelegt werden mussten. In den letzten 20 Jahren hat Radesyge hier ihren endemischen Character verloren. — In Schwe hat sich die Krankheit zuerst im Jahre 1762, d. h. zur Zeit als schwedischen Truppen aus dem siebenjährigen Kriege in ihre Heim zurückgekehrt waren, gezeigt, so dass man eben dieses Ereignis dem Auftreten der Krankheit in Verbindung gebracht hat. Eine Importation der Syphilis fällt in das Jahr 1790 zur Zeit der kehr schwedischer Truppen aus dem finnischen Kriege. Im des laufenden Jahrhunderts hat die Krankheit auch in Sch erheblich abgenommen, am häufigsten wurde sie noch in Boh besonders in den Districten von Tjörn, Orust und Lahne, achtet, ihren eigentlich endemischen Character hat sie aber lange eingebüsst. Auch hier handelte es sich um schwere Formen Syphilis und Complicationen dieser Krankheit mit Scabies, Lupus und auch hier war die Krankheit vorzugsweise auf die armselige völkerung hygienisch verwahrloster Districte beschränkt und die breitung auf den oben genannten Wegen der Contagion und Vererb vermittelt. Vielfache Verwechselungen mit Spedalskhed (Aus hinderten lange Zeit eine richtige Beurtheilung der Radesyge; He gewann die Ueberzeugung, dass die verschiedenen unter diesem Nam beschriebenen Krankheitsformen secundäre oder tertiäre Syphilis o Syphilis congenita gewesen sind, dass aber auch Lupus und einfa Hautgeschwüre in jenen allgemeinen Begriff aufgegangen sind.

Dieselbe Bewandtniss hat es ferner mit dem sogenannten ländischen Syphiloid*, dessen Ursprung auf eine Einschleppung Syphilis entweder durch russische Matrosen, wahrscheinlicher du Truppen von Schweden oder Norwegen in der Mitte des vorigen Ja hunderts zurückgeführt worden ist[2]). — Die Endemie scheint vors

---

1) Vergl. hierzu: Afhandl. om Radesygen. Kjöbenh. 1792 (Deutsch mit Mangor. Altona 1 Mangor, Underretning om Radesygens Kjendetegn. ib. 1793; Pfefferkorn, Uebe norwegische Radesyge. Altona 1797; Boecker, Edinb. med. and surg. Journ. 1809. Oct Vought, Observ. in exanthema arcticum vulgo Radesyge dictum. Gryph. 1811; mandrag af berättelser om veneriska sjukdomar etc. Stockh. 1813; Cederschjöld ledning till en närmare kännedom om de så kallade urartade veneriska sjukdomarn Stockh. 1814; Holst, Morbus quem Radesyge vocant etc. Christiania 1817; Hedl Svenska Läk. Sällsk. Handl 1818. V. 176; Hünefeld, Die Radesyge etc. Leipz. Charlton, Edinb. med. and surg. Journ. 1837. July 101; Hjaltelin, Diss. de rade Kiel 1839; Hjort, Norsk Mag. for Laegevidensk. 1840. I. 1; Kjerulf, Hygiea 1847. XII Boeck, Norsk Mag. for Laegevidensk. 1853. And. R. VI. 203; Hebra, Zeitschr. der Aerzte 1853. I. 61, 1855. I. 121; Huss, Om Sverges endem. sjukdom. Stockh. 1852. 10. Brooh, Le Royaume de Norvège etc. Christiania 1876. 54.

2) Vergl. hierzu: v. Deurs, Jorn. for Med. og Chir. 1835. Juni Otto, Transact. of the med. Assoc. 1839. VII. 213; Uldall, Bibl. for Laeger 1842. 337; Ditzel ib. 1845. II

weise auf den nördlichen Theil von Jütland beschränkt gewesen zu sein, wo auch noch im Laufe dieses Jahrhunderts (1837—42) zahlreiche Erkrankungsfälle vorgekommen sind. Die dänische Regierung ist erst im Jahre 1817 auf die Krankheit aufmerksam geworden und der von v. Deurs erstattete Bericht giebt die wünschenswerthen Aufschlüsse über dieselbe, welche zeigen, dass sich dieses Syphiloid in allen Beziehungen den Sibbens, der Radesyge und den im Folgenden genannten Syphilis-Endemieen gleich gestaltet hat.

Ein vollkommenes Analogon zu diesen Endemieen bildet ferner die *Ditmarsische Krankheit* [1]). — Die Entstehung derselben wird mit der Thatsache in Verbindung gebracht, dass im Jahre 1785 und den beiden folgenden Jahren eine grosse Zahl fremder Arbeiter, besonders aus Ostfriesland, in Süder-Ditmarschen behufs Eindeichung des Kronprinzen-Kongs zusammengeströmt waren, welche, wenn auch die Krankheit nicht eingeschleppt, so doch zu ihrer Verbreitung vorzugsweise Veranlassung gegeben haben. Schon im Jahre 1789 herrschte die Seuche auf den Marschen und der Gheest so allgemein, dass die ganze Bevölkerung einzelner Dörfer von ihr ergriffen war; gegen Ende des Jahrhunderts zeigte sie sich auch in andern Gegenden Holsteins, so dass die Aufmerksamkeit der Regierung (im Jahre 1801) sich der Endemie zuwandte; 1806 erlangte die Krankheit eine fast allgemeine Verbreitung, schliesslich bis nach der Ostküste (Kiel) hin; erst im Jahre 1840 machte sich eine erhebliche Abnahme dieses sogenannten „Syphiloids" bemerkbar und in der neuesten Zeit scheint die Krankheit als Endemie ganz erloschen zu sein.

Weitere Beiträge zu diesen Syphilis-Endemieen giebt die Geschichte des *Litthauischen* und *Curländischen Syphiloids*. — In dem Litthauischen Antheile Ost-Preussens gewann die Syphilis im Jahre 1757, zur Zeit des siebenjährigen Krieges, nach Invasion russischer Truppen eine epidemische Verbreitung und erhielt sich daselbst als endemisches Leiden bis in die ersten Decennien dieses Jahrhunderts, bis streng durchgeführte sanitätspolizeiliche Maassregeln der Seuche ein Ende gemacht haben [2]). — In Curland trat die Syphilis, wie es heisst, im Jahre 1800 nach Landung russischer Truppen an der Dondangeschen Küste epidemisch auf; über die weitere Verbreitung der Krankheit und die Dauer ihres Bestandes als Endemie ist mir nichts Genaueres bekannt geworden [3]); aus dem Jahre 1844 liegen die Nachrichten von Adelmann [4]) über das allgemeine und sehr bösartige Vorherrschen von Syphilis in der ländlichen Bevölkerung der Umgegend von Dorpat vor.

Mehreren derartigen Syphilis-Endemieen begegnen wir ferner im Litorale des Mittelmeeres auf italienischem und österreichischem Boden. — Unter dem Namen *Falcadina* bekannt, hat eine solche seit dem

1) Brandis, Bibl. for Laeger 1813. I. 1; Spiering in Hufeland's Journ. 1821. LIII. Heft I. 64; Hübener, De morbi Dithmarsici natura ac indole. Kiel 1821; Dühresen in Pfaff's Mittheilungen 1832. Jahrg. I. Heft 3 u. 4. 1, und Neue Mitth. 1835. Jahrg. I. Heft 4. 69; Michaelis in Hamb. Zeitschr. für Med. 1842. XXI. 432; Francke, Morbus dithmarsicus. Kiel 1838; Genters, Der morbus Dithmarsicus. Kiel 1878.
2) Theden, Erfahrungen aus der Wundarzeneikunst etc. Berl. 1782. III. 9; Metzger l. c.; Albers, Preuss. med. Vereins Ztg. 1836. Nr. 22. 23; Schnuhr ib. 1837. Nr. 50. 51, 1839. Nr. 17. 18, 1841. Nr. 2. 3. — 3) Tiling, Ueber Syphilis und Syphiloid. Mitau 1838; Bolschwing, Ueber Syphilis und Aussatz. Dorpat 1839. — 4) Med. Ztg. Russl. 1844. Nr. 48.

Jahre 1790 in der venetianischen Provinz Belluno geherrscht [1]). Krankheit soll, von Tyrol oder von Fiume aus eingeschleppt, zuerst in dem Dorfe Falcade gezeigt haben; von hier aus verbre sie sich schnell durch den gebirgigen District von Agordo bis der tyroler Grenze hin, zog jedoch erst im Jahre 1810 die Aufm samkeit der Behörden auf sich und ist dank den sanitätspolizeili Maassregeln gegen Ende des 3. Decenniums als Endemie erlosc

Eine zweite hierher gehörige, unter dem Namen *Skerljevo* besprochene Seuche ist seit dem Ende des vorigen Jahrhunderts dem croatisch-dalmatinischen Küstengebiete und in den benachba Binnenländern beobachtet worden [2]). Wie es heisst, ist die Krank (Syphilis) durch Matrosen oder Soldaten nach dem in der Nähe Fiume gelegenen Dorfe Draga eingeschleppt worden; die erste krankte soll ein Freudenmädchen Namens Margaretta (daher auch Bezeichnung der Krankheit *„Margaritizza"*) gewesen sein, welche Syphilis andern mitgetheilt und so den Grund zur Endemie ge habe. Von dem Dorfe aus verbreitete sich die Krankheit längs Küste bis Novi hin, gleichzeitig aber auch landeinwärts nach K zu, so dass innerhalb weniger Monate ein grosser Bezirk des Lar inficirt war. Trotz der energischsten Anstrengungen der Regieru durch sanitätspolizeiliche Maassregeln die Seuche zu bekämpfen, es bis zum Jahre 1855 noch nicht gelungen, derselben Herr zu wer und auch heute noch spielt die Syphilis in jenen Gegenden eine her ragende Rolle. — Zu eben dieser Endemie gehört denn auch die ur dem Namen *Male di Breno* bekannte Krankheit, welche in der in Nähe von Ragusa gelegenen Ortschaft Breno im Anfange dieses Ja hunderts geherrscht hat [3]).

Während es sich in den letztgenannten Endemieen nicht nur Syphilis, sondern um einen Complex verschiedenartiger, mit H. geschwüren verlaufenden Krankheiten (Scabies, Lupus, Carcin Scrophulose u. s. w.) gehandelt hat, unter welchen Syphilis allerdi immer die Hauptrolle spielte, begegnen wir reinen Syphilis-Endemi in Serbien (unter dem Namen *Frenga*), ferner in der Walachei, Mold Bulgarien und den benachbarten Gegenden (unter dem Namen *Bö* und in Griechenland (hier als *Spirokolon* bekannt), und zwar in ih Entwickelung überall an kriegerische Ereignisse gebunden [4]).

In Serbien nahm die Syphilis seit dem Jahre 1810 zuerst denjenigen Gegenden des Landes einen endemischen Character welche während dieses Jahres von den vereinigten russisch-serbiscl und türkischen Truppen besetzt gewesen waren und von hier aus sie sich weiter über die benachbarten, rechts vom Morawaflusse legenen Gebirgsgegenden, weniger über die Ebene verbreitet. — im Jahre 1844 hat man über die Krankheit Genaueres erfahren, v

1) Vergl. Zecchinelli, Annal. univ. di med. 1820. Marzo 335; Valenzasca ib. 1824. Se und Della Falcadina. Venez. 1840; Marcolini, Memor. med.-chir. di Milano 1839. Facen, Gaz. med. Lombard. 1849. 183; Sigmund, Zeitschr. der Wiener Aerzte 1855. I

2) Boué, Essai sur la maladie de Scherljevo. Paris 1814; Cambieri, Annal. univ. di med. 1 Ottobr. 5, Dicbr. 273; Jenniker, Oest. med. Jahrb. 1819—20. V. Heft 3. 104, Heft 4. Lorenzutti, Del male di Scerlievo. Padua 1830 (Trieste 1844); Sporer, Oest. Jahrb. 1831. Neuste Folge II. 211; Michahelles, Das Male di Scerlievo. Nürnb. 1 Moulon, Nouv. observ. sur la nature . . . du Scherlievo. Milan 1834 (1840); . mund l. c. 93. 142. — 3) id. l. c. 91. — 4) Vergl. über Frenga und Boala Sigmund 23. 91, über Spirokolon Olympios l. c.; Wibmer in Schmidt's Jahrb. für Med. XXX. 305; Pallis, Annal. univ. di med. 1842. April.

kommene Aufklärung über die syphilitische Natur derselben aber hat erst Sigmund geschaffen. — Die *Bōala* ist etwas neueren Datums, d. h. die Syphilis hat in den genannten Gegenden seit dem russisch-türkischen Kriege 1828—29 einen endemischen Character angenommen, und die gleiche Bewandtniss hat es mit der als *Spirokolon* bezeichneten Syphilis-Endemie in Griechenland, welche in den Kriegsjahren (1820—25) daselbst ihren Ursprung nahm, zuerst in einigen östlichen Bezirken von Livadien, dem älteren Böotien, Lokris und Phokis aufgetreten ist und sich später auch über andere Gegenden des Landes verbreitet hat.

Weitere Beispiele solcher Syphilis-Endemieen bieten die Ereignisse des Jahres 1815 in der Gemeinde von *Chavanne* (Arrond. Lure, Haute-Saône), wo die Krankheit durch österreichische Truppen eingeschleppt innerhalb 28 Monaten die Ortschaft durchseuchte [1]), ferner das endemische Vorherrschen der Krankheit in einigen Gegenden des *Bidschower Kreises* (Böhmen) [2]), wo „dieselbe tiefe Wurzel gefasst und Jahre lang alle Bemühungen, diese schleichende Pest auszurotten, vereitelt hat", sowie die interessante Mittheilung von Selli [3]) über das epidemisch-endemische Vorherrschen der Syphilis in der Gemeinde *Capistrello* (Prov. Abruzzo ulteriore II).

Der Beginn dieser Endemie datirt aus dem Jahre 1859, in welchem eine Frau aus der genannten Ortschaft ein fremdes, an angeborner Syphilis leidendes Kind zur Säugung übernommen hatte und von demselben inficirt worden war. Unkundig der Natur ihres Leidens und daher unbekümmert um dasselbe mit ihrer Familie zusammen lebend, theilte sie zunächst den Ihrigen die Krankheit mit; von diesen verbreitete sich die Syphilis auf andere Ortsbewohner und zwar in einem solchen Umfange, dass nach Verlauf von 8 Jahren (im October 1867, zur Zeit als die Behörden auf das Ereigniss erst aufmerksam wurden), während welcher weder von einer Diagnose noch von Behandlung der Erkrankten die Rede gewesen war, von der etwa 3000 Seelen betragenden Bevölkerung der Ortschaft mehr als 300, Frauen, Männer, Kinder und Greise, syphilitisch inficirt worden waren.

Alle diese Endemieen, in welchen es sich ausschliesslich oder doch vorzugsweise um Syphilis gehandelt hat, standen in ihrer Entwickelung principaliter unter dem Einflusse des genetischen Momentes, welches eben den Ausgangspunkt dieser Untersuchung gebildet hat, unter dem Einflusse einer *mangelhaften öffentlichen und privaten Gesundheitspflege*. — Den Hauptsitz der Krankheit haben in allen derartigen Seuche-Heerden solche Gegenden oder Ortschaften gebildet, welche, dem grösseren Verkehre entzogen, von einer armseligen, wenig intelligenten, in ihrer Lebensweise sorglosen Bevölkerung bewohnt, die Wohlthaten einer höheren Civilisation, vor Allem der ärztlichen Beaufsichtigung und Pflege entbehrten, oder wo diese Aufsicht sich für die richtige Beurtheilung und Behandlung der Krankheit insufficient erwies: in diesem Punkte stimmen alle einsichtsvollen Beobachter jener Vorgänge überein [4]), und wenn es noch eines weiteren Beweises für die entscheidende Bedeutung dieses ätiologischen Factors bedürfte, so finden wir denselben in dem Umstande, dass von dem Augenblicke an, in welchem die Natur des Leidens richtig erkannt und geeignete Maassregeln in ausreichendem Umfange gegen dasselbe er-

1) Flamand, Journ. complém. du dictionn. des sc. med. 1819. V. 184.
2) Streinz, Oest. med. Jahrb. 1831. Nst. F. II. 336. — 3) Annal. du dermatol. et de la syphiligr. 1869. I. 158. — 4) Vergl. hierzu namentlich Sigmund l. c. 142.

griffen worden waren, die Krankheit ihren endemischen Character alsbald einbüsste. — Beachtenswerth ist ferner der Umstand, dass in vielen jener Endemieen Truppenanhäufungen, kriegerische Vorgänge u. a. Momente, welche die gesellschaftlichen Missstände zu steigern geeignet waren, die Entwickelung der Seuche angeregt oder doch wesentlich gefördert haben, sodann, dass die Verbreitung der Krankheit nicht nur, wie gewöhnlich, durch geschlechtliche Vermischung, sondern sehr häufig auch auf andern Wegen der Contagion und vor Allem, bei dem vieljährigen Bestande der Endemie und der tiefen Durchseuchung der Bevölkerung, durch Vererbung vermittelt worden ist, und endlich dass in Folge des Mangels rationeller ärztlicher Pflege die Krankheit besonders häufig sich zu den bösartigsten Formen entwickelte.

§. 25. In der Entstehungsweise und dem Character dieser Syphilis-Endemieen haben wir, meiner Ansicht nach, den Schlüssel zum Verständnisse jener auffallenden Episode der Krankheit im 15. Jahrhunderte zu suchen, welche, der Form nach denselben vollkommen ähnlich, sich lediglich dem Umfange nach von ihnen unterschieden hat. — Die Syphilis hatte in Europa unzweifelhaft schon früher bestanden, in welchem Grade der Verbreitung, lässt sich heute nicht mehr entscheiden. In eben jene Zeit aber fiel eine Reihe für die socialen Verhältnisse der europäischen Bevölkerung verhängnissvoller Ereignisse, welche eine extensive und intensive Steigerung der Krankheit im Gefolge hatten und ihr das Gepräge einer Epidemie aufdrückten. — Mehrere Jahre hintereinander sich wiederholende ungünstige Witterungsverhältnisse und Ueberschwemmungen grosser Gebiete in Italien, Frankreich und Deutschland hatten eine über einen grossen Theil Europas sich verbreitende Misserndte und Hungersnoth herbeigeführt, welche sich gerade in den Jahren 1491—95 am furchtbarsten fühlbar machte; schwere Volkskrankheiten, namentlich Pest und Typhus, hatten das südliche und westliche Europa in mörderischen Seuchen überzogen; die Sittenverderbniss hatte eben damals eine Höhe erreicht, welche, wie die Zeitgenossen selbst erklärten, ohne Beispiel in der Vergangenheit war; zu all diesen Leiden kamen Kriegsstürme, welche kein Land Europas unberührt liessen und nicht nur zu der tiefen Zerrüttung der gesellschaftlichen Zustände der Bevölkerung wesentlich beitrugen, sondern auch die Hauptursache zur weiteren Verbreitung der Syphilis abgaben. Namentlich war es das aus Italien zurückkehrende, in Sittenlosigkeit verkommene Söldner-Heer Carls VIII., das sich nach beendetem Feldzuge in zügellose Banden aufgelöst, über Frankreich, die Schweiz, die Niederlande und Deutschland zerstreuete [1]), und, wie zahlreiche Aerzte und Chronisten jener Zeit ausdrücklich erklären, die Keime der Syphilis überall hingetragen hat, wohin das abenteuerliche Leben die Banden führte. Die Krankheit musste unter diesen Umständen aber einen um so grösseren Umfang und um so bösartigeren Character annehmen, da die Aerzte mit der Natur derselben bisher ganz unbekannt geblieben, eben erst durch die allgemeine Verbreitung, welche sie gewonnen, auf die Eigenthümlichkeit der Syphilis aufmerksam

1) Vermuthlich verdankt die Krankheit eben diesem Umstande die damals allgemein gebräuchliche und auch heute noch an vielen Punkten des Orients übliche Bezeichnung „morbus gallicus, mala Frantzos“ u. a. ä.

geworden waren, diese Krankheit daher, ebenso wie den damals in allgemeiner Verbreitung auftretenden Typhus als ein „neu entstandenes“ Leiden ansahen und derselben mit ihrer aus dem Galen und Avicenna geschöpften Weisheit anfangs ganz rathlos gegenüberstanden. — Wie bei den zuvor besprochenen kleineren Syphilis-Endemieen war es auch in der schweren Syphilis-Seuche des 15. Jahrhunderts die Klasse der ausschweifenden Wollüstlinge, der Tagediebe und Trunkenbolde, der durch Armuth und Elend bedrängte Theil des Volkes, unter welchen die Krankheit die meisten Opfer forderte, und wenn auch hohe weltliche Häupter und Prälaten ihr nicht entgingen, so wird dies nicht befremden, da auch sie sich der Sittenverderbniss jener Tage nicht entzogen hatten. — Gerade aber wie bei jenen Endemieen durchgreifende sanitäre Maassregeln, Verbesserung der hygienischen Verhältnisse, Belehrung und Aufklärung des Volkes und ein verständiges ärztliches Einschreiten die Seuche schneller oder langsamer bekämpft haben, so hat auch eine richtige Erkenntniss von Seiten der Aerzte und Aufklärung des Publikums schliesslich den Sieg über die schwere Syphilis-Seuche des 15. Jahrhunderts davon getragen, wie schon Benedictus[1]) es mit deutlichen Worten ausgesprochen hat: „Cur autem tempore isto non reperiantur, diceret quis, gallicantes cum tam saevis accidentibus, sicut apparuerunt ante aliquot annos, et in morbi hujus principiis: ratio est in promptu, quia homines nunc sibi melius cavent ab infectis, vel quia medici docti melius cognoscunt nunc causam morbi, et melius applicant remedia quam tempore anteacto.“

Ueber das *Verhältniss der Syphilis zu der (sogenannten) Framboesia (Pian, Yaws* u. a.) und zu *Button-Scurvy* werde ich mich bei Erörterung dieser Krankheiten im Folgenden aussprechen.

III. Yaws. Pian.

§. 26. Unter diesen und andern[2]), besonders dem von Sauvages[3]) eingeführten, später jedoch zur Bezeichnung papillomatöser Hautgeschwülste summarisch gebrauchten Namen *„Framboesia“* wird eine eigenthümliche, chronisch verlaufende Hautkrankheit beschrieben, welche den Aerzten vergangener Jahrhunderte bereits bekannt gewesen ist, über deren geographische Verbreitung, Character u. s. w. aber erst die in der neuesten Zeit veröffentlichten Beobachtungen bestimmtere Aufschlüsse gegeben haben.

---

1) Bei Luisinus 172 D. Die vortreffliche Schrift dieses in Polen lebenden deutschen Arztes datirt wahrscheinlich aus dem 2. Decennium des 16. Jahrhunderts.

2) Die Worte „Yaws“ und „Pian“ sind, wie Mason (vergl. Anm. 3) mittheilt, die volksthümlichen Bezeichnungen der westafrikanischen Neger, bez. der Eingeborenen auf den Antillen für Erdbeere, und zwar ist dieser Name wegen der Aehnlichkeit der Hautgeschwülste mit dieser Frucht gewählt worden; eben dies hat Sauvages veranlasst, die Krankheit als „Framboesia“ (von Framboise abgeleitet) zu bezeichnen. — Andere volksthümliche Namen derselben sind Bubs oder Boba auf den Antillen, in Brasilien, auf Timor und auf der Küste von Mozambique, Patta auf den Antillen, Gattoo an einzelnen Punkten der Westküste von Afrika, Framosi auf Calabar, Tetia auf der Congo-Küste, Momba in Angola, Patoh an verschiedenen Punkten in Niederl. Indien, Amboynische Pocken (Bouton d'Amboine) auf den Molukken, Bobento auf Ternate, Tonga, Dthoke, Coco auf den Fidschi-Inseln und Neu-Caledonien, Lupani, Tono auf der Samoa-Gruppe, Parangi auf Ceylon. — Charlouis schlägt, um der Verwirrung ein Ende zu machen, welche durch die Vieldeutigkeit des Wortes „Framboesia“ in der medicinischen Terminologie herbeigeführt ist, für die in Frage stehende Krankheit die Bezeichnung „Polypapilloma tropicum“ vor.

3) Nosologia methodica Cl. X. §. 25. Lips. 1797. V. 205.

Wie bei den acuten Exanthemen geht dem Krankheitsausbruche ei weilen nur schwach angedeutetes (Nielen[1]), Rodschied, Mason), bei Ki besonders stark ausgeprägtes Vorbotenstadium voran, ausgesprochen in fieberhaften Zustande der Erkrankten, unruhigem Schlafe, allgemeiner Sch Gliederschmerzen, Appetitlosigkeit, zuweilen auch stärkeren gastrischen Symp (Ferrier, Charlouis) und einer an den dunklen Racen (bes. den N eigenthümlichen Verfärbung der Haut, welche an den Stellen, die später Si Exanthems werden, matt, glanzlos und in Folge kleienartiger Abschuppun Epidermis wie mit Mehl bestreut erscheint (Paulet, Levacher, Thon Bajon, Milroy [Report], Kynsey). — Unter Nachlass dieser Erscheinu deren Dauer etwa 8—14 Tage beträgt (Königer, Charlouis), tritt das Exa in Form kleiner, Linsen- bis Stecknadelkopf-grosser, derber Knötchen auf, w schnell an Umfang zunehmen und nach voller Reife resistente Knoten vo Grösse einer Erbse bis zu der einer kleinen Nuss bilden. Während der wickelungsperiode des Exanthems, die etwa 2—3 Wochen, selten einen . (Nielen) überdauert, macerirt die die Geschwulst bedeckende Epidermiss und stösst sich endlich an der Spitze der Knoten ab, worauf eine an der fläche granulirte, Erdbeer- oder Himbeer-ähnliche Geschwulst zu Tage tritt, w eine gelbliche, dünnflüssige, übelriechende, zu Krusten gerinnende Feuchti secernirt. Hiermit hat die Krankheit, bei einfachem und günstigem Verlaufe. Höhepunkt erreicht; die nur bei starkem Drucke (so namentlich bei Sitz ar Fusssohlen und in den Handflächen) schmerzhaften, übrigens indolenten Ki bleiben Monate lang unverändert, die Secretion an ihrer Oberfläche besteht Wird die Kruste von derselben entfernt, so ersetzt sie sich bald von Ne bleibt sie auf der Geschwulst haften, so nimmt sie allmählig eine konische Rupia-Kruste ähnliche Gestalt an (Charlouis). — Das die Knoten umget Gewebe der Haut erfährt dabei keine Veränderung, selten, und nur unte stimmten, später zu erwähnenden Verhältnissen treten jauchiger Zerfall de schwulst und bedeutendere Zerstörungen der benachbarten Weichtheile oder . der Knochen ein; die im Anfange der Exanthem-Entwickelung beste Schwellung und Schmerzhaftigkeit der Lymphdrüsen (v. Leent, Charlo verliert sich und die Kranken fühlen sich, abgesehen von zuweilen lästigem Ji an den erkrankten Hautstellen (v. Leent, Königer), vollkommen wol Allmählig hört die Secretion an der freien Oberfläche der Geschwulst auf Knoten werden trocken, verschrumpfen, fallen endlich von der Haut ab und l auf derselben einen rothen Flecken zurück, der nach längerer oder kürzere vollkommen verschwindet. — Den Sitz des Exanthems bilden vorzugsweis Handfläche und die Fusssohle, ferner die Stirne, Mundwinkel, Lippen, die A grube, der Hals, das Präputium, Scrotum und die Umgegend des Afters, : auch andere Stellen der Körperoberfläche, so die behaarte Kopfhaut, das der äussere Gehörgang, die Haut an der Brust und am Bauche u. s. w. bl nicht verschont, und nicht selten treten die Knoten auch auf der Schleimhau Nase, der inneren Wangenfläche, des Gaumens und der Vulva auf. — In v Fällen bilden sich nur einzelne Knoten, in andern erscheint das Exanth weiterem Umfange über den Körper verbreitet, zuweilen so dicht gedrängt, mehrere Knoten confluiren und sich so Geschwülste von der Grösse eines kl Apfels bilden. — Die Dauer der Krankheit beträgt von wenigen Monaten l einem Jahre und darüber; besonders protrahirt wird der Krankheitsverlauf (die nicht selten erfolgenden Nachschübe, in welchen Fällen man Gelegenhei das Exanthem in den einzelnen Stadien seiner Entwickelung an einem Indivi zu beobachten (Rodschied, Mason, Thomson). — Der Ausgang der K heit ist in diesen, durch keine weitere Schädlichkeit oder besondere Verhäl getrübten Fällen stets der in Genesung; dagegen gestaltet sich derselbe we günstig bei schwächlichen Kindern, bei welchen, sobald das Exanthem (wi Kindern überhaupt) in weiterem Umfange verbreitet auftritt, leicht Erschö eintritt, ferner in solchen Fällen, in welchen in Folge der Einwirkung äu Insulte auf die Knoten (bei Sitz derselben an der Fusssohle) Vereiterung (mit Ulceration der Weichtheile und selbst cariöser Zerstörung der Knochen h geführt wird, sodann bei Individuen, welche gleichzeitig an andern dyskrasi Krankheiten (Scropheln, Syphilis u. a.) leiden, endlich bei unzweckmässiger Be

1) Ein alphabetisch geordnetes Verzeichniss sämmtlicher im Folgenden citirter Autore Yaws findet sich am Ende dieses Kapitels.

lung, besonders mit Aetzmitteln oder dem Missbrauche von Quecksilber-Kuren (Königer, Kynsey). Ob, wie von einzelnen Seiten (v. Leent) behauptet wird, auch innere Organe (Lunge, Leber, Milz, Nieren u. a.) von dem Krankheitsprocesse ergriffen werden, ist fraglich; das Auftreten derartiger Erkrankungen und der dadurch herbeigeführte Ausgang in den Tod dürfte wohl immer auf anderweitige, gleichzeitig bestehende oder intercurrent auftretende Krankheiten zurückzuführen sein.

Aus den von Paulet, Ferrier, Charlouis und Pontoppidan angestellten anatomischen Untersuchungen der erkrankten Gewebe geht hervor, dass es sich bei dem Yaws-Processe um eine chronische Dermatitis handelt, welche von der Papillar-Schicht ausgeht, und sich unter Auftreten consecutiver Erkrankung tiefer in das Corium verbreitet. — Charlouis hat im Beginne der Hauterkrankung Erweiterung und Schlängelung der oberflächlichen und später der tiefer gelegenen Gefässe und Gefässnetze mit Austritt farbloser Blutkörperchen und massenhafter Anhäufung derselben in den Geweben angetroffen und sich davon überzeugt, dass mit diesen Veränderungen im Gefässsysteme die successive Vergrösserung der Hautpapillen und die daran sich schliessenden Veränderungen in den tieferen Theilen des Coriums gleichen Schritt hält. Auch hat er gefunden, dass im weiteren Verlaufe der Krankheit die Haarfollikel, sowie die Talg- und Schweissdrüsen nächst den Hautmuskeln in Mitleidenschaft gezogen werden. — Die eigentliche Ursache dieser pathologischen Veränderungen vermochte er aus den wiederholt angestellten mikroskopischen Untersuchungen der erkrankten Gewebe nicht zu eruiren. — Pontoppidan fand bei mikroskopischer Untersuchung der ausgeschnittenen, in Alkohol gehärteten Knoten die Krusten aus einem Conglomerate von eingetrockneter Epidermis und Eiterzellen bestehend, unterhalb derselben eine Schicht von Granulationszellen (wie bei Granulationsgeschwülsten), das Stratum papillare intact, wenn auch etwas abgeflacht, dagegen das Rete Malpighii verkümmert und von Rundzellen durchsetzt, im Chorion keine fremden Elemente Niemals vermochte er im Schorfe oder in den tieferen Schichten Pilze, wie Trichophyton oder Mikrosporon, nachzuweisen.

Nach dem übereinstimmenden Urtheile fast aller Beobachter handelt es sich bei der *Yaws-Krankheit* um einen *eigenthümlichen, specifischen und infectiösen Krankheitsprocess*, um eine *Krankheit sui generis, welche mit Syphilis nicht das Geringste gemein hat.* Die von einzelnen früheren Beobachtern geltend gemachte, neuerlichst noch von Rollet, Grenet, Copland und Roquete vertretene Ansicht von der syphilitischen Natur der Yaws beruht auf diagnostischen Irrthümern; gegen dieselbe spricht, abgesehen von der zuvor geschilderten Krankheitsgestaltung, durch welche sich die Yaws von den syphilitischen Erkrankungen der Haut in durchaus characteristischer Weise unterscheiden, vor Allem der Umstand, dass den Yaws die Eigenschaft eines constitutionellen Leidens vollständig abgeht, dass sie den ausgeprägten Character eines Local-Leidens tragen, ferner dass sie ohne jede medicamentöse Behandlung stets mit vollständiger Genesung des Individuums enden, während der Gebrauch von Quecksilber bei der Behandlung von Yaws-Kranken sich absolut schädlich gezeigt hat; weiter kommt in Betracht, dass mehrmals beide Krankheiten neben einander an einem Individuum beobachtet worden, und zwar jede unter den ihr eigenthümlichen Erscheinungen verlaufen sind (Levacher, Paulet, Charlouis), endlich die Thatsache, dass Yaws vorwiegend häufig im kindlichen Alter, bez. bei Individuen im Alter von 1 bis 10 Jahren vorkommen.

§. 27. Die früheste *historische Nachricht über Yaws*[1]) findet sich

1) Die von den arabischen Aerzten (Avicenna in Canon Lib. IV. Fen. VII. tract. III. cap. 1 und Ali Abbas, Theoric. lib. VIII. cap. 18) unter dem Namen „Safat" oder „Sahafat" beschriebene Krankheit dürfte wohl eher auf Syphilis als auf Yaws bezogen werden und ebenso

in dem Reiseberichte von Oviedo [1]), der die Krankheit auf Hispaniola (St. Domingo) kennen gelernt hatte und sie unter dem (später auch in Brasilien gebräuchlichen) spanischen Namen „Bubas" erwähnt; daran schliessen sich in zeitlicher Folge ärztliche Mittheilungen über diese Krankheit aus Brasilien von Piso und aus dem indischen Archipel von Bontius, sowie in dem aus derselben Zeit (dem 17. Jahrhundert) datirenden Reiseberichte von Labat aus Westindien. In der Folgezeit lernten Aerzte und Reisende die Yaws in den tropischen Gegenden Afrikas und auf einigen oceanischen Inselgruppen kennen, und damit sind wesentlich die Gränzen bezeichnet, innerhalb welcher sich die *Krankheit in ihrer geographischen Verbreitung* auch heute noch bewegt.

Einen Hauptsitz der Yaws-Krankheit bilden die tropisch gelegenen Gegenden *Afrikas*, und zwar, soweit sich aus den vorliegenden Mittheilungen schliessen lässt, vorzugsweise das *westliche Küstengebiet von Senegambien abwärts bis zur Küste von Angola* [2]) und die daran sich schliessenden Gebiete des *westlichen Theiles des Sudan* [3]), von wo speciellere Berichte über das Vorherrschen der Krankheit aus Timbuctu und Bornu vorliegen. — In den *nördlichen und nordöstlichen Küstenländern Afrikas*, sowie im *Stromgebiete des Nil* [4]) scheinen Yaws nur selten vorzukommen, dagegen wird die Krankheit wieder häufiger auf *Madagaskar* und den *Comoren* [5]) und auf *Mozambique* [6]) angetroffen. — Einem zweiten bedeutenderen Verbreitungsgebiete der Yaws begegnet man auf mehreren *Inseln und Inselgruppen des indischen Archipels*, so vor Allem auf den *Molukken* [7]), ferner auf *Java* [8]), *Sumatra* [9]) und *Celebes* (in Macassar) [10]); daran schliesst sich das endemische Vorherrschen der Krankheit auf *Ceylon* [11]) und auf mehreren Inselgruppen des oceanischen Archipels, so namentlich auf *Neu-Caledonien* [12]), auf den *Fidschi-* [13]) und *Samoa-Inseln* [14]). Auf dem *vorder- und hinterindischen Festlande* scheinen Yaws dagegen sehr selten zu sein; in der überaus reichen medicinisch-topographischen Literatur aus diesen Gebieten habe ich nur die eine hierher gehörige Notiz von Huillet über das häufigere Vorkommen der Krankheit unter der Hindu-Bevölkerung in Pondichery gefunden; Charlouis berichtet, dass er in Indien zwei Fälle von Yaws bei europäischen Kindern gesehen habe und ebenso betreffen alle übrigen von dort datirenden Nachrichten nur vereinzelte Krankheitsfälle. Aus Hinter-Indien ist mir nicht eine,

zweideutig und unsicher sind alle übrigen Nachrichten von Aerzten des Mittelalters, in welchen Sprengel (Beiträge zur Geschichte der Medicin III. 61) Schilderungen der Yaws und den Beweis für die Zusammengehörigkeit dieser Krankheit mit Syphilis gefunden zu haben glaubte.

1) Hist. general y natural de las Indias lib. II. cap. 13. 14. — Die Vermuthung liegt nahe, dass die Ansicht Oviedo's von dem amerikanischen Ursprunge der Syphilis zum Theil ebenfalls auf einer Confundirung dieser Krankheit mit jenen „Bubas" beruht.

2) Vergl. hierzu die Berichte von Mason, Boyle, Bryson, Ritchie, Nielen.

3) Conf. Peyrilhe, Guyon (Gaz de Paris l. c.), Duncan.

4) Guyon (Mém. de méd. milit. l. c.), Baudouin und Furnari haben einzelne Fälle der Krankheit unter der arabischen Bevölkerung Algiers beobachtet; Pruner berichtet, dass Yaws im Stromgebiete des weissen Nil bis zum 5° N. B. gar nicht vorkommen, dass er aber einzelne Krankheitsfälle bei Eingeborenen Egyptens, sowie Abessiniens und der arabischen Küste gesehen habe.

5) Grenet. — 6) Roquete, Bourel-Roncière.

7) Bontius, Heymann, v. Leent (l. c. 1870). — 8) Heymann, Waitz, v. Leent (l. c. 1867), Charlouis. — 9) v. Leent (l. c. 1867). — 10) Bericht in Arch. de méd. nav. 1871. Avril 248. — 11) Milroy (Med. Times 1876 und Lancet 1877 ll. cc.), Kynsey.

12) De Rochas l. c. 20. — 13) Bennett, dessen Berichte zufolge die Krankheit auch auf den Tonga-, Gesellschafts- und Schiffahrts-Inseln heimisch ist, Fox, de Rochas.

14) Bennett, Turner, Königer.

die Yaws-Krankheit betreffende Mittheilung bekannt geworden. — Einen dritten, sehr bedeutenden Sitz der Krankheit endlich bilden die *Antillen*, von wo Berichte über dieselbe aus *St. Domingo* [1]), *Jamaica* [2]), *Barbados* [3]), *Martinique* und *Guadeloupe* [4]), *St. Lucie* [5]), vorzugsweise aus *Dominica* [6]) vorliegen, ferner *Guayana* [7]), und endlich *Brasilien* [8]), auf dessen weitem Gebiete die Krankheit in allen Provinzen gleichmässig häufig angetroffen wird. — Aus *Central-Amerika* liegt nur eine Notiz [9]) über Yaws, und zwar über das häufigere Vorkommen derselben in Punta-Arenas (*Costarica*) vor.

§. 28. Die von fast allen früheren Beobachtern und auch noch neuerlichst von Gama Lobo [10]) und v. Leent [11]) getheilte Ansicht, dass die ursprüngliche *Heimath der Yaws* in Westafrika zu suchen, und dass die Krankheit von dort durch Einführung der Neger nach denjenigen Gegenden der Tropen verschleppt worden sei, in welchen sie jetzt endemisch herrscht, hat in den auf Westindien, in Brasilien, auf dem indischen Archipel und den oceanischen Inseln gemachten Beobachtungen ihre Widerlegung gefunden. Der Bericht von Oviedo über das Vorkommen der Krankheit in Hispaniola fällt in die Zeit der ersten Colonisation der Insel durch die Spanier, wo von einer Negereinfuhr also noch gar nicht die Rede war, und demgemäss bezeichnet Milroy die Behauptung Copland's von dem afrikanischen Ursprunge der Krankheit und ihrer Einführung nach Westindien als einen „radicalen Irrthum". — Auf dem indischen Archipel hatte Bontius die Krankheit schon im Anfange des 17. Jahrhunderts beobachtet und gedenkt in seinem Berichte über dieselbe einer Importation von aussen her mit keinem Worte; gerade die afrikanische Bevölkerung, sagt Charlouis, erfreut sich hier einer auffallenden Immunität von Yaws und die Krankheit herrscht in einzelnen Gegenden der Südwest-Inseln endemisch, wo noch niemals Afrikaner gewesen sind. — Auch in Brasilien haben Yaws, wie aus dem Berichte von Piso hervorgeht, bereits im Anfange des 17. Jahrhunderts endemisch geherrscht und Sigaud, der sich ebenfalls gegen die Einschleppung der Krankheit dahin, bez. für den heimischen Character derselben in Brasilien ausspricht, erwähnt eines aus dem Jahre 1587 datirenden, in der kaiserlichen Bibliothek zu Rio Janeiro aufbewahrten Manuscripts, welches über Yaws in diesem Lande handelt. — Am allerwenigsten, sagt Königer, kann von einer Einschleppung der Krankheit nach der bis vor Kurzem von jedem Weltverkehr abgeschlossenen Samoa-Gruppe die Rede sein, und zwar um so weniger, als die Bewohner dieser Inseln die Yaws als ein von jeher unter ihnen herrschendes Leiden bezeichnen. — Berücksichtigt man ferner, dass viele Gegenden der Tropen, wie namentlich Vorder- und Hinterindien, trotz massenhafter Einwanderung von Negern von Yaws wenig oder gar nicht heimgesucht sind, so wird man wohl zu dem Schlusse berechtigt sein, dass die

1) Pouppé-Desportes, Pontoppidan. — 2) Ludford, Hunter, Sloane, Thomson. 3) Hillary. — 4) Labat, Savarésy, Ferrier, Paulet. — 5) Levacher. 6) Keelan, Milroy (Report), Nicholls, Bowerbank. 7) Kunsemüller, Schilling, Nielen, Hille, Pop, v. Leent (l. c. 1880) aus Surinam, Rodschied aus Rio Essequebo (brit. Guayana), Bajon, Campet, Nissaeus, Segond, Dumontier aus Cayenne. — 8) Corneiro, Sigaud, Rendu, Bourel-Roncière. 9) Arch. de méd. nav. 1864. Nov. 374. — 10) Nach Bourel-Roncière. 11) Arch. de méd. nav. 1880. l. c.

Heimath der Krankheit so weit wie das Verbreitungsgebiet reicht.

§. 29. Die Gränzen dieses Gebietes aber sind, wie aus obigen Darstellung ersichtlich, sehr enge gezogen und zwar ist Gebiet, soweit es sich um ein eigentlich endemisches Vorherrschen Yaws handelt, lediglich auf tropische Breiten beschränkt; die Kr heit ist demnach eine exquisit tropische, bez. in ihrer Genese ihrem Bestande von *tropischem Klima* abhängige, und zwar in e so ausgesprochenen Grade, dass, während sämmtliche Provinzen siliens Sitze der Krankheit bilden, in der argentinischen Repu speciell in Montevideo und Buenos-Ayres (mit einer der portu schen ähnlichen Temperatur), trotz einer grossen Negerbevölke die Krankheit ganz unbekannt ist. — Nach welcher Richtung hin dieser Einfluss des Klimas auf die Krankheitsentstehung geltend m lässt sich auf Grund der bekannt gewordenen Thatsachen nicht urtheilen; jedenfalls scheint derselbe nur ein indirecter zu sein, wie gezeigt werden soll, in Bezug auf die Krankheitsfrequenz den einzelnen Racen, die unter denselben klimatischen Einflüssen le sehr erhebliche Differenzen bestehen, und viele Gegenden trotz tropischen Klimas von Yaws ganz befreit sind.

§. 30. Dasselbe gilt aber auch von dem Einflusse, wel *hygienische Schädlichkeiten*, mangelhafte Nahrung, feuchte, schmut Wohnungen u. s. w. auf die Krankheitsgenese äussern. — Die Levacher, Bryson, Dumontier u. a. ausgesprochene Ansicht, die Yaws lediglich die Folge dieser Missstände in den Lebensverl nissen der Bevölkerung und speciell desjenigen Theiles der Bevö rung sind, welcher denselben am meisten unterworfen ist — der Ne bevölkerung —, erledigt sich eben damit, dass diese Race in vi von der Krankheit ganz verschonten Gegenden der Tropen dense Schädlichkeiten in gleicher Weise, wie in der Heimath der Y unterliegt, und man darf es wohl als einen radicalen Irrthum zeichnen, wenn Chassaniol glaubt, dass die Weissen in demsel Umfange an der Krankheit leiden würden, wie die Neger, wenn denselben klimatischen und hygienischen Einflüssen ausgesetzt wä wie diese.

§. 31. Es kann darüber kein Zweifel bestehen, dass den Y eine *specifische Ursache, ein Krankheitsgift* zu Grunde liegt, und z findet man den unwiderleglichen Beweis dafür in der exquisiten *tagiosität* der Krankheit, über welche sich sämmtliche Beobach ohne Ausnahme übereinstimmend geäussert haben, und welche n nur aus der klinischen Beobachtung, aus dem Umstande, dass jenigen, welche die Ansteckung vermeiden, von der Krankheit schont bleiben, sondern auch aus den Resultaten absichtlicher Ue tragung der Krankheit durch Inoculation des Krankheitsgiftes [1]) wiesen ist. — Ob, wie die meisten Berichterstatter annehmen, Krankheitsgift sich lediglich durch fortdauernde Reproduction in

1) Vergl. hierzu Mason, Milroy Report, Bourel-Roncière 55, v. Leent, Arc méd. nav. 1880 l. c., besonders Charlouis 460.

halb des erkrankten Organismus und fortgesetzte Uebertragung, wie etwa das Blattern- oder Syphilis-Gift, in seiner Existenz erhält, oder ob es unter Umständen auch genuin entsteht, welcher Natur dasselbe ist, ob es sich dabei, wie v. Leent [1]) vermuthet und wofür die Reproduction des Giftes sprechen würde, um einen *parasitären* Körper handelt, lässt sich aus den vorliegenden Thatsachen vorläufig nicht beurtheilen. — Auch Pontoppidan hält die Krankheit für eine parasitäre, jedoch ist es ihm, wie oben bemerkt, nicht gelungen, irgend welche Pilzelemente in den erkrankten Theilen zu entdecken. — Ueber die *erbliche Uebertragung* der Krankheit (angeboren scheint das Leiden jedenfalls nicht vorzukommen, da sich in der ganzen Litteratur nicht ein derartiger Fall mitgetheilt findet) gehen die Ansichten ebenfalls auseinander; Niclen, Paulet, Legoud, Rendu, v. Leent [2]) sehen dieselbe als ausgemacht an, Thomson, Charlouis, Kynsey halten sie für mindestens zweifelhaft, Rankine, Mason, Gama Lobo stellen sie absolut in Abrede. — Dagegen herrscht darüber wieder eine nahe vollkommene Uebereinstimmung der Beobachter, dass die Empfänglichkeit für die Krankheit bei den einzelnen *Racen* eine verschiedene ist; wenn auch keine Race sich einer absoluten Immunität von Yaws erfreut, so stellen doch die farbigen und unter diesen vor Allem die Negerrace das Hauptcontingent zur Krankenzahl, seltener leiden Mulatten und andere Mischlinge und Creolen, am seltensten Weisse. Zum Theil dürfte der Grund für diese Exemption der letztgenannten in dem Umstande zu suchen sein, dass sie die Ansteckung möglichst meiden, allein dies erklärt, wie auch Mason, der dieses Argument ganz besonders hervorhebt, zugeben muss, die Thatsache keineswegs vollkommen. „Je l'ai l'exemple de plusieurs blancs," bemerkt Ferrier [3]), „qui malgré l'intimité des rapports qu'ils entertenaient avec des négresses et de mûlatresses infectées de cette maladie, ne l'ont jamais gagnée," und diese Beobachtung fällt um so schwerer ins Gewicht, als alle Beobachter die ungemein intensive Contagiosität unter den farbigen Racen ganz besonders betonen [4]).

§. 32. Ueberall, wo Yaws bis jetzt beobachtet worden sind, herrscht die Krankheit vorwiegend im *kindlichen Alter* (etwa vom 3. bis 12. Lebensjahre), die vielfach wiederholte Behauptung jedoch, dass das einmalige Ueberstehen des Leidens in der Jugend die Prädisposition für dasselbe für die Folge tilgt, hat jedenfalls keine absolute Gültigkeit; schon Bajon und Thomson haben erklärt, dass es sich mit dieser Tilgung der Geneigtheit zu wiederholten Erkrankungen etwa so wie bei Blattern verhält, d. h. dass sie zwar die Regel ist, dass von derselben aber Ausnahmen vorkommen; auch Ferrier spricht von mehrfacher Erkrankung eines Individuums an Yaws und Charlouis [5]) bemerkt in dieser Beziehung: „Ich kann mit Sicherheit bestätigen, dass die Framboesia dasselbe Individuum mehr als einmal befallen kann, eine Wahrheit, die sich nicht nur durch Nachforschungen, sondern auch durch Inoculation beweisen lässt."

---

1) l. c. 1870. 1880. — 2) ib. — 3) l. c. 54.
4) Pruner glaubt, dass die stärkere Entwickelung der Papillarkörpers der Haut bei den farbigen Racen zur Erklärung dieser Prädisposition für Erkrankung an Yaws in Anschlag zu bringen ist. — 5) l. c. 437.

Alphabetisch geordnetes Litteratur-Verzeichniss zu Yaws.

Bajon, Nachrichten zur Gesch. von Cayenne. A. d. Fr. Erfurt 1780. III. 49. — Baudouin, Voyage dans le Petit-Atlas etc. — Bennett, Lond. med. Gaz. IX. 1832. Jan. 630. — Bontius, Medicina Indorum. cap. XIX. Lugd. Batav. 1718. 94. — Bourel-Roncière, Arch. de méd. nav. 1872. Juill. 49 (nach dem Berichte des brasilianischen Arztes Gama Lobo). — Bowerbank. Med. Times and Gaz. 1880. Apr. 368. — Boyle, Med.-histor. Account of the Western Coast of Africa. Lond. 1831. 387. — Bryson. Report on the climate and diseases of the African station. Lond. 1847. 260. — Campet. Traité pratique des maladies graves des pays chauds. Par. 1802. 301. — Charlouis, Vierteljahrschr. für Dermatologie und Syphilis 1881. VIII. 431. — Chassaniol, Arch. de méd. nav. 1865. Mai 515. — Corneiro, Rivist. med. Flumin. 1835 (bei Sigaud citirt). — Desportes, Histoire des maladies de St. Domingue. Par. 1770. II. 61. 85. — Dumontier. Nederlandsch Lancet 1855. Septbr. — Duncan, Travels in Western Africa. Lond. 1847. II. 96. — Ferrier, Repertoire gén. d'anatomie et de physiol. pathol. 1827. IV. 170. — Fox in Wilke Narrative of the U. S. exploring expedition. Philad. 1845. III. 326. — Furnari, Voyage méd. dans l'Afrique septentrionale. Par. 1845. — Grenet, Journ. des connaiss. méd.-chir. 1867. Nr. 15. 404. — Guyon, Mém. de méd. milit. XXIX. 159, Gaz. méd. de Paris 1853. 446. — Heymann, Darstellung der Krankheiten in den Tropenländern. Würzb. 1855. 219. — Hillary, Beobacht. über die Krankheiten auf der Insel Barbados. A. d. Engl. Leipz. 1776. 402. — Hille in Casper's Wochenschr. für die ges. Heilkde. 1843. Nr. 6. 92. — Huillet, Arch. de méd. nav. 1868. Janv. 29. — (Hume) Bericht in Edinb. med. Vers. und Bemerk. V. 1027. — Hunter, Bemerk. über die Krankh. der Truppen in Jamaica. A. d. Engl. Leipz. 1792. 229. — Keelan, Lancet 1876. Aug. 201. — Königer in Virchow's Archiv 1878. Bd. 72. 419. — Kunsemüller, Spec. de morbo Yaws etc. Hallis 1797. — Kynsey, Report on the „Parangi disease" of Ceylon. Colombo 1881. — Labat, Nouveau voyage aux isles de l'Amérique. Amsterd. 1722. IV. 358. — van Leent, Arch. de méd. nav. 1867. Octbr. 249, 1870. Janv. 15, 1880. Novbr. 425. — Levacher. Guide méd. des Antilles etc. Ed. II. Par. 1840. 278. — Ludford, Diss. de Framboesia. Edinb. 1791. — Mason, Edinb. med. and surg. Journ. 1831. Jan. 52. — Milroy, Report on leprosy and yaws in the West Indies. Lond. 1873; Med. Times and Gaz. 1876. Nov. 514; Lancet 1877. Febr. 169. — Nicholls, Brit. med. Journ. 1879. Decbr.; Med. Times and Gaz. 1880. Jan. 5. 33. — Nielen, Verhandel. der maatsch. der weetenschapen te Haarlem XIX. 135. — Nissaeus, Spec. de nonnull. in colon. Surinamensi observat morbis. Hardrov. 1791. — Paulet. Arch. gén. de méd. 1848. Aug. 385. — Pedrelli, Annotaz. stor.-clin. sul pian etc. Bologna 1872. — Peyrilhe, Précis théor. et prat. sur le Pian etc. Par. 1783. — Piso, De medicina Brasiliensi. lib. II. cap. 19. — Pontoppidan, Vierteljahrschr. für Dermatologie 1882. IX. 201. — Pop, Nederl. Tijdschr. voor geneesk. 1859. III. 213. — Pruner, Die Krankheiten des Orients. Erlang. 1847. 174. — Rankine, Edinb. med. and surg. Journ. 1827. Apr. 283. — Rendu, Étude topogr. et méd. sur le Brésil. Par. 1848. 88. — Ritchie, Monthly Journ. of med. 1852. Mai. — de Rochas. Essai sur la topogr. hyg. et méd. de la Nouvelle-Calédonie. Par. 1860. 20. — Rodschied. Med. und chir. Bemerk. über Rio Essequebo. Frankf. 1796. 226. — Rollet, Arch. gén. de méd. 1861. Févr. — Roquete, Arch. de méd. nav. 1868. Mars 161. — Savarésy, De la fièvre jaune etc. Napoli 1809. 92. — Schilling, Diatribe de morbo Yaws dicto. Utrecht 1770. Abgedr. in Schlegel, Thesaurus II. Part. I. 217. — Segond, Journ. hebdomad. de méd. 1835. Nr. 13, 1836. Nr. 23. — Sigaud, Du climat et des malad. du Brésil. Par. 1848. 117. 375. — Sloane, Von den Krankh. in Jamaica. A. d. Engl. Augsb. 1784. 92. — Thomson, Edinb. med. and surg. Journ. 1819. July 321. 1822. Jan. 32. — Turner, Glasgow med. Journ. 1870. Aug. 502. — Waitz, On diseases incident to children in hot climates. Bonn 1843. 282.

---

§. 33. Ueber eine, den Yaws sehr ähnliche, mit dem volksthümlichen Namen

IV. Button-Scurvy

bezeichnete Krankheit *Irlands* liegen aus den Jahren 1823 – 1851 Mittheilungen von **Autenrieth**[1]), **Wallace**[2]) (der die Krankheit wegen Aehnlichkeit der Haut-Excrescenz mit einer Maulbeere „Morula" genannt hatte), **Corrigan**[3]), **Osbrey**[4]), **Faye**[5]), **Patterson**[6]), **Wade**[7]) und **Kelly**[8]) vor.

Die Krankheit beginnt, nachdem gewöhnlich längere oder kürzere Zeit ein, besonders Nachts auftretendes, heftiges Jucken auf der Haut vorangegangen, mit dem Ausbruche kleiner, rother Flecken, die sich allmählig über die Haut erheben, und zu Erbsen- bis Nuss-grossen Geschwülsten anwachsen; die anfangs dunkelrothe Färbung dieser Geschwulst wird blässer, gleichzeitig verdünnt sich die Epidermis auf derselben immer mehr, schwindet endlich ganz, und die nun hervortretende, granulirte Oberfläche secernirt eine seröse Flüssigkeit, die zu Krusten gerinnt, welche die Spitze der Geschwulst bedecken, und, wenn abgestossen, sich bald neu erzeugen. Die Excrescenz ist dem Gefühle nach elastisch und bei Druck etwas schmerzhaft, die Haut in der Umgegend derselben übrigens in keiner Weise krankhaft verändert. — Die Zahl der an einem Individuum vorkommenden Knoten wechselt von 1 – 50 und darüber. Vorzugsweise findet man das Exanthem auf der Palmarfläche der Hand, den inneren Seiten der Schenkel und Arme, seltener am behaarten Theile des Kopfes, zuweilen auch am Scrotum, After und Mittelfleisch, wo dasselbe namentlich leicht zur Verwechselung mit Condylomen Veranlassung giebt. — Nachdem die Geschwülste längere Zeit bestanden, beginnen sie zu schrumpfen, die Schorfe fallen ab, und man findet unter denselben einen röthlichen Flecken, der in kurzer Zeit der normalen Hautfarbe weicht; nur bei dem im Ganzen, wie es scheint, selten eintretenden, eitrigen Zerfall der Geschwülste bildet sich eine Hautnarbe. — Die Dauer der Krankheit beträgt gewöhnlich viele Monate und scheint ebenso von dem langen Bestehen der einzelnen Knoten, als von den Nachschüben abhängig. — Nur durch die, bei sehr reichlicher Entwickelung und langer Dauer der Krankheit eintretende Erschöpfung bedingt Button-Scurvy eine Gefahr für die Gesundheit oder das Leben des betroffenen Individuums, in den allermeisten Fällen erscheint das Allgemeinbefinden in keiner Weise gestort, und namentlich sind Symptome einer constitutionellen Erkrankung niemals beobachtet worden. — Bezüglich der anatomischen Structur der Geschwülste erklären **Wade**, **Corrigan** und **Kelly** übereinstimmend, dass dieselben als hypertrophische Wucherungen des Papillarkörpers anzusehen sind.

Ueber der Geschichte dieser Krankheit herrscht ein nicht zu lichtendes Dunkel; wann und wo sie sich in *Irland* zuerst gezeigt hat, ist nicht bekannt, nur so viel steht fest, dass sie in neuerer Zeit seltener als früher beobachtet worden, und, soweit aus dem vollkommenen Schweigen über dieselbe Seitens irischer Aerzte aus der neuesten Zeit geschlossen werden darf, jetzt ganz erloschen ist. — Alle oben genannten Berichterstatter stimmen darin überein, dass die Krankheit entschieden **nicht**, wie früher behauptet worden, syphilitischer Natur ist[9]), dass sie ebensowenig irgend etwas mit Scorbut (scurvy) gemein

---

1) Untersuchungen über die Volkskrankheiten in Grossbritanien u. s. w. Tübing. 1823. 132.
2) Med-chir. transact. 1827. XIII. 460. — 3) Lond. med. and surg. Journ. 1835. July.
4) Dubl. Journ. of med. Sc. 1842. July. — 5) Norsk Mag. for Laegevidensk. 1842. V. 16.
6) Dubl. med. Press 1844 Febr. — 7) ib. Mars. — 8) Lancet 1851. Septbr.
9) Die Krankheit ist früher fälschlicherweise mit Sibbens (Syphilis-Endemie in Schottland) verwechselt worden.

hat [1]), in ihrer Gestaltung aber eine frappante Aehnlichkeit mit erkennen lässt [2]).

Button-Scurvy wurde vorzugsweise in den südlichen Grafsc des Landes, eigentlich endemisch nur im Binnenlande, und zwar na lich unter der ländlichen Bevölkerung beobachtet. — Bezüglic *Contagiosität* der Krankheit, und zwar auf dem Wege der di oder indirecten, besonders durch Kleidungsstücke vermittelten U tragung des Geschwulst-Secretes bestand unter den Beobachtern Zweifel; bemerkenswerth in dieser Beziehung ist die von Wal mitgetheilte Thatsache, dass die Mehrzahl der von ihm behan Kranken Individuen waren, die aus dem Handel mit alten Kleid stücken, Wäsche u. s. w. ihren Lebensunterhalt gewannen. — K hat die Krankheit am häufigsten bei Schäferknechten beobachtet, w mit räudigen Schafen oder mit der von solchen Thieren gewonn Wolle zu thun gehabt hatten und schloss daraus, dass es sic Button-Scurvy um eine übertragbare Thierkrankheit handle. — Vo gesetzt, dass die Beobachtung bez. der aus derselben gezogene Sc richtig ist, so muss es jedenfalls eine eigenthümliche Hautkran der Schafe gewesen sein, da Räude bekanntlich über die ganze verbreitet ist und die Uebertragung der Räude-Milbe auf Men vollkommen andere Erscheinungen hervorruft, als sie in dem von Button-Scurvy geschildert werden.

V. Verruga peruviana.

§. 34. In der Geschichte der Eroberung von Peru, wi Zarate, Schatzmeister von Lima, im Jahre 1543 veröffentlicht findet sich folgende Notiz (in wörtlicher Uebersetzung) [3]): „D zwischen dem Wendekreise und dem Aequator gelegene Land ist ungesund; die Menschen leiden hier an einer Warze oder einer kle sehr bösartigen und sehr gefährlichen furunculösen Geschwulst, am Gesichte oder an andern Theilen des Körpers auftritt und derblicher als die Blatternkrankheit, ja fast so verderblich wie Pest ist," und weiterhin erklärt der Chronist, dass die portugiesis Soldaten von einer sehr bösartigen Form von Beulen oder Wa heimgesucht worden sind, und dass kein Individuum in der Armee dieser Krankheit verschont geblieben ist. — Ein anderer Histor aus jenem Lande, der über den Feldzug Pizarro's mit seiner kle

---

1) Osbrey erklärt, dass man in Irland chronisch verlaufende Hautkrankheiten als „buttische Affection" zu bezeichnen pflegt.

2) Ich halte mich den oben genannten Berichterstattern, und namentlich Aerzten wie Wal Faye und Corrigan gegenüber nicht für berechtigt, die Geschichte dieser Kra als ein Phantasiestück, bez. das Ganze als auf diagnostischen Irrthümern beruhend sehen, wenn ich auch zugeben muss, dass die Mittheilungen in hohem Grade auffällig räthselhaft erscheinen, allerdings nicht auffallender und räthselhafter als die über Folgenden besprochene Verruga-Krankheit, deren Existenz und Eigenthümlichkeit jetzt rationeller Weise nicht mehr bezweifelt oder in Frage gezogen werden kann.

3) Von Dounon l. c. mitgetheilt.

Armee berichtet, erzählt, dass von den 700 Mann, aus welchen seine Heeresmacht bestand, mehr als der 4. Theil an Blutungen in Folge gangränöser Hautgeschwüre erlegen ist. — Später hat man von einer in Peru vorkommenden Krankheit, auf welche diese Notizen hätten bezogen werden können, nichts gehört, bis zuerst im Jahre 1842 Smith [1]), sodann Tschudi [2]), Oriosola [3]) und Salazar [4]), neuerlichst Dounon [5]), Fournier [6]), Bourse [7]) und Tupper [8]) über eine in einem eng begränzten Gebiete Perus endemisch vorherrschende, höchst eigenthümliche, daselbst unter dem Namen der „Warze" (verruga) bekannte Hautkrankheit Mittheilungen gemacht haben, mit welcher jene schweren Erkrankungen unter den portugiesischen Truppen im 16. Jahrhundert vielleicht in Zusammenhang gebracht werden können, wiewohl der Umstand dagegen Bedenken erregt, dass die Verruga, jetzt wenigstens, nur in einigen Orten an den westlichen Abhängen der peruanischen Anden angetroffen wird, sonst übrigens im ganzen Lande vollkommen unbekannt ist, bez. nur in einzelnen von dort verschleppten Fällen vorkommt.

Dem Krankheitsausbruche geht stets ein mehrere Wochen dauerndes, fieberhaftes Prodromal-Stadium vorher, während dessen die Kranken über allgemeine Schwäche, Appetitmangel, Kopfschmerz, Schwindel, über ein krampfhaftes Gefühl von Zusammenziehen im Schlunde (sehr characteristisch) und besonders über ungemein heftige Schmerzen in den Muskeln, Knochen und Gelenken klagen. Alle diese Beschwerden lassen mit Auftreten des Exanthems erheblich nach und verschwinden während der weiteren Entwickelung desselben ganz. — Das Exanthem erscheint in Form röthlicher erhabener Flecken von Linsen- bis Erbsengrösse, die bei fortdauerndem Wachsthum zu röthlich oder bläulich gefärbten, anfangs und bei schneller Zunahme weichen, später und bei langsamerer Entwickelung mehr elastischen, auf Druck schmerzhaften Geschwülsten von cylindrischer, halbkugliger oder konischer Form und der Grösse einer Himbeere, Haselnuss, bis zu der eines kleinen Eis anwachsen. Mit zunehmendem Umfange der Geschwulst verdünnt sich die Epidermis, die Oberfläche des Knotens erscheint warzig zerklüftet und aus den Rissen und Schrunden derselben ergiessen sich, zuweilen ohne jede Veranlassung, häufiger in Folge eines Druckes oder anderweitiger mechanischer Reizung (so namentlich bei unruhiger Lage im Bett) geringere oder grössere Massen von Blut. Diese Blutungen sind oft schwer zu stillen, und zuweilen so reichlich, dass schnell Anämie eintritt. Wie die Grösse der Geschwülste ist auch die Zahl derselben sehr verschieden; zuweilen trifft man bei Kranken nur eine, alsdann gewöhnlich voluminöse Warze an, in andern Fällen ist der Körper des Kranken mit hunderten derartiger Excrescenzen von verschiedener Grösse bedeckt. — Am häufigsten und verbreitetsten findet man das Exanthem auf den Extremitäten, demnächst im Gesichte, auf dem behaarten Theile des Kopfes, am Halse, selten auf der Planta pedis und der Handfläche, am seltensten auf der Haut des Rumpfes, wo Tschudi es bei 50 von ihm beobachteten Kranken nicht einmal gesehen hat. — In manchen Fällen treten die Warzen auch auf den Schleimhäuten, so namentlich auf der Conjunctiva, auf der Mund-, Nasen-, Pharynx-, Larynx- und Vaginal-Schleimhaut auf und geben dann ebenfalls zu Blutungen Veranlassung, ja selbst die Magen- und Darmschleimhaut scheint, wie aus den im Verlaufe der Krankheit auftretenden Blutungen per os und anum zu schliessen, den Sitz der Geschwulst zu bilden. Ob das pathologische Product sich auch in parenchymatösen Organen (der Leber, den Nieren) und, wie Tschudi behauptet, in den Knochen entwickelt, ist sehr zweifelhaft; die bis jetzt nur in wenigen

---

1) Edinb. med. and surg. Journ. 1842. July 67. — 2) Arch. für physiol. Heilkde. 1845. IV. 378 und Oesterr. med. Wochenschr. 1846 505. — 3) Gac. med. di Lima 1858. Abril; Med. Times and Gaz. 1858. Septbr. 280. — 4) Gac. med. di Lima 1860. (Nach einer von ihm 1858 verfassten med. These.) — 5) Étude sur la verruga, maladie endémique dans les Andes Péruviennes. Par. 1871. (Auch in Arch. de méd. nav. 1871. Octbr. 255 abgedruckt.)
6) Arch. de méd. nav. 1874. Septbr. 156. — 7) ib. 1876. Mai 353.
8) Ueber die Verruca peruviana. Inaug.-Diss. Berlin 1877. (Nur in pathol.-anat. Hinsicht von einiger Bedeutung.)

Fällen angestellten Nekropsieen bei an Verruga erlegenen Individuen geben hierüber jedenfalls keinen sicheren Aufschluss, die anatomisch nachgewiesenen Veränderungen parenchymatöser Organe scheinen vielmehr auf Complicationen dieses Processes mit andern Krankheiten (Malariakrankheit, Ruhr, Pneumonie u. a.) hinzudeuten.

Die Dauer der Krankheit, bezw. der Geschwülste im Zustande ihrer Entwickelung, beträgt, wenn nicht ein frühzeitiger Tod durch die Krankheit selbst oder durch intercurrent auftretende Erkrankungen im Anfang des Leidens oder auf der Höhe desselben herbeigeführt wird, mehrere (im Mittel 2—3) Monate. — Der Ausgang des örtlichen Processes ist der in allmählige Vertrocknung und Schrumpfung der Geschwulst bis zum Abfallen derselben von der Haut (so namentlich bei kleineren Warzen), oder in eitrigen Zerfall, der an der Basis derselben seinen Anfang nimmt und schliesslich eine Ulceration an der betreffenden Hautstelle herbeiführt, die nur langsam heilt und einen oft lange Zeit bestehenden, hochrothen Flecken auf derselben zurücklässt. Denselben Ausgang nehmen die auf den Schleimhäuten sitzenden Warzen, die sich von denen auf der äusseren Haut überhaupt nur dadurch unterscheiden, dass sie an den Stellen, wo sie einem dauernden Drucke ausgesetzt sind (wie auf der Conjunctiva, der Zungenschleimhaut u a.) mehr abgeplattet sind. — Der Ausgang der Krankheit in toto ist selten, und nur bei sparsam entwickeltem Exanthem und geringen Blutungen, der in vollkommene Genesung; meist bleiben in Folge der durch starke Blutungen herbeigeführten Anämie Schwächezustände, nervöse Leiden, Wassersucht u. s. w. übrig und der Kranke erholt sich unter diesen Umständen niemals mehr vollkommen. Sehr profuse, nicht stillbare Blutungen können einen schnellen Tod des Kranken herbeiführen, der übrigens, wie Tschudi beobachtet haben will, zuweilen schon im Beginne der Erkrankung unter typhösen Erscheinungen eintritt. — Die Sterblichkeit an Verruga beträgt unter gewöhnlichen Verhältnissen (worüber alsbald das Nähere) 6—10%, der Erkrankten.

Die anatomische Untersuchung der Excrescenz hat ergeben, dass es sich bei derselben um eine cavernöse Gefässgeschwulst (mit Wucherung und Erweiterung der Capillaren und Venen) handelt, in deren grossmaschiges Netz ein anfangs sparsames, embryonales, später reichliches fibrilläres Bindegewebe eingelagert ist. Diese Bindegewebswucherung geht entweder von der Papillarschicht oder von tieferen Schichten des Coriums aus. — Die Rückbildung, bez. Vertrocknung und Schrumpfung der Geschwulst tritt mit Obliteration der Gefässe ein und eben darauf ist auch die zuweilen eintretende eitrige Abstossung derselben zurückzuführen. — Ueber den Befund der inneren Organe in tödtlich verlaufenen Fällen von Verruga liegt nur ein Bericht von Salazar über einen Fall, der in Folge von Ruhr tödtlich endete, und ein zweiter von Tupper über zwei Fälle vor, von denen der eine in Folge von Pneumonie, der andere in Folge von Blattern einen letalen Ausgang nahm; Schlüsse über die mit der Verruga-Krankheit selbst in Verbindung stehenden krankhaften Veränderungen innerer Organe lassen sich aus diesen Beobachtungen nicht ziehen.

§. 35. Die Verruga-Krankheit herrscht, soweit bis jetzt bekannt geworden, ausschliesslich in einigen tropisch (zwischen 9—16° S.B.) gelegenen Hochthälern (in Höhen von 700—2500 m) der *peruanischen Anden*; als Hauptsitze derselben werden die Ortschaften Santa Ulaya (in der Provinz Huarichi), Matucana und einige andere Dörfer in der Provinz Cocachacra, die von Minenarbeitern bewohnten Thäler am Fusse des Cerro de Pasco, einige Thäler in der Provinz Chiquiang und in den südlich von Lima gelegenen Gebirgsgegenden bezeichnet. Jenseits dieser Gränzen und namentlich im Küstengebiete von Peru werden nur dahin eingeschleppte Fälle der Krankheit beobachtet; in der Sierra und am Ostabhange der Anden hat Tschudi dieselbe niemals angetroffen und auch in Chile, Bolivia und Neu-Granada ist Verruga ganz unbekannt. — Unter Umständen, und zwar, wie es scheint, in Folge grösseren Zuzuges von Fremden in die endemischen Heerde, nimmt die Krankheit zuweilen eine Art *epidemischen Characters* an; so berichtet Bourse, dass sich unter den bei dem Baue der die

Verruga-Gegend quer durchschneidenden, sogenannten transandinischen Eisenbahn beschäftigten Arbeitern, sowie unter den englischen Ingenieuren, welche den Bau leiteten, eine solche Epidemie entwickelt hatte, welche zur Zeit, als er in Callao eintraf (Anfang des Jahres 1874), nach achtmonatlichem Bestande im Erlöschen war und unter den Fremden eine sehr erhebliche Sterblichkeit herbeigeführt hatte.

Sämmtliche von der Krankheit heimgesuchten Orte tragen einen gleichmässigen *landschaftlichen Character*. Sie liegen in engen, tief eingeschnittenen, zerklüfteten, von nackten Felswänden (Graniten und Dioriten) begränzten Thälern, deren Sohle, von einem cascadenartig oder ruhig fliessenden Bergwasser durchströmt, ein fruchtbarer, von üppiger tropischer Vegetation bedeckter Thonboden bildet. Die Krankheit herrscht in diesen Thälern nur eben so weit, als sie eng und schluchtig sind; da, wo das Thal sich erweitert, und oft nur wenige Kilometer von den Verruga-Heerden entfernt, findet man keine Spur der Krankheit [1]). — In Folge der Configuration dieser Thäler herrscht in denselben, trotz ihrer bedeutenden Elevation, während des Tages eine hohe Temperatur (im Maximum 35—40°), während die Nächte kühl sind, so dass tägliche Temperaturschwankungen von 15—20° nicht selten beobachtet werden. — Im Gegensatze zu der regenlosen Küstenzone Perus kommt hier eine Regenzeit (von August bis November) mit allerdings nicht sehr reichlichen Niederschlägen; die trockene Jahreszeit dauert von Januar bis Juni, in den Uebergangsperioden (December und Juli) wehen von der Sierra her heftige Stürme. — Die Bevölkerung der Verruga-Thäler gehört zumeist der Ando-peruanischen Race an, ist übrigens nur sehr sparsam und zudem körperlich elend und heruntergekommen. Als Nahrungsmittel dienen Früchte, Salzfleisch, Reis, einige Wurzelgemüse und Eier, zum Getränk bedienen sie sich des durch mineralische Beimengungen stark getrübten Quellwassers, das in irdenen Gefässen aufgefangen wird und vor dem Gebrauche so lange stehen bleibt, bis sich die suspendirten Massen niedergeschlagen haben.

§. 36. Dass weder in einem dieser Verhältnisse, noch in der Summe derselben die eigentliche *Ursache der Verruga-Krankheit* gesucht werden kann, liegt auf der Hand; ebenso wenig aber hat sich bis jetzt irgend ein anderes Moment nachweisen lassen, welches auch nur entfernt in eine Beziehung zur Krankheitsgenese gebracht werden kann. — Dass es sich bei dieser unzweifelhaft specifischen Krankheit, welche mit Syphilis, Aussatz, Yaws und andern chronischen Infectionskrankheiten nichts weiter als den locus affectus gemein hat (Dounon, Fournier, Bourse), um eine allgemein und acut wirkende Schädlichkeit handeln muss, geht daraus hervor, dass Verruga auch bei Thieren (Hunden, Katzen, Hühnern und Mauleseln) beobachtet worden ist

1) Tschudi erzählt, dass, wenn Truppenzüge durch jene Gegend kommen, von welchen ein Theil der Soldaten in Santa Ulaya, ein anderer in der nur eine Legua (ca. 5 Kilometer) davon entfernten Ortschaft San Pedro Mama einquartirt wird, die Krankheit bei den ersten oft in verderblicher Weise auftritt, während die letzten von derselben ganz verschont bleiben.

(Dounon) und dass ein relativ kurzer Aufenthalt Fremder in ei der Krankheitsheerde genügt, um Veranlassung zur Erkrankung geben; ein von Dounon mitgetheilter Fall betrifft einen Missio der nach 30tägigem Aufenthalte in Matucana an Verruga krankt war. Dass, wie behauptet worden ist, ein blosses Du reisen der betreffenden Gegenden, ohne weiteres Verweilen in selben, genüge, um die Krankheit zu acquiriren, bezeichnet Dou als eine Fabel.

§. 37. Wie in vielen ähnlichen Fällen, so hat man auch in die die Ursache der Krankheit in gewissen schädlichen Eigenschaften *Trinkwassers* gefunden zu haben geglaubt, und zwar sind es nicht wohl die Bergströme, als vielmehr die aus den Felsen entspringen kleinen Quellen, deren Wasser als krankheitszeugend angesehen w Diese von den Eingeborenen allgemein getheilte Ansicht hat auch Tschudi einen Vertreter gefunden, der für dieselbe namentlich Umstand geltend macht, dass Reisende, welche sich des Genusses Wassers aus diesen verdächtigen Quellen, den „aguas de verrug enthalten, von der Krankheit ganz verschont bleiben, während sc der einmalige Genuss desselben für die Krankheitsentstehung reichend sein soll. — Sämmtliche neuere Beobachter treten dieser sicht entschieden entgegen. Abgesehen davon, dass sich in dem specten Wasser weder physicalisch noch chemisch irgend Etwas n weisen liess, was möglicherweise als Krankheitsursache beschul werden konnte, bemerkt Dounon, dass er selbst und seine ga Begleitmannschaft, trotz der dringenden Warnungen Seitens der I geborenen vor dem Genusse des Wassers aus diesen Quellen, selbe ohne jeden Nachtheil getrunken haben, und dass anders alle von ihm bei Verruga-Kranken angestellten Nachfragen erge haben, dass sie, trotzdem sie den Genuss der verdächtigen Quellwä mieden, dennoch ein Opfer der Krankheit wurden.

Dass der Verruga eine *specifische Schädlichkeit* zu Grunde li wird von keiner Seite in Abrede gestellt; über die Quelle und Natur dieser Schädlichkeit aber herrscht ein vollständiges Dunkel. Dounon hat in den Dejectionen der Kranken und in dem Inhalte Geschwülste nichts gefunden, was auf einen *parasitischen Urspr* der Krankheit hindeutete; er glaubt, dass es sich um ein der Mal ähnliches *Miasma* handelt, und derselben Ansicht ist auch Bourse. Die *contagiöse Verbreitung* der Verruga wird von den Eingebore und auch von Smith entschieden geläugnet; Dounon enthält s eines bestimmten Urtheils darüber, Bourse hält die Contagiosität Krankheit mindestens für fraglich. — Auch darüber herrscht un den Beobachtern keine Uebereinstimmung, ob mit dem einmalig Ueberstehen der Verruga die Prädisposition des Individuums für weit Infection getilgt ist; dagegen sprechen sich alle Berichterstatter üb einstimmend dahin aus, dass, wenn auch keine *Race* sich einer munität von der Krankheit erfreut, die weisse Race doch viel häufi und viel schwerer an derselben leidet, als Indianer und Neger. Kein weisser Fremder, erklärt Bourse, der einige Zeit in ein Verruga-Heerde gelebt hat, bleibt von der Krankheit frei; so s u. a. sämmtliche Ingenieure, welche den Bau der transandinisch

Eisenbahn geleitet haben, an Verruga erkrankt und die Hälfte der Erkrankten war zur Zeit, als der Verfasser die Gegend besuchte, der Krankheit erlegen; von 40 Matrosen, welche von einem englischen Schiffe desertirt waren und sich an dem Eisenbahn-Bau betheiligt hatten, waren nach einem Aufenthalt von 7—8 Monaten 30 in Folge von Verruga gestorben. Während unter den dunklen Racen die Sterblichkeit an dieser Krankheit etwa 6% beträgt, steigt sie bei den Weissen auf 12—16, bei epidemischem Vorherrschen auf 40%, und das Auftreten des Exanthems in inneren Organen bedingt bei denselben einen fast absolut (94%) tödtlichen Ausgang.

VI. Endemischer Kropf

und

VII. Cretinismus.

§. 38. In den ärztlichen Schriften des Alterthums finden sich in den Schilderungen, welche von den am Halse vorkommenden Geschwülsten gegeben werden, zwar manche Andeutungen, welche auf „Kropf" bezogen werden dürfen, des endemischen Vorkommens der Krankheit aber wird in denselben mit keinem Worte gedacht. — Dieses Schweigen erklärt sich zum Theil wohl aus dem Umstande, dass die griechischen und römischen Aerzte nur wenig Gelegenheit gehabt haben mögen, gerade an denjenigen Punkten, wo Kropf-Heerde bestanden, Erfahrungen zu sammeln, zum Theil aber auch ohne Zweifel aus dem geringen Interesse, das sie dem Studium der Volkskrankheiten überhaupt entgegen trugen. Jedenfalls geht aus den Mittheilungen von Plinius[1]), Vitruv[2]), Juvenal[3]) und Ulpian[4]) so viel mit Sicherheit hervor, dass Kropf-Endemieen bereits zu jener Zeit in den Alpen bestanden haben. — Auch aus der ersten Hälfte des Mittelalters fehlt es an ärztlichen Berichten über endemischen Kropf; einzelnen Mittheilungen darüber begegnet man in den Lebensgeschichten einiger Heiligen (die Krankheit wurde damals als Folge göttlicher Strafe angesehen)[5]),

---

1) Hist. natural. lib. IX. cap. 37. §. 68. ed. Franzius IV. 409: „Guttur homini tantum et suibus intumescit, aquarum quae potantur plerumque vitio."

2) De architectura ed. Schneider I. 220: „Guttur homini intumescit praesertim apud Aequicolas (Aequer) et Medullos Alpinos" (wahrscheinlich die Bewohner der Maurienne).

3) Satyr. 13: „quis tumidum guttur miratur in Alpibus."

4) Fragmente: „tumido gutture praecipue laborant Alpium incolae propter aquarum qualitatem, quibus utuntur."

5) Hinkmar berichtet in der Lebensbeschreibung des heiligen Remi (lib. VIII), dass derselbe (im 5. Sec.) zur Zeit drohender Hungersnoth im Lande Rheims Weizen mahlen liess, um denselben unter den Armen zu vertheilen, dass aber die Kelten, vom Teufel besessen, die Mühlen niederbrannten, worauf der Heilige ein Anathem über sie aussprach: „omnes qui hoc egerunt et qui de eorum germine nati sunt fiant viri herniosi et foeminae gutturosae." — Aehnlich lautet die von Hubert aus dem Leben der heiligen Gudula mitgetheilte Legende, dass der Bischof Emebert (im 7. Sec.) über die Frevler, welche das Grab der Heiligen geschändet hatten, ein Anathem verhing, dass alle ihre Nachkommen lahm (claudicati) und die Frauen kröpfig werden sollten; Hubert, der im Anfange des 8. Jahrhunderts Bischof in Lüttich war, fügt hinzu: „et permanent hodie mulctati."

auch datiren aus dieser Zeit Nachrichten über Heilung des Kropfes durch Auflegen der Königshand [1]), sowie aus dem Ende des 13. Jahrhunderts der Bericht von Marco Polo über das Vorherrschen der Krankheit in Yarkand und andern Gegenden auf dem Hochplateau Central-Asiens. Daran schliessen sich dann aus dem 14. und 15. Jahrhundert die (ersten) ärztlichen Mittheilungen über endemischen Kropf von Arnoldus Villanovanus [2]) aus der Provinz Lucca und von Valescus de Tharanta [3]) aus der Grafschaft Foix und endlich der Bericht von Paracelsus [4]) über die Krankheit im Salzburgischen. Er ist der erste, der den Gegenstand, und zwar auf Grund eigener Beobachtung, gründlicher besprochen, die Bedingungen für das endemische Vorkommen von Kropf in kurzen, aber treffenden Zügen bezeichnet und das Verhältniss des Kropfes zum Cretinismus angedeutet, überhaupt die ersten sichern Angaben über Cretinismus gemacht hat. — Eine etwas reichere, aber doch noch wenig genügende Ausbeute für das Studium der Geschichte des endemischen Kropfes und Cretinismus geben die ärztlichen und chronistischen Schriften des 16., 17. und 18. Jahrhunderts, so namentlich die Mittheilungen von Münster [5]) aus dem Wallis, Steyermark und den Pyrenäen, von Agricola [6]) aus Salzburg, Tyrol und dem Veltlin, von Lange [7]) aus Salzburg, Tyrol, Steyermark und dem Wallis, von Stumpf [8]) und Campell [9]) aus dem Bündener Rheinthale, von Leo Africanus [10]) aus dem Atlas, von Ortelius [11]) aus Steyermark, von Simmler [12]) aus Wallis, von Eustachius Rudius [13]) aus Tyrol, von Felix Plater [14]) (eine der besten Arbeiten über Cretinisimus aus jener Zeit) aus Wallis und Kärnthen, von Foreest [15]) aus dem Veltlin, von de la Vega [16]) aus Peru, von Gaye [17]) aus Guatemala, von Höfer [18]) aus Steyermark, von Tollius [19]) aus Schemnitz (Ungarn) und Steyermark, von Hoffmann [20]) aus dem Harze und Kronstadt (Siebenbürgen), von Mittermayer [21]) aus dem Pinzgau und dem Riesengebirge, von Keyssler [22]) aus Savoyen, von Haller [23]) aus Aigle (Rhonethal) und dem Berner Lande, von Bourrit [24]) aus Aosta, von Saussure [25])

1) Vergl. du Laurens, De mirab. strum. sanandi vi solis Galliae regibus divinitus concessa. Par. 1609.

2) Breviar. lib. II. cap. IV. Opp. Basil. 1585. 1190: „Nascitur in gula quandoque passio, quae botium dicitur . . . Sunt nempe in quibusdam regionibus forte ex natura aëris vel aquarum, in quibus quasi omnes mulieres vel viri sunt strumosi, sicut est quaedam regio quae est in comitatu civitatis Lucae, quae dicitur Cariphiana.“

3) Philonium lib. VII. cap. 31. Lugd. 1490. fol. 338: „ otium est morbus proprius aliquibus regionibus sicut est Savarte in comitatu Fuxi; et hoc est ratione regiminis, aut ratione aquarum frigidarum quas bibunt et est morbus hereditarius.“

4) De generatione stultorum. Opp. Strassb. 1616. II. 74 und Von offenen Schäden cap. XIX. e. c. III. 587. — 5) Cosmographia univ. Basil. 1550. v. 1.

6) De re metallica. Basil. 1657. 542. — 7) Epistol. med. Basil. 1554. I. 43.

8) Chronik. Zür. 1586. 588.

9) Gubler, Beitr. zur med. Topogr. v. Chur. Tübing. 1824. 9.

10) De totius Africae descriptione. Lugd. Bat. 1632. Pars II. 420.

11) Theatrum orbis terrarum. Antw. 1570. 92.

12) Valesiae et Alpium descriptio. Lugd. Bat. 1633. lib. I. 19.

13) De virtutibus et vitiis cordis. Venet. 1587.

14) Prax. med. lib. I. cap. 3. Basil. 1625. 80. — 15) Observ. et curat. med. lib. X. 242

16) Comentarios reales . . del origin de los Yncas etc. citirt in Barton.

17) Reisebeschreibung nach Neuspanien. A. d. Fr. Leipz. 1698. 238.

18) Hercules medicus. 1656. 48. — 19) Epistol. itinerar. Amstel. 1700. 237. 238.

20) De morbis endemiis. Hal. 1706. In Ej. Opp. Genev. 1748. 208.

21) Diss. de strumis ac scrofulis Bügensium. Erford. 1723

22) Neueste Reisen durch Deutschland etc. Hannov. 1751. 240. 291.

23) Opusc. academ.

24) Description des glacières etc. Deutsch. Zürich. 1786. 210.

25) Voyage dans les Alpes. Neuchat. 1779—96. I. 421, II. 389, III. 25. 89, IV. 462.

aus Savoyen und Wallis, von Lentin[1]) aus dem Harze, von Marsden[2]) aus Sumatra, von Lange[3]) aus Kronstadt u. a. — Gegen Ende des 18. Jahrhunderts erschien die erste bedeutende Schrift über diesen Gegenstand von Malacarne[4]) nach seinen im Thale von Aosta gemachten Beobachtungen, und damit hat die wissenschaftliche Bearbeitung desselben ihren Anfang genommen. — Alles, was wir demnach über die frühere *Geschichte von endemischem Kropf und Cretinismus* wissen, reducirt sich auf die Bekanntschaft mit einigen, eben damals bestehenden Kropf- und Cretinismus-Heerden, die, wie aus dem Folgenden hervorgeht, zumeist noch heute den Sitz der Krankheit bilden, und auf die Thatsache, dass endemischer Kropf nachweisbar bereits in der vorchristlichen Zeit vorgekommen ist; über der Geschichte des Cretinismus vor dem 16. Jahrhundert aber schwebt ein vollständiges Dunkel.

§. 39. Die *geographische Verbreitung von endemischem Kropf und Cretinismus* in der neuesten Zeit reicht fast über die ganze bewohnte Erdoberfläche, überall aber treten beide Krankheiten, oder Kropf allein, in mehr oder weniger eng begränzten Heerden, und in sehr ausgesprochener Weise an bestimmte territoriale Verhältnisse gebunden hervor. — Auf europäischem Boden haben sie ihren Hauptsitz in den westlichen und südlichen Abdachungen der Alpen, in Italien, der Schweiz und Frankreich, demnächst in den die österreichischen Lande durchsetzenden östlichen Ausläufern dieses Gebirges, in den Pyrenäen-Gebieten, in den Vogesen und im Jura.

Ueber das endemische Vorherrschen und die relative Häufigkeit von Kropf in *Italien* giebt die folgende Tabelle, welche ich nach den von Sormani[5]) mitgetheilten Recrutirungs-Listen über die in den Jahren 1863—1876 wegen der genannten Krankheiten als dienstunfähig erklärten Individuen zusammengestellt habe, einen wenn auch nicht absolut, doch relativ brauchbaren Aufschluss.

Die Zahl der innerhalb der genannten 13 Jahre untersuchten Militär-dienstpflichtigen Individuen betrug etwas über 2 Millionen; von diesen wurden wegen Kropf 42,863, d. h. 20.9 pro M. als dienstunfähig erklärt. — Von je 1000 Conscribirten wurden wegen Kropf als unbrauchbar entlassen:

1) Memorabilia etc. Gött. 1779. 127.
2) History of the island of Sumatra. Lond. 1784.
3) In Richter, Chir. Bibl. 1785. VIII. 500.
4) Sui gozzi e sulla stupidità etc. Tor. 1789 und Lettre sur l'état des Crétins. Tur. 1789. Abgedr. in Frank, Delectus opuscul. med. VI.
5) Geografia nosologica dell' Italia. Roma 1881. 22 ff. Man darf bei der Beurtheilung der aus dieser statistischen Zusammenstellung gewonnenen Resultate nicht ausser Acht lassen, dass diese nur die männliche Bevölkerung aus der Altersklasse von 20 Jahren betreffen. — Die statistischen Angaben über Cretinismus sind nicht zu gebrauchen, da in den Listen Cretinismus und Idiotie zusammengefasst sind.

aus der		‰	aus der		‰
Landschaft	Provinz		Landschaft	Provinz	
Lombardia [1]) . . .	. . . .	67.6	Emilia	. . . .	5.2
	Sondrio . . .	262.7		Modena . . .	14.0
	Brescia . . .	118.4		Reggio Em.	9.4
	Bergamo . .	86.7		Bologna . . .	6.6
	Como	80.8		Parma . .	4.2
	Cremona . .	59.2	Umbria	. . . .	10.6
	Milano . . .	48.4		Perugia . . .	18.7
	Pavia	26.2	Marche	. . . .	1.2
	Mantua . . .	6.9	Toscana	. . . .	2.7
Piemonte [2])	. . . .	59.4		Massa e Carrara	18.7
	Cuneo	109.8			
	Torino . . .	78.1	Roma	. . . . . .	0.6
	Novara . . .	21.9	Abbruzi e Molise	. . . . . .	1.9
	Alessandria.	21.2	Campania	. . . . . .	2.9
Liguria [3])	. . . .	30.8	Puglie	. . . . . .	0.4
	Genova . . .	32.0	Basilicata	. . . . . .	2.3
	Porto Maurizio . . .	25.9	Calabria	. . . . . .	1.9
			Sicilia	. . . . . .	1.3
Veneto [4])	. . . .	17.8	Sardegna	. . . .	0.8
	Belluno . . .	77.6			
	Udine	38.1			
	Vicenza . . .	20.3			

Das Maximum der Krankheitsfrequenz (10—30% der Untersuchten) innerhalb kleinerer Districte fällt in die Kreise:

Aosta	(Prov. Turin)	mit 317	pro M.		Treviglio	(Prov. Bergamo)	mit 154	pro M.
Veltlin	(Prov. Sondrio)	„ 268	„ „		Lecco	(Prov. Como)	„ 141	„ „
Crema	(Prov. Cremona)	„ 182	„ „		Cuneo	(Prov. Cuneo)	„ 131	„ „
Saluzzo	(Prov. Cuneo)	„ 179	„ „		Susa	(Prov. Turin)	„ 124	„ „
Breno	(Prov. Brescia)	„ 170	„ „		Pinerolo	(„ „)	„ 117	„ „
Salo	(„ „)	„ 166	„ „		Clusone	(Prov. Bergamo)	„ 116	„ „
Chiari	(„ „)	„ 163	„ „					

Den Hauptsitzen des *endemischen Kropfes in Italien* begegnet man somit in dem am Fusse des Montblanc gelegenen District von *Aosta* und in den *Thälern der Alpenkette, welche sich durch Piemont und die Lombardei erstreckt*, vorzugsweise in den Thälern der Dora, des Po, der Adda und Chiese, in geringerem Maasse in den Thälern der Sesia, des Tessin und der Etsch. — Im *Venetianischen* bestehen grössere Kropf-Heerde in den Thälern der Provinzen Belluno und Udine;

---

1) Vergl. hierzu: Berichte in Oest. med. Jahrb. 1832. 1839. Neue. Folge. III. 349, XXI. 3; Balardini, Topogr. med. della prov. di Sondrio. Mil. 1834. 55; Menis, Saggio di topogr. med. della prov. di Brescia. Bresc. 1837. I. 134; Guislain, Lettre méd. sur l'Italie. Gand 1840. 11; Comolli, Gaz. med. Lombard. 1848. 304; Paleari, Annal. univ. 1851. Oct.; Strambio, Gaz. med. Lombard. 1856. Nr. 22; Demortain, Gaz. hebd. de méd. 1859. 683; Tacchini, Osserv. intorno al cretinismo etc. Pavia 1859; Lombroso, Ricerche sul cretinismo in Lombardia. Milano 1859; Castiglioni, Il cretinismo nello Valtellino. Mil. 1860; Lussana, Studi di cretinismo in Lombardia. Mil. 1860; Relazione della commissione per lo studio del cretinismo in Lombardia. Mil. 1864.

2) Vergl. hierzu: Poderé, Essai sur le goître et le crétinisme. Turin 1792. Deutsch Berl. 1796. 72; Ferraris, Giorn. delle sc. med. di Torino 1838. 1840. II. 370, VII. 386; Garbiglietti ib. 1845. Giugno; Dubini, Gaz. med. di Milano 1845. Nr. 33, 1847. Nr. 46; Maffoni, Atti dell' Accad. med.-chir. di Torino 1846, II. 453; Rapport de la commission créé pour étudier le crétinisme. Turin 1848; Grange, Compt. rend. 1850. II. 88; Guista, Gaz. med. delle Stati Sardi 1851. Nr. 12; Dallera, Giorn. dell' Accad. med.-chir. di Torino 1851. XI; Biffi, Sul cretinismo nella valle d'Aosta. 1861.

3) Lombroso, Ricerche sul cretinismo endemico in alcuni punti della Liguria. Mil. 1865.

4) Facen, Gaz. med. Lombard. 1851. Nr. 19, 1869. Nr. 21.

der Mincio scheint hier die Gränze des Kropfgebietes gegen die Lombardei hin zu bilden, denn während sich das Verhältniss der Kropfkranken am rechten Ufer des Garda-Sees (Provinz Brescia) auf 112 pro M. stellt, beträgt es am linken Seeufer (Provinz Verona) nur 4 pro M. — In gleicher Weise bildet der Po eine Gränze für das endemische Vorherrschen von Kropf zwischen der lombardischen Ebene und der Landschaft Emilia; in den Districten Pavia, Lodi und Cremona kommen 30—80 pro M. Kropfkranke, in Voghera, Piacenza, Parma u. a. dagegen nur 7 pro M. (in maximo) vor.

In eben diesen Gebieten hat denn auch der *Cretinismus in Italien* seine bedeutendste Verbreitung gefunden; in *Aosta* beträgt die Zahl der wegen Cretinismus (und Idiotie) als dienstunbrauchbar erklärten 10.7, in *Sondrio* 5.9, in *Brescia* 5.4, in *Chiari* 4.5 pro M. der Conscribirten, und auch hier sind es wieder die oben genannten Alpenthäler Piemonts, der Lombardei und Venetiens, in welche das Maximum der Krankheitsfrequenz fällt. — Kropf- und Cretinismus-Heerde mässigen Umfanges trifft man auch an den Nordabhängen des Apennin in *Piemont*, *Ligurien* und der *Emilia*, sowie in einigen Gegenden *Umbriens* und der *Abruzzen* [1]) und an einzelnen Punkten der *Terra di Lavoro* [2]); übrigens erreichen beide Krankheiten, und namentlich Cretinismus in Mittel- und Süd-Italien auch nicht entfernt die Bedeutung, wie in den zuerst genannten drei Landschaften; auf Sicilien und Sardinien kommen sie, soweit ich nach den mir vorliegenden Mittheilungen zu urtheilen vermag, endemisch gar nicht vor.

Nach den von der Sardinischen Commission in den Jahren 1845 und 46 über die Verbreitung des Cretinismus in dem (damaligen) Königreiche Sardinien angestellten (übrigens sehr unvollständigen) Erhebungen erreichte die Zahl der Cretins, auf 1000 Seelen der Bevölkerung berechnet, im Districte von Aosta die enorme Höhe von 27.9, in Cuneo von 2.2, in Ivrea (Turin) 2.5, in Saluzzo von 2.1. — Für die Lombardei schätzte Lombroso im Jahre 1859 die Zahl der Cretins auf 5000, d.h. 1.7 pro M. der Bevölkerung; am schwersten erscheinen die Provinzen Brescia, Sondrio (Veltlin), Como und Cremona heimgesucht.

In unmittelbarem Zusammenhange mit den schweren Kropf- und Cretinismus-Heerden in Piemont steht das endemische Vorherrschen beider Krankheiten in den Alpen-Departements *Frankreichs*. — Dem von Baillarger erstatteten amtlichen Commissions-Berichte [3]) entnehme ich zunächst folgende Daten über die *Verbreitung des Kropfes und Cretinismus in Frankreich.*

Die Gesammtzahl der in Frankreich lebenden Kröpfigen im Alter über 20 Jahren betrug 370,403, die der Cretins und Idioten ca. 120,000; die Zahl der Bevölkerung des Landes auf 36,000,000 (rund) veranschlagt, betraf somit der Kropf 10.4, Cretinismus und Idiotie 3.3 pro M. der Gesammtbevölkerung. — In den einzelnen Departements gestaltete sich das *Verhältniss der an Kropf Erkrankten* auf je 1000 Bewohner:

---

1) Guislain l. c. — 2) de Renzi, Topogr. e stat. med. della città di Napoli etc. Nap. 1845; Costa, Esculapio 1840. I. Nr. 6.

3) Rapport de la commission d'enquête sur le goitre et le crétinisme en France. Par. 1873.

	Departement	pro M.		Departement	pro M.		Departement	pro M.
	Savoie	133.7		Ardennes	17.0		Indre	2.9
	Hautes-Alpes	111.0		Aveyron	17.0		Maine-Loire	2.6
	Haute-Savoie	92.0		Lot	17.0		Tarn-Garonne	2.4
	Arriège	82.7		Ain	16.0		Gironde	2.4
I.	Basses-Alpes	76.9		Vaucluse	15.7		Vendée	2.3
	Hautes-Pyrénées	62.3	III.	Aude	15.0		Seine	2.2
	Jura	58.9		Allier	11.7		Ille-Vilaine	2.1
	Vosges[1]	56.8		Côte-d'Or	11.5	V.	Loiret	2.0
	Aisne	52.9		Creuse	11.0		Cher	2.0
	Alpes-Maritimes	50.7		Nièvre	10.6		Nord	2.0
		73.8		Aube	10.0		Lot-Garonne	1.6
	Loire	49.0		Marne	9.7		Hérault	1.6
	Rhône	46.0			13.5		Pas-de-Calais	1.6
	Puy-de-Dôme	44.6		Eure	9.0		Mayenne	1.3
	Haute-Loire	42.8		Haute-Vienne	7.8		Loir-Cher	1.2
	Oise	36.9		Seine-Oise	7.7			2.0
	Drôme[2]	36.9		Gard	6.6		Indre-Loire	0.8
	Meurthe[3]	33.0		Yonne	6.3		Vienne	0.7
	Cantal	32.0		Orne	6.2		Loire infér.	0.6
	Haute-Saône	31.6		Somme	5.9		Charente infér.	0.5
	Haute-Marne	30.8		Landes	5.9	VI.	Finisterre	0.5
II.	Ardèche	29.5		Charente	5.7		Deux Sèvres	0.4
	Isère[4]	29.0		Sarthe	4.8		Morbihan	0.3
	Lozère	29.0	IV.	Seine infér.	3.8		Manche	0.3
	Dordogne	25.0		Bouches-du-			Côtes-du-Nord	0.2
	Pyrénées-Orient.	24.0		Rhône	3.7			0.4
	Meuse	22.6		Seine-Marne	3.7			
	Doubs	22.0		Calvados	3.4			
	Saône-et-Loire	21.7		Eure-Loire	3.3			
	Haute-Garonne	21.0		Gers	3.2			
	Basses-Pyrénées	21.0		Var	3.2			
	Corrège	20.0		Corse	3.0			
		30.9		Tarn	3.0			
					5.1			

Einen weniger sicheren Maassstab geben diese Erhebungen für Beurtheilung der relativen Häufigkeit des *Cretinismus in den einzelnen Departements Frankreichs*, da die betreffenden Daten Cretinismus und Idiotie umfassen. Den Hauptsitz der in Frage stehenden Krankheit bilden jedenfalls die Departements Hautes-Alpes und Savoie mit bez. 22 und 16 pro M.; daran schliessen sich bezüglich der Häufigkeit der Krankheit (mit 4—6 pro M.) die Departements Basses-Alpes, Hautes-Pyrénées, Haute-Savoie, Isère, Ardèche, Drôme, Alpes-Maritimes, Arriège, und Haute-Garonne; kleinere Cretinismus-Heerde bestehen noch in den Departements Aveyron, Lot, Haute-Loire, Vosges, Puy-de-Dôme, Pyrenées-Orientales, Oise, Aisne, Meurthe und Haute-Marne. — Aus einer Vergleichung der Kropf- und Cretinismus-Frequenz in den einzelnen Departements geht zur Evidenz hervor, dass die Häufigkeit des Kropfes keineswegs einen Maassstab für die des Cretinismus abgiebt;

1) Vergl. Ansouy, Gaz. des hôpit. 1859. Nr. 79.
2) Saint-Lager, Deuxième série d'études sur les causes du crétinisme etc. Lyon 1868. 3.
3) Anzouy l. c. und Ancelon, Gaz. hebd. de méd. 1857.
4) Niepce, Traité du goître et du crétinisme. Par. 1851.

nur in den vom Kropf am meisten heimgesuchten Departements Savoie und Hautes-Alpes begegnet man auch gleichzeitig den schwersten Cretinismus-Heerden, während in dem Departement Jura, das unter den Kropf-Heerden eine der ersten Stellen einnimmt, Cretinismus nur in sehr geringem Umfange (incl. der Idiotie) mit 2.5 pro M. angetroffen wird [1]).

Hauptsitze des Kropfes und Cretinismus im Departement *Savoie* sind die Thäler der Maurienne und der Tarentaise mit 22.7 resp. 14.5 pro M. Cretins [2]); im *Departement Hautes-Pyrénées* werden beide Krankheiten am verbreitetsten in den Thälern von Luchon, Bigorre und im Lavedanthale angetroffen [3]). Sehr bemerkenswerth ist die Prävalenz von Kropf in dem Hügelland des *Departement Aisne*, besonders in den Gemeinden Fouconcourt und Suzy, während Cretinismus hier nur in geringem Umfange vorkommt [4]). — Im *Departement du Rhône* herrschen beide Krankheiten vorzugsweise in den gebirgigen Gegenden (St. Laurent und Beaujeu); in den Arrondissements von Lyon und Villefranche betrug (im Jahre 1851) die Zahl der Kröpfigen 1.5 bez. 2.4, der Cretins 0.4 bez. 1.0 pro M. der Bevölkerung [5]). Im *Departement Puy-de-Dôme* bilden die südlichen Thäler der Ober-Auvergne den Hauptsitz von Kropf und Cretinismus [6]); im *Departement Oise* ist besonders Nyonnais (Arrondissement Compiègne) von endemischem Kropfe heimgesucht [7]); aus dem *Departement Haute-Marne* liegt ein specieller Bericht über Kropf aus Bussières vor [8]); das *Departement Nièvre*, wo Kropf endemisch herrscht, ist von Cretinismus ganz befreit [9]), ebenso das *Departement Seine-inférieure*, wo Kropf übrigens nur im Arrondissement von Rouen und zwar ausschliesslich in 25 am Seine-Ufer zwischen Pont d'Arche und Duclair gelegenen Ortschaften vorkommt; nur in einer Familie fanden sich hier einige Cretins [10]).

Wie in Frankreich, so herrschen auch in *Spanien* Kropf und Cretinismus in weitem Umfange und bedeutender Frequenz in den Thälern der südlichen Pyrenäen-Abhänge; als vorzugsweise heimgesucht werden das Aran-Thal und die dem Departement Haute-Garonne entsprechenden Thäler von Cardous bis nach Ribeira hin, ferner Lladore und Ladrons, die Thäler von Paillas, d'Estaon, Cinca und Essera genannt. Bedeutende Heerde von endemischem Kropf und Cretinismus bestehen ferner in den Thälern des cantabrischen Gebirges (Asturien und Galicien), in den Thälern der Sierra Morena und Sierra Nevada (Neucastilien und Estremadura) und in dem Grenzgebirge zwischen Estremadura und der portugiesischen Provinz Alemtejo, wo beide Krankheiten ebenfalls heimisch sind [11]).

---

1) Monnier, Annal. du Jura 1853; Moretin, Etiologie du goitre. Par. 1854.
2) Rapport de la commission Sardaigne 124; Grange, Gaz. méd. de Paris 1848. 820.
3) Vergl. Boulinière, Itinér. descript. des Hautes-Pyrénées franç. Par. 1825. II. 197; Marchant, Observ. . . à l'étude des causes du crétinisme. Par. 1842; Garrigou, Bull. de l'acad. de méd. 1868. XXXIII. 715.
4) Mahuo, Gaz. des hôpit. 1852. 546.
5) Marmy et Quesnois, Topogr. et statist. méd. du Depart. du Rhône etc. Lyon 1866. 103.
6) Brieude, Hist. de la soc. de méd. de Paris. V. Mém. 318; Miral-Jeudy, Journ. hebd. de méd. 1831. Mai; Saint-Lager l. c. 49.
7) Guilbert, Étude sur les eaux potables . . du Nyonnais etc. Par. 1857.
8) Lacordaire, Préc. anal. du trav. de la Soc. de méd. de Dijon 1842. 128.
9) Gaudin, Du goitre endémique. Montp. 1869.
10) Vingtrinier, Du goitre endémique dans le départ. de la Seine-infér. etc. Rouen 1854.
11) Vergl. Thiéry, Observ. de phys. et de méd. de l'Espagne. Par. 1791. II. 117; Saint-Lager, Etudes sur les causes du crétinisme etc. Par. 1867. 371.

Ueber die Verbreitung des *Cretinismus in der Schweiz*[1]) geben folgende Daten Aufschluss: Im Jahre 1868 zählte man daselbst bei einer Bevölkerung von (rund) 2,000,000 Seelen 3431 Cretins (= 1.7 pro M.)[2]), von welchen etwa 1/7 auf den Canton Wallis kam. — Nur sporadisch oder doch in mässigem Umfange sind die Cantone *St. Gallen*[3]), *Unterwalden* (mit Ausnahme eines kleinen Cretinismus-Heerdes in der am Fusse des Pilatus gelegenen Gemeinde Hergiswyl), *Schaffhausen*, *Zürich* (mit Ausnahme des Districtes Meilen, besonders in Oetweil und Stäffa), *Thurgau*, *Freiburg* (1878 zählte man in dem Canton bei einer Bevölkerung von (rund) 110,000 Seelen 69 Cretins und Idioten, davon im Districte von Broye 18, Glane 16 und Greyers 14)[4]) und *Genf* von der Krankheit heimgesucht. — In den Cantonen mit endemischem Cretinismus betrug die Zahl der Cretins auf 1000 Bewohner berechnet:

im Cant. Uri	= 9 ‰	im Cant. Glarus	= 3.1 ‰	im Cant. Aargau	= 2.0 ‰
„ „ Wallis	= 6 „	„ „ Basel	= 2.7 „	„ „ Luzern	= 1.6 „
„ „ Bern	= 4.2 „ [5])	„ „ Solothurn	= 2.3 „	„ „ Neuchatel	= 1.3 „
„ Graubünden	= 3.4 „	„ „ Waadt	= 2.1 „	„ „ Tessin	= 1.3 „

Im Canton *Wallis*[6]) herrscht Cretinismus am verbreitetsten in dem oberen Theile des Rhonethales (in Martinach, Fully, Saillon, Sitten u. s. w.) und in den Thälern des unteren Wallis, im Canton *Uri* besonders in dem Thale der Reuss (in Silenen, Wasen, Schaddorf, Attinghausen, Altdorf, Seedorf und Flüelen). In *Graubünden*, wo die Krankheit gegen früher erheblich abgenommen hat[7]), finden sich die bedeutendsten Cretinismus-Heerde im Bezirke Vorderrhein (Disentis, Somwik, Ilanz, Küstris u. a. O. der Oberalp-Thäler), ferner im Kreise Thusis (in Thusis, Kätzis, besonders im Domleschg), im Kreise Maienfeld (in Trimmis, Zizers, Ems) und an einzelnen Punkten des Unter-Engadin (Schuls u. a.)[8]). — Im Canton *Appenzell* bilden die Gemeinden Grub, Rehtobel, Reute, Walzenhausen und Heiden, im Canton *Glarus* das Linththal, Sernfthal und Krauchthal (besonders die Orte Engi, Matt, Elm und Betschwand), im Canton *Basel* vorzugsweise die Gemeinde Kleinhüningen[9]), im Canton *Waadt* das Rhonethal (besonders in der Umgegend von Aigle und in Boisnoir), die Alpenthäler der Districte von Chateau d'Oex und den Ormonds (in Sepay, Rossinière und Rougemont) und das Thal der Broye (in den Bezirken von Mondon und

---

1) Vergl. über Kropf und Cretinismus in der Schweiz Ackermann, Ueber die Cretinen u. s. w. Gotha 1790; Troxler, Der Cretinismus und seine Formen etc. Zürich 1836; Demme, Ueber endemischen Cretinismus. Bern 1840; Meyer-Ahrens in Häser's Arch. für die ges. Med. 1845. VII. 357 und in Rösch's Zeitschr. über den Cretinismus 1852. III. 1; Gosse, De l'étiologie du goitre et du crétinisme. Genève 1853.

2) Brit. med. Journ. 1868. Oct. 293.

3) Meyer-Ahrens, Schweiz. Zeitschr. f. Med. 1852. 178.

4) Rapport . . sur l'inspection gén. des aliénés dans le canton Fribourg. Bulle 1878. 18; vergl. auch Berchtold-Beaupré, Diss. sur le crétinisme. Fribourg 1843 über die Krankheit im Gotteranthale.

5) Schneider in Berner Vierteljahrsschr. 1840 und Zeitschr. der Wien. Aerzte 1845. 97.

6) Meyer-Ahrens bei Rösch l. c.; Fauconneau-Dufresne, Revue méd. 1846. Juni; Chatin, Compt. rend. 1853. I. 652.

7) Lorenz, Jahresber. der naturforsch. Gesellsch. Graubündens. 1868—69. 65.

8) Meyer-Ahrens in Häser's Arch. l. c.; Erlenmeyer, Preuss. med. Vereins-Ztg. 1854. Nr. 7 und Arch. der deutsch. Gesellsch. für Psychiatrie 1859. I. 13.

9) Erlenmeyer, Arch. l. c. — Auf Baselland mit ca. 4000 Einw. kommen 28, auf Baselstadt mit ca. 24,000 Einw. 64 Cretins, davon auf Kleinhüningen (mit 465 Einw.) allein 24. Auch im Canton Basel ist der Cretinismus in Abnahme.

Payerne) Hauptsitze des Cretinismus [1]). — Im Canton *Aargau* findet man die Krankheit vorherrschend im Aarthale in den Bezirken Aarau und Lenzburg und in der Gegend des Zusammenflusses der Reuss und Limmath (in Altenburg, Windisch, Reuss, Gebensdorf und Vogelsang) [2]), im Canton *Luzern* in den Aemtern Zursee, Willisau und Entlebuch (besonders in Romoos). — Von den im Jahre 1855 im Canton *Tessin* lebenden Cretins kamen 51 auf den Bezirk Bellinzona, 33 auf den Bezirk Riviera und 30 auf den Bezirk Lugano; 49 vertheilten sich über die andern Bezirke.

An allen Punkten der Schweiz, in welchen endemischer Cretinismus angetroffen wird, bestehen auch bedeutende *Kropf-Endemieen*, aber auch über diese hinaus herrscht der Kropf an zahlreichen andern Punkten der Schweiz endemisch, so namentlich im Prättigau und Puschlav (Graubünden), in dem Seebezirke des Cantons St. Gallen, im Canton Schaffhausen, in Genf [3]) u. a.

An die Krankheitsheerde in Graubünden und der Lombardei schliesst sich das endemische Vorherrschen von *Kropf und Cretinismus in den österreichischen Alpenländern* [4]). — In *Tyrol* [5]) begegnet man beiden Krankheiten vorzugsweise im Innthale und im Vintschgau, in *Salzburg* [6]) an einzelnen Punkten des Salzach-Thales in der Nähe von Salzburg, ferner im Thale von Hallein, Golling und aufwärts bis Werfen, von hier in seitlicher Verbreitung bis Rastadt und längs der Salzach bis gegen St. Johann [7]), sodann im Pongauer Thale (am Südabhange des Tännen-Gebirges), im Longau und im Pinzgauer Thale (in Niedersill, Mittelsill und besonders in Bramberg); die Kropfdistricte im Gross-Arlthale und Gasteiner Thale sind von Cretinismus frei. — In *Oberösterreich* [8]) bilden die Ufer der Donau und Traun Hauptsitze beider Krankheiten, so im Donauthale die Ortschaften Engelhartszell, Strudin, St. Nikola, Steyeregg, Sarmingstein, im Traunkreise die Ufer des Sees, die Niederungen der Ens und Traun (Steyer, Losenstein, Garto, Ens) und das sumpfige Kremsthal. — Auch in *Niederösterreich* [9]) kommen Kropf und Cretinismus vornemlich im Donauthale (in den Ortschaften Gross-Pöchlarn, Seisenstein, Krumm-Nussbaum, Wörth und Orading), demnächst im Leitha-Thale und namentlich im Districte von Sebenstein vor. — In sehr bedeutendem Umfange herrschen beide Krankheiten in *Steyermark* und *Kärnthen*, in der letztgenannten Provinz so sehr, dass sich die Zahl der Cretins auf etwa 9 pro M. der Bevölkerung berechnet und das Land nicht im Stande ist, das der Einwohner-

---

1) Lebert, Arch. für physiol. Heilkde. 1848. VII. 516; Bericht in Schweiz. Zeitschr. für Med. 1852. 365.

2) Zschokke, Annal. der Staatsarzneikde. V. 537; Michaelis, Skizze der Verbreitung des Cretinismus im Aargau. Aarau 1843.

3) Coindet, Annal. de Chimie et de phys. XV. 49.

4) Skoda, Referat über den Inhalt der Berichte, welche über den Cretinismus in der öster. Monarchie eingelangt sind. Wien 1861.

5) Vergl. Gautieri und Mittermayer ll. cc.

6) Michaelis in Blumenbach's med. Bibl. 1789. III. 640; Wenzel, Ueber den Cretinismus. Wien 1802; Streinz in Oest. med. Jahrbb. 1829. Nste. F. I. 45; Knolz ib. 86. 146; Kirchner ib. 1835. IX. 395; Hofer, Württemb. med. Correspondenzbl. 1838. VIII. 161; Maffei, Der Cretinismus in den norischen Alpen. Erlang. 1844; Klebs, Studien über die Verbreitung des Cretinismus in Oesterreich u. s. w. Prag 1877.

7) In St. Johann und zwei benachbarten Ortschaften mit (in Summa) 1557 Einw. leben 91 Cretins = 58.4 pro M. der Bevölkerung.

8) Gugger, Oester. med. Jahrbb. Nst. F. 1839. XIX. 85; Ozlberger ib. 1840. XXIV. 265; Schaussberger, Oester. med. Wochenschr. 1842. 1091.

9) Schaussberger l. c.; Knolz, Oester. med. Jahrbb. 1846. IV. 228.

zahl entsprechende Truppen-Contingent zu stellen [1]). — In Steyermark [2]) beträgt die Zahl der Cretins etwa 7 pro M. der Bevölkerung; am verbreitetsten ist die Krankheit im Judenburger Kreise (besonders im Enns- und Peltenthal) mit 21.3 pro M., und im Brucker Kreise (besonders in den Bezirken Pernegg und Märzzuschlag) mit 15.4 pro M., weniger im Marburger, Gratzer und Cillier Kreise, die beiden letztgenannten mit bez. 2.9 und 2.0 pro M. der Bevölkerung. Das Drauthal ist von Kropf und Cretinismus ganz verschont. — Dasselbe gilt vom Herzogthume Krain [3]), und auch in den Alpenlandschaften der südslavischen österreichischen Länder (Kroatien und Dalmatien), d. h. in den östlichen Ausläufern der kernischen und julischen Alpen kommt Kropf und Cretinismus endemisch nicht vor [4]), nur in zwei Dörfern des Waraadiner Grenzbezirkes bestehen kleine Kropf-Heerde [5]).

Einem zweiten, den Alpenländern an Umfang jedoch weit nachstehenden Heerde von Kropf und zum Theil auch von Cretinismus begegnen wir in den *Abhängen und Thälern der Karpathen;* so namentlich in einigen Gebirgsgegenden der *Wallachei und Moldau* [6]), wo Cretinismus aber nur meist sporadisch vorkommt; ferner beiden Krankheiten endemisch in *Siebenbürgen* im Hermannstädter, Kronstädter [7]) und Bistritser Kreise, bez. in dem Bezirke von Rodna [8]), sodann in einigen Gegenden des *Banater Militär-Grenzbezirkes,* wie namentlich in Orsowa, wo jedoch nur Kropf herrscht, und ebenso in den Gebirgsdistricten der *Bukowina* [9]), wo Cretinismus nur in einer im südlichsten Theile des Landes gelegenen Ortschaft endemisch ist. — Aus *Ungarn* [10]) liegen Berichte über das endemische Vorkommen von Kropf vor aus dem Verwaltungs-Gebiete von Grosswardein im Thale der Körös und Temes, aus den Comitaten Marmaros, Heves in der Umgegend von Erlau, Bodony u. a., Zips, Gömör, Honth (aus Schemnitz), Bars (aus Kremnitz) und Neutra (aus Altgebirg, Herrengrund, Utmannsdorf u. a.), demnächst von den am rechten Donauufer gelegenen Districten der Comitate Pest, Raab und Wieselburg, von den gebirgigen Districten im Westen Ungarns, den östlichen Ausläufern der norischen Alpen, aus dem Bakonyer Walde, aus dem Comitate Eisenburg und aus den Donau- und Drau-Thälern im Comitate Baranya vor. — Cretinismus scheint hier meist sporadisch zu sein. — Ueber das endemische Vorherrschen von Kropf an den nördlichen Abhängen der Karpathen in *Galizien* berichtet Rohrer [11])

---

1) Fradeneck, Zeitschr. der Wien. Aerzte 1844. I. 440.
2) v. Vest, Salzb. med.-chir. Ztg. 1831. Nr. 46, II. 337; Waser, Oest. med. Jahrbb. 1836. Nste. F. XI. 349; Weiglein ib. 1842. I. 278; Pilz ib. 1848. I. 357, III. 80 und Oest. med. Wochenschr. 1846. 293; Tengler, Wien. med. Wochenschr. 1857. Nr. 11; Köstl, Der endemische Cretinismus u. s. w. Wien 1855.
3) Fradeneck l. c.
4) Lambl, Zeitschr. der Wien. Aerzte 1853. II. 58.
5) Müller, Oest. med. Jahrbb. 1843. IV. 343.
6) Dobronrawow in Becher's Annal. der ges. Heilkde. 1835. XXXI. 341; Barasch, Wien. med. Wochenschr. 1854. Nr. 52; Champouillon, Mém. de méd. milit. 1868. Mars 191.
7) Meyr, Wochenbl. der Zeitschr. der Wien. Aerzte 1861. Nr. 46. 370.
8) Müller, Oest. med. Jahrbb. 1843. IV. 344.
9) Mayer, Diss. de strumis etc. Hannov. 1817; Hampeis, Oest. med. Jahrbb. 1846. III. 199.
10) Zipser, Mag. für Pharmacie 1836. Febr. 179; Lantz, Oest. med. Jahrbb. 1846. II. 254; Glatter im Wochenbl. zur Zeitschr. der Gesellsch. der Wiener Aerzte 1870. Nr. 20; Saint-Lager, Études. 379.
11) Oest. med. Jahrbb. 1845. III. 383.

aus dem Wadowiczer Kreise, und zwar im Mittelgebirge von Zywiec und Slemin über Makow und Jordanow bis gegen die südlich von Myslovice gelegenen Ortschaften, und diese Angabe wird von Kazubowsky[1]) dahin erweitert, dass dieser Krankheitsheerd bereits in Droguila seinen Anfang nimmt, dass die Krankheit um so häufiger angetroffen wird, je weiter man ins Gebirge vordringt, so namentlich in Myslenice, Stroza, Pcim, Kaszina und Lubnia, während von hier an und gegen den Hauptstock der Karpathen die Endemie mehr und mehr abnimmt und in der Umgegend von Neumarkt ganz erlischt, dass übrigens in diesen Gegenden neben Kropf auch Cretinismus einheimisch ist.

In der Hochebene von *Süd-Deutschland* bestand noch in der ersten Hälfte des laufenden Jahrhunderts ein ziemlich bedeutender Cretinismus-Heerd in Unterfranken und Mittelfranken (Bayern)[2]) in einem vom Spessart, der Rhön, dem Steigerwald und den Hassbergen begränzten Gebiete, der jedoch in der neuern Zeit erheblich abgenommen hat und sich jetzt nur noch in Mittelfranken auf Iphofen (die von der Krankheit früher am meisten heimgesuchte Ortschaft) und die Dörfer Einersheim, Etzelheim und Hellmitzheim, in Unterfranken auf mehrere Ortschaften in der Umgegend von Windsheim und Uffenheim und den Bezirksämtern von Kitzingen und Gerolzhofen beschränkt. — Bedeutendere Kropfheerde bestehen noch in Oberbayern in den Flussthälern des Inn (in der Umgegend von Rosenheim), der Alz (in Trostberg), der Salzach (in Burghausen und Titmoning), der Traun, Vilz, Isar, des Lech, der Iller und Wertach. Genauere Angaben über den Umfang dieser Endemieen fehlen.

Eine sehr viel bedeutendere Verbreitung als in Bayern hat Kropf und Cretinismus in *Würltemberg* gefunden, wiewohl sich auch hier in der neuesten Zeit eine wesentliche Abnahme des Cretinismus gegen früher gezeigt hat. — Nach den mir vorliegenden speciellen Mittheilungen[3]) von dort, die allerdings nicht über die Mitte dieses Jahrhunderts hinausreichen, betrug die Zahl der Cretins im Jagst-, Neckar- und Schwarzwald-Kreise etwa 3.8 pro M. der Bevölkerung; im Donaukreise dagegen kommt Cretinismus nur in der am Bodensee in vollkommener Ebene gelegenen Ortschaft Langenargen, auch Kropf nur in geringem Umfange in einzelnen Thälern des Kreises (so u. a. in Blaubeuren, im Thale der Ach) vor[4]).

Im Jagstkreise besteht, der oben erwähnten Endemie in Unterfranken sich anschliessend, ein bedeutender Cretinismus-Heerd im Tauberthale (Amt Mergentheim); demnächst finden sich grössere Heerde in

1) Oest. med. Jahrbb. 1843. III. 248. 376.

2) Vergl. hierzu Sensburg, Der Cretinismus im Untermain- und Rezatkreise etc. Würzb. 1825; Rosenthal, Ueber den Cretinismus u. s. w. Münch. 1839; Hoffmann, Einiges über den Cretinismus etc. Würzb. 1841; Stahl, Verhandl. der Leopold. Akad. XXI. P. I. 329; Vogt, Würzb. phys.-med. Verhandl. 1856. VI. 431, 1858. IX. Sitzungsber. VIII; Virchow, Gesammelte Abhandl. Frankf. a/M. 1856. 891; Majer, Bayr. ärztl. Intelligenzbl. 1860. Nr. 2. 46; Rüdel ib. 1882. Nr. 1 ff.

3) Vergl. Siedle, Beitr. zur med. Statistik Württembergs. Tüb. 1834; Plieninger, Beschreibung von Stuttgart etc. Stuttg. 1834. 115; Memminger, Beschreibung des Königreichs Württemberg IX; Kerner, Württemberg. med. Correspondenzbl. 1839. IX. 202; Höfer ib. 275; Dürr ib. 1840. X. 25; Rösch, Untersuchungen über den Cretinismus in Württemberg. Erlang. 1844; Faber, Württemberg. med. Correspondenzbl. 1858. 220 ff.; Ludwig ib. 1868. 159.

4) Erlenmayer, Preuss. med. Vereins-Ztg. 1854. Nr. 7. 52; Voetsch, Württemberg. med. Correspondenzbl. 1866. Nr. 22. 327.

den im Jagstthale gelegenen Aemtern Gerabronn, Crailsheim und Ellwangen, ferner im niederen Remsthale (Amt Schorndorf) und in dem Roth-, Kocher- und Bühler-Thale (in den Aemtern Oehringen, Künzelsau, Gaildorf und Hall). In den der schwäbischen Alp angehörigen Aemtern (Aalen, Neresheim und Heidenheim) kommt die Krankheit nur in einzelnen Thälern in beschränktem Umfange vor. Ueberall herrscht neben Cretinismus auch Kropf in mehr oder weniger bedeutender Verbreitung, im Oberamte Hall in so hohem Maasse, dass von 1000 Conscribirten 154 wegen Kropf als dienstunfähig entlassen wurden. — Im Neckarkreise haben Kropf und Cretinismus ihren Hauptsitz ebenfalls im Rems- und in dem in dasselbe einmündenden Wieslauf-Thale (Amt Waiblingen), demnächst in den Thälern der Aemter Vaihingen, Maulbronn, Brackenheim, Marbach, Backnang, Weinsberg und im Thale der Enz, während im Neckarthale, wo Kropf, zum Theil in grosser Verbreitung, endemisch herrscht, Cretinismus meist sporadisch, und nur in sehr vereinzelten Ortschaften in einiger Extensität angetroffen wird. — Im Schwarzwaldkreise herrschen Kropf und Cretinismus vorzugsweise in den Aemtern Rottweil, Oberndorf, Sulz und Freudenstadt, ferner im Nagoldthale und den Seitenthälern, seltener und in geringer Verbreitung im Neckar- und Ammer-Thale in den Aemtern Horb, Rottenburg, Tübingen und Herrenberg; auf der Höhe des Schwarzwaldes kommen beide Krankheiten gar nicht vor. — In Sigmaringen findet man Kropf und Cretinismus endemisch in einem Seitenthale des Neckar, am nördlichen Abhange der Alp [1]).

Ueber die Verbreitung des Cretinismus in *Baden* liegen nur sehr unvollständige Nachrichten vor, jedenfalls entbehrt die Angabe [2]), dass daselbst im Jahre 1849 nur 490 Cretins gelebt haben, und zwar 54 im Seekreis, 24 im Mittelrheinkreise, 129 im Ober- und 223 im Unterrheinkreise, jeder Verlässlichkeit, da im Amte Neustadt (Seekreis) allein 260 Cretins gezählt worden sind [3]), und die Zahl der in Neudenau an der Jagst (Unterrheinkreis) lebenden Cretins 20 pro M. der Bevölkerung beträgt [4]). — Speciellere Berichte über das endemische Vorherrschen des Cretinismus datiren aus Paradies (der Vorstadt von Constanz), ferner aus Hornberg, Lörrach und Säckingen (Ober-Rheinkreis), aus dem Amte Offenburg (in Elgerswegen a. d. Kinzig und in Ebersweiher) und aus der am rechten Ufer der Enz gelegenen Ortschaft Oeschelbronn (Mittel-Rheinkreis), sodann aus Wiesloch, Mosbach, Neckargemünd, Neudenau und der zum Amte Adelsheim gehörigen Ortschaft Rosenberg (Unterrheinkreis), aus Hammereisenbach (Amt Neustadt, Seekreis) und aus einigen Thälern des Schwarzwaldkreises. — Einen einigermaassen sichern Anhalt für die Beurtheilung der Verbreitung des Kropfes in Baden gewähren die von Weber [5]) mitgetheilten Ergebnisse der Recrutirungslisten aus den Jahren 1849 bis 1855; darnach betrug die Zahl der wegen Kropf als dienstunbrauchbar erklärten Individuen für das ganze Land 39 pro M. der Untersuchten, und zwar stammten von diesen:

---

1) Heyfelder in Schmidt's Jahrb. der Med. 1837. XVI. 90.
2) Erlenmeyer l. c. und Arch. der deutsch. Gesellsch. für Psychiatr. 1859. I. 14
3) Rossknecht, Mittheil. des bad. ärztl. Vereins 1854. 25.
4) Guerdan, Annal. der Staatsarzneikde. XI. 599.
5) Mittheil. des bad. ärztl. Vereins 1857. 27.

Gruppe I	aus den in vollkommener Ebene gelegenen Aemtern . . . (Karlsruhe St. u. L., Kork, Rheinbischoffsheim, Ladenburg, Mannheim, Philippsburg, Schwetzingen.)	17.1‰
Gruppe II	aus den auf der Hochebene gelegenen Aemtern . . . . (Buchen, Walldürn, Villingen, Neustadt, Donaueschingen, Bonndorf, Messkirch, Pfullendorf.)	31.4‰
Gruppe III	aus den auf Hügelland gelegenen Aemtern . . . . . . (Bretten, Bruchsal, Eppingen, Gerlachsheim, Neckarbischoffsheim, Sinsheim, Constanz, Salem, Mersburg, Ueberlingen, Boxberg, Adelsheim, Krautheim.)	36.8‰
Gruppe IV	aus den auf Ebenen mit mehr oder weniger hohen Gebirgen gelegenen Aemtern . . . . (Wiesloch, Durlach, Breisach, Achern, Bühl, Ettenheim, Heidelberg, Weinheim, Emmendingen, Lahr, Baden, Offenburg, Rastadt, Kenzingen, Oberkirch, Freiburg St. und L., Müllheim, Staufen, Lörrach, Ettlingen.)	44.0‰
Gruppe V	aus den auf niedrigem Gebirge gelegenen Aemtern . . . (Tauberbischoffsheim, Neckargemünd, Eberbach, Mosbach, Wertheim, Haslach, Pforzheim, Blumenfeld, Engen, Jestetten, Radolphzell, Schopfheim, Stockach, Stühlingen, Gegenbach.)	48.0‰
Gruppe VI	aus den auf hohem Gebirge gelegenen Aemtern . . . . (Säckingen, Schönau, St. Blasien, Waldshut, Gernsbach, Hornberg, Triberg, Waldkirch, Wolfach.)	56.8‰

Die grösste Zahl der Kröpfigen (mit 50—100‰ der Untersuchten) kommt auf die Aemter

Wiesloch	mit 50.0‰	Heidelberg	mit 57.2‰	Salem	mit 69.7‰
St. Blasien	„ 53.2 „	Müllheim	„ 57.3 „	Neckar-	
Triberg	„ 53.2 „	Neustadt	„ 57.9 „	gemünd	„ 70.2 „
Mosbach	„ 53.3 „	Pfullendorf	„ 57.9 „	Schönau	„ 70.8 „
Hornberg	„ 53.6 „	Freiburg	„ 60.0 „	Wolfach	„ 70.9 „
Säckingen	„ 53.9 „	Rastadt	„ 60.0 „	Waldshut	„ 75.4 „
Jestetten	„ 54.1 „	Staufen	„ 61.1 „	Pforzheim	„ 84.8 „
Constanz	„ 54.5 „	Bonndorf	„ 61.3 „	Lörrach	„ 96.3 „
Ueberlingen	„ 55.3 „	Bretten	„ 61.8 „	Stühlingen	„ 105.2 „

Aus dem *Deutschen Reichslande (Elsass-Lothringen)* liegen nur die zur Zeit der französischen Herrschaft gemachten Erhebungen über Kropf und Cretinismus vor. — Aus einer etwas älteren Mittheilung von Tourdes [1]) ergiebt sich für Unter-Elsass eine ziemlich bedeutende Prävalenz beider Krankheiten im Rheinthale, bez. der zwischen dem Rhein und der Ill gelegenen Ebene, während dieselben in den Vogesenthälern und in zwei im Canton von Schlettstadt gelegenen Ortschaften endemisch angetroffen werden [2]). Im Jahre 1852 zählte man:

im Arrond. von Strassburg	in 16 Ortschaften	160 Kröpfige,	99	Cretins
„ „ „ Schlettstadt	„ 17 „	655 „	26	„
„ „ „ Weissenburg	„ 1 „	8 „	—	„
„ „ „ Zabern	„ 4 „	50 „	?	„

Uebrigens hat sich auch hier eine allmählige Abnahme der Krankheit gegen früher bemerklich gemacht, und dasselbe gilt für Lothringen [3]), wo nach den Berichten von Allaire [4]) und Richon [5]) der Kropf nur noch in einzelnen Ortschaften in der Umgegend von Diedenhofen und des Cantons Metz endemisch herrscht. — Nach dem von Baillarger mitgetheilten amtlichen Berichte [6]) betrug die Zahl der

---

1) Du goitre à Strasbourg etc. Strasb. 1854. — 2) Schon Didelot (Hist. de la soc. de méd. de Paris 1780. II. 119) hatte auf diese beiden Kropf- und Cretinismus-Heerde aufmerksam gemacht. — 3) Simonin, Recherch. topogr. et méd. sur Nancy. Nancy 1854. 415.
4) Mém. de méd. milit. 1861. Mai 365. — 5) ib. 1869. Août 97. — 6) Vergl. oben S. 87.

wegen Kropf und Cretinismus als dienstunbrauchbar entlassenen Conscribirten auf 1000 Untersuchte:

aus dem Depart.	Haut-Rhin	33.0	wegen Kropf,	2.7	wegen Cretinismus
„ „ „	Bas-Rhin	10.8	„ „	2.7	„ „
„ „ „	Moselle	30.5	„ „	3.8	„ „

In der *Rheinpfalz* bestehen kleinere Kropf- und Cretinismus-Heerde in Rheinzabern (2130 Einwohner mit 14 Cretins), dem im Glanthale gelegenen Dorfe Glanmühlenbach, ferner (im Canton Kandel) in Hagenbach (mit 1269 Einwohnern und 13 Cretins) und Neuburg (mit 1700 Einwohnern und 18 Cretins) und in Edigheim (mit 660 Einwohnern und 8 Cretins) [1]). Uebrigens kommt Cretinismus und Kropf auch an andern Punkten des Landes, so namentlich in Landau [2]) häufiger vor, ohne jedoch den Character eines eigentlich endemischen Leidens zu tragen.

Im *Grossherzogthum Hessen* findet man einige Kropf- und Cretinismus-Heerde im Neckarthale, in den Thälern des Odenwaldes und im Vogelsberge; nach den im Jahre 1854 angestellten amtlichen Erhebungen sollen im ganzen Lande 151 Cretins und Idioten leben, von welchen 14 auf die Provinz Rheinhessen, 25 auf Oberhessen und 112 auf Starenburg kommen, die Angaben entbehren jedoch jeder Verlässlichkeit. — Auch die in demselben Jahre in der *preussischen Rheinprovinz* angestellten Zählungen der Cretins sind nichts weniger als verlässlich, spätere von Erlenmeyer [3]) gemachte Nachforschungen haben im Allgemeinen ergeben, dass der Kropf in den Regierungsbezirken Köln und Aachen sehr selten, im Regierungsbezirk Düsseldorf etwas häufiger, aber auch nur sporadisch, in eigentlich endemischer Verbreitung im Regierungsbezirk Trier vorkommt, dass eben hier auch ein kleiner Cretinismus-Heerd (in der Ortschaft Russhütte, Kreis Saarbrücken) besteht, dass den Hauptsitz beider Krankheiten aber der Regierungsbezirk Koblenz bildet. Der Kropf ist hier vorzugsweise in den Kreisen Zell, Kochem, St. Goar, Mayen, Ahrweiler, Neuwied und Koblenz (also in den Flussgebieten) einheimisch; die Zahl der Cretins, welche Erlenmeyer für die ganze Rheinprovinz auf etwa 1000 veranschlagt, beträgt im Regierungsbezirk Coblenz 168 (unter 20 Jahren), von denen auf den Kreis Koblenz allein 104 kommen und zwar vorzugsweise auf die Ortschaft Metternich (Bürgermeisterei Bassenheim) und auf die Rheininsel Niederwörth (Bürgermeisterei Vallendar), wo bei einer Bevölkerung von circa 800 Seelen 56 Cretins leben.

In *Mittel- und Nord-Deutschland* tritt Cretinismus als endemisches Leiden fast ganz zurück. — Grössere Heerde von endemischem Kropf findet man im Regierungsbezirk *Wiesbaden*, in mehreren Thälern des Rhein, Main, der Lahn, Dille und Aar, sowie an den Abhängen des Taunus und Westerwaldes [4]). — Bei der Recrutenaushebung (des früheren Herzogthums Nassau) während der Jahre 1831—40 wurden auf 1000 Mann Untersuchter als dienstuntauglich erklärt aus den Aemtern:

---

1) Erlenmeyer, Arch. 20; Herberger in Würzb. phys.-med. Verhandl. 1852. II. 270; Hermann, Blätter für gerichtl. Med. 1862. 128. — 2) Pauli, Med. Statist. der Stadt Landau. Land. 1831. 176. — 3) Archiv für Psychiatrie 1868. I. 97.
4) ib. 24; Falck, De thyreophymat. endemico per Nassoviam et Hassiam Electoralem. Marburg 1843 und in Casper's Wochenschr. 1844. Nr. 8; v. Franque, Nass. med. Jahrbücher 1860. XV. XVI. 619.

Braubach	28	Herborn	16.5	Nassau	15.2	Höchst	12
Weilburg	19	Königstein	16	Eltville	14	Langenschwalbach	11.3
Runkel	17	Dillenburg	16	Montabaur	13	St. Goarshausen	11.

In dem (früheren Kurfürstenthum, jetzigen) Regierungsbezirke *Hessen* bestehen bedeutende Kropf-Heerde an den Ausläufern der Rhön, in den Thälern der Werra und Fulda, besonders in den Kreisen Eschwege, Witzenhausen und Rothenburg [1]), in noch grösserem Umfange an den südlichen Abhängen des *Thüringer Waldes*, in der Herrschaft Schmalkalden [2]), wo neben Kropf auch Cretinismus häufiger angetroffen wird, so namentlich in den Aemtern Schmalkalden, Brotterode, ferner in einzelnen Ortschaften des Kreises Schleusingen und des Herzogthums Sachsen-Meiningen [3]). — Die Kropfzone erstreckt sich von hier aus in weiterem Umfange über mehrere Bergdörfer im Eisenach'schen, ferner über Munsbach (Gotha), Sonneberg, Gräfenthal, Hildburghausen u. a. in Sachsen-Meiningen, Ruhla und über viele im Saale-Thale gelegene Ortschaften von Rudolstadt bis Jena und abwärts bis Dornberg [4]). — Einem ganz vereinzelten kleinen Kropf- und Cretinismus-Heerde begegnen wir in der in einem tiefeingeschnittenen Thale gelegenen Ortschaft Anraff (im Fürstenthum *Waldeck* [5]), einer bedeutenden Verbreitung des Kropfes aber im *Harz* [6]), wo der früher hier bestehende Cretinismus jetzt, wie es scheint, ganz verschwunden ist [7]), ferner in den hochgelegenen Thälern des *Erzgebirges* sowohl auf der nördlichen (sächsischen) Seite (in Annaberg, Schweizerberg, Schneeberg, und an den Abhängen in Tarant, dem Muldethale, in der Umgegend von Freiberg u. a.) [8]), wie auf der südlichen (böhmischen) Seite, und in den Thälern der *Sudeten* [9]) sowohl auf dem nördlichen (schlesischen) wie auf dem südlichen (böhmischen) Abhange [10]). — In allen zuletzt genannten Gegenden kommt Cretinismus nur vereinzelt vor, die *Norddeutsche Tiefebene* endlich, sowie die *Niederlande* sind von Kropf- und Cretinismus-Endemieen ganz verschont.

In *Belgien* herrscht Kropf endemisch in einigen südlichen Districten (Condroz, les Fagnes, l'Ardenne, la Famenne, Luxemburg), in den maritimen Gebieten und in Gegenden mit Sandboden ist die Krankheit, mit Ausnahme einiger Ortschaften im südlichen Theile von Ostflandern, selten, in den Polder-Districten kommt sie gar nicht vor. Von Cretinismus hat man in Belgien nur 74 Fälle gezählt [11]).

---

1) Falk l. c. — 2) Fuchs, Phys.-med. Topogr. des Kreises Schmalkalden. Marburg 1848; Kirchhoff, Mittheil. des Vereins für Erdkunde. 1880. 65. — 3) Rehm, Zeitschr. für Epidemiologie 1870. Nr. 2. — 4) Vergl. Wittich in Baldinger's N. Mag. 1785. VII. 114; Loder, Observ. quaed. circa strumam. Jen. 1796; Hoff, Der Thüringer Wald a. v. O.; Thieme, Der Cretinismus. Weimar 1842; Schwalbe, Correspondenzbl. des Thüringer ärztl. Vereins 1880. Nr. 5. — 5) Röhrig, Die med.-geogr. Verhältnisse im Fürstenthum Waldeck. Gött. 1857. 6. — 6) Michaelis, Lentin ll. cc.; Baumgarten, Hannov. Annal. für die ges. Heilkde. 1837. II. 90.

7) Schon Iphofen hatte hierauf hingewiesen; wie weit die Angabe von Blum (Hannov. med. Correspondenzbl. 1853. Nr. 20. 153) über das Vorkommen des Cretinismus in der Bergstadt Lautenthal begründet ist, vermag ich nicht zu beurtheilen, die Mittheilung von Heise (ib. 1850. Nr. 17) über das Bestehen eines Cretinismus-Heerdes im Amte Hoya (Landdrostei Hannover) beruht entschieden auf einem diagnostischen Irrthume.

8) Iphofen, Thieme ll. cc.; Neuhof, Dresdn. Zeitschr. für Heilkde. 1827. V. 359; Petrenz in Clarus und Radius wöchentl. Beitr. zur Klinik 1833. I. 247; Trautzsch ib. 1834. III. 346; Meyer, Med. Topogr. von Dresden. Stollb. 1840. 256.

9) Lorinser, Preuss. med. Vereins-Ztg. 1833. Nr. 12; Hancke in Hufel. Journ. 1838. LXXXVI. Heft 5. 77; Preuss, Die klimatischen Verhältnisse des Warmbrunner Thales u. s. w. Bresl. 1843.

10) Ueber die Verbreitung des Kropfes in den Gebirgsdistricten Böhmens vergl. Stroinz, Oest. med. Jahrbb. 1832. Nste. F. II. 197. 336. 343, 1834. VII. 16; Cartellieri ib. 1843. II. 354; Klebs, Allgem. Wien. med. Ztg. 1876. Nr. 32—34.

11) Meynne, Topogr. méd. de la Belgique. Brux. 1865. 317.

Eine verhältnissmässig bedeutende Verbreitung hat der Kropf in *England*, und zwar, wie es scheint, in den südlichen und mittleren Grafschaften in einem grösseren Umfange als in den nördlichen gebirgigen Gegenden. — In den südlichen Districten begegnet man einem grösseren Kropf-Heerde auf den Kalkhügeln von *Sussex* [1]) und *Hampshire* [2]), in und um Horsham und in den hochgelegenen Gegenden von *Surrey* [3]), namentlich in Haslemere. — In den westlichen Grafschaften herrscht Kropf endemisch an mehreren Punkten in *Monmouth* [4]), im Walde von Dean *(Glocester)* [5]), in Worcester, Stourport u. a. O. von *Worcestershire* [6]), in einem Districte der Grafschaft *Cheshire* [7]) und in vielen Gegenden von *Wales* [8]). — Im Osten des Landes besteht ein grösserer Kropf-Heerd in *Norfolk* [9]), in den mittleren Grafschaften finden sich Endemieen in *Warwick*, in der Ortschaft Ridgemont *(Bedford)* [10]), in der Umgegend von Beaconsfield *(Buckingham)* [11]) in den Kohlendistricten von *Nottingham*, die sich von hier aus gegen Derby hinziehen [12]), vor allem in *Derby* [13]), wo die Krankheit so häufig ist, dass sie den in England gebräuchlichen Namen des „Derbyshire-neck" erhalten hat, und in den gebirgigen Gegenden von *Staffordshire* [14]). — Aus den nördlichen Grafschaften endlich liegen Berichte über Kropf-Endemieen vor aus Bolton *(Lancashire)* [15]), aus *Yorkshire* [16]), wo die Krankheit besonders stark verbreitet ist, ferner von einzelnen Punkten aus *Westmoreland* [17]) und *Durham* [18]), aus dem Bleiminen-Districte von Alstonmoor, *Cumberland* [19]) und aus dem westlichen Theile von *Northumberland*.

In viel geringerem Umfange als in England kommt Kropf in *Schottland* vor [20]). — Als Hauptsitze der Krankheit daselbst werden die binnenländische Grafschaft Perth [21]) und die Ostküste der Grafschaft Fife [22]) bezeichnet; in den südlichen Grafschaften [23]) bestehen Krankheitsheerde in den östlichen Districten von Wigton und Kirkoudbright, ferner in den Grafschaften Dumfries und Roxburgh, im Westen von Berwick, in den nördlichen Gegenden von Selkirk, Peebles, Lanark und den dieser Grafschaft benachbarten Districten von Ayr und auf Isle of Arran [24]). — Die nördlichen Grafschaften Schottlands scheinen von Kropf-Endemieen ganz frei zu sein. — Aus *Irland* liegen specielle Berichte über Kropf nicht vor; wie Low [25]) erklärt, soll die Krankheit auch hier in einigen Gegenden endemisch herrschen.

Cretinismus ist in Britanien sehr selten; ein endemischer Heerd dieser Krankheit in der Ortschaft Chiselborough (in der Nähe von Petherton im südlichen Theile der Grafschaft Sommerset), über welchen

---

1) Inglis, Treat. on English bronchocele etc. Lond. 1838; Manson, Researches on the effects of iodine etc. Lond. 1825. — 2) Inglis, Austin, Lond. med. and phys. Journ. 1822. XLVIII. 298. — 3) Austin. — 4) Holbrook, Lond. med. repository 1817. VIII. 288.
5) Currie, Glasgow med. Journ. 1871. Febr. 153. — 6) Watson, Prov. med. transact. II. 194. Addison ib. IV. 138. — 7) Moffat, Brit. med. Journ. 1870. Septbr. 340.
8) Reid, Edinb. med. and surg. Journ. 1836. July 47. — 9) Reeve ib. 1809. Jan. 31.
10) Blower, Brit. med. Journ. 1867. Novbr. 994. — 11) Rumsey, Prov. med. and surg. Journ. 1844. June. — 12) Inglis, Manson. — 13) Prosser, Account of bronchocele etc. Lond. 1769; Lettsom, Mem. of the med. Soc. of London 1792. III. 489; Manson, Inglis, Drug, Lond. med. and phys. Journ. 1825. LIII. 49; Wood, Mem. of the philos. Soc. of Manchester. 1819. VIII. — 14) Garner, Nat. history of the county of Stafford. Lond. 1844. — 15) Black, Transact. of the prov. med. Assoc. 1837. V. 136.
16) Inglis, Low, Brit. med. Journ. 1878. June 29, 1882. Jan. 43.
17) Watson, Bayers, Edinb. med. and surg. Journ. 1824. Octbr. 325. — 18) Inglis.
19) Savage, Lancet 1872. July 20. — 20) Bericht in med.-chir. Review 1826. VI. 243; Reid l. c.
21) Marshall, Edinb. med. and surg. Journ. 1832. Octbr. 333.
22) Blackie, Cretins and cretinisme. Edinb. 1855. 49. — 23) Mitchell, Brit. med.-chir. Rev. 1862. — 24) Blackie, Reid. — 25) Brit. med. Journ. 1882. Jan. 43.

noch Norris [1]) vom Jahre 1847 berichtet hat, ist nach den Mittheilungen von Fagge [2]) jetzt fast ganz erloschen. Nach Blackie soll Cretinismus (neben Kropf) noch an der Ostküste der schottischen Grafschaft Fife und auf der Ostküste der oben genannten Isle of Arran herrschen; von dem letztgenannten Punkte her liegt schon eine frühere Mittheilung von Reid vor.

Norwegen [3]) *und Dänemark* sind von endemischem Kropf und Cretinismus ganz verschont, und auch in *Schweden* [4]) herrscht Kropf, abgesehen von kleineren Krankheitsheerden in einigen gebirgigen Gegenden von Westmanlandslän [5]), nur in dem Districte von Faluh und einigen benachbarten Ortschaften von Stora Kopparbergslän (Dalarne); im Jahre 1867 zählte man in Schweden im Ganzen 628 Kröpfige, von welchen 579 allein auf den genannten District kamen [6]); in der Stadt Faluh selbst betrug die Zahl der Kröpfigen im Jahre 1865 nahe 7 % der städtischen Bevölkerung [7]).

Im *europäischen Russland* kommt Kropf endemisch nur in wenigen Departements vor [8]). — Ein kleinerer Krankheitsheerd besteht an den Ufern des Ladoga-Sees, sowohl auf der westlichen Seite, in der Umgegend von Wiborg und Willmanstrand, wie auf der östlichen, im Thale des Ojat und zwar vorzugsweise in zwei am linken Ufer des Flusses gelegenen, zum Kreise Novaladoga (Gouv. Olonetz) gehörigen Ortschaften, wo auch Cretinismus häufiger vorkommt [9]). — Ferner herrscht Kropf in einer Ortschaft des Gouvernement Wladimir, sodann in der Stadt und Umgegend von Nishne-Udinsk a. d. Uda [10]) in grösserem Umfange im Gouvernement Perm an den Abhängen des Ural in den Kreisen Tscherdün (an den Ufern des Wischera), Werchoturje (ebenfalls an den Flussufern), Jekaterinburg, Kungur und Krasso Ufimssk [11]), und an verschiedenen Punkten in der Hauptkette des Kaukasus [12]). In sehr viel grösserer Verbreitung werden Kropf und Cretinismus in *Sibirien* angetroffen, besonders im Gouvernement Irkutsk [13]) im Thale der Lena und einzelner ihrer Nebenflüsse (im Jahre 1870 zählte man in dem Gouvernement mit ca. 366,000 Einw. 3400 Kröpfige und 161 Cretins, in einzelnen Dörfern 12—25 % der Bevölkerung an Kropf erkrankt) [14]), ferner im Gouvernement Tomsk an den Abhängen des Altai-Gebirges [15]) und in dem chinesischen Gränzgebiete Transbaikalien im Kreise von Nertschinsk (Baer).

Auf dem *asiatischen Festlande* bilden die südlichen und nördlichen Abhänge des Himalaya Hauptsitze des Kropfes und Cretinismus. — In den west-asiatischen Gebieten kommen beide Krankheiten endemisch nur an vereinzelten Punkten *Kleinasiens* vor, so namentlich in der Umgegend von Bolat, im Thale des Kutschuk Mender, im Umkreise von Aidin, in Marsovan, im obern Euphrat-Thale (NO. von Arabkir)

---

1) Lond. med. Times 1848. Jan. 257. — 2) Med.-chir. transact. 1871. LIV. 155.
3) Broch, Le royaume de Norvège etc. Christ. 1876. 55. — 4) Huss, Om Sverges endem. sjukd. Stockh. 1852. 21; Berg, Bidr. till Sveriges med. Topogr. och Statistik. Stockh. 1853. 47.
5) Sveriges Sundhets-Koll. Berättelse 1858. 10. — 6) ib. 1867. 31.
7) Hallin, Nord. med. Arkiv 1870. II. 53. — 8) Vergl. Baer, Zeitschr. der Wiener Aerzte 1860. 170 (auch in Mélanges biologiques II) und Bericht in Journ. de la Soc. de Statist. 1876. Janv. — 9) Frank, Behandl. der Krankheiten etc. Berl. 1835. IV. 57; Oldekop, Med. Ztg. Russl. 1858. Nr. 8. — 10) Bericht über den Volks-Gesundheitszustand im russ. Reiche für das Jahr 1856. 236. — 11) Heine, Med. Ztg. Russl. 1857. 244; Berkowski ib. 1859. Nr. 1; Petuchof ib. 164. — 12) v. Seidlitz in Virchow's Arch. 1881. Bd. 86. 168. — 13) Gmelin, Reise durch Sibirien. II. 282: Ermann, Reise um die Erde. II. 207; Kruhse, Dorpater Jahresber. 1833. I. 529: Heine.
14) Bericht in Journ de Statist. l. c. — 15) Uspensky, Med. Ztg. Russl. 1859. 164.

und in Egin [1]). — *Syrien* [2]), *Arabien* [3]), die Hochebene von *Persien* [4]) und *Bochara* [5]) sind von endemischem Kropf und Cretinismus ganz frei. — Die schwere Kropf- und Cretinismus-Zone Central-Asiens beginnt in den obern Flussgebieten des Indus im Kaschmir-Thale (Balti oder Klein-Tibet und Ladak) [6]) und erstreckt sich von hier durch den gebirgigen Theil des Pandschab [7]), die Provinzen Garwhal und Kamaon [8]), ferner durch Nipal [9]) bis nach Bhutan [10]) hin. — Speciellere Mittheilungen über das Vorherrschen beider Krankheiten in den *Thälern und auf der Hochebene des Himalaya* liegen allerdings nur rücksichtlich der südlichen Gebirgsabhänge vor, die Nachrichten aus Ladak, Nipal und Tibet aber, sowie einzelne Berichte von Reisenden über das Vorkommen von Kropf in den mongolischen Districten des Thian-Schan (Himmelsgebirges) lassen darüber keinen Zweifel, dass sich das Krankheitsgebiet auch über die nördlichen Abhänge des eigentlichen Himalaya und seiner nördlichen Ketten erstreckt. Ebenso wenig besteht darüber ein Zweifel, dass an vielen Punkten des Kropfgebietes auch Cretinismus mehr oder weniger häufig, in einzelnen Gegenden exquisit endemisch vorkommt [11]). — Die endemischen Einflüsse, welche das Vorherrschen beider Krankheiten an den Abhängen des Himalaya bedingen, machen sich übrigens noch in der, unter dem Namen des *Terrai* bekannten, theils hügligen, theils flachen und sumpfigen Ebene, welche sich in einer Entfernung bis zu 60 (engl.) Meilen von dem Fusse des Gebirges entfernt, zwischen diesem und dem Brahmaputra und Ganges hinzieht, in sehr ausgesprochener Weise geltend, indem sich auch hier eine sehr intensive Kropf-Zone von Assam über Rangabur, Dinadjpur, Purnija, Tirhut [12]), Mallye [13]), die Ebene von Patna [14]), durch Bhattia, längs der nördlichen Gränze von Audh [15]), über Gorakhpur [16]), Baretsch, Pilibit und an der Gränze von Rohilkand bis nach Haridwara erstreckt [17]). Auch auf diesem Gebiete kommt an einzelnen Punkten Cretinismus endemisch vor [18]).

Fayrer veranschlagt die Zahl der Kröpfigen im Terrai auf 10 % der Bevölkerung; in dem Districte von Tirhut hat Macnamara innerhalb 3 Jahren 23,000, Cunningham während der kalten Jahreszeit 1854—55 in Gorakhpur 20—25,000 Kröpfige behandelt (Milroy, Mouat).

Ein drittes Krankheitsgebiet in Hindostan besteht auf dem an der Gränze zwischen Bengalen und Gondwana gelegenen gebirgigen Hochplateau von Ramagar, Tschota Nagpur, Sirgudja und Sambalpur, welches sich gegen die Provinz Orissa erstreckt, und wo in dem an

1) Rigler, Die Türkei und deren Bewohner etc. Wien 1852. II. 246; Bericht in Journ. of the Roy. Asiatic Soc. VI. 204. — 2) Robertson, Edinb. med. and surg. Journ. 1843. April 247; Tobler, Beitr. zur med. Topogr. von Jerusalem. Berl. 1855. 56.
3) Pruner, Krankh. des Orients. 328. — 4) Polak, Wien. med. Wochenschr. 1853. Nr. 14.
5) Burnes, Calcutt. med. transact. 1835. VII. 461. — 6) Mir-Izzet-Ullah, Journ. of the Roy. Asiat. Soc. VII. 289. 303; Thornton, Gazeteer etc. Lond. 1844; Frazer, Journal of a tour to the Himalaya etc. 349. — 7) Wilson, Med. Times and Gaz. 1874. Decbr. 692; Milroy, Transact. of the epidemiol. Soc. 1865. II. 157 (aus dem Districte von Simla).
8) Bramley, Transact. of the Calcutta med. Soc. 1834. VI. 181; Bell ib. 457; M'Clelland, Some inquiries in the province of Kumaon etc. Calcutta 1835 und Sketch of the med. topogr. . . of Bengal and the NW. Provinces. Lond. 1859. 63.
9) Bramley, Campbell, Transact. of the Calcutta med. Soc. 1835. VII. 1; Brown, Ind. Annals of med. Sc. 1859. Jan. 176. — 10) Saunders, Philos. transact. for the year 1789. LXXIX. 93; Gray, Lancet 1877. June 987. — 11) M'Clelland, Wilson.
12) Evans, Transact. of the Calcutta med Soc. 1832. IV. 246; Milroy l. c.
13) Tytler, Calcutta tr. IV. 375. — 14) Report of the Dispensaries in the Bengal and North-Western Provinces etc. Calcutta 1843 a. v. O. — 15) Greenhow, Ind. Annals of med. Sc. 1859. July 435. — 16) Mouat ib. 1857. April 436. — 17) M'Clelland, Sketch 112; Fayrer, Lancet 1874. Octbr. 580. 617. — 18) Evans, M'Clelland, Fayrer.

Orissa angränzenden gebirgigen Districte neben Kropf auch Cretinismus angetroffen wird [1]). — In den ärztlichen Berichten aus dem *Dekkan*, speciell aus dem *Nil-Gherri-Gebirge*, sowie aus den *östlichen* und *westlichen Ghats*, aus den Präsidentschaften *Madras* und *Bombay* überhaupt wird des Vorkommens von Kropf und Cretinismus mit keinem Worte gedacht, dagegen liegen Mittheilungen über das endemische Vorherrschen von Kropf in dem Districte von Galle auf *Ceylon* [2]), sowie von endemischem Kropf und Cretinismus in den gebirgigen Gegenden von *Birma* und *Cochinchina* [3]), und auf den centralen Hochebenen von *Java* und *Sumatra* [4]) (in den Districten von Lepoetie und Toelang-Bawang, vorzugsweise aber in der Landschaft Aboeng) vor. — In *China* scheinen Kropf und Cretinismus vorzugsweise in den nördlichen Provinzen endemisch zu herrschen; schon bei Staunton [5]) findet man Nachrichten über die grosse Häufigkeit beider Krankheiten in der Tartarei, Morache [6]) erwähnt derselben aus Peking und den Thälern in der Umgegend der Stadt und Dudgeon [7]) erklärt, dass der Kropf im nördlichen China, und zwar sowohl in gebirgigen Gegenden, wie in der Ebene sehr häufig angetroffen wird.

Ob Kropf und Cretinismus auf *Australien* und dem *australischen Archipel* endemisch herrschen, vermag ich mit Sicherheit nicht zu beurtheilen; mir sind nur die Mittheilungen von Polack [8]) und Thomson [9]), welche übereinstimmend erklären, dass Kropf auf Neu-Seeland ganz unbekannt ist, und die Bemerkung von Bennet [10]) über sporadisches Vorkommen der Krankheit auf Taiti bekannt geworden. — Das vollständige Schweigen aller übrigen Beobachter aus jenen Gegenden hierüber dürfte wohl die Vermuthung rechtfertigen, dass endemische Kropf-Heerde hier nirgends angetroffen werden.

Ueber die Krankheitsverhältnisse der centralen Gebiete des *afrikanischen Continents* ist, so wie überhaupt, so speciell in Bezug auf das Vorkommen von Kropf und Cretinismus nur wenig bekannt geworden, dies Wenige aber ist für die ätiologische Forschung nicht ohne Interesse. — Wie in allen übrigen Gegenden der Erdoberfläche, so sind auch auf afrikanischem Boden die Küstenstriche und die denselben sich anschliessenden Tiefebenen von Kropf- und Cretinismus-Endemieen ganz frei, so namentlich *Nieder-Egypten* [11]), das *Tiefland von Abessinien* [12]), die *Ost-* und *West-Küste* [13]) und das *Küstengebiet von Algier* [14]). Dagegen herrscht Kropf auf dem *Hochland von Abessinien* [15]), in einigen Gegenden von *Sennaar* [16]), an den Abhängen und in den Thälern des *Atlas* (so namentlich in Kabylien) [17]), in den gebirgigen Gegenden *Marocco's* [18]),

1) Breton, Transact. of the Calcutta med. Soc. 1830. II. 245; Shortt, Indian Annals of med. Sc. 1858. July 506. — 2) Bennet, Ceylon and its capabilities. Lond. 1843; Pridham, Historical .. account of Ceylon etc. Lond. 1849. — 3) Thorel, Notes méd. du voyage d'exploration du Mekong et du Cochinchine. Par. 1870. 171; Beaufils, Arch. de méd. nav. 1882. April 291. — 4) Marsden, History of Sumatra etc. Lond. 1783. 42; Heymann, Krankheiten der Tropenländer etc. Würzb. 1852. 178; Bericht in Arch. de méd. nav. 1867. Octbr. 250; ib. 1877. Febr. 81; v. d. Burg, De Geneesheer in Nederl.-Indie. Batav. 1882. I. 81. — 5) Account of Lord Macartney's embassy to China. Deutsch Berl. 1799. II. 171. — 6) Annal. d'hyg. 1870. Janv. 55. — 7) Glasgow med. Journ. 1877. July 331. — 8) Manners of the New-Zealanders. Lond. 1840. II. 98.

9) Brit. and for. med.-chir. Review 1854. — 10) London med. Gaz. 1832. IX. 629.

11) Pruner l. c. 323. — 12) Courbon, Observ. topogr... sur le littoral de la mer rouge etc. Par. 1861. 35. — 13) Daniell, Sketch of the med. topogr. of the Gulf of Guinea. Lond. 1849. 114. — 14) Guyon, Gaz. méd. de Paris 1845. 690; Bertherand, Médecine et hyg. des Arabes. Par. 1855. 409 u. a. — 15) Blanc, Gaz. hebdom. de méd. 1874. 349.

16) Brocchi, Giorn. d'osserv. . . in Egitto etc. Bassano 1843. V. 597.

17) Baudouin, Gaz. méd. de Paris 1838. 771; Bertherand, Mém. de méd. milit. LII. 115; Finot ib. LVI. 36; Challan, Gaz. méd. de l'Algérie 1868. 117. — 18) Leo Africanus l. c.

und in einem sehr bedeutenden Umfange im *Flussgebiete des Niger* endemisch; an die früheren Mittheilungen von Mungo Parc und Caillé [1]) über den Kropf an den Abhängen des Kong-Gebirges und im obern Stromlaufe (in Bambera, Bambuk und in der Landschaft Kankan) schliesst sich der neuerlichst veröffentlichte Bericht von Quintin [2]), dessen specielle Beobachtungen sich auf Segu-Sicorro beziehen und der gleichzeitig erklärt, dass Kropf in den Thälern des Sudan in weiter Verbreitung endemisch herrscht. — Von den afrikanischen Inseln liegen Nachrichten über kleinere Kropf-Heerde aus dem centralen (gebirgigen) Theile von *Madagaskar* [3]) und von den *Azoren* [4]) vor; auf *Madeira* ist Kropf sehr selten [5]). — Ob und in welchem Umfange Cretinismus in diesen Gegenden heimisch ist, lässt sich aus den Mittheilungen nicht beurtheilen: die französischen Berichterstatter aus Algier schweigen darüber ganz, Quintin erklärt ausdrücklich, im Sudan keinen Fall der Krankheit gesehen zu haben, nur in der Notiz über Kropf auf Madagaskar wird auch des Cretinismus gedacht.

Die Nachrichten über das endemische Vorkommen von Kropf in *Nord-Amerika* [6]) gehören zum grössten Theile den ersten Decennien dieses Jahrhunderts an, und sind zudem sehr fragmentarisch. — Von Norden nach Süden fortschreitend begegnen wir zunächst grösseren Kropf-Heerden in den *Hudsons-Bay-Ländern* [7]) (unter 52° n. Br.) an den Ufern des Saskatchewan und an den Quellen des Elk- und Peace-River, wo Richardson zahlreiche Fälle von Kropf unter den Kindern der eingeborenen Indianer angetroffen hat, ferner in *Unter-Canada* an den Ufern des Lorenzo zwischen St. John und Montreal und im Staate *Michigan* in dem Districte von Detroit am St. Clair. — Aus den Neu-England-Staaten liegen Berichte über das endemische Vorherrschen von Kropf aus *Vermont* [8]), in den Grafschaften Bennington und Chittenden, bes. in den am Connecticut-River gelegenen Gegenden und aus *New Hampshire* [9]) vor, wo die Krankheit ebenfalls vorzugsweise an den Ufern des Connecticut beobachtet worden ist. — Im Staate *New York* bestehen (oder bestanden) [10]) Kropf-Heerde in der Grafschaft Oneida und an den Ufern des Mohawks- und Genesee-River, im Staate *Pennsylvanien* in der Grafschaft Alleghany und Susquehanna [11]), auch an den Ufern des French Creek, Sandusky, Monangahela, Big Beaver und Muskingum. — Ferner liegen Berichte über endemischen Kropf aus den gebirgigen Gegenden von *Maryland*, aus *Virginien*, bezw. in Morgantown, dem Hauptorte der kohlenreichen Grafschaft Monongalia und an den Ufern des Monongabela, sodann aus der am Ufer des Wabash gelegenen Stadt Vincennes (*Indiana*), aus den gebirgigen Districten von *Nord-* und *Süd-Carolina*,

---

1) Journ. d'un voyage à Tombouktou. Par. 1830. — 2) Extrait d'un voyage dans le Soudan. Par. 1869. 46. — 3) Blumenbach, De generis hum. varietate nativa. Gott. 1795. 261.
4) Bullar, A winter in the Azores etc. Lond. 1841. II. 331.
5) Heinecken, Lond. med. Reposit. 1824. XXII. 15.
6) Vergl. Barton, Abhandl. über den Kropf .. in verschiedenen Theilen von Nord-Amerika u.s.w. A. d. Engl. Gött. 1802 und Gibson, Philad. Journ. of med. and phys. sc. 1820. I. 47.
7) Richardson in Franklin's Narrative of a journey etc. Lond. 1828. 116; Simpson, Narrative of a journey round the world. Lond. 1847.
8) Mease, Observations on goitre; Dorr, New York med. Repos 1806. X. 141; Brown, Amer. Journ. of med. Sc. 1847. July 111. — 9) Mease.
10) Denny (Philad. Journ. of med. and phys Sc. 1826. New Ser. I. 47) erklärt, dass in der wegen Kropf so verrufen gewesenen Stadt Pittsburg seit dem Jahre 1806 keine neuen Erkrankungen an Kropf vorgekommen sind. — 11) Neuere Nachrichten von hier giebt Smith in Transact. of the Pennsylvania State med. Soc. 1858.

den nördlichen Grafschaften von *Alabama* [1]), wo die Krankheit in bedeutender Verbreitung herrscht, und aus dem Districte von de Soto (*Louisiana*) [2]), besonders an den Ufern des Bayou Pierre, vor. — Cretinismus scheint auf diesem ganzen Gebiete nur an wenigen Punkten häufiger zu sein, wenigstens erklärt Barton [3]), dass in Nord-Amerika selten Fälle von Cretinismus beobachtet werden; nur Brown erwähnt des Vorkommens der Krankheit in den Thälern von Vermont, in dem Bericht von Kneeland [4]) über die Krankheitsverhältnisse des Staates *Massachusetts* wird erklärt, dass hier bei einer Bevölkerung von etwa 1 Million wenigstens 1200 Idioten und Cretins leben (über das Vorkommen von Kropf in diesem Staate habe ich nichts erfahren können), und auch Praslow [5]) hat in *Californien* relativ zahlreiche Fälle von Cretinismus in einer in der Nähe des Cap Mendocino lebenden Indianer-Tribus und unter den Spaniern in den gebirgigen Gegenden Süd-Californiens beobachtet.

Im obern Stromgebiete des Rio grande del Norte (Neu-Mexico) nimmt die grosse Kropf- und Cretinismus-Zone ihren Anfang, welche sich von dort mit zunehmender Mächtigkeit längs der Cordilleren durch Mexico, Central- und Süd-Amerika bis über Chile erstreckt und an Intensität und Extensität den Krankheits-Heerden in den Alpen- und Himalaya-Ländern an die Seite gestellt werden kann. — Schon Gage [6]) hatte auf das endemische Vorherrschen von Kropf in den gebirgigen Districten *Mexico's* aufmerksam gemacht und neuere Mittheilungen [7]) bestätigen das Factum und weisen namentlich auf die westlichen Abhänge der Cordilleren in dem Territorium von Colima und auf die Gebirgsdistricte von Tabasco und Chiappas als Hauptsitze der Endemie hin. — Von Chiappas setzt sich die Endemie unmittelbar nach *Guatemala* [8]), wo in der Tierra templada sämmtliche Bewohner einzelner Dörfer an Kropf leiden, und von hier über *San Salvador* [9]), *Nicaragua* [10]) und *Costa Rica* [11]) fort. — Cretinismus scheint hier nicht vorzukommen, für Salvador stellt Guzman die Krankheit entschieden in Abrede; dagegen treffen wir auf eine sehr bedeutende Cretinismus-Endemie in *Neu-Granada*, das gleichzeitig einen Hauptsitz des Kropfes abgiebt. Den vorliegenden Mittheilungen [12]) zufolge herrschen hier beide Krankheiten fast im ganzen Thalgebiete des Magdalenen-Stromes, von Neyva in der Tierra fria an, in Santa Fé de Bogota, Marquita, Honda u. a. O. abwärts bis in die Ebene von Pinto an der Mündung des Cauca in den Magdalenen-Strom; im untersten Verlaufe des Flusses und in dem Thale des demselben parallel verlaufenden Cauca-Stromes, sowie in der zwischen beiden Flüssen gelegenen, gebirgigen Provinz Antioquia kommen Kropf und

1) Taylor, Transact. of the Alabama State med. Soc. 1854. — 2) Gibbs in Fenner's South. med. reports. II. 190. — 3) l. c. 122. — 4) Amer. Journ. of med. Sc. 1851. April 349.
5) Der Staat Californien etc. Gött. 1857. 64. — 6) New survey of the West Indies. Lond. 1699. 236. — 7) Heller, Wiener Sitzungsber. 1848. Nr. 3. 122; Matthieu de Fossey, Le Mexique etc. Par. 1857. 581. — 8) Gage, Bernoulli, Schweiz. med. Ztschr. 1864. III. 100. — 9) Dunlop, Travels in Central America. Lond. 1847; Guzman, Essai de topogr. méd. de la république du Salvador. Par. 1869. 124. — 10) Bernhard, Deutsche Klin. 1854. Nr. 8. — 11) Schwalbe, Arch. für klin. Med. 1875. XV. 344.
12) Brandin, De la influencia de los diferentes climas del universo sobre el hombre etc. Lima 1826 (über die Verbreitung von Kropf und Cretinismus in Süd-Amerika im Allgem.); Restrepo, Memoria que el Secretario de Estado .. presentó al primero congreso constitucional de Colombia etc. Bogota 1823; Humboldt, Journal de physiol. 1824. IV. 109; Roulin, Revue méd. 1825. IV. 138; Boussingault, Annal. de chimie et de phys. XLVIII. 41; Foote, Amer. Journ. of med. sc. 1852. Jan. 278.

Cretinismus nicht vor, dagegen treten sie in den Flussthälern des Meta und Apure wieder endemisch auf. In einzelnen der hier genannten Gegenden ist der Kropf so enorm verbreitet, dass u. a. Foote in Maraquita kaum ein Individuum gesehen hat, das von der Krankheit ganz verschont gewesen wäre. — Auffallender Weise hat dieser Beobachter keinen Fall von Cretinismus zu beobachten Gelegenheit gehabt, während doch nach den Mittheilungen von Humboldt, Roulin und nach einem früheren Berichte von Caldas [1]) an dem endemischen Vorherrschen dieser Krankheit im Magdalenen-Thale nicht gezweifelt werden kann.

In *Venezuela* herrscht Kropf auf der Ebene zwischen Caracas und Valencia [2]) und auf dem Gebirgszuge, der sich von Barquicimeto über Truxillo, Merida und la Grita bis nach Pamplona (an der Gränze von Neu-Granada) erstreckt [3]). — Das Stromgebiet des Orenoco erklärt Humboldt als frei von Kropf, und aus *Guyana* liegt in den zahlreichen von dort datirenden ärztlichen Berichten keine Mittheilung über das Vorkommen von Kropf und Cretinismus vor [4]). — Von Neu-Granada setzt sich die Kropfzone längs der Cordilleren über Quito, Cuenca und Loxa (in *Ecuador*) [5]) und von hier über Caxamarca, Huamacucho, Huanuco, Pasco und in dem Flussthale des Hualaga, d. h. in den Centralthälern von *Peru* [6]) und zwar vorzugsweise in den Sierra-Thälern der Provinzen Libertad und Ayacucho fort. — Cretinismus soll, wie Smith ausdrücklich erklärt, hier nicht heimisch sein; Tschudi gedenkt der Krankheit auch in der That mit keinem Worte. — In *Bolivia* bilden namentlich die Provinzen Yungas und Ayopaya Sitze endemischen Kropfes. Aus *Chili* [7]) liegen Nachrichten über das endemische Vorherrschen der Krankheit in der Umgegend von San Felipe, Santiago u. a. O. vor, die weiteste Verbreitung aber hat der Kropf an den östlichen Abhängen der Cordilleren in den Staaten der *Argentinischen Republik* [8]), in den Provinzen Salta, Jujuy, Tucumana, los Lueles, la Rioja (besonders im Thale der Famatina), Mendoza, in einigen Districten der Provinzen Cordova und San Louis, auch an vielen Punkten der Staaten Corrientes und Entrerios gefunden. Ueber das gleichzeitige Vorherrschen von Cretinismus finde ich nur eine Notiz bei Mantegazza, der desselben neben Kropf in der Provinz Salta gedenkt. — Einer weiteren Fortsetzung dieses grossen Kropf-Heerdes begegnen wir in den Flussthälern der gebirgigen Districte von *Paraguay* [9]) und in dem Kropf-Gebiete, das über einen grossen Theil *Brasiliens* [10]), besonders über die südlichen und mittleren Provinzen,

---

1) Semenario del nuevo Reyno de Granada. 1816. 148. — 2) St. Lager 430 (nach Dubreuil). 3) Roulin. — 4) Bille (in Casper's Wochenschr. der Heilkde. 1836. Nr. 36) erklärt, dass er während eines vieljährigen Aufenthaltes in Surinam nicht einen Kropfkranken zu sehen bekommen habe. — 5) Humboldt. — 6) Smith, Edinb. med. and surg. Journ. 1842. Juli 66; Tschudi, Oest. med. Wochenschr. 1846. 698.

7) Gilliss in U. S. Naval Astron. Expedition to the Southern Hemisphere etc. Washingt. 1855; Guézennec, Arch. de méd. nav. 1864. Juill. 22; Duplouy ib. Aodt 108; Guyon, Gaz. méd. de Paris 1863. 345. — 8) Smith l. c.; Brunel, Observ. topogr. et méd. faites dans le Rio de la Plata. Par. 1842. 47; Guyon l. c. (über Kropf in Mendoza); Mantegazza, Lettere med. sulla America meridionale. Milano 1863. II. 208. 227; Lemos, Revista med.-quir. de Buenos Ayres 1877. in Ausz. in Jahresbericht über Medicin 1878. I. 336.

9) Mantegazza, Masterman in Dobell Reports 1870. I. 362.

10) Sigaud, Du climat et des malad. du Brésil. Par. 1844. 162; Gardner, Travels in the Interior of Brazil. Lond. 1864; Rendu, Études topogr. et méd. sur le Brésil. Par. 1848. 191; St. Hilaire, Voyage aux sources du Rio Negro. Par. 1848. II. 72; Castelnau, Expédition dans les parties centrales de l'Amerique du Sud. Par. 1850 a. v. O.; Tschudi, Wien. med. Wochenschr. 1858. 423; Schwarz, Zeitschr. der Wien. Aerzte 1858. Nr. 37. 580.

über Rio Grande, Santa Catarina, San Paulo und Goyaz (namentlich an den westlichen und östlichen Abhängen der Serra Geral, in Natividad, Conceiçao, Arrayas, Villa-Boa und im oberen Stromgebiete des Rio Parahybe) und Minas Geraes (in den Districten von Barbacena, Ouro-Preto, Sabara u. a.), übrigens mit Ausnahme des Küstenlandes und der alluvialen Ebenen über das ganze Reich verbreitet ist. — Cretinismus kommt hier nach den ausdrücklichen Erklärungen von Rendu, St. Hilaire, Castelnau und Tschudi endemisch gar nicht, überhaupt so selten vor, dass (nach Mittheilung von Rendu) Dr. Faivre, der die Centralprovinzen Brasiliens, also den Hauptsitz des Kropfes, lange Zeit bewohnt und dieselben vielfach bereist hat, daselbst nur einen Fall von Cretinismus gesehen hat.

Ueber das Vorkommen von Kropf und Cretinismus auf den *Antillen* habe ich keine verlässliche Mittheilung gefunden.

§. 40. Das hier in grösseren Zügen entworfene Bild der geographischen Verbreitung von Kropf und Cretinismus gilt im Allgemeinen nur für den Krankheitszustand in der neuesten Zeit; eine Vergleichung desselben mit dem in vergangenen Perioden zeigt in dem Verhalten einer oder beider Krankheiten, so weit sich die Geschichte derselben überhaupt verfolgen lässt, Schwankungen, welche sich in einer *Abnahme oder auch wohl vollkommenem Verschwinden*, *oder in einem stärkeren Hervortreten*, *bez. einer Steigerung der Endemie* aussprechen.

So berichtete schon Fodéré [1]) aus dem Anfange dieses Jahrhunderts aus Piemont, dass „die Zahl der Kröpfigen und vollkommenen Cretinen sich seit einigen Jahren vermindert habe, wovon sich die Reisenden, die vor 20 Jahren diese Thäler besucht haben und sie jetzt wieder bereisen, leicht überzeugen können", und in einem noch höheren Grade gilt dies, wie aus den Berichten der sardinischen Commission und von Dubini hervorgeht, für die neuere Zeit. Vor mehreren Decennien hatte sich an vielen Punkten der Schweiz, in Luzern, St. Gallen, Schaffhausen und Wallis, eine Abnahme von Cretinismus bemerklich gemacht [2]) und neuerlichst wird hierüber in gleicher Weise aus Chur [3]) und Basel [4]) berichtet. — In den Pyrenäen hat sich, wie Boulinière bemerkt, innerhalb des laufenden Jahrhunderts ein Nachlass der Kropf- und Cretinismus-Endemie gezeigt; dasselbe berichtet Aguilhon [5]) aus dem Departement Puy-de-Dome, Anzouy aus einigen Thälern des Departement Meurthe und Vosges. Nach Durand [6]) ist in den Thälern von Larboust und d'Oueil, wo es 1820 noch viele Kröpfige gab, die Krankheit allmählig ganz verschwunden; Simonin und Allaire berichten übereinstimmend über die Abnahme des Kropfes in der neueren Zeit in Lothringen; in einigen Gemeinden des Canton Briey (bei Metz), wo Kropf früher endemisch geherrscht hat, ist die Krankheit seit 1789 erloschen [7]). Auch im Departement Bas-Rhin ist, nach Tourdes, eine erhebliche Abnahme der Kropf- und Cretinismus-Endemie beobachtet worden. In Rheims, wo Kropf früher sehr häufig war, kommt die Krankheit jetzt nur noch vereinzelt

1) l. c. 189. — 2) Mayer-Ahrens in Rösch's Zeitschr. III. 7. 15. — 3) Lorenz.
4) Erlenmeyer, Archiv 13. — 5) Gaz. méd. de Paris 1851. 135.
6) Union méd. 1851. Nr. 32. — 7) Pascal, Compt. rend. 1842. II. 226.

vor [1]), und dasselbe gilt von dem Verhalten der Krankheit in Luzarches (Departement Seine-Oise) [2]). — In Mittelfranken hat sich die Zahl der Cretins in der neuesten Zeit erheblich vermindert; während dieselbe u. a. in Iphofen (dem Hauptheerde der Endemie) im Jahre 1860 noch 47 betrug, ist sie im Jahre 1880 auf 12 herabgesunken [3]). Dagegen hat sich in Unterfranken (bezw. in der Umgegend von Gemünd) eine kleine Steigerung der Endemie bemerklich gemacht [4]). — Aus der von Rösch [5]) mitgetheilten Statistik geht hervor, dass innerhalb der letzten 30 Jahre der Cretinismus in mehreren Gegenden Württembergs (Weinsberg, Herrenberg, Gerabronn, Waiblingen, neuerlichst auch in Schorndorf) [6]) erheblich abgenommen, in einzelnen Gemeinden der Aemter Oberndorf, Horb, Rottenburg und Tettnang eine kleine Zunahme erfahren hat. — In Thüringen sind einige Ortschaften des Illmer Thales, in welchen Kropf und Cretinismus früher endemisch geherrscht haben, in neuerer Zeit von beiden Krankheiten ganz befreit [7]), und auch in Schmalkalden ist Cretinismus neuerlichst erheblich seltener geworden [8]). — Dasselbe gilt vom Harze, wo jetzt kaum noch von einem endemischen Vorherrschen dieser Krankheit die Rede sein kann. — In Chiselborough (Sommerset) ist die noch vom Jahre 1847 notificirte Cretinismus-Endemie, wie oben (S. 97) bemerkt, jetzt fast ganz erloschen. — Im Gouvernement Perm ist innerhalb der letzten Decennien eine Abnahme in der Zahl der Kropfkranken beobachtet worden, dagegen soll die Kropf-Endemie an den Ufern der Lena, sowie im Gouvernement Irkutsk überhaupt, sich erst nach Besitzergreifung des Landes durch die Russen entwickelt haben. Barton erklärt schon aus dem Anfange dieses Jahrhunderts, dass sich in einzelnen Gegenden Nord-Amerikas eine Abnahme des Kropfes gezeigt habe, und diese Angabe wird von Denny bestätigt, der mittheilt, dass in Pittsburg zur Zeit der ersten französischen Niederlassung Kropf ganz unbekannt gewesen sei, dass die Krankheit in der Folge so häufig geworden war, dass man im Jahre 1798 auf 1500 Einwohner 150 Kröpfige zählte, dass sich die Krankheit bis zum Jahre 1806 auf dieser Höhe erhalten, alsdann aber wieder allmählig abgenommen habe; auch Wotherspoon [9]) berichtet, dass der Kropf in der Umgegend von Kent (Maine) früher sehr verbreitet gewesen sei, seit dem 3. Decennium dieses Jahrhunderts aber an Frequenz erheblich verloren habe. — Sämmtliche Beobachter [10]), welche über das Verhalten von Kropf in Granada berichtet haben, erklären übereinstimmend, dass die früher in der Tierra templada endemisch herrschende Krankheit sich gegen Ende des vorigen und Anfangs dieses Jahrhunderts gegen die Hochebene verbreitet hat, bis in die Tierra fria vorgedrungen ist und an einzelnen Punkten, wo sie früher ganz unbekannt war, wie u. a. in Mariquita (im oberen Magdalenen-Thale) in einer so enormen Weise um sich gegriffen hat, dass nur ein kleiner Theil der ganzen Bevölkerung von Kropf verschont geblieben ist. — Nach den Mittheilungen von Gardner hat die Krankheit im Districte von Natividad (Goyaz, Brasilien) erst seit dem 3. Decennium des laufenden Jahrhunderts den Character einer Endemie angenommen

---

1) Maumené, L'Institut 1860. Nr. 870. 282. — 2) Hahn, Compt. rend. 1869. LXIX. Nr. 16. 3) Majer, Riedel ll. cc. — 4) Vogt, Würzb. Verhandl. l. c. — 5) l. c. 120. 6) Faber l. c. — 7) Hofl. c. I. 22. — 8) Kirchhoff. — 9) Statist. reports of the U. S. Army. Philad. 1856. 28. — 10) Restrepo, Humboldt, Roulin.

und in gleicher Weise berichtet Sigaud aus den südlichen Provinzen Brasiliens: „le goître endémique dans les provinces de Saint-Paul, de Sainte Catherine et de Rio-Grande-du-Sud s'enracine chaque jour davantage ... il y a vingt ans que cette maladie était à peine connue dans le Rio-Grande-du-Sud: aujourd'hui on l'observe dans les villes de Rio-Pardo, de Cocheira etc.;" in Salta (Argent. Republik) datirt das Auftreten von Kropf aus der Zeit, in welcher die ersten spanischen Ansiedler daselbst eintrafen (Lemos).

§. 41. Eine der interessantesten hierher gehörigen Erscheinungen ist das *Auftreten von Kropf in Form einer Epidemie*, d. h. mehr oder weniger plötzliches Auftreten gehäufter, auf einen relativ kurzen Zeitraum zusammengedrängter Erkrankungen an Kropf in einem bis dahin von der Krankheit verschont gewesenen Bevölkerungskreise. — Die bei weitem meisten derartigen Fälle sind in Frankreich vorgekommen und zwar, wie es scheint, erst im laufenden Jahrhunderte (aus dem vorigen Seculum liegt von dort nur eine Mittheilung vor); ausserhalb Frankreichs ist das Factum jedenfalls sehr selten beobachtet worden, in allen Fällen aber handelt es sich immer um eigenthümliche und gleichartige äussere Verhältnisse, unter welchen sich jene Massenerkrankungen entwickelt haben.

Die früheste Mittheilung [1]) aus *Frankreich* (die einzige aus dem vorigen Jahrhunderte, wie bemerkt) über eine sog. Kropf-Epidemie datirt vom Jahre 1783 —1789 in Nancy, wo in einem Regimente, das 5 Jahre lang in Caen gestanden hatte und im Jahre 1783 nach Nancy translocirt worden war, im Winter 1783—84 zuerst 38, im folgenden Jahre 205, im nächstfolgenden (1786) 425, sodann (im Jahre 1727) 257, ferner (1788) 132 und endlich (im Jahre 1789) 43, im Ganzen also 1100 Mann (von 4 Bataillonen) an Kropf erkrankten, während unter den Truppen, welche bereits längere Zeit in der Stadt kasernirt gewesen waren, mit Ausnahme einzelner Fälle in einem Cavallerie-Regimente, sowie unter der Bevölkerung der Stadt nicht ein Erkrankungsfall an Kropf vorkam; übrigens beschränkte sich die Krankheit in dieser und in fast allen übrigen Militär-Epidemieen lediglich auf die Gemeinen, während die Offiziere, Corporale und Sergeanten verschont blieben [2]). — Aus Lothringen liegt nur noch eine Mittheilung und zwar aus Pfalzburg vor, wo Kropf in den Jahren 1820 und 21 ebenfalls nur auf die Garnison beschränkt auftrat [3]). — Ferner berichtet Rullier [4]) (auch Percy) über das epidemische Auftreten von Kropf in einem in der Nähe von Paris gelegenen Pensionate, und unter ähnlichen Verhältnissen herrschte die Krankheit 1815 in Strassburg in dem Collège in solchem Umfange, dass mehr als 1/3 der Schüler erkrankten [5]). In Colmar erkrankten im Herbst 1859 unter den Kürassieren 109 Individuen [6]), im Frühling 1851 wiederholte sich das Ereigniss und zwar wiederum nur unter der Cavallerie, während im Jahre 1863 Erkrankungen zuerst unter der Infanterie und später in

1) Ich habe mich bemüht, die Berichte über diese sog. Kropf-Epidemieen möglichst vollständig zu sammeln, auf absolute Vollständigkeit kann die folgende Darstellung allerdings keinen Anspruch machen. — 2) Valentin in Simonin's Recherch. topogr. 411.
3) Cheron, Mém. de med. milit. 1822. XII. 79. — 4) Dict. des scienc. méd. (en 60 Voll.) XVIII. 549. — 5) Fodéré, Journ. complém. des sc. méd. 1829.
6) Hansen, Mém. de méd. milit. 1864. Janv.

der Cavallerie auftraten [1]). — In Neu-Breisach haben vom Jahre 1847—1871 5 Kropf-Epidemieen geherrscht [2]): und zwar 1847 mit 23 Erkrankungen, 1853 mit 27 Fällen, 1858 mit 24 Erkrankungen, 1861 und endlich 1870, in welchen die Zahl der Erkrankungen in einem Infanterie-Regimente von 1002 Mann die enorme Höhe von 647 erreichte. — Aus Belfort liegt ein Bericht aus den Jahren 1876 bis 1879 vor; im ersten Jahre kamen Erkrankungen an Kropf nur unter den Eleven des Lyceums, im folgenden aber auch in der Garnison und zwar in sehr bedeutendem Umfange vor, und auch in den folgenden beiden Jahren wurden vereinzelte Fälle, 1879 auch in einem weiblichen Pensionate beobachtet [3]). — Auch in Autun hat Kropf mehrmals unter den Zöglingen der dortigen Seminarien epidemisch geherrscht [4]). — Unter der Garnison in Besançon sind im Jahre 1840 an Kropf 10, in den Jahren 1842—1853 weitere 77 Individuen erkrankt; im Sommer 1863 trat die Krankheit in grösserer Verbreitung unter den Truppen auf [5]). In St.-Etienne herrschte dieselbe im Jahre 1864 unter den Soldaten-Kindern epidemisch [6]); im Jahre 1873 entwickelte sich eine Kropf-Epidemie unter den Truppen, von welchen in einer Gesammtstärke von 1400 Mann 280 erkrankten [7]), und auch noch im folgenden Jahre kamen unter denselben 38 weitere Krankheitsfälle vor [8]). — Besonders häufig sind solche epidemische Ausbrüche von Kropf in Clermont-Ferrand und in Briançon beobachtet worden. In der erstgenannten Stadt erkrankten im Jahre 1822 unter den Zöglingen des Seminars innerhalb weniger Tage 50 Individuen [9]), in der Garnison traten 1843—1846 alljährlich zahlreiche Erkrankungen an Kropf (1846 neben epidemischer Parotitis), ebenso 1848 und 1850 bis 1852 auf; 1860 herrschte hier und gleichzeitig unter der Garnison in dem benachbarten Riom eine bedeutende Epidemie, und dieselbe wiederholte sich in den Jahren 1862 und 1880 [10]). Die Zahl der in den einzelnen Jahren erkrankten Individuem betrug zwischen 40 und 80. — Aus Briançon liegen Berichte über epidemische Erkrankungen an Kropf in der Garnison aus den Jahren 1812, 1819, 1826 (184 Fälle), 1841, 1842—50, 1857—1860 (besonders zahlreiche Fälle in den letzten Jahren dieser Periode) und 1863 vor [11]); in dem letztgenannten Jahre herrschte die Krankheit gleichzeitig in der Garnison von Montdauphin und Embrun [12]). — Schliesslich habe ich einer Kropf-Epidemie zu gedenken, welche im Jahre 1866 in der Garnison von Annecy (von 582 Mann erkrankten 60) in Thonon geherrscht hat [13]).

Ausserhalb Frankreichs scheint ein derartiges epidemisches Auftreten der Krankheit nur sehr selten beobachtet worden zu sein. —

1) Gouget, Mém. de méd. milit. 1863. Septbr. 180. — 2) Vergl. hierzu: Chambe, Gaz. méd. de Strasb. 1864. Nr. 11: Lanel, Mém. de méd. milit. 1859. Juill. 2: Tellier ib. 1860. Juill. 5; Müller ib. 1871. Mars 244. — 3) Viry et Richaud, Gaz. hebd. de méd. 1881. 457. 480.
4) Guyton, Journ. des conn. méd.-chir. 1852. 386. — 5) Gérard, Mem. de méd. milit. 1853. XII. 241, 1854. XIII. 152; Artigue ib. XIII. 1; Saillard, Essai sur le goître epidémique. Par. 1865. — 6) Brisson, Mém. de med. milit. 1864. Octbr.
7) Michaud, Gaz. méd. de Paris 1874. 17. 67. — 8) Utz, Mem. de med. milit. 1876. Mai 292.
9) Nivet, Documents sur les épidémies qui ont régné dans l'arrondissement de Clermont-Ferrand de 1849—1864. Par. 1865. — 10) Vergl. Nivet l. c. und Revue méd.-chir. 1852. Decbr.; Fleury, Gaz. méd. de Paris 1861. 510; Morelle, Mém. de méd. milit. 1862. Decbr.; Halbron ib. 1864. Févr.; Thibaud, Du goître épidémique. Par. 1867; Chouet, Mém. de méd. milit. 1881. Juill. 353. — 11) Haberkorn, Essai sur le goître épidem. considéré dans l'armée. Strasb. 1864; Chevallier, Mém. de méd. milit. 1830. XXIX. 323; Gérard l. c. Collin ib. 1852. XII. 261 und 1861. Juill. 1; Larivière ib. 1859. Juill. 7; Pastoret ib. 1; Rozan ib. 1863. X. 343. — 12) Rozan l. c.; Hedoin ib. 1864. Juin.
13) Worbe ib. 1867. Févr. 106, Octbr. 272, Nov. 369.

Aus dem Jahre 1820 liegt ein Bericht aus Silberberg (Schlesien) über eine Massenerkrankung in einem neuerlichst daselbst eingerückten Bataillon vor, so dass von 380 Mann nur 70 von der Krankheit verschont blieben [1]). — In Stuttgart hat Kropf in den Jahren 1824 und 1833 unter den Zöglingen in der Paulinenpflege epidemisch geherrscht; von 39 bez. 47 Kindern erkrankten im ersten Jahre 16, im zweiten 39 [2]). — In dem Kriege Russlands gegen Turkestan im Jahre 1877 kamen unter den russischen Truppen, welche die Stadt Kokan eingenommen und besetzt hatten, bei einer Truppenstärke von 2753 Mann 245 Erkrankungen an Kropf, so dass eine Dislocation der Besatzung nothwendig wurde [3]). — Sigaud berichtet [4]) über das plötzliche Auftreten von Kropf unter brasilianischen Recruten in Rio-Urubú (Goyaz), und zwar in solchem Umfange, dass dieselben erschreckt die Flucht ergriffen und nach ihrer Heimath, der Provinz Para, zurückeilten.

Alle diese sogenannten Kropf-Epidemieen haben mit einander die Eigenthümlichkeiten gemein, dass sie 1) mit Ausnahme der Fälle in Nancy und Paris, nur in Gegenden vorgekommen sind, in welchen Kropf endemisch herrscht, 2) dass sich die Krankheit stets nur auf in sich abgeschlossene Räumlichkeiten (besonders Kasernen, demnächst Seminare oder Pensionen) beschränkt hat, ohne dass sich in den in demselben Orte, aber ausserhalb jener Anstalten lebenden Bevölkerungskreisen eine irgendwie bemerkenswerthe Zunahme der Erkrankungen an Kropf gezeigt hat [5]), 3) dass in den Militär-Epidemieen sehr oft nur eine Kaserne oder ein Truppentheil ergriffen wurde, während die übrigen ganz verschont blieben, 4) dass die Krankheit vorzugsweise diejenigen Truppentheile ergriff, welche den Garnisonsort eben bezogen hatten, besonders jüngere Individuen heimsuchte und fast nur unter den Gemeinen, selten unter Sergeanten oder Corporalen, am seltensten und nur ganz ausnahmsweise unter Offizieren vorkam.

§. 42. Unter allen Krankheiten, welche auf der Erdoberfläche in allgemeiner Verbreitung angetroffen werden, erscheint keine in ihrem endemischen Vorherrschen so *unabhängig von der geographischen Lage der Oertlichkeit oder von klimatischen Einflüssen*, dagegen so exquisit an Boden-Verhältnisse gebunden, als Kropf und Cretinismus. — Beide Krankheiten kommen in allen Breite-Graden, vom Aequator (Sudan, Süd-Amerika) bis in die kalte Zone (Hudsons Bay-Länder), in Gegenden mit einer mittleren Jahrestemperatur von 30° und darüber (Abessinien, Negerländer) und von 4° und darunter (Falun, Fort Kent in Mayne, Irkutsk) gleichmässig und gleich häufig vor, und wenn zahlreiche Beobachter [6]) ein besonderes Gewicht auf hohen Feuchtigkeitsgehalt der Atmosphäre als wesentlich bedingend für das endemische

---

1) Hancke in Hufeland's Journ. der Heilkde. 1838. Mai. Bd. 86. Heft 5. 77.

2) Reuss, Württemb. med. Correspondenzbl. 1836. VI. 168. — 3) v. Seidlitz in Virchow's Arch. 1881. Bd. 86. 168. — 4) l. c. 85. — 5) Die einzige Ausnahme hiervon macht die kleine Epidemie 1833 in der Paulinenpflege in Stuttgart, in welcher auch ausserhalb dieses Institutes, und zwar in eben dem Stadttheile, in welchem dasselbe gelegen, gleichzeitig mehrere Erkrankungen an Kropf beobachtet worden sind.

6) Ackermann 83 aus der Schweiz; Wenzel 95 aus den Salzburger Alpen; Rösch, Untersuchungen 218 aus Württemberg; Vogt aus Unterfranken, Marsden von Sumatra u. v. a. — Fodéré, welcher ebenfalls dieser Ansicht huldigte (Essai etc. Deutsche Uebersetzung 44. 140), hat dieselbe später (in Traité de méd. légale etc.) als einen Irrthum bezeichnet: „aujourd'hui," erklärt er, „que j'ai acquis une plus grande expérience, je n'ose plus affirmer que l'humidité soit l'unique cause du crétinisme et du goitre."

Vorherrschen von Kropf und Cretinismus gelegt haben, so ist dagegen geltend zu machen, dass auch Gegenden mit absolut trockener Luft, so u. a. Ladak, die Provinz Mendoza (Argent. Republik), die Provinzen Minas Goraes und Goyaz (Brasilien), Peru, Hauptsitze beider Krankheiten bilden.

Humboldt spricht sich über die Frage nach der Abhängigkeit der Kropfgenese von klimatischen Verhältnissen nach seinen in den Anden von Neu-Granada gemachten Erfahrungen dahin aus: „Der Kropf herrscht nicht nur im unteren und oberen Laufe des Rio Magdalena (d. h. von Neyva bis zum Zusammenflusse des Magdalena und Cauca), sondern auch auf dem Bergrücken von Bogota, der 6000' über dem Bette des Flusses liegt; die erste der genannten drei Regionen bildet einen dichten Wald, die zweite und dritte besteht aus einem vollkommen sterilen Boden, die erste und dritte sind ebenso feucht, als die zweite trocken ist, und während die zweite und dritte Region von den heftigsten Winden durchweht wird, stagnirt die Luft in der ersten. Im ganzen Verlaufe des Rio Magdalena zeigt der Thermometer das ganze Jahr hindurch 22—23° C., auf der Hochebene schwankt er zwischen 4—17°, so dass sich das Klima dort ebenso durch die hohe und gleichmässige, wie hier durch die niedrige und stark wechselnde Temperatur auszeichnet. Gerade im oberen Laufe des Flusses (oberhalb Honda), wo Trockenheit und heftige Winde vorherrschen, findet man den Kropf weit häufiger, als etwa an den Ufern des Flusses unterhalb Honda, wo die Bewohner anhaltend einer feuchten und stagnirenden Luft ausgesetzt sind." — In gleicher Weise hatte sich bereits früher Restrepo in Bezug auf die Krankheitssitze in den süd-amerikanischen Anden geäussert, und zu denselben Resultaten sind später Boussingault und Foote nach ihren eben dort, wie Grange und Maffei nach ihren in den Alpen gemachten Erfahrungen gekommen. „Il n'est pas nécessaire," sagt Saint-Lager[1]), „d'aller jusqu'en Nouvelle-Grenade pour trouver des exemples analogues: quiconque a parcouru les Alpes et les Pyrénées, a vu des vallées voisines l'une de l'autre, ayant même direction, mêmes altitudes, même température et humidité, et présentant d'étonnants contrastes sous le rapport de la santé de leurs habitants." — „With such facts as these," erklärt Bramley[2]) mit einem Hinweise auf seine im Himalaya gemachten Beobachtungen, „the reader will readily perceive the utter futility of the opinion, that any one state of climate can be assigned as the universal cause of the disease . . . for the facts I have stated show, that it appears under all states and conditions of the atmosphere and every variety of climate."

Eine besondere Bedeutung haben einzelne Beobachter auf Grund der von ihnen gemachten Erfahrungen dem Einflusse der Jahreszeit, bez. der Witterung auf die Entwickelung der sogenannten Kropf-Epidemieen beigelegt, indem sie auf das constante Vorherrschen oder doch die Acme der Epidemie zur Sommerszeit hingewiesen und die Krankheit daher mit dem Namen „goître estival" belegt haben[3]). — Allein auch diese Ansicht findet in der Summe der Erfahrungen keine Bestätigung; zahlreiche Kropf-Epidemieen sind auch in andern Jahreszeiten aufgetreten und verlaufen, ja es lässt sich nicht einmal ein überwiegend häufiges Vorkommen der Krankheit gerade zur Zeit hoher Temperaturen nachweisen.

Von 24 Kropf-Epidemieen in Frankreich, bei welchen ich genauere Daten über die Zeit ihres Bestandes angegeben finde, haben

5 im Winter,	6 im Sommer,
1 „ Winter und Frühling,	3 „ Sommer und Herbst,
7 „ Frühling,	1 „ Herbst,
1 „ Frühling und Sommer,	

geherrscht. — Die Kropf-Epidemie unter den russischen Truppen 1877 in Kokan fiel in den Februar. — Die Epidemie 1820 in Silberberg entwickelte sich im Früh-

1) Etudes 138. — 2) l. c. 224. — 3) Nivet, Gaz. des hôpit. 1852.

ling; bei Eintritt schönen Wetters nahm die Zahl der Erkrankungen nur sehr langsam zu, in dem darauf folgenden nasskalten Herbst steigerte sie sich aber so sehr, dass vom 17.—20. November 100 frische Fälle zur Beobachtung kamen und im December von dem 380 Mann starken Bataillon nur noch 70 Individuen von der Krankheit verschont geblieben waren.

§. 43. Um so ausgesprochener und unzweideutiger sind die Beziehungen, welche Kropf und Cretinismos in ihrem endemischen Vorherrschen zur Oertlichkeit, d. h. zum *Boden*, bez. dem, was der Boden trägt oder birgt, erkennen lassen. — So weit die Verbreitung beider Krankheiten, und besonders des Kropfes, über die Erdoberfläche auch reicht, so grosse Landstriche von denselben auch überzogen sind, immer und überall sind es doch nur einzelne, oft eng umschriebene Punkte, einzelne Ortschaften, welche den Sitz der Endemie abgeben und über welche hinaus selbst schon in der allernächsten Nachbarschaft vollkommene Immunität besteht. — Der Bericht der sardinischen Commission lässt diese Art der Krankheitsverbreitung in den von Kropf und Cretinismus heimgesuchten Gegenden Piemonts aufs deutlichste erkennen, ebenso die Mittheilungen von Rösch aus Württemberg, wie von Maffei aus Salzburg, welche neuerlichst von Klebs eine Bestätigung gefunden haben, der darauf hinweist, dass die Krankheit nicht von atmosphärischen Einflüssen (Licht, Luft u. s. w.) abhängig sein kann, da sie immer nur auf einzelne Heerde, bei vollkommenem Freibleiben der Nachbarschaft von derselben, beschränkt herrscht. — In den ungarischen Comitaten Pesth, Raab und Wieselburg findet man, nach den Mittheilungen von Glatter, Kropf und Cretinismus nur in den auf dem rechten Donauufer gelegenen Districten, während auf dem linken Ufer nur vereinzelte Erkrankungsfälle vorkommen, übrigens auch die binnenländischen Gegenden der rechten Fluss-Seite von beiden Krankheiten frei sind. — In der Umgegend von Passau kommen nur sporadische Fälle von Kropf und Cretinismus vor, während in der 6 Stunden entfernten österreichischen Ortschaft Engelhardszell die Zahl der Erkrankten 10% der Bevölkerung beträgt [1]. — In Mittel- und Unterfranken begegnet man dem Cretinismus nur an vereinzelten Punkten [2]; im (ehemaligen) Herzogthume Nassau bilden nur die Stadt Herborn und wenige Dörfer im hohen Westerwalde endemische Sitze von Kropf, in allen andern Gegenden des Landes ist die Krankheit eine seltene Erscheinung [3]. — In dem kleinen, von Kropf endemisch heimgesuchten Theile des Arrondissements von Rouen sind von 49 nahe bei einander gelegenen Ortschaften nur 25 von der Krankheit ergriffen, die übrigen 24 vollkommen frei [4]. In der Grafschaft Bedford (England) herrscht der Kropf in einer Ortschaft, Ridgemont, endemisch, während die ganze Nachbarschaft von der Krankheit verschont ist [5].

Unwiderlegliche Beweise für den Einfluss der Oertlichkeit auf die Kropf-Genese giebt noch der Umstand, dass gesunde Individuen, welche aus kropffreien Gegenden in Kropfheerde kommen, hier nicht selten, und zwar nach längerem oder kürzerem, zuweilen sogar sehr kurzem Verweilen, die Krankheit acquiriren, dass ferner ein Orts-

---

1) Friedrich, Bayr. ärztl. Intelligenzbl. 1855. Nr. 28. 352. — 2) Majer l. c. 3) v. Franque l. c. 621. 623. 625. 627. — 4) Vingtrinier l. c. — 5) Blower l. c.

wechsel sich als das sicherste Mittel zur Beseitigung der Krankheit, bez. Verhütung einer weiteren Entwickelung derselben bewährt hat, und dass in Gegenden mit endemischem Kropfe auch Thiere, besonders Hausthiere (Hunde, Katzen, Ziegen, Schaafe, Schweine, Pferde, Maulesel u. a.) von demselben befallen werden[1]. — Bezüglich des letztgenannten Punktes mache ich auf die zuvor erwähnte Erfahrung aufmerksam, dass bei dem epidemischen Auftreten von Kropf im Militär vorzugsweise diejenigen Truppen-Theile leiden, welche aus kropffreien Gegenden in die Kropf-Heerde gelangen; übrigens wird des Erkrankens auch anderer bis dahin gesunder Individuen unter denselben Verhältnissen von Erlenmeyer[2]) aus den Rheinlanden, von Glatter aus Ungarn, von Wilson aus dem Pandschab u. a. G. gedacht. — Beobachtungen über den günstigen Einfluss eines Ortswechsels auf den Krankheitsverlauf theilen Guyon[3]) aus Santiago (Chile), Mendoza (Argent. Republik) und aus der Schweiz, Wotherspoon aus Fort Kent, Greenhow[4]) aus Audh (Indien) u. a. mit. — v. Seidlitz berichtet, dass, als die Zunahme der Erkrankungen unter den russischen Truppen in Kokan (Turkestan) eine besorgnisserregende Höhe erreichte, man die gesammte militärische Bevölkerung, und mit bestem Erfolge, nach der benachbarten Stadt Margelan dislocirte.

§. 44. Es fragt sich nun, welche *Bodenverhältnisse* es sind, die allen Kropf- und Cretinismus-Heerden gemeinsam in eine directe oder indirecte Beziehung zur Pathogenese gebracht werden dürfen. — Ein Blick über das Verbreitungsgebiet beider Krankheiten lehrt, dass sie, in ihrem endemischen Vorkommen von *Elevation und Configuration des Bodens* im Allgemeinen allerdings unabhängig, vorzugsweise aber doch in gebirgigen Districten (vor Allem in den Hochgebirgen, den Alpen, dem Himalaya und den Cordilleren) heimisch sind, dass sie dagegen selten auf Hochplateaus, höchst selten auf Tiefebenen vorkommen, auf Küstenstrichen endlich endemischer Kropf oder Cretinismus bisher niemals beobachtet worden ist[5]).

Saussure[6]) hat auf Grund seiner in den Schweizer und Savoyer Alpen gemachten Beobachtungen erklärt, dass beide Krankheiten in einer *Elevation* von 1000 Meter ihre Gränze nach oben hin finden und Demme und Maffei[7]) glaubten eine solche Gränze auch nach unten hin auf etwa 300 Meter bestimmen zu können, so dass jenseits dieser Zone Kropf und Cretinismus nur noch sporadisch vorkommen. — Diese

1) Schon Plinius kannte diese Thatsache, indem er erklärte (l. c.): „guttur homini tantum et suibus intumescit, aquarum quae potantur plerumque vitio.“ Beispiele über das Vorkommen von Kropf bei Thieren liegen aus allen Kropfgegenden vor, so u. a. von Keyssler, Fodéré, Saint-Lager aus Piemont, von Baillarger (bes. bei Mauleseln), Auzouy aus den Pyrenäen, von Moretin aus dem Jura, von Saint-Lager aus dem Lyonnais, von Guerdan aus Baden, von Rösch aus Württemberg, von Mittermayer aus dem Pinzgau, von Gmelin aus dem Lena-Thale (Irkutsk), von Bramley, Greenhow, Mc Clelland, Campbell, Fayrer aus Indien, von Barton, Wotherspoon aus Nord-Amerika u. s. f. — 2) Archiv l. c. — 3) Gaz. méd. de Paris 1862. 345.

4) l. c. 441: „That change of locality is beneficial or the contrary to goitrous tumours, appears proof that they depend, to some extent at least, on local causes. In England, in America, in Switzerland and in India, it has been remarked, that goitres decrease, and even disappear sometimes, on the patient's changing its residence.“

5) Vergl. Hutchinson, Med. Times and Gaz. 1855. Octbr. — Am bemerkenswerthesten ist dieser Umstand in denjenigen Ländern, wo der Kropf in den den Bergabhängen sich anschliessenden Tiefebenen in weiter Verbreitung herrscht, die eigentlichen Küstenstriche aber vollkommen frei lässt, wie u. a. in Brasilien (Rendu).

6) l. c. II. 487. — 7) l. c. 147.

Gränzbestimmungen haben jedoch nur einen rein localen Werth, auf die Krankheitsverbreitung im Allgemeinen können sie nicht die geringste Anwendung finden. — Dass die Gränze nach unten hin (in Bezug auf die Meeresoberfläche bestimmt) verschwindend klein ist, geht aus dem Vorherrschen von Kropf in der nördlichen Ebene von Frankreich (Dpts. Aisne und Oise), an verschiedenen Punkten Englands (in Norfolk, Sommersetshire u. a.), an den grossen Seen in Nord-Amerika (in Michigan, Unter-Canada) u. s. w. hervor, und die von Saussure fixirte Gränze nach oben hin erklärt sich, wie die Sardinische Commission (übrigens in Uebereinstimmung mit den Angaben von Maffei aus dem Salzburgischen) bemerkt [1]), daraus, dass der grössere Theil des cultivirten Landes und menschlicher Wohnungen eben hier zumeist nur bis zu der genannten Höhe reicht; in der That reichen beide Krankheiten im Dpt. Hautes-Alpes bis auf 2060 M. (St. Véran), in Savoyen bis auf 1566 M. (Albiez-le-Vieux, wo auf 1000 Bewohner 90 Kröpfige und Cretins kommen), in den Pyrenäen bis auf 1316 M. (Barèges), im Veltlin bis auf 1300 M. (nach Strambio), in Sondrio bis auf 1700 M. (Livigno), selbst in Baden noch bis in 1000 M. (Hammerseisenbach), im Himalaya bis auf 2000 M. (in Ladak und Nipal sogar 4000 M.), in den Cordilleren von Neu-Granada auf 3 bis 4000 M. u. s. f.

So wenig sich demnach Kropf und Cretinismus in ihrem endemischen Vorkommen von der Elevation des Bodens abhängig zeigen, so wenig hat sich die ebenfalls von Saussure [2]) begründete und früher ziemlich allgemein verbreitete Ansicht bewahrheitet, derzufolge Thäler, besonders tief eingeschnittene, daher wenig erhellte, mangelhaft ventilirte, feuchte oder sumpfige Thäler, wenn auch nicht ausschliesslich, doch ganz vorzugsweise den Sitz von Kropf- und Cretinismus-Endemieen abgeben. — Die Kropf- und Cretinismus-Districte der piemontesischen und lombardischen Alpen reichen weit in die Ebene Ober-Italiens hinein; in der Schweiz begegnet man beiden Krankheiten u. a. im Grunde von Malters (Luzern), der, wie Troxler [3]) sagt, nicht enger und tiefer ist, als hundert andere Gegenden, in denen es weder Kropf noch Cretinismus giebt, ferner in dem weiten und offenen Thale der Aar u. a., namentlich giebt hier das endemische Vorherrschen von Cretinismus in Langenargen am Bodensee ein klassisches Beispiel für den Sitz der Krankheit in offener Ebene. — Im Lyonnais kommt Kropf ebenso in den Thälern wie in der Ebene endemisch vor, im Elsass und in der Pfalz herrscht die Krankheit in der breiten Rheinebene, in Unter- und Mittelfranken (neben Cretinismus) nicht in Thälern, sondern an den Abhängen des Steigerwaldes, in Thüringen in gleicher Weise in den gebirgigen wie in ebenen Districten (Rehm, Kirchhoff), in Nieder- und Oberösterreich in der grossen Donauebene, in Salzburg

1) l. c. 173. — 2) l. c. II. 390. 480. — Während die Bewohner des oberen Theiles eines Thales vollkommen gesund erschienen, bemerkt Saussure, begegnete er den ersten Spuren des Cretinismus, sowie er nach tiefer gelegenen Orten gelangte, und die Zahl der Kranken war in demselben Maasse gesteigert, in welchem er in den Thalkessel hinabstieg; jenseits des Punktes, an welchem das Thal sich in die Ebene zu öffnen begann, wurde das Leiden seltener und in der Ebene selbst, sowie in den offenen, luftigen Thälern war es ganz verschwunden, wiewohl die Lebensverhältnisse der Bevölkerung, wie er hinzufügt, innerhalb des ganzen Thales genau dieselben waren. — 3) l. c. 43.

in den Niederungen der Enns und Traun, in Steyermark in der weiten Mur-Ebene (Eichfeld)[1]. — Eines der bedeutendsten Kropfgebiete in Indien bildet, wie oben gezeigt, die an die Abhänge des Himalaya sich anschliessende Ebene des Terai; in Nord-China ist die Kropf-Endemie keineswegs nur auf die gebirgigen Gegenden beschränkt, sondern sie verbreitet sich auch über die Ebene[2], und dasselbe gilt von dem westlichen Theil des Sudan[3]. — An den westlichen Abhängen der Cordilleren von Mexico erstreckt sich der Krankheitsheerd bis in die Tiefebene[4], und in gleicher Weise verbreitet sich der Kropf von den östlichen Abhängen dieses Gebirges weit in die Ebenen der südlichen Provinzen Brasiliens und in die der argentinischen Republik.

§. 45. Ein besonderes Interesse bietet die Frage, ob zwischen dem *geologischen, bez. mineralogischen Character des Bodens* und dem endemischen Vorherrschen von Kropf und Cretinismus nachweisbar ein Zusammenhang besteht — eine Frage, welche fast alle neueren Beobachter mehr oder weniger lebhaft beschäftigt hat, ohne jedoch bis jetzt einen einigermaassen befriedigenden Abschluss gefunden zu haben. — Die Schwierigkeit, welche sich einer Lösung dieser Frage entgegenstellt, liegt wesentlich in dem Umstande, dass es an einer ausreichenden und gründlichen Bestimmung der Bodenverhältnisse an den einzelnen beschränkten Localitäten fehlt, welche eben Sitze des Kropfes und Cretinismus bilden, dass zudem für das Urtheil nicht bloss die Kenntniss der oberflächlichen Boden-Schicht, sondern auch die Kenntniss des von dem Character dieser oft sehr verschiedenen Untergrundes nothwendig ist, und dass, wie Schwalbe[5] ganz richtig bemerkt, einzelne Oerter Erzlager haben, welche, in Form von Stöcken, Gängen oder blossen Imprägnationen auftretend, denselben einen geologischen Character aufdrücken, der sich der Beobachtung oft sehr lange entzieht. — Bei aller Anerkennung, welche man den auf die Beantwortung der vorliegenden Frage hingerichteten, gründlichen Untersuchungen von Mc Clelland, Billiet[6], Grange[7], Saint-Lager, Garrigon[8] u. a. zollen muss, wird man die von denselben gewonnenen Resultate doch nicht als entscheidend ansehen können, indem diese, ganz abgesehen von Widersprüchen, die in ihnen selbst hervortreten, mit den Resultaten der Beobachter an anderen Punkten der Erdoberfläche nicht in Uebereinstimmung zu bringen sind, und bei der oft nur oberflächlichen Bestimmung der geologischen Verhältnisse seitens dieser, der kritischen Forschung eben die Mittel fehlen, um zu entscheiden, worin diese Widersprüche und Differenzen liegen und wie dieselben zu beseitigen

---

1) Köstl, der in pathogenetischer Beziehung ein Hauptgewicht auf eingeschlossene Thäler legt, exemplificirt dies an dem Murthale, indem hier in der Gegend zwischen Predlitz und Murau bei einer Breite von 4—500 Schritt auf etwa 15 Einwohner 1 Cretin vorkommt, dann von Murau bis Schleifling, wo das Thal sich um das Vierfache erweitert, der Cretinismus um das Dreifache abnimmt, von Schleifling an, bei wieder eintretender Verengerung des Thales, sich beinahe verdoppelt und in dem von Unzmark bis Judenburg etwas erweiterten Thale neuerdings an Frequenz abnimmt. So weit stimmt die Sache allerdings einigermaassen, nun aber erweitert sich von Judenburg abwärts das Thal zu der Ebene des Eichfeldes, wo man doch ein Erlöschen der Krankheit erwarten dürfte, allein hier, heisst es, sind die dem Cretinismus günstigen Bedingungen so stark entwickelt, dass das Verhältniss der Krankenzahl zur Gesammtbevölkerung an einzelnen Orten 5—10% beträgt.

2) Dudgeon l. c. „it is found also on the plains and in our large cities."

3) Quintin l. c. — 4) Matthieu de Fossey. — 5) Correspondenzbl. des Thüring. ärztl. Vereins. — 6) Annal. méd.-psychol. 1854. Avril, 1856. Janv. — 7) Gaz. méd. de Paris 1848. 820, 1849. 972, 1850. 654, 1851. 163; Arch. gén. de méd. 1850. Janv. 108, Oct. 213.

8) Bull. de l'Acad. de méd. 1868. XXXIII. 915; Gaz. hebd. de méd. 1874. 270. 284.

sind. — Ich habe diese Bedenken der folgenden Untersuchung voraufschicken zu müssen geglaubt, um den Grad der Verlässlichkeit der aus denselben gewonnenen Resultate ins rechte Licht zu stellen.

Tabellarische Uebersicht [1]) über das endemische Vorkommen von Kropf und Cretinismus auf den verschiedenen geologischen Formationen.

	Formation	Kropf und Cretinismus endemisch [2])
	Aeltestes Massen- und Eruptivgestein (Gneis, Glimmer- und Thon-Schiefer, Granit, Syenit)	*Piemont (Thal von Aosta, Tarentaise, Ober-Savoyen), *Veltlin (Thal der Adda). *Norische Alpen (Ober- und Nieder-Oesterreich, Steyermark). *Schweiz (Berner Oberland, Wallis, Graubünden). *Siebenbürgen (Kronstadter Kreis). *Sudeten. *Erzgebirge (Annaberg u. a. O.), *Harz (Lautenthal). *Baden (Neustadt). Nassau, Schweden (Faluh). Finnland, Alabama. Neu-Granada (Prov. Pamplona, Socorro u. a.).
	Silurische und devonische Formation (Uebergangsgestein, Grauwacke)	*Norische Alpen (Salzburg, Tyrol, Steyermark), *Pyrenäen, Vogesen. Sudeten. Harz (Lerbach, Clausthal u. a. O.). Sibirien (Thal der Lena). *Himalaya (Kamaon u. a.). Hudsons-Bay-Länder (Ufer des Elk, Pence u. a.). Neu-Granada (auf dem Gebirgszuge zwischen Villeta und Muzo), Brasilien (Prov. Goyaz, besonders an den westlichen Abhängen der Serra Geral).
	Steinkohlen-Formation	England (Derby, Nottingham, Yorkshire, Cumberland), Schlesien, Pennsylvanien (Pittsburg u. a.).
	Permische Formation	*Veltlin (im Thale der Lire). *Meer-Alpen, Lyonnais (Rhone), Hessen (besonders im Neckarthale), Thüringen, Neu-Granada (an den östlichen Abhängen der Cordilleren).
Trias-Formation	Buntsandstein	*Nor sche Alpen (Steyermark, Tyrol). *Schwarzwald (im ostlichen Theile), *Unterfranken (Abhänge des Spessart, Mainthal). *Thüringen (Schmalkalden u. a. O.), Indien (Hindostanische Ebene [Terai] an den Abhängen des Himalaya). Neu-Granada (in den Thälern von Suarez, Chicamocha, Surata u. a.), Peru, Chile.
	Muschelkalk	*Württemberg (auf dem Gebiete zwischen Rottweil und Mergentheim), *Sigmaringen (in einem Seitenthale des Neckar), *Baden (Neudenau im Jagstthale). Hessen, *Unterfranken (Erlabrunn, Mainthal). Thüringen, Neu-Granada (Prov. Socorro).
	Keuper	*Savoyen (Isère-Thal). *Hautes- und *Basses-Alpes, *Württemberg (Hauptsitz der Krankheit im Neckar- und Jagstkreise), *Unterfranken (westlicher Abhang des Steigerwaldes, Sulzheim, Geroldshofen u. a.).
Jura-Formation	Lias	*Piemont (im Thale der Stura, Varaita u. a.), Schweiz (Aigle, Ormonds u. a. O. im Canton Waadt), Frankreich (a. v. O.), Yorkshire (an einzelnen Punkten).
	Jura	*Norische Alpen, *Savoyen, *Dauphiné, *Hautes-Alpes, Dpt. Meurthe (Oolith-Gestein). Yorkshire (mittlere und obere Oolith-Formation).

1) Diese Tabelle macht selbstverständlich auf Vollständigkeit keinen Anspruch; ich habe zumeist nur solche Gegenden erwähnt, welche grössere Krankheits-Heerde bilden.

2) Das * vor der genannten Gegend bedeutet gleichzeitiges Vorkommen von Kropf und Cretinismus; in den unbesternten Gegenden herrscht nur Kropf.

Formation	Kropf und Cretinismus endemisch.
Kreide-Formation	Seine inférieure, England (Norfolk, Buckingha shire, Hampshire).
Tertiäre Formation (Molasse)	*Schweiz (Bern [auf Nagelfluh], Canton St. Gall u. m. O.), *Frankreich (Dauphiné, Basses-Alpes u. Niederösterreich, Baden, *Württemberg (Lang argen).
Diluvium	Italien (Lombardische Po-Ebene), Frankreich (Bress *Rheinebene (Elsass, Pfalz), Ungarn (Donau- u Drau-Ufer im Baranyaer Comitat), Argentinische R publik (im östlichen Becken).
Vulkanische Bildung (Trappformation)	*Piemont (Prov. Asti und Acqui an einzelnen Punkt *Frankreich (Ober-Auvergne), Indien (Tschota N pur u. a. wahrscheinlich auf Basalt), Java, Mexi (Colima), Azoren.

So wenig erschöpfend diese Uebersicht auch immer ist, so ge aus derselben zunächst doch die Thatsache zur Evidenz hervor, da worauf bereits Boussingault, die Sardinische Commission, Lebe Grange, Nièpce u. a. hingewiesen haben, keine geologische Form tion das Vorkommen von Kropf und Cretinismus ausschliesst, di beide Krankheiten aber, wenn auch nicht, wie Eschricht[1]) behaup hat, ausschliesslich, doch viel häufiger auf den älteren Formation (einschliesslich der Trias-Gruppe), als auf den jüngeren angetroff werden, und dass sie auch, wie es scheint, nur auf solchem Diluvi vorkommen, welches von Detritus älterer Formationen gebildet ist, namentlich auf der Rhein- und der lombardischen Ebene, in dem Th der Arve, Doria u. a.[2]). — „Dans la province de Savoye-Propre," merkt die Sardinische Commission in Bezug auf die letzterwähn Thatsache[3]), „le crétinisme endémique se rencontre seulement sur rive gauche de l'Isère, qui fait suite aux Millières, de la province Haute-Savoye. Les crétins cessent aussitôt, qu'on arrive sur les t rains de calcaire crétacé ou jurassique. Monseigneur Billiet, ar evêque de Chambéry, dans les renseignements par lui fournis à la co mission, assura que parmi les 140 paroisses situées dans ce dern terrain, 7 seulement présentent des traces de crétinisme; encore communes se trouvent-elles sur un terrain tertiaire formé de detri des Alpes et sur une molasse argileuse," und in gleicher Weise richten Garbiglietti und Ferraris aus anderen Gegenden Piemo — Rösch fügt, nachdem er die Verbreitung von Kropf und Creti mus in Württemberg auf Buntsandstein, Muschelkalk und Keuper schildert hat, hinzu: „Zwischen der Keuperformation und dem Ju kalk, dem Gebirgsstocke der Alp, zieht sich ebenfalls von Südwes nach Nordosten ein schmaler Gürtel von Liaskalk und Liasschiefer Fusse der Alp hin. Hier, so wie auf der ganzen Juraformation kom Kropf und (cretinistische) Entartung nirgends endemisch vor," e Thatsache, auf welche bezüglich der Verbreitung des Kropfes dasel

1) Verhandl. der Würzb. phys.-med. Gesellsch. 1854. IV. 141. — 2) Vergl. Saint-L Études 443. — 3) p. 67.

bereits Riedle hingewiesen hat, indem er aus den Rekrutirungslisten nachweist, dass aus den auf Trias-Formationen gelegenen Gemeinden auf 1000 Untersuchte 130—155, aus den auf der Alp liegenden Ortschaften auf 1000 Mann nur 2—3 Kröpfige kommen.

Uebrigens bedarf es nach dem, was bereits mehrfach über die oft sehr enge locale Begränzung der Krankheitsheerde, über die Beschränkung derselben auf einzelne Ortschaften bei vollkommenem Verschontbleiben der Umgegend derselben, oder über die Immunität einzelner Punkte mitten in einem grösseren Krankheitsheerde, bei übrigens vollkommen gleicher Formation gesagt worden ist, kaum noch eines Hinweises darauf, dass der geologische Character der Formation an und für sich keineswegs entscheidend für das Vorkommen von Kropf und Cretinismus ist. — In dem Bergrücken, bemerkt Boussingault, der sich längs der Küste von Venezuela hinzieht, findet man Granit, Gneis, Glimmer-, Talk- oder Thonschiefer und dieselben Formationsglieder bilden den Boden der Ebene von Caracas und der Thäler des Aragua und Tuy; während nun in der ganzen Provinz Caracas Kropf sehr selten ist, herrscht die Krankheit in den Provinzen Pamplona, Bucaramonga, Giron u. a. in allgemeiner Verbreitung. In einem grossen Theile von Neu-Granada findet man Syenit- und Porphyr-haltigen Grünstein, so namentlich in den Ortschaften Montuosa Baxa, Cacota de Balesco, Laxas u. v. a., wo Kropf endemisch ist, während er in der derselben Formation (ältestes Eruptivgestein) angehörigen Provinz Antioquia und in einem grossen Theile des oberen Cauca-Thales nicht vorkommt. — Auf einem Gürtel von Thonschiefer, der sich von Villata nördlich bis gegen Muzo erstreckt, fand Boussingault viele von Kropf stark heimgesuchte Ortschaften (Villeta, La Palma, Copes el Peñon, Pacho u. a.), während ihm auf einem zweiten, derselben Formation angehörigen Gürtel in den östlichen Cordilleren, der die Scheide zwischen dem Magdalena- und Cauca-Thale bildet, nicht ein Fall von Kropf vorgekommen ist, und dieselben Differenzen zeigen sich bei der Verbreitung des Kropfes in Neu-Granada auf den Formationen von Rothliegendem, Buntsandstein u. s. w.

§. 46. Besteht nun ein causaler Zusammenhang zwischen dem endemischen Vorherrschen von Kropf und Cretinismus und der Bodenbeschaffenheit und zeigt sich die geologische Formation desselben hiefür nicht maassgebend, so muss das entscheidende Moment entweder in *physikalischen Eigenthümlichkeiten* oder in der *chemischen Beschaffenheit, bez. in dem mineralogischen Character desselben* gelegen sein.

In erster Beziehung ist von vielen Beobachtern ein besonderes Gewicht auf eine *reichliche Durchfeuchtung, bez. Versumpfung des Bodens* gelegt, von einzelnen derselben [1]) speciell darauf hingewiesen worden, dass die Prävalenz von Kropf und Cretinismus auf dem ältesten Eruptivgestein, dem Urgebirge, so wie auf den älteren Formationen überhaupt sich zum Theil daraus erklärt, dass die diesen Formationen eigenthümliche Zerklüftung des Bodens zur Bildung tiefeingeschnittener, gewundener und daher sehr feuchter Thalschluchten führt, welche erfahrungs-

---

1) So besonders von Garbiglietti, Giorn. delle sc. med. di Torino 1845. Giugno.

gemäss Hauptsitze beider Krankheiten abgeben. — Dass diesem Argumente nur eine bedingte Beweiskraft zukommt, geht aus dem hervor, was oben über das Vorkommen der in Frage stehenden Krankheiten in weiten, offenen Thälern und auf Ebenen mitgetheilt ist; aber auch die Thatsachen, welche für die Abhängigkeit der Krankheitsverbreitung von der Bodenfeuchtigkeit im Allgemeinen geltend gemacht worden sind, haben nicht die Bedeutung, welche ihnen vielfach beigelegt worden ist, da eben so viele und eben so verlässliche Beobachtungen den Beweis geben, dass Kropf und Cretinismus auch auf dem trockensten Boden heimisch und in üppigster Entwickelung vorkommen.

Humboldt hat gefunden, dass beide Krankheiten in den Cordilleren von Neu-Granada ebenso häufig auf feuchtem, wie auf trockenem Thalboden angetroffen werden, und dass gerade einzelne waldreiche, heisse, feuchte Districte, wie u. a. die Provinz Antioquia, die Ufer des Orinocco, Cassaquiri, Rio-Negro sich einer vollkommenen Immunität von der Krankheit erfreuen, und in gleichem Sinne haben sich Roulin und Boussingault ausgesprochen; dieser erklärt ausdrücklich [1]), dass in den Cordilleren der Kropf in Gegenden herrsche, welche vollkommen offen liegen und zu den trockensten auf der Erdoberfläche gehören (qui sont les plus sèches du monde). — Barton hebt [2]) betreffs der Verbreitung des Kropfes in Nord-Amerika hervor, dass die Krankheit vorzugsweise in feuchten Thälern und auf versumpften Fluss-Ufern ihren Sitz hat, dagegen bemerkt aber Denny, dass das von endemischem Kropfe heimgesuchte Pittsburg auf einem durchaus trockenen Plateau liege und auch die Umgebung der Stadt vollkommen sumpffrei ist. — Einen der bedeutendsten Kropf- und Cretinismus-Heerde im Rhonethale bildet der District von Aigle, trotzdem derselbe sumpffrei, mässig trocken, das ganze Jahr hindurch von der Sonne erhellt und reichlich ventilirt ist [3]). — „In den Alpenthälern," sagt Troxler [4]) im Allgemeinen, „und in den übrigen Thälern, wo Cretinismus herrscht, giebt es fast durchaus keine eigentlichen Sümpfe, sie sind offenbar nur was Zufälliges und in ihrer Wirkung bedeutungslos; dagegen sind cretinartige Uebel in den sumpfigsten Gegenden . . . auch von den genauesten Beobachtern nicht wahrgenommen worden." — Wenzel [5]), Streinz, Hofer, Oalberger u. v. a., welche sich mit der Frage nach dem Vorkommen der genannten Krankheiten in den norischen Alpen beschäftigt haben, heben besonders die Feuchtigkeit des Bodens an den Kropfheerden hervor; auch Maffei hält dieses Moment nicht für irrelevant, „aber," fügt er seinen Bemerkungen hierüber hinzu [6]), „ich weiss bestimmt, dass auch die sonnigste, hellste und trockenste Lage das Entstehen des Cretinismus nicht zu verhindern im Stande sei," und zum Beweise, wie wenig Sumpfboden entscheidend für das Vorkommen der Krankheit ist, weist er auf die Sümpfe und Moore des Flachlandes, auf die Ufer der Seen und grossen Ströme hin, welche von Kropf und Cretinismus ganz verschont sind. Schauenberger, der die Kropfendemie in Ober- und Nieder-Oesterreich bespricht, bemerkt, dass, während es in vielen Ortschaften, so u. a. in Seissenheim, Krum-Nussbaum, Gross-Pöchlarn u. a. von Cretins und Kröpfigen wimmelt, andere, denselben unmittelbar benachbarte, welche dieselbe niedrige und feuchte Lage wie jene haben, wenig oder gar nicht leiden, so u. a. Aschach, Ottensheim, Ybbs, besonders Marbach, das nur etwa 10 Minuten von Krum-Nussbaum entfernt, sich in allen übrigen Beziehungen mit demselben in gleicher Lage befindet. — Dieselben Widersprüche zeigen sich bei einer Vergleichung der Bodenverhältnisse der von Kropf und Cretinismus heimgesuchten Gegenden in Württemberg; während Kerner, Dürr, Rampold [7]) u. a. das hier besprochene Moment als einen wesentlichen ätiologischen Factor hervorheben, bemerkt Rösch [8]), der sich ihrer Ansicht im Allgemeinen anschliesst: „Die häufig sehr engen und tiefen Thäler der Alb, besonders das Donauthal und das Brenzthal, sind feucht, nebelreich, zum Theil sehr versumpft, wie z. B. die herrliche Parthie des Donauthales von Mühlheim bei Tuttlingen bis Sigmaringen, und dennoch kommt hier der Kropf selten, cretinische Entartung gar nicht vor," und in gleicher Weise spricht sich Faber [9]) aus. — Die Kropf- und Cretinismus-Heerde in Mittelfranken (Iphofen, Einersheim u. a.)

1) Gaz. méd. de Paris 1845. 690. — 2) l. c. 91. — 3) Lebert, Archiv l. c.
4) Schweiz. Archiv der Med. 1817. Heft 3. 49. — 5) l. c. 96. — 6) l. c. 154.
7) Württemberg. med. Correspondenzbl. 1868. V. 159. — 8) l. c. 218. — 9) l. c. [illegible]

liegen hoch und frei, in einer trockenen, vom Steigerwalde begränzten Ebene[1]). — Wenn Tourdes[2]), Herrmann[3]) u. a. ein besonderes Gewicht auf die sumpfige Beschaffenheit des Rheinthales als Ursache des dort endemisch herrschenden Kropfes und Cretinismus legen, so beweisen anderseits die Beobachtungen von Müller[4]), dass das hessische Neckarthal, welches ebenfalls Sitz von Kropf und Cretinismus ist, sich durch absolute Trockenheit des Bodens auszeichnet, und wenn Lettsom die Feuchtigkeit des Bodens in Derbyshire als wesentlich maassgebend für das endemische Vorherrschen von Kropf daselbst ansieht, so ist dagegen zu bemerken, dass nach den Mittheilungen von Rumsey über den Kropf in der Umgegend von Beaconsfield (Buckingham) die Stadt selbst von der Krankheit frei ist, wiewohl sie feuchter liegt, als die umgebenden, von Kropf heimgesuchten Thäler.

Dass feuchter, bez. sumpfiger Boden für das Wohlbefinden der auf einem solchen lebenden Bevölkerung nicht gleichgültig ist, dass mit Beseitigung der Schädlichkeit, bez. Trockenlegung des Bodens durch Drainirung, Fluss-Regulirung u. s. w., die Gesundheitsverhältnisse derselben eine günstige Veränderung erfahren, kann nicht geläugnet werden, und es ist wohl gerechtfertigt, die Erfahrungen, welche man über die Abnahme von Kropf und Cretinismus nach Durchführung derartiger Bodenameliorationen in den Thälern von Savoyen[5]), in den Pyrenäen[6]), im Rheinthale im Elsass[7]), im Jagstthale in Württemberg[8]) u. a. O. gemacht hat, mit eben diesen Fortschritten der Hygiene in Verbindung zu bringen, allein offenbar hat es sich dabei nicht um die Beseitigung eines specifischen Krankheitsfactors, sondern um allgemeine Hebung der Gesundheitsverhältnisse der Bevölkerung und erhöhte Widerstandsfähigkeit derselben gegen Krankheitseinflüsse gehandelt.

§. 47. Die älteste, am weitesten verbreitete und bis auf den heutigen Tag von den meisten Beobachtern getheilte Ansicht über die Entstehung des Kropfes sieht die Ursache der Krankheit in dem anhaltenden Genusse eines an gewissen mineralischen Bestandtheilen reichen Wassers; da nun der Gehalt des Wassers an Mineralien von dem Boden abhängig ist, aus welchem dasselbe entspringt oder den es auf seinem Verlaufe auslaugt, und da, der Erfahrung gemäss, jene suspecten „Kropfbrunnen" vorzugsweise Kalkcarbonat oder Gyps in grösserem Maass gelöst führen, so lag die Vermuthung nahe, dass Kropf und Cretinismus in ihrem *endemischen Vorkommen an Kalkboden* gebunden sein müssen, und exacte Bodenuntersuchungen boten dieser Vermuthung schon frühzeitig eine Stütze.

Boussingault war wohl der Erste, der in dieser Beziehung auf den Kalkboden in den Cordilleren von Neu-Granada hinwies, sodann lenkten Sensburg, Hoffmann und Stahl die Aufmerksamkeit auf das Gebundensein beider Krankheiten an den Gyps, Mergel und anderes Kalkgestein führenden Boden von Unterfranken, Riedle wies nach, dass Kropf und Cretinismus in Württemberg vorzugsweise auf Muschelkalk und Keuper, demnächst auf Jurakalk und Molasse vorkommen, und diese Thatsache wurde später von Rampold, sodann von Heyfelder (für ein Seitenthal des Neckar in Sigmaringen), von Dürr (für den Jagstkreis) und von Rösch (für den Schwarzwaldkreis) bestätigt. — Falck zeigte, dass in Hessen beide Krankheiten zumeist auf Muschelkalk, Flötzkalk und Zechstein vorkommen, während die Gegenden mit Lias, Oolithgestein, Basalt und Thon von denselben verschont sind, so dass von 93 Dörfern, in welchen Kropf und Cretinis-

1) Hoffmann, Einiges über den Cretinismus u. s. w. Würzb. 1841.
2) l. c. 53. — 3) Blätter für gerichtl. Med. 1882. 147. — 4) Bad. med. Annal. 1839. V. 89.
5) Podéré p. 190; Bericht der Sardinischen Commission p. 200; Dubini l. c.
6) Boulinière l. c. — 7) Tourdes, Herrmann ll. cc. — 8) Kerner l. c.

mus endemisch herrschten, 84 auf Zechstein und Muschelkalk, je 8 auf Urgebirge und Thon, 2 auf Molasse, 1 auf Trapp gelegen sind. Zu demselben Resultate kam Guerdan bezüglich des Vorherrschens beider Krankheiten in Neudenau (Baden) auf Muschelkalk und Maffei, theilweise wenigstens, betreffs der Verbreitung derselben in den norischen Alpen.

Die erste gründliche Untersuchung des fraglichen Verhältnisses hat Mc Clelland in der am Abhange des Himalaya gelegenen, indischen Provinz Kamaon angestellt und folgendes Resultat erhalten:

in 91 Ortschaften, die auf Glimmerschiefer, Granit, Steatiten-Sandstein u. a. gelegen, 5383 Bewohner zählten, kamen 29 Kröpfige und kein Cretin, dagegen

in 35 auf Alpine limestone (Alpenkalk, d. h. jurassischer Kalk und Zechstein) gelegenen Ortschaften mit 1160 Bewohnern 390 Fälle von Kropf und 34 von Cretinismus angetroffen wurden

und diese Resultate sind dann später von Thorel betreffs Mekong und Cochinchina bestätigt worden.

„A mésure que les montagnes de calcaire deviennent plus nombreuses," erklärt derselbe[1], „les cas de goître sont également d'une extrême fréquence. Il suffit, pour que le nombre des goîtreux augmente, qu'il y ait près des villes et des villages, des montagnes de marbre."

Inzwischen hatte Billiet[2]) in ähnlicher Weise wie Mc Clelland Untersuchungen über das Verhältniss von Kropf und Cretinismus zu den verschiedenen Bodenarten in der Diöcese Chambery (Savoien) gemacht und sich überzeugt, dass von 169 Ortschaften 127 von den genannten Krankheiten frei waren, 42 endemische Sitze derselben bildeten; er fand ferner, dass vereinzelte Erkrankungen auf dem Rhone-Alluvium und älteren diluvialen Bildungen vorkommen, die Zahl der Kranken sich steigert, je mehr man sich dem thonhaltigen Kalkboden nähert, der sich von Montmélian bis Chamousset erstreckt, dass die Akme der Endemie aber auf das Kalk-, Magnesia- und Gyps-Terrain im Thale der Maurienne fällt, wo die Krankenzahl 10% der Bevölkerung beträgt. Während sämmtliche 127 auf jurassischem Gestein und Neokom gelegenen Ortschaften sich vollkommener Immunität erfreuen, tritt die Endemie nur auf thonhaltigem Kalkschiefer, vorzugsweise aber auf solchem Boden auf, der Talk- und Glimmerschiefer oder Gyps führt. — Dass hier in der That nur die Bodenverhältnisse für die Krankheitsverbreitung maassgebend sind, schliesst Billiet daraus, dass alle Thäler in der Diöcese, also die von den Krankheiten verschonten und die ergriffenen, sich in allen übrigen Beziehungen, betreffs der Thalbildung, des Gefälles, der Bewaldung, Beleuchtung, Feuchtigkeit, der Baulichkeiten, der socialen Lage der Bevölkerung u. s. w. vollkommen gleich sind.

Während die genannten beiden Forscher sich mit ihren Untersuchungen lediglich auf einen kleinen Beobachtungskreis beschränkt hatten, verbreitete sich Grange[3]) mit seinen auf denselben Gegenstand hingerichteten Forschungen über ein weites Gebiet, indem er die fraglichen Verhältnisse in den Pyrenäen, Vogesen und in den

1) l. c. 172. — 2) Mém. acad. de Savoye 1847; Annal. méd.-psychol. 1854. Avril, 1855. Janv.
3) Compt. rend. 1848. II. 253, 1849. II. 695, 1850. I. 513, II. 56; Annal. de Chimie et de phys. XXIV. 304; Arch. gén. de méd. 1850. Janv. 108.

Piemontesischen und Schweizer Alpen studirte, und gelangte dabei zu dem, übrigens bereits lange vor ihm von Zambroni [1]) gewonnenen Resultate, dass es keineswegs auf die Grundmasse des Gesteins, sondern lediglich auf den Gehalt desselben an Magnesia ankomme, und dass das Maximum der Krankheitsfrequenz auf dolomitischem Boden (Magnesia-Kalk) angetroffen werde.

Die ersten Beobachtungen stellte Grange in dem Thale der Isère an; ebenso wie hier erschien der Magnesia-Gehalt des Bodens in der Diluvial-Ebene von Grenoble, in den an Dolomit reichen Thälern der Vogesen, des Jura und der Pyrenäen, in der Molasse (Nagelfluh) in der westlichen Schweiz, in dem Boden der Departements de l'Oise, Aisne, Somme, einzelner Gegenden in der Dauphiné, im Departement Haut- und Bas-Rhin u. s. w. für das Vorkommen von Kropf und Cretinismus maassgebend. So wechselnd die Elevations-, Configurations- und Formationsverhältnisse aller dieser Gegenden sind, überall bildet der Magnesiagehalt des Gesteins das constante Moment, mag dasselbe in Form magnesiahaltiger Silicate (wie besonders im Gneis und Granit oder in Hornblende-Gesteinen) oder als Dolomit auftreten, und eben aus dem Mangel, bez. dem sparsameren und selteneren Vorkommen von Magnesia in dem jüngeren jurassischen Gestein, der Kreide und den Tertiär-Formationen erklärt sich die Immunität der Gegenden, in welchen diese Boden-Verhältnisse prävaliren.

Diesem von Grange gewonnenen Resultate über die Beziehungen von Kropf und Cretinismus in ihrem endemischen Vorherrschen zu einer bestimmten Boden-Qualität entsprechen nicht nur die früheren Beobachtungen über die Prävalenz beider Krankheiten auf der Trias (Muschelkalk, Keuper, Zechstein) und dem Uebergangskalke in Unter- und Mittelfranken, Württemberg, Sigmaringen, Baden, in den norischen Alpen, in Indien u. s. w., sondern dasselbe hat auch in zahlreichen neueren Beobachtungen an den verschiedensten Punkten des Verbreitungsgebietes beider Krankheiten eine Bestätigung gefunden, so namentlich für die Vogesen von Morel [2]) und Ancelon, für die Umgegend von Diedenhofen und Metz von Allaire und Richon, für das Departement Nièvre von Gaudin, für die Pyrenäen von Anzouy und Garrigou, für Unterfranken von Virchow und Vogt, für Mittelfranken von Majer und Rüdel, für die Ortschaft Aurach (Waldeck) von Röhrig, für Indien von Gray (aus Butan) und Greenhow (aus Audh), aus Brasilien von Tschudi (bez. der Provinz Minas Geraes von Ouro Preto aufwärts auf Itacolumit, d. i. magnesiahaltigem Quarz) u. s. w.

Mit Ausnahme des nördlichsten und westlichsten Theiles gehört Unterfranken, wie Virchow bemerkt, der Triasformation an; die Hauptmasse des Spessart besteht aus Buntsandstein, die Abhänge des Mainthales führen Muschelkalk und der Steigerwald, dessen Gebiet sich nach allen Richtungen über das fränkische Hochland erstreckt, besteht aus Keuper. Endemisch herrscht Kropf und Cretinismus hier auf Muschelkalk, dagegen fehlen beide Krankheiten im Innern des Spessart, wo der Buntsandstein am mächtigsten ist, ganz und kommen erst an den Rändern dieser Formation, wo Muschelkalk den Sandstein überlagert, sowie in einer an Salzquellen reichen Zone desselben endemisch vor; auf den Höhen des Steigerwaldes herrschen die oberen Glieder des Keuper, Sandstein mit Thonflötzen gemengt, am Fusse dagegen und in der Ebene breiten sich grosse Lager von Dolomit aus, unter welchen Gyps hervortritt. So beschränkt sich das

---

1) Nach den Mittheilungen von Mongez (in Revue méd. 1826. IV. 189) gelegentlich der Discussion, welche in der Acad. des sc. über das von Roulin eingereichte Memoire, die Verbreitung von Kropf in Neu-Granada betreffend, geführt wurde.

2) In Congrès scient. Nancy 1851; Annal. méd.-psychol. 1854. Avril: Traité des dégénérations phys. etc. Par. 1857; Arch. gén. de méd. 1864. Févr. 173, 1866. Juill. 5.

Krankheitsgebiet hier auf solche Gegenden, in welchen Muschelkalk, Dolomit oder Gyps in Keupermergel vorkommen oder wo sich neben dem Buntsandstein Kalk- und Zechstein-Lager finden [1]).

Die von Grange entwickelte und, wie gezeigt, vielseitig bestätigte Theorie ist nicht ohne Widerspruch geblieben, namentlich ist dieselbe von Saint-Lager bekämpft worden, der auf Grund sehr umfassender Studien über die geologische Beschaffenheit des Bodens auf der ganzen Erdoberfläche (soweit dieselbe eben bekannt ist) zu der Ansicht gelangt ist, dass Kropf und Cretinismus nur in Gegenden mit metallführendem Gestein heimisch sind, dass ihr endemisches Vorherrschen wesentlich von der Anwesenheit von Schwefeleisen oder Kupferkies abhängig ist und dass sich die Prävalenz derselben auf magnesiahaltigem Boden eben daraus erklärt, dass gerade dieses Gestein vorzugsweise häufig Schwefeleisen führt. Diese Ansicht hat neuerlichst in den von Lebour [2]) über die Verbreitung des Kropfes in England angestellten Untersuchungen eine Stütze gefunden, gegen dieselbe aber erhebt Garrigou den Einwand, dass gerade in denjenigen Gegenden Frankreichs, in welchen Schwefeleisen im reichsten Maasse vorkommt, im Canton Ax (Departement Arriège) und Canton Alais (Departement Gard), nicht die Spur einer Kropf-Endemie besteht, dass die Krankheit dagegen in vielen Gegenden des Landes endemisch herrscht, wo im Boden auch nicht die Spur von Schwefeleisen (oder anderen Metallen) nachgewiesen werden kann. — Noch auf einen andern Umstand muss ich aufmerksam machen, der für die Beantwortung der vorliegenden Frage nicht ohne Belang ist, ich meine die von Thomson u. a. erwähnte Abwesenheit von Kropf auf Neu-Seeland, trotzdem auf der nördlichen Insel, auf welcher fast die ganze eingeborene Bevölkerung lebt, grosse Massen magnesiahaltigen Kalksteins zu Tage liegen.

Zu einem sicheren Schlusse über den Zusammenhang des mineralogischen Characters des Bodens mit der Kropf- und Cretinismus-Genese berechtigen somit die Resultate der hierüber bisher angestellten Untersuchungen nicht; jedenfalls erscheint die von Grange entwickelte Theorie in hohem Grade beachtenswerth, wiewohl es vorläufig noch ganz unerklärt bleibt, welche innere Beziehungen zwischen der Bodenqualität und der Krankheitsentwickelung bestehen, zum mindesten die aus den Thatsachen deducirte Lehre von der kropferzeugenden Eigenschaft magnesia-haltigen Trinkwassers, wie gezeigt werden soll, höchst unwahrscheinlich ist.

§. 48. Ueber das Erkrankungsverhältniss an Kropf und Cretinismus unter den verschiedenen *Racen und Nationalitäten* lauten die Angaben der einzelnen Autoren sehr widersprechend.

So erklären Greenhow und Breton, dass sie in Indien nicht einen Fall von Kropf unter der weissen Bevölkerung gesehen haben, während nach den Erfahrungen von Wilson und Fayrer die Krankheit daselbst unter allen Racen gleich häufig vorkommt; aus Nicaragua berichten Bernhard und Gusman übereinstimmend, dass Kropf am häufigsten unter den Indianern, seltener bei Mischlingen angetroffen wird; in Neu-Granada soll die Krankheit, nach Humboldt und Roulin, selten unter den Indianern vorkommen, dagegen, wie Roulin hinzu-

---

1) Ich bemerke, dass im westlichen Sudan, wo Quintin Kropf endemisch gefunden hat, ebenfalls dolomitisches Gestein vorherrscht. — 2) Med. Times and Gaz. 1861. Octbr. 492.

[illegible], häufig bei Negern und Weissen: ebenso hat Smith den Kropf in Peru am häufigsten bei Weissen und Negern, selten bei Mestizen und Indianern, dagegen Tschudi in Brasilien in gleicher Häufigkeit bei Negern, Mulatten und Weissen gesehen u. s. w.

Ob diese Differenzen in der Krankheits-Frequenz unter einer gemischten Bevölkerung, sofern dieselben überhaupt bestehen, auf Racenunterschiede zurückzuführen sind, erscheint sehr fraglich; jedenfalls geht aus den obigen Berichten, sowie aus dem endemischen Vorherrschen des Kropfes unter den Eingeborenen Nord-Amerikas (Barton), unter der malayischen Bevölkerung auf Sumatra, Java, Ceylon, unter den Mongolen in Ladak, China, unter der arabischen Bevölkerung in Algier und Marocco u. s. w. unzweifelhaft hervor, dass keine Race oder Nationalität sich einer Immunität von Kropf erfreut; der Umstand aber verdient volle Beachtung, dass trotz der weiten Verbreitung, welche Kropf auf der westlichen Hemisphäre gefunden hat, Cretinismus hier viel seltener als auf der östlichen Hemisphäre und besonders auf europäischem Boden vorkommt.

---

§. 49. Wenige Krankheiten bieten der ätiologischen Forschung anscheinend so günstige Bedingungen, wie Kropf und Cretinismus; bei der zumeist engen Begränzung des Krankheitsterrains schien dieselbe ein leichtes Spiel zu haben, um zur Kenntniss derjenigen physikalisch oder chemisch wirkenden Potenz zu gelangen, welche eben diesen Oertlichkeiten im Gegensatze zu andern benachbarten eigenthümlich, in eine directe Beziehung zur Krankheitsentstehung gebracht und als die eigentliche Krankheitsursache bezeichnet werden konnte, und in der That glaubten die ersten Beobachter diese Frage schnell endgültig gelöst zu haben. Allein je weiter die Forschung ging, über je zahlreichere Beobachtungsorte sich die Untersuchungen ausdehnten, um so grössere Differenzen traten in den Ansichten der einzelnen Beobachter hervor, um so mehr häuften sich verschiedenartige Theorieen und man muss bei unbefangener Prüfung heute das Bekenntniss ablegen, dass die *Ursache der Kropf- und Cretinismus-Endemieen* noch in Dunkel gehüllt ist. — Ich glaube einer Aufzählung aller hiefür geltend gemachten Ansichten überhoben zu sein, und ich werde mich im Folgenden auf die summarische Erörterung derjenigen Theorieen beschränken, denen auch heute noch eine Bedeutung beigelegt wird und die noch in der neuesten Zeit Gegenstand der Discussion gewesen sind.

Den frühesten Beobachtern imponirte vor Allem der Umstand, dass die Kropf- und Cretinismus-Heerde in tiefeingeschnittenen, engen, feuchten, wenig erleuchteten und mangelhaft durchlüfteten Thälern angetroffen werden und hieraus wurde der Schluss gezogen, dass die durch diese Thalbildung bedingte *starke Luftfeuchtigkeit in Verbindung mit relativ hoher Temperatur und mangelhafter Beleuchtung und Ventilation* einer Gegend die wesentliche Krankheitsursache abgiebt — eine Ansicht, welche zuerst von Ackermann [1]), Fodéré [2]) und den Gebrüdern Wenzel [3]) ausgesprochen wurde und später noch, wiewohl in weniger exclusiver Weise, an Berchtold-Beaupré (für Freiburg, Schweiz),

1) l. c. 83. — 2) l. c. 44. 140. — 3) l. c. 95.

Guista (für das Thal von Aosta), Pilz (für das Ennsthal) u. a. Vertreter gefunden hat. — In der Besprechung der Beziehungen, welche Kropf und Cretinismus zu atmosphärischen und Bodenverhältnissen erkennen lassen, habe ich die Unhaltbarkeit dieser, von Fodéré selbst übrigens später aufgegebenen Ansicht nachgewiesen, ohne dass ich darum den allgemein schädlichen Einfluss dieser Factoren auf den Gesundheitszustand einer Bevölkerung, bez. die Bedeutung derselben als prädisponirende Krankheitsursachen in Frage stelle, und in eben diesem Sinne ist, meiner Ansicht nach, eine zweite Categorie ätiologischer Momente zu beurtheilen, welchen von einzelnen Beobachtern eine vorwiegende Bedeutung, speciell für die Cretinismus-Genese, beigelegt worden ist, — von den *aus der gesellschaftlichen Misere hervorgehenden Schädlichkeiten, mangelhafter Nahrung, Trunksucht, Schmutz, überfüllten, schlecht gelüfteten Wohnräumen, körperlicher und geistiger Verwahrlosung* u. s. w. — Nach den Erfolgen, welche durch Amelioration der Lebensverhältnisse in den Bevölkerungen einzelner Gegenden der Schweiz, Piemonts, Deutschlands, Frankreichs (Vogesen, Puy-de-Dome) u. a. in Bezug auf Beschränkung der Extensität und Intensität von Cretinismus herbeigeführt worden sind, lässt sich nicht bezweifeln, dass in den socialen Missständen ebenso wie in den zuvor genannten atmosphärischen und tellurischen Einflüssen fördernde Momente für die Krankheitsentstehung gegeben sind, deren Beseitigung eine der wichtigsten und dankbarsten Aufgaben für die Gesundheitspflege bildet [1]), allein dass es sich dabei nicht um die specifische Krankheitsursache handelt, geht daraus hervor, dass viele von Kropf und Cretinismus ganz verschonte Gegenden dieselben und selbst noch traurigere gesellschaftliche Zustände ihrer Bevölkerung darbieten, als die von beiden Krankheiten heimgesuchten Oertlichkeiten, dass gerade da, wo die Summe aller dieser Schädlichkeiten in der höchsten Entwickelung angetroffen wird, in den Centren der europäischen, asiatischen und amerikanischen Population, Kropf und Cretinismus, wenn überhaupt, so doch meist nur sporadisch vorkommen, dass sich in vielen von diesen Krankheiten heimgesuchten Landstrichen die Bevölkerung relativ günstiger Lebensverhältnisse erfreut, und dass Kropf und Cretinismus da, wo sie endemisch herrschen, keineswegs ein ausschliessliches Attribut der Armuth und des Elends sind.

„Je ne crois pas nécessaire," sagt Boussingault, „de réfuter l'opinion qui attribue le goître à l'ivrognerie, à la malpropreté, à l'usage d'alimens grossiers; sans doute que les auteurs d'une semblable opinion n'avaient pas eu l'occasion de séjourner dans un pays où le goître est commun; autrement ils auraient pu observer cette maladie chez les individus les plus sobres et dans la classe aisée de la société." — In gleicher Weise aussert sich Saint-Lager [2]) bezüglich des Vorkommens von Cretinismus auch unter den günstigsten Lebensverhältnissen: „J'ai été fort surpris, après avoir lu tout ce qu'on a écrit au sujet de l'influence qu'exercent sur la production du crétinisme la misère, la saleté et la mauvaise nourriture, de trouver en Suisse, en Savoie, en Dauphiné et en Piémont des crétins dans les

---

1) „La miseria non è direttamente causa di cretinismo, ma ne è un elemento favoritore, incubatore," sagt Lombroso (l. c. p. 14) und Herrmann (l. c. 158) resumirt die Erfahrungen, welche er über den Einfluss hygienischer Schäden auf das Vorkommen von Cretinismus unter der Bevölkerung der hessischen Rheinebene gemacht hat, dahin: „Ich bin überzeugt, dass die angeführten socialen und häuslichen Missstände nur als ungünstige Complicationserscheinungen und keineswegs als eigentliche, selbstständig wirkende Ursachen für die Entstehung des Cretinismus aufgefasst werden dürfen."

2) Études p. 178.

villes et les villages les mieux bâtis, dans les demeures les plus propres et chez les particuliers les plus aisés. Il est bien entendu, que je parle ici de l'aisance réelle et non de la richesse, qui n'empèche pas certains individus de vivre à la façon des misérables." Er citirt eine grössere Reihe von ihm hierüber gemachter Beobachtungen, indem er u. a. erklärt: „La noblesse de Sion, de Sierre et d'Aoste a eu des crétins: ne pouvant citer des noms, par égard pour les familles, je me borne à affirmer que j'ai vu des crétins au sein des familles jouissant de la plus grande aisance." Schon Fodéré hatte erklärt [1]), der Cretinismus „herrsche ebensowohl in den Palästen, wie in den Strohhütten", und in gleicher Weise geben die Mittheilungen von Troxler [1]) und Lebert aus der Schweiz, von Hoffmann aus Unterfranken, von Rüdel aus Mittelfranken, von Herrmann aus der hessischen Rheinebene u. a. Beweise dafür, dass die Krankheit in Ortschaften heimisch ist, die in Bezug auf Fruchtbarkeit des Bodens, Erwerbsverhältnisse der Bevölkerung, Comfort in der Lebensweise derselben sich aufs günstigste von andern benachbarten Gemeinden unterscheiden, welche von derselben ganz verschont sind. — Die Unabhängigkeit der Kropfgenese von diesem ätiologischen Momente bezeugen, wie Boussingault, so auch Grange, Tourdes (aus dem Elsass), Vingtrinier (aus dem Depart. Seine infér.), Berkowski (aus Perm) u. v. a.; auch die von mehreren französischen Militär-Aerzten ausgesprochene Ansicht, dass das epidemische Auftreten von Kropf in französischen Garnisonen mit hygienischen Missständen (Ueberfüllung und Schmutz in den Kasernen, unzweckmässige Nahrung u. a.) in specieller Verbindung stehe, hat in den Erfahrungen von Gouget, Fleury, Viry et Richard, Saillart keine Bestätigung gefunden. — Uebrigens will ich noch auf das in Kropfdistricten beobachtete Vorkommen der Krankheit bei Thieren [2]) hinweisen, um die absolute Unhaltbarkeit dieser Theorie zu characterisiren.

§. 50. Eine andere, vorzugsweise auf die Kropf-Genese angewendete Theorie geht von der Voraussetzung aus, dass es sich bei der Entwickelung dieser Krankheit lediglich um *eine auf rein mechanischem Wege herbeigeführte, dauernde oder doch längere Zeit sich wiederholende Hyperämie in der Schilddrüse* handele und dass die Veranlassung hierzu bald in einem die *Halsgefässe oder die Thyreoidea direct treffenden Drucke* (in Folge lange Zeit fortgesetzter Dehnung oder Spannung des Halses bei gewissen Körperstellungen), bald in *Respirations- und Circulations-Störungen* gegeben sei, welche entweder eine fluxionäre Ueberfüllung der sehr gefässreichen Drüse bedingen, oder Stauungs-Hyperämieen in diesem als eine Art von Sicherheitsventil gegen venöse Stauungen innerhalb des Schädels angesehenen Organe herbeiführen; die Veranlassung zu diesen Circulations- und Respirations-Störungen aber kann, nach Ansicht der Beobachter, in Erkältung (bei Einwirkung kalter Luft auf den erhitzten Körper, bez. auf den Hals oder Trunk kalten Wassers unter denselben Umständen) oder in starken körperlichen Anstrengungen (Bergsteigen, Tragen schwerer Lasten, besonders auf dem Kopfe, heftigen Bewegungen, besonders in hohen Elevationen, bez. bei verdünnter Luft u. a.) gelegen sein.

Hahn [3]) macht darauf aufmerksam, dass der unter der weiblichen Bevölkerung von Luzarches früher allgemein verbreitet gewesene Kropf in neuerer Zeit fast ganz verschwunden sei, nachdem die daselbst betriebene Spitzenfabrication aufgehört hat; er erklärt die Thatsache daraus, dass die Arbeiterinnen, welche sich von früher Jugend an mit diesem Erwerbszweige beschäftigt hatten, gezwungen gewesen waren, bei der Arbeit mit nach vorne vorgestrecktem Halse zu sitzen, womit ein Druck auf die Hals-Gefässe und die Thyreoidea verbunden

---

1) l. c. 72. — 2) Vergl. oben S. 111. — 3) Compt. rend. 1869. LXIX. Nr. 16.

war. — Dieser Ansicht schliesst sich, bezüglich der Kropf-Genes überhaupt, Brunet [1]) nach seinen im Departement Côte d'or g machten Beobachtungen an. — Nivet, Halbron, Collin, Michau Utz, Chouet und andere französische Militär-Aerzte erklären dagege die unter den Truppen epidemisch auftretenden Erkrankungen an Kro zumeist in der zweitgenannten Weise, d. h. aus den Erkältungen u körperlichen Anstrengungen, denen die Soldaten bei ihren militärische Uebungen ausgesetzt sind. — Ebenso urtheilt Wilson [2]) nach sein im Pandschab gemachten Erfahrungen über die Ursache des daselb endemisch herrschenden Kropfes: „active occupation, necessarily much more severe in hilly districts, seems to influence the producti of this disease to a great extent, as is shown by its so frequ occurrence in those who had a laborious life, or pursue active du in a constrained position. . . . the effects of violent exercise upon circulation and bloodvessels generally are well known, and it is on necessary, on this point, to refer to the relation of the thyroid gla to the large vessels of the heart, its remarkably large supply fr them, and its dense capillary structure and consequent ready liabili to enlargment from the dilatation of its vessels under the conditio produced by violent and prolonged exercise." Dieser Umstand fällt höheren Elevationen besonders ins Gewicht und daraus, fügt Wils hinzu, erklärt es sich auch, dass das männliche Geschlecht, welch derartigen körperlichen Anstrengungen in höherem Grade ausgeset ist, als das weibliche, in gebirgigen Gegenden häufiger an Kro leidet als dieses, während in den Ebenen das Verhältniss ein umg kehrtes ist. — Chabrand [3]) ist der Ansicht, dass auch die Entstehu des Cretinismus auf dasselbe ätiologische Moment, „à des perturb tions profondes et fréquentes de la respiration et de la circulatio und zwar in Folge der oben genannten Schädlichkeiten („passage br que et fréquemment renouvelé d'une température froide à une te pérature très-élévé et vice-versa, efforts, travail excessif etc.") zurüc zuführen ist.

Dass in der hier erörterten Weise hyperämische Schwellung d Schilddrüse mit Erweiterung der Gefässe und die sich eventuell dara entwickelnden anderweitigen Veränderungen des Organs (Hypertroph u. a.), d. h. Kropfbildung zu Stande kommen kann, und höchst wa scheinlich in manchen Fällen auch in der That zu Stande kommt, o dass dadurch zum mindesten eine prädisponirende Ursache für Kropf-Genese gegeben ist, lässt sich a priori nicht bestreiten, e Erklärung für das endemische Vorkommen der Krankheit oder des Cretinismus kann darin doch aber rationeller Weise nicht gefund werden, ja selbst für jene epidemischen Ausbrüche des Kropfes un den Soldaten, besonders in französischen Garnisonen, sowie in P sionen, Seminarien u. s. w. erscheint dieselbe nicht zulässig. — Je Speculation über die Ursachen des endemischen Kropfes und Cretin mus ist als eine absolut verfehlte anzusehen, welche den Umsta ausser Augen lässt, dass beide Krankheiten den ausgesprochenen C racter eines Local-Leidens, und zwar eines auf ganz enge Kreise

1) Compt. rend. 1869. LXIX. Nr. 18. — 2) Med. Times and Gaz. 1874. Decbr. 698.
3) Du goitre et du crétinisme endémiques etc. Par. 1864.

schränkten Local-Leidens tragen, und welche, ohne Berücksichtigung dieses Umstandes, solche Einflüsse als Krankheitsfactoren geltend macht, die — sit venia verbo — kosmopolitischer Natur sind. — Wenn der hier erörterten Theorie in der That jene allgemeine Bedeutung zukäme, welche die Beobachter ihr beigelegt haben, dann müsste die Verbreitung des endemischen Kropfes über die Erdoberfläche unendlich weiter reichen, als es in Wirklichkeit der Fall ist, dann dürfte sich das epidemische Auftreten von Kropf — und das ist ja das Punctum saliens in der Frage — nicht nur auf solche Gegenden beschränken, wo die Krankheit überhaupt endemisch ist, es müsste sich dieselbe Erscheinung auch in andern, und namentlich gebirgigen Gegenden wiederholen, wo dieselben, übrigens ja durchweg banalen, Einflüsse, wie Erkältung, Trinken kalten Wassers bei erhitztem Körper, Anstrengungen im Dienste u. s. w. vorherrschen.

Mehrere französische Aerzte haben dies ganz richtig erkannt; so theilt Gouget aus der Kropf-Epidemie 1863 in Colmar mit, dass die Truppen vor ihrem Eintreffen daselbst schwere Manöver durchgemacht hatten und dabei ganz gesund geblieben waren, und dass die Erkrankungen an Kropf unter denselben erst nachher, d. h. zu einer Zeit auftraten, als sie bei guter Wohnung und Nahrung den leichten Garnisons-Dienst versahen, und Viry und Richard erklären in Bezug auf jene Theorie: „nous sommes conduits à reconnaitre, que la multiplicité des causes, auxquelles on a tour à tour rapporté l'apparition du goître épidémique masque en réalité une grande incertitude touchant l'étiologie vraie de cette maladie.“

Dass solche Momente, welche dauernde oder doch sich häufig wiederholende Hyperämieen der Thyreoidea bedingen, eine prädisponirende Ursache für die Kropfbildung abgeben können, unterliegt, wie zuvor bemerkt, wohl keiner Frage, und eben darauf ist auch wahrscheinlich die *Prävalenz der Krankheit in Kropfdistricten unter dem weiblichen Geschlechte* zurückzuführen, in welchem erfahrungsgemäss hyperämische Schwellungen der Schilddrüse mit physiologischen, die Generations-Sphäre betreffenden Vorgängen (Menstruation, Schwangerschaft, Wochenbett) in einem vorläufig allerdings nicht näher zu definirenden Zusammenhange stehen.

Der grösste Theil der Berichterstatter, welche des Verhältnisses der Kropffrequenz in dem männlichen und weiblichen Geschlechte überhaupt Erwähnung thun, beschränkt sich darauf, die Krankheit als eine „vorwiegend“ oder „fast ausschliesslich“ bei Frauen vorkommende zu bezeichnen (so Inglis, Addison Bayers u. a. aus verschiedenen Gegenden Englands, v. Franque aus Nassau, Tourdes aus dem Elsass, Mahue aus dem Departement de l'Aisne, Challan aus Kabylien, Bennet aus Ceylon. Barton, Smith, Lene u. a. aus verschiedenen Punkten Nord-Amerikas, Duplouy aus Chili u. s. w.); in Zahlen ausgedrückt findet man das Verhältniss von Morel aus Sérécourt und von Mansons aus Nottingham auf 1 : 11, von Hallin aus Faluh = 1 : 12.3 angegeben. Die statistischen Angaben der französischen Commission sind wenig brauchbar, da sie sich auf ganze Departements beziehen; darnach beträgt das Verhältniss für ganz Frankreich = 1 : 2.5, für die von der Krankheit am schwersten getroffenen Departements (Savoyen, Hautes-Alpes u. s. w.) = 1 : 2, für die leichter ergriffenen = 1 : 8; ob hieraus der Schluss gezogen werden darf, dass die Höhe der Erkrankungen im männlichen Geschlechte von der Intensität der Endemie abhängt, lasse ich dahingestellt.

In der Erkrankungsfrequenz an Cretinismus lassen sich derartige Differenzen in den beiden Geschlechtern nicht nachweisen, zum wenigsten gestatten die nicht verlässlichen Zählungen kein sicheres

Urtheil; es scheint, als wenn hier das männliche Geschlecht etw prävalirte.

§. 51. In der Lehre von den Krankheitsursachen giebt es ka eine in dem Volksglauben, wie in der Ueberzeugung der ärztlich Beobachter tiefer wurzelnde Ansicht als die von dem causalen Z sammenhange zwischen dem *Gebrauche eines aus bestimmten Quel stammenden Trinkwassers und der Entstehung von Kropf und Cretin mus.* — Diese Ansicht stützt sich auf die an den verschiedensten Punkt der Erdoberfläche gemachte Erfahrung, dass 1) an Orten, in welch die genannten Krankheiten endemisch herrschen, nur diejenigen In viduen denselben unterliegen, welche ihren Trinkwasserbedarf ei bestimmten Bezugsquelle entnehmen, während diejenigen, welche d Trinkwasser aus andern Quellen beziehen, von den Krankheiten v schont bleiben; dass 2) Kropf und Cretinismus in Ortschaften en misch aufgetreten sind, nachdem in denselben neue Wasserquellen schlossen waren und die Endemie eben so weit reichte, als der V brauch des diesen entnommenen Wassers; dass endlich 3) die Kro und Cretinismus-Endemieen an Umfang verloren und schliessli erloschen, nachdem die verdächtige Wasserbezugsquelle aufgegeb (bez. geschlossen) und für Zuleitung eines andern, unschädlichen Tri wassers Sorge getragen war.

Der Glaube an die Kropf- (und Cretinismus-) zeugende Eig schaft gewisser Quellen, „Kropfbrunnen" oder „Kropfquellen", rei bis in die Zeit zurück, aus welcher die ersten Nachrichten über Kr überhaupt datiren [1]); dieser Glaube gewann eine bestimmtere For als man nach dem Vorgange von Paracelsus und andern Aerzt und Natur-Philosophen des 16. Jahrhunderts die die Krankheit zeugen Eigenschaft der Kropfbrunnen aus Verunreinigung derselben du mineralische Substanzen erklären zu dürfen glaubte und seitdem eine überaus grosse Zahl von Beobachtungen beigebracht word welche auf Grund einer oder mehrerer der oben genannten Beziehung der Krankheits-Genese zu bestimmten Brunnen oder Quellen als Bewe für das Factum selbst geltend gemacht werden.

So theilt u. a. Boussingault aus Neu-Granada mit, dass Arzt in Socorro, wo in fast allen Familien Kropf vorkommt, für s und die Seinigen den Trinkwasser-Bedarf aus einer zur Aufnahme v Regenwasser bestimmten Cisterne entnahm und dass sämmtliche M glieder seiner zahlreichen Familie von der Krankheit verschont blieben sind; in der von Kropf ebenfalls stark heimgesuchten St Mariquita lernte er eine Familie kennen, welche sich dadurch vor Krankheit geschützt hatte, dass sie nur das vor dem Gebrauche gekochte Trinkwasser benutzte. — In St. Jean-de-Maurienne bleib nach der Mittheilung von Mottard, alle Bewohner von Kropf u Cretinismus verschont, welche den Genuss des verdächtigen Wass aus der Quelle von Bourieux meiden, und ihren Bedarf ebenfalls einer daselbst angelegten, grossen Regenwasser-Cisterne entnehmen. Moretin berichtet, dass vor etwa 20 Jahren ein Weiler in der Ortsch Blegny (bei Salins, Departement Jura) von Kropf schwer heimgesu

1) Vergl. oben S. 63. Anm. 1 und 4, S. 64. Anm. 1. 2.

gewesen war; nach Eröffnung einer neuen Quelle hat die Krankheit sehr erheblich abgenommen und dieselbe Beobachtung ist in der Ortschaft Allevard (Departement Isère) gemacht worden. — Bergeret[1]) bemerkt, dass in Saxon (Wallis) vor dem Jahre 1835 Kropf und Cretinismus sehr verbreitet geherrscht haben, die Krankheiten seitdem aber fast ganz verschwunden sind, seitdem der Genuss des bis dahin in Gebrauch gewesenen Trinkwassers aufgegeben und eine neue Quelle angelegt worden ist. — Chatin erwähnt anderseits die Entwickelung einer Kropf-Endemie in den Ortschaften Fully und Saillon (Wallis), nachdem dort eine neue Trinkwasser-Quelle aufgeschlossen worden war; eine ähnliche Beobachtung theilt Aguilhon aus dem Canton Vertaizon (Departement Puy-de-Dôme) mit. — Coindet und andere Genfer Aerzte haben gefunden, dass der Kropf in Genf an Frequenz auffallend abgenommen hat, seitdem die Stadt durch eine Röhrenleitung mit Rhone-Wasser versehen ist, und dass die Krankheit nur bei denjenigen Individuen vorkommt, welche sich des früher allgemein im Gebrauche gewesenen und seines frischen Geschmackes wegen beliebten Brunnenwassers bedienen. — Germain[2]) macht darauf aufmerksam, dass die in der Nähe von Salins (Departement Jura) auf der einen Seite der Stadt gelegenen Ortschaften Saint-Michel, Mornoz und Aigle-Pierre von Kropf schwer heimgesucht sind, während in den auf der andern Seite der Stadt gelegenen Gemeinden Pretin und Arsures nur vereinzelte Kropffälle vorkommen, und dass diese beiden Ortschaftsgruppen sich von einander lediglich dadurch unterscheiden, dass sie das Trinkwasser aus verschiedenen Quellen beziehen; derselbe Beobachter erwähnt das Erlöschen der Kropf-Endemie in dem Städtchen Nozeroy (Arrond. Poligny, Departement Jura), nachdem daselbst eine neue Quelle eröffnet worden war. — Reid[3]) erzählt, dass die englischen Residenten in Purnijah sich dadurch vor dem daselbst allgemein herrschenden Kropf schützen, dass sie ihr Trinkwasser nicht aus dem an der Stadt vorbeifliessenden Flüsschen Coonee (? Kusi) nehmen, sondern dasselbe aus dem drei Tagereisen weit entfernten Ganges holen lassen. In dem Berichte der französischen Commission wird folgendes Factum mitgetheilt: in der Stadt Bozel (Tarentaise) zählte man im Jahre 1848 unter 1472 Einwohnern 900 Kröpfige und 109 Cretins, während die etwa 800 M. höher gelegene Ortschaft St.-Bon von beiden Krankheiten ganz frei war; nachdem durch eine Röhrenleitung das Wasser aus diesem Orte nach Bozel geführt und hier in allgemeinen Gebrauch gezogen war, liess die Endemie so bedeutend nach, dass daselbst im Jahre 1864 nur noch 39 Kröpfige und 58 Cretins gezählt wurden; neue Erkrankungen kamen gar nicht mehr vor. — Aehnliche Beobachtungen theilt Fradenek[4]) aus Kärnthen mit. — Besonders frappant sind die Mittheilungen über absichtliche Kropf-Infection durch den Genuss des Wassers aus „Kropfquellen" seitens französischer und italienischer Individuen, welche sich dem Militär-Dienste entziehen wollen; über derartige, wie es heisst, constatirte Beobachtungen aus Savoyen berichtet Saint-Lager[5]); und Lombroso[6]) bemerkt aus der Lombardei: „A Caveourta vi ha la ‚fonte del gozzo', ove sogliono

1) Compt. rend. 1873. LXXVII. Nr. 13. 15. — 2) Bullet. de l'Acad. de méd. 1849. XV. 193.
3) Nach einem Citate von Saint-Lager, Etudes 194. — 4) l. c. 456 ff. — 5) p. 191.
6) p. 16.

andare i giovanni all' epoca della coscrizione onde acquistare in quin giorni quel diffetto che li sottrae dal servizio."

So beachtenswerth diese und viele andere ähnliche Beobachtun auch immer sind, so fehlt es doch auch nicht an Thatsachen, wel die aus denselben für die Erklärung der Pathogenese gezoge Schlüsse zum mindesten in einem fraglichen Lichte erscheinen lassen. Wie zuvor gezeigt [1]) sind Kropf und Cretinismus in einzelnen Gegen neu aufgetreten, aus anderen nach Verbesserung der hygienisc Verhältnisse verschwunden, ohne dass in Bezug auf das Trinkwa in denselben irgend welche nachweisbare Veränderungen eingetr waren. Ferner haben viele Beobachter, wie Rösch aus Württemb Rüdel u. a. aus Mittelfranken, Schaussberger aus Nieder- Ober-Oesterreich, Meyr aus dem Kronstädter Kreise (Siebenbürg Maffei aus den Salzburger Alpen, Miral-Jeudy aus Clermont-F rand (Departement Puy-de-Dôme), Evans aus Tirhut, Bramley Nipal, Humboldt aus Neu-Granada darauf hingewiesen, dass mehreren in unmittelbarer Nachbarschaft gelegenen Orten einz von Kropf und Cretinismus heimgesucht sind, andere, welche ih Trinkwasserbedarf mit jenen aus einer Quelle beziehen, sich ei Immunität von diesen Krankheiten erfreuen. — Auch das epidemis Auftreten von Kropf in den französischen Garnisonen lässt sich, Gouget, Morelle, Fleury, Viry und Richard, Muller und Mich nachgewiesen haben, in keiner Weise mit dem Trinkwasser in ei causalen Zusammenhang bringen, da die von der Epidemie befalle Truppentheile ihr Trinkwasser aus derselben Quelle bezogen, wel auch den Bedarf für die von der Krankheit verschont gebliebe Kasernen und für die Civil-Bevölkerung deckte, welche sich an kei dieser Epidemieen irgendwie betheiligt gezeigt hat.

Es fehlt allerdings nicht an Erklärungen, welche über di Widersprüche in der — sit venia verbo — Trinkwasser-Theorie A schluss gehen, bez. die Einwürfe, welche gegen dieselbe erhoben wor sind, entkräftigen sollen; namentlich hat Saint-Lager mit vieler wandtheit den Nachweis zu führen gesucht, dass in denjenigen Fäl in welchen mit einer Verbesserung der hygienischen Verhältnisse, sonders mit Drainage des Bodens, ein Nachlass oder ein Erlöschen Kropf- und Cretinismus-Endemieen erzielt worden war, wahrschein auch eine Veränderung in dem Gehalte des Trinkwassers an gewis Stoffen eingetreten war, dass ferner die ungleiche Vertheilung der Kra heit in verschiedenen Orten, welche ihr Trinkwasser aus ein Flusse oder einer Quelle beziehen, sich daraus erkläre, dass ein derselbe Fluss an den verschiedenen Stellen seines Verlaufes du Auswaschen des Bodens, anderweitige Zuflüsse u. s. w. einen schiedenen Gehalt an mineralischen Bestandtheilen haben kann u. s allein damit sind die Widersprüche keineswegs beseitigt, und w man jener grossen Zahl positiver Thatsachen gegenüber Anst nehmen muss, die Trinkwasser-Theorie für die Kropf- und Creti mus-Genese ohne Weiteres als unhaltbar aufzugeben, so ist die Skep in dieser Frage doch um so mehr geboten; als es trotz aller dar hingerichteter Untersuchungen bisher nicht gelungen ist, in

---

1) Vergl. oben S. 104. 123.

suspecten „Kropfbrunnen" oder „Kropfquellen" irgend ein constantes, allen gemeinsames, eben **nur** ihnen zukommendes, für sie also characteristisches Etwas mineralischer oder organischer Natur nachzuweisen.

Die von früheren Beobachtern ausgesprochene, aber schon von Foderé [1]) widerlegte, in einigen gebirgigen Gegenden Süd-Amerikas (Neu-Granada, Chile [2]), Peru) übrigens noch heute im Volksglauben lebende Ansicht, dass *Kropf die Folge des Genusses von Schnee-, bez. Gletscher-Wasser* sei, und zwar, wie Boussingault [3]) u. a. [4]) annahmen, in Folge des geringen Gehaltes an atmosphärischer Luft [5]), bedarf angesichts des Vorkommens der Krankheit an unzähligen Punkten der Erdoberfläche, in welchen von dem Genusse eines solchen Wassers auch nicht entfernt die Rede sein kann, und unter Berücksichtigung des Umstandes, dass destillirtes Wasser, selbst sehr lange Zeit gebraucht, sich ganz unschädlich gezeigt hat, wohl keiner weiteren Widerlegung.

Des grössten Beifalles hat sich die Ansicht erfreut, derzufolge ein *reicher Gehalt des Trinkwassers an Kalksalzen (Kalkcarbonat und Kalksulphat), besonders aber an Magnesia die eigentliche Kropf- und Cretinismus-zeugende Eigenschaft desselben bedingt.* — Die Thatsache, dass in Gegenden, wo Kropf und Cretinismus endemisch herrschen, überaus häufig ein an Kalk und Magnesia reiches Wasser getrunken wird, kann nicht auffallen, da, wie gezeigt, beide Krankheiten, wenn auch nicht ausschliesslich, so doch vorzugsweise auf Kalk- und dolomitischem Boden vorkommen; allein dafür, dass der Genuss eines solchen Wassers eben die Ursache dieser Krankheiten ist, ist der Beweis keineswegs geführt worden, es sprechen vielmehr positive und negative Thatsachen gegen die Abhängigkeit der Krankheits-Genese von diesem Momente.

Ueber den Kalkgehalt des Trinkwassers in den von Kropf und Cretinismus heimgesuchten und verschonten Gegenden Württembergs äussert sich Rösch [6]) folgendermaassen: „Sehr viele Wasser, und besonders in denjenigen Gegenden und Orten, wo Kropf und Cretinismus endemisch herrschen, enthalten Gyps, bis zu der Quantität, welche das kalte Wasser nur irgend auflösen und aufgelöst erhalten kann. Dem ungeachtet kommt der Kropf und die (cretinistische) Entartung nicht überall vor, wo das Trinkwasser Gyps enthält, z. B. nicht, oder doch nur sehr unbedeutend in Gaildorf, Murrhardt, Botenheim u. s. w., der Gehalt der Trinkwasser in Tübingen ist beinahe in allen Brunnen ziemlich gleich, und doch kommt Kropf und Cretinismus nur in dem untern, dem Ammerthale angehörigen Theile der Stadt vor. Anderseits kommt der Kropf und mit ihm der Cretinismus ganz in derselben Art, wie da, wo das Trinkwasser Gyps enthält, in einer Menge von Orten vor, in welchen das Wasser entweder gar keinen, oder

1) l. c. 26. — 2) Duplouy erwähnt dieser in Santiago noch allgemein verbreiteten Ansicht.
3) Er hat sich später von der Unhaltbarkeit dieser Theorie überzeugt.
4) Wie Rendu aus Brasilien berichtet, wird diese Ansicht noch von Dr. Faivre getheilt.
5) In einem gewissen Zusammenhange hiermit steht die von Rozan (Mém. de méd. milit. 1863. X. 357) ausgesprochene, auch von Lombard (Étude sur le goître et le crétinisme endémiques etc. Genève 1874) getheilte Ansicht, dass, nach seinen in Briançon gemachten Erfahrungen, das Athmen in verdünnter Luft, bez. der verminderte Sauerstoffgehalt der Luft, die Ursache des Kropfes sei. — Bekanntlich steht die Athmungsfrequenz im Verhältnisse zum Sauerstoffgehalt der Luft. — 6) l. c. 213.

nur unbedeutende Spuren von Gyps enthält, wie im Glattthale, im Nagoldthale, am Bodensee u. s. w." — Zu demselben Resultate ist Maffei [1]) betreffs der Trinkwasserverhältnisse in dem Salzburgischen Alpengebiete gelangt, und auch Klebs, der früher ein besonderes Gewicht auf den Gypsgehalt des Trinkwassers in der Kropf- und Cretinismus-Genese gelegt hat [2]), sieht sich später [3]) zu der Erklärung gezwungen, dass man in den Kropf- und Cretinismus-Heerden Salzburgs ein von mineralischen Bestandtheilen fast freies Wasser antrifft. — Rossknecht bemerkt, dass das Trinkwasser in dem an Kropf und Cretinismus reichen Orte Hammereisenbach (Baden) aus Granit kommt und durchaus frei von Salzbeimischungen ist und Weber [4]) macht darauf aufmerksam, dass auf 100 Individuen in Mannheim, wo das Trinkwasser sehr reich an Kalk ist, 0.77%, in Heidelberg dagegen, wo der Kalkgehalt ein sehr geringer ist, 5.72% Kröpfige kommen. — Im hessischen Neckarthale, wo beide Krankheiten endemisch herrschen, wird, wie Müller berichtet, für kulinarische Zwecke ein chemisch fast reines Trinkwasser benutzt, während in den Seitenthälern bei dem Gebrauche desselben Wassers weder Kropf noch Cretinismus angetroffen werden; nach den Mittheilungen von Herberger finden sich in dem Trinkwasser von Rheinzabern (Pfalz), wo Kropf und Cretinismus endemisch herrschen, nur Spuren von Kalk und Magnesia. — In der Ortschaft Ridgemont (Bedford) mit kalkfreiem Wasser herrscht Kropf endemisch, in benachbarten Orten, wo das Trinkwasser reich an Kalk ist, kommt die Krankheit nicht vor [5]); auch in Bolton (Lancashire) ist Kropf trotz kalkfreien Trinkwassers endemisch [6]). — In der Schweiz herrscht Kropf, wie Amsler zeigt, in Gegenden mit einem an Kalk besonders armen Wasser viel verbreiteter, als in Gegenden, wo dasselbe einen starken Gehalt an Kalk hat; Zschokke hat diese Thatsache bereits früher an dem Verhalten der Krankheit in den im Thale der Aar gelegenen Ortschaften nachgewiesen, und dem entsprechende Beobachtungen liegen auch bezüglich des Kropfes und Cretinismus aus dem Canton Wallis vor. — In der Champagne, wo meist stark kalkhaltiges Wasser getrunken wird, ist endemischer Kropf unbekannt [7]). — Die in Chambéry als vorzugsweise verdächtig bezeichneten drei Quellen enthalten nur Spuren von Kalksulfat und Magnesia [8]); in St. Jean, St. Sulpice, St. Renny u. a. Orten der Unter-Maurienne, welche den Hauptsitz des daselbst endemisch herrschenden Kropfes und Cretinismus bilden, ist das Trinkwasser weit reiner, bezw. freier von mineralischem Gehalte als in der Ober-Maurienne, wo man weder Kröpfige noch Cretins findet [9]). — Wie wenig ein reicher Kalkgehalt des Trinkwassers von Einfluss auf das Vorkommen von Kropf in Italien ist, weist Sormani [10]) an dem Umstande nach, dass in Bologna, Florenz, Livorno und Rom, wo hartes Wasser allgemein im Gebrauche ist, Kropf nur ausnahmsweise, und in den, nach Erklärung des Prof. Taramelli kalkreichsten Provinzen der apenninischen Halbinsel, in Vicenza und den Abruzzen, die Krankheit nur in äusserst geringem Umfange vor-

---

1) l. c. 160. — 2) Arch. für experimentelle Pathol. 1874. II. 85. — 3) Studien etc.
4) l. c. 31. — 5) Blower l. c. — 6) Black l. c. — 7) Robinet, Gaz. des hôpit. 1863. Janv. 15. — 8) Bonjean, Gaz. méd. de Paris 1851. 135. — 9) Fodéré l. c. 27.
10) l. c. 164.

kommt. — In vielen von Kropf heimgesuchten (oder doch heimgesucht gewesenen) Gegenden Nord-Amerikas, so in Bennington, Verm., Pittsburg, Fort Dayton u. a. ist, wie Barton bemerkt, das Trinkwasser nicht kalkhaltig, während in verschiedenen Gegenden Pennsylvaniens, wo die Krankheit niemals endemisch geherscht hat, Kalksalze im Trinkwasser prädominiren.

Niepce hat in dem Trinkwasser von Bourg d'Allevard, Sassenage u. a. Orten in der Umgegend von Grenoble, sowie in dem Wasser, welches in vielen von Kropf und Cretinismus heimgesuchten Ortschaften der Departements Hautes- und Basses-Alpes getrunken wird, keine Magnesia gefunden; in der Gemeinde Coise existiren zwei Brunnen, von welchen der eine als Kropf-erzeugend, der andere als Kropf-heilend angesehen wird, die Untersuchung des Wassers hat ergeben, dass der erste 0.166 Kalkcarbonat, 0.049 Kalksulfat und 0.009 Chlorcalcium, aber keine Spur von Magnesia, der zweite dagegen 0.680 Kalkcarbonat, 0.027 Kalksulfat, 0.028 Natronchlorid und 0.035 Chlormagnesium enthält. — Chevalier hat nachgewiesen, dass das Trinkwasser in Aosta, Villard (Tarentaise), Valnaveys u. a. Orten Magnesia-frei ist, dagegen in dem Wasser des cretinfreien Thales von Graisivaudan Magnesia enthalten ist. — Maumené erklärt [1]), dass in Rheims, wo Kropf früher endemisch geherrscht hat, sich weder im Boden, noch im Brunnenwasser eine Spur von Magnesia findet. — Dejean hat das Trinkwasser an vier Orten des Jura, in welchen Kropf endemisch ist, untersucht und gefunden, dass dasselbe gerade im Canton Voiteur, der kropfreichsten Gegend des Jura, am wenigsten Magnesia enthält; daran schliesst sich die Bemerkung von Moretin, dass in dem Wasser der Seille überall Magnesia, sowohl an Kropforten, wie in solchen Ortschaften, wo die Krankheit nicht vorkommt, angetroffen wird, ohne dass sich ein bestimmtes Verhältniss zwischen dem Magnesiagehalte des Wassers und der Krankheitsfrequenz an den einzelnen Orten nachweisen lässt. — Ebenso fand Tourdes [2]) im Trinkwasser einiger von Kropf und Cretinismus heimgesuchter Ortschaften des Unter-Elsass Magnesia, aber dasselbe zeigte sich auch in dem Trinkwasser anderer Gegenden des Departements, in welchen beide Krankheiten im Erlöschen oder ganz unbekannt waren. — In der Stadt Rodez (Departement Aveyron), wo weder Kropf noch Cretinismus vorkommen, ist der Magnesiagehalt des Trinkwassers fünfmal stärker als in den Kropf- und Cretinismus-Heerden im Thale der Isère [3]); auch in Noyon, wo ein an Magnesia sehr reiches Wasser getrunken wird, herrscht Kropf nicht endemisch [4]). — Demortain hat das Wasser mehrerer Orte in der lombardischen Ebene, welche Kropf-Heerde bilden, untersucht und dasselbe absolut frei von Magnesia gefunden [5]). — In Faluh, dem einzigen Orte Schwedens, wo Kropf endemisch ist, wird ein Wasser getrunken, das in dem ganzen Lande nicht seines Gleichen an chemischer Reinheit hat [6]). — In den von Kropf und Cretinismus heimgesuchten Gegenden des Pandschab hat das Trinkwasser einen so geringen mineralischen Gehalt, dass man es als absolut rein bezeichnen darf [7]); dagegen sind im westlichen Küstengebiete von Mexico (Guaymas

---

1) L'Institut 1850. Nr. 870. 282. — 2) l. c. 18. — 3) Blondeau, nach einem Citate bei Moretin. 42. — 4) Guilbert l. c. — 5) Gaz. hebd. de méd. 1859. 709.
6) Berg l. c. 47. — 7) Wilson l. c.

und Mazatlan) beide Krankheiten unbekannt, trotzdem hier Magnesia-haltiges Wasser getrunken wird [1]).

An die hier erörterten und, wie gezeigt, unhaltbaren Theorieen über den Ursprung von Kropf und Cretinismus aus dem Genusse eines an Kalk oder Magnesia besonders reichen Trinkwassers knüpfen sich noch einige andere, in dieselbe Categorie gehörige, neuerlichst geäusserte Ansichten. — So hat Schwalbe [2]), gestützt auf eine Bemerkung von Eulenberg [3]), dass in den Ortschaften des Kreises Koblenz, in welchen Kropf endemisch ist, das Trinkwasser auffallend arm an Chloriden ist, während in den von der Krankheit verschonten Orten das Wasser einen reichen Gehalt an Chloriden hat, ferner auf die Angabe von Demortain, dass sich auch in dem Trinkwasser der von Kropf heimgesuchten Gegenden in der Lombardei ein auffallender Mangel an Chloriden zeige, endlich auf einige andere Wasser-Analysen aus Kropf-Heerden, die Vermuthung ausgesprochen, dass ein *mangelhafter Gehalt an Chloriden (bez. an Kochsalz) die Ursache für die Entstehung von Kropf und Cretinismus abgäbe.* — Abgesehen davon, dass, wie Virchow [4]) gewiss mit Recht erklärt, es kaum glaublich ist, „dass ein activer, ja ein irritativer Process nur durch einen Mangel oder nicht vielmehr durch eine positive Substanz oder Mischung bedingt sei," so ist doch nicht zu begreifen, welche geheimnissvolle Macht den im Ganzen doch nur minimalen Quantitäten von Kochsalz im Trinkwasser beiwohnen müsste, die im Stande wäre, solche Wirkungen hervorzurufen, während täglich enorme Quantitäten von Kochsalz mit allen Speisen in den Organismus eingeführt werden, und welche, vorausgesetzt, dass jene Berichte über die willkürliche Erzeugung von Kropf durch den Genuss des Wassers aus einem „Kropfbrunnen" auf Wahrheit beruhen, diese ihre Wirkung schon innerhalb 14 Tagen zu äussern vermöchte.

Saint-Lager hat auf Grund der von ihm vertretenen Ansicht, dass Kropf und Cretinismus nur in Gegenden vorkommen, welche einen Metall-führenden Boden haben, die Vermuthung ausgesprochen, dass ein *Gehalt des Trinkwassers an metallischen Stoffen, namentlich an Eisensulfat, die Krankheitsursache* sei. — In ähnlichem Sinne hatte schon früher Mc Clelland die Frage aufgeworfen, ob nicht vielleicht ein Kupfergehalt des Bodens dem Trinkwasser eine Kropf-zeugende Eigenschaft ertheile, und neuerlichst hat Low darauf aufmerksam gemacht, dass sich das Trinkwasser in allen von Kropf heimgesuchten Gegenden von Yorkshire durch einen hohen Gehalt an Eisen und Alaun auszeichne.

Saint-Lager hat sich hierüber mit der den unbefangenen Forscher characterisirenden Reserve ausgesprochen; „gardons nous d'aller trop vite," fügt er seiner Auseinandersetzung hinzu [5]), „le sulfure de fer n'est encore qu'un accusé, jusqu'à ce que sa culpabilité soit demontrée d'une manière peremptoire." Die von ihm mit Eisensulfat an Hunden angestellten Versuche sind aus äusseren Gründen missglückt. — Noch zweifelhafter spricht sich Mc Clelland aus. „The noxious principle in the waters of alpine limestone," bemerkt er [6]), „is a subtle combination (verschiedener Mineralien) derived perhaps from the strata of the rock which are called by miners „copper slate". They are so distinguished from the quantity

1) Lucas l. c. — 2) l. c. 81. — 3) Archiv für gemeinschaftl. Arbeiten 1860. IV. 347.
4) Geschwülste. III. 59. — 5) Études 454. — 6) Sketch of the med. Topogr. . . of Bengal etc. Lond. 1859. 92.

of metals which they contain, particularly the ores of copper. In describing the locality of the springs, which supply those villages where the inhabitants suffer most from goitre, they may be said to be generally derived from the strata in question, or, at least, from the lower beds of limestone near the junction when it rests on clay slate. — But whether there be any other strata," fügt er hinzu [1]), „capable of yielding this peculiar contagion than those we have described, and whether the water is the only medium by which it is conveyed, are points, which still remain to be determined."

Gegen diese Theorie lässt sich der Einwand erheben, dass einmal, wie oben [2]) gezeigt, Kropf in Gegenden endemisch herrscht, wo keine Spur von Eisensulfür im Boden nachgewiesen werden konnte und in anderen Gegenden nicht vorkommt, deren Boden überaus reich an diesem Metalle ist, dass anderseits aber der sehr lange Zeit hindurch fortgesetzte (therapeutische) Gebrauch von Eisensalzen und auch von Eisensulfat (in Mineral-Wässern), so viel bekannt geworden, noch niemals die Entwickelung von Kropf zur Folge gehabt hat. — Uebrigens dürfte es nicht schwer sein, die von Saint-Lager aufgestellte Hypothese durch Versuche an Thieren, welche überhaupt zu Kropfbildung neigen, vielleicht auch an Menschen zu verificiren.

Schliesslich erwähne ich noch der Ansicht von Maumené [3]), derzufolge *Fluorüre die Veranlassung zur Kropf-Entwickelung abgeben*. Er schloss dies aus der allgemeinen Verbreitung derselben in dem Boden von Kropfgegenden (bez. in den von ihm bereisten Pyrenäen) und stellte darauf hin einen Versuch an einer Katze an, welcher er fünf Monate lang Fluorkalium reichte; gegen den fünften Monat entwickelte sich eine Anschwellung am Halse, allein gerade da entlief die Katze und als dieselbe drei Jahre später wieder ergriffen wurde, bestand die Geschwulst zwar noch, allein die von Prof. Gaillet in Rheims angestellte anatomische Untersuchung ergab, dass es sich dabei gar nicht um einen Kropf handle. Die von Saint-Lager mit Fluss-Säure an Thieren gemachten Versuche sind negativ ausgefallen [4]).

§. 52. Einer kurzen Lebensdauer hat sich die besonders von Chatin [5]) entwickelte, übrigens schon vor ihm von Prevost, Maffoni [6]), später von Marchand [7]) und Fourcoult [8]) ausgesprochene Ansicht erfreut, derzufolge in einem *Mangel an Jod im Trinkwasser und in der Luft* die Ursache des Kropfes und Cretinismus begründet sei, indem er sich auf zahlreiche von ihm angestellte Untersuchungen bezog, welche ergeben hatten, dass da, wo sich ein relativ starker Jodgehalt fand, wie u. a. im Bassin der Seine, Yonne u. a., beide Krankheiten unbekannt sind, dass dieselben dagegen bei einem geringeren Gehalte, wie u. a. im Rhonethale, stärker hervortreten, dass dieses umgekehrte Verhältniss sich in einem noch höheren Grade im Thale der Isère, am stärksten in der von Kropf und Cretinismus am schwersten heimgesuchten Tarentaise und Maurienne geltend macht. — Gegen diese Theorie spricht zunächst der Umstand, dass, wie Chatin selbst zugegeben hat, in den gebirgigen Gegenden der Jodgehalt im umgekehrten Verhältnisse zur Elevation der Orte steht, dass die grösste Frequenz an Kropf und Cretinismus aber in den tiefer gelegenen Orten hervortritt und

1) ib. 110. — 2) S. 121. — 3) Compt. rend. 1866. Févr. 19. (Arch. gén. de méd. 1866. Avril 497.) — 4) Études p. 457. — 5) Compt. rend. 1850—52; Gaz. des hôpit. 1852. Nr. 4 ff. Compt. rend. 1853. I. 652. — 6) Atti dell' acad. med.-chir. di Torino 1846. II. 453. Compt. rend. 1850. II. 495. — 8) ib. 1851. II. 518.

um so mehr nachlässt, je höher die Ortslage ist. — Die von Dejean, Germain und Moretin angestellten Untersuchungen über den Jodgehalt der Wässer in verschiedenen Gegenden des Dpt. Jura haben ergeben, dass derselbe überall, in Ortschaften mit oder ohne Kropfendemieen fast null ist. — Niepce hat in der Po-Ebene, in mehreren Gegenden des Dpt. Saône-Loire, in einigen Ortschaften des Thales von Aosta, im Thale der Isère u. a. G., welche sämmtlich von endemischem Kropf, zum Theil auch Cretinismus heimgesucht sind, Jod im Wasser, in der Luft und in den Pflanzen, zum Theil sogar in erheblicher Quantität nachweisen können; Bebert[1]) fand in mehreren Quellen im Thale der Maurienne, und zwar an Orten, wo Kropf und Cretinismus sehr verbreitet herrschen, einen nicht unbeträchtlichen Gehalt an Jod; Casaseca[2]) erklärt, dass sich auf Cuba weder in der Luft noch im Wasser eine Spur von Jod nachweisen lasse, dennoch ist diese Insel, so wie der grösste Theil der Antillen, von Kropf ganz frei. — Saint-Lager[3]) berichtet über eine besonders berüchtigte „Kropfquelle“ in Beaulieu (Dpt. Oise), welche neben Eisen einen sehr starken Gehalt an Jod hat, und bemerkt dabei, dass die jodreichsten Quellen aus einem an Pflanzendetritus und Braunkohle besonders reichen Boden kommen und dass gerade diese Quellen wegen ihrer Kropf-zeugenden Eigenschaft am meisten berüchtigt sind. — Uebrigens will ich noch darauf aufmerksam machen, dass die Chatin'sche Theorie nicht sowohl einen Aufschluss über die Ursache von Kropf und Cretinismus giebt, als vielmehr, wenn sie begründet wäre, den Beweis lieferte, dass der eigentliche Krankheitsfactor in weitem Umfange über die Erdoberfläche verbreitet ist und nur darum nicht zur Wirkung kommt, weil er innerhalb des menschlichen Organismus durch das mit Wasser und Luft — übrigens in minimalsten Mengen — in denselben eingeführte Jod neutralisirt wird, wobei wiederum sehr fraglich bleibt, ob dem Jod neben seiner curativen auch eine prophylaktische Eigenschaft gegen Kropf zukommt.

§. 53. Die Resultatlosigkeit aller dieser auf die Kropf- und Cretinismus-Genese hingerichteten Untersuchungen, welche sich in der That über das ganze Gebiet der sinnlich wahrnehmbaren Einflüsse erstrecken, welche in der vorliegenden Frage in Betracht gezogen werden können, berechtigt — ich will nicht sagen, zwingt — zu der Annahme, dass es sich bei diesen Krankheiten um ein specifisches Agens, um ein *eigenthümliches Krankheitsgift* handelt, dass endemischer *Kropf und Cretinismus somit den Infectionskrankheiten* zugezählt werden müssen. — Diese Ansicht findet in zwei Momenten eine gewisse Stütze: einmal in den bereits mehrfach besprochenen Schwankungen im Krankheitsbestande, für welche in der Gestaltung weder der atmosphärischen, noch der Boden- oder hygienischen Verhältnisse eine irgendwie ausreichende Erklärung gefunden werden kann, sodann in dem epidemischen Auftreten von Kropf, für welches, wie auch Saillard, Viry und Richard, Thibaud u. a. französische Militär-Aerzte erkannt und erklärt haben, die Infectionstheorie die vorläufig einzige und auch den Verhältnissen am meisten entsprechende Erklärung giebt.

1) Bei Vingtrinier p. 28 citirt. — 2) Compt. rend. 1853. II. 348. — 3) l. c. 240.

Humboldt ist, so viel ich weiss, der erste gewesen, der sich in diesem Sinne über die Natur der Kropf- und Cretinismus-Ursache ausgesprochen hat, dieser Hypothese haben sich dann später Vest[1]), Bramley[2]), Troxler[3]), Gugger[4]), Schaussberger[5]), Virchow[6]), Moretin[7]), Vingtrinier[8]), Morel[9]), Berkowski[10]), Köberle[11]), die französische Commission, Nivet[12]) und ich selbst mich in der ersten Bearbeitung dieses Werkes angeschlossen. — Ueber die Natur und den Träger dieses Kropf- und Cretinismus-Giftes lässt sich ein begründetes Urtheil nicht fällen; es scheint in seiner Existenz oder Entwickelung von bestimmten Bodenverhältnissen, namentlich von einem dolomitisches Gestein führenden Boden abhängig und vorzugsweise an das Wasser, unter Umständen vielleicht auch an Pflanzen gebunden oder in der Atmosphäre suspendirt vorzukommen. — Die Frage, ob es organischer oder anorganischer Natur ist, entzieht sich jeder Beantwortung, jedenfalls hat es mit Malaria, wie Tourdes, Fayrer, Ancelon[13]) u. a. andeuten, nichts gemein, da Kropf und Cretinismus, und selbst in sehr bedeutendem Umfange, in Orten endemisch herrschen, welche sich der trockensten, von allen Sumpfausdünstungen freiesten Lage erfreuen, während grosse Malaria-Districte des Flachlandes, besonders an den Ufern grosser Ströme, ja nicht wenige, die in der unmittelbarsten Nähe von Kropf- und Cretinismus-Heerden liegen, von beiden Krankheiten ganz frei sind. — Klebs, der früher[14]) die Ansicht von dem infectiösen Character des endemischen Kropfes und Cretinismus als eine „mysteriöse Theorie" bezeichnet hatte, glaubt jetzt[15]), das Krankheitsgift in Form kleiner thierischer oder pflanzlicher Gebilde, welche er ihrer Form nach mit dem Namen „naviculae" belegt und die er in dem Quellwasser mehrerer von Kropf und Cretinismus heimgesuchten Gegenden Salzburgs gefunden hat, entdeckt zu haben. Ob es sich bei diesen „Naviculae" nicht um ein noch dunkleres Mysterium handelt, bleibt wenigstens fraglich. — Rüdel hat in den von ihm untersuchten suspecten Quellen die „Naviculae" nicht auffinden können.

§. 54. Zum Schlusse dieser Untersuchungen muss ich noch eine Voraussetzung rechtfertigen, von welcher ich bei denselben ausgegangen bin — ich meine die Voraussetzung, dass *Kropf und Cretinismus zwei ätiologisch und pathologisch nahe verwandte Krankheitsformen darstellen, welche als verschiedene Aeusserungen eines Krankheitsprocesses* aufzufassen sind. — Diese Annahme findet nicht nur in der territorialen Verbreitung beider Krankheiten neben einander, in der Thatsache, dass der bei weitem grösste Theil der Cretins (mindestens $^3/_4$ derselben) gleichzeitig kröpfig ist, sondern auch, und vor Allem, in dem sogleich näher zu erörternden hereditären (bez. congenitalen) Ursprunge des Cretinismus bei Kropf der Eltern die vollste Bestätigung. — Allerdings begegnet man grossen Kropfterritorien, in welchen Cre-

1) Salzburg. med.-chir. Ztg. l. c. und bei Fradenek l. c. — 2) Calcutta transact. l. c. 3) Der Cretinismus etc. 1836. — 4) Oest. med. Jahrb. 1839. Neue. Folge. XIX. 85. 5) Oest. med. Wochenschr. 1842. 1091. — 6) Verhandl. der Würzb. Gesellsch. 1852. II. 208 und Gesammelte Abhandl. 958. 968. — 7) l. c. 57. — 8) l. c. 18. 39. 9) Annal. med.-psychol. 1854. Oct. und Arch. gén. de méd. 1864. 173. — 10) l. c. 11) Essai sur le crétinisme. Strasb. 1863. — 12) Gaz. hebd. de méd. 1874. 55. 13) Ib. 1857. 62. — 14) Arch. für experim. Pathol. l. c. — 15) Studien über die Verbreitung des Cretinismus u. s. w. 1877.

tinismus gar nicht oder nur sporadisch angetroffen wird, allein „überall", bemerkt Virchow sehr richtig, „wo der an territoriale Bedingungen gebundene Cretinismus vorkommt, ist auch Kropf endemisch ... und man kann nicht umhin, beide aus gleichartigen Einflüssen abzuleiten, den Kropf als das Resultat der geringeren, den Cretinismus als das Ergebniss der stärkeren Einwirkung der schädlichen Potenz anzusehen." Fast alle älteren und neueren Beobachter, Foderé, Iphofen, Rösch, Marchand, Tourdes, Morel, Niepce, Bouchardat, die französische Commission u. s. w. haben sich in diesem Sinne ausgesprochen [1]), und man ist vollkommen berechtigt, die Ansicht von Ackermann, Maffei, der sardinischen Commission, von Ferrus, Moretin, Köberle, dass es sich bei dem endemischen Vorherrschen beider Krankheiten neben einander nur um ein zufälliges Zusammentreffen handle, als durchaus unbegründet zurückzuweisen [2]).

Am entscheidendsten in dieser Frage aber ist der Nachweis, dass *die bei weitem grösste Zahl der Cretins von kröpfigen Eltern* abstammt [3]), gleichgültig, ob dieselben gleichzeitig an Cretinismus gelitten haben, oder nicht [4]).

Die über die Vererbung des Cretinismus von der sardinischen Commission angestellten Untersuchungen haben folgendes Resultat ergeben [5]): von 4899 Cretins litten an

	Kropf	Cretinismus	Kropf und Cretinismus	unbekannt geblieben
von den Vätern	962	51	106	396
„ „ Müttern	1281	43	66	363
	2243	94	172	759

Darnach betrug die Zahl derjenigen Cretins, deren Eltern notorisch (abgesehen von den 759 unbekannt gebliebenen) an Kropf, oder Cretinismus oder an beiden Krankheiten litten, etwas über 51, und derjenigen, deren Eltern nur Kropf hatten, nahe 50% der Gesammtzahl, ohne Zweifel aber ist das Verhältniss ein noch grosseres. — Weitere Mittheilungen liegen vor von

Marchant,	wonach von	58	Cretins	42	von kröpfigen Eltern stammten,
Anzouy,	„ „	20	„	14	„ „ „ „
Roque,	„ „	75	„	52	„ „ „ „
Billiet,	„ „	12	„	9	„ „ „ „
Fabre,	„ „	161	„	147	„ „ „ „
Ménestrel,	„ „	35	„	30	„ „ „ „
	in Summa	361	„	294	

so dass sich das Verhältniss hier also auf mehr als 80% der Erkrankten herausstellt.

1) „Rechercher les causes du goitre," sagt Marchant (Observ. des Pyrénées etc. Par. 1842), „c'est aussi rechercher celles du crétinisme." — Morel erklärt: „Le goitre est la première étape sur le chemin qui conduit au crétinisme" und ähnlich lautet die Erklärung von Niepce: „Le goître est le premier degré de la dégénérescence dont le crétinisme est le dernier terme."

2) Von welchem Gewichte die Gegengründe sind, kann man aus folgender von der sardinischen Commission (pag. 43) abgegebenen Erklärung ersehen: „Si l'on considère, qu'il se trouve des crétins entièrement privés du goître, que le degré du crétinisme n'est pas toujours en raison directe de son volume, qu'enfin on rencontre des individus portant un goître volumineux sans présenter le moindre indice de crétinisme, il est permis de conclure que le goître ne constitue pas un symptôme essentiel, mais qu'il forme une concomitance purement accidentelle de cette triste dégénération."

3) „Cette hérédité," sagt Tourdes, „est une des preuves les plus évidentes de la communauté et de nature que présentent ces deux affections."

4) Verheirathungen von Individuen, die an entwickeltem Cretinismus leiden, sind überhaupt sehr selten und die Ehen, in welchen ein Theil cretinistisch ist, sind meist unfruchtbar.
l. c. 162—163.

Fodéré hat diesen causalen Zusammenhang zwischen Kropf der Eltern und cretinistischer Erkrankung der Nachkommenschaft zuerst erkannt und zahlreiche weitere Bestätigungen hat die Thatsache, abgesehen von den zuvor genannten, dieselbe statistisch erhärtenden Beobachtungen, in den Erfahrungen gefunden, welche Roulin, Tourdes, Grange[1]), Morel[2]), Garrigou, Mc Clelland[3]), Köstl[4]), die französische Commission u. v. a. darüber gemacht haben und welche Fabre[5]) in den Worten ausdrückt: „le goitre est le père du crétinisme". — Der Umstand, dass in vielen Territorien Kropf und Cretinismus gemeinsam herrschen, in andern Kropf allein endemisch vorkommt, deutet darauf hin, dass die „Vaterschaft" des Kropfes noch von gewissen anderen von den Erzeugern auf den Fötus einwirkenden Einflüssen abhängig ist, welche die Entwickelung desselben modificiren, bez. die Disposition zur Erkrankung an Cretinismus bedingen. — Ob Cretinismus überhaupt spontan, d. h. ohne angeborene Disposition sich unter der potenzirten Einwirkung derjenigen Potenzen entwickelt, welche in geringerem Grade wirksam Kropf hervorrufen, ist im höchsten Maasse fraglich. In der ganzen umfangreichen Cretinismus-Litteratur findet sich nicht ein Fall verzeichnet, in welchem ein Individuum, das von Kropf- und Cretinismus-freien Eltern in einer von beiden Krankheiten verschonten Gegend geboren, nachdem es selbst im jugendlichsten Alter (bez. alsbald nach der Geburt) in ein Cretinismus-Territorium gebracht war, cretinistisch erkrankt wäre; Niepce u. v. a. stellen die Möglichkeit einer derartigen Krankheitsentstehung absolut in Abrede und pflichten dem Ausspruche Morel's bei: „on devient goîtreux et l'on naît crétin". — Dass die Uebertragung des endemischen Krankheitsgiftes übrigens auch von gesunden Erzeugern auf die Nachkommenschaft stattfindet, lehrt die Erfahrung, dass in Cretinismus-Territorien nicht gerade selten Kinder cretinistisch erkranken, deren Eltern weder an Kropf noch an Cretinismus gelitten haben. Am interessantesten sind in dieser Beziehung diejenigen Fälle, in welchen gesunde Eltern aus Kropf- und Cretinismus-freien Gegenden in Cretinismus-Heerde übergesiedelt waren und, ohne dass sie selbst erkrankten, unter ihrer hier geborenen Nachkommenschaft Cretinismus auftrat. Ueber einen derartigen Fall berichtet Virchow[6]) nach den Mittheilungen des Dr. Schierlinger aus Reichenhall, denen zufolge „Beamten, welche dorthin versetzt wurden und die bis dahin gesunde Kinder hatten, während ihres Aufenthaltes in Reichenhall „Fexe" geboren wurden, bis nach einer neuen Versetzung wieder normale Kinder kamen". Eine zweite Beobachtung theilt Morel mit, dass nemlich dem Leiter eines Gestütes, der mit seiner Frau nach Rozières-aux-Salines, einem Hauptsitze des Cretinismus im Dpt. Meurthe, versetzt worden war und der bisher vollkommen gesunde Kinder hatte, hier ein Cretin geboren wurde. — Anderseits hat man niemals beobachtet, dass kröpfige Eltern, welche aus endemischen Cretinismus-Territorien in gesunde Gegenden übersiedelten, hier cretinistische Kinder zeugten. — In den meisten Fällen machen sich die ersten Spuren der ererbten Disposition im 2.—3., wohl niemals erst nach dem 4. Lebensjahre des

1) Compt. rend. 1849. II. 696. — 2) Arch. gén. de méd. 1864. 173, 1865. Juill. 5. 3) Topography 118. — 4) l. c. 107. — 5) l. c. 257. — 6) l. c. II. 367.

Individuums bemerklich; dass der Cretinismus aber auch *angeb* vorkommt, geht aus einem von Virchow mitgetheilten Falle[1]) aus folgender Erklärung der sardinischen Commission hervor[2]): crétinisme ne se comporte pas toujours comme les maladies héréditai quelquefois en effet ce n'est plus seulement la disposition au crétini qui se transmet des parents aux enfants, mais bien le vrai crétinisı — Ist Cretinismus übrigens erst einmal in einer Familie aufgetre so pflanzt er sich, wie zahlreiche Beispiele lehren, durch viele Gen tionen fort. — Ueber die *hereditäre Uebertragbarkeit von Kropf* herr unter den Beobachtern nahezu Einstimmigkeit, und auch daran k nach den Mittheilungen von Rösch u. a., nicht gezweifelt wer dass die Krankheit, wiewohl selten, angeboren vorkommt.

Intoxications-Krankheiten.

I. Ergotismus.

§. 55. Unter dem Namen des *„heiligen Feuers“* (ignis s ignis St. Antonii u. a. ä.) haben die Chronisten des Mittelalters epidemisch herrschende, vorzugsweise häufig in Frankreich beobach Krankheitsform beschrieben, welche durch intensive Schmerzen brandige Zerstörungen der Haut, nicht selten Fortschreiten des Bra auf die Weichtheile und Knochen und dadurch herbeigeführten Ve der Extremitäten characterisirt war und in manchen Epidemieen furchtbare Sterblichkeit veranlasst hatte. — Die Untersuchungen Read[3]), einer von der Gesellschaft der Aerzte in Paris ernann aus Jussieu, Paulet, Saillant und Tessier zusammengesetzten C mission[4]), ferner von Sprengel[5]) und von Fuchs[6]) lassen es n mehr zweifelhaft erscheinen, dass es sich in allen diesen Epidem des „heiligen Feuers“ um *Ergotismus gangraenosus* (*Brandseuche*) handelt hat und dass diese Bezeichnung von den Chronisten jener in einem specielleren Sinne gebraucht werden ist, als seitens der r schen Aerzte des Alterthums, der Araber und der dem Mittelalter gehörenden Aerzte, welche verschiedenartige, durch lebhaftes Bre und ulceröse oder brandige Zerstörungen der Haut ausgezeich Krankheiten (Anthrax, bösartiges Erysipel u. a.) in dem allgeme Begriffe „Ignis sacer“ zusammengefasst hatten; dass in diesen Be auch die Brandseuche aufgegangen ist, darf man vermuthen, da den Mittheilungen von Plinius, Galen u. a. Autoren des Alterth hervorgeht, dass bösartige Krankheiten in Folge des Genusses

---

1) Ib. 260. — 2) l. c. 194. — 3) Traité du seigle ergoté. Strasb. 1771.
4) Mém. de la soc. roy. de méd. de Paris. Année 1776. Par. 1779. 260.
5) Opuscula academica. Lips. 1844. 89. — 6) In Hecker's wissenschaftl. Annal. der kunde 1834. XXVIII. 1.

verdorbenem oder erkranktem Getreide keineswegs selten gewesen zu sein scheinen.

Besonders beachtenswerth ist folgende Angabe von Galen[1], in welcher bereits auf die giftigen Eigenschaften der auf dem Getreide vorkommenden Pilzwucherungen hingewiesen wird: „edulia vero prava intelligo," heisst es daselbst, „tum quae ex natura talia sunt . . . atque etiam quae bona sunt ex natura, sed ob putredinem quandam praedictis aequale aut majus saepenumero vitium acceperunt, ut hordeum ac triticum et aliae omnes fruges frumentariae, partim ob temporis longitudinem ad putridam dispositionem deductae, partim situ quodam repletae, quia prave repositae sunt, *partim ex prima generatione a rubigine* (ὑπ' ἐρυσίβης) *vitiatae*. Tales igitur cibos etiam nunc plerique comedere coacti prae fame, alii *febribus putridis ac pestilentibus* mortui sunt, alii pustulis scabiosis et leprosis correpti."

Ob neben der gangränösen Form des Ergotismus oder unabhängig von derselben auch der *convulsive Ergotismus* (*die Kriebelkrankheit*) im Alterthume oder Mittelalter vorgekommen ist, darüber geben die vorliegenden Mittheilungen keinen Aufschluss; die ersten Nachrichten über diese Krankheit datiren aus dem 16. Jahrhunderte, und zwar, bemerkenswerther Weise, im Gegensatze zur Brandseuche, welche auch noch in der neueren und neuesten Zeit vorzugsweise in Frankreich geherrscht hat, aus andern, vom brandigen Ergotismus früher weniger häufig heimgesuchten Ländern, während in einzelnen Epidemieen beide Krankheitsformen neben einander beobachtet worden sind. — Ich gebe hier zunächst ein chronologisch geordnetes Verzeichniss aller mir bekannt gewordenen, bedeutenderen Ergotismus-Epidemieen (mit Ausschluss der das Vorkommen vereinzelter Fälle betreffenden Nachrichten), welches der folgenden Darstellung von dem historisch-geographischen Verhalten der Krankheit zu Grunde gelegt ist.

Chronologisches Verzeichniss der Ergotismus-Epidemieen[2].

Jahr	Ort der Beobachtung	Berichterstatter
591	*Frankreich (Limoges)	Gregor Tur., Hist. Franc. X. 30.
857	*Deutschland (Rheinl.)	Annal. Xant. in Pertz, Monum. II. 230.
945	*Frankreich (Paris) . .	Frodoardi, Chron. ib. III. 389.
993/4	*Frankreich (Perigord. Angoumois, Limousin)	Radulphi, Hist. ib. VII. 61, Bouquet. Collect. X. 147. 318. 361, Mezeray, Hist. II. 5.
996	*Frankreich (Lothring.)	Calmet, Hist. de Lorraine II. Praef. XI.
999	*Spanien (Kgr. Leon) .	Villalba, Epidemiol I. 40.
1039	*Frankreich	Radulphi, Hist. l. c.
1041/2	*Frankreich	Hugo, Chron. in Pertz, Monum. VIII. 403, Bouquet XI. 145.
1085	*Frankreich (Lothring.)	Königshofen, Chron. 302, Bouquet XII. 465.
1089	*Frankreich (Lothringen, Dauphiné)	Sigberti, Chron. in Pertz VI. 366, Bouquet XIII. 259, XIV. 141.
1089 1092	*Niederlande (Flandern)	Chron. van Vlaendern I. 114. 567.
1094/5	*Frankreich	Bouquet XII. 427, XIII. 260.
„	*Niederlande (Flandern)	Chron. I. 118. 119.

1) De differentiis febrium lib. I. cap. IV. ed. Kühn VII. 285.
2) Die mit einem * bezeichneten Epidemieen gehören dem Ergot. gangr., die unbezeichneten der Kriebelkrankheit an; ein 0 vor der Epidemie deutet auf das gemeinschaftliche Vorkommen beider Formen hin.

Jahr	Ort der Beobachtung	Berichterstatter
1099	*Frankreich (Dauphiné)	Chron. Ursperg. 177.
1109	*Frankreich (Orleans, Chartres, Dauphiné)	Bouquet XII. 690. 708, XV. 148.
1110	*England	Short, On the air, weather etc. 108 (unsicher).
1125	*Frankreich	Chron. Ursperg. 206.
"	*Deutschland (Schles.)	Henschel, Med. in Schlesien. Bresl. 1837. 38 (unsicher).
1128/9	*Frankreich (sehr verbreitet)	Bouquet XII. 283. 780, XIII. 269. 328. 495. 582, XIV. 18. 234.
"	*Niederlande (bes. Utrecht)	Chron. van Vland. I. 175.
"	*Deutschland	Nach Ozanam (sehr unsicher).
"	*England	Short l. c. 115.
1140/1	*Frankreich (Paris u. a. O.)	Bouquet XII. 558. XIII. 27. 501. 582, XIV. 20.
1151	*Frankreich(sehrverbr.)	ib. XIII. 275.
1180	*Frankreich (Lothring.)	
"	*Spanien	Villalba I. 47.
1205	*Frankreich	Annal. Elnonens. in Pertz, Monum. V. 16.
1214/5	*Frankreich	Villalba I. 53—57.
"	*Spanien	
1230	*Majorca	ib. 58.
1236	*Frankreich (Poitou) .	Fuchs 77, §. 49.
1254	*Frankreich(Marseille)	Foderé, Leç. sur les épidémies II. 45.
1256	*Spanien (Salamanca u. a. O.)	Villalba I. 62.
1347	*Frankreich (Bretagne)	Chron. Briocense bei Fuchs 78, §. 53.
1373	*Frankreich	Mém. de la soc. de méd. 270. 274.
1460	*Sicilien (Trapani, Palermo)	ib. 274 und Renzi, Sul clavismo cancr. Napoli 1841.
1486	*Deutschland (sehr verbreitet)	Fabricius, Annal. urbis Misnione u. v. a. Chron.[1].
1565	*Spanien	Villalba I. 178 (unsicher).
1581	Deutschland (Lüneburg)	Rousseus Miscell. in Schenck, Obs. med. lib. VI. Fft. 1665. 830.
1587	Deutschland (Sudeten)	Schwenckfeld, Theriotroph. Silesiae. Lignic. 1605. 334.
1590	*Spanien	Villalba I. 208 (nach Fragoso).
1592	Deutschland (Schlesien)	Schwenckfeld l. c.
1595/6	Deutschland (Westfalen, Rhein, Braunschweig, Hannover, Holstein, Sachsen, Hessen, Breisgau u. a. O.)	Bericht von der Krampfsucht. Marb. 1597, a Bra in Foresti, Observ. XX. Lugd. Bat. 1595. 414, Wier, Obs. med. II. §. I. Opp. Amstelod. 1660. 946.
"	Holland (Geldern, Friesland u. a. O.)	a Bra l. c.
1600	Deutschland (Oberhess.)	Horst, Opp. Norimb. 1660. II. 422.
1630	*Frankreich (Sologne)	Thuillier, Journ. des Sçav. 1676. IV. 79.
1648/9	Deutschland (Sächsisches Voigtland)	Leisner, Trakt. von der Krampfsucht. Plauen 1676, Buddaeus, Cons. med. von der Krampfsucht. Budiss. 1717, Hoffmann, Med. rat. syst. T. II. P. II. cap. IX. §. 15.
1650	*Frankreich (Guyenne, Sologne, Gatinois, Perault)	Thuillier l. c.
"	*Schweiz (Bern, Zürich, Luzern)	Lange, Descr. morbi ex esu clavor. secal. etc. Luz. 1717.

1) Die Krankheit wird hier unter dem Namen Scharbock (Scorbut) aufgeführt.

Jahr	Ort der Beobachtung	Berichterstatter
1660 1664	*Frankreich (Sologne u. a.)	Thuillier l. c.
1670	*Frankreich (Guyenne, Sologne u. a.)	ib.
1672	Deutschland (Westfalen)	Heusinger, Rech. de pathol. comparée II. 546 (nach Diez).
1674	*Frankreich (Montargis)	Dodart, Philos. transact. 1676. Nr. 130. 758.
„	*Schweiz (Bern, Luzern, Zürich)	Lange l. c. ad 1650.
1675	*Frankreich (Gatinois)	
„	Deutschland (Westfalen, Voigtland)	Leisner, Hoffmann ll. cc.
1676	*Frankreich	Lange l. c.
„	*Schweiz	Lange l. c.
„	England	Birch, Philos. transact.
1687	Deutschland (Hessen, Westfalen, Koln)	Act. med. Berol. II. Ann. VI. 50.
1693	Deutschland (Schwarzwald)	Wepfer, Obs. de affect. capitis obs. 120. Scaph. 1727. 556.
1694	*Frankreich (Orleans, Sologne)	Heusinger l. c. (nach Diez).
1699	°Deutschland (Harz) . .	Brunner, Ephem. Acad. Leop. Dec. III. Ann. II. obs. 224.
1700	Deutschland (Thüring.)	Hoyer, ib. Ann. IX et X. obs. 93.
1702	Deutschland (Hannover, Schlesien)	Hoffmann l. c., Taube, Gesch. der Kriebelkrankheit etc. Gott 1782. 31, Burghart, Med. Siles. Satyrae III. 26.
1709	*Frankreich (Sologne, Dauphiné)	Dodart l. c.
„	°Schweiz (Luzern) . . .	Lange l. c.
1710	*Frankreich (Orléannais, Dauphiné, Languedoc)	Noel, Hist. de l'Acad. des Sc. 1710. 80.
„	*Italien (Cremona) . . .	de Renzi l. c. (nach Ginanni).
„	Russland (Ostseeprovinz.)	Ilmoni, Nord. Sjukd. Hist. III. 15.
1716/7	Deutschland (Schlesien, Sachsen, Lausitz, Schleswig. Holstein)	Bresl. Samml. 1717. 87, 397, Act. med. Berol. II. Ann. VI. 50, Wedel, Diss. de morbo spasm. epid. Jen. 1717, Waldschmidt, Diss. de morbo epid. convuls. Kil. 1717.
„	Schweiz (verbreitet) . .	Bresl. Samml. 1717. 87.
1722/3	Deutschland (Schlesien, Priegnitz, Pommern)	Vater, Diss. de morbo spasm. popul. Silesiac. Wittbg. 1723. Act. med. Berolin. l. c. 54.
„	Russland (Moskau, Nowgorod)	Schober in Bresl. Samml. 1723. 39.
1736/7	Deutschland (Schlesien, Böhmen)	Burghardt, Med. Siles. Satyr. I. 44, III. 26, Scrinci ib. IV. 35.
1741	Deutschland (Mark, Westfalen u. a. O. im nördl. Deutschland)	Bergen, Diss. de morbo epid. spasm. conv. Fcft. 1742, Brückmann, Commerc. litter. Norimb. 1743. hebd. 7, Hofmeyer, Von der Kriebelkr. u. s. w. Berl. 1742, Leidenfrost, Diss. de morbo convuls. epid. etc. Duisb. 1771.
1745	Schweden (Elfsborg) . .	Rosenblad, Act. med. Suec. I. Sect. II. 9.
1746/7	Schweden (Lund)	Rosenstein, Diss. de morbo spasm. convuls. epid. Lond. Goth. 1749.
1747	*Frankreich (Sologne, Artois, Flandern, Bordeaux)	du Hamel, Hist. de l'Acad. des Sc. 1748. 528, Salerne, Mém. de l'Acad. des Sc. II. 155, Raulin, Observ. 320.
1749	*Frankreich (Bethune)	Tissot, Gesamm. Schriften V. 687.
„	°Frankreich (Flandern)	Bouchet, Journ. de méd. 1762, XVII. 327.

Jahr	Ort der Beobachtung	Berichterstatter
1750	Deutschland (Potsdam)	Cothenius in Schreber, Samml. verm. Schriften I. 413.
1754	Schweden (Småland, Blekinge)	Linné, Amoenitates acad. VI. 430.
1756/7	Deutschland (Rheinlde.)	Leidenfrost l. c. ad 1741.
1764	*Frankreich (Artois, Arras, Douay)	Tissot l. c., Read l. c. 82.
1765/6	Schweden (Småland) . .	Wahlin, Abhdl. der Schwed. Akad. XXXIII. 18.
1770/1	Deutschland (in weiter Verbreitung, bes. in den nördlichen Districten)	Taube l. c., Leidenfrost l. c., Wichmann, Beitr. zur Gesch. der Kriebelkr. Lpz. 1771, Nachricht von der Kriebelkr. etc. Zelle 1771, Bericht, die Kriebelkr. betr. Kopnh. 1772, Steffens, Hannov. Mag. 1771, Nr. 50. 51, Tode, Med.-chir. Bibl. I. 150, Marcard, Von einer der Kriebelkr. ähnlichen Krampfsucht. Hamb. 1772.
"	*Frankreich (Sologne, Maine, Tours, Anjou u. a. O.)	Tissot l. c. 725, Read l. c. 83, Vetillart, Mém. sur une espèce de poison, connu sous le nom d'Ergot etc. Tours 1770.
1785	Schweden (Blekinge, Kronoberg, Christianstad)	Berichte in Weckoskrift för Läkare VII. 61. 207, VIII. 85.
"	Italien (Toskana)	de Renzi l. c. 54 (nach Giovanelli).
1785/7	Russland (Kiew)	Frank, Prax. med. univ. praec. II. Vol. I. Sect. II. 205.
1789	Italien (Turin)	Moscati, Nuovo giorn. delle più recente Letter. med. 1795. IX. 117.
1793	Italien (Foggia, Capitanata)	de Renzi l. c. 61.
1794	Deutschland (Stolberg)	Kortum, Beitr. zur Arzeneiwiss. Gött. 1795. 145.
1795	Italien (Mailand)	Moscati l. c., Corradi, Annal. delle epid. in Italia IV. 461.
1801	Deutschland (Trier) . .	Burckhardt, Allgem. med. Annal. 1802. Correspdzbl. 186.
1804	Russland (Minsk, Podolien, Ukraine, Volhynien, Jekaterinoslaw)	Frank l. c.
1804	Schweden	Philippoff, Med. Ztg. Russl. 1845. 388.
1805	Polen	(Philippoff, Med. Ztg. Russl. 1845. 388.)
"	Deutschland (Preussen, Mark)	Lorinser, Vers. und Beobacht. Berl. 1824.
1813/4	*Frankreich (Dpt. Saône-Loire, Allier, Isère, Côte-d'Or, Lyon)	Courhaut, Tr. de l'ergot du seigle. Chal. s/S. 1827, Boucher, Des effets du s. e. Par. 1840. Janson, Mélanges de chirurg. Lyon 1844. 379, Marmy et Quesnois, Topogr. méd. du Dpt. du Rhône. Lyon 1866. 184.
1816	*Frankreich (Lyon, Dpt. Isère, Drôme)	Compt. rend. de la soc. de méd. de Lyon 1818. 37, François, Journ. gén. de méd. LVIII. 72, Lecomte, Gaz. de Santé 1817. Jan. Courhaut l. c.
1819	Russland (Wjätka)	Frank l. c.
1821	Deutschland (Böhmen)	Witterungs- und Krankheits-Constitution in Böhmen 1821. Prag 1824.
1824	°Russland (Dünaburg) .	Yassukowitsch, Bull. des sc. méd. XVI. 40.
1825	Nord-Amerika (N.-York)	Ber. in New-York med. and phys. Journ. 1825. V. 493.
1829	Deutschland (Kr. Bunzlau, Böhmen)	Ber. in Oest. med. Jahrb. Nst. F. V. 197.

Jahr	Ort der Beobachtung	Berichterstatter
1831/2	Deutschland (Kreis Schweinitz, Merseburg, Kr. Luckau, Potsdam)	Wagner in Hufel. Journ. Bd. 73, Heft 4. 74, Heft 5. 6. 75, Heft 3. Sanitatsber. der Prov. Brandenburg 1831. 65, Burdach in Casper, Wochenschr. 1834. 724, Schramm ib. 1833. 377.
1832	Deutschland (Braunsdorf, Sachsen)	Ber. in Radius Cholera-Ztg. 1832, Nr. 119. 364.
1835/6	Russland (Nowgorod) . .	Bardowski, Med. Ztg. Russl. 1850. Nr. 22. 171.
1837	Russland (am Onega-See)	Schrenck, Reise in die Tundren der Samojeden I. 19.
1840/4	Finnland (sehr verbreitet)	Hartman, Finsk. Läk. Sällsk. Handl. I. Nr. 1, Ilmoni ib. III. Nr. 1, Spoof, Om förgiftninger med. secale cornutum etc. Helsingfors 1872. 23.
1844	Schweden (Kalmar) . . .	Ekman, Hygiea 1845. Oct
"	Russland (Nowgorod) . .	Bardowski l. c.
"	Deutschland (Kreis Elbogen, Böhmen)	Ber. in Prag. med. Viertelj. 1845. II. 197.
1845/6	°Belgien (St. Bernhard, Namur, Gent)	Bull. de l'Acad. de méd. de Belg. V. 410.
1848	Schweden (Nerike) . . .	Levin, Hygiea.
1851	Norwegen (Smaalenene)	Ber. in Norsk Mag. for Laegevidensk. 1851. V. 847.
1851/2	Schweden (Kopparberg, Jönköping)	Sveriges Sundh. Berättelse 1851. 156, 1852. 21.
1852/3	Russland (Gouv. Minsk)	Ber. in Med. Ztg. Russl. 1853. 158.
1854/5	Deutschland (im v. O. d. Prager Vereins)	Hussa, Prag. med. Viertelj. 1846. II. Analect. 38.
"	*Frankreich (Dpts. Isère. Loire, Haute-Loire, Ardèche, Rhone)	Barrier. Gaz. méd. de Lyon 1855, Nr. 10.
1855/6	*Deutschland (Brünn) .	Helm. Woch. der Gesellsch. der Wien. Aerzte 1856. 165. 186. 197.
"	Deutschland (Nassau, Braunschweig, Waldeck. Hessen u. a.)	Franque. Nass. med. Jahrb. 1856. XIV. 336, Kahler, Correspdzbl. f. Psychiatrie 1855. Nov., Pockels, Deutsch. Klin. 1857. Nr. 1. 2, Heusinger. Studien über den Ergotismus. Marb. 1856. 29.
1857	Ungarn (Siebenbürgen. östl.)	Meyr, Wochenschr. d. Gesellsch. der Wien. A. 1861. 377.
1862	Finnland (weite Verbreit.)	Spoof l. c.
1867	Deutschland (Bez. in Chemnitz)	Flinzer, Viertelj. f. gerichtl. Med. 1868. VIII. 360.
1867/8	Schweden (Kronobergslän)	Sveriges Sundh. Berättelse 1867. 33, 1868. 39.
1879	Deutschland (Kr. Frankenberg. Hessen)	Siemens, Arch. für Psychiatr. 1880. XI. 108.
"	Russland (Nowgorod) . .	Swiatlowski, Petersb. med. Woch. 1880, Nr. 29.

§. 56. Ohne Zweifel giebt dieses Verzeichniss der zu meiner Kenntniss gelangten Ergotismus-Epidemieen nur ein sehr unvollständiges Bild von der *Geschichte der Krankheit*, und zwar dürfte dies nicht nur von der Geschichte der Brandseuche während des Mittelalters, sondern auch, und in einem noch höheren Grade, von der Geschichte der Kriebel-Krankheit gelten, über deren Vorkommen ja überhaupt erst seit dem 16. Jahrhundert Nachrichten vorliegen; immerhin aber lassen sich aus den uns darüber gewordenen Mittheilungen doch gewisse allgemeine Schlüsse über das historische und geographische Verhalten der Krankheit ziehen, welche mehrere für die Beurtheilung der Krankheits-Genese interessante Gesichtspunkte darbieten.

Sehr bemerkenswerth ist vor Allem der Umstand, dass Brandseuche und Kriebel-Krankheit zu allen Zeiten zwei fast vollständig getrennte Verbreitungsgebiete gehabt haben, dass beide Krankheiten auf denselben wiederholt in weit verbreiteten Epidemieen aufgetreten sind, dass einzelne dieser grösseren Epidemieen in verschiedenen Ländern zeitlich coincidirt haben, endlich dass beide Formen des Ergotismus in vergangenen Jahrhunderten viel häufiger und viel verbreiteter vorgekommen sind, als in der neuesten Zeit.

Von 38 Epidemieen von Brandseuche, die aus der Zeit vom Ende des 6. bis zum Ende des 15. Jahrhunderts verzeichnet sind, haben 22 in Frankreich, 5 in Spanien, 4 in den Niederlanden (Flandern), 4 (von denen jedoch 3 zweifelhaft sind) in Deutschland, 2 (fragliche) in England und eine in Italien geherrscht. — Aus der Zeit vom Anfange des 16. bis zum Schlusse des 8. Decenniums des 19. Jahrhunderts sind weitere 25 Epidemieen von Ergotismus gangraenosus bekannt geworden, von welchen 18 auf Frankreich, 3 auf die Schweiz, 2 auf Spanien und je eine auf Italien und Deutschland kommen. Sieht man von den 5 zweifelhaften Epidemieen ab, so bleiben 58 übrig, von welchen 40 in Frankreich, 7 in Spanien, 4 in den Niederlanden, 3 in der Schweiz und je 2 in Italien und Deutschland geherrscht haben. — Soweit die vorliegenden Mittheilungen hierüber Aufschluss geben, ist die Brandseuche in grosserem Umfange in Frankreich 13mal (in den Jahren 993—4, 1094—5, 1109, 1128—29, 1151, 1214—15, 1650, 1670, 1709—10, 1747, 1770—71, 1813—14 und 1854—55), in der Schweiz 2mal (in den Jahren 1650 und 1674), in Deutschland 1mal (1486) beobachtet worden.

Ueber Epidemieen von Ergotismus convulsivus (Kriebelkrankheit) liegen aus der Zeit von 1581—1879 im Ganzen 62 Berichte vor, von welchen 29 aus Deutschland, 11 aus Russland, 10 aus Schweden, 4 aus Italien, 2 aus Finnland, je einer aus den Niederlanden, England, der Schweiz, Norwegen, Ungarn und New-York datiren. — Von diesen 62 Epidemieen haben, soweit ersichtlich, nur 8 und zwar 5 in Deutschland (in den Jahren 1595—96, 1716—17, 1741, 1770—71 und 1855—56), 2 (1840—44 und 1862—63) in Finnland und je eine in der Schweiz (1716—17) und in Russland (1804) in weiterem Umfange geherrscht.

Es sind somit die grosseren Epidemieen von Brandseuche von 1828—29 in Frankreich und den Niederlanden, und von 1650 in Frankreich und der Schweiz, ferner die Epidemie der Kriebelkrankheit 1716—17 in Deutschland und in der Schweiz, endlich die Epidemie der Jahre 1770—71 von Brandseuche in Frankreich und Kriebelkrankheit in Deutschland zeitlich zusammengefallen.

§. 57. Nicht weniger bemerkenswerth für die Geschichte der Krankheit ist ferner das relativ enge *Verbreitungsgebiet des Ergotismus*, und zwar nicht nur bezüglich des Vorkommens der Krankheit auf der Erdoberfläche im Allgemeinen, sondern auch innerhalb derjenigen Gegenden, aus welchen Nachrichten über dieselbe überhaupt vorliegen. — Mit Ausnahme der einen, übrigens nur auf eine kleine Zahl von Erkrankungsfällen in einem Gefängnisse der Stadt beschränkten, Epidemie von Kriebel-Krankheit in New-York ist mir aus *Nord-Amerika*, trotz sorglicher Nachforschungen in der diesen Ländercomplex betreffenden, sehr reichen medicinisch-topographischen und epidemiographischen Litteratur, nicht eine Nachricht über Ergotismus-Epidemieen von dort bekannt geworden; ebenso wenig habe ich in den medicinischen Berichten aus *Central-Amerika, den Antillen, Süd-Amerika, Afrika, Asien, Australien oder Oceanien* irgend eine sichere Andeutung über das Vorkommen von Ergotismus gefunden, so dass, wie es scheint, die Krankheit ausschliesslich auf *Europa*, und zwar auch hier vorzugsweise auf einzelne Gebiete und innerhalb dieser wiederum nur auf bestimmte Kreise beschränkt beobachtet worden ist.

Unter den von Ergotismus heimgesucht gewesenen Gebieten dieses Erdtheiles nehmen bezüglich der Häufigkeit der Krankheit, so viel wir wissen, *Frankreich*, *Deutschland*, *Russland und Schweden* die erste Stelle ein; aus allen übrigen Ländern liegen nur sparsame Mittheilungen über Ergotismus-Epidemieen vor.

In *Frankreich* hat die Krankheit, und zwar nur in Form von Brandseuche, am häufigsten im oberen und mittleren Stromgebiete der Loire (in den Provinzen Orleannais — bes. in der Landschaft Sologne —, Touraine, Poitou, Anjou, Maine) und im Stromgebiete der Rhone (in den Prozinzen Lyonnais, Dauphiné, Languedoc und Burgund) geherrscht; von 47 Epidemieen, deren räumliche Beziehungen genauer bezeichnet sind, kommen 16 auf den erstgenannten, 13 auf den zweiten Landstrich; demnächst begegnen wir 8 Epidemieen im SW. Frankreichs (in Angoumois und Guyenne), 7 Epidemieen im Norden (in Lothringen, der Picardie, in Artois und Flandern), 2 in Isle de France und einer Epidemie in der Bretagne. — Von den 19 Seuchen, welche von Beginn des 17. Jahrhunderts bis auf die neueste Zeit mehr oder weniger verbreitet in Frankreich geherrscht haben, kommen 9 auf das 17., 7 auf das 18. und nur 3 (allerdings bedeutende) auf das 19. Jahrhundert. — In *Deutschland*, wo seit dem 16. Jahrhundert Ergotismus gangraenosus nur einmal, im Jahre 1855—56 in einer kleinen Epidemie unter Eisenbahn-Arbeitern in der Nähe von Brünn beobachtet worden ist, finden sich 57 Epidemieen von Kriebelkrankheit verzeichnet, von welchen 11 aus dem 16., 10 aus dem 17., 21 aus dem 18. und 15 aus dem 19. Jahrhundert datiren; in allgemeiner Verbreitung ist die Krankheit hier in der neuesten Zeit nur einmal, im Jahre 1855—56, aufgetreten. — Von diesen 57 Epidemieen haben 23 im Nordosten Deutschlands (Preussen, Schlesien, Mark, Pommern, Sachsen und Thüringen), 23 im Nordwesten (Holstein, Schleswig, Braunschweig, Hannover, Westfalen und Rheinlande), dagegen nur 8 im Südwesten (Hessen, Nassau und Baden) und 5 in Böhmen geherrscht; aus dem centralen Gebiete des südlichen Deutschlands (Württemberg, Bayern u. a.) ist mir nicht ein Bericht über Ergotismus bekannt geworden. — In *Russland* ist Ergotismus, und zwar nur in Form von Kriebel-Krankheit, überaus häufig, in einzelnen Gegenden, wie u. a. in Nowgorod (Bardowski) mit dem Character eines endemischen Leidens vorgekommen; allerdings liegen aus der Zeit von 1710—1879 nur 12 epidemiographische Mittheilungen über die Krankheit von dort vor, in dem Berichte von Swiatlowski findet sich jedoch die Bemerkung, dass in den Jahren 1832—1864 die Gouvernements Wladimir, Volhynien, Grodno, Jekaterinoslaw, die Don-Steppe, Kaluga, Kiew, Minsk, Mohilew, Moskau, Nowgorod, Petersburg, Simbirsk, Smolensk, Tauria, Twer, Tomsk, Tula, Charkow, Tschernigow, Jaroslaw, am häufigsten die Gouvernements Wjätka, Kasan und Kostroma von Kriebelkrankheit heimgesucht worden sind, so dass kaum ein Theil des grossen Reiches von derselben verschont geblieben zu sein scheint. — In *Schweden* soll die Kriebelkrankheit zum ersten Male im Jahre 1745 vorgekommen sein; von dieser Zeit bis zum Jahre 1867 finden sich in den epidemiographischen Aufzeichnungen des Landes 10 Epidemieen der

Krankheit aufgeführt, welche mit Ausnahme der Epidemie 1844 in Nerike (Örebro län) und 1851 in Kopparberg, auf den südlichen Theil des Landes beschränkt gewesen sind. — In *Finnland* haben zwei sehr schwere Epidemieen von Kriebelkrankheit in den Jahren 1840—44 und 1862—63 geherrscht; aus *Norwegen* finde ich nur eine (kleine) Epidemie aus dem Jahre 1851 verzeichnet.

In allen übrigen Ländern Europas, mit Ausnahme von *Siebenbürgen*, in dessen südöstlichem Theile im Jahre 1857 eine ziemlich bedeutende Epidemie von Ergotismus convulsivus geherrscht hat, und von *Belgien*, wo die Krankheit im Jahre 1845—46 in einzelnen Localitäten, jedoch nur in geringem Umfange vorgekommen ist, scheint Ergotismus im laufenden Jahrhunderte gar nicht mehr beobachtet worden zu sein. — In der *Schweiz* hat die Krankheit während des 17. Jahrhunderts dreimal als Brandseuche (in den Jahren 1650, 1674 und 1676), im 18. zweimal (1709 und 1716) in Form von Kriebelkrankheit geherrscht; aus den *Niederlanden* und *England* fehlt es aus den letzten 3 Jahrhunderten an allen Nachrichten über Ergotismus. In *Italien* ist die Krankheit in vergangenen Seculen nur in vereinzelten, sehr beschränkten Epidemieen vorgekommen; Moscati erklärt, dass dieselbe in Oberitalien fast ganz unbekannt war und de Renzi[1]) bemerkt, dass ausser den von ihm genannten (in dem chronologischen Verzeichnisse aufgeführten) Epidemieen keine weiteren Mittheilungen über Ergotismus von dort vorliegen; auch in *Spanien* scheint die Krankheit in den letzten 3 Jahrhunderten nicht mehr beobachtet worden zu sein.

§. 58. Dass der *Ergotismus die Folge des relativ reichen Genusses eines durch Mutterkorn verunreinigten Getreides*, bez. der aus demselben bereiteten Nahrungsmittel ist, unterliegt keinem Zweifel, und ebenso scheint festzustehen, dass, wenn der Mutterkorn-Pilz sich auch auf verschiedenen Gramineen entwickelt, doch nur der auf dem Roggen wuchernde, vielleicht auch der an der Trespe[2]) vorkommende Parasit es ist, welchem jene giftige Eigenschaft zukommt. — Den Beweis hiefür finden wir, abgesehen von dem Experimente, in der Thatsache, dass die Krankheit vorzugsweise häufig unter solchen Umständen vorgekommen und in epidemischer Verbreitung aufgetreten ist, welche dem Gedeihen jenes Getreide-Parasiten der Erfahrung gemäss besonders günstig sind, wie namentlich nach feuchter *Witterung*, speciell in Jahren, in welchen auf einen an Niederschlägen reichen Frühling ein heisser, trockener Sommer gefolgt ist, bei schattigem Stande des Getreides, in Gegenden mit einem sandigen, kalten[3]), oder sumpfigen *Boden*, bei fehlerhaftem Anbau des Korns u. s. w., und man dürfte wohl nicht irren, wenn man den Grund für das relativ seltene Vorkommen von Ergotismus während der neuesten Zeit in der sorgsameren Bodencultur und in den durch die Vervollkommnung der Communications-Mittel und -Wege und durch den allgemeinen Anbau der Kartoffel günstiger gestalteten Ernährungsverhältnissen sucht.

---

1) Storia della medicina in Italia. Napol. 1848. V. 763.

2) Heusinger (l. c. 75) macht diesen Umstand für die Epidemie 1855—56 in Oberhessen ganz besonders geltend.

3) Derartige Beobachtungen sind 1770 in Schleswig und Lüneburg, 1840 in Finnland, 1844 in Schweden u. v. a. O. gemacht worden.

Der Einfluss der zuvor genannten Witterungsverhältnisse auf das Entstehen der Krankheit, bez. der Krankheitsursache hat sich in überaus zahlreichen Epidemieen geltend gemacht, wie u. a. die Beobachtungen 1094—95 in Flandern, 1650, 1674 und 1676 in Frankreich und der Schweiz, 1710 in Frankreich, 1716 in Sachsen und in der Lausitz, 1723 in Pommern, Schlesien und in der Priegnitz. 1735—37 in Schlesien und Böhmen, 1741 in der Mark und in Westfalen. 1745, 1754, 1765 und 1785 in Schweden. 1749 in Lille. 1770—71 im nördlichen Deutschland, 1831—32 im Schweinitzer und Luckauer Kreise, 1840 und 41 in Finnland, 1845—46 in Belgien, 1855—56 im nordwestlichen Deutschland, 1857 in Siebenbürgen lehren. — Die Bedeutung sumpfigen Bodens in der genannten Beziehung spricht sich u. a. sehr bestimmt in dem fast endemischen Vorherrschen der Krankheit an den sumpfigen Ufern der Loire, besonders in der Sologne und Blaisois aus; bemerkenswerth ist ferner der 1749 in der Umgegend von Lille beobachtete Umstand, dass die Krankheit auf dem südlich von der Stadt gelegenen, sumpfigen Terrain weit verbreiteter war, als auf dem nördlich von der Stadt gelegenen trockenen Boden. — Welchen Einfluss die Bodencultur auf das Vorkommen von Mutterkorn äussert, lehrt u. a. die von Riva[1]) mitgetheilte Thatsache, dass, seitdem man auf den Reisfeldern Oberitaliens eine Wechselwirthschaft in der Weise eingeführt hat, dass dieselben bald bewässert, bald trocken bearbeitet werden, das auf dem sumpfigen Acker gebaute Getreide reich an Mutterkorn ist.

§. 59. So sichere Aufschlüsse demnach über die Entstehung des Ergotismus im Allgemeinen gewonnen sind, so bleiben doch noch immer einige fragliche Punkte in der Geschichte dieser Krankheit übrig, welche vorläufig nur zum Theil in befriedigender Weise beantwortet werden können.

Zunächst ist der Umstand bemerkenswerth, dass Ergotismus fast immer nur unter der *ländlichen Bevölkerung* aufgetreten ist, so dass einzelne Aerzte sich veranlasst sahen, die Krankheit als „morbus ruralis" zu bezeichnen. — Sodann ist es eine in allen Epidemieen von Ergotismus constatirte Thatsache, dass die Krankheit vorzugsweise oder selbst ausschliesslich in den *ärmeren Volksklassen* geherrscht und die grösste Extensität in Zeiten einer durch Misswachs oder andere Calamitäten erzeugten Theuerung der Nahrungsmittel oder Hungersnoth gewonnen hat [2]). — Hieran schliesst sich das mehrfach beobachtete Factum, dass der Ergotismus zuweilen ausschliesslich auf einzelne in *hygienischer Beziehung besonders ungünstig situirte Localitäten*, auf Gefängnisse, Kinder- und Waisenhäuser und ähnliche Institute (wie u. a. 1789 in Turin und 1795 in Mailand, beidemale in Waisenhäusern (Moscati), 1801—2 im Gefängnisse in Trier, 1825 ebenfalls in einem Gefängnisse in New York, 1832 in einer Kinderbewahranstalt in Bräunsdorff (Sachsen), 1845—46 in den Gefängnissen in St. Bernard, Namur und Gent) beschränkt geblieben ist. — Endlich hat in nicht seltenen Fällen das *kindliche Alter* das Haupt-Contingent zur Krankenzahl gestellt, wie u. a. 1794 in Stolberg, 1831—32 im Luckauer Kreise, 1754 in Schweden, 1816 in Beaurepaire (Dauphiné) 1855—56 in Oberhessen, 1789, 1795 und 1832 in den zuvor erwähnten Epidemieen in Turin, Mailand und Bräunsdorf. — Alle diese Thatsachen erklären sich, meiner Ansicht nach, aus dem Einflusse, welchen ungünstige hygienische und diätische Verhältnisse auf das Individuum äussern, indem sie die Widerstandsfähigkeit desselben gegen Schädlich-

1) Influenza delle rizaje etc. Novara 1847. 35.

2) Beispiele hierzu geben die Epidemieen 1581 in Lüneburg, 1695 im Harz, 1741 und 1770—71 im nördlichen Deutschland und in Frankreich, 1804—5 in Schweden und Polen, 1831—32 im Schweinitzer Kreise, 1835 u. ff. in Nowgorod, 1848 in Nerike (Schweden), 1854 55 in mehreren Gegenden Frankreichs u. a

keiten herabsetzen und damit die Prädisposition für die Erkrankung steigern, und dem entsprechend ist auch der Grund für das auffallend häufige Vorkommen der Krankheit im kindlichen Alter in der bekannten Empfänglichkeit gerade dieser Altersklasse für narkotische Gifte zu suchen.

Weniger leicht erklärlich aber ist der Umstand, dass die Vergiftung durch Mutterkorn in gewissen Gegenden (Frankreich, Spanien) zu allen Zeiten Brandseuche, in anderen (Deutschland, Russland) ebenso constant Kriebelkrankheit zur Folge gehabt hat, und dass nur in äusserst seltenen Fällen beide Krankheitsformen neben einander aufgetreten sind. Es ist in hohem Grade unwahrscheinlich, dass diese Verschiedenartigkeit der Krankheitsgestaltung von der Quantität des genossenen Giftes abhängig ist, viel näher liegt die Vermuthung, dass es sich dabei um eine *qualitative Verschiedenheit des giftigen Principes* im Mutterkorn handelt, die, wie es scheint, wesentlich an den Boden, auf welchem der Epiphyt gedeiht, gebunden ist.

II. Pellagra.

§. 60. Unter dem Namen „Pellagra", spanisch „mal de la rosa, mal roxo" u. a. haben wir eine eigenthümliche, durch eine Reihe krankhafter Erscheinungen auf der Haut, der Schleimhaut des Digestionsapparates und im Bereiche des cerebro-spinalen Sytsems besonders characterisirte Krankheit kennen gelernt, welche sich zuerst gegen die Mitte des vorigen Jahrhunderts in mehreren Gegenden Spaniens und Ober-Italiens gezeigt hat, später in Mittel-Italien, seit Anfang dieses Jahrhunderts in einigen der südwestlichen Departements Frankreichs aufgetreten, neuerlichst auch in Rumänien und auf Corfu beobachtet worden ist, und welche nicht nur durch die bedeutende Verbreitung an vielen Punkten der genannten Gegenden, sondern auch durch ihren verderblichen Einfluss auf die biostatischen Verhältnisse der Bevölkerung derselben eine hervorragende Stellung unter den daselbst endemisch herrschenden Krankheiten gewonnen hat.

Den Beginn der *Krankheit*[1]) bezeichnet gemeinhin Schwächegefühl und Unlust der Ergriffenen an der gewohnten Beschäftigung; gleichzeitig klagen dieselben über Kopfschmerz, Schwindel, Ohrensausen und über ein vom Rücken ausgehendes, über die Extremitäten verbreitetes, besonders in den Händen und Füssen lebhaftes Gefühl von Brennen; die Zunge ist belegt, die Magengegend, zuweilen auch der Unterleib, gespannt und schmerzhaft, die Darmentleerungen nicht selten durchfällig. Unter diesen, in den meisten Fällen im Anfange des Frühlings auftretenden Erscheinungen bricht an denjenigen Körperstellen, welche gemeinhin entblösst und dem Sonnenlichte ausgesetzt sind (dem Handrücken, dem Gesichte, auch den Fussblättern bei Leuten, die mit blossen Füssen gehen, seltener auf dem Rücken, der Brust u. s. w.) ein unregelmässig geformtes, hell- oder dunkelrothes,

---

1) Die im Folgenden citirten Schriften finden sich am Schlusse dieses Kapitels nach den Namen der Autoren alphabetisch geordnet zusammengestellt.

zuweilen auch lividgefärbtes Exanthem, in Form von Erythem oder Erysipelas aus, das auf Druck momentan verschwindet; die Haut erscheint an den ergriffenen Stellen etwas geschwellt und der Kranke klagt über ein Gefühl von Spannung, Jucken oder Brennen, das unter der Einwirkung der Sonnenstrahlen besonders heftig wird. — Diese Erscheinungen lassen nach 3—4monatlichem Bestande, bez. im Juli oder August nach, die Haut bleibt noch längere Zeit etwas dunkler gefärbt, auffallend rauh und trocken und damit scheint der Krankheitsprocess beendet. Allein im nächsten Frühjahre wiederholt sich die ganze Reihe der Erscheinungen und nimmt nun, zuweilen auch erst im dritten Anfalle einen schwereren Character an. Das Gefühl allgemeiner Schwäche wird so gross, dass die Kranken sich nur mit Mühe auf den Füssen erhalten, und daher ausser Stande sind, ihrer Arbeit nachzugehen, das Körpergewicht nimmt ab, Kopf- und Rückenschmerzen werden sehr lebhaft, es stellen sich Ptosis des oberen Augenlides, Erweiterung der Pupille, Amblyopie, Doppeltsehen und andere Sehstörungen ein; die ophthalmoskopische Untersuchung des Augenhintergrundes hat bei 50 an Pellagra leidenden Kranken nur 10mal einen normalen Befund, 29mal rauchige oder grauliche Verfärbung der Retina, 23mal Atrophie der arteriellen Retinalgefässe, 2mal Erweiterung der Retinal-Venen, 4mal Atrophie und 3mal Röthung der Papille ergeben [1]). — Das Exanthem verbreitet sich über grössere Flächen, erscheint dunkler gefärbt, die Haut verdickt, rissig, die Zunge wird roth, trocken, der Kranke klagt über Brennen im Munde und Schmerz beim Schlingen, das aufgelockerte Zahnfleisch blutet leicht, die Diarrhöe steigert sich, vor Allem aber lassen die von Affection des Cerebrospinal-Systems ausgehenden Erscheinungen eine wesentliche Steigerung erkennen. Neben den Kopf- und Rückenschmerzen treten tonische und klonische Krämpfe in den oberen oder unteren Extremitäten, zuweilen nur auf eine Seite beschränkt, und Delirien auf, oder es entwickelt sich eine Reihe typhöser Erscheinungen, unter welchen die Kranken schnell zu Grunde gehen; in anderen, häufigeren Fallen entwickelt sich allmählig Geistesstörung, welche seltener den Character der Manie, gewöhnlich den der Melancholie trägt und ganz besonders zum Selbstmorde (vorzugsweise durch Ertranken — Hydromanie) disponirt. Bemerkenswerth [2]) ist ferner der paretische Zustand der Extensoren, so dass in Folge des Uebergewichtes der Flexoren die Extremitäten halbflectirt, bei Bewegungsversuchen starr erscheinen und die electro-musculäre Reizbarkeit der Extensoren herabgesetzt ist, sowie die bei Anwendung des inducirten Stromes nachweisbare Herabsetzung der Hautsensibilitat, bez. Anasthesie. — Bei weiter vorgeschrittener Krankheit beobachtet man zuweilen verkleinerte Herzdämpfung, verminderten Herzchoc, Schwachung der Herztone; der Urin ist in schweren Fällen oft alkalisch, das specifische Gewicht meist vermindert (bis auf 1005), nur selten eiweisshaltig; dabei collabirt der Kranke immer mehr, es treten Lähmungen der Extremitaten und der Blase ein, die Geisteskrafte schwinden bis zur Entwickelung vollkommenen Blodsinns, und unter rapider Abmagerung, colliquativen, stinkenden Schweissen, profusen Diarrhöen, hydropischen Ergüssen tritt der Tod ein, wenn, wie bemerkt, derselbe nicht schon früher durch Selbstmord erfolgt ist. — Der Ausgang der Krankheit in Genesung ist nur dann zu erwarten, wenn der Kranke nur einen oder einige leichtere Anfälle überstanden hat und darnach in günstigere Lebensverhältnisse versetzt, bez. den pathogenetischen Einflüssen entzogen wird; wenn sich das Leiden schon zu einem hoheren Grade entwickelt hat, ist die Prognose sehr getrübt, selbst im gunstigsten Falle bleiben alsdann immer Störungen, besonders im Bereiche des Nervensystems zurück. Die Dauer der Krankheit ist übrigens ungemein variabel, und zieht sich bis auf 10 oder 15 Jahre und darüber hin, ohne dass, selbst bei diesem langen Bestande, die Krankheit immer den höchsten Grad ihrer Entwickelung erreicht.

Aus dem von Lombroso [3]) mitgetheilten pathologisch-anatomischen Befunde bei Pellagra auf Grund von 66 von ihm angestellten Autopsieen ist als besonders bemerkenswerth hervorzuheben: in 29 Fällen Trübung und Verdickung der Pia mater und Arachnoidea des Hirns (4mal mit eitrigem Ergusse und 5mal mit Ecchymosen unter der Arachnoidea), in 24 Fällen Hirnodem, in 11 Fällen Hirnatrophie (bes. der Corticalsubstanz), in 33 Fällen Zerreisslichkeit der Herzmuskelsubstanz mit gelbbrauner Verfarbung derselben, in 26 Fällen 19mal relativ

1) Lombroso II. 65) nach den von den Herren Flarer, Manfredi und Forlanini angestellten Untersuchungen. — 2) Genauere Untersuchungen über die Störungen in der motorischen und sensiblen Sphäre sind erst von Lombroso angestellt und (II. 71) mitgetheilt worden. — 3) l. c. 117.

geringes Gewicht des Herzens. in 16 Fällen braune Leberatrophie. in 40 Fällen atrophische Milz, in 21 Fällen fettige Degeneration und in 31 Fällen kirrhotische Atrophie der Nieren; im Darme die von allen früheren Beobachtern nachgewiesene Verdünnung der Muscularis mit Schleimhauthyperämie und Geschwürsbildung im Rectum; in 42 Fällen 18mal bei Individuen, die nicht marastisch waren und nicht in höherem Alter standen. Brüchigkeit der Rippen bei normalem Verhalten der andern platten Knochen. in 44 Fällen die Musculatur 21mal atrophisch. — Die unter Beihülfe von Prof. Bizzozero angestellte mikroskopische Untersuchung der vorzugsweise erkrankt gefundenen Organe ergab als wichtigste Resultate: im Herzen in 33 Fallen 27mal braune Atrophie der Muskelfasern. stets mit Spaltung oder Lacunenbildung zwischen denselben, 5mal Verfettung des Herzmuskels; in den Nieren in 28 Fällen 18mal fettige Degeneration des Epithels der Harnkanälchen mit Bindegewebs-Sklerose; in der Leber in 27 Fällen 12mal fettige Infiltration der Acini; in 10 Fällen Pigmentirung oder Verfettung der Adventitia in den Gehirn-Capillaren. in 3 Fallen kalkige Ablagerung in derselben: in 12 darauf hin untersuchten Fällen 8mal starke Pigmentirung der Ganglienzellen des Sympathicus. — Dem Leichenbefunde gemäss lassen sich die den Krankheitsprocess characterisirenden pathologisch-anatomischen Veränderungen auf 4 Kategorieen zurückführen. 1) Hyperämie und entzündliche Vorgange mit Ausgang in Exsudation, Hypertrophie u. a. ausgesprochen in den Hirnhäuten. der Leber. Milz. Nieren und dem untern Theile des Darmcanals; 2) Atrophie und Marasmus. besonders hervortretend im Bereiche der vom Vagus (und Sympathicus) innervirten Brust- und Bauchorgane (Herz, Lungen. Leber. Milz. Darm. Nieren); 3) Adipose oder fettige Degeneration. und endlich, als besonders characteristisch für den Krankheitsprocess, 4) Pigment-Metamorphosen.

Lombroso[1]) zieht aus den klinischen Beobachtungen und dem Leichenbefunde den Schluss. dass es sich bei *Pellagra* um *eine primäre Intoxication des Sympathicus* handelt, von welcher die anatomischen und physiologischen Störungen abhängen; Dejerine. der neuerlichst die krankhaften Veränderungen der Hautnerven bei Pellagra untersucht hat, erklart. dass auch die Hauterkrankung „d'origine trophique" ist.

§. 61. Die frühesten Nachrichten über Pellagra datiren aus *Spanien*, wo die Krankheit, dem Berichte von Casal[2]) zufolge, seit dem Jahre 1735 in dem der Provinz Asturien gehörigen Districte von Oviedo, der etwa den 20. Theil der ganzen Provinz ausmacht, endemisch beobachtet worden, in den übrigen Landschaften Asturiens aber, so namentlich in dem benachbarten Santillana, und in den daran gränzenden Gegenden Galiciens und Leons vollkommen unbekannt gewesen ist. — Ueber die weitere Geschichte dieser Krankheit in Spanien sind mir nur sehr unvollständige, und zudem nicht ganz verlässliche Mittheilungen bekannt geworden; jedenfalls hat die Krankheit seitdem eine ziemlich weite Verbreitung, besonders in den nördlichen Provinzen des Landes gewonnen. Auf Veranlassung des italienischen General-Consuls in Barcelona hat die dortige Akademie der Medicin im Jahre 1879 genaue Nachforschungen über den gegenwärtigen Stand der Krankheit in Spanien angestellt und ist dabei zu folgenden (übrigens auch nur zum Theil verlässlichen) Resultaten gelangt[3]): Einen Hauptheerd des Mal de la rosa bildet auch heute noch *Asturien*, wo dasselbe vorzugsweise in den Communen von Regueras, Llanera, Corbera und Careño seinen Sitz hat. — In nicht unbedeutendem Umfange wird die Krankheit ferner in *Nieder-Aragonien*, in *Burgos* und in der

1) l. c. 97. — 2) Die Schrift von Casal wurde erst im Jahre 1762 durch den Druck veröffentlicht. nachdem schon vorher Thiéry von dem Inhalte derselben Kenntniss genommen und die Mittheilungen über das Mal de la rosa (im Journal de med. 1755. II. 337) zur Kenntniss der französischen Aerzte gebracht hatte.

3) Dieser Bericht ist mitgetheilt in der amtlichen Veröffentlichung der italienischen Regierung La pellagra p. 387.

Provinz *Guadalajara* angetroffen, wo sie in etwa 50, zwischen Colmenar di Oseja und Vasoueña einer- und zwischen Sadices und Brihuega andersoits gelegenen Ortschaften, in einzelnen derselben so verbreitet herrscht, dass die Zahl der Erkrankten 2% der Bevölkerung beträgt. — Gleichlautende Berichte über das Leiden liegen ferner aus mehreren Gegenden der Provinz *Cuenca*, aus dem Aragonien benachbarten Gränzdistricte von *Navarra* (Sanguesa), aus dem Ebro-Thale in der Provinz *Zaragoza*, aus den Flussniederungen des Duero und Tormes in der Provinz *Zamora* und aus *Galicien* vor. — Dass die Krankheit übrigens auch in vielen andern Gegenden Spaniens vorkommt, ist aus der Statistik der in das Hospital von Madrid aufgenommenen Pellagrösen ersichtlich, von welchen 10 aus der Provinz Madrid, 5 aus Toledo, 3 aus Sevilla, 2 aus Lugo und je einer aus den Provinzen Granada, Orense, Oviedo, Ciudad Real, Guipuzona, Avila, Palencia, Guadalajara, Valadolid und Segovia stammten. — Wie es in diesem Berichte heisst, soll die Krankheit in der letzten Zeit, wenn auch nicht an Zahl der Erkrankten, so doch an Schwere der Affection erheblich abgenommen haben.

Wenig später als in Spanien zeigte sich die Pellagra in *Italien* und zwar in der *Lombardei* und *Venetien*. — Schon vor dem Jahre 1750 waren vereinzelte Erkrankungen in der Umgegend von Sesto Calende (am Lago maggiore) beobachtet worden [1], von der Zeit an häuften sich die Fälle und gleichzeitig trat die Krankheit in den Districten von Mailand [2], Brescia [3], Bergamo [4], Lodi [5], alsbald auch in den Gebieten von Coma [6], Cremona [7], Mantua [8] und Pavia [9] auf, so dass die Pellagra gegen Ende des Jahrhunderts eine fast über die ganze Lombardei reichende Verbreitung erlangt hatte [10]. — Im *Venetianischen* scheint die Krankheit sich zuerst in Udine [11] gezeigt zu haben, etwas spätere Mittheilungen liegen von hier aus den Provinzen Belluno [12] und Padua [13], sodann aus Verona [14] vor, und auch dieses Königreich war bis gegen Ende des vorigen oder Anfang dieses Jahrhunderts in weitem Umfange von derselben heimgesucht [15]. — In *Piemont* und *Ligurien* ist Pellagra etwas neueren Ursprunges; die ersten Nachrichten von dort datiren aus dem letzten Decennium des vorigen Jahrhunderts, in welchem die Krankheit in Castellalfero [16] und im Territorium von Massa [17] beobachtet worden war; erst seit dem 3. Decennium dieses Seculums hat Pellagra in den genannten Landschaften, besonders in den Provinzen Ivrea, Saluzzo und Alessandria, eine allgemeine Verbreitung gefunden, niemals aber den Umfang wie in Venetien und der Lombardei erreicht [18]. Das Küstengebiet von Genua ist von der Krankheit bis auf den heutigen Tag ganz verschont geblieben [19]. — In *Toscana* hatte sich Pellagra schon im Jahre 1785, später auch 1797—98 im Umkreise von Mugello gezeigt, 1809 trat dasselbe hier und in der Romagna toscana in weiterer Verbreitung

---

1) Terzaghi. — 2) Frapolli, Zanetti, Gherardini, Albera, Strambio.
3) Balardini, Menis, Mottoni, Relazione. — 4) Facheris, Chiappa
5) Villa. — 6) Comolli, Tassani II. — 7) Cerioli, Tassani I, Robolotti, Cappi. — 8) Sacchi, Lombroso I. — 9) Hildenbrand, Cambieri.
10) Jansen, Cerri, Balardini. — 11) Pujati, Romano. — 12) Odoardi, Zecchinelli, Portile. — 13) Fanzago. — 14) Agostini. 15) Soler, Facen, Festler, Liberali. — 16) de Rolandis I. — 17) Boërio. — 18) Fontana, de Rolandis II, Ferraris, Ramati, Garbigliettí, Maffoni, Girin, Vacca I.
19) Morelli.

auf [1]) und hat sich dann später auch im oberen Arno-Thale, in Volterrano, in der Umgegend von Lucca und Pisa, auf den Hügeln bei Florenz u. a. O. in endemischen Heerden etablirt [2]). — Aus derselben Zeit, in welcher die Krankheit zuerst in Toscana beobachtet worden war, liegen auch die ersten Nachrichten über das Vorkommen derselben in der *Emilia*, und zwar vom Jahre 1782 aus Reggio [3]), vom Anfange dieses Jahrhunderts aus der Umgegend von Bologna [4]) und aus dem Gebiete von Parma [5]) vor, während sie sich in Ferrara [6]) und Modena [7]) später gezeigt hat, in bedeutenderem Umfange erst in der neuesten Zeit aufgetreten ist. — Dasselbe gilt von der Entwickelung der Pellagra in den *Marken* (besonders in der Provinz Urbino-Pesaro [8]) und in *Umbrien* [9]), wo dasselbe jedoch, ebenso wie in der Umgegend von *Rom* [10]), nirgends die Bedeutung wie in Ober Italien erlangt hat. — Die südlichen Provinzen Italiens (die Landschaft der *Abruzzen, Campanien, Apulien*, die *Basilicata* und *Calabrien)* sowie die Inseln *Sicilien* und *Sardinien* erfreuen sich bis jetzt einer vollständigen Exemtion von der Krankheit.

Die folgende Tabelle [11]) giebt über den Umfang der Pellagra in den einzelnen Landschaften und Provinzen Italiens im Jahre 1879 Aufschluss:

Landschaft und Provinz	Bevölkerung		Zahl der Pellagrösen	Verhältniss der Pellagrösen zu 1000	
	allgemein	ländliche		der Gesammt-Bevölkerung	der ländl. Bevölkerung
Lombardei	**8,653,941**	**1,284,670**	**40,888**	**11.2**	**31.70**
Pavia	477.887	172.758	800	1.7	4.63
Mailand	1.070.998	322.320	10.380	9.8	32.20
Como	513.677	161.964	618	1.2	3.81
Sondrio	118.835	57,274	39	0.3	0.68
Bergamo	389,406	153.418	7.122	18.3	46.42
Brescia	468.906	187,278	14,989	31.7	80.03
Cremona	313.143	116.728	5.235	16.7	44.84
Mantua	301.089	112.930	1.655	5.5	14.65
Venetien	**2,812,022**	**977,846**	**29,386**	**10.5**	**30.52**
Verona	388.489	125.722	2.391	6.2	19.01
Vicenza	393.250	146.788	3.400	8.1	23.16
Belluno	190.491	66.090	1,400	7.4	21.18
Udine	509.447	189.054	4.000	7.9	21.15
Treviso	382,410	152.186	4,902	12.8	32.21
Venezia	346,851	77,878	2,696	7.8	34.61
Padova	386,762	143.024	8,207	21.2	57.38
Rovigo	214.322	76.604	2.840	13.3	37.07

1) Vignoli. — 2) Chiarugi, Cipriani, Vignoli, Morelli, Bartolozzi.
3) (Rosa). — 4) Calori, Farini, Paolini, Leonardi, Brugnoli.
5) Guerreschi, Tommasini. — 6) Gambieri, Bennati.
7) Martinelli, Maragliano, Vacca II.
8) Girolami, Frigerio, Michetti. — 9) Adriani. — 10) Farini.
11) Die Daten habe ich der amtlichen Schrift „La pellagra“ entnommen. — Die Feststellung der Krankheitsfrequenz im Verhältnisse zur ländlichen Bevölkerung bietet insofern ein besonderes Interesse, als, wie später gezeigt werden soll, Pellagra fast nur in dieser Volksklasse (im Gegensatze zur städtischen Bevölkerung) angetroffen wird.

Landschaft und Provinz	Bevölkerung allgemein	Bevölkerung ländliche	Zahl der Pellagrösen	Verhältniss der Pellagrösen zu 1000 der Gesammt-Bevölkerung	Verhältniss der Pellagrösen zu 1000 der ländl. Bevölkerung
Piemont	**3,077,200**	**1,147,808**	**1,692**	**0.6**	**1.47**
Cuneo	653.903	277.886	34	0.05	0.12
Torino	1,021.630	355.688	1.042	1 0	2.93
Alessandria	728.941	308.570	403	0.6	1.31
Novara	672.726	205.664	213	0.3	1.03
Ligurien	**1,056,669**	**310,552**	**148**	**0.14**	**0.47**
Porto Maurizio	130.000	54.904	—	--	—
Genova	755,428	193.166	27	0 004	0.14
Massa e Carrara	171.241	62.482	121	0.07	1.93
Emilia	**2,193,440**	**791,408**	**18,728**	**8.53**	**23.66**
Piacenza	230.713	83.968	4.326	18.75	51.51
Parma	270.456	109.436	5.013	18.53	45.80
Reggio	250.570	95.564	920	3.68	9.62
Modena	281.593	100.158	1.500	5.33	14.97
Ferrara	228.931	65.946	3.650	15.43	55.34
Bologna	455.190	157.846	2.574	5 63	16.30
Ravenna	229.866	83.836	145	0.64	1.72
Forli	246.121	94.654	600	2.45	6.33
Toscana	**2,048,537**	**691,694**	**4,382**	**2.17**	**6.33**
Lucca	292.651	100.660	2.500	8.56	24.83
Pisa	280.406	90.312	22	0.08	0.24
Livorno	120.000	9.908	—	—	—
Florenz	796.447	228,494	560	0.71	2.45
Arezzo	239.033	118.042	1.300	5.86	11.01
Siena	210.000	95.248	—	—	—
Grosseto	110.000	49.030	—	—	—
Marken und Umbrien	**1,498,284**	**619,534**	**2,155**	**1.44**	**3.47**
Pesaro	222.765	91.688	1.000	4.49	10.90
Ancona	271.397	88.092	300	1.10	3.40
Macerata	244.646	103.774	225	0.09	2.17
Ascoli Piceno	209.476	85.798	40	0.02	0.46
Perugia	550.000	250.182	590	1.08	2.36
Roma	**849,125**	**581,939**	**76**	**0.09**	**0.25**

Am **schwersten** leiden hiernach die **Landschaften Lombardei, Venetien** und **Emilia**, in der **Lombardei** besonders die **Provinzen Brescia, Bergamo**, **Cremona** und **Mailand**, in **Venetien** die **Provinzen Padova** und **Rovigo**, in der **Emilia** die **Provinzen Ferrara, Piacenza** und **Parma**.— **Eine auf** die einzelnen Districte der genannten **Provinzen ausgedehnte Untersuchung** über die Krankheitsverbreitung ergiebt als **Maximum** der **Krankheitsfrequenz** 59.6 pro M., der **Gesammtbevölkerung** in dem **Districte** von **Verolanuova** (Prov. **Brescia**), **demnächst** in den **Districten Badia** (**Prov. Rovigo**) 54.6 pro M., **Conselve** (**Prov. Padua**) 50.2 pro M., in **Chiari** (**Prov. Brescia**) und **Campo S. Piero** (**Padua**) 42.9 pro M., in **Borgo San Domino** (**Prov. Parma**) 31.7 pro M., **Brescia** (gln. **Prov.**) 31.2 pro M., **Lodi** (**Prov. Mailand**) und **Treviglio** (**Prov. Bergamo**)

27.5 pro M., in Asiago (Prov. Vicenza) 24.7 pro M., Este (Prov. Padua) 23.5 pro M., Cento (Prov. Ferrara) 23.0 pro M., im Districte Cremona (gln. Prov.) und District Piacenza (gln. Prov.) 22.5 pro M. der Gesammtbevölkerung. — Bemerkenswerth endlich ist der Umstand, dass in demselben Grade, in welchem das Verbreitungsgebiet der Pellagra in Mittel-Italien sich erweitert hat, auch die Krankheitsfrequenz in den älteren Krankheits-Heerden gestiegen ist [1]. — So, um nur einige Daten zu erwähnen, betrug die Zahl der Pellagrösen im Jahre 1839 in der Lombardei 20,282, im Jahr 1856 war sie auf 38,777 gestiegen, im Jahre 1879 hatte sie die Höhe von 40,838 erreicht; in Piemont ergab die im Jahre 1847 angestellte Zählung 987, im Jahre 1879 dagegen 1692 Pellagröse; in Venetien, wo in den Jahren 1853—56 20,000 Individuen an Pellagra erkrankt angetroffen wurden, betrug im Jahre 1879 die Krankenzahl 29,386; in welchem Verhältnisse die Steigerung in den einzelnen Provinzen erfolgt ist, zeigt u. a. die Provinz Vicenza, wo in den Jahren 1853—55 nur 1380, im Jahre 1860 dagegen 2974 Pellagröse lebten, im Jahre 1879 die Zahl derselben auf 3400 gestiegen war.

Nächst Spanien und Italien bilden einzelne Districte im südwestlichen *Frankreich*, ferner *Rumänien* und die Insel *Corfu* endemische Sitze der Pellagra [2], an allen diesen Punkten aber ist die Krankheit erst im Laufe dieses Jahrhunderts aufgetreten. — Die ersten Nachrichten über Pellagra in *Frankreich* [3] datiren aus dem Jahre 1829, in welchem Hameau einen Bericht über die von ihm seit dem Jahre 1818 in der Umgegend von Teste-de-Buche und in der Ebene von Arcachon beobachteten Fälle, sowie über die spätere Zunahme und allgemeinere Verbreitung der Krankheit in dem Küstenstriche des Departements *Gironde* veröffentlichte. Seine Mittheilungen sind dann später von Gintrac bestätigt, alsbald aber ist von diesen und andern Beobachtern [4] der Nachweis geführt worden, dass sich der endemische Pellagra-Heerd keineswegs nur auf diesen, von dem linken Ufer der Garonne, dem Flüsschen Ciron und der Küste begränzten Theil der Gascogne beschränkt, sondern sich auch in weiterem Umfange über das Departement *Landes* verbreitet hat, und dass die Krankheit hier in grösserer Extensität als dort herrscht [5]. — Kleinere Pellagra-Heerde, die neueren Ursprunges sind, trifft man in den Departements *Hautes-* und *Basses-Pyrenées* [6], ferner im Thale von Vernet (Departement *Pyrenées orient.*) [7] und in der Ebene von Lauragais, und zwar

1) Die einzige erheblichere Ausnahme hiervon bildet die Provinz Cuneo (Piemont), wo im Jahre 1847 die Zahl der Pellagra-Kranken 294 betrug, im Jahre 1879 aber nur 34 Pellagröse angetroffen wurden.

2) Die Angaben über das Vorkommen von Pellagra in Ungarn, dem Banate, in Egypten und in Algier beruhen auf ganz unzuverlässigen Mittheilungen: die Schilderung, welche Pruner (l. c. 179) von dem von ihm in Egypten beobachteten Krankheitsfalle giebt (ein bräunliches Exanthem, Parese der oberen Extremitäten und Muskelatrophie), entspricht keineswegs dem Bilde von Pellagra, und dem Berichte von de Bucherie (De la pellagre etc. Strasb. 1858) gegenüber, in welchem des Vorkommens der Krankheit in Constantine gedacht wird, erklären Armand (Méd. et hyg. des pays chauds. Par. 428) und Bertherand (nach Pietra Santa in Journ. d'hyg. 1880. Decbr. 619) übereinstimmend, dass, mit Ausnahme eines sehr zweifelhaften Falles (Armand), Pellagra in Algier niemals beobachtet worden ist.

3) Eine vollständige Geschichte der Krankheit in Frankreich bis zum Jahre 1845 hat Roussel gegeben.

4) Marchand, Hiard, Sorbets, Balhadère, Bouchard, Lavielle, Lalesque.

5) Im Arrond. von Dax (Depart. Landes) soll die Krankheit nach Lavielle (p. 113) in der neuesten Zeit abgenommen haben.

6) Bataille, Nogués, Laurens, Balhadère. — 7) Courty

in dem Arrondissement von Villefranche (Departement *Haute-Garonne*)[1] und Castelnaudary (Departement *Aude*)[2] an; an allen diesen Punkten jedoch, und namentlich an den letztgenannten, herrscht die Krankheit nur in sehr geringem Umfange. — Demnächst sind aus einigen andern Gegenden Frankreichs, aus *Paris*[3]), den Departements *Seine-Oise*[4]), *Marne*[5]), *Allier*[6]), *Maine-Loire*[7]), *Ille-et-Vilaine*[8]), aus *Rouen*[9]) u. a., Beobachtungen über sporadische Fälle von Pellagra mitgetheilt worden, auf welche ich bei Besprechung der Aetiologie der Krankheit noch speciell zurückkommen werde.

Caillat, der erste, der über das Vorkommen von Pellagra in *Rumänien* berichtet hat, erklärt, dass die Krankheit daselbst vor dem Jahre 1846 nicht beobachtet worden sei — eine Angabe, welche v. Theodori in soweit bestätigt, als sein Vater, der als dirigirender Arzt am ersten Hospitale in Rumänien thätig war, das erste Auftreten der Krankheit in das Jahr 1833 verlegt, im Jahre 1846 aber den ersten Pellagra-Kranken in das Hospital aufgenommen hat. Jetzt ist die Krankheit dort ziemlich allgemein verbreitet, in der Moldau allerdings mehr als in der Wallachei[10]), wo Felix die ersten Fälle in den Jahren 1859—1861 in der Ortschaft Muscel (District von Campulungu) beobachtet hat. Die Aufmerksamkeit der Aerzte auf das endemische Vorherrschen von Pellagra in Rumänien ist erst durch die Schrift von v. Theodori hingelenkt worden; seitdem sind zahlreiche Arbeiten über die Krankheit daselbst veröffentlicht worden[11]), aus denen hervorgeht, dass die Districte Ott (Slatina), Arges (Pitesti), Dimbovitza, Prahova, Buzen, Neamtzu (Piatra), Succava (Folticeni) und Dorohoi Hauptsitze von Pellagra bilden. Seit dem Jahre 1878 hat die Krankheit, wie Felix erklärt, in einigen Gegenden zu-, in andern abgenommen; die Zahl der in Rumänien lebenden Pellagrösen schätzt er auf etwa 4500, also nicht voll 1 pro M. der Gesammtbevölkerung des Landes.

Auf *Corfu* haben sich, nach den Mittheilungen von Typaldos, die ersten Fälle von Pellagra im Jahre 1839 gezeigt, aber erst seit dem Jahre 1856 hat die Krankheit einen endemischen Character angenommen. Zur Zeit der Berichterstattung (1867) war sie in 27 der 117 auf der Insel bestehenden ländlichen Ortschaften vorherrschend, jedoch nur in sehr mässigem Umfange, so dass die Zahl der Erkrankungen etwa 3.2 pro M. der Bevölkerung derselben betrug.

§. 62. Zwei Momente in der Geschichte der Pellagra sind es, welche der Forschung nach dem *Entstehen der Krankheit* von vorne herein eine bestimmte Richtung geben; ich meine den Umstand, dass Pellagra erst in der neueren, bez. neuesten Zeit als ein bis dahin unbekanntes Leiden aufgetreten, und sodann die Thatsache, dass die Krankheit in ihrem Vorkommen auf ein überaus enges Gebiet beschränkt ist. — Bezüglich des ersten Punktes herrscht nicht nur unter den Beobachtern, welche über das erste Auftreten der Krankheit in Spanien, Italien, Frankreich, Rumänien und Corfu berichtet

---

1) Calès. — 2) Roussilhe. — 3) Roussel (II), Villemin. — 4) Gibert. 5) Landouzy, Collard. — 6) Bougière. — 7) Fabre, Billod. — 8) Id. 9) Lendet. — 10) Vergl. Champouillon, Scheiber, Klein, Felix.

11) Ein Verzeichniss sämmtlicher die Pellagra in Rumänien betreffender (meist in romanischer Sprache abgefasster) Schriften findet sich bei Felix S. 27—29.

haben, volle Uebereinstimmung, es spricht dafür auch der Umstand, dass in früheren ärztlichen Berichten aus allen später und jetzt von Pellagra heimgesuchten Gegenden, so namentlich in den medicinisch-topographischen Berichten der italienischen Aerzte des 17. Jahrhunderts, welche den Volkskrankheiten eine besondere Aufmerksamkeit zugewendet haben, vor Allem in der klassischen Schrift von Ramazzini über die Krankheiten der Arbeiter, sich nicht die geringste Andeutung findet, welche auch nur entfernt auf Pellagra zu beziehen wäre [1]. — Bezüglich des zweiten Punktes ist bemerkenswerth, dass die Gegenden, in welchen die Krankheit endemisch herrscht, innerhalb einer Zone liegen, welche vom 42.—46. Grad N. B. reicht, und dass innerhalb dieser engen Begränzung des Verbreitungsgebietes von Pellagra zu allen Zeiten und allen Punkten desselben eigentlich *endemische Krankheits-Heerde* sich ausschliesslich in der *ländlichen Bevölkerung* gebildet haben, in den städtischen Bevölkerungen dagegen immer und überall nur vereinzelte Pellagra-Erkrankungen zur Beobachtung gekommen sind.

„Su tutti i diversi punti di lontanissime parti terraquee," resumiren Lussana und Frua [2], „nelle Asturie spagnuole, nelle Lande francesi, nell' Insubria lombarda, sul Veneto, nel Piemonte, nella media Italia — le prime e consuete vittime della pellagra si mostrarono sempre gli abitatori delle campagne e più propriamente i coltivatore dei campi." Frank [3] erklärt: „tria solum numeramus pellagrae in incolis urbium exempla" und macht auf die Bemerkung von Cerri aufmerksam, dass viele Fälle von Pellagra, welche in Städten beobachtet werden, Landleute betreffen, welche bereits erkrankt aus ihrer Heimath dahin gekommen sind. — Ein sprechendes Zeugniss für das Vorherrschen der Krankheit in der ländlichen Bevölkerung geben ferner die statistischen Erhebungen über die Erkrankungs- und Todesfälle an Pellagra [4]. — Von 1959 in den Jahren 1848—1859 in der Lombardei an Pellagra erlegenen Individuen waren 1853 Landleute (Lombroso); sämmtliche 150 in die Irrenanstalt in Modena aufgenommenen Pellagra-Irre gehörten der Landbevölkerung an; Salerio zählte unter 148 an Geistesstörung leidenden Pellagrösen nur 9, welche nicht Landleute waren, aber auch diese stammten grösstentheils von Landbewohnern her; von 561 von Vigna behandelten Pellagra-Irren waren 493 Dorfbewohner u. s. w. [5]. — In gleicher Weise haben sich die Verhältnisse aber auch bei dem neuesten Auftreten der Krankheit auf Corfu (Typaldos) und in Rumänien (Klein) gestaltet: „le petit nombre de cas de vraie Pellagre," bemerkt Felix mit Bezug auf Rumänien, „observés dans quelques villes, s'explique par le fait, que les habitants des quartiers excentriques de ces villes sont des agriculteurs qui vivent dans les mêmes conditions que les paysans."

Diese Thatsachen berechtigen somit bezüglich der Entstehung und des Characters des *eigentlichen und wesentlichen Krankheitsfactors* zu dem Schlusse, dass derselbe neueren Ursprunges sein, und dass er sich in den einzelnen von Pellagra befallenen Gegenden successive und zwar aus local wirkenden Ursachen entwickelt haben muss, dass also alle diejenigen schädlichen Einflüsse, welche aus allgemein verbreiteten, aus *klimatischen, Witterungs-, Boden-* u. a. ä. Verhältnissen hervorgehen, und welche sich nicht nur in jenen Gegenden zu allen Zeiten, bezw. schon vor Auftreten von Pellagra, fühlbar gemacht haben, sondern

1) Mottoni macht darauf aufmerksam, dass in den sehr sorgfältig geführten Sterberegistern der Städte Chiari und Rudiano, welche bald nach Auftreten der Pellagra einen der intensivsten Krankheits-Heerde abgegeben haben, in den dem Krankheitsausbruche vorhergegangenen 60 Jahren sich nicht ein Todesfall verzeichnet findet, welcher der Bezeichnung der Todesursache nach auch nur entfernt auf Pellagra hindeutete.

2) (II) l. c. 67. — 3) l. c. 284. — 4) Vergl. hierzu die oben mitgetheilte Pellagra-Statistik aus den von der Krankheit heimgesuchten Provinzen Italiens, in welcher die Erkrankungsverhältnisse unter der städtischen und ländlichen Bevölkerung neben einander gestellt sind.

5) Vergl. Parola, Saggio di climatologia e di geografia nosologica dell' Italia. Torino 1881. 754—55.

auch an andern, von der Krankheit verschonten Punkten der Erdoberfläche in gleicher Weise wie dort wirksam waren und noch heute wirksam sind, an der Krankheitsentstehung nur so weit betheiligt sein können, als die Entwickelung jener specifischen Krankheitsursache von ihnen mehr oder weniger abhängig ist — ein Umstand, auf den ich später noch zurückkommen werde.

§. 63. Zu eben diesen, nur indirect wirksamen ätiologischen Momenten glaube ich denn auch die aus der *hygienischen Misère* hervorgehenden Schädlichkeiten, besonders die in dieser Beziehung viel angeschuldigte ungenügende Nahrung bei anstrengender Arbeit, elende Wohnung und andere Attribute der Noth zählen zu müssen, wiewohl die Thatsache, welche hierfür zu sprechen scheint — das fast ausschliessliche *Gebundensein der Pellagra an das Proletariat der ländlichen Bevölkerung* (welches von allen Beobachtern bezeugt wird) und der günstige Einfluss, welchen, zahlreichen Beobachtungen zufolge, eine Verbesserung der Lebens- und speciell der Nahrungsverhältnisse auf die Erkrankten äussert — sich, wie gezeigt werden soll, auch in einem andern Lichte deuten lässt. — Jedenfalls ist die Ansicht zahlreicher Beobachter [1]), dass Pellagra die directe Folge des Einflusses von Armuth, Elend, mangelhafter Nahrung, dass sie ein „morbus miseriae" sei, als ganz unhaltbar entschieden von der Hand zu weisen. —

Die hygienische Misère ist so alt, wie das Menschengeschlecht und sie ist in Ober- und Mittel-Italien, in den nördlichen Provinzen Spaniens, in den südwestlichen Departements Frankreichs nicht grösser als in vielen andern Gegenden dieser Länder, oder als in Russland, Irland, Oberschlesien, Galizien u. s. w., welche doch niemals von Pellagra heimgesucht worden sind. Dem Auftreten der Krankheit in Spanien, Frankreich, Rumänien oder auf Corfu gingen in den socialen Verhältnissen keine irgendwie nennenswerthen Veränderungen vorher, welche etwa eine Steigerung der socialen Missstände in den von Pellagra befallenen Districten hätten zur Folge haben und eben dadurch zu der Entwickelung der Krankheit Veranlassung geben können, und noch weniger lässt sich dies von Ober-Italien behaupten, wo gerade in der Mitte des vorigen Jahrhunderts, zur Zeit des ersten Erscheinens der Pellagra, die socialen Verhältnisse der Ackerbau-treibenden Bevölkerung sich durchaus günstig gestalteten, während die unter der vollsten Schwere einer Missregierung seufzende Bevölkerung des Kirchenstaates von der Krankheit verschont blieb. — Schon Zecchinelli u. a. der ersten Beobachter der Krankheit haben es in Abrede gestellt, dass Noth und Elend wesentliche Ursachen der Pellagra abgeben, und in gleichem Sinne sprachen sich später Frank [2]) u. v. a. aus; im Jahre 1830, zur Zeit als die Krankheit in den Provinzen Brescia, Cremona, Bergamo in weitester Verbreitung herrschte, zählte man im Veltlin zwei Pellagröse, „sebbene grande e non minore al certo che altrove vi sia la miseria e il mal nutrimento nei contadini," wie Balardini [3]) hinzufügt, und im Jahre 1879 ergab die amtliche Erhebung

---

1) So von Menis (I. 138), Mugna, Verga, Gemma aus der Lombardei, de Rolandis, Maffoni aus Piemont, Morelli aus Toscana, Bennati aus Ferrara, Cazenave, Courty (l. c. 696), Marchand (Docum. 214), Gintrac (II), Bouchard, Monribot (l. c. 25), Laurens aus Frankreich, Scheiber aus Rumänien u. v. a

2) l. c. 289. — 3) Topogr. statist.-med. della provincia di Sondrio. Milano 1834. 65.

in der ganzen von der Natur nicht gerade besonders bevorzugten Provinz Sondrio nur 39 daselbst lebende Pellagröse, während in den andern Provinzen der Lombardei die Krankheit nach Tausenden zählte.

§. 64. Die specifische Schädlichkeit, von welcher das Vorkommen von Pellagra abhängig ist, muss in einem Momente gelegen sein, welches eben nur den von der Krankheit betroffenen Gebieten gemeinsam ist, und welches sich eben erst in der Zeit fühlbar zu machen angefangen hat, aus welcher die frühesten Nachrichten über Pellagra stammen. — Von dieser durchaus rationellen Prämisse ausgehend, haben schon die ersten Beobachter der Krankheit in Spanien und Italien, sowie später in Frankreich die Pathogenese mit dem *Genusse von Mais* in einen directen causalen Zusammenhang bringen zu dürfen geglaubt, und diese Ansicht wird heute, auf zahlreiche Erfahrungen und Experimente gestützt, wenn auch nicht unangefochten, von der bei weitem grössten Zahl der Beobachter und Forscher getheilt, unter denen nur darüber noch Meinungsverschiedenheiten bestehen, unter welchen Bedingungen der Genuss von Mais zur Krankheitsursache wird. — Indem ich mich dieser Theorie, und zwar im Sinne derjenigen anschliesse, welche in der *Pellagra einen, dem Ergotismus ähnlichen, durch krankhaft veränderten Mais bedingten Vergiftungs-Process* erblicken, stelle ich im Folgenden die Argumente zusammen, welche für und gegen diese Ansicht geltend gemacht worden sind, oder doch geltend gemacht werden können.

1) Pellagra kommt endemisch nur in Landstrichen vor, in welchen Mais angebaut wird und in welchen derselbe, besonders in Form des Maisbrei (der Polenta der Italiener, Cruchade der Franzosen, Mamaliga der Rumänen) einen Hauptbestandtheil in der Nahrung der grossen Masse, speciell der ländlichen Bevölkerung bildet, während in Gegenden, welche mitten in Pellagra-Gebieten liegen oder denselben unmittelbar benachbart sind, in welchen Mais (in der genannten Form) aber nur ausnahmsweise im Gebrauche ist, ein eigentliches Volksnahrungsmittel also nicht abgiebt, die Krankheit selten oder gar nicht beobachtet wird. — Bezüglich des ersten Punktes dieser Position kann ein Zweifel überhaupt nicht erhoben werden, wenn man das Pellagra-Gebiet überblickt; der zweite findet in einer grossen Zahl in verschiedenen Gegenden dieses Gebietes gemachter Erfahrungen seine Bestätigung. — Schon Strambio hatte darauf aufmerksam gemacht, dass in den Districten der Lombardei, welche Hauptheerde der Pellagra bilden, die meisten Erkrankungsfälle in denjenigen Ortschaften vorkommen, in welchen Maispolenta das mehr oder weniger ausschliessliche Nahrungsmittel der Bevölkerung ausmacht und ebenso wies später Balardini nach, dass in Brescia und Bergamo, den Hauptsitzen der Krankheit, Polenta in so enormen Massen gegessen wird, dass die Maisproduction des Landes für den Bedarf nicht ausreicht, grosse Massen des Korns noch aus den benachbarten Provinzen eingeführt werden müssen, und dass in denjenigen Districten des Landes, in welchen andere Getreide-Arten und namentlich Reis die Stelle des Mais vertritt, Pellagra im geringsten Umfange vorkommt. — Vallenzaska[1]) hatte bemerkt, dass in einigen

1) Della Falcadina. Venez. 1842. 190.

Gegenden der von der Krankheit sehr schwer heimgesuchten venetianischen Provinz Belluno, in welchen der Kartoffelbau eingeführt, und der Gebrauch dieses Nahrungsmittels an Stelle des von Mais getreten war, Pellagra erheblich abgenommen hatte; diese Angabe wird von Pertile mit der allgemeinen Erklärung bestätigt, dass die Krankheit am schwersten in den unteren Theilen der Provinz, wo fast ausschliesslich Polenta gegessen wird, vorherrscht, während sie in den oberen Theilen, wo die Bevölkerung günstiger situirt ist und sich anderer Nahrungsmittel bedient, sehr viel seltener vorkommt; gleichlautend heisst es in dem amtlichen Berichte vom Jahre 1879 [1]): „La causa d'una relativa immunità nel Cadore e nell' Agordino viene spiegata del modo alquanto diverso d'alimentazione di quegli alpigiani ai quali la richezza dei boschi rende meno disgraziatia la vita, potendo essi, oltre della polenta, cibarsi di patate, d'orzo, fugioli e latticini in più larghe proporzioni degli altri villici della provincia." — In der Provinz Novara (Piemont) bildet die Landschaft Canavese, wo Polenta Volksnahrung ist, den Hauptsitz der Pellagra, während in den Gegenden Piemonts, wo neben der aus gutem Mais bereiteten Polenta Kastanien, Waizenbrod, Kartoffeln u. s. w. genossen werden, wie u. a. in den Districten von Biella, Varallo, Pallanza, Domodossola [2]), die Krankheit nur in ganz vereinzelten Fällen oder gar nicht beobachtet wird; dasselbe gilt auch von der Umgegend von Genua und der ligurischen Küste. Aus dem Berichte der Sardinischen Untersuchungscommission über Pellagra, welche der Maistheorie nichts weniger als zugethan war, erfahren wir, dass von 626 Pellagrösen 522, d. h. 83 % ausschliesslich von Polenta gelebt, die übrigen neben Polenta auch noch andere Nahrungsmittel genossen hatten. — Vignoli erklärt, dass in den einzelnen, von Pellagra heimgesuchten Gegenden Toscana's die Häufigkeit der Krankheit in geradem Verhältnisse zu dem Umfange steht, in welchem Polenta das Hauptnahrungsmittel bildet, nachdem schon Chiarugi darauf hingewiesen hatte, dass bei dem ersten Auftreten von Pellagra in Mugello und der Umgegend die Krankheit sich nur in den Ortschaften gezeigt, wo die Bevölkerung fast nur von Mais lebt, diejenigen aber verschont hatte, wo Waizen, Roggen oder Kastanien zumeist genossen werden. — Ebenso bemerkt Felix, dass in denjenigen Gegenden Rumäniens, in welchen vorzugsweise andere Getreidearten und Fische genossen werden, Pellagra gar nicht oder nur sehr selten vorkommt. — Schliesslich will ich noch den von Chiappa betonten Umstand hervorheben, dass Pellagra auf den grossen Landgütern, Schlössern u. s. w. der reichen Grundbesitzer, sowie in Städten, wo Polenta überall mehr als Leckerbissen wie als Nahrung gebraucht wird, kaum bekannt ist. —

2) Es liegt nicht ein Factum vor, welches auch nur andeutungsweise dafür spräche, dass Pellagra schon vor Einführung der Maiscultur in Europa an irgend einem Punkte dieses Erdtheiles beobachtet worden ist, und nirgends hat sich die Krankheit hier früher gezeigt, bevor nicht Mais allgemeines Nahrungsmittel der Bevölkerung geworden war. — Den Beweis hierfür finden wir in einer Vergleichung der Zeit des Auftretens von Pellagra mit der Geschichte der Maiscultur in

1) La pellagra. 146. — 2) La pellagra. 47.

Europa. — Die auf der westlichen Hemisphäre einheimische Pfla soll schon durch Columbus nach Spanien gebracht worden sein, grösserem Umfange ist dieselbe hier aber erst seit dem 3. Decenni des 16. Jahrhunderts angebaut worden, und in die Mitte dieses Se lums fällt auch die Einführung von Mais nach Italien, jedoch ni von Spanien, sondern von der Türkei her (daher die in Italien bräuchliche Bezeichnung „grano turco"), wohin die Pflanze schon fr zeitig durch Spanier gebracht worden war. — Der allgemeine Anl von Mais in Italien datirt jedoch erst aus der Mitte des 17. Ja hunderts und in Frankreich hat derselbe erst im Anfange des laufen Seculums begonnen. Nach Rumänien ist die Pflanze im Jahre 17 durch Niclaus Maurocordato eingeführt und der Bevölkerung Cultur empfohlen worden [1]).

3) Eine derartige Veränderung in der Nahrungsweise, dass Maisgenuss vollständig inhibirt und dafür andere Nahrungsmittel geben werden, hat in zahlreichen, im Beginne der Entwickelung steh den Erkrankungsfällen eine vollständige Heilung der Krankheit berl geführt. — Schon Casal hatte erklärt, dass die erste Bedingung Beseitigung der Pellagra in einer Veränderung der Nahrung, l Ausschluss von Mais aus derselben beruhe und dass dies Verfahren Beginne der Krankheit zur Beseitigung derselben das geeignetste Mi sei. Cerri hat im Auftrage der Mailänder Behörden 10 exqu Pellagröse einer zweckmässigen Fleisch- und Brodnahrung (mit A schluss der Polenta) unterworfen und damit im Verlaufe eines Jah vollkommene Heilung der Kranken erzielt. Aehnliche Beobachtun werden von Brierre de Boismont, Roussel u. a. mitgetheilt.

§. 65. Gegen diese für den Ursprung der Krankheit aus M Genuss geltend gemachten Gründe sind eine Reihe von Bedenken erho worden; man hat vorzugsweise dagegen eingewendet, dass die M Zone, diejenigen Gegenden der Erdoberfläche umfassend, in welc Mais nicht nur angebaut wird, sondern auch einen wesentlichen standtheil in der Nahrung der Bevölkerung ausmacht, sich in weites Umfange über die westliche und östliche Hemisphäre erstreckt, währ das Vorkommen von Pellagra nur auf einzelne, relativ kleine Distr Europas beschränkt ist, dass die Krankheit eben hier erst zu ei Zeit aufgetreten ist, nachdem der Maisbau daselbst schon viele Ja zehnte lang betrieben, und das Korn, unbeschadet der Gesundheit Bevölkerung, genossen worden war, endlich dass sporadische Fälle Pellagra-Erkrankung in verschiedenen Gegenden Frankreichs beobac worden sind, in welchen Mais im Allgemeinen nicht genossen w und von den betreffenden Individuen speciell niemals dauernd genos worden war. — Sieht man von dem letzten, später zu erörtern Argumente vorläufig ab, so kommt den ersten beiden nur so weit Beweiskraft zu, als sie die von vielen Beobachtern [2]) getheilte Ans widerlegen, dass *der ausschliessliche oder doch vorwiegende Mais-Ge an sich, und zwar wegen des geringen Nährwerthes, und beson wegen des geringen N-Gehaltes dieses Nahrungsmittels*, die eigentl

1) Theodori 54. — 2) Fanzago, Strambio, Verga, Paolini, Festler, Vi Morelli, Lussana e Frua, Leonardi, Bonfigli u. a.

Pellagra-Ursache abgäbe — eine Theorie, welche ganz unhaltbar erscheint, wenn man berücksichtigt, dass 1) ungenügende Nahrung allerdings chronische Inanition und Marasmus herbeiführt, sich unter dem Einflusse derselben aber niemals jenes der Pellagra eigenthümliche, ganz characteristische Krankheitsbild entwickelt, ferner dass 2) an Pellagra erkrankte Individuen im Anfange des Leidens nicht selten ganz wohlgenährt erscheinen und die im späteren Verlaufe der Krankheit auftretende Abmagerung wesentlich die Folge der Organ-Erkrankungen und speciell der Darm-Affection ist [1]), dass endlich 3) grosse Völkerschaften, welche ausschliesslich von Reis oder Kartoffeln leben, die, wie die im Folgenden mitgetheilte Analyse zeigt, dem Mais an Nährstoff weit nachstehen, von Pellagra dennoch ganz verschont sind; es enthalten in 1000 Gewichtstheilen:

	N haltige Stoffe	Carbonate	Salze	Wasser
Waizen . . .	186	655	17.2	140
Mais	100	744	16.9	139
Reis	78	781	3.0	137
Kartoffel . . .	17.9	215	9.7	755

Besteht sonach ein directer causaler Zusammenhang zwischen dem Genusse von Mais und der Pellagra-Genese, so muss es sich dabei um gewisse Eigenschaften dieses Nahrungsmittels, welche demselben nicht von Natur eigenthümlich sind, sondern die es erst unter bestimmten Verhältnissen annimmt, d. h. um eine durch Verderbniss oder Erkrankung veränderte Frucht handeln. — Schon mehrere der ersten Beobachter des Pellagra, Casal, Frapolli, Gherandini u. a., hatten die Vermuthung ausgesprochen, dass der Entstehung der Krankheit der Genuss von verdorbenem Mais (mais guasto) zu Grunde liege, später richtete sich die Aufmerksamkeit der Forscher auf die Natur dieser Verderbniss des Korns, bez. die Bedingungen, unter welchen dieselbe erfolgt, die Art der Veränderung, welche das Korn dabei erfährt, und die Beziehungen, welche die so veränderte Frucht zur Pathogenese erkennen lässt, und wenn diese Untersuchungen auch noch nicht zu einer definitiven Lösung der Frage geführt haben, so ist doch bis zu einem hohen Grade von Wahrscheinlichkeit, und zwar experimentell, der Beweis geführt, *dass sich bei der Verderbniss des Maiskorns, vielleicht unter dem Einflusse der dabei auf dem Korne auftretenden Epiphyten, gewisse giftige Stoffe in demselben entwickeln, welche die eigentliche Krankheitsursache abgeben.*

§. 66. Die Maispflanze bedarf zu ihrem vollkommenen Gedeihen ein den tropisch- oder subtropisch-gelegenen Gegenden annähernd entsprechendes Klima und einen lockeren, kräftigen (am besten lehmhaltigen Sand-) Boden; je weniger eine Oertlichkeit in ihrem klimatischen und geologischen Character diesen Bedingungen entspricht, um so mangelhafter reift das Korn, um so leichter unterliegt es einer Verderbniss, und diese tritt besonders dann ein, wenn das Korn in noch feuchtem Zustande gesammelt und aufbewahrt wird. — Roussel, Bataille, Michelacci u. a. haben darauf hingewiesen, dass in denjenigen Breiten, deren klimatische Verhältnisse die vollkommene Reife

1) Vergl. Sormani 250.

der Pflanze gemeinhin ermöglichen (also namentlich in den Hein
ländern des Mais, wie auch in Indien, Vorder-Asien u. s. w.), Pel
ganz unbekannt ist, dass das Verbreitungsgebiet dieser Krankhei
rade in solche Breiten fällt, wo bei Mangel der genannten Bedingu
die Frucht weniger gut gedeiht, das Korn oft nicht zur vollen
gelangt, dass aber auch hier durch gewisse Vorkehrungen, durch
zweckmässige Behandlungsweise der Frucht der Verderbniss ders
vorgebeugt werden kann, und es sich eben daraus erklärt, dass m
in gemässigten Breiten gelegene Gegenden, in welchen Mais g
wird und eine hervorragende Rolle in der Volksnahrung spielt,
einer Immunität von Pellagra erfreuen. —

Dieser Auffassung der *Pellagra-Genese aus dem Genusse von der nicht vollkommen reif geschnitten, feucht gesammelt, in feu Zustande aufbewahrt und in Folge dessen verdorben ist*, bege wir bei Balardini, Facen, Assandri, Triberti, Tass Liberali, Girin, Pertile, Cambieri, der Gesammtheit rumänischen Aerzte, sowie überhaupt dem grössten Theile der ne Beobachter. — Tassani bemerkt, dass diejenigen Districte i Provinz Cremona am schwersten an Pellagra leiden, in welchen Bevölkerung vorzugsweise den sogenannten Quarantin-Mais (Zea praecox), d. h. die geringste Sorte desselben geniesst; die späte saat, die spät im Herbste erfolgende, daher selten vollständige der Frucht bei der Erndte, die schlechte Aufbewahrungsweise gerade darum schlecht ist, weil diese Maissorte nur zur Nahrung den ärmeren Theil der Bevölkerung, nicht, wie der grosse Herbst- der August-Mais für den Handel bestimmt ist) des bei feuchter V rung eingesammelten nassen Korns, alles dies trägt vorzugswei einer schnellen Verderbniss des Korns bei. — Scheiber, der übr die Mais-Theorie der Pellagra-Genese in Abrede stellt, macht d aufmerksam, dass die wallachische Landbevölkerung Siebenbür welche trotz des auch bei ihr beliebten Genusses der Mais-Polent Pellagra frei ist, von den mit ihr stets in nachbarlicher Berüh stehenden Sachsen schon längst die bessere Bearbeitung der F bessere landwirthschaftliche Manipulation des Getreides und M gelernt hat, den Mais möglichst reifen lässt und ihn überdi Scheunen und auf dem Boden trocknet, während die von Pel heimgesuchte wallachische Landbevölkerung Rumäniens das nich nügend gereifte, nasse Korn in Gruben schüttet, wo es dumpf bez. verdirbt [1]. — Typaldos macht bezüglich des Auftretens Pellagra auf Corfu folgende interessante Mittheilung: Der auf der gebaute Mais gedeiht gewöhnlich ganz vortrefflich und giebt ein Nahrungsmittel ab; seit etwa 30 Jahren aber (der Bericht datir dem Jahre 1866, das erste Auftreten von Pellagra auf Corfu aus Jahre 1839) hat der Weinbau auf Corfu sehr grosse Verbreitung wonnen und, besonders in einzelnen Gegenden, die Maispflanzu fast vollkommen verdrängt, so dass seitdem grosse Quantitäten Korns aus den benachbarten Ländern, speciell aus Albanien, Grie land, Süd-Italien und aus den Donau-Provinzen dahin eingeführt w

1) Eine Bestätigung dieser Angaben, speciell bezüglich des unreifen Zustandes, in welch Mais in Rumänien geerndtet wird, findet sich auch bei Theodori l. c. 65 und Felig

müssen, um den Bedarf zu decken. — Der aus den erstgenannten Ländern kommende Mais ist ebenso gut, wie der auf Corfu gewachsene, aber der aus Rumänien importirte ist, zum Theil in Folge der langen Seereise, sehr häufig verdorben und schimmelig, und zwar hat Typaldos sich davon überzeugt, dass gerade dieses rumänische Product die grösste Masse des daselbst consumirten Maises ausmacht und dass ein grosser Theil des Korns in sehr verdorbenem Zustande auf den Markt kommt.

§. 67. Eine weitere Bestätigung dieser Auffassung geben die Erfahrungen, welche über den zuvor angedeuteten *Einfluss von Witterungs- und Boden-Verhältnissen* auf das Gedeihen der Maisfrucht, bez. auf die Krankheitsfrequenz gemacht worden sind. — In Italien ist wiederholt und nicht selten in weitem Umfange eine auffallende Zunahme in der Zahl der an Pellagra Erkrankten — eine Art von Pellagra-Epidemie — beobachtet worden, sobald in Folge ungünstiger Witterungsverhältnisse Misserndte erfolgt, das Maiskorn mangelhaft entwickelt, wegen Nahrungsmangels der Bevölkerung halbreif eingebracht worden war, und in nassem Zustande aufbewahrt und verbraucht wurde. — Schon frühere Beobachter waren auf diesen Wechsel der Krankheitsfrequenz in einzelnen Jahren aufmerksam geworden [1]), und fortgesetzte Beobachtungen haben eben gelehrt, dass solche Perioden der Exacerbation der Pellagra vorzugsweise den durch Misserndte und Hungersnoth ausgezeichneten Jahren entsprochen haben. Chiappa, Hildenbrand, Menis, de Rolandis u. a. wiesen auf die in den Jahren 1755, 1801, 1815—17, 1822 bis 1823, 1829—30 und 1838 in dieser Beziehung gemachten Erfahrungen hin, Tassani bemerkte, dass im Jahre 1830 im Cremonesischen diejenigen Ortschaften am schwersten an Pellagra litten, in welchen die Beschaffenheit des Korns besonders schlecht ausgefallen war, und dass dieselbe Beobachtung auch im Jahre 1838 und in späteren Perioden daselbst gemacht worden ist. — In Piemont hat, wie u. a. Girin erklärt, Pellagra in theuren Jahren, in welchen der Landmann nicht das vollkommene Reifen des Mais abwartet und aus der vorzeitig eingesammelten Frucht ein schlechtes Mehl bereitet wird, stets am heftigsten geherrscht und gleiche Erfahrungen liegen aus dem Jahre 1853—54 aus Ferrara, vom Jahre 1873 (nach schweren Ueberschwemmungen) aus Mantua [2]), vom Jahre 1874 aus dem Modenesischen [3]), wo nach vollkommener Misserndte des vorhergegangenen Jahres die Landbevölkerung auf den ausschliesslichen Genuss schlechter Polenta angewiesen war, u. a. vor.

Ebenso, wie von der Witterung, ist das Gedeihen des Maiskorns von den oben genannten *Bodenverhältnissen* abhängig; dem entsprechend begegnet man der Pellagra besonders häufig in Gegenden mit magerem Sand-, Sumpf-, Thon-Boden u. ä., der sich zur Maiscultur wenig eignet, auf dem ein Missrathen der Frucht also um so eher eintritt, worüber Mittheilungen von Hammer aus der Lombardei, von Girin aus der Landschaft Canavese (Piemont), von Marchand aus den Landes u. a.

---

1) So u. a. Cerri (Giornale l. c.), der im Gegensatze zu der relativ geringen Zahl Pellagröser in Somma (Prov. Mailand) in den Jahren 1876 und 1877 eine auffallende Krankheitszunahme daselbst im Jahre 1878 beobachtet hat.

2) Vergl. Parola l. c. 753. — 3) Martinelli, Maragliano.

vorliegen. — Felix macht darauf aufmerksam, dass in Rumänien schwersten die Bevölkerung der bergigen Districte leidet, in wel der Mais am schwersten reift, und dass die Zahl der Erkrankun im Verhältnisse zu der mehr oder weniger guten Erndte des K steht.

§. 68. Mit der immer mehr und mehr Boden gewinnen Ueberzeugung, dass nicht der Genuss von Mais an sich, sondern von *verdorbenem Mais* die Ursache von Pellagra abgiebt, musste den Forschern die Frage aufdrängen, an welche mit der Verderb des Maiskorns eintretende Veränderung in demselben die pathog tische Wirkung gebunden ist, was in dem verdorbenen Mais das eig liche *Pellagra-Gift* darstellt. — Schon Sette hatte die Vermuth ausgesprochen, dass es sich dabei, ähnlich wie bei Mutterkorn, einen giftigen parasitischen Pilz handele und diese Idee ist von Ba dini aufgenommen und weiter verfolgt worden. — Er fand muffigem Mais einen grünlich gefärbten Pilz, der von ihm mit Namen „Verderame" belegt, von Cesati als zur Gattung „Spo rium" gehörig erkannt und „Sporisorium maïdis" benannt worden Vergiftungsversuche, welche Balardini mit derartig erkranktem an Thieren und Menschen anstellte, gaben Resultate, welche Vermuthung über den Ursprung der Pellagra zu rechtfertigen erschienen. Hühner, welche mit solchem Mais gefüttert worden magerten ab, verloren die Federn, wurden paretisch und gingen u andern nervösen Erscheinungen zu Grunde; bei Menschen stellten Brennen im Halse, Verdauungsstörungen und Durchfall ein. — T des ungünstigen Votums, welches Rezzi als Berichterstatter einer dem R. Istituto Lombardo zur Prüfung der Balardini'schen deckung ernannten Commission, und zwar namentlich auf Grund Thatsache, dass die Verderame auch in vielen andern Gegen welche von Pellagra ganz frei sind, wie namentlich in Unteritalien, Mais sehr häufig vorkommet, über dieselbe abgab, schlossen Roussel und Costallat der Balardini'schen Theorie an, und Tardieu[1]) gab im Namen der von dem französischen landwirthsch lichen Minister ad hoc ernannten Commission ein derselben günst Votum ab.

So schien die Frage gelöst, als Lombroso[2]) den Gegens aufs Neue einer exacten Untersuchung unterwarf. Er bestätigte nächst die von Balardini gewonnenen Resultate der Vergiftu versuche mit verdorbenem Mais, und zwar traten bei seinen an Mens gemachten Versuchen die der Pellagra eigenthümlichen Erscheinu im Bereiche der Haut und des Nervensystems noch entschiedener bei Balardini hervor. — Bei Hühnern beobachtete er Diarr Ausfallen der Federn und Tod, bei Ratten Abmagerung, choreaa Bewegungen, Contracturen und ebenfalls letalen Ausgang, bei gesu Menschen nach längerem Gebrauche einer aus dem Mais guasto reiteten Tinctur, Verlust des Appetits, Erbrechen, Diarrhoe, Absc pung der Haut, Schwindel, Pupillenerweiterung, mangelhafte Ernähr

---

1) Sein Bericht ist in der Schrift von Costallat abgedruckt.
2) In den Schriften II und III.

Gleichzeitig aber wies er nach, dass die Ansicht von Balardini, derzufolge die Verderame das eigentlich giftige Princip sei, auf einem Irrthum beruhen müsse, da dieser Pilz überhaupt sehr selten, und zwar so selten vorkommt, dass es ihm auf einer Reise durch die ganze Lombardei nicht gelungen war, denselben auf Mais zu finden, und auch zwei der bedeutendsten italienischen Botaniker, welche nach dem Pilze gesucht, denselben nur auf einzelnen wenigen Körnern entdeckt hatten. Wahrscheinlich hatte Balardini, wie Lombroso vermuthet, das Sporisorium mit Penicillum glaucum verwechselt, welches auf feuchtem, muffigem Mais allerdings überaus häufig angetroffen wird, das sich jedoch nach den von Lombroso mit demselben angestellten Vergiftungsversuchen als vollkommen unschädlich erwies. — Angesichts dieser positiven und negativen Thatsachen hielt sich Lombroso zu dem Schlusse berechtigt, dass das giftige Princip nicht in Form eines parasitischen Pilzes dem Maiskorn anhafte, sondern dass sich mit der Verderbniss des Korns in dem Parenchym desselben Substanzen entwickeln, welche in jener specifischen Weise toxisch wirken und die eigentliche Pellagra-Ursache abgeben. — Weitere von ihm in Verbindung mit Dupré, Brugnatelli und Erba [1]) angestellte Untersuchungen über diese im Maiskorn sich bildenden Zersetzungsproducte haben ergeben, dass es sich dabei wesentlich um das Auftreten eines fetten Oels (Maisöl) und eines (von Lombroso „Pellagrozeïn", von Erba „Maïzina" genannten) Extractivstoffes handelt, welche in gesundem Mais niemals angetroffen werden, dass das Auftreten dieser Zersetzungsproducte im Korne auch künstlich hervorgerufen werden kann, wenn man dasselbe der Fermentation aussetzt, dass diese Stoffe in der heissen Jahreszeit dargestellt viel giftiger wirken als wenn sie bei kalter Witterung gewonnen sind und dass sie in ihrer Einwirkung auf den thierischen Organismus eine Reihe von Erscheinungen hervorrufen, welche zwar nicht vollständig das Gepräge des Symptomcomplexes von Pellagra tragen, doch, als exquisiter Ausdruck einer schweren cerebro-spinalen Affection, manche Analogieen mit den bei Pellagra beobachteten Erscheinungen erkennen lassen. — Bei einer Beurtheilung dieser vortrefflichen Arbeiten von Lombroso sind übrigens zwei Umstände nicht ausser Augen zu lassen, einmal dass die Vergiftungsversuche an Thieren angestellt sind, welche sich, und zwar verschiedene Thierklassen verschieden, den Giften gegenüber vielfach anders verhalten als Menschen, und sodann, dass es sich dabei um acute Vergiftungen gehandelt hat, während Pellagra auf chronischer Vergiftung beruht.

Es hat selbstverständlich nicht an Angriffen gegen die Entdeckungen von Lombroso und gegen die von ihm entwickelte Theorie von der Pellagra-Genese gefehlt, so von Gemma, Bellini, Lussana (III und IV), Ciotto, Bonfigli u. a. [2]), auch Biffi als Berichterstatter einer von dem R. Istituto Lombardo ernannten Untersuchungs-Commission hat sich über dieselbe sehr zweifelhaft ausgesprochen, dagegen stimmen die von Tizzoni und den rumänischen

1) Diese Mittheilungen finden sich in den Schriften IV V. VI und VII.

2) In einem gegen Lussana und Ciotto gerichteten Artikel (Gaz. med. Lombard. 1880. Nr. 47) weist Lombroso die Kritiklosigkeit nach, mit welcher dieselben ihre Vergiftungs-Experimente angestellt haben.

Aerzten (Felix) gewonnenen Versuchs-Resultate mit denen Lombroso vollkommen überein, vor allem aber hat Cortez Veranlassung und in Gemeinschaft mit Husemann eine grö Zahl sehr exact ausgeführter Vergiftungsversuche mit den ihnen Lombroso und Erba gelieferten Mais-Präparaten angestellt und von Lombroso erhaltenen Resultate fast in allen Punkten bestä so dass an der Zuverlässigkeit derselben wohl nicht der gerin Zweifel bestehen kann. Allerdings bleibt dabei noch immer frag in wiefern die Bildung jener giftigen Stoffe in verdorbenem, bez. mentirendem Mais von der Anwesenheit der dabei stets auftrete niederen Organismen abhängig ist.

§. 69. Wenn somit die Frage nach der Ursache der Pell durch die Arbeiten von Lombroso, wenn auch nicht endgültig löst, so doch, meiner Ansicht nach, ihrer Lösung nahe geführt so findet die in dem Vorhergehenden entwickelte Theorie von Krankheitsentstehung zudem noch eine sehr wesentliche Stütze in *Aehnlichkeit, welche Pellagra mit anderen analogen Vergiftungskr heiten und namentlich mit Ergotismus erkennen lässt.* — Schon Str bio, Jansen, Hildenbrand und andere ältere Beobachter, s Rayer neuerlichst haben auf diesen Umstand aufmerksam gemacht; besonderem Gewichte dürfte die in dieser Beziehung von Hebra gegebene Erklärung [1]) sein: „Ich habe Pellagrakranke in gr Anzahl beobachtet. Das Krankheitsbild hat unzweifelhaft die gr Aehnlichkeit mit anderen, durch verdorbene Vegetabilien he geführten Intoxicationen; nur ist die Wirkung langsamer, aber wegen nicht minder tiefgreifend, und der Verlauf des Uebels schleppen Man wird unwillkürlich an den Ergotismus erinnert."

§. 70 Gegen diese Theorie von der Pellagra-Genese aus Genusse von verdorbenem Mais sind zwei Einwendungen erh worden, welche eine kurze Erörterung nothwendig machen: 1) Thatsache, dass in manchen für die Maiscultur nicht weniger ungün gelegenen Gegenden, wie in den von Pellagra heimgesuchten, l angebaut wird und ein Volksnahrungsmittel bildet, ohne dass Krankheit daselbst vorkommt und 2) der Umstand, dass in mehr Orten Frankreichs, wie oben [2]) mitgetheilt, sporadische Fälle Pellagra beobachtet worden sind, ohne dass dieselben auch nur fernt mit Mais-Vergiftung haben in Zusammenhang gebracht we können.

Bezüglich des ersten Punktes ist namentlich darauf ein be deres Gewicht gelegt worden, dass in Burgund, in der Bresse un Franche-Comté viel Mais gebaut und genossen wird, Pellagra dort ganz unbekannt ist. Dagegen haben Roussel und Costa darauf hingewiesen, dass in allen diesen Gegenden der frisch gesamn Mais vor der Aufbewahrung und dem Gebrauche vollständig getrocl oder vielmehr gedörrt, und eben damit einer Verderbniss des K vorgebeugt wird. Dasselbe Verfahren wird, wovon ich mich wie

1) In dem von Virchow herausgeg. Handb. der spec. Pathol. III. Th. 1 203. Anm. 2.
2) S. 162.

holt zu überzeugen Gelegenheit gehabt habe, auch in Unter-Italien beobachtet, wo Mais-Polenta übrigens eine sehr viel geringere Rolle als in Ober-Italien spielt. — In seiner interessanten Arbeit über Pellagra theilt Salas mit, dass in Mexico, wie in ganz Amerika, der Mais unmittelbar nach der Erndte ausgekörnt und das Korn sodann ebenfalls in der Sonne vollständig getrocknet wird; allerdings kommt auch hier, besonders gegen Ende des Winters, zuweilen verdorbener Mais vor, allein derselbe wird gewöhnlich zum Pferdefutter gebraucht, nur in geringen Quantitäten von der armen Bevölkerung gesundem Mais beigemischt, vor der Speisebereitung aber gewissen Manipulationen ausgesetzt, welche ihn unschädlich machen.

Das zweite Bedenken erledigt sich wesentlich damit, dass die meisten Fälle jener sogenannten „sporadischen Pellagra“ offenbar auf diagnostischen Irrthümern beruhen. — Roussel hat dieselben als „unités factices“, als willkürlich gedeutete Symptomcomplexe bezeichnet, in welchen nervöse und psychische Affectionen mit Störungen im Digestionsapparate und krankhaften Erscheinungen auf der Haut zusammengefasst und unter dem Namen „Pellagra“ beschrieben worden waren; Billod ging so weit zu behaupten, es handle sich bei Pellagra principaliter um eine Geistesstörung, und wenn sich derselben Erkrankungen des Verdauungs-Apparates und der Haut hinzugesellten, dann sei das „Pellagra“ fertig; andere, wie Hardy [1]), hatten Pellagra mit chronischem Alcoholismus confundirt, und so war Tardieu vollkommen zu der Erklärung berechtigt, dass unter den französischen Aerzten niemals eine solche Begriffsverwirrung wie über Pellagra geherrscht habe. Uebrigens mussten jene Berichterstatter bezüglich „sporadischer Pellagra“ zugeben, dass diese Fälle doch immer nur eine Aehnlichkeit mit der endemischen Krankheit darböten, und so sah sich denn auch Roussel veranlasst, dieselben als „Pseudo-Pellagra“ zu bezeichnen. Auf diesem Standpunkte der Kritik stehen nun fast alle neueren Beobachter, wie Chaussit, Vernois, Pellizari, Brierre de Boismont (II) u. v. a.; Dejeanne, der die hierher gehörigen Beobachtungen in grosser Ausführlichkeit zusammengestellt und einer gründlichen Beurtheilung unterzogen hat, erklärt, es seien „maladies fort différentes les unes des autres, et fort différentes de la pellagre endémique, non-seulement par l'étiologie, mais encore par les expressions mêmes des symptômes et de leur enchaînement.“

Uebrigens soll damit keineswegs in Abrede gestellt werden, dass nicht ausnahmsweise auch ausserhalb der Pellagra-Heerde sporadische Fälle der Krankheit vorkommen, wie ja auch unzweifelhaft vereinzelte Erkrankungen an Aussatz ausserhalb der Aussatz-Heerde beobachtet worden sind. — Schon Bouchut [2]) hatte in dieser Beziehung die Frage aufgeworfen, ob nicht auch andere Getreidearten, so namentlich Hafer, unter gewissen Umständen ähnliche Veränderungen wie Mais erleiden, und damit Veranlassung zum Auftreten von Pellagra in solchen Gegenden geben könnten, in welchen Mais nicht gebaut und nicht gegessen wird, und in gleicher Weise äussert sich Husemann [3]): „Es liegt durchaus kein Hinderniss vor, dass nicht noch ein

1) Traité de la pellagre. Par. 1866. — 2) Arch. gén. de méd. 1867. Novbr. 503.
3) l. c. 272.

ähnliches toxisches Princip sich in anderem Material entwickele, ches in chemischer Beziehung den Körnern von Zea Maïs nahe st ohne dass dasselbe von der nämlichen Pflanze abstammt. Es l die Möglichkeit nahe, dass auch in dem Mehl anderer Getreidea unter dem Einflusse bestimmter äusserer Bedingungen ein Zersetzu process mit Bildung von eigenthümlichen Stoffen eintritt, deren mählige Einführung in den Organismus zu Erscheinungen führt, we entweder identisch mit denen der Pellagra sind, oder doch gr Analogieen mit denselben zeigen." — Auffallend ist übrigens Umstand, dass sporadische Fälle von Pellagra ausserhalb Fra reich noch niemals vorgekommen, wenigstens noch niemals beobac worden sind.

§. 71. Die von einigen der ersten Beobachter der Pell ausgesprochene Ansicht, dass sich die Krankheit auf dem Wege *Contagion* verbreite, wird von allen neueren Forschern aus posit und negativen Gründen aufs entschiedenste bestritten; die fast a lute Immunität, deren sich die städtische Bevölkerung, trotz des haftesten Verkehrs mit den Bewohnern der ländlichen Umgeb von Pellagra erfreut, dürfte für die Entscheidung der Frage in gativem Sinne allein ausreichend sein [1]). — Die gleiche Uebe stimmung, wie bezüglich der Nicht-Contagiosität, herrscht unter bei weitem grössten Theile der Beobachter [2]) bezüglich der *erbli Uebertragbarkeit von Pellagra*, wenn die Ansichten derselben auch rüber auseinander gehen, ob es sich dabei um die Ererbung der Kr heit selbst, bez. um die angeborene Dyscrasie — „si nasce p grosi", sagt die piemontesische Commission — oder um eine erei specifische Prädisposition, wie etwa bei Scrophulose, oder endlich um einen angeborenen Schwächezustand handelt, der sich aus deteriorirten Gesundheitsverhältnissen der Eltern erklärt und d die Herabsetzung der Widerstandsfähigkeit des Individuums g äussere Einflüsse die Empfänglichkeit desselben für die specifis Einflüsse steigert. — Das Vorkommen der Krankheit unter S lingen würde zu Gunsten des erstgenannten Uebertragungs-M sprechen, wenn nicht mehrere Berichterstatter, s. u. a. Lussana Frua erklärten, dass auch Säuglinge bereits mit Mais-Polenta fûttert werden.

Welche Bedeutung diesem Momente übrigens für die Krankheitsverbrei zukommt, lässt sich aus den vorliegenden, sehr differenten Angaben nich stimmen. Die piemontesische Commission hat in 927 Fällen nur 189 (ca. 2 evident erbliche gefunden; nach Lombroso liess sich in 472 Fällen nur 7 (ca. 16 %) Erblichkeit nachweisen; Maragliano fand in 150 selbstbeobach Fällen die Erblichkeit 26mal (22 %) ausgesprochen, wogegen eine Untersuc an 815 in Irrenanstalten lebenden Pellagrösen ergab, dass 415 derselben (also 50 %) von pellagrösen Eltern abstammten. — Boudin hat constatirt, da 657 Ehen mit 740 pellagrösen Kindern in je 100 Ehen 15mal Mann und pellagrös waren, 24mal nur der Mann, 27mal nur die Frau erkrankt war, 1 beide Ehegatten gesund waren und mehrere pellagröse Kinder hatten, 1 endlich ebenfalls die Eltern gesund waren, aber nur ein pellagröses Kin getroffen wurde.

---

1) Vergl. La Pellagra p. 344—361. — 2) Felix (l. c. 17) stellt die erbliche Uebertr der Krankheit in Abrede.

Eine sichere Entscheidung dieser Frage liesse sich selbstverständlich nur dadurch herbeiführen, dass die Zahl derjenigen Pellagra-Kranken constatirt wird, welche von pellagrösen Eltern geboren, sogleich nach der Geburt den pathogenetischen Einflüssen dauernd entzogen, später erkrankt sind; derartige Zählungen habe ich in den vorliegenden Berichten nicht gefunden.

Alphabetisch geordnetes Verzeichniss der in dem Kapitel über Pellagra benützten und citirten Schriften.

Adriani, La pellagra nella provincia dell' Umbrio. Perugia 1880. — Agostini, Annal. univ. di med. 1874 Decbr. 478. — Albera, Trattato teor.-prat. della malattia ... volgarmente detta Pellagra. Varese 1781. — Balardini, Della pellagra etc. Milano 1845. — Balhadère, De la pellagre. Par. 1859. — Bartolozzi, Sulla pellagra in Valdinievole. Pescia 1877. — Bataille. Revue thérap. du Midi 1853. Juill. — Bellini, Gaz. med. Lombard. 1873. Nr. 26. — Bennati, Raccogliton med. 1880. Decbr. 473. — Biffi, Relazione della commissione etc. Milano 1875, auch in Gaz. med. Lombard. 1875. Nr. 21. 22. — Billod, Annal. méd.-psychol. 1855 und Arch. gén. de méd. 1858. March. 257. — Boërio, Istoria della pellagra. Torino 1817. — Bonfigli, Il Raccoglitore med. 1879. 30. Gennaio, 10. Avrile, 1881. 30. Avrile seq. — Bouchard, Recherch. nouvell. sur la pellagre. Par. 1862. — Boudin, Annal. d'hyg. 1861. Janv. — Bougière, Gaz. des hôpit. 1844. Nr. 79. — Brierre de Boismont (I) Arch. gén. de méd. 1830. Decbr. (II) Annal. méd.-psychol. 1866. VIII. 161. — Brugnoli, Malattie popol. nel Bolognese. Bologna 1878. — Caillat, Union méd. 1854. Avril. — Calderini, Annal. univ. 1844. — Calés, Bull. gén. de thérap. 1845. Mai. — Calori, Scoperta dell' origine della pellagra etc. Bologna 1824. — Cambieri, Gaz. med. Lombard. 1869. Nr. 28. — Cappi, Annali univ. di med. 1880. Giugno 514. — Casal, Historia natural médica del principado de Asturias, seguido de la descripcion de la enfermedad conocida per el vulgo con el nombre de mal de la rosa. Madr. 1762. — Cazenave, Gaz. des hôpit. 1852. Nr. 74. 293. — Cerioli, Annal. univ. di med. 1820. Gennaio 22. — Cerri (I) Giorn. della più recente litter. med.-chir. 1792. II. 175, III. 200. (II) Annal. univ. di med. 1819. Agosto 188. — Champouillon, Mém. de méd. milit. 1868. Mars 191. — Chaussit, Annal. des malad. de la peau 1851. Janv. — Chiappa, Annali univ. di med. 1833. Gennaio. — Chiarugi, Saggio di ricerche nella pellagra. Firenze 1814. — Ciotto cf. Lussana (IV). — Cipriani, Gaz. méd. de Paris 1846. 982. — Collard, De la pellagre sporad. dans le Dpt. de la Marne. Par. 1860. — Comolli, Gaz. med. di Milano 1848. 305. — Cortez, Ein Beitrag zur Wirkung der Fäulnissstoffe. Gött. 1878. Vergl. auch Husemann. — Costallat. Étiologie et prophylaxie de la pellagre etc. Paris 1860. — Courty, Gaz. méd. de Paris 1850. Nr. 28. 32. 34. — Dejeaune, De quelques pseudopellagres. Par. 1871. — Dejerine, Compt. rend. 1881. Tom. 93. N. 2. p. 91. — Fabre, De la pellagre . . . à l'asyle d'aliénés de St. Gemmes. Montp. 1868. — Facen, Memoriale della med. contemporanea 1842. Septbr. und Gaz. med. Lombard. 1869. Nr. 18. — Facheris, Delle malattie del dipartimento del Serio, u. c. Pellagra. Bergamo 1804. — Fanzago, Memor. sopra la pellagra del territorio Padovano. Pad. 1789. — Farini, Memor. della soc. med.-chir. di Bologna 1839. II Nr. 2. — Felix, Sur la prophylaxie de la pellagre. Genève 1882. — Ferraris, Giorn. della soc. med.-chir. di Torino 1839. II. 395. — Festler, Giorn. per servire ai progr. della patol. 1844 (Memor. sopra la pellagra. Venez. 1844). — Fontana, Repert. med.-chir. di Torino 1823. 289. 1826. 337. — Frank, Prax. med. univ. praecepta. Part. I. Vol. III. Sect. II. 263. — Frapolli, Animadversiones in morbum vulgo Pellagra dictum. Mediolani 1771. — Frigerio, Cenni stat. del manicomio Pesarese. Pesaro 1874. — Gambieri, Relazione sul Manicomio di Ferrara. Ferr. 1865. — Garbiglietti, Atti dell' acad. med.-chir. di Torino II. 386. — Gemina, Gaz. med. Lombard. 1871. Nr. 41. — Gemma, Annal. univ. di med. 1873. Luglio e Agosto 249 und Gaz. med. Lombard. 1873. Nr. 18. 19. 38, 1874. Nr. 7. 8. — Gherardini, Descrizione della pellagra. Milano 1780. Deutsch Lemgo 1792. — Gibert, Gaz. méd. de Paris 1853. 504. — Gintrac (I) Journ. de méd. de Bordeaux 1836. Juin. (II) ib. 1863. Août, Spt. — Girin, Journ. de de Lyon 1848. Janv. — Girolami, Sulla pellagra nella prov. di Urbino e P 1853. — Guerreschi, Atti della soc. med.-chir. di Parma. 1814. XIV. — Han (I) Journ. de méd. de Bordeaux 1829. Mai und Bull. de l'Acad. de méd. 1832. (II) Bull. de l'Acad. 1851. Nr. 26 und Revue méd. 1852. Mai. 539. — Ham in Hufeland, Journ. der Heilk. 1840. Mai. 94. — Hiard, Gaz. des hôpit. Nr. 91. 362. — Hildenbrand, Annal. schol. clin. med. Ticinensis. Pap. 18 100. — Husemann, Arch. für experim. Pathologie 1878. IX. 226. Vergl. Cortez. — Jansen, De pellagra diss. Leyd. 1788. — Klein, Memorabilien Nr. 10. — Lalesque, Mém. sur la pellagre landaise etc. Bord. 1847. — douzy, Bull. de l'Acad. 1852. XVII. 629 und Union méd. 1860. Nr. 81. 32. Nr. 17. — Laurens, Étiologie et traitement de la pellagre. Par. 1866. - Lavi Topogr. med. du canton de Dax. Par. 1879. 113. — Leonardi, Raccoglitore m 1873. XXIV. 321. — Leudet, Gaz. méd. de Paris 1867. 319. 339. 399. — Libe Giorn. per servire ai progr. della patol. 1847. Luglio. — Lombroso (I) La pel nella provincia di Mantova. Roma 1878. (II) Studi clin. ed esperimentali natura . . della pellagra. Milano 1870. (III) Esperienze per lo studio . . pellagra. Milano 1869. (IV) Indagine chimiche, fisiologiche e terapeutiche sul guasto. Milano 1872. (V) Gaz. med. Lombard. 1875. Nr. 38 und Rivista sl Bologna 1875. Decbr. 368. (VI) Lo Sperimentale 1876. Septbr. 353 seq. (VII) clin. di Bologna 1878. Gennaio 8 seq. (VIII) Gaz. med. Lombard. 1869. Nr. Lussana (I) Gaz. med. Lombard. 1853. Nr. 7 seq. (II) Lussana e Frua, pellagra. Milano 1856. (III) Gaz. med. Lombard. 1875. Nr. 33. (IV) L e Ciotto, Gaz. med. Lombard. 1880. Nr. 1 ff. — Maffoni, Atti dell' acad. chir. di Torino. II. 453. — Maragliano, Giorn. della società ital. d'igiene I. 149. 245. — Marchand, Gaz. méd. de Paris 1843. 484 und Documents servir à l'étude de la pellagre des Landes. Par. 1847. — Martinelli, Union 1878. Nr. 50. — Menis, Saggio di topogr. stat.-med. della provincia di Br Bresc. 1837. I. 135. — Michelacci, Della pellagra. Milano 1870. — Mie Il manicomio di S. Benedetto in Pesaro. Pesaro 1878. — Monribot, De la pel Paris 1865. — Morelli, La pellagra etc. Firenze 1855. — Mottoni, Gaz. di Milano 1848. Nr. 40 ff. — Mugna, Annal. univ. di med. 1846. Septb Nogués, Journ. de méd. de Toulouse 1862 Decbr. — Odoardi, Di una s particolare di scorbuto. Diss. Venez. 1776. — La pellagra in Italia. Roma (Amtlicher, von dem Ministero di Agricoltura veröffentlichter Bericht.) — Pao Annal. des malad. de la peau. 1852. Septbr. — Pellizari, Annal. univ, Febr. — Pertile, Gaz. med. di Milano 1848. 416. — Porta, Effemeride del med. 1840 Septbr. — Pujati bei Odoardi. — Ramati, Sulla pellagra ne varese. Tor. 1843. — Relazione sulla pellagra nella provincia di Brescia. 1879. — Robolotti, Della pellagra cremonese. Padova 1865. — de Rola (I) Repert. med.-chir. di Torino 1822. 227. (II) ib. 1823. 505. — Romano, speciali sulla pellagra nel Friuli. Milano 1880. — (Rosa) De epidemicis et co morbis acroasis. Neap. 1788. 172. Anm. 86. — Roussel (I) De la pellagre. France. Paris 1845. (II) Revue méd. 1842. Juli. 5, 1843. Juli. 342. (III) gén. de méd. 1866. Janv., Févr. — Roussilhe. Journ. de méd. de Bordeaux Mai. — Sacchi. Pellagra nella provincia di Mantova. Firenze 1878. — S Dissert. sur la pellagre. Par. 1863. — Scheiber, Viertelj. für Dermatologie II. 417. — Sette, Giorn. crit. di med. analitica 1823. IV. Fasc. VI. — S Osserv. teor.-prat. che formano la storia di una particolare malattia. Venez. — Sorbets, Gaz. des hôpit. 1858. Nr. 97. 387. — Strambio, De pellagr servationes. 3. Voll. Mediol. 1786—89. Deutsch. Leipz. 1796. — Tassani (I) med. di Milano 1847. 173. (II) Notizie igien. della provincia di Como. M 1865. — Terzaghi in einem Briefe an Frank l. c. 263. — v. Theodori pellagra diss. Berol. 1858. — Tizzoni, Rivista clin. di Bologna 1876. Agosto — Tommasini, Gaz. di Parma 1814. Settembr. — Typaldos, Essai sur la lagre observée à Corfou. Athèn. 1867. — Vacca (I) Osserv. sopra la pellagr Contado Massese. Modena 1862. (II) Sulla pellagra nella prov. di Modena. Mo 1879. — Verga, Gaz. med. Lombard. 1848. Nr. 49. — Vernois, Annal. d 1866. Octbr. 428. — Vignoli, Gaz. med. federativa. 1850. Nr. 21. — V Giornale fisico-med. del Brugnatelli 1795 IV. — Willemin, Arch. gén. de 1847. March. 347. Mai. 36. — Zanetti, Acta acad. Leopold. 1778. VI. obs. 2 Zecchinelli, Annal. univ. di med 1818. Decbr.

III. Acrodynie

(Mal des pieds et des mains. Erythème épidémique).

§. 72. Unter diesen und andern Namen haben zuerst französische Aerzte [1]) eine Krankheit beschrieben, welche in den Jahren 1828 und 1829 in mehreren Orten *Frankreichs*, in grosser Verbreitung namentlich in Paris, epidemisch aufgetreten war und welche manche so frappante Aehnlichkeiten theils mit Ergotismus, theils (und noch mehr) mit Pellagra erkennen lässt, dass, wenn über die Essentialität und Ursachen derselben noch manche Zweifel bestehen, sie doch hier unter den Intoxications-Krankheiten vorläufig einen Platz finden mag.

Den Krankheitsanfang bezeichneten gemeinhin Erscheinungen einer mehr oder weniger intensiven Reizung der Magen-Darmschleimhaut, Magendruck, Uebelkeit, Erbrechen, diarrhoische oder selbst dysenterische Durchfälle, welche in manchen Fällen bis gegen Ende der Krankheit andauerten und den Kranken sehr herunterbrachten; dazu gesellte sich gewöhnlich Röthung und Wulstung der Conjunctiva des Auges und eine zumeist bald vorübergehende ödematöse Schwellung des Gesichtes. Einige (5—12) Tage später traten Formication und flüchtige, oft sehr intensive, den Nadelstichen ähnliche Schmerzen in den Händen und Füssen oder heftiges Brennen in den Fusssohlen, demnächst eine über grössere Flächen verbreitete Hyperästhesie auf, die sich bei höherer Temperatur steigerte und selbst den leichtesten Druck unerträglich machte. In andern Fällen, oder nachdem diese Erscheinungen krankhaft gesteigerter Sensibilität voraufgegangen waren, litten die Kranken an Anästhesie, besonders in den Fusssohlen, ähnlich wie bei Tabes. Mit der Entwickelung dieser nervösen Symptome war gemeinhin der Ausbruch eines erythematösen oder dem Erysipel ähnlichen Exanthems verbunden, welches sich vorzugsweise über Hände und Füsse, nicht selten auch in weiterem Umfange über die Extremitäten, mitunter selbst über einzelne Theile des Rumpfes verbreitete, wobei die Haut allmählig verdickt, runzelich und schliesslich, in Folge reichlicher Pigmentablagerung, dunkel, bräunlich oder schwärzlich verfärbt erschien; namentlich zeigte sich diese Pigmentirung in der Gegend der Brustwarzen, am Unterleibe, am Halse und in den Falten an den grossen Gelenken. In schwerer entwickelten Fällen traten im späteren Krankheitsverlaufe Paroxysmen krampfhafter Zufälle oder paretische Erscheinungen in den Extremitäten ein; die Glieder befanden sich im Zustande eines tonischen Spasmus in anhaltender Flexion, oder die Kranken vermochten Gegenstände nicht zu greifen und festzuhalten, sie schwankten beim Gehen u. s. f. — Bei längerer Dauer dieser nervösen Zufälle trat Abmagerung der ergriffenen Extremitäten und Oedem der Ober- und Unterschenkel, zuweilen auch allgemeines Anasarka ein. — Die Krankheit verlief stets fieberlos; die Dauer derselben betrug von einigen Wochen bis zu mehreren Monaten und zwar trugen Rückfälle zur langen Dauer wesentlich bei. Selten und nur bei alten und geschwächten Individuen endete das Leiden, besonders in Folge der lange anhaltenden Diarrhoe, tödtlich. Die Genesung erfolgte stets langsam und immer blieb noch längere Zeit anhaltende Schwäche und ein Gefühl von Steifigkeit in den ergriffen gewesenen Extremitäten zurück. — Die Nekroskopie hat über die Natur und den Sitz der Krankheit nicht den geringsten Aufschluss gegeben; die sorgliebste Untersuchung (makroskopisch) des Rückenmarks und Nervensystems überhaupt ist resultatlos geblieben; „l'acrodynie," erklärt **Andral**, „est une de ces maladies que l'anatomie pathologique ne peut éclairer en aucune manière."

---

1) **Bayle**, Revue méd. 1828. IV. 445; **Chardon** ib. 1830. III. 51. 374; **Cayol** ib. II. 48; **Chomel** ib. III. 485; **Genest**, Arch. gén. de méd. 1828. XVIII. 232, 1829. XIX. 63. 357; **Longueville** ib. 1828. XVIII. 310; **Villeneuve** ib. 122. 311; **Hervez**, Journ. gén. de méd. 1828. CV. 15; **François** ib. 760; **Montault** ib. CVI. 170; **Prus** ib. 385; **Kuhn**, Bullet. des sc. méd. 1829. XV. 252; **Sédillot**, Gaz. méd. de Paris 1833. 206; **Andral**, Gaz. des hôpit. 1833. Septbr.; **Clairat**, Considér. sur la malad. épidémique etc. Par. 1829; **Miramond**, Diss. sur l'affection épidém. etc. Par. 1829; **Rue**, Essai sur la maladie qui a régné épidémiquement etc. Par. 1829; **Ratier**, Clinique des hôpit. 1828. 20. Novbr.

Die Acrodynie hatte sich zuerst im Winter 1827—28 in P in vereinzelten Fällen über die ganze Stadt verbreitet, vorzugsw aber im Quartier Hotel-de-Ville und in der Strasse Petits Augustins zeigt; gegen den Frühling steigerte sich die Zahl der Erkrankun und zwar in einem solchen Umfange, dass gegen Ende des Somm die Zahl derselben etwa 40 000 betrug, und inzwischen waren a Nachrichten über das Vorherrschen der Krankheit aus Meaux, Tro St. Germain-en-Laye, Noyon u. a. O. Frankreichs eingelaufen. Während des darauf folgenden Herbstes und Winters kamen wie nur vereinzelte Fälle vor, im Frühling 1829 aber nahm die Krankl in Paris von neuem einen epidemischen Character an, trat gleichze in Coulommiers, Soisy-sous-Etiolles, Montmirail u. a. O. auf, herrsc bis gegen den Herbst und erlosch sodann im Winter vollständig.

Dem einstimmigen Urtheile aller Beobachter nach war Acrody im Jahre 1828 als ein in Frankreich bis dahin ganz unbekan Leiden erschienen und, so weit die vorliegenden epidemiographisc Mittheilungen aus vergangenen und aus dem Anfange des laufen Jahrhunderts reichen, bez. zu meiner Kenntniss gekommen sind, m ich diese Angabe nicht nur bestätigen, sondern auch im Einverstä nisse mit Andral, welcher Acrodynie als eine „maladie inconnue jusq là dans la monde“ bezeichnet, dahin erweitern, dass es in der Littera überhaupt an früheren Beobachtungen, bez. Beschreibungen oder a nur Andeutungen der Krankheit vollkommen fehlt [1]). Nach d Jahre 1830 sind aus verschiedenen Gegenden Frankreichs Beric über sporadische Fälle von Acrodynie veröffentlicht worden [2]), wel jedoch sehr wesentliche Abweichungen von dem aus der Epide 1828—30 entworfenen Krankheitsbilde erkennen lassen; nur die Barudel [3]) 1859 unter den Truppen in Lyon beobachteten, verein gebliebenen Krankheitsfälle tragen vollkommen das Gepräge der Ac dynie, ebenso ein von Roucher [4]) bei einem französischen Solda in Setif (*Algier*) beobachteter Krankheitsfall, in welchem neben andern characteristischen Symptomen Brennen in den Fussohlen später in den Schenkeln sehr ausgesprochen war; auch die von dros [5]) beschriebene kleine Epidemie, welche 1874 im Feldlager Satory (bei Versailles) in einem Regimente geherrscht hat (ihm sel sind innerhalb 2 Monaten 14 Erkrankungsfälle vorgekommen), dü hierher zu zählen sein, wiewohl die gastrischen Symptome we ausgeprägt waren, Hyperästhesie, Krämpfe und hydropische Ersch nungen ganz fehlten.

In der neueren Zeit sind Acrodynie-Epidemieen denn auch einigen andern Gegenden der Erdoberfläche, und zwar 1846 in einig

1) Die Mittheilung von Santo Nicoletti über eine 1806 in Padua bei mehreren Sold beobachtete Krankheit, an welcher, nach Angabe des Berichterstatters, auch S. Ma aus Savigliano im Jahre 1762 gelitten haben soll, und welche Ozanam (Hist. méd. malad. épid. 1835. IV. 242) unter dem Namen „Pédionalgie“ beschreibt, lässt sich in ke Weise auf Acrodynie deuten. (Vergl. hierzu auch Corradi, Annal. delle epid. occors Italia. Part. IV. 582.) Dasselbe gilt von den Mittheilungen, welche Mc Gregor über im Jahre 1812 und 13 unter den englischen Truppen in Spanien beobachtetes Fusslei (Med.-chir. transact. 1815. VI. 381) gegeben hat.

2) So von Raimbert (Revue méd.-chir. 1848. Mai); Chéveriat (Gaz. des hôpit. 1850. und Beau (ib. 1862. 302) aus Paris, von Saucerotte (ib. 716) aus Luneville, von Gan (ib. 1878. 286) aus Darney (Vosges) u. a.

3) Mém. de méd. milit. 1861. I. 347.

4) Union méd. 1866. Novbr. 409.

5) Mém. de méd. milit. 1875. Septbr. und Octbr. 428.

Gefängnissen in *Belgien*, 1854 unter den französischen Truppen auf dem orientalischen Kriegsschauplatze (in der *Krimm und in Constantinopel*) und 1866 in *Mexico* unter mexicanischen und französischen (algierischen) Soldaten beobachtet worden.

Dem epidemischen Auftreten der Krankheit im December 1845 in *Belgien* waren, dem Berichte von Vleminckx [1]) zufolge, vereinzelte Erkrankungsfälle schon im Verlaufe der Jahre 1844 und 45 in dem Correctionshause St. Bernard in Brüssel vorhergegangen und eben dieses Institut bildete denn auch neben den Gefängnissen in Gent und Namur den Hauptsitz der Epidemie. — Mit Ausnahme der auch in dieser Epidemie nur ausnahmsweise vorkommenden Digestionsstörungen entsprach das Krankheitsbild vollkommen der von den französischen Aerzten gegebenen Schilderung der Krankheit; in einem Falle wurde Gangrän der untern Extremität, in einem andern Gangrän des Scrotum beobachtet. Der Krankheitsverlauf gestaltete sich in dem Gefängnisse in Brüssel besonders schwer, so dass von 288 daselbst erkrankten Individuen 33 erlagen; aus dem Berichte geht aber hervor, dass in vielen Fällen eine Complication der Krankheit mit Typhoid bestand. — Auch in den in der *Orient-Armee* beobachteten Fällen von Acrodynie, deren Zahl der Berichterstatter Tholozan [2]) auf etwa 5—600 veranschlagt, waren Erscheinungen von Darmerkrankung weniger ausgesprochen, als in der ersten französischen Epidemie, auch Conjunctivitis und Hautaffection waren seltener, dagegen Oedem, welches den nervösen Symptomen stets vorherging, constant. — In *Mexico* beschränkte sich die Epidemie, nach den Mittheilungen von Laveran [3]), lediglich auf eine Abtheilung mexicanischer Franctireurs und auf ein Bataillon algierischer Tirailleure; hier verlief die Krankheit genau unter denselben Erscheinungen wie 1829 in Paris.

§. 73. Ueber die *Aehnlichkeit, welche die Krankheitserscheinungen bei Acrodynie mit denen bei Ergotismus und Pellagra* erkennen lassen, herrschte unter französischen Aerzten, welche die Epidemie in den Jahren 1828—29 beobachtet hatten, eine nahezu vollkommene Uebereinstimmung, und einzelne derselben, wie Ratier, Kuhn u. a. sprachen auch ihre Ueberzeugung dahin aus, dass es sich bei der Krankheit um einen der Pellagra oder dem Ergotismus ähnlichen Intoxicationsprocess handele. — Auch die belgischen Aerzte haben jene Analogie in dem Symptomencomplexe nicht verkannt, so u. a. Stanquez, der erklärte, dass die Krankheit aufs lebhafteste an Raphanie erinnere; und dass sich dieselbe Ansicht auch späteren Beobachtern der Acrodynie aufgedrängt hat, geht daraus hervor, dass sie in der Erforschung der Krankheitsursache eine besondere Aufmerksamkeit der Qualität der von den Erkrankten genossenen *Nahrungsmittel*, speciell des Getreides und Brodes zugewendet haben. — Wenn die auf diesen Punkt hingerichteten Untersuchungen, wie in der ersten, so in allen folgenden Epidemieen, zu negativen Resultaten geführt haben, so ist darum die Möglichkeit einer den zuvor erörterten Intoxicationskrankheiten ähnlichen

1) Bull. de l'Acad. de méd. de Belgique 1846. V. 410, nach Mittheilungen von Tosquinet und Stanquez aus Brüssel, von Chamberlain aus Namur und Mareska aus Gent; vergl. auch den Bericht von de Maeyer, Annal. de la soc. de méd. d'Anvers 1846. 443.

2) Gaz. méd. de Paris 1861. 647 ff. — 3) Mém. de méd. milit. 1876. 119.

Vergiftung durch Nahrungsmittel bei Acrodynie nicht ausgeschlos Stanquez, welcher versichert, dass die sorglichste Untersuchung in dem Correctionshause in Brüssel genossenen Getreides nicht geringste Spur einer Verderbniss desselben hat erkennen lassen, f seiner Erklärung doch hinzu: „ce qui est incontestable, c'est qu'il intoxication" [1]). Bemerkenswerth ist übrigens der Umstand, dass Krankheit in der Epidemie 1828—29 fast nur in der ärmeren Vo klasse, und zwar vorzugsweise in *Kasernen*, *Hospizen*, *Gefängnissen* andern ähnlichen geschlossenen Räumlichkeiten geherrscht hat, de Bevölkerung einer gleichmässigen Diät unterworfen gewesen war wo sich nach dem Auftreten des ersten Falles die Krankheit als über alle Bewohner, oder doch über den grössten Theil derselben breitete. So wurden in der Kaserne de l'Oursine in einem Batai fast 300 Mann auf einmal von Acrodynic ergriffen; in der Kase des Faubourg du Temple blieb kein Soldat verschont, im Hos Marie Thérèse erkrankten von 40 daselbst lebenden Individuen 36 u — In Belgien war die Epidemie ausschliesslich auf Gefängnisse schränkt, wobei in Brüssel die interessante Beobachtung gemacht wor war, dass alle ausserhalb des Correctionshauses, bez. im Freien schäftigten Sträflinge von der Krankheit ganz verschont blieben. Im orientalischen Kriege und in Mexico herrschte die Krankheit in einzelnen Truppentheilen — ein Umstand, der die Annahme Laveran, dass Ueberanstrengung im Dienste die eigentliche Kra heitsursache abgegeben habe, ganz unhaltbar erscheinen lässt.

Ueber die Ursache der Acrodynie schwebt demnach vorläufig n ein Dunkel; ob dasselbe doch schliesslich in dem Nachweise ei alimentären (toxischen) Schädlichkeit seine Lösung finden wird, la ich dahingestellt.

IV. Pelade. Columbische Maiskrankheit.

§. 74. Nach einer Mittheilung von Roulin [2]) kommt in Colu bien, speciell in den Provinzen Neyva und Mariquita, eine Erkranku des Mais durch Mutterkorn — Mais peladero — vor, in Folge de das Korn gesundheitsschädliche Eigenschaften annimmt. Bei Mensc treten nach dem Genusse der erkrankten Frucht Ausfallen der Ha (*Pelade*) — eine Erscheinung, die um so auffallender ist, als Ka köpfigkeit in jenen Gegenden, selbst bei Greisen, zu den Seltenhei gehört —, zuweilen auch Lockerung der Zähne und Ausfallen selben, niemals aber die dem Ergotismus eigenthümlichen, nervösen o

1) Eine von einigen Beobachtern versuchte Identificirung von Acrodynie mit Dengue ist verkehrt; auch die von Le Roy de Méricourt (Bull. de l'Acad. de méd. 1865 XXXI. 53) ausgesprochene Ansicht, dass es sich in der Epidemie 1828—29 in Paris Trichinose gehandelt habe, halte ich für unbegründet; nicht nur der Symptomencom sondern auch der Verbreitungsmodus der Acrodynie spricht entschieden gegen diese An

2) Journ. de chimie méd. 1829. V. 606; Transact. méd. 1830. I. 620.

gangränösen, Zufälle ein. In gleicher Weise leiden Thiere (Schweine, Maulesel u. a.) in Folge des Genusses von Maismutterkorn, gleichzeitig aber beobachtet man bei denselben Parese und Abmagerung der hinteren Extremitäten. Hühner, welche von dem Mais peladero genossen haben, legen Eier ohne Kalkschale, was sich, wie Roulin glaubt, daraus erklärt, dass in Folge einer krampfhaften Contraction des Eileiters das Ei früher ausgestossen wird, bevor sich die Kalkhülle um dasselbe abgelagert hat. — In Peru und in Mexico kommt die Pelade niemals vor, was bezüglich Mexicos von Celle[1]) bestätigt wird. — Neuere Mittheilungen über diese Krankheit in Columbien fehlen[2]).

Bemerkenswerth in Betreff der Wirkung des Maismutterkorns ist die Beobachtung von Haselbach[3]), dass bei 11 Kühen nach dem Genusse von krankem Mais (er spricht von Ustilago maidis, wahrscheinlich aber war es Maismutterkorn) Verwerfen eintrat, und dass zwei trächtige Hündinnen, welchen er das kranke Korn in Pulverform gereicht hatte, abortirten. Neuerlichst hat auch Estachy[4]) Beobachtungen über die wehentreibende Kraft von Maismutterkorn mitgetheilt.

V. Milk-Sickness.

(Sick Stomach, Swamp Sickness, Milchkrankheit.)

§. 75. In mehreren Gegenden der Vereinigten Staaten von Nord-Amerika kommt unter den pflanzenfressenden Säugethieren, besonders unter dem Rindvieh, seltener unter Schafen, Pferden und Wild, eine Krankheit vor, welche auf Grund eines derselben wesentlich characteristischen Symptoms, einer lähmungsartigen Schwäche und krampfhaft zitternder Bewegungen des Körpers, mit der volksthümlichen Bezeichnung „the trembles“ belegt worden ist[5]).

---

1) Hygiène prat. des pays chauds. Par. 1848. 173.
2) Husemann, der bei seinen Untersuchungen über die Wirkungen von verdorbenem Mais (Arch. für experiment. Pathol. 1878. IX. 276) auf den Bericht von Roulin aufmerksam geworden ist, hat in St. Fé de Bogota Erkundigungen über Pelade eingezogen, dieselben sind jedoch resultatlos geblieben.
3) Magazin der Thierheilkde. 1860. 211.
4) Bull. gén. de thérap. 1877. XCIII. 85.
5) Ich stelle hier die den Gegenstand betreffende Litteratur, soweit mir dieselbe bekannt geworden, alphabetisch geordnet zusammen: Bericht (I) in Transylv. Journ. of med. 1829. Febr. 145. — Bericht (II) in Transact. of the Kentucky State med. Soc. 1868. — Bericht (III) in Philad. med. and surg. Reporter 1870. July 102. — Carson ib. 1880. Octbr. 299. — Coleman, Philad. Journ. of med. and phys. Sc. 1822. Aug. 322. — Crookshank ib. 1826. Aug. 252. — Crooks Philad. med. and surg. Reporter 1873. July 22. — Drake, Notices concerning Cincinnati. Cinc. 1810. — Forry, The climate of the U. S. and its endemic influences etc. New York 1842. — Graff, Amer. Journ. of med. Sc. 1841. April 351 (Hauptschrift). — Haines, Philad. Journ. of med. and phys. Sc. 1822. Aug. 331. — Haller in Transact. of the Illinois State med. Soc. 1856. — Lea, Philad. Journ. of med. and phys. Sc. 1821. Mai 50. — Lewis, Transylvania Journ. of Med. 1829. Mai 241. — M'Call, Amer. med. Recorder 1823. VI. 254. — Minturn, Lond. med. Times and Gaz. 1857. April 420. — Seaton, Philad. med. Examiner 1842. Nr. 10. — Shelton, Transylvania Journ. of med. 1836. April. — Simpson, On milk sickness. Lexington 1839. — Smith, Boston med. and surg. Journ. 1868. Jan. 471. — Sutton in Transact. of the Amer. med. Assoc. 1858. XI. — Wright, Amer. med. Recorder 1828. Apr. 401. — Yandell, Transylvania Journ. of med. 1828. Aug. 309.

Bei den von der Krankheit in leichterem Grade ergriffenen Thieren beobachtet man, neben Abneigung gegen das Futter, Schwerbeweglichkeit und leichtes Zittern, das sich erheblich steigert, sobald das Thier lebhaftere Bewegungen macht. — In höherem Grade der Krankheitsentwickelung erreicht die Schwäche einen solchen Grad, dass sich das Thier nicht aufrecht zu erhalten vermag, unter heftigem Zittern des ganzen Korpers, anhaltendem Hin- und Herwerfen des Kopfes, zuweilen auch ausgesprochen convulsivischen Bewegungen zusammenstürzt, ohne sich wieder erheben zu können. Die Muskeln sind rigide, namentlich die Bauchmuskeln aufs äusserste contrahirt, nicht selten besteht Erbrechen, das Thier verbreitet einen eigenthümlich stinkenden Athem um sich, die Augen sind glanzlos und blutunterlaufen und schliesslich tritt unter äusserster Dyspnoë, zumeist schon nach wenigen Stunden, der Tod ein. Wird das schwer erkrankte Thier zu lebhafteren Anstrengungen, bez. zu schnellem Laufen angehalten, so stürzt es plötzlich nieder und verendet innerhalb weniger Minuten. — Bei der Autopsie der gefallenen Thiere [1]) fand Graff in der Schädelhöhle sehr starke Füllung der Sinus, die Venen der Hirnhäute von dunklem, flüssigem Blute strotzend gefüllt, die Pia getrübt. auf derselben ein mehr oder weniger reichliches, eitriges Exsudat, das Gehirn auffallend weich; ebenso Spuren von Entzündung an den Rückenmarkshäuten, die Medulla spinalis sehr blutreich; der Magen- und Darmcanal bis aufs äusserste contrahirt, die Schleimhaut des Magens und Dünndarms gerothet; Lungen, Leber, Milz und Nieren sehr blutreich, die Milz oft ums Doppelte geschwellt und, wie die Leber, auffallend weich; das Blut dunkel, dünnflüssig, nirgends die Spur eines Blut-Coagulums.

Den Hauptsitz der Krankheit bilden die *Prairieländer* (*Indiana, Illinois, Ohio, Missouri*) *und die westlichen Mittelstaaten* (*Tennessee, Kentucky, Virginien*) *Nord-Amerikas;* vereinzelt ist dieselbe auch in Alabama, Georgien und Süd-Carolina beobachtet worden, während sie aus Nord-Carolina, wo sie früher vorzugsweise an den Ufern des Yadkin geherrscht hat, in Folge vollständigen Anbaues des Bodens jetzt ganz verschwunden ist.

§. 76. Die ersten *Nachrichten über das Vorkommen der Trembles* datiren schon aus dem Anfange des vorigen Jahrhunderts; der französische Missionär, Bischof Hennepin, der zu jener Zeit längs der Flüsse bis weit in den Westen Nord-Amerikas vorgedrungen war, erwähnt der Krankheit, genauere Berichte über dieselbe stammen erst aus der Zeit, in welcher die europäischen Colonisationsversuche sich auf die westlichen Staaten zu erstrecken anfingen und die furchtbaren Verheerungen, welche die Krankheit unter den Heerden der ersten Ansiedler anrichtete, die allgemeine Aufmerksamkeit erregten. Ganze Gemeinden lösten sich, nachdem sie an einem Orte kaum festen Fuss gefasst, wieder auf, um dieser Geissel des Viehstandes zu entgehen, viele blühende Gegenden des Landes blieben eben deswegen lange Zeit unbewohnt und wenn die Krankheit in der neueren und neuesten Zeit auch erheblich an Extensität abgenommen hat, so herrscht sie doch noch in manchen Gegenden, wie u. a. in Monroe Cy., East Tenn. (Carson), unter den Heerden in verderblicher Weise. — In manchen Jahren seltener, in andern häufiger, tritt sie nicht selten als Epizootie auf.

---

1) Die Autopsie betrifft Fleischfresser, welche Graff mit dem Fleische von Kühen, die an Trembles verendet waren, vergiftet hatte. — Aehnliche Veränderungen scheinen nach den von ihm und Mc Call gegebenen kurzen Notizen auch bei dem originär erkrankten Rindvieh angetroffen zu werden.

§. 77. Wenn auch zu allen *Jahreszeiten* und bei jeder *Witterung* beobachtet, zeigt sich das Leiden doch vorzugsweise häufig während des Sommers und Herbstes und bei heisser, trockener Witterung viel verbreiteter als bei feuchter, daher in trockenen Jahren in besonderer Prävalenz [1]). — Eine nicht zu verkennende Beziehung hat die Seuche ferner zu bestimmten *Oertlichkeiten*, bez. *Weideplätzen*. Die an allen von derselben heimgesuchten Gegenden gemachten Erfahrungen geben den Beweis, dass das Vieh nur dann erkrankt, wenn es auf bestimmten, meist kleinen, eng begränzten Plätzen, in einer Schlucht oder auf einem Wiesengrunde weidet, dagegen gesund bleibt, so lang es von demselben ferne gehalten wird, dass eine Umzäunung dieser Plätze daher der Heerde einen vollkommenen Schutz bietet und ein Durchbrechen der Zäune durch die Thiere neue Erkrankungen unter denselben zur Folge hat. — An manchen Orten ist die Seuche nur in der Heerde einer Farm beobachtet worden, während die Thiere in der ganzen Nachbarschaft sich voller Immunität erfreuten; Forry bemerkt, dass niemals und nirgends eine weitere Verbreitung des Seucheheerdes über die ursprünglich inficirende Stelle hinaus beobachtet worden ist, dass die Heerde der Enzootie zwar oft eine Beschränkung, niemals aber eine Erweiterung erfahren haben, dass die Krankheit also niemals neu in Gegenden aufgetreten ist, in welchen sie nicht von jeher einheimisch war. Gewöhnlich sind diese Seucheheerde, wie bemerkt, sehr beschränkt, nur ausnahmsweise verbreiten sie sich über grössere Landstriche, so namentlich in den Prairieländern, wie u. a. in Indiana, wo die Krankheit auf einem fast 100 (engl.) Meilen längs des Wabash sich hinziehenden schmalen Uferstriche enzootisch herrscht.

§. 78. Ob und in wie fern bestimmte *Bodeneigenthümlichkeiten* für dieses Haften der Krankheit an einzelnen Punkten entscheidend sind, lässt sich aus den hierüber bisher angestellten Untersuchungen nicht beurtheilen. Feuchtigkeit oder Trockenheit des Bodens sind in dieser Beziehung ohne Belang [2]), bedeutungsvoller scheint die *Culturfähigkeit und der Anbau des Bodens* zu sein; Graff bemerkt, dass der Character der enzootischen Districte in Edgar Cy., Ind., etwas Eigenthümliches hat, dass dieselben etwas höher als die Umgebung, auf Erdrücken liegen, dass sie im Allgemeinen einen schlechten Boden haben, der Baumwuchs schwächer und verkrüppelt erscheint, die Gegend mitunter das Aussehen einer Haide hat, dass in Gegenden mit einem üppigen Graswuchs dagegen die Krankheit niemals vorkommt. Darin stimmen alle Beobachter [3]) überein, dass die Seuche von den Thieren nur in Waldrevieren oder auf unangebautem Lande acquirirt wird, dass regelrechter Anbau einen sicheren Schutz gegen das Leiden gewährt, das Vieh auf gut gehaltenen Wiesen niemals erkrankt und dass Vernachlässigung der Bodencultur nicht selten das Wiederauftreten der einmal beseitigten Schädlichkeit des Weideplatzes zur Folge hat.

1) Crookshank, Lea, Mc Call, Coleman, Minturn, Yandell, Haller, Thompson (bei Haller), Simpson, Shelton u. a.
2) Coleman, Simpson, Yandell u. a.
3) Dixon (bei Lea), Coleman, Lewis, Simpson u. a. f.

§. 79. Dass es sich bei der hier besprochenen Thierkrankheit um eine *Intoxication* handelt, und dass das *Gift im Boden, bez. in den Bodenproducten* gelegen sein muss, kann wohl nicht in Frage gestellt werden, ein sicherer Nachweis über die Natur dieses Giftes ist aber bis jetzt nicht geführt worden. — Die von einigen Beobachtern ausgesprochene Vermuthung, dass der Seuche eine *miasmatische Vergiftung* zu Grunde liege, ist ganz unhaltbar, wenigstens müsste man es als etwas in der Geschichte der Miasmen Unerhörtes bezeichnen, dass man dieselben durch einen Zaun abzusperren vermöchte. — Ebenso wenig Wahrscheinlichkeit hat die Annahme [1]) für sich, dass sich in den von dem Vieh zum Trinken benutzten Quellen ein aus dem Boden ausgelaugtes, *mineralisches Gift*, bez. Kobalt befindet, welches die eigentliche Krankheitsursache abgiebt. Gegen diese Annahme spricht zunächst der Umstand, dass die Krankheitssymptome auch nicht im Geringsten denen einer Arsenikvergiftung ähnlich sind, ferner kommt in Betracht, dass das Wasser aus den angeblich vergifteten Quellen vielfach von Menschen, besonders von den Viehtreibern getrunken worden ist, ohne jemals eine schädliche Wirkung zu äussern, eine vollkommene Widerlegung derselben aber findet man in den Resultaten der exacten Untersuchungen Graff's, welcher in den suspecten Quellen ausser einem geringen Gehalte an Eisen und Spuren von Kupfer nichts von metallischen Substanzen, am wenigsten eine Spur von Arsenik oder Arseniksalzen gefunden, dieses Metall übrigens auch in dem Boden der Seucheheerde vergebens gesucht hat [2]). — Die am nächsten liegende und rationellste Theorie ist die von dem Ursprunge der Krankheit aus einer *vegetabilischen Vergiftung*, zum wenigsten liegt in den Erfahrungen, welche über die Verbreitung und die Art des Auftretens und Verschwindens der Seuche unter den oben genannten Verhältnissen gemacht worden sind, sowie in den Krankheitserscheinungen, nichts, was derselben widerspräche, wiewohl der entscheidende Beweis hierfür, der Nachweis der Pflanze, welche das giftige Princip enthält, trotz der sorglichsten Untersuchungen bis jetzt nicht hat geführt werden können.

Einige Beobachter [3]) neigen sich der Ansicht zu, dass es sich um Vergiftung durch eine der zahlreichen giftigen Umbelliferen handelt, welche in den uncultivirten Gegenden der westlichen Staaten in so ungeheurer Masse wachsen; andere [4]) glauben, dass die Seuche die Folge des Genusses einer Rhus-Art (Rhus toxicodendron) ist; neuerlichst ist die Ansicht ausgesprochen worden [5]), dass die Vergiftung durch einen zur Klasse der Coniomyceten gehörigen Pilz bedingt ist, der von den Thieren mit dem Futter aufgenommen wird.

§. 80. In allen denjenigen Gegenden, in welchen diese mit dem Namen der „Trembles" bezeichnete Thier-Seuche heimisch ist, kommt unter den Menschen eine Krankheit vor, welche sich in ihren Erscheinungen jener Seuche vollkommen ähnlich gestaltet, bez. wie diese den Character einer durch ein scharfes vegetabilisches Gift herbeigeführten Intoxication trägt.

---

1) Von Shelton, Crookshank, Seaton und Haller vertreten.
2) Gegen die Annahme, dass eine metallische Vergiftung den Trembles zu Grunde liege, sprechen sich alle neueren Beobachter aus.
3) Bericht I.
4) Drake, Owen (bei Sutton) u. a.
5) Bericht III.

Die Krankheit beginnt gemeinhin mit Schmerzen im Kopfe und den Gliedern, Gefühl allgemeiner Schwäche, Verdauungsstörungen und dem Auftreten eines eigenthümlich stinkenden Athems des Kranken; daneben besteht Angst, Unruhe, grosse Reizbarkeit, nicht selten leichte Ideenverwirrung und ein hastiges Wesen, mit unsichern, zitternden Bewegungen, Kälte und Welkheit der Haut. Alsdann, nach einem Frostanfalle mit darauf folgender Hitze, Erbrechen seifenartiger oder grünlich oder gelblich gefärbter Massen, nicht selten blutigen Schleimes, in den schwersten Fällen kaffeesatzartiges (Blut-) Brechen mit dem Gefühle von Druck oder brennenden Schmerzen in der Magengegend, und lebhaftem Durste, besonders Verlangen nach kaltem Wasser, während meist absolute, schwer zu beseitigende Verstopfung besteht. Die Schmerzen im Nacken und den Gliedern steigern sich, die Zunge wird trocken, roth, oft so geschwellt, dass sie fast den ganzen Mund ausfüllt, die Zähne sich durch Eindrücke auf derselben markiren und der Kranke nicht im Stande ist, sie hervorzustrecken. Der anfangs volle Puls wird klein, beschleunigt, die Urinsecretion ist erheblich vermindert oder ganz aufgehoben. Die in zitternder Bewegung befindlichen Extremitäten sind kalt, mit klebrigem Schweisse bedeckt, die Kranken verfallen in Delirien oder Schlafsucht, aus der sie schliesslich gar nicht mehr zu erwecken sind, es tritt Singultus ein, die Conjunctiva erscheint blutunterlaufen, die Pupillen erweitert, nicht selten erfolgen nun unwillkührliche, cadaverös stinkende Darmentleerungen, der Puls wird fadenförmig, intermittirend und der Tod schliesst die Scene. — Bei günstigem Ausgange, den namentlich reichliche Darmentleerungen anzukündigen pflegen, stellt sich allmählig die Urinsecretion wieder ein, das Erbrechen lässt nach, und so tritt der Kranke in die Reconvalescenz, die stets lange, oft über Monate währt — In manchen Fällen verläuft die Krankheit unter mässigen Erscheinungen, namentlich heftigem Zittern bei der geringsten körperlichen Anstrengung, und auffallender Steifigkeit in den Gelenken chronisch. — Nur einmal ist es Graff gelungen, ein der Krankheit erlegenes Individuum zur Autopsie zu bekommen. Der Fall betraf eine Frau, die am 4. Tage der Krankheit unter gleichzeitig aufgetretener starker Metrorrhagie erlegen war: die Schleimhaut des Magens und Darmcanals stellenweise geröthet, der Darm in seinem Lumen auffallend contrahirt, exquisite Erscheinungen von Meningitis cerebralis, das Gehirn weich, sehr blutreich, in den Ventrikeln starker Serumgehalt, Leber hyperämisch; das am 3. Krankheitstage aus der Ader gelassene Blut gerann langsam, es bildete sich ein kleiner, weicher, gallertartiger Blutkuchen, das Serum (wie es scheint in Folge des Zugrundegehens zahlreicher rother Blutkörperchen) roth gefärbt [1]).

Die Krankheit herrscht, wie bemerkt, in eben jenen Gegenden, in welchen die zuvor besprochene Thierseuche heimisch ist, und zwar in einem so bedeutenden Umfange, dass in den ersten Decennien dieses Jahrhunderts alljährlich mehrere hundert Individuen derselben erlagen; ab und zu nimmt sie, der Epizootie entsprechend, einen epidemischen Character an, wie noch neuerlichst 1867 in Kenton, Oh. [2]), wo 50 Erkrankungs- mit 7 Todesfällen vorkamen, und 1854 und 56 in Falmouth, Ky. [3]).

§. 81. Das specielle Interesse, welches diese Krankheit für die vorliegende Untersuchung bietet, liegt in der Frage nach dem Verhältnisse derselben zu jener Thierseuche. — Die Aehnlichkeit des Symptomencomplexes in beiden Processen berechtigt zu der Annahme, dass sie in einer causalen Beziehung zu einander stehen, so dass entweder beide aus einer und derselben Ursache hervorgehen, oder dass die Krankheit bei den Menschen von der Erkrankung der Thiere abhängig ist, bez. eine Uebertragung von diesen auf jene statthat. Beide

1) Graff erklärt, dass der Befund nur mangelhaft ausgefallen ist, da er die Section Nachts bei Beleuchtung mit einem Lichte und in der freien Luft zu machen gezwungen gewesen ist. — 2) Smith. — 3) Sutton.

Theorieen haben ihre Vertreter gefunden, die bei weitem grösste der Beobachter aber neigt sich der Ansicht zu, dass die *Kranl bei den Menschen lediglich die Folge des Genusses von Milch (bez. aus derselben bereiteten Producte) oder Fleisch der erkrankten Tl* ist, und eben daher schreibt sich auch die allgemein gebräuchl Bezeichnung der Krankheit mit dem Namen „Milk-Sickness". — Z reiche von **Lewis**, **Mc Call**, **Yandell**, **Crooks** u. a. gemachte obachtungen dienen dieser Annahme zur wesentlichen Stütze; n weniger spricht für dieselbe der Umstand, dass fleischfressende Sä thiere und Vögel, wie Hunde, Füchse, Wölfe, Bussards, Geier u. welche von dem Fleische des an Trembles gefallenen Rindviehs gefre haben, krepiren, am entscheidendsten aber dürften die Intoxicati Versuche sein, welche **Graff** an Hunden und anderen Thieren der Milch und dem Fleische an Trembles verendeter Kühe anges hat, und welche, vorausgesetzt, dass er sich nicht **groben** Täuschun hingegeben hat, kaum noch einen Zweifel an der Thatsache zulas

Die von Graff angestellten Untersuchungen über das *physikalis chemische und toxische Verhalten des Fleisches und der Milch von Seuche erlegenen Kühen* haben folgende Resultate ergeben: das Fle unterschied sich dem Aussehen und dem Geschmacke nach in ke Weise vom gesunden, nur ging es relativ schnell in Fäulniss ü Einpökelung, Räucherung, Behandlung mit verschiedenen Säuren Alkalien zerstörte die giftigen Eigenschaften desselben nicht; längeres Kochen mit Galläpfeln und späteres sorgfältiges Abwasc des Fleisches tilgte die giftigen Eigenschaften desselben so weit, nur auf die Einverleibung grösserer Massen bei den Versuchsthi leichte Intoxications-Zufälle eintraten. Uebrigens zeigte sich das in Wasser vollkommen unlöslich. — Die Milch, sowie die aus selben bereitete Butter und der Käse zeigten in ihrem physikalisc Verhalten (Geruch, Ansehen, Geschmack) keine Unterschiede von von gesunden Kühen gewonnenen Producten; Erhitzen der aus gift Milch bereiteten Butter beeinträchtigte die giftigen Eigenschaften selben nicht. — Wie lange übrigens die Ausscheidung des au nommenen Giftes bei einem originär erkrankten Thiere dauert, l sich nach folgendem von **Graff** angestellten Versuche annähernd messen: er brachte eine leicht erkrankte Kuh in eine Räumlichl wo sie ganz ruhig gehalten und zweckmässig gefüttert wurde; r 8 Tage nach ihrer Einsperrung zeigte sich die von ihr entnomn Milch giftig, eine Woche später war das Thier gesund und die M hatte ihre schädliche Eigenschaft verloren; die Ausscheidung des Gi hatte demnach 8—14 Tage nach der Erkrankung aufgehört, und z war, wie **Graff** glaubt, die Restitutio in integrum nicht allmählig, dern plötzlich erfolgt.

§. 82. Gegen diese Theorie von dem Krankheitsursprunge Menschen sind eine Reihe von Bedenken erhoben worden, welche dahin zusammenfassen lassen, dass 1) Milk-Sickness bei Erwachse häufiger als bei Kindern vorkommt, wiewohl der Milchconsum bei di doch grösser als bei jenen ist, 2) dass nicht alle Individuen erkra sind, welche von der suspecten Milch getrunken oder von dem suspe Fleische gegessen haben, und 3) dass Erkrankungsfälle an sogenann

Milk-Sickness erfolgt sind, ohne dass der Nachweis einer Vergiftung geführt werden konnte. — Wenn diese Bedenken auch nicht ohne Weiteres von der Hand zu weisen sind, so ist die Verlässlichkeit der Beobachtungen, aus welchen sie hervorgegangen sind, doch nicht so sicher constatirt, dass sie den Werth der zuvor genannten Thatsachen zu entkräftigen vermöchten, und noch weniger kann dies von der Ansicht gelten, dass die Krankheitsursache auf *Malaria-Einfluss* zurückzuführen ist, der ebenso die Thiere, wie die Menschen betreffen soll [1]) — eine Ansicht, welche dem Malaria-Schwindel entsprungen, auf der durchaus irrigen Voraussetzung beruht, dass die Krankheit vorzugsweise auf feuchtem, sumpfigem, bez. Malaria-Boden vorkommt, und welche den Krankheitserscheinungen und allen über das Vorkommen der Krankheit auf eng begränzten Plätzen gemachten Erfahrungen so wenig Rechnung trägt, dass Yandell sie wohl mit Recht als eine „absolut paradoxe" bezeichnen durfte.

Eine befriedigende Lösung der ganzen Frage kann selbstverständlich nur in dem Nachweise der Vergiftungsquelle gesucht werden, welche sich allen Nachforschungen bisher so hartnäckig entzogen hat. Für die Möglichkeit der Uebertragung eines Giftes durch Thiere auf Menschen, bez. die durch die Milch von Thieren (Kühen und Ziegen) herbeigeführte Erkrankung derselben, sprechen übrigens anderweitige Beobachtungen über gehäufte Fälle Cholera-artiger Erkrankungen, deren Entstehung auf eben diesem Wege, wenn auch nicht exact bewiesen, doch höchst wahrscheinlich gemacht ist. — Aeltere derartige Beobachtungen sind von Ollivier [2]), Bonorden [3]) und Chevalier [4]) mitgetheilt worden; besonders interessant ist der Bericht von Mackay [5]) über das Vorkommen Cholera-artiger Erkrankungen nach dem Genusse vergifteter Milch auf Malta, welches — mutatis mutandis — ein kleines Seitenstück zu der Milchkrankheit in Nord-Amerika zu bilden scheint. — Auf einem in dem Quarantaine-Hafen von La Valetta liegenden Kriegsschiffe erkrankten 11 Offiziere, welche in ihrem diätetischen Verhalten nur ein Moment, den Genuss einer auf das Schiff gebrachten Milch, gemeinsam gehabt hatten, plötzlich an Cholera-artigen Erscheinungen; bei den Nachforschungen, welche Mackay über die Bezugsquelle und die Qualität der suspecten Milch anstellte, erfuhr er, es sei auf Malta ganz bekannt, dass Kühe, welche eine gewisse, von den Eingeborenen „Tenaowta" genannte Pflanze frässen, selbst erkranken und dass der Genuss der von ihnen gewonnenen Milch bei Menschen in der genannten Weise gesundheitswidrig wirke. Botaniker haben ihm erklärt, es handle sich dabei um Vergiftung der Thiere durch eine Euphorbiaceen-Art.

---

1) Sutton (nach Mittheilungen von Barbour): in gleichem Sinne haben sich früher Lea, Thompson (bei Haller) und Wright ausgesprochen.

2) Journ. gén. de méd. 1827. CI. 255.

3) Rust, Magazin für die Heilkde. 1828. XXVII. 193.

4) Annal. d'hyg. 1846. XXXV. 138.

5) Edinb. med. Journ. 1862. March 825.

VI. Endemische Kolik.

§. 83. Unter dem Namen der „Kolik von Poitou, von Madrid, von Devonshire, der Colica intertropica, vegetabilis, Colique sèche, dry-belly-ache“ und anderer, von der Oertlichkeit, der supponirten Ursache oder den hervorragendsten Krankheitserscheinungen hergenommenen Bezeichnungen sind im Laufe der letzten Jahrhunderte mehrere an verschiedenen Punkten der Erdoberfläche endemisch oder epidemisch herrschende Krankheiten beschrieben worden, welche sich symptomatologisch vollkommen der Bleikolik anschliessen, deren Genese aus Bleivergiftung aber lange Zeit bestritten worden ist und zum Theil noch heute bestritten wird. — Das Interesse für diesen Gegenstand ist neuerlichst dadurch besonders rege geworden, dass sich seit etwa 50 Jahren auf der französischen Kriegs-Marine ein unter den Erscheinungen der Bleikolik verlaufendes Leiden eingebürgert hat, welches — nach Ansicht zahlreicher Beobachter — anderen, klimatischen oder miasmatischen, Ursachen seine Entstehung verdankt; mit den über die Frage geführten Discussionen ist die Aufmerksamkeit wieder auf das angeblich endemische Vorherrschen derselben Krankheitsform in den Tropen hingelenkt, und aus den hier gemachten Beobachtungen sind ebenfalls Beweise dafür zu führen versucht worden, *dass es eine der Bleikolik vollkommen ähnliche oder gleiche Krankheitsform giebt, deren Genese auf einem andern ätiologischen Momente als auf Bleivergiftung beruht.* — Behufs Erörterung dieses historisch und practisch gleich interessanten Gegenstandes habe ich im Folgenden zunächst die Thatsachen zusammengestellt, welche über das epidemische oder endemische Vorherrschen derartiger Koliken bekannt geworden sind, sodann die Frage über die „endemische Kolik der Tropen“ besprochen und schliesslich die Schiffs-Kolik einer Untersuchung unterzogen.

§. 84. Die älteste [1]) Nachricht über eine Endemie der später sogenannten „Colica vegetabilis“ findet sich in der dem 16. Jahrhundert angehörigen Notiz von Oethaeus [2]), derzufolge in mehreren Gegenden Frankens, Burgunds, Austriens und Rhätiens eine schwere Form von Kolik (der Schilderung nach ausgesprochene Bleikolik) geherrscht hat, als deren Ursache der Genuss gewisser starker, besonders einer künstlichen Behandlung unterzogen gewesener (ex artifi-

1) Dass den griechischen und römischen Aerzten die giftigen Eigenschaften des Bleies und die aus Vergiftung mit diesem Metall hervorgehenden Erscheinungen bekannt gewesen sind, geht aus den Angaben bei Dioskorides (de materia med. V. cap. 103, de venenis cap. 22. ed. Kühn I. 769, II. 32), Celsus (lib. V. cap. 27. §. 15), Galen (de antidotis II. cap. 7. ed. Kühn XIV. 144), Paulus von Aegina (lib. V. cap. 59. 62), Aetius (Tetrabibl. IV. sermo I. cap. 45) und Actuarius (Method. med. V. cap. 12) hervor; bei Besprechung der Kolik erwähnt Paulus (lib. III. cap. 43) einer Kolik-Epidemie, welche in der ersten Hälfte des 7. Jahrhunderts in vielen Gegenden des römischen Reiches geherrscht hat und die den Erscheinungen nach („plerisque in morbum comitialem, aliis ad artuum resolutionem, servato sensu, quibusdam ad ambo delapsus contigit“) vielleicht auf Bleikolik gedeutet werden könnte.

2) In Schenck, Observ. med. lib. III. obs. 184. Frankf. 1600. 650.

ciosa conditura sulphuris) Weine bezeichnet wird [1]). — Eben hieran schliesst sich die erste Mittheilung über die „*Kolik von Poitou* (Colica Pictonum)“ von Citesius [2]), der den Beginn der Endemie in das Jahr 1572 setzt; spätere Berichte über diese Krankheit aus dem 17. und 18. Jahrhundert setzen es ausser jeden Zweifel, dass es sich bei derselben um eine Vergiftung durch mit Blei verunreinigten Wein gehandelt hat, und dieselbe Bewandtniss hat es mit der von Bonté [3]) erwähnten Kolik, welche in der Mitte des vorigen Jahrhunderts in der *Normandie* geherrscht hat.

Bonté unterschied zwei Formen der Krankheit. eine auf Bleivergiftung beruhende und eine „Colique végétale“; aus dem der neueren Zeit angehörigen Berichte von Vasse geht hervor. dass in der Nieder-Normandie, wo bleihaltiger Cider getrunken wird, die Bleikolik häufiger vorkommt, dass dagegen jene „colique végétale“ auf einer intensiven Magen-Darmreizung durch den (nicht vergifteten) Obstwein beruht.

Eine der Kolik von Poitou vollkommen ähnliche Krankheit wurde in eben jener Zeit auch in einzelnen Gegenden der *Niederlande* und in *Devonshire* beobachtet; gründliche Untersuchungen lehrten, dass auch hier nicht, wie behauptet worden war, alimentäre Schädlichkeiten vegetabilischer Natur, sondern Bleivergiftung die Ursache der Krankheit war, und mit dieser Erkenntniss und der Beseitigung der Schädlichkeit hat die Krankheit auch aufgehört.

Tronchin [4]) wies nach. dass die Vergiftung in den Niederlanden dadurch herbeigeführt worden war. dass man die Wasserleitungsröhren mit Blei ausgefüttert hatte. — In Devonshire beschuldigte man. wie Huxham [5]) mittheilt, den übermässigen Genuss des eben dort vorzugsweise fabricirten Apfelweins als Krankheitsursache, bis endlich Baker [6]). Alcock [7]) u. a. den Beweis führten, dass nicht der Cider an sich. sondern die Verunreinigung des in Bleigefässen bereiteten Ciders mit Blei anzuklagen war.

Besonderes Aufsehen hat noch in neuerer Zeit die „*Kolik von Madrid*“ erregt, namentlich durch die Berichte französischer Aerzte, welche, trotzdem sie die Identität der Krankheit mit der Bleikolik nicht in Abrede stellen konnten, sich entschieden gegen die Annahme sträubten, dass derselben eine Bleivergiftung zu Grunde liege.

Schon Hernandez [8]) und später Luzuriaga [9]), der letztgenannte in Uebereinstimmung mit der Akademie der Medicin in Madrid, hatten erklärt, dass die Fälle von Kolik, welche der Bleikolik gleichen, auch in der That auf Bleikolik beruhen; Luzuriaga hatte darauf aufmerksam gemacht, dass die ärmeren Leute in Madrid und vielen andern Gegenden Spaniens sich zur Aufbewahrung von Speisen schlecht glasirter Gefässe bedienten, dass eine Zersetzung der bleihaltigen Glasur eintrete und die Speisen so mit dem freigewordenen Blei verunreinigt

---

1) Auf diese oder die von Citesius erwähnte Krankheit bezieht sich ohne Zweifel auch die von Rivière (Prax. med. lib. V. cap. 1. Goud. 1649. 130) beschriebene Form von „colicae biliosae species quae in paralysin degenerat,“ der Schilderung nach offenbar Bleikolik. Ueber die eigentliche Krankheitsursache befindet er, wie alle seine Zeitgenossen, sich in vollständiger Unkenntniss.

2) De novo et populari apud Pictones dolore colico-bilioso, in Ejd. Opp. Par. 1639.

3) Journ. de méd. 1761. XV. 399, 1762. XVI. 300, 1764. XX. 15.

4) De colica Pictonum. Genev. 1757.

5) Observ. med.-phys. Lips. 1784. III. 54.

6) Essay concerning the cause of the endemical colic of Devonshire. Lond. 1767.

7) The endemical colic of Devonshire etc. Plymouth 1769.

8) Trat. del dolor cólico etc. Madr. 1737.

9) Disert. sobre el cólico de Madrid. Madr. 1796.

wurden. — Larrey[1]) verwarf diese Ansicht als irrig, er nahm vielmehr an, die auf dem Hochplateau von Castilien vorherrschenden starken Temperaturwe die eigentliche Ursache der Krankheit seien; auch Faure[2]) schloss sich dieser Theorie an, trotzdem er die vollkommene Aehnlichkeit der Krankheit Bleikolik zugeben musste.

So blieb die Frage in der Schwebe, bis schliesslich Hiser und Cuynat[4]) den exacten Nachweis von der der Krankheit Grunde liegenden Bleivergiftung gaben, Cuynat gleichzeitig nachw dass die Krankheit sich keineswegs auf Madrid oder Neu-Casti allein beschränkt, sondern auch in vielen andern Gegenden Spaniens Catalonien und Andalusien u. a., d. h. überall da vorkomme, wo gr Fehler in der Hygiene — Leitung kohlensäurehaltigen Trinkwas durch bleierne Röhren, Bleigehalt des Weines, Aufbewahren mit E zubereiteter Speisen (Capern-, Gurken- u. a. Conserven) in schlecht sirten Gefässen u. s. w. — Gelegenheit zur Bleivergiftung geben. Uebrigens kann, wie Hisern hinzufügt, von einer Kolik-Endemie Madrid in der neueren Zeit wenigstens nicht die Rede sein, d selbst bei einer ausgedehnten ärztlichen Praxis und als Ho innerhalb 9 Jahren nur 7 oder 8 Fälle dieser „Kolik von zu sehen bekommen hat.

Dasselbe Schicksal, wie die „Colique végétale", bez. Ent als Bleikolik, hat denn auch die *„dry-belly-ache"* oder *„bilious der nordamerikanischen Aerzte* gehabt.

In einem vom Jahre 1786 datirenden Briefe[5]) schrieb Frankli Vaughan: „Ich erinnere mich, dass man in Boston zu der Zeit, als ich noch Knabe war, davon redete, dass man sich in Nord-Carolina über den in England verfertigten Zuckerbranntwein beklagte, dass solcher die Leute und dass diese davon das sogenannte „trockene Bauchgrimmen" bekämen darnach den Gebrauch ihrer Glieder verlören. Eine Untersuchung der Brenne in welchen der Rum verfertigt wurde, ergab, dass verschiedene Besitzer dass sich bleierner Gefässe und Röhren bedienten und so waren die Aerzte der Mein dass der Schaden, den der Rum anrichtete, von diesem Gebrauche des Blei den Destillirgefässen herrührte." — Dieselbe Bewandtniss hat es ohne Zw mit dem Vorherrschen und dem epidemischen Ausbruche der „bilious colic" in Woodsborough, Md. gehabt, über welche Staley[6]) mit dem Bemerken richtet, die Krankheit sei der Bleikolik vollkommen ähnlich gewesen, allein sei nicht auf Bleivergiftung zurückzuführen, weil „there is only a small qua of lead in the miles employed to extract the juice of the sugar canes", der gehalt des Rums also nur ein geringfügiger sein könne, dass es sich dabei mehr um ein Malaria-Leiden handle. — Ueber die bedeutende Epidemie „bilious colic" im Sommer der Jahre 1849 und 1850 in New Orleans liegt interessanter Bericht von Fenner[7]) vor, aus welchem hervorgeht, dass es dabei um eine Massen-Vergiftung durch bleihaltiges Sodawasser, vielleicht ausserdem um Trinkwasser-Vergiftung in den Bleiröhren gehandelt hat, w von den eisernen Wasserleitungsröhren das Wasser in die Häuser führen und gesammt eine Länge von ca. 80,000 Meter einnehmen. — Neuerlichst (1866) eine solche „bilious colic" in einer Ortschaft in Orange Ct., New Y. geherrsc die Untersuchung ergab, dass ein Müller, der die Ortschaft mit Mehl verso

1) Med.-chir. Denkwürdigkeiten u. s. w. A. d. Fr. Leipz. 1813. I. 461.
2) Des fièvr. intermitt. etc. Par. 1833. 409.
3) Revue méd. 1840. Septbr. 361.
4) Mém. de l'acad. des sc. de Lyon 1843—44. 20.
5) Der Brief ist in Hunter's Bemerkungen über die Krankheiten der Truppen in Ja A. d. Engl. Leipz. 1792. 200 abgedruckt.
6) Amer. med. Recorder 1823. VI. 281.
7) Southern med. reports 1850. II. 27. 247.
8) Bericht in Medical News. Philad. 1866. 112.

die Löcher in den Mühlsteinen mit Blei ausgegossen hatte, in Folge dessen Bleipartikelchen in das Mehl und mit diesem in das Brod gelangten [1]).

§. 85. Während der Glaube an das Vorkommen einer der Bleikolik in allen Stücken identischen, in ihrer Entstehung aber von anderen Ursachen (von dem Genusse gewisser Vegetabilien oder aus solchen bereiteter Nahrungsmittel, von Erkältung oder von Malaria-Einflüssen) abhängigen Krankheit in gemässigten Breiten jetzt wohl ganz aufgegeben ist, hat sich derselbe bezüglich des *endemischen Vorherrschens einer solchen „Colique végétale“*, oder *„Colique sèche“* (*dry-belly-ache*) in den Tropen, als einer *specifischen Tropenkrankheit*, viel länger, in den Anschauungen mancher Aerzte selbst noch bis auf den heutigen Tag erhalten.

Die frühesten Nachrichten über derartige Endemieen stammen von den *Antillen*; die ersten Berichterstatter [2]), Smith [3]) und Hillary [4]), liessen die Frage über die Entstehung der Krankheit unerörtert, Moseley [5]), der die Aehnlichkeit der Krankheit mit Bleikolik anerkannte, stellte eine derselben etwa zu Grunde liegende Bleivergiftung in Abrede, dagegen sprachen sich Clark [6]), Hunter [7]) und Turner [8]) ganz entschieden dahin aus, dass „dry-belly-ache“ stets die Folge einer Vergiftung durch Blei und namentlich durch jungen, bleihaltigen Rum sei; übrigens erklärten sie, in Uebereinstimmung mit Chisholm [9]), dass von einem eigentlichen endemischen Vorherrschen dieser Kolik gar nicht die Rede sein könne, und in gleicher Weise äusserte sich Dutroulau [10]), der in seinen früheren Mittheilungen, ebenso wie Brassac [11]), Bleivergiftung als Ursache der „Colique sèche“ geläugnet, späterhin sich allerdings zu der Ansicht von Corre [12]) bekehrt hat, welcher nach den auf Martinique (und in Vera Cruz, Mexico) gemachten Beobachtungen erklärte, dass schwere Fälle von Colica stercoralis dort (wie überall und, aus später zu nennenden Gründen, vorzugsweise in den Tropen) häufig vorkommen, dass er aber das, was man „Colique sèche“ nenne, niemals unter andern Umständen als in Folge von Bleivergiftung entstehen gesehen habe, dieser Begriff als eine „entité morbide spéciale“ demnach zu streichen wäre. — Nächst den Antillen stand vorzugsweise *Guayana* in dem Rufe eines bedeutenden Heerdes endemischer Colique sèche — eine Ansicht, welche in neuerer Zeit besonders von Segond [13]) gefördert worden ist, der Bleivergiftung als ätiologisches Moment der Krankheit entschieden in

---

1) Unter denselben Verhältnissen hat Bleikolik in den Jahren 1858 und 1861 in zwei Ortschaften in der Umgegend von Chartres epidemisch geherrscht; nach der Mittheilung von Maunory und Salmon (Gaz. méd. de Paris 1862. 208. 1865. 270. 288. 302) betrug die Masse des von dem Müller 1861 verbrauchten Bleis 20 Kilogramm; von etwa 400 erkrankten Individuen erlagen ca. 20 der Vergiftung.

2) Schon Sydenham (de colica in Ejd. Opp. Genev. 1736. I. 512) bemerkt bei Besprechung der Colica pictorum „apud insulas Caribum notissima est“, ohne jedoch über die Krankheitsursache etwas hinzuzufügen.

3) De colica apud incolas Caribienses endemica. Leid. 1717.

4) Beob. über die . . Krankh. auf der Insel Barbados u. s. w. A. d. Engl. Lpz. 1776. 215.

5) Abhandl. von den Krankh. zwischen den Wendezirkeln u. s. w. A. d. Engl. Nürnb. 1790. 443.

6) Treatise on the yellow fever. Lond. 1797. — 7) l. c. 183 und Med. transact. 1785. III. 227.

8) Lond. med. Gaz. 1832. XI. 78. — 9) Manual of the climate and diseases of tropical countries etc. Lond. 1822. 93. — 10) Arch. gén. de méd. 1855. Décbr. und Traité des malad. des Européens dans les pays chauds. Par. 1861. 34.

11) Consider. pathol. sur les pays chauds. Montp. 1863.

12) Notes med. rec. à la Vera Cruz etc. Par. 1869. 60.

13) Gaz. des hôpit. 1834. March 25; Journ. hebdom. de med. 1835. Nr. 3. 13; Essai sur la névralgie du grand sympathique. Par. 1837 und Revue med. 1839. Mai 239.

Abrede stellte, und dieselbe für eine *durch Erkältung herbeigeführte Sympathicus-Neurose* erklärte. — Schon lange vor ihm hatte Rodschied [1]) sich dahin geäussert, dass von einem endemischen Vorkommen von „dry-belly-ache" gar nicht die Rede sein könne; allerdings, bemerkte er, seien Koliken verschiedener Art in Guayana ziemlich häufig, allein unter denselben spiele die eigentlich sogenannte trockene Kolik doch nur eine verhältnissmässig kleine Rolle, und die Krankheit, die man gerade mit diesem Namen bezeichnet habe, habe mit klimatischen Einflüssen gar nichts gemein und sei eben nichts weiter als eine durch Blei, und zwar namentlich durch bleihaltigen Wein und Rum bedingte Vergiftung. — Dieser Erklärung haben sich dann später auch Hille [2]) aus Surinam, Blair [3]) aus Britisch Guayana und Lefèvre [4]) aus Cayenne in allen Punkten angeschlossen.

Einer Mittheilung von Chapuis [5]) zufolge hat die Colique sèche in den Jahren 1858—1860 in Cayenne eine ganz auffallende Zunahme gegen die unmittelbar vorhergegangenen Jahre gezeigt; während die Zahl der an dieser Krankheit in den Jahren 1856 und 1857 behandelten Fälle 82, bez. 67 betrug, war dieselbe im Jahre 1858 auf 102, im Jahre 1859 auf 201 gestiegen. Unter 31 im 1. Quartale 1860 an Colique sèche behandelten Kranken waren 6, bei welchen die Bleivergiftung nachgewiesen war; bei den übrigen 25 war der Nachweis nicht zu führen, wenn auch die Möglichkeit derselben Genese keineswegs ausgeschlossen werden konnte.

Aus andern Gegenden des *tropischen Theiles von Süd-Amerika* wird das Vorkommen einer unter den Erscheinungen von Bleikolik verlaufenden, aber nicht auf Bleivergiftung beruhenden Krankheit mit keinem Worte gedacht. — Die Angaben von Thevenot [6]) und Berville [7]) über das häufige Vorkommen der Colique sèche in *Senegambien* sind durch die neueren Berichte von Lefèvre [8]) und Villette [9]) widerlegt; die meisten Fälle dieser Krankheit werden in den Marine-Hospitälern beobachtet, betreffen somit die Mannschaft von Kriegsschiffen und in allen Fällen liess sich, wie der letztgenannte Berichterstatter erklärt, Bleivergiftung als Ursache der Erkrankung nachweisen. — Dasselbe gilt, nach den Mittheilungen von Monnerot [10]) und Abelin [11]), von dem Vorkommen der Krankheit auf der Küste des *Gabunlandes*. — *In Algier, Egypten, Abessinien*, auf der *Ostküste von Afrika*, sowie den *ostafrikanischen Inseln* weiss man von der Colique sèche nichts; ab und zu kommen in den Marine-Hospitälern auf *Mauritius* oder *Réunion* Fälle schwerer Kolik zur Beobachtung, allein auch diese lassen sich immer auf Bleivergiftung zurückführen [12]). — Dasselbe gilt von *Indien* und dem *indischen Archipel*: nirgends ist hier von dem endemischen Vorherrschen einer der Bleikolik ähnlichen Krankheit die Rede, die wenigen Fälle von Colique sèche, welche in Pondichery angetroffen werden, kommen fast nur auf französischen Kriegsschiffen vor und in den meisten derselben ist, wie Huillet [13])

---

1) Bemerkungen über das Klima . . von Rio Essequebo. Frankf. 1796. 184.
2) Casper's Wochenschr. der Heilkde. 1842. Nr. 6. — 3) Account of the last yellow fever epidemic. Lond. 1852. 21. — 4) Recherches sur les causes de la colique sèche. Par. 1859. 96. 98. — 5) Gaz. hebd. de méd. 1860. Nr. 36. 577 — 6) Traité des malad. des Européens dans les pays chauds. Par 1840. 232. — 7) Gaz. des hôpit. 1858. 147.
8) l. c. 114. — 9) Arch. de méd. nav. 1866. Févr. 81, Mars 178.
10) Considér. sur les malad. endém. obs. à l'hôpital du Gabon. Montp. 1868. 36.
11) Études sur le Gabon. Par. 1872. 29. — 12) Lefèvre l. c. 130.
13) Arch. de med. nav. 1868. Janv. 12.

bemerkt, Bleivergiftung nachweisbar [1]). — In den Häfen von *Cochinchina* sind, wie auf allen französischen See-Stationen innerhalb der Tropen, ab und zu Fälle von Colique sèche beobachtet worden, allein auch hier betreffen dieselben fast nur die Mannschaft von Kriegsschiffen, in allen Fällen war die Erkrankung auf Bleivergiftung zurückzuführen [2]), und in gleicher Weise berichtet Lagorde [3]) aus *China*, der sein Erstaunen darüber ausdrückt, dass man von einem endemischen Vorkommen von Colique sèche daselbst gesprochen habe; er hat während seines zweijährigen Aufenthaltes in chinesischen Häfen nur einen Fall (Bleivergiftung) auf einem französischen Kriegsschiffe gesehen, unter der fremden oder einheimischen Bevölkerung des Landes ist ihm die Krankheit niemals vorgekommen. — Dieselbe Bewandtniss endlich hat es mit der Colique sèche auf *Taiti*, wo in allen von Gallerand [4]) beobachteten Fällen Vergiftung durch bleihaltigen Wein als Krankheitsursache nachgewiesen werden konnte, und in Port-de-France auf *Neu-Caledonien*, wo vereinzelte Fälle auf französischen Kriegsschiffen zur Beobachtung kamen, welche sämmtlich auf Bleivergiftung beruhten [5]).

§. 86. Aus allen hier mitgetheilten Thatsachen geht hervor, dass es sich bei dem endemischen und epidemischen Vorherrschen von „Colica vegetabilis“ oder „Colique sèche“ während der vergangenen Jahrhunderte stets um allgemeine Verbreitung von Bleikolik gehandelt hat, dass derartige Vorkommnisse um so seltener geworden sind, je mehr eine richtige Anschauung von dem Ursprunge der Krankheit Platz gegriffen hat, je mehr mit den Fortschritten der öffentlichen Sanitätspflege die Veranlassung zu dem Auftreten der Krankheit vermindert worden ist, dass allerdings auch noch in der neuesten Zeit ab und zu epidemische Ausbrüche von Bleikolik erfolgt sind, dass aber von einem endemischen Vorherrschen der Krankheit und speciell von einer in den Tropen endemisch herrschenden „Colique sèche“ überhaupt gar nicht die Rede sein kann. Fast sämmtliche hier beobachtete und unter dieser Bezeichnung beschriebene Erkrankungsfälle sind in Hafenstädten und zwar unter der Mannschaft französischer Kriegsschiffe vorgekommen, in den bei weitem meisten derselben hat es sich nachweisbar um Bleivergiftung gehandelt und so spitzt sich die ganze Untersuchung wesentlich auf die Beantwortung der Frage zu, welche Bewandtniss es mit der so viel besprochenen „Colique sèche“ auf der französischen Kriegsmarine, der sogenannten „Schiffs-Kolik“ hat.

§. 87. Vereinzelte Fälle von Bleikolik sind auf den Schiffen aller Nationen, sowohl auf der Handels-, wie auf der Kriegs-Marine,

1) Smith (Edinb. med. Journ. 1856. Juli) berichtet über eine Epidemie der „Kolik von Poitou,“ welche 1852 unter der Garnison auf der Station von Newera Ellia (Ceylon) so verbreitet herrschte, dass bei einer Truppenstärke von 87 Mann, die Rückfälle mit eingerechnet, 142 Erkrankungen vorkamen; die Untersuchung ergab, dass dieselbe durch Vergiftung mit bleihaltigem Zucker und Arak herbeigeführt war.

2) Vergl. Richaud, Arch. de méd. nav. 1864. Mai 351; Margaillan, Étude sur l'étiologie saturnine de la colique sèche. Par. 1866; Gimelle, Union méd. 1869. Nr. 53. 694. — Girard de la Barcerie (Considér. méd. sur la Cochinchine etc. Montp. 1868. 42) hat während eines 2jährigen Aufenthaltes daselbst nicht einen Fall von Colique sèche gesehen.

3) Arch. de méd. nav. 1864. Mars 185. — 4) ib. 1865. Octbr. 286.

5) de Rochas, Essai sur la topogr. . . de la Nouvelle Calédonie. Par. 1860. 18: Bericht in Arch. de méd. nav. 1866. Janv. 21.

von jeher vorgekommen und wenn auch nicht in allen, so ist es in den meisten Fällen gelungen, die Ursache der Erkrankung frischen Anstrich der Schiffsräume mit Bleifarben oder auf bleiha Getränke, Confituren u. a. zurückzuführen; mitunter hat sich die giftungsquelle der Untersuchung entzogen, die Krankheit hatte, Falck [1]) sehr treffend sagt, einen kryptogenetischen Ursprung, dass man darum die Ursache verkannte oder läugnete.

So erwähnt Buel [2]) des früher häufiger beobachteten Vorkommens der Bleikolik vollkommen ähnlichen Krankheit unter den Maschinenarbeitern die Route zwischen Panama und Californien befahrenden Dampfschiffe, mi Bemerkung, dass die Erkrankungen wahrscheinlich durch bleihaltiges Trinkw herbeigeführt waren; „the condensed water from the boilers," heisst es in Berichte, „was at one time extensively used for drinking and culinary pur and a part of the process was performed in lead pipes." — Einen interess Bericht über das epidemische Vorherrschen einer unter den Erscheinunge Bleivergiftung verlaufenden Krankheit auf einem italienischen Handelsschiffe die Quelle der Vergiftung höchst wahrscheinlich in bleihaltiger Glasur der G lag, welche zur Bereitung von Speisen benutzt wurden, theilt Lefèvre [3]) m Während, nach dem Berichte von Pop [4]), auf der niederländischen Marine i Jahren 1853—57 auf den indischen Stationen nicht ein Fall und auf den a Küste von Surinam und den benachbarten westindischen Inseln wenige Fälle Colique sèche vorgekommen waren, trat die Krankheit 1866 auf einem Flotte angehörigen Dampfer auf der Seestation bei Sumatra epidemisch auf. dass jedoch Bleivergiftung als Ursache der Epidemie nachgewiesen werden kon

Einen auffallenden Gegensatz hierzu, sowie zu den Marinen Nord-Amerikas, Englands und Deutschlands, auf welche viel bekannt geworden, Bleivergiftungen in grösserem Umfange mals vorgekommen sind, bildet die *französische Kriegsmarine*, „Colique sèche" seit etwa 45 Jahren, d. h. seit der Zeit, in Dampfschiffe in dieselben eingeführt worden sind, eine bede Rolle gespielt und in demselben Maasse zugenommen hat, in Dampf- an die Stelle von Segelschiffen getreten sind.

In grösserem Umfange zeigte sich die Krankheit auf den französi Kriegsdampfern, wie aus den Untersuchungen von Lefèvre [5]) hervorgeht, seit dem Jahre 1840 auf der ganzen west-afrikanischen Küstenstation, von abwärts bis nach Cap St. Paul de Loando, auf den indo-chinesischen (Madag Réunion und Molukken) und auf den Südsee-Stationen, etwas später auf den indischen Stationen, und auf den Schiffen, welche an der Küste von Cayenne vor den Rio de la Plata-Staaten stationirt waren.

---

1) In Virchow's Handb. der spec. Pathol. II. Abth. I. 181.
2) Amer. Journ. of med. sc. 1856. April 324. — 3) Gaz. méd. de Paris 1861. 776. 788.
4) Nederl. Tijdschr. voor Geneesk. III. 24. 213. 217.
5) Bericht in Arch. de méd. nav. 1867. Septbr. 169.
6) Rech. sur les causes de la colique sèche etc. Par. 1859. (Hauptwerk.) Frühere Mittheil hierüber finden sich bei Dutroulau, Gaz. méd. de Paris 1851. 278; Arch. gén. 1855. Debr., 1856. Janv.; Fonssagrives ib. 1852. Juni und De la nature et du trait de la colique nerveuse etc. Par. 1857; Marion, Nouv. Annal. marit. 1852. Aug.; Le Observ. sur la colique nerveuse etc. Montp. 1855; Petit, Considér. hyg. et méd. col. sèche etc. Par. 1855; Rochard, Union méd. 1856. Nr. 4. 5; Desjardins, hôpit. 1856. Nr. 16; Lecoq ib. Nr. 5; St. Pair ib. 1857. 340; Berville ib. Péron, Quelq. reflex. sur la colique sèche. Par. 1858; Touzé, De la colique pays chauds. Par. 1858; Chevallier, Annal. d'hyg. 1859. XI. 95. 296. — Von Mittheilungen vergl. namentlich Lefèvre, Gaz. méd. de Paris 1861. 39 und Arch. nav. 1864. Octbr. 302, Novbr. 385; Luzet, Sur les causes et le traitem. de la c. s. 1861, German, De la col. nerv. des pays chauds. Par 1862; Benoit de la Gra Relat. méd. d'une traversée de Cochinchine en France etc. Par. 1862; Vidal, La sèche à la Guyane franç. etc. Montp. 1863; Lagarde, Arch. de méd. nav. 1864. Ma Mondot, Étude sur la c. s. etc. Montp. 1864; Ricbaud, Arch. de méd. nav. 1864. M Villette ib. 1866. Févr. 81, Mars 178; Follet, Étude sur la c. s. végétale etc. Montp Morgaillan l. c.; Dupré, De la c. s. des pays chauds. Par. 1866; Borchar l'identité de la c. s. des pays chauds et de la col. saturnine. Par. 1866; Soboul, Co sur la c. s. etc. Montp. 1868; Boumieu, De la c. s. observée en Cochinchine etc. 1869; Marnata, De la col. sèche etc. Par. 1869.

Dass sich die Colique sèche in ihren Erscheinungen der Bleikolik vollkommen ähnlich gestaltet, wurde allgemein anerkannt, da jedoch Veranlassung zu einer Bleivergiftung auf den Schiffen anscheinend nicht vorlag oder die darauf hingerichteten Untersuchungen resultatlos ausfielen, stellten viele Beobachter den saturninen Character der Krankheit entschieden in Abrede, und schlossen sich entweder der Ansicht von Segond an, dass es sich dabei um eine durch Erkältung herbeigeführte Sympathicus-Neurose handele, so Rochard, Marion, Chabassu [1]), Thil [2]) u. a., oder sie sprachen sich für einen miasmatischen Ursprung der Krankheit, wie namentlich Dutroulau [3]) oder gar für die Malaria-Natur derselben aus, so Fonssagrives, Vidal, Coste [4]), Hervé [5]) Roumieu u. a. Noch andere endlich gaben zu, dass viele Fälle dieser Schiffskolik in der That Bleikolik seien, dass neben derselben aber noch eine besondere, auf einer der zuvor genannten Ursachen beruhende, Colique sèche vorkomme (Thil, Follet, German, Mondot u. a.). — In dieses Chaos sich widersprechender, ganz haltloser Ansichten hat Lefèvre, Director des Marine-Sanitäts-Amtes in Brest, Aufklärung gebracht: in wahrhaft klassischer Weise hat er in seiner Schrift den Nachweis geführt, dass *diese „Colique sèche" auf der französischen Kriegsmarine ebenfalls nichts weiter als Bleikolik ist*, und er hat die Genugthuung gehabt, dass sich nicht nur frühere Anhänger der miasmatischen Theorie, wie namentlich Dutroulau [6]), zu seiner Ansicht bekehrt haben, sondern dass in der neuesten Zeit der grösste Theil der französischen Marine-Aerzte (Villette, Richaud, Benoit de la Grandière, Corre, Margaillan, Borchard, Dupré u. a.) sich ihm unbedingt angeschlossen hat. Die in Folge dessen von dem Marine-Ministerium angeordneten Maassregeln auf den Kriegs-Dampfern lassen erwarten, dass die Krankheit auf der französischen Marine in der nächsten Zeit ebenso selten vorkommen wird, als es vor dem Jahre 1840 der Fall war. — Ich stelle im Folgenden diejenigen Thatsachen zusammen, welche über das ungewöhnlich häufige Vorkommen der Bleikolik auf der französischen Marine, und zwar namentlich in tropischen Gegenden und unter bestimmten Berufsklassen der Schiffsmannschaft Aufschluss geben.

Das Hauptgewicht fällt auf den *enormen Bleiconsum, der auf den französischen Kriegsdampfern angetroffen wird*, und auf einzelne *Einrichtungen auf denselben, welche zur Bleivergiftung ganz besonders Gelegenheit bieten*. — Auf die Construction und Ausrüstung eines französischen Kriegsdampfschiffes von 90 Kanonen kommen, nach amtlichen Ermittelungen, nicht weniger als etwa 13,000 Kilogramm reguliniaches Blei, und zwar theils als Röhren (zur Wasserleitung), theils als Recipienten, theils als Platten geformt, welche als Oberflächen-Schutz an der inneren Seite der Schiffswände oder auf Deck angebracht sind, so dass die Flächenausdehnung dieser Metallmasse mehr als 80 Quadratmeter beträgt. Dazu kommt eine grosse Quantität von Bleioxyd und Bleisalzen zur Zubereitung der Kitte, Farben, vor Allem aber der Umstand, dass die gerade seit 1840, d. h. seit dem

1) Union méd. 1863. Nr. 126 seq. — 2) Remarques sur les principales malad. à la Cochinchine. Par. 1866. 29. — 3) „L'atmosphère marine des côtes," erklärt derselbe (Traite 72), „semble être le foyer d'émergence de sa (scil. col. s.) cause, qui frappe de préférence les équipages des navires en mouillage." — 4) Arch. de méd. nav. 1867. Octbr. 299.
5) Union méd. 1862. Nr. 43. — 6) In der 2. Aufl. seines Traité. Par. 1868. 647.

allgemeineren Vorherrschen der Krankheit, eingeführten Destill Apparate in sofern sehr fehlerhaft eingerichtet sind, als das de: Wasser (welches Blei bekanntlich besonders stark angreift) bleierne Röhren aus denselben abgeleitet wird. Eine reich giftungsquelle haben ferner, wie nachgewiesen, die sogenannten niers abgegeben, d. i. grosse hölzerne Reservoirs, die zur Au des Trinkwassers dienen und an ihrem obern Rande mit Munds versehen sind, welche in heberartig wirkende Röhren münden denen die Matrosen und andere zur Schiffsbesatzung gehörig viduen das Trinkwasser saugen. Diese Mundstücke sind mei Glas, die eigentliche Saugröhre aber ist auf sehr vielen Schiff Blei gefertigt, und diese an sich schon sehr bedenkliche Einri wird noch um Vieles gefährlicher, da man, sobald das Schiff pische Gegenden kommt, das Wasser, um es erfrischender zu anzusäuern pflegt. — Endlich darf nicht unerwähnt bleiben, d Emaille an Trink- und anderen Küchengefässen auf den franzö Kriegsschiffen meist bleihaltig ist und bei längerem Gebrauc Geschirr ebenfalls sehr leicht zu Vergiftung Veranlassung geben Wie sorglos die französische Marineverwaltung gerade in dies ziehung verfahren hat, geht aus folgender von Lefèvre[1]) in offenen Briefe an Dutroulau mitgetheilten Thatsache hervor:

„Dans toutes nos possessions équatoriales l'industrie des confiseu pâtissiers, restaurateurs, marchands de vins ou de comestibles, destilla fabricants de sucre, s'exerce en toute liberté, sans qu'on se préoccupe d des substances, qu'ils emploient, du degré de pureté des étamages et de al alliages des vases d'étain destinés à contenir ou à mésurer les boissons. possédons assez de faits recueillis en France, et particulièrement en E prouvant l'altération rapide de ces vernis plombifères sous l'action des l et des aliments acides, pour n'avoir aucun doute sur la part qu'ils peuve dans la production de ces coliques, qui paraissent endémiques dans certai où elles ne se développent habituellement, comme vous l'avez observé a tilles, que sous la forme sporadique."

Die Prävalenz der Krankheit auf den in tropischen Ge kreuzenden Schiffen im Gegensatze zu den in gemässigten I stationirten erklärt sich aber durchaus zwanglos aus dem Um dass höhere Temperatur die Entwickelung der Bleivergiftung e heblich fördert. — Tanquerel hat gezeigt, dass von 1217 von Bleikolik 454 auf den Sommer (Juni—August), 309 auf den ling (März—Mai), 251 auf den Herbst (September—Novembe 203 auf den Winter (December—Februar) entfallen sind, ein e hebliches Plus von Erkrankungen also auf die warmen Monate k In vollkommener Uebereinstimmung hiermit steht der Umstand bei dem endemischen oder epidemischen Vorherrschen der Kr an den oben genannten Punkten der gemässigten Breiten (Fran England, Spanien, Nord-Amerika) das Maximum der Kran frequenz stets in den Sommer fiel, vielleicht auch die Thatsach die in den Küchen und Maschinenräumen beschäftigten Ar namentlich die Heizer, vorzugsweise häufig von der Kolik er werden, so dass die Krankheit auf den nordamerikanischen dampfern mit dem Namen der „fireman's colic" belegt worden

---

1) Gaz. hebdomad. de méd. 1860. 438.

Uebrigens kommt hier noch ein anderer Umstand hinzu, welcher die *Prävalenz der Kolik unter den genannten Klassen der Schiffsmannschaft* erklärlich macht, — ich meine das anhaltende Verweilen derselben in den engen, nur mangelhaft gelüfteten Räumen, deren Atmosphäre mit Bleipartikelchen geschwängert ist.

§. 88. Allen diesen a priori und a posteriori geführten Beweisen von dem Ursprunge der „Colique sèche" gegenüber werden von den Gegnern dieser Lehre zwei Argumente geltend gemacht, welche hier noch mit einem Worte berührt werden sollen. — Einmal wird von denselben darauf hingewiesen, dass die Krankheit auf den Kriegsdampfschiffen anderer Nationen, wie namentlich auf den englischen, nordamerikanischen und deutschen, gar nicht oder doch, wie auf der niederländischen, so selten vorkommt. Dies erklärt sich, meiner Ansicht nach, ungezwungen daraus, dass die Marine-Sanitätsbehörden der genannten Staaten bei der Construction, Ausrüstung, Verproviantirung u. s. w. der Kriegsschiffe alles sorglich vermieden haben, was zu einer Bleivergiftung unter der Mannschaft hätte Veranlassung geben können [1]), dass dagegen eben in der französischen Marine irgend etwas „faul" gewesen sein muss, und darin liegt ja eben das grosse Verdienst Lefèvre's, das gewisse Etwas auf dem zuvor geschilderten Wege exacter Forschung nachgewiesen zu haben. — Der zweite Einwand geht dahin, dass es in vielen Fällen von Colique sèche nicht gelungen ist, die Quelle der Bleivergiftung nachzuweisen, und dass anderseits von einer grösseren Zahl von Individuen, welche gleichmässig den suspecten (Blei-) Einflüssen ausgesetzt gewesen waren, einige an Colique sèche erkrankt, andere von der Krankheit verschont geblieben waren. — Das Factum muss zugegeben werden; allein man bedenke bei Erwägung des zweiten Argumentes, dass, wie bei fast jeder Krankheit, so auch bei Bleikolik, prädisponirende Momente eine erhebliche Rolle in der Krankheitsgenese spielen und dass zu diesen, abgesehen von der eigenthümlichen, in physiologischen Verhältnissen gelegenen, nicht näher zu definirenden, individuellen Pradisposition, welche eine relative Immunität von der Einwirkung gewisser Gifte gewährt, oder eine besondere Geneigtheit für dieselbe bedingt, bei der Bleivergiftung, wie Tanquerel, Galtier [2]), Chevalier [3]), Levy [4]) u. a. nachgewiesen haben, vorzugsweise Abusus spirituosorum gehört. Eben darin ist die Erklärung dafür zu suchen, dass wie auf den Schiffen die Offiziere und Schiffsjungen, so bei dem endemischen und epidemischen Vorherrschen von Bleikolik auf dem Lande Weiber und Kinder sehr viel seltener erkrankt sind als dort die Matrosen u. a. niedrige Bedienstete, und hier die männliche Bevölkerung. —

1) Die Destillirapparate auf der französischen Marine sind meist von Weissblech, das notorisch bleihaltig ist. Aus den in der preussischen Kriegsmarine in dieser Beziehung gemachten Erfahrungen bin ich im Stande folgendes Factum anzuführen: es wurde vor einigen Jahren das destillirte Wasser aus einem, versuchsweise aus Zinn fabricirten Destillationsapparate auf der Danziger Kriegswerfte untersucht, und dasselbe anfangs stark bleihaltig gefunden; bei längerem Gebrauche schwand dieser Bleigehalt des Wassers, es stellte sich dabei aber heraus, dass die innere Oberfläche des Apparates nun mit einer grauen, leicht abschabbaren Masse, ohne Zweifel einem Niederschlage von Kalk, Gyps u. s. w. aus dem Wasser selbst, überzogen war. Es war also durch das heisse Wasser der Bleigehalt des Zinns von der Oberfläche desselben gelöst worden, während der schützende, übrigens gewiss nicht verlässliche, Ueberzug späteren Angriffen des Wassers auf das Metall Widerstand leistete.

2) Traité de Toxicologie. Par. 1845. I. 659. — 3) Annal. d'hyg. 1852. Octbr. XLVIII. 331.

4) Traité d'hyg. publ. Ed. II. Par. 1857. II. 906.

Was aber das erste Argument anbetrifft, so wird ein Zweifel d ob in jenen unerklärt gebliebenen Fällen von Colique sèche die forschung nach den Quellen einer Bleivergiftung mit der n Umsicht und Sorgfalt angestellt worden ist, wohl gerechtfertig „lorsqu'on ne se décourage pas aux premières recherches tueuses;“ erklärt Borchard, „on finit toujours pour trouver le toxique.“

Dass schwere Fälle von Kolik, besonders von Colica ster in den Tropen viel häufiger als in gemässigten Breiten vork erklärt sich aus den eben dort, und besonders unter Fremden s und so intensiv auftretenden Verdauungsstörungen und den da hängigen Erkrankungen des Magens und Darmkanals; die soge „Colique sèche“, d. h. die unter den Erscheinungen der Ble verlaufende Form aber ist eben nichts anderes als eine Bleikolik wird man Le Roy de Méricourt beistimmen müssen, wenn klärt [1]: „il n'y a pas lieu d'admettre dans le cadre nosologiq dehors des manifestations variées et successives de l'intoxication nine une maladie endémique des pays chauds, donnant lieu aux symptômes se succédant dans la même manière, qui reconnaîtra cause une intoxication miasmatique, tellurique ou autres. La endémique des pays chauds n'existe pas.“

Parasitäre Krankheiten.

§. 89. Der Begriff „parasitäre Krankheiten“ umfasst all jenigen Krankheitsformen, in welchen es sich um den dauernde vorübergehenden Aufenthalt lebender Organismen auf oder i menschlichen Körper als Krankheitsursache handelt, d. h. in w Störungen der Gesundheit durch thierische oder pflanzliche Orga bedingt werden, die entweder während der ganzen Dauer ihres oder temporär ihren Aufenthalt und ihre Nahrung in dem m lichen Körper finden, sich demselben gegenüber somit als Schm verhalten und zwar theils durch Entziehung von Stoffen, sie sich aus den Geweben ihres Wirthes aneignen, theils du mechanisch reizende Wirkung, welche sie von ihrem Sitze a die umgebenden Theile ausüben, theils auch dadurch zur Kran ursache werden, dass sie gewisse chemische Producte aus der gebotenen Materie bilden oder aus sich selbst ausscheiden, welc schädliche, bez. giftige Wirkung auf den menschlichen Körpe oder in welchem sie ihren Sitz haben, ausüben. — Wenige in der Krankheitslehre haben in der neuesten Zeit eine so erh Erweiterung erfahren, als gerade das der parasitären Krank anfangs auf den engen Kreis der Enthelminthen und einiger a

---

1) Bull. de l'Acad. de méd. de Paris 1876. II. Sér. V. 460.

Körperoberfläche vorkommender Würmer und Insecten beschränkt, vergrösserte es sich später durch das Hinzutreten der Gruppe der Epi- und Entophyten, sowie zahlreicher die inneren Organe bewohnender Schmarotzer aus der Reihe niederer thierischer Organismen, und ein seinem Umfange nach vorläufig noch nicht zu beurtheilender Zuwachs ist diesem Krankheitsgebiete durch die Aufschlüsse in Aussicht gestellt, welche das Studium der sogenannten „Infections-Krankheiten“ in dem Nachweise der parasitären Natur derselben, bez. in dem Vorkommen der auf der niedrigsten Stufe organischer Entwickelung stehenden, ihrer Form nach sogenannten Mikrokokken“ oder „Bacillen“ in denselben zu geben verspricht. — Die Resultate, welche die eben darauf hingerichtete Forschung im Gebiete der acuten und chronischen Infections-Krankheiten bisher erzielt hat, sind bei Besprechung der einzelnen dieser Krankheiten bereits mitgetheilt worden oder sollen an der geeigneten Stelle ihre Erwähnung finden; in dem vorliegenden Kapitel beabsichtige ich nur diejenigen Krankheiten zu behandeln, deren parasitäre Natur sich in dem an bestimmte Organe oder Organtheile gebundenen Vorkommen höher organisirter Thier- oder Pflanzenformen ausspricht und welche in der allgemeinen Verbreitung, welche sie auf der Erdoberfläche gefunden haben, oder in dem endemischen Character, welchen sie tragen, ein vorwiegendes Interesse für die geographisch-pathologische Forschung bieten.

Im Allgemeinen darf man es als ausgemacht ansehen, dass der Parasitismus an Zahl der Formen, unter welchen er auftritt, und an Häufigkeit des Vorkommens jeder einzelnen derselben in niederen Breiten und speciell in tropischen und subtropischen Gegenden weit entwickelter ist, als in der gemässigten und kalten Zone.

„Les vers,“ erklärt Sigaud [1]), „occupent une grande place dans la pathologie intertropicale“; bezüglich der Häufigkeit der Enthelminthen in den Nilländern bemerkt Pruner [2]): „selten öffnet man eine Leiche in Egypten, ohne Individuen von einer oder auch mehreren Arten zu finden;“ Waring [3]) sagt: „no medical officer can have had charge even for a short time of any of the large civil dispensaries in any part of India, without having been struck with the large proportion of „worm cases“ which come under his observation,“ und ebenso lauten die Berichte von der Westküste Afrikas [4]), aus Guayana [5]), von den Antillen [6]) u. s. w. — Was hier aber speciell von Enthelminthen gesagt ist, gilt in einem noch höheren Grade von den übrigen Parasiten, deren grösserer Theil zudem in den Tropen heimisch ist.

Zum Theil erklärt sich dies ohne Zweifel aus dem Einflusse, welchen die klimatischen Verhältnisse daselbst auf die Mannigfaltigkeit und Ueppigkeit der Vegetation im Allgemeinen äussern, zum Theil aber auch aus den Lebensverhältnissen und Lebensgewohnheiten, welche, wie bei Besprechung der einzelnen Krankheitsformen gezeigt werden soll, der Einführung der Parasiten in den menschlichen Organismus besonders förderlich sind und die dann auch die Differenzen in der Krankheitsfrequenz innerhalb der einzelnen Racen und Nationalitäten, sowie auch innerhalb der einzelnen Klassen der menschlichen Gesellschaft erklärlich machen.

---

1) Du climat et des maladies du Brésil. Par. 1844. 425. — 2) Die Krankh. des Orients. Erlang. 1846. 244. — 3) Indian Annals of med. Sc. 1859. Juli 371.
4) Boyle, Med. account of the Western Coast of Africa. Lond. 1831. 402.
5) Rodschied, Med. Bemerk. über . . . Rio Essequebo. Frankf. 1796. 290.
6) Levacher, Guide méd. des Antilles. Par. 1840. 193; Thomson, Edinb. med. and surg. Journ. 1822. Jan. 43.

A. Thierische Parasiten.

I. Cestoden.

§. 90. Zu den am längsten bekannten und verbreitetsten Parasiten gehört die Klasse der *Taenien*, und zwar die *Taenia mediocanellata* (*T. saginata*) und die *Taenia solium;* demnächst kommt hier *Bothriocephalus* und *Echinococcus* (von der beim Hunde vorkommenden T. Echinococcus) in Betracht.

Das grösste Verbreitungsgebiet hat *Taenia mediocanellata* in *Abessinien*, wo, nach dem übereinstimmenden Urtheile aller Beobachter [1]), nur wenige Eingeborene von dem Parasiten verschont sind, und auch Fremde, wenn sie nicht besondere Vorsichtsmaassregeln in der Diät beobachten und namentlich dem dort beliebten Genusse von rohem Rindfleische entsagen, alsbald von Taenia med. heimgesucht werden; „hommes, femmes, tout le monde dans cette contrée," erklärt **Courbon**, „a cet entozoaire, et l'on prend régulièrement tous les deux mois de cousso pour remédier aux principaux accidents, qu'il détermine." Auch in *Egypten* und *Nubien* wird zumeist T. mediocanellata angetroffen [2]) und dasselbe gilt von dem grossen zumeist von einer muhamedanischen Bevölkerung bewohnten Ländergebiete, welches sich über die Küstenländer Nord-Afrikas, speciell *Algier* [3]), ferner über *Senegambien* [4]) und den westlichen *Sudan* [5]), über *Syrien* [6]) und *Arabien* [7]) erstreckt. — Ueber die Häufigkeit des Parasiten in *Algier* giebt schon der Bericht von **Boudin** Aufschluss; in den Jahren 1840—48 kamen in Algier, bei einer durchschnittlichen Truppenzahl von 100,000 Mann 68, in eben dieser Zeit in Frankreich, unter 250,000 Mann (im Mittel) 7 Fälle von Taenia zur Beobachtung, so dass der Parasit dort also 23mal häufiger als hier beobachtet worden ist. Spätere Beobachter (vergl. das Folgende über Frankreich) machen auf die steigende Frequenz von Taenia mediocanellata in Frankreich seit Einführung des Rindviehs von Algier dahin aufmerksam. — Bezüglich *Senegambiens* hatte **Léonard** seine Verwunderung darüber ausgesprochen, dass, trotzdem die Eingeborenen, als Muhamedaner, kein Schweinefleisch geniessen, Taenia dort so ungemein häufig ist; **Corre** hat dieses Räthsel gelöst, indem er nachweist, dass der Genuss von rohem Rind-

---

1) **Aubert-Roche**, Annal. d'hyg. XXXV. 5; **Hodgkin**, Lond. med. Times 1844. Nr. 266; **Pruner** l. c.; **Schimper**, Gaz. méd. de Strasb. 1848. Nr. 4; **Bilharz**, Zeitschr. für wissenschaftl. Zoologie 1850. IV. 35; **Courbon**, Observ. topogr. et méd. . . sur le littoral de la mer rouge. Par. 1861. 35; **Currie**, Brit. Army reports for the year 1867. IX. 296; **Blanc**, Gaz. hebd. de méd. 1874. Nr. 22. 345; **Rochard**, Bull. de l'Acad. de méd. 1877. 998.

2) **Pruner**, **Bilharz** ll. cc.; **Vauvray**, Arch. de méd. nav. 1873. Sptbr. 161; **Tutscheck**, Oest. med. Wochenschr. 1846. 1209.

3) **Boudin**, Mem. de méd. milit. 1848. LXV. 204; **Rénard** ib. 1873. Oct. 545; **Vidal**, Gaz. med. de Paris 1874 Nr. 22. 23; **Cauvet** ib. Nr. 33; **Arnould** ib. 425; **Henne**, Mém. de med. milit 1876. Mai 238; **Rochard** l. c.

4) **Thaly**, Arch. de méd. nav. 1867. Sptbr. 187; **Léonard**, Observ. rec. au poste de Sed' Hiou etc. Par. 1869 62; **Corre**, Bull. gén. de thérap. 1877. Févr. 170; **Hébert**, Une année méd. à Dagana. Par. 1880. 41; **Borius**, Arch. de med. nav. 1881. Mai 372.

5) **Quintin**, Extrait d'un voyage dans le Soudan. Par. 1869. 49.

6) **Pruner** l. c.; **Robertson**, Edinb. med. and surg. Journ. 1843. April 247; **Guys**, Statistique du Paschalik d'Alep. Marseille 1853. 63; **Rochard** l. c.

7) **Pruner**, **Courbon** ll. cc.

fleisch dort eine Lieblingsnahrung ist und dass es sich eben nicht um T. solium, sondern T. mediocanellata daselbst handelt. Dieselbe Bewandtniss hat es denn auch, wie aus den Aeusserungen von Quintin hervorgeht, mit dem Parasiten im *Sudan*, wo Schweinefleisch gar nicht genossen wird, sondern die Negerbevölkerung sich in der Sonne getrockneten Rindfleisches zur Nahrung bedient. — In *Syrien* bilden, nach Pruner und Guys, die Gebirgsgegenden und die Umgegend von Aleppo, in *Arabien*, wie Pruner erklärt, das Hochplateau von Assir Hauptsitze des Parasiten; in Dschedda, an der arabischen Westküste, soll derselbe selten vorkommen (Courbon).

Bezüglich *Senegambiens* finde ich eine Notiz von Bérenger-Féraud [1]), dass unter 159 in die Marine-Hospitäler von Toulon und Cherbourg aufgenommenen, an Taenia leidenden Kranken nur Fälle von Taenia inermis angetroffen worden waren und dass von den 159 Kranken 102 den Parasiten in Senegambien acquirirt hatten. In den von verschiedenen Punkten der *Westküste von Afrika* datirenden Berichten [2]), welche sämmtlich von dem sehr häufigen Vorkommen der Taenien-Krankheit daselbst Zeugniss ablegen, ist die Species des Parasiten zwar nicht näher bezeichnet, ohne Zweifel aber handelt es sich auch hier wesentlich um Taenia mediocanellata; diese Vermuthung ist um so mehr gerechtfertigt, als, wie in den zuvor genannten Gebieten Afrikas, so auch in *Süd-Afrika* (speciell im *Caplande*) diese Taenien-Art prävalirt [3]), der afrikanische Continent somit einen allgemeinen Sitz derselben abzugeben scheint. — Scherzer erwähnt namentlich des Vorherrschens des Parasiten unter den Hottentotten, welche im Kafferlande Kriegsdienste gethan haben; dass hier nicht T. solium, sondern T. mediocanellata gemeint ist, geht schon daraus hervor, dass diese Völkerschaften den Genuss von Schweinefleisch scheuen, dagegen den rohen Rindfleisches zu den Leckerbissen zählen.

In *Indien*, wo, wie später gezeigt werden soll, die Hindu-Race sich einer fast absoluten Exemption von Taenia erfreut, und wesentlich die europäische und die (fleischessende) muhamedanische Bevölkerung des Landes an dem Parasiten leidet, scheint derselbe, den vorliegenden Mittheilungen [4]) nach, vorzugsweise in einzelnen Gegenden Ober-Indiens, bes. in der Präsidentschaft Bombay und in den NW.-Provinzen, speciell im Pandschab, und im Dekkan, weniger in Nieder-Bengalen, in Madras und in den südlichen Districten heimisch zu sein. — So weit es sich um die muhamedanische Bevölkerung handelt, ist man zu dem Schlusse berechtigt, dass die Taenia mediocanellata prävalirt und dies dürfte auch wohl zum grösseren Theile von den in Indien lebenden Europäern und, wenigstens für die neueste Zeit, speciell von den britischen Truppen im Pandschab gelten, unter welchen Taenien-Krankheit besonders häufig beobachtet worden ist. — Schon Hoile hatte den Genuss rohen (doch wohl Rind-) Fleisches unter den Truppen in Indien als Ursache des bei denselben so häufigen

---

1) Bull. gén. de thérap. 1882. 15. Aug. 97.

2) Boyle l. c.; Daniell, Sketches of the med. topogr. . . of the Gulf of Guinea. Lond. 1849. 53; Moreira, Jornal das sc. med. de Lisboa XV. 121.

3) Hodgkin l. c.; Black, Edinb. med. and surg. Journ. 1853. April 262; Scherzer, Zeitschr. der Wiener Aerzte 1858. 152; Adams, Med. Times and Gaz. 1859. Decbr. 549.

4) Anderson, Ind. Annals of med. Sc. 1852. Octbr. 87; Hoile ib. 1857. April 457; Gordon, Med. Times and Gaz. 1856. Novbr. 512. 1857. Mai 429; Adams l. c.; Chipperfield, Madras quart. Journ. of med. sc. 1861. Jan. 78; Waring l. c.

Vorkommens von Taenia bezeichnet; in einem neueren Bericht wird auf die Zunahme der Krankheitsfrequenz, bes. in der Präside schaft Bombay und im Pandschab aufmerksam gemacht und in ei etwas späteren, dieselbe Thatsache erörternden Notiz[2]) heisst es: „ prevalence of tapeworm in the regiments in the Punjab has b recently shown to depend upon the consumption of beef infect with the taenia mediocanellata.“

Dass, wie Bernard[3]) berichtet hat, in *Cochinchina* und *Ch* die Taenia solium (in Folge des Genusses von finnigem Schwei fleische) vorkommt, wird von Beaufils[4]) bestätigt, allein viel häufi als diese Species wird, wie der letztgenannte in Uebereinstimmu mit Rochard erklärt, auch hier die T. mediocanellata angetroffen[5]), u dasselbe gilt von *Japan*[6]), u. a. Gegenden des nördlichen Asiens, u. a. von der die *Umgegend des Baikal-Sees* bewohnenden mongolisc Bevölkerung der Bärjuten[7]).

Ueber das relativ häufige Vorkommen der Taenia mediocanell auf europäischem Boden[8]) liegen Nachrichten aus dem nördlich *Deutschland*[9]) so namentlich aus Ostpreussen, aus Berlin[10]), Leip (Wagner) und einigen Gegenden Thüringens[11]), ferner aus Württe berg[12]) und Wien vor. — In Copenhagen (*Dänemark*) hat sich Frequenz der T. mediocanellata, neben der T. solium, in der neues Zeit erheblich gesteigert (worüber weiter unten das Nähere), so da während früher (bis zum Jahre 1869) das Verhältniss zwischen T. und T. s. sich wie 53 : 37 gestaltete, dasselbe später zwischen 18 und 1880 = 66 : 19 wurde[13]). In *England*, wo die zahlreichen l krankungen an Taenia unter den als „beef-eaters“ par excelle bekannten Fleischern von jeher die Aufmerksamkeit auf sich gezo hatten, ist nach dem Berichte von Welch[14]) T. mediocanellata s häufig, ebenso in den *Niederlanden* und neben gleichmässig verb teter T. solium in *Belgien*[15]). — In der Schweiz[16]) *scheint* T. me canellata ebenfalls erheblich vor T. solium zu prävaliren; bei 1 Taenien-Kranken fanden sich 180 Fälle von T. m. und nur 19 Fä von T. s., übrigens scheint die erstgenannte Species in der neues Zeit hier erheblich häufiger als früher beobachtet worden zu sein ebenso ist eine beträchtliche Zunahme der Erkrankungsfälle an mediocanellata neuerlichst, aus später zu erwähnenden Ursachen,

---

1) Med. Times and Gaz. 1867. Novbr. 573. — 2) Lancet 1868. Jan. 59.

3) De l'influence du climat de la Cochinchine etc. Montpell. 1867. 50.

4) Arch. de méd. nav. 1882. Avril 265.

5) Bei 44 an Taenia leidenden Kranken, welche, aus Cochinchina zurückgekehrt, in die Mar Hospitäler zu Toulon und Cherbourg aufgenommen waren, fand Bérenger-Féraud (nur Taenia inermis.

6) Wernich, Deutsche med. Wochenschr. 1878. Nr. 6; Leuckart, Parasiten 2. Aufl. I. nach Mittheilungen von Prof. Bälz.

7) Kaschin, Petersb. med. Zeitschr. 1861. Decbr. — In einer von Burjäten gebilde Truppenabtheilung, die in Irkutsk stand, litten fast sämmtliche Individuen (500) Taenia; in 180 unter denselben, anderweitigen Krankheiten Erlegenen und zur Auto Gekommenen hat er den Parasiten nur 2mal nicht gefunden.

8) Vergl. hierzu Knoch, Berl. klin. Wochenschr. 1864. Nr. 30 ff.

9) Virchow's Archiv für pathol. Anat. 1857. XI. 80.

10) Robinski, Berl. klin. Wochenschr. 1874. Nr. 37.

11) v. Conta, Zeitschr. für Epidemiol. 1871. Nr. 10. 11. — Gerhardt fand in Jena u 18 Fällen von Taenia-Kranken 15mal T. mediocanellata und nur 3mal T. solium.

12) Weisshaar, Knoch l. c.

13) Krabbe, Ugeskr. for Laeger 1869. XXIII. Nr. 8 und 1880. N. R. XII. Nr. 22.

14) Journ. of microscop. science 1875. Jan. — 15) Knoch l. c.

16) Zaeslein, Correspondenzbl. für Schweizer Aerzte 1881. Nr. 21.

Frankreich beobachtet worden [1]. — Aus *Italien* finde ich nur zwei die vorliegende Frage betreffende Notizen von Grassi [2]) und Marchi, denen zufolge in Mailand auf 19 Fälle von Taenien 16 von T. mediocanellata kommen und in Florenz sich das Verhältniss = 34 : 1 gestaltet.

In den die *westliche Hemisphäre* betreffenden medicinisch-topographischen Mittheilungen finden sich überhaupt nur wenige Angaben über das Vorkommen von Taenia; die meisten derselben beziehen sich auf T. solium oder sie lassen die Species der Parasiten unbestimmt, nur in dem Berichte von Mantegazza [3]), in welchem auf das wahrhaft endemische Vorherrschen der Taenia-Krankheit in der *Argentinischen Republik,* besonders aber in *Entrerios* hingewiesen wird, findet sich die Erklärung, dass die Ursache hierfür in dem sehr beliebten Genusse mangelhaft gebratenen Fleisches, der Beef-steaks à la Tartare, zu suchen sei, so dass man hier also mit Recht an T. mediocanellata denken darf.

§. 91. Das Verbreitungsgebiet der *Taenia solium* reicht ebenfalls über den grössten Theil der bewohnten Erdoberfläche, bez. so weit, wie der Genuss von Schweinefleisch geht, allein der Parasit wird, und zwar namentlich in der neuesten Zeit, weit seltener als die T. mediocanellata angetroffen, und auch zahlreiche früheren Zeiten angehörige Mittheilungen über T. solium beruhen wesentlich auf diagonostischen Irrthümern [4]) und beziehen sich ebenfalls auf die zuvor besprochene Species. — Vorherrschend begegnet man der Taenia armata in den binnenländischen Gouvernements von *Russland,* wie namentlich in Moskau [5]) ferner in *Ostpreussen,* in einigen Gegenden *Thüringens* [6]) *Belgiens* [7]) und der *Schweiz* [8]), sodann in *Rumänien* [9]) und in der *Türkei* (jedoch nur in geringem Umfange und selbstverständlich nur unter denjenigen Bewohnern des Landes, welche nicht zu den strenggläubigen Muselmännern gehören) [10]), auf der westlichen Hemisphäre in *Neufundland,* wo Gras [11]) speciell den Genuss von Schweinefleisch als Krankheitsursache beschuldigt, und in *Mexico,* wo, wie Semeleder [12]) erklärt, Schweinefleisch ein Hauptnahrungsmittel der Bevölkerung aus-

---

1) Vidal, Rochard ll. cc.; Decroix, Abeille méd. 1876. Juin; Bérenger-Féraud. l. c.
2) Gaz. med. Lombard. 1879. Nr. 12.
3) Lettere med. sulla America meridionale. Milano 1860. I. 100. 160.
4) Woher das, übrigens schon bei den Aerzten des Mittelalters vorkommende Epitheton „solium" stammt, ist fraglich; jedenfalls hat es weder mit „solium (der Thron)" etwas gemein, noch viel weniger ist es mit „solus (allein)" in eine etymologische Verbindung zu bringen; Krehl, Prof. der orientalischen Sprachen, vermuthet, wie Leuckart (Parasiten 2. Aufl. I. 519) mittheilt, dass es eine Corruption des syrischen Wortes „schuschl é" d. h. eigentlich „Ketten", in abgeleiteter Bedeutung „Band- oder Kettenwurm", bez. des daraus von den Arabern gebildeten Wortes „susl" oder „sosl" sei, das en Aerzten des Mittelalters wohl hätte bekannt werden können. — Gerade die irrige Auffassung, dass „solium" von „solus" gebildet sei und damit das individuell vereinzelte Vorkommen des Parasiten in dem Darm eines Individuums angedeutet werden solle, hat ohne Zweifel, abgesehen davon, dass die allgemeine Bekanntschaft der Aerzte mit Taenia saginata erst der neuesten Zeit angehört, zu den Irrthümern in der Diagnose beigetragen, indem man in eben denjenigen Fällen, in welchen man im Individuum nur einen Parasiten antraf, denselben der Species T. armata beizählen zu müssen glaubte; Leuckart weist (wie vor ihm schon Davaine) nach, dass gerade Taenia mediocanellata selten in mehr als einem Exemplare im Darme eines Individuums angetroffen wird, während Taenia solium meist in Gesellschaft vorkommt.
5) Knoch l. c. — 6) v. Conta l. c. — 7) Knoch l. c. — 8) Zaeslein l. c.
9) Leconte, Considér. sur la pathol. des provinces du Bas-Danube. Montp. 1869. 49. Er erklärt ausdrücklich, dass er unter den dort lebenden zahlreichen Muselmännern und Juden nicht einen Fall von Erkrankung an Taenia beobachtet habe und dass bei dem billigen Preise von Schweinefleisch der Genuss desselben sehr verbreitet sei.
10) Bigler, Die Türkei und deren Bewohner etc. Wien 1852. II. 209.
11) Quelques mots sur Miquelon. Montp. 1867. — 12) Wien. med. Presse 1873. Nr. 34.

macht. — Welcher Species die in *Brasilien*, und zwar namentlic Negern, sehr häufig vorkommende Taenia angehört, lässt sich aus Berichte von Sigaud [1]), der dieselbe übrigens mit Bestimm als „ver solitaire" bezeichnet, nicht ersehen.

Schliesslich will ich noch darauf hinweisen, dass einzelne G den sich einer bemerkenswerthen *Immunität von Taenia* überhaup freuen; so namentlich *Island*, wo, wie Finsen [2]) bemerkt, unte eingeborenen Bevölkerung ein Abscheu vor dem Genuss von Schw fleisch besteht, Fleisch zudem überhaupt nur eine sehr untergeor Rolle unter den Nahrungsmitteln spielt, ferner *Grönland*, und vorzugsweise Süd-Grönland, wo, soviel Lange [3]) weiss, Taeni nicht vorkommt; in *Guatemala* ist, den Mittheilungen von Bernou zufolge, Taenia eine seltene Erscheinung und auch auf *Martinique* Rufz [5]) im Verlaufe vieler Jahre unter Creolen und Weissen lange Zeit auf der Insel gelebt haben, nicht einen Fall von Ta Erkrankung beobachtet.

§. 92. Die Eigenthümlichkeiten in der geographischen breitung der beiden Taenia-Species, die grössere Frequenz der siten in einer Gegend im Gegensatze zu andern Oertlichkeiten Verschiedenheit in dem Vorkommen desselben unter den einz *Racen und Nationalitäten*, die Zu- und Abnahme der Frequenz welcher die eine oder andere Species des Parasiten in einer und selben Oertlichkeit zu verschiedenen Zeiten beobachtet wird, erkl sich ungezwungen aus einer Berücksichtigung der constatirten T sache, dass sich die Taenia mediocanellata aus dem beim Rin vorkommenden Cysticercus, die T. solium aus der Schweinefinne wickelt, das Vorkommen der einen oder andern Species beim Mens also von dem Eindringen der Brut dieses oder jenes Blasenwurm den Darm desselben abhängig ist. — Das relativ seltene Vorkom der T. armata im Gegensatze zur T. saginata in Asien und A ist wesentlich darin begründet, dass der Genuss des Schweineflei gerade hier aus religiösen Rücksichten, wie bei den rechtgläu Muhamedanern, oder aus Widerwillen gegen denselben, wie auf Is so auch in Abessinien und unter den Eingeborenen Südafrikas, auf kleinere Kreise, und zwar vorzugsweise auf den europäischen der Bevölkerung beschränkt ist, während anderseits die Immun deren sich einzelne Völkerschaften, wie namentlich die Egypter, H Malayen u. a. erfreuen, die Folge der fast ausschliesslich ve bilischen Nahrungsweise derselben ist, eine Infection durch Cystic also nur selten zu Stande kommen kann.

In Indien, bemerkt Chipperfield, kommt Taenia überhaupt selten andern Nationalitäten als den Europäern vor, und ähnlich, wenn auch we exclusiv, lautet die Erklärung von Waring: „Tape-worm is confined almos clusively to the flesh-eating Musulman or the omnivorous European Sol Während eines 6jährigen Aufenthaltes in Travancore, einem reinen Hindu-S hat er nicht einen Fall von Taenia beobachtet; Dr. Sperschneider 8 Jahre als Arzt der Nair-Brigade (einer 1800 Mann starken, nur aus der

1) l. c. 183. 425. — 2) Jagttagelser angaaende sygdomsforholdene i Island. Kjöbenh. 187
3) Bemaerkn. om Grönlands Sygdomsforhold. Kjöbenh. 1864. 43.
4) Schweiz. med. Zeitschr. 1862. III. 180. — 5) Arch. de méd. nav. 1869. Juin [illegible]

reinen Kaste der Nairs oder Sudras zusammengesetzten Truppenabtheilung) gedient hat, ist ebenfalls kein Fall von Erkrankung an Taenia unter denselben vorgekommen und in gleicher Weise äussern sich die Berichterstatter aus Travancore Sircar nach 20jährigen Erfahrungen. — Von 95 Fällen von Taenia, welche Anderson in Ober-Indien zu Gesichte bekommen hat, kamen 86 bei europäischen Soldaten, 8 bei Muselmännern und ein Fall bei einem Hindu vor, der der untersten Kaste angehörte, die sich nicht auf vegetabilische Nahrung ausschliesslich beschränkt. — Auch Huillet[1]) erklärt, dass er in Pondichery Taenia nur bei Europäern gesehen habe.

Auf den Umstand, dass in denjenigen Gegenden, wo Fleisch in rohem oder halbrohem Zustande eine Lieblingsspeise bildet, der Parasit, und namentlich, aus nahe liegenden Gründen, T. mediocanellata, besonders häufig vorkommt, ist in der obigen Darstellung bereits mehrfach hingedeutet worden; bemerkenswerth ist in dieser Beziehung die von den oben genannten französischen Beobachtern hervorgehobene Thatsache, dass mit der reichlichen Importation von Rindfleisch aus Algier und mit der Verwendung desselben in rohem Zustande als leicht verdauliches und kräftiges Nahrungsmittel bei Kranken und Convalescenten die Frequenz der T. mediocanellata in Frankreich sich erheblich gesteigert hat, und in gleicher Weise beurtheilen Krabbe aus Dänemark und Zaeslein aus der Schweiz die Zunahme der Erkrankungsfälle an diesem Parasiten aus dem letztgenannten Grunde. — Schliesslich sei noch darauf hingewiesen, dass neuerlichst von mehreren Beobachtern (Krabbe, Küchenmeister[2]) u. a.) eine erhebliche Abnahme von T. solium festgestellt worden ist, und zwar datirt dieselbe aus der Zeit, in welcher mit dem allgemeinen Auftreten der Trichinen-Krankheit beim Menschen nicht nur der Genuss von Schweinefleisch seitens des Publikums wegen Gefahr der Infection eine Beschränkung erfahren hat, sondern auch mit Einführung der Fleisch-, bez. Schweine-Schau dem Publikum ebenso ein Schutz gegen die Verwendung finnigen Schweinefleisches geboten ist.

---

§. 93. Ein sehr viel kleineres Verbreitungsgebiet als Taenia sagin. und solium hat *Bothriocephalus latus*, und zwar scheint derselbe, soweit die vorliegenden Mittheilungen zu einem Urtheile berechtigen, wesentlich auf einzelne Punkte *Europas*, so namentlich auf die Küstengegenden *Schwedens* und *Finnlands*, die Ostsee-Provinzen *Russlands* einschliesslich Petersburg, einige Districte im östlichen Russland, auf die westlichen Cantone der *Schweiz* und die benachbarten Departements *Frankreichs* beschränkt zu sein. — In *Schweden* wird der Parasit wahrhaft endemisch an der Küste des Bothnischen Meerbusens, in Norrbotten-, Westerbotten-, Westernorrland- und Gefleborg-Län[3]), seltener wird er an der Ostseeküste, wie namentlich in Blekinge-Län[4]) beobachtet. Am schwersten heimgesucht ist Norrbotten-Län, wo die Zahl der an dem Parasiten leidenden Individuen auf die Hälfte der

1) ib. 1868. Févr. 87.
2) Die Parasiten des Menschen. 2. Aufl. Leipz. s. a. 94.
3) Vergl. ausser älteren Nachrichten namentlich Huss, Om Sverges endem. sjukdomar. Stockh. 1852. 2; Berg, Bidrag til Sveriges med. Topogr. och Statistik. ib. 1863. 10. 16. 23. 36. 184; Wistrand, Öfversigt af helso-och sjukvården i Sverige 1851—60. Stockh. 1863. 5.
4) Medicinal-Berättelse för år 1866. 23.

Bevölkerung geschätzt wird, in Haparanda kaum ein Haushalt soll, in welchem derselbe nicht bei einem oder mehreren Mitgliedern getroffen wird. — Auch in *Finnland* kommt Bothriocephalus vorz weise an der Küste des Bothnischen Meerbusens vor [1]. — Ueber Prävalenz des Parasiten in den *russischen Ostsee-Provinzen* liegen theilungen von Moritz [2]), Erdmann [3]), Knoch [4]), der auch des kommens desselben in östlichen Gegenden Russlands gedenkt, Böttch und Braun [6]) vor; in Petersburg sollen nach einer Schätzung Attenhofer [7]) vom Jahre 1817 ca. 15% der Bevölkerung an d selben leiden. — In der *Schweiz* herrscht Bothriocephalus den sorgfältigen Untersuchungen von Zaeslein (l. c.) zufolge endem und in sehr bedeutender Frequenz nur an den Ufern des Bie Murten-, Neuenburger- und Genfer-Seees; der Parasit kommt hier, der Berichterstatter erklärt, in einer Häufigkeit vor, die höchstens dem massenhaften Vorkommen der Taenia sag. in Abessinien glichen werden kann, während an den Ufern der zahlreichen übr Schweizer Seeen nur vereinzelte Fälle von Bothriocephalus-Erk kungen angetroffen werden.

Sehr viel seltener als in den hier genannten Gegenden, auch immer noch in grösserer Frequenz, begegnet man dem Para in *Polen* (Knoch), in *Ostpreussen* und an der Küste *Pommerns*, *Dänemark* [8]), in den *Niederlanden* und *Belgien* [9]) und an den *italienischen Seeen* (Knoch). — In mehr vereinzelten Fällen ist Bothriocephalus an verschiedenen Punkten *Nord*- und *Süd-Deutschlands*, so in Hamburg, Berlin, im südlichen Bayern [10]) in Heilbronn Ulm [12]), Biberach [13]) u. a. O. Württembergs, ferner in der *Bretagne* und in *Irland* [15]) beobachtet worden. — In *ausser-europäischen Gebieten* scheint der Parasit sehr selten zu sein, jedenfalls fehlt es denselben fast ganz an einigermaassen sicheren Nachrichten. — Mittheilung von Balfour [16]) zufolge soll bei den von *Ceylon* England übergeführten Waisenkindern Bothriocephalus häufig kommen, auch Pop [17]) erwähnt des Vorkommens desselben unter Mannschaft der *niederländisch-ostindischen Flotten-Station*. — Den richten [18]) über Bothriocephalus in *Süd-Afrika* liegt wahrscheinlich diagnostischer Irrthum zu Grunde, es handelt sich hier wohl Taenia lata (sagin.); sicherer ist die Mittheilung [19]) über einen einem englischen Offizier in *Canada* beobachteten Fall von Bothriocephalus und die Angabe von Semeleder [20]) über das Vorkom des Parasiten neben Taenia sol. in *Mexico*.

§. 94. Ein Blick über das Verbreitungsgebiet von Bothri phalus lehrt, dass der Parasit vorzugsweise in *Küstengegenden* und

---

1) Wistrand. — 2) Spec. topogr. med. Dorpatensis. Dorpat 1823.
3) Dresdner Zeitschr. für Natur- und Heilkde. 1827. V. 160. 4) Berliner klin. Wo schr. 1864. Nr. 30 ff. — 5) In Virchow's Arch. 1864. Bd. 30. 97.
6) ib. 1882. Bd. 88. 119 und Petersb. med. Wochenschr. 1882. Nr. 16.
7) Med. Topogr. der Hauptstadt St. Petersb. Zürich 1817. 226.
8) Krabbe ll. cc. — 9) Boudin, Géogr. et statist. méd. I. 337; de Mattos und Is N. Arch. voor Geneesk. III. 26; Knoch l. c. — 10) Bollinger, Bayr. ärztl. Intell blatt 1879. Nr. 15. 155. — 11) Betz, Württemb. med. Correspondenzbl. 1850. XXX
12) Majer ib. VI. 192. — 13) Hofer ib. VIII. 306. — 14) Bouein, Journ. de med. LXX
15) Frazer, Dubl. quart. Journ. 1866. Novbr. 294. — 16) Nach Boudin l. c.
17) Nederl. Tijdschr. voor Geneesk. 1859. III. 24. — 18) Scherzer, Fritsch ll. cc.
19) Leared, Brit. med. Journ. 1874. Mai 649. — 20) Wien. med. Presse 1878. Nr. 34.

den Ufern von Seeen und andern binnenländischen Gewässern heimisch ist. Seitens der schwedischen Aerzte wird ausdrücklich erklärt, dass fast nur die Küstenbewohner an der Krankheit leiden, die nur wenige Meilen von der Küste entfernt lebende Bevölkerung dagegen von derselben fast ganz frei ist und dasselbe Verhältniss hat Zaeslein sehr exact bezüglich des Vorkommens von Bothriocephalus in der Schweiz nachgewiesen. — Je nach der Krankheitsfrequenz unterscheidet er in der Schweiz vier Zonen: die erste, die unmittelbar an den genannten Seeen gelegenen Ortschaften umfassend, ist als der eigentliche Infections-Heerd anzusehen; in der zweiten, der Umgebung der Seeen bis 1—4 Stunden landeinwärts, ist der Parasit viel seltener, und kommt hier nicht mehr wie dort bei allen Volksklassen in gleicher Häufigkeit, sondern häufiger bei der Industrie treibenden Bevölkerung, seltener bei Ackerbauern vor; im Allgemeinen, heisst es, inficiren sich die Bewohner dieser Gegend meistens nicht zu Hause, sondern während eines Aufenthaltes an den Seeen; für die dritte Zone, die mehr als 5 Stunden von den Seeen entfernt gelegenen grösseren und kleineren Städte umfassend, liess sich in den meisten Fällen sicher oder doch mit Wahrscheinlichkeit die Infection in der französischen Schweiz nachweisen, wenn auch für einzelne Punkte, so u. a. für Burgdorf und Thun, das autochthone Vorkommen des Parasiten sich nicht ganz in Abrede stellen lässt; in der vierten, mehr als 6 Stunden von den Seeen entfernten Zone endlich wird Bothriocephalus nur in vereinzelten Fällen oder gar nicht mehr angetroffen.

Diese enge Begrenzung des Verbreitungsgebietes von Bothriocephalus auf Meeresküsten und See- und Fluss-Ufer legte die Vermuthung nahe, dass das Vorkommen desselben mit dem *Genusse von Fischen* in engem Zusammenhange stehe, sicherere Aufschlüsse hierüber sowie über die Art der Einwanderung des Parasiten aber haben erst in neuester Zeit die Untersuchungen von Braun ergeben: er hat zunächst die von Knoch [1]) geltend gemachte Ansicht, dass die Eier und Embryonen von Bothriocephalus, ohne das Zwischenstadium einer Finnen-Bildung, sich direct zum Wurme entwickeln, widerlegt und sodann durch an Katzen angestellte Infections-Versuche nachgewiesen, dass „die in verschiedenen Organen und Geweben, namentlich in den Muskeln, des Hechtes oder der Quappe vorkommenden geschlechtslosen Bothriocephalen die Jugendzustände des menschlichen Bothriocephalus latus und die Zwischenwirthe, die Infectionsquelle in den genannten Fischen zu suchen sind."

---

§. 95. Ueber das Vorkommen von *Echinococcus* liegen aus zahlreichen Gegenden der *östlichen Hemisphäre* Nachrichten vor, leider aber sind dieselben wenig geeignet, einen Maassstab für die Beurtheilung der relativen Häufigkeit des Parasiten an den einzelnen Punkten dieses Verbreitungsgebietes abzugeben. — Mit dem Character eines endemischen Leidens herrscht derselbe, soweit bis jetzt bekannt, nur an zwei Punkten, auf *Island* und in dem *australischen Colonial-Districte von Victoria.*

1) In Virchow's Arch. 1862. Bd. 24. 453.

Die ersten verlässlichen Nachrichten über die Echinococcus-demie auf *Island* verdanken wir Schleisner[1]), wiewohl schon den Mittheilungen früherer Aerzte von dort über das sehr häu Vorkommen von „infarctus, obstructio hepatis, hepatalgia“ hervor dass die Geschichte der Krankheit daselbst bis in entfernte Z zurückreicht. Schleisner, wie bemerkt, hat zuerst den Be geführt, dass es sich bei dieser Leberkrankheit um die Gegen eines Parasiten in diesem Organe handelt, dass derselbe aber auc anderen Theilen des Körpers vorkommt und dass das Leiden e höchst verderblichen Einfluss auf die biostatischen Verhältnisse Insular-Bevölkerung äussert, und seine Mittheilungen hierüber dann später von Eschricht[2]), Krappe[3]), Hjaltelin[4]), Finse und Galliot[6]) theils bestätigt, theils erweitert worden. — Schlei hatte unter 327 von ihm behandelten Kranken 57mal, also in 18% der Gesammterkrankungen, Echinococcus gefunden und er anschlagte nach den 20jährigen Beobachtungen von Thorsten die Frequenz des Parasiten auf Island auf 1/7 der Gesammtbevölker Eschricht und Hjaltelin halten diese Schätzung nicht für zu hoch griffen, dagegen haben Krabbe und Finsen ein viel geringeres Ver niss in der Krankheitsfrequenz ermittelt; der letztgenannte Beobac dessen Erfahrungen sich allerdings nur auf den nördlichen Di der Insel beziehen und der nicht in Abrede stellt, dass der Paras den südlichen Districten häufiger sein mag, veranschlagt dieselbe etwa 1/40 und auch Galliot glaubt, dass sie 1/30 der Bevölkerung überschreitet. Bemerkenswerth ist dabei der Umstand, dass hier, fast überall, das weibliche Geschlecht in einem viel höheren G leidet als das männliche; Schleisner fand unter 385 Echinococ Kranken 212, Finsen unter 189 Kranken 132 Frauen.

Aus dem *australischen Colonial-Districte Victoria* datiren die er Nachrichten[7]) über Echinococcus aus dem Jahre 1863; seitdem die Zahl der Erkrankungsfälle so zugenommen, dass Richardso schon im Jahre 1867 die „Hydatiden-Krankheit“ als „exceedi common“ bezeichnete, mit der Erklärung: „the affection has bec so prevalent of late years, that it may be called a disease of the c try,“ und mit dem Zusatze, dass sie auf dem Lande und in den Stä gleichmässig verbreitet ist. Spätere Berichterstatter[9]) haben diese gaben bestätigt; einen ungefähren Maassstab für die Häufigkeit Krankheit bietet die Angabe von Thomas (l. c.), dass in 10 Ja (1867—77) in der Colonie (bei einer Gesammt-Bevölkerung von 800,000 Seelen) 307 Todesfälle an Echinococcus zur amtlichen Ke niss gelangt sind.

Ausserhalb dieser Gebiete wird über das relativ häufige V kommen des Parasiten in *Indien* berichtet, worauf, wie Cleghorn

1) Island undersögt etc. Kjöbenh. 1849. 4—16.
2) Undersögelser over den i Island endemiske hydatidesygdom. Kjöbenh. 1853.
3) Helminthol. undersögelser i Danmark og paa Island etc. ib. 1866.
4) Edinb. med. Journ. 1867. Aug. 137. und in Dobell, Reports 1870. 286.
5) Ugeskrift for Laeger 1867. III. Nr. 5—8 und Jagttagelser etc. Kjöbenh. 1874. 83.
6) Bull. gén. de thérap. 1879. Aug. 97.
7) Hudson, Austral. med. Journ. 1860. April; Ralph ib. July; Sutherland, Vi med. record. 1863. Febr. — 8) Edinb. med. Journ. 1867. Debr. 529.
9) Bericht in Brit. med. Journ. 1871. Debr. 783; Bird, Med. Times and Gaz. 1878. Aug Thomas, Lancet 1879. March 297. — 10) Indian med. Gaz. 1871. March.

bemerkt, zum Theil die dort endemischen Leberabscesse zurückzuführen sind. Auch in *Algier* [1]), *Egypten* [2]) und *Russland* [3]) wird Echinococcus nicht selten angetroffen; ebenso in *England* und *Frankreich* [4]). Von 22 aus der *Schweiz* bekannt gewordenen Fällen von Leber-Echinococcus kommen 13 auf die Nordostschweiz, je 3 auf Basel und Neuenburg, 2 auf Genf, 1 auf Bern [5]). Auch aus vielen Orten *Deutschlands* liegen Berichte [6]) über das nicht seltene Vorkommen von Echinococcus vor, so namentlich aus Dresden, Rostock, Berlin, Breslau, Jena u. a., dieselben beziehen sich jedoch nur auf die in Hospitälern gemachten Beobachtungen, sind daher weder unter einander vergleichbar, noch für die Beurtheilung der Krankheitsfrequenz in der betreffenden Bevölkerung maassgebend. — Auf der *westlichen Hemisphäre* scheint der Parasit sehr selten zu sein, wenigstens hat Osler [7]) trotz gründlicher Nachforschungen in Museums-Catalogen, Journalen, Gesellschaftsschriften u. s. w. aus ganz Nord-Amerika nur 61 Fälle der Krankheit verzeichnet gefunden; in Canada (Montreal) ist der Parasit in ca. 800 Sectionen nur 3mal angetroffen worden. Uebrigens mögen unter jenen 61 Fällen noch manche von auswärts eingeschleppte gewesen sein.

§. 96. Das Auftreten von Echinococcus bei Menschen (und grösseren Thieren) ist bekanntlich von Einführung der Eier der beim Hunde vorkommenden Taenia Echinococcus abhängig und die *Häufigkeit des Parasiten in einer Bevölkerung wird demnach wesentlich im Verhältnisse stehen zu der Zahl der unter derselben lebenden Hunde, und zu den mehr oder weniger nahen Beziehungen, in welchen diese Thiere zur Familie ihrer Herren treten, vor allem zu der Sorglösigkeit, mit welchen diese sich dem Umgange mit den Hunden hingiebt.* So erklärt sich die Prävalenz des Parasiten unter der Viehzucht treibenden Bevölkerung Islands und der australischen Kolonie. — Die Zahl der auf Island gehaltenen Hunde ist verhältnissmässig viel grösser als sonst irgendwo, die enorme Häufigkeit von Echinococcus unter den auf Island lebenden Viehheerden, namentlich unter den Schafen — Hjaltelin bemerkt, dass 1/5 aller erwachsenen Schafe dort an dem Parasiten leiden — giebt den Schäferhunden eine überreiche Gelegenheit zur Infection mit dem Blasenwurm; bei dem notorisch sehr geringen Sinn für Reinlichkeit nehmen die isländischen Viehzüchter um so weniger Anstand, mit diesen von ihnen hochgeschätzten Thieren nicht bloss die Wohnung, sondern auch die Essgeschirre und selbst die Betten zu theilen, da ihnen die Gefahr einer Infection durch die Thiere unbekannt ist; dabei haben die Hunde freien Zutritt in die Vorrathsräume, deren Inhalt sie mit ihren Ausleerungen besudeln [8]) und so hat man ohne Zweifel dem Umstande, dass von vielen 1000, in den menschlichen Verdauungskanal eingeführten Taenien-Eiern nur einige

1) Vital, Gaz. méd. de Paris 1874. Nr. 22. 23.
2) Bilharz, Zeitschr. für wissenschaftl. Zoologie 1853. IV. 53; Zeitschr. der Wiener Aerzte 1858. 447. — 3) Knoch, Petersb. med. Zeitschr. 1866. X. 245.
4) Cobbold, Lancet 1875. Juni 850. — 5) Zaeslein l. c. 681.
6) Die bis zum Jahre 1877 reichenden Mittheilungen finden sich bei Neisser (Die Echinococcen-Krankheit. Berl. 1877. 34) zusammengestellt.
7) Amer. Journ. of med. Sc. 1882. Octbr. 475.
8) Die Behauptung einiger Berichterstatter, dass sich die Quacksalber auf Island des Hundekothes und Hundeharns für arzeneiliche Zwecke zum Inneren Gebrauche bedienen, erklärt Pinsen für eine Fabel.

wenige zur weitern Entwickelung zum Blasenwurm gelangen, es zu verdanken, dass daselbst nicht viel mehr Individuen an Echinococcus erkranken, als wirklich der Fall ist. — Finsen erklärt ausdrücklich, dass der Parasit in dem civilisirt lebenden Theile der isländischen Bevölkerung, in Familien, welche wohl eingerichtete Häuser bewohnen und die nöthige Reinlichkeit beobachten, fast gar nicht angetroffen wird. — Dieselben Verhältnisse erklären denn auch ohne Zweifel das Vorherrschen von Echinococcus in der wesentlich Viehzucht treibenden Bevölkerung Australiens, wo, wie Hudson mittheilt, mindestens 4—5 % der Schafe an Echinococcus leiden; die ersten im Hospitale von Melbourne beobachteten Erkrankungsfälle an dem Parasiten hatten, dem Berichte von Richardson zufolge, Schäfer betroffen; „it does not require much imagination,“ fügt er hinzu, „to follow the course of these embryonic tapeworms eaten by the shepherd's dog. They are matured in the dog, passed as tape-worms over the pasturage of other sheep, the ova are again taken into the stomach and system of the sheep, and circles of propagation are established.“ — Es wäre von hohem Interesse, zu erfahren, wie sich die betreffenden Krankheitsverhältnisse bei andern Viehzucht treibenden Völkerschaften gestalten, welche in gleicher Weise, wie die zuvor genannten, in einem halbcivilisirten oder wilden Zustande leben, um somit eine genauere Kenntniss von der geographischen Verbreitung der Taenia Echinococcus selbst zu gewinnen.

II. Trematoden.

Distoma haematobium.

§. 97. Der von Bilharz [1]) und Griesinger [2]) zuerst beschriebene und mit dem Namen *Distoma haematobium* bezeichnete Trematoden-Parasit ist bis jetzt nur an zwei Punkten der Erdoberfläche, und zwar auf dem afrikanischen Festlande, als endemisch herrschendes Leiden nachgewiesen worden, in *Egypten*, von wo nächst den Mittheilungen der zuerst genannten Beobachter Nachrichten von Simpson [3]), Sonsino [4]) und Damaschino [5]) stammen, und im *Caplande*, von wo Berichte über das Vorkommen des Parasiten von Harley [6]), Fritsch [7]) und Batho [8]) vorliegen. — Ob die in den mehr *central gelegenen Gebieten Afrikas* endemisch herrschende *Hämaturie*, wie einige Reisende erklären [9]), auf diesen Parasiten, oder, was mir wahrschein-

1) Zeitschr. für wissenschaftl. Zoologie 1852. IV. 59; Wien. med. Wochenschr. 1856. Nr. 4. 5 und Zeitschr. der Wiener Aerzte 1858. 447.
2) Arch. für physiol. Heilkde. 1854. XIII. 561.
3) Brit. med. Journ. 1872. Sptbr. 320.
4) Ricerche intorno alla Bilharzia Haematobia etc. Cairo 1874 und Arch. gen. de méd. 1876. Juin. 652. — 5) Gaz. hebd. de méd. 1882. 365.
6) Med.-chir. transact. 1864. XLVII. 55, 1865. XLVIII. 161, 1869. LII. 379, 1871. LIV. 47.
7) Arch. für Anatomie 1867. 752. — 8) Brit. army med. reports for the year 1870. XII. 502.
9) Allen (Lancet 1882. July 51) behauptet, dass sämmtliche Flüsse Afrikas von Egypten bis zum Caplande den Parasiten führen.

licher, auf Filaria sanguinis zu beziehen ist [1]), lässt sich vorläufig nicht beurtheilen. — In *Egypten* ist das Vorkommen des Parasiten lediglich auf die Küste und auf die Nilufer Unter-Egyptens beschränkt, eben hier aber wird derselbe in enormer Häufigkeit angetroffen; Griesinger, der ihn in 363 Leichen 117 mal gefunden hat, glaubt, dass die schwächeren Grade des Leidens, besonders im Anfange desselben, von ihm in manchen Fällen übersehen worden sind und auch Sonsino, der ihn in 31 Leichen 13 mal gefunden, schätzt die Frequenz der Erkrankungsfälle an Distoma daselbst viel höher. — In gleichem Umfange herrscht Distoma in dem *Caplande* und auch hier ausschliesslich auf das Küstengebiet und die Ufer der Mündungen einzelner Flüsse beschränkt bis auf etwa 10—20 (engl.) Meilen ins Land hinein. — Hauptsitze der Krankheit bilden die südöstlichen Gegenden des eigentlichen *Caplandes* in der Umgebung der Algoa-Bai, namentlich Uitenhage und Port Elisabeth, ferner die Ortschaften King Williams Town und East London im *Kafferngebiete* und mehrere an den Ufern des Umlasi, Umgeni (Port Natal bis Pieter Maritzbourg hinauf) und Umhloti (Verulam) gelegenen Orte des *Natal-Landes*.

§. 98. Im menschlichen Körper wird der Parasit bekanntlich vorzugsweise im Blute des Pfortaderstammes, in den Darmvenen und in den Gefässen der Urinblase angetroffen, von wo aus er in die Schleimhaut der Blase, zuweilen auch in die der Ureteren, ja selbst bis in das Nierenbecken gelangt, und hier zu schweren localen Erkrankungen, in Folge dieser zu Blutharnen (einer Form der sogen. *Haematuria intertropicalis*), zur Bildung von *Harnsteinen* (uratische und phosphatische Niederschläge um die Haufen der Parasiteneier), deren endemisches Vorkommen in Egypten wesentlich mit Distoma haemat. in Verbindung steht [2]), zuweilen auch zu schweren Darmleiden (Griesinger) Veranlassung giebt, und in nicht gerade seltenen Fällen, besonders in Egypten, wo die Krankheit überhaupt einen schwereren Character als im Caplande [3]) trägt, ein allgemeines Siechthum und den Tod des Kranken herbeiführt.

Ueber den *Modus der Invasion* des Parasiten in den menschlichen Körper bestehen noch Meinungsverschiedenheiten. — Das absolute Gebundensein der Krankheit an Meeresküsten und an die Ufer von Flussmündungen, im Gegensatze zu der Immunität der denselben benachbarten binnenländischen Districte, wo die Krankheit nur eingeschleppt beobachtet wird, macht es im höchsten Grade wahrscheinlich, dass die Eier oder Embryonen des Parasiten aus dem Wasser selbst stammen oder an gewissen in dem Wasser lebenden Thieren (Fischen, Crustaceen, Gasteropoden, Mollusken), welche die intermediären Träger derselben darstellen, haften und dass sie so durch

---

1) Vergl. hierzu das Kapitel über Filaria sanguinis hominis.

2) Schon Pruner (Krankh. des Orients 272) hat bei Besprechung der in Egypten endemisch herrschenden Urolithiasis auf die durch Distoma bedingten schweren Erkrankungen der Blasenschleimhaut aufmerksam gemacht, ohne jedoch den Zusammenhang derselben mit einem Parasiten zu kennen, noch auch des Blutharnens zu gedenken. — Dagegen scheint die Mittheilung von Renoult (Journ. gén. de méd. An. XI. Vol. XVII. 366) über das epidemische Vorherrschen von Blutharnen unter den französischen Truppen zur Zeit der Occupation des Landes durch Napoleon auf diese endemische Hämaturie hinzudeuten.

3) Hier wird, nach der Erklärung von Batho (l. c. 503) Urolithiasis in bedeutender Frequenz nur in Port Elisabeth, dem Hauptsitze der Distomen-Krankheit in jener Gegend, beobachtet.

den Genuss des Wassers oder der mit demselben, Trägern verunreinigten Pflanzen (Gemüse u. s. w.) oder beim Baden durch die Haut oder, wie auch angenommei durch die Harnröhre eindringen. — Gegen die letzte, besond Harley, bez. dessen Gewährsmännern vertretene Ansicht sp die auffallenden Differenzen, welche sich in der Krankheitsfr unter den verschiedenen Altersklassen und beiden Geschlechte merklich machen, und wenn die Einführung des Parasiten du Verdauungsorgane auf den zuvor genannten Wegen auch g Wahrscheinlichkeit für sich hat, so bieten jene Differenzen auch Theorie manche Schwierigkeiten.

§. 99. Die verschiedenen *Racen* und *Nationalitäten* schein Krankheit, caeteris paribus, ziemlich gleichmässig unterworfen z die Angabe von Bilharz, dass vorzugsweise die Egypter (Kopt Fellahs), sehr selten dagegen Neger und niemals Europäer an D leiden, sowie die Behauptung von Rubidge (bei Harley), da die Kaffern einer absoluten Immunität von der Krankheit er wird durch Griesinger, der den Parasiten bei Negern häufig troffen, durch Sonsino, der die Krankheit nicht selten bei Eur gesehen, und durch Batho widerlegt, der erklärt, dass dieselbe so häufig bei Zulus wie bei Europäern vorkommt; dass au Hindus und Malayen nicht verschont sind, geht aus den zahl Erkrankungen unter den aus Bombay und Madras nach dem Ca eingeführten Kulies hervor. — Dagegen herrscht unter den Be tern darüber eine fast vollkommene Uebereinstimmung, dass der im weiblichen *Geschlechte*, wenn überhaupt, so jedenfalls nur sch und zumeist bei Individuen vorkommt, die im kindlichen oder j lichen Alter stehen. Griesinger hat die Krankheit bei Frau mals gesehen, auch Batho erklärt: „its subjects are invariably male sex"; nur Sonsino hat Distoma einige Male bei Frau einem Falle bei einem türkischen Weibe angetroffen, welche l Zeit in Alexandrien gelebt hatte. — Bezüglich der *Altersverh* der Ergriffenen ist bemerkenswerth, dass unter 17 von Sonsino s erwähnten Fällen 13 Kinder und 2 jugendliche Individuen bei Batho erklärt in dieser Beziehung: „in Natal the haematuria i prevalent, large numbers of boys being affected. At the capital, maritzburg, it would appear as if the majority of the male youth from it. It commences to show itself almost invariably before pu and never attacks persons of middle or old age. The limits during which its existence is possible are apparently from 5 ye 30. — I was unable to hear of a single instance in which it comm at a later age," und in ähnlicher Weise sprechen sich die Berichter aus der Cap-Colonie (Uitenhage und Port Elisabeth) aus.

§. 100. Bezüglich des Einflusses der *Jahreszeit* auf die Kran frequenz bemerkt Griesinger, dass er unter den im Juni bis zur Section gekommenen Leichen in der Hälfte, dagegen unt im September bis Januar secirten Individuen nur in ¼ derselbe Parasiten angetroffen habe. Er glaubt, dass dies nicht zufälli sondern mit den Nahrungsmitteln in einem gewissen Zusammen steht; vielleicht findet diese Thatsache aber auch in der wechselnden Frequenz des Parasiten selbst innerhalb der einzelnen Jahreszeiten ihre Erklärung. Unzweifelhaft ist die Dauer und Schwere der Erkrankung von der massenhaften und fortdauernden Einführung des Wurmes abhängig und das sicherste Mittel zur Heilung der Krankheit besteht demgemäss in einer Entfernung des erkrankten Individuums aus der Heimath des Parasiten.

III. Nematoden.

1. Ascaris lumbricoides.

§. 101. Unter den parasitären Würmern nimmt, bezüglich der allgemeinen *Verbreitung über die ganze bewohnte Erdoberfläche* und bezüglich der Frequenz des Vorkommens, Ascaris lumbricoides neben Oxyuris vermicularis und Trichocephalus dispar unbestritten die erste Stelle ein. Dieser Parasit ist überall heimisch, wo Menschen hausen und wenn die Statistik auch nicht einen mathematischen Ausdruck für die relative Häufigkeit desselben an den einzelnen Punkten der Erdoberfläche gewährt, so darf aus den Erklärungen der Berichterstatter aus *tropischen und subtropischen Gegenden*, aus den Worten des Erstaunens, mit welchen sie sich über die enorme Frequenz des Parasiten aussprechen, doch der Schluss gezogen werden, dass derselbe hier viel häufiger als in höheren Breiten angetroffen wird.

In diesem Sinne äussern sich Pruner[1]), Hartmann[2]), Vauvray[3]) u. a. aus den *Nilländern*, Harris[4]) und Courbon[5]) aus *Abessinien*, Borchgrevink[6]) aus *Madagaskar*, Grenet[7]) aus *Mayotte*, Allan[8]) von den *Sechellen*, Dyer[9]) aus *Mauritius* mit den Worten: „this complaint is nearly universal in the Mauritius . . in the black population in such numbers are the lumbrics produced, that I have frequently been disgusted by seeing them crawling from the anus and mouth at the same time. One black litterally brought me his hat full, which he assured me he had passed very shortly before", ferner Daniell[10]) von der *Westküste von Afrika*, Chassaniol[11]) aus *Senegambien*, Pruner (l. c.), Robertson[12]) und Guys[13]) aus *Syrien*, Pruner aus *Arabien*, Ward und Grant[14]), Voigt[15]), Waring[16]), Day[17]), Huillier[18]), Auboeuf[19]) u. v. a. aus *Indien*, Waitz[20]), Heymann[21]), v. Leent[22]) vom *indischen Archipel*, Bernard[23]) und

---

1) Krankh. des Orients. 244. — 2) Naturgesch.-med. Skizzen der Nilländer. Berl. 1866.
3) Arch. de méd. nav. 1873. Sptbr. 161. — 4) The highlands of Aethiopia. Lond. 1844. II. 407.
5) Observ. topogr. et méd. etc. Par. 1861. 35. — 6) Norsk Mag. for Laegevidenak 1879. VIII. 240.
7) Souvenirs méd. . . à Mayotte. Montp. 1866. — 8) Edinb. monthl. Journ. 1841. Aug. 569.
9) Lond. med. Gaz. 1834. March 866. — 10) Sketch of the med. topogr. of the Gulf of Guinea. Lond. 1849. 53. — 11) Arch. de méd. nav. 1865. Mai 511. — 12) Edinb. med. and surg. Journ. 1843. April 247. — 13) Statist. du Paschalik d'Alep. Marseille 1853. 63.
14) Official papers etc. Pinang 1830. — 15) Bibl. for Laeger 1834. I. 352.
16) Ind. Annals of med. Sc. 1859. July 371. — 17) Madras quart. Journ. of med. sc. 1862. Jan. 37. — 18) Arch. de méd. nav. 1868. Févr. 87. — 19) Contribut. à l'étude . . des malad. dans l'Inde. Par. 1882. 70. — 20) On diseases incident to children in hot climates. Bonn 1843. 263. — 21) Würzb. phys. med. Verhandl. V. 30. — 22) Arch. de méd. nav. 1867. Sptbr. 170. — 23) De l'influence du climat de la Cochinchine. Montp. 1867.

Beaufils[1]) aus *Cochinchina*, Wilson[2]) und Smart[3]) aus *China*, Fri und Wernich[4]) aus *Japan*, Bernoulli[5]) aus *Central-Amerika*, Levac Dazille[6]), Rufz[7]) u. a. von den *Antillen*, Rodschied[10]) und Baj *Guayana*, Jobim[11]) und Sigaud[12]) aus *Brasilien*.

Auch aus den höchsten Breiten, wie namentlich aus *New-land*[13]) und *Grönland*[14]) liegen Nachrichten über das endemisch kommen von Ascaris lumbr. vor; die einzige, mir bekannt gew Ausnahme von dieser allgemeinen Regel bildet *Island*, wo, wie Fin erklärt, der Parasit selten angetroffen wird.

§. 102. Ueber die *Art der Einführung* von Ascaris lumbr. menschlichen Körper herrschen noch Meinungsverschiedenheiten weder gelangen die aus dem menschlichen Darme ausgeschie embryonenhaltigen Eier durch Speisen oder Getränke, namentlich den Genuss roher Feld- und Gartenfrüchte in den Organismu entwickeln sich hier zum Wurme, wogegen allerdings die Re losigkeit der bisher an Menschen angestellten Infectionsversuche Einverleibung von Ascaris-Eiern spricht[16]), oder, was Leucka wahrscheinlicher hält, die Uebertragung geschieht durch einen Zwi wirth aus der Klasse der niederen Thiere; „bei der Häufigkei der fast kosmopolitischen Natur des menschlichen Spulwurms," be derselbe[17]), „lässt sich übrigens vermuthen, dass der oder res Zwischenträger desselben eine sehr allgemeine Verbreitung besitze

§. 103. Dass *Boden-* und *Witterungsverhältnisse*, besonders Feu keit und höhere Temperatur, die Häufigkeit des Parasiten, be Krankheitsfrequenz steigern, ist, wenn auch nicht exact bewiesen, in Anbetracht dessen, was über die Entwickelung des Ascaride bekannt ist[19]), in hohem Grade wahrscheinlich. — Die Prävaler Parasiten bei Negern, Indianern u. a. uncivilisirten Völkern ist nicht von *Race-* oder *Nationalitäts-Verhältnissen*, sondern von der L weise derselben abhängig, welche einer Einführung der Ascaride unter den zuvor genannten Umständen besonders förderlich ist.

---

1) Arch. de méd. nav. 1882. Avril 265. — 2) Med. notes on China. Lond. 1846. 193.
3) Transact. of the epidemiol. soc. 1862. I. 219. — 4) Beitr. zur Kenntniss des Kli der Krankh. Ost-Asiens. Berl. 1863. 33. — 5) Deutsche med. Wochenschr. 1878.
6) Schweiz. med. Zeitschr. 1862. III. 100. — 7) Guide méd. des Antilles. Par. 1840.
8) Observ. sur les maladies des nègres. Par. 1792. I. 106. — 9) Arch. de méd. n Juin 440. — 10) Med.-chir. Bemerk. über . . Rio Essequebo. Frankf. 1796. 290.
11) Disc. sobre as molestias . . do Rio de Janeiro etc. Rio 1835.
12) Du climat et des malad. du Brésil. Par. 1844. 425. — 13) Gras, Quelques m Miquelon. Montp. 1867. 24 und Anderson in Dobell's Report 1870. 365.
14) Lange, Bemaerkn. om Grönlands sygdomsforhold. Kjöbenh. 1864. 43.
15) Jagttagelser angaaende sygdomsforholdene i Island. Kjöbenh. 1874. 106.
16) Derartige Versuche theilt Leuckart (Die menschlichen Parasiten etc. Leipz. 1876. mit. — 17) ib. 229.
18) Während des Druckes dieser Zeilen geht mir eine Mittheilung von Radu (Wie Blätter 1882. Nr. 45. 1386) zu, der zur Zeit allgemeinen Vorherrschens von Ascaris an Regengüssen sehr reichen Jahre 1881 in der Moldau, einen Fall beobachtet hat, den Beweis giebt, dass die Vermehrung der Spulwürmer im menschlichen Darme ni durch (in denselben gelangte) Eier, sondern auch durch lebende, vollkommen ent und von dem Mutterthiere ausgeschiedene Brut erfolgt. Von einer Kranken wu Convolut entleert, das aus einer gallert-artigen, leicht opalescirenden, etwa H grossen Masse bestand (einem sogenannten Spulwurmneste), und mit einem Spulwu zusammenhing. Die Untersuchung ergab, dass aus der Mitte des Körpers dieses Wu Kopfende eines jugendlichen Ascaris hervorragte, der sich hervorziehen liess und ein zweiter, an diesen ein dritter und so fort bis zum siebenten hing. Mit dem erfolgte noch ein an demselben hängender, etwa 4 Ctm. langer Schlauch, während di Brut von einer dünnen, fast durchscheinenden Scheide umhüllt wurde.
19) ib. 211.

§. 104. In derselben *allgemeinen Verbreitung über die Erdoberfläche* und in gleicher Häufigkeit wie Ascaris lumbricoides werden, wie bemerkt, auch

2. Oxyuris vermicularis und 3. Trichocephalus dispar

angetroffen. Viele der oben genannten Beobachter aus den tropisch und subtropisch gelegenen Gegenden legen in ihren Mittheilungen hierfür Zeugniss ab und nicht weniger zahlreiche Berichte aus höheren Breiten bestätigen die Thatsache. — Allerdings bestehen an den einzelnen Punkten Differenzen in der Krankheitsfrequenz; so erklärt u. a. Finsen, dass auf Island im Gegensatze zu dem sehr seltenen Vorkommen von Ascaris gerade Oxyuris verm. enorm häufig sei, und Rufz hebt umgekehrt die Seltenheit von Oxyuris neben sehr verbreitetem Vorkommen von Ascaris auf Martinique hervor; Virchow[1]) bemerkt, dass er bei Sectionen Trichocephalus in Würzburg häufiger als in Berlin angetroffen habe, nach Krabbe[2]) soll dieser Parasit in Kopenhagen sehr selten sein u. s. f.; alle derartige Angaben sind jedoch so vereinzelt oder unter so besonderen Verhältnissen gewonnen, dass sie für allgemeinere Schlüsse über die Krankheitsfrequenz in den verschiedenen Gegenden der Erdoberfläche nicht verwerthet werden können. — Ueber die Einführung dieser beiden Parasiten durch embryonenhaltige, aus dem menschlichen Darme ausgeschiedene Eier ohne Vermittelung eines Zwischenträgers besteht nach den Untersuchungen von Leuckart[3]) wohl kein Zweifel.

---

4. Trichina spiralis.

§. 105. Die frühesten verlässlichen Mittheilungen über die Trichinenkrankheit beim Menschen reichen nicht über das 3. Decennium des laufenden Jahrhunderts hinaus und auch die in den folgenden Jahrzehnten bis zum Jahre 1860 gemachten Mittheilungen betreffen ausschliesslich Beobachtungen über eingekapselte Muskeltrichinen, welche gelegentlich bei Sectionen menschlicher Leichen angetroffen worden waren.

Sieht man von dem etwas zweifelhaften Falle von Tiedemann[4]), in welchem es sich um relativ grosse Kalkconcremente in den Muskeln einer Leiche handelt, und von dem Muskelpräparate mit verkalkten Trichinen ab, welches Peacock[5]) im Jahre 1828 dem Museum des Guy's Hospital einverleibt hat, so ist Hilton[6]) der erste gewesen, welcher verkalkte Trichinen als „oval bodies, transparent in the middle and opaque at their end, altogether about $^{1}/_{25}$ of an inch in length“, wie er sie in sämmtlichen Respirationsmuskeln einer Leiche angetroffen und mit dem Zusatze „no organisation could be discovered with the

---

1) Archiv für pathol. Anat. 1857. XI. 81. — 2) Bei Leuckart 466.
3) l. c. 332. 498. — 4) Froriep, Notizen 1821. I. 64. — 5) Nach Cobbold, Entozoa. Suppl. 1. — 6) Lond. med. Gaz. 1833. Febr. 605.

aid of a microscope" beschrieben, sie übrigens für sehr cercen erklärt hat. Das Verdienst, die parasitäre Natur erkannt und den Parasiten selbst genauer beschrieben z bührt Owen[1]) und Harrison[2]).

Owen machte die Entdeckung an einem mit eingekapselten durchsetzten Muskelpräparate, welches Paget, der damals am St. Barth Hospital studirte und von dem Prosector Wormald auf das Object aufmerksam gemacht worden war, hergestellt und diesem mit der Ver vorgelegt hatte, dass es sich hier um ein Entozoon handle; die mikros Untersuchung bestätigte diese Vermuthung und es gelang Owen, den selbst darzustellen, seine Lagerung innerhalb der Kapsel zu bestimmen zu characterisiren; von ihm stammt denn auch die Bezeichnung „Trichina

Harrison demonstrirte den Parasiten der im Augu in Dublin tagenden med. Section der British Association, un schlossen sich dann weitere Mittheilungen von Farre[3]) aus von Knox[4]) aus Edinburg, von Curling[5]), von Bischof Heidelberg, Bowditch und Wyman[7]) aus Boston, Svitzc Copenhagen, Bristowe und Rainey[9]) aus London und Tur aus Edinburg, der erklärte, dass er in 1—2% aller in den 5 Jahren zur Section gekommenen Leichen den Parasiten ang habe. — Inzwischen hatte Leidy[11]) das Vorkommen der T im Schweine und Gurlt[12]) in einer Katze nachgewiese eben diese Entdeckung gab Veranlassung zu den von Her Leuckart[14]) und Virchow[15]) angestellten Verfütterun suchen, welche dann schliesslich, besonders durch Virchow gleichzeitig durch Zenker[17]), zu der Unterscheidung von und Darmtrichinen und zu einem Verständnisse des genetisch hältnisses derselben zu einander geführt haben.

Ueber die pathologische Bedeutung des Parasiten für den lichen Organismus war man bis zum Jahre 1860 in vollst Dunkel geblieben. Allerdings hatte Wood[18]) im Jahre 1835 i von ihm beobachteten Krankheitsfalle den Zusammenhang zwisc im Leben des Kranken bestandenen heftigen Muskelschmerz dem im Tode nachgewiesenen Parasiten richtig gedeutet.

Der Fall betraf einen 22jährigen Mann, der im October 1834 in di Infirmary wegen eines sehr heftigen, über die Extremitäten und den Ru breiteten „Rheumatismus" aufgenommen worden war und einige Tage s lag. Die Section ergab beginnende Pneumonie und Pericarditis und in kein, besonders im Pectoralis und Deltoideus, sowie überhaupt in den B Schulter-Muskeln, die von Owen beschriebenen Entozoen, deren Natu damals allerdings, trotz Anwendung des Mikroskops, nicht zu deuten ve die ihm aber jetzt, nach Bekanntwerden der Owen'schen Entdeckung, worden war. „Would it not be well," fügt er hinzu, „to ascertain, if

1) Lond. and Edinb. philos. Mag. 1835. 452 und Lond. med. Gaz. 1835. April 125.
2) Dublin Journ. of med. sc. 1835. Sptbr. 185. — 3) Lond. med. Gaz. 1835. Decbr.
4) Edinb. med. and surg. Journ. 1836. July 89 und Lond. med. Gaz. 1843. Sptbr.
5) ib. 1836. Febr. 768. — 6) Med. Annalen 1840. VI. 232.
7) Boston med. and surg. Journ. 1841—43 a. v. O.
8) Froriep, Notizen 1847. Nr. 35. 195. — 9) Transact. of the pathol. Soc. 1854
10) Edinb. med. Journ. 1860. Sptbr. 209. — 11) Proceed. of the Acad. of nat. sc. of P 1846. Oct. 107 und Annals and Mag. of nat. hist. 1847. XIX. 358.
12) Nachtr. zum ersten Theile seines Lehrbuches der pathol. Anat. der Hausthiere. Berl
13) Gött. gelehrt. Anz. 1851. Nr. 19. 1852. Nr. 12. — 14) Arch. für Naturgesch. 18 und Compt. rend. 1859. XLIX. 452. — 15) Deutsche Klinik 1859. 430 und Compt. XLIX. 660. — 16) ib. 1860. LI. 13 und Arch. für pathol. Anat. 1860. Bd. 18. 5
17) ib. 561. — 18) Lond. med. Gaz. 1835. Mai 190.

whether in either or all of the cases alluded to in Mr. O's paper, there was any symptom of rheumatism, or inflammation of any kind in the muscular system?"

Dieser Gedanke Wood's blieb jedoch unbeachtet, die später so häufig nachgewiesenen Trichinen wurden als unschädliche Eindringlinge in den menschlichen Körper, von einzelnen (Bischoff) sogar als Producte einer generatio spontanea angesehen, bis endlich Zenker im Anfange des Jahres 1860 mit seiner bahnbrechenden Beobachtung eines schweren Falles von Trichinose auftrat, die Beziehungen desselben zu dem Genusse Trichinen-haltigen Schweinefleisches nachwies und so, nächst Leuckart und Virchow, der Begründer der Lehre von der Trichinenkrankheit geworden ist.

§. 106. Kaum war die Thatsache zur Kenntniss des ärztlichen Publikums gelangt, als nicht nur zahlreiche Berichte aus Nord-Deutschland über vereinzelte Erkrankungen an Trichinose und über Trichinose-Epidemieen einliefen, sondern auch mehr oder weniger sichere Nachweise darüber geführt wurden, dass die Krankheit bereits früher vorgekommen, aber in ihrer Eigenthümlichkeit nicht erkannt worden war.

Ob die von Fehr[1]) im Jahre 1675 in einer Bauernfamilie in Württemberg beobachteten Erkrankungsfälle, wie mehrfach behauptet worden ist, als Trichinenkrankheit zu deuten sind, scheint mir sehr zweifelhaft und noch weniger kann ich mich mit der Ansicht von Le Roy Mericourt einverstanden erklären, derzufolge die in den Jahren 1828—29 in Frankreich beobachtete, mit dem Namen der „Acrodynie" bezeichnete Krankheit Trichinose gewesen sei[2]). — Sicher ist der von Klopsch[3]) mitgetheilte Fall einer Gruppenerkrankung an Trichinose im Jahre 1842, da bei einem der damals von der Krankheit ergriffen gewesenen Individuen im Jahre 1866 noch lebende Trichinen in den Intercostalmuskeln nachgewiesen werden konnten; wahrscheinlich hat es sich auch in der von Mosler[4]) besprochenen Epidemie 1849 in Wegeleben, welche für „englischen Schweiss" ausgegeben worden war, um Trichinenkrankheit gehandelt, und dasselbe gilt von dem 1858 in Schwetz beobachteten Erkrankungsfalle, über welchen Meschede[5]) berichtet. — Die bis dahin räthselhaft gebliebene Erkrankung einer Gesellschaft im Jahre 1845 in einem Städtchen Hessens, welche sich an einem gemeinschaftlichen Mahle betheiligt hatte, fand in dem von Langenbeck bei der Operation eines Mitgliedes jener Gesellschaft im Jahre 1864 geführten Nachweise verkalkter Trichinen bei demselben die wünschenswerthe Aufklärung[6]), da auf dem Wirthe jener Gesellschaft der Verdacht einer Vergiftung geruht hatte. — Ebenso gelang es Tüngel[7]) durch die im Jahre 1863 gemachte Section eines Individuums, welches im Jahre 1851 in Hamburg in Gemeinschaft mit mehreren andern gleichmässig erkrankt war, den Nachweis zu führen, dass es sich dabei um eine kleine Trichinen-Epidemie gehandelt hatte. — Griepenkerl[8]) wies ebenfalls anatomisch nach, dass die Krankheit, welche in den Jahren 1858—1860 in Blankenburg a. H. unter einem braunschweigischen Jägerbataillon geherrscht hatte und als „gastrisch-rheumatisches Fieber" bezeichnet worden war, nichts anderes als Trichinose war.

An die Mittheilung von Zenker schlossen sich nun zunächst Berichte über mehr vereinzelte oder gehäufte Fälle von Trichinen-Erkrankung, so von Waldeck[9]) aus Korbach (Waldeck), von Wunderlich[10]) aus Leipzig, von Friedreich[11]) aus Würzburg, von

1) Miscell. med. phys. acad. nat. cur. Leopold. 1677. Decas I. Ann. VI. obs. 191. p. 269.
2) Vergl. oben S. 176. Anm. 1. — 3) Virchow's Arch. 1866. Bd. 35. 609.
4) ib. 1865 Bd. 33. 414. — 5) ib. 1864. Bd. 30. 471. — 6) Nach Lücke, Viertelj. für gerichtl. Med. 1864. Jan. 102. — 7) Virchow's Arch. 1863. Bd. 28. 391.
8) Deutsche Klin. 1864. Nr. 17. Vergl. auch Scholz ib. Nr. 40. — 9) Jahresber. der Gesellsch. für Natur- und Heilkde. in Dresden 1861—62. 50. — 10) Arch. der Heilkde. 1861. II. 269. — 11) Virchow's Arch. 1862. Bd. 25. 399.

Sendler[1]) aus Magdeburg, von Landois[2]) auf Rügen u. a., u
Nachrichten über umfangreicheres Auftreten von Trichinose in
von Epidemieen aus Calbe a. S. vom Jahre 1862[3]), aus Plau
Jahre 1861—63[4]), aus Hettstädt von 1863—64[5]), aus dem
kreise von 1864 u. ff.[6]), aus Quedlinburg vom Jahre 1864
Hadersleben[8]), eine der schwersten Epidemieen, sowie aus Zo
Lübeck[10]), Konitz[11]) und Chemnitz[12]), Neudorf (bei Breslau)
Weimar[14]) vom Jahre 1865, aus Berlin[15]) vom Jahre 186
Schönebeck vom Jahre 1868, aus Erlangen[16]) und Heidelberg
Jahre 1870, aus Bovenden bei Göttingen[18]) und Löbau (Sach
vom Jahre 1872, aus Westfalen[20]) vom Jahre 1877, aus Hof,
berg, Bamberg und Marktleuten[21]), sowie aus Crailsheim[22]
Jahre 1878 und aus Barmen[23]) vom Jahre 1880 folgten.

Der bei weitem grösste Theil aller dieser Berichte und
reicher anderer Mittheilungen über das vereinzelte Vorkomm
Trichinose betrifft das *nördliche Deutschland;* die wenigen bis je
Süd-Deutschland bekannt gewordenen Fälle datiren, wie oben be
vom Jahre 1845 aus Hessen, 1866—70 aus Heidelberg und de
gegend, 1870 aus Erlangen und 1878 aus den zuvor genannten
ten Frankens und aus Crailsheim. — Ohne Zweifel sind vi
krankungsfälle an Trichinose sowohl aus Nord- wie aus Süd-D
land nicht zur Cognition der Aerzte gelangt, oder von de
falsch diagnosticirt oder doch, wie besonders aus der neueste
in welcher sich das Interesse für den Gegenstand verloren hat u
Krankheit entschieden seltener geworden ist, unerwähnt geb
allein die Vermuthung, dass Trichinose in Süd-Deutschland übe
und namentlich als Epidemie viel seltener als in Nord-Deut
vorgekommen sei, erscheint doch sicher gerechtfertigt, und
scheint, den überaus sparsamen Mittheilungen zufolge, welche ü
Trichinenkrankheit aus *Oesterreich* vorliegen (über kleine Epid
aus dem Jahre 1866 in Brünn[24]) und über vereinzelte Erkran
fälle 1866 in Prag[25]) und im Jahre 1867 in Wien[26]), die Kr
auch hier relativ selten beobachtet worden zu sein. — Aus *Br*
wo, wie oben gezeigt, Muskeltrichinen an Leichen zuerst c
und später vielfach nachgewiesen worden sind, wird nur üb
kleine Trichinose-Epidemieen, 1871 in der Ortschaft Worl
(Cumberland)[27]) und 1879 unter den Cadetten auf einem in der

---

1) Deutsche Klin. 1862. 261. — 2) ib. 1863. Nr. 4. 8. — 3) Simon, Preuss. med
Ztg. 1864. Nr. 38. 39. — 4) Böhler und Königsdörffer, Die Erkenn
Trichinenkrankh. Plauen 1864 und Fortsetz. ib. 1865. — 5) Rupprecht, Die T
krankh. etc. Hettstädt 1864. — 6) Puder, Die Trichinen in Halle und im .
Halle 1870. — 7) Wolff, Deutsche Klin. 1864. Nr 16. 18. — 8) Kratz, Die T
krankh. in Hadersleben. Leipz. 1866. — 9) Benzler, Berl. klin. Wochenschr
10) Eschenburg, Hannov. Ztg. für pr. Heilkde. 1865. 496. — 11) Wolff.
12) Günther und Flintzer, Zeitschr. für Med., Chir. und Geburtsh. 1867. 520.
13) Lebert, Gaz. méd. de Paris 1866. 195 ff. — 14) Frommann in Vircho
1871. Bd. 53. 501. — 15) Bericht Berl. klin. Wochenschr. 1867. 257 und Hoffman
16) Maurer, Arch. für klin. Med. 1871. VIII. 308. — 17) Friedreich ib. 1872.
18) Kraemer, Deutsche Klin. 1872. 277. 289 und Seebohm, Die Trichinen-Epi
Bovenden. Dissert. Gött. s. a. — 19) Kittel, Allg. Wien. med. Ztg. 1871. 23
20) Müller, Deutsche Zeitschr. für pract. Med. 1876. Nr. 14. 15. — 21) Bollinger,
für Thiermedicin 1879. V. 13. — 22) Haeberlein, Württbg. med. Corresponde
Nr. 26. 27. — 23) Strauss, Deutsche med. Wochenschr. 1880. Nr. 48.
24) Boner, Allgem. Wien. med. Ztg. 1866. Nr. 6. — 25) Knoll, Prager Vierteljah
Heilkde. 1866. III. 144. — 26) Peyritsch, Wochenbl. der Gesellsch. der Wier
1867. Nr. 34: Flamm, Wien. med. Wochenschr. 1867. Nr. 74 ff. 1868. [illegible] 730.
27) Dickinson, Brit. med. Journ. 1872. April 446.

ankernden Schulschiffe [1]) berichtet. — In *Dänemark* sind zuerst im Winter 1866—67 in Copenhagen in 3 auf der Anatomie secirten Leichen Trichinen aufgefunden, demnächst ist daselbst ein im Leben diagnosticirter Fall vorgekommen [2]); aus derselben Zeit liegen Mittheilungen über vereinzelte Erkrankungsfälle in Dänemark [3]) und zwei Jahre später über einen in Fühnen beobachteten Fall von Trichinose [4]) vor. — In *Schweden* sind bis zum Jahre 1873, trotzdem alljährlich trichinöse Schweine angetroffen und auch mehrfach in Leichen von Individuen, welche anderweitigen Krankheiten erlegen waren, Trichinen aufgefunden worden sind, doch nur ganz vereinzelte Trichinen-Erkrankungen, niemals gehäufte Fälle von Trichinose beobachtet worden [5]). — Die ersten Mittheilungen [6]) über Trichinose in *Russland* datiren aus dem Jahre 1866; in bedeutenderem Umfange ist die Krankheit hier 1873 in Petersburg, 1874 in Moskau und Lodz (Polen), 1878—79 in Riga und 1879 wieder in Moskau [7]) und Petersburg [8]) vorgekommen. — Aus *Rumänien* berichtet Scheiber [9]), dass man in Bukarest in einer Leiche eingekapselte Trichinen gefunden habe, indem er hinzufügt, dass Trichinose hier nicht selten zu sein scheine. — In der *Schweiz* sind, nach den Mittheilungen von Roth [10]), in Basel zum ersten Male im Jahre 1860 von Miescher in zwei Leichen Trichinen angetroffen und unter 1914 daselbst in den Jahren 1872—80 zur Section gekommenen Leichen weitere zwei Fälle beobachtet worden; eine kleine Epidemie von Trichinose hat hier im Jahre 1868 in der ¼ Stunde von Bellinzona (Cant. Tessin) gelegenen Ortschaft Ravecchia geherrscht [11]). — Ueber das Vorkommen der Krankheit in *Frankreich* [12]), *Italien, Spanien* und *Portugal* [13]) sind mir nur vereinzelte Mittheilungen bekannt geworden, welche sich fast nur auf den Nachweis des Parasiten in Schweinen oder in menschlichen Leichen beziehen; aus Spanien wird bei Gelegenheit einer Nachricht über den Befund von Trichinen in einheimischen Schweinen zu Barcelona erklärt, dass Trichinen-Epidemieen vorher wiederholt in verschiedenen Gegenden des Landes beobachtet worden sind [14]).

Besonders schwer scheint *Nord-Amerika* von Trichinose heimgesucht zu sein, worauf schon das enorm häufige Vorkommen des Parasiten bei Schweinen schliessen lässt; abgesehen von dem hierüber geführten Nachweise an dem aus Nord-Amerika nach Europa eingeführten Schweinefleische, sprechen sich auch Aerzte von dort in gleicher Weise aus, so u. a. Sutton [15]), der erklärt, dass in den westlichen Staaten mindestens 4% aller Schweine trichinös sind. Berichte von dort über Trichinen-Krankheit unter Menschen in grösserem Umfange

---

1) Power, Report of med. officer of the local governm. board. Suppl. for the year 1879. 47.
2) Krabbe, Tidsskrift for Veterinar. 1867. XV. H. 3. — 3) Ring, Ugeskrift for Laeger 1868. V. Nr. 11: Ditlevsen ib. Nr. 12. — 4) Petersen, Hospitalstidende 1872. XV. Nr. 5.
5) Axel Key, Hygiea 1868. XXX. 127 und Sundhets-Colleg. Berättelse åren 1865—1873. In den späteren Medicinal-Berichten finde ich die Krankheit nicht mehr erwähnt.
6) Maydell, Petersb. med. Zeitschr. 1866. X. 81; Erichsen ib. 161; Rudnew in Virchow's Arch. 1866. Bd. 35. 600. — 7) Knoch ib. 1876. Bd. 66. 393 und Petersb. med. Wochenschr. 1880. Nr. 16. — 8) Kernig ib. 1880. Nr. 1. — 9) In Virchow's Arch. 1872. Bd. 55. 462.
10) Correspondenzbl. für Schweizer Aerzte 1880. X. 129. — 11) Zangger, Wochenschr. für Thierheilkde. 1869. XIII. 55 und Jauch, Annali univ. di med. 1869. Oct. 72.
12) Cruveilhier, Anat. pathol. Par. 1842. II. 64; Delpech, Bull. de l'Acad. de méd. 1866. XXXI. 659. — 13) Silva Amado, Bayr. ärztl. Intelligenzbl. 1868. 506.
14) Citirt von Bollinger in Virchow-Hirsch's Jahresber. 1879. I. 625.
15) Transact. of the Indiana State med. Soc. 1875.

liegen aus New York [1]) vom Jahre 1864, aus Marion (Iowa) [2]), Chic
und Springfield [4]) vom Jahre 1866, aus New York [5]) vom Jahre
aus Philadelphia [6]) vom Jahre 1869, aus einer Ortschaft in
Virginien [7]) vom Jahre 1870, aus Michigan [8]) vom Jahre 1875
vor. — In den mir bekannt gewordenen medicinischen Berichte
Central- und *Süd-Amerika* [9]) sowie von den *Antillen* wird der Tricl
mit keinem Worte gedacht, und auch aus *asiatischen* und *afrikan*
Gebieten habe ich nur sehr wenige Notizen über die Krankhe
funden; so berichtet u. a. Wortabet [10]) über eine schwere Tricl
Epidemie in der im Hochlande *Syriens*, unfern der Jordanquelle
legenen Ortschaft El-Khiam, welche durch den Genuss des Fle
eines Wildschweines herbeigeführt worden ist, und Virchow [11]
die Diagnose auf Grund der ihm eingesandten Muskelpräpara
stätigt. — Ueber das Vorkommen von Trichinose in *Indien*
eine kurze Mittheilung [12]), dass Erkrankungsfälle in Calcutta beob
worden sind. — In *China* sollen, einer nicht verbürgten Nachric
folge, unreinlich lebende Einwohner an Trichinose leiden [13]), ärztl
seits ist hierüber nichts mitgetheilt. — In *Algier* sind im Jahre
in einer Leiche verkalkte Trichinen aufgefunden worden [14]), an we
Mittheilungen über die Krankheit von dort sowie aus anderen G
den des *afrikanischen Continentes* fehlt es vollkommen.

§. 107. Die Kenntniss von der Geschichte der Trichinose
wie gezeigt, nicht über das dritte Decennium dieses Jahrhu
hinaus; gründlichere Einblicke in dieselbe, und zwar über einen
sehr beschränkten Raum der Erdoberfläche, sind überhaupt erst i
letzten 2—3 Decennien gewonnen werden, man wird daher i
Schlüssen über den Ursprung und die geographische Verbreitun
Krankheit, bez. über die Heimath des Parasiten und die Art
Verbreitung über die Erdoberfläche um so vorsichtiger sein m
als selbst noch heute trotz der exactesten Untersuchungen die
nach dem eigentlichen und ursprünglichen *Wirthe des Parasiten*
mit absoluter Sicherheit gelöst ist. — Zwei Thiere sind es, welch
in dieser Beziehung den Rang streitig machen, das Schwein u
Ratte, welche bei weitem am häufigsten Träger des Parasiten
und an eben diese Thiere hat die Speculation bei der Frage
dem Ursprunge der Krankheit angeknüpft. — Berücksichtigt
dass die ersten sicher constatirten Fälle von Trichinose beim Mens
gegen Ende des 3. und Anfang des 4. Decenniums dieses Jahrhu
beobachtet worden sind, dass dieses Ereigniss mit der kurz zuvo
England und wenig später nach Nord-Deutschland erfolgten Einfü
der *kleinen chinesischen Schweine* zusammenfällt, und hält man
fest, dass die Trichinenkrankheit des Menschen lediglich durc

1) Jackson, Amer. Journ. of med. Sc. 1867. Jan. 101. — 2) Ristine, Med. News
3) Smith, Chicago med. Journ. 1866. 161. — 4) Bericht in Lancet 1867. April
5) Buck, New York med. Record 1869. March 7. — 6) Stockton Hough, Am
of med. Sc. 1869. April 565, 1870. Jan. 282. — 7) Wiesel, Transact. of
Virginia State med. Soc. 1871. 63. — 8) Report of the State Board of health of
of Michigan 1876. — 9) Tüngel (in Virchow's Arch. 1863. Bd. 27,
eines Falles von Trichinose auf einem Hamburger Schiffe, der durch den Ge
Fleisches eines aus Valparaiso mitgenommenen Schweines herbeigeführt worden w
10) Lancet 1881. March 484 und Virchow's Arch. 1881. Bd. 83. 553. — 11) ib. 554
12) Lancet 1864. Debr. 24. — 13) Berkhan in Virchow's Arch. 1866. Bd. 35
14) Gaillard, Bull. de la soc. de méd. d'Algér. 1867. VI; auch Gaz. hebd. de méd.

Genuss trichinenhaltigen Schweinefleisches bedingt ist, so gewinnt die von Gerlach[1]), Rupprecht[2]) u. a. ausgesprochene Ansicht, dass der Parasit durch jene Thiere nach Europa (und vielleicht auch nach Nord-Amerika) importirt worden ist, manche Wahrscheinlichkeit: Berkhan macht bezüglich dieser Theorie darauf aufmerksam, dass, so viel er erfahren, vor 20 und einigen Jahren, also zu der Zeit, welche dem Bekanntwerden der Trichinen in Nord-Deutschland entspricht, chinesische Schweine auf ein Gut Schlaustedt und nach Hornburg an der braunschweigischen Grenze zum Züchten übergeführt worden sind. — Die Theorie geht von der allerdings nicht bewiesenen Thatsache aus, dass der Parasit in China überhaupt vorkommt.

Von anderer Seite wird, und zwar auf Grund der Annahme, dass die Ratten die eigentlichen Träger der Trichine sind und dass die Schweine sich erst von diesen inficiren, die Vermuthung ausgesprochen, dass das Auftreten der Krankheit in Europa mit dem *Eindringen der Wanderratte* (mus decumanus) aus Asien her in Verbindung zu bringen ist; dagegen ist, abgesehen davon, dass, wie Zenker[3]) nachgewiesen hat, die sog. „Ratten-Theorie“ überhaupt auf einem Irrthume beruht, geltend zu machen, dass die Wanderratte bereits in der Mitte des vorigen Jahrhunderts eingetroffen ist, Erkrankungen an Trichinen aber erst in einer sehr viel späteren Zeit erfolgt sind. — Ein bemerkenswerthes und ebenfalls nicht aufgeklärtes Factum in der Geschichte der Trichinenkrankheit liegt ferner in dem Umstande, dass, vielleicht mit Ausnahme von Russland und Nord-Amerika, kein Gebiet auf der Erdoberfläche von der Krankheit so schwer heimgesucht worden ist, als Nord-Deutschland. Allerdings lässt sich bei den offenbar sehr mangelhaften Berichten aus andern Ländern auch hierüber nicht mit Sicherheit urtheilen, allein so viel steht doch fest, dass Nord-Deutschland von Trichinose viel schwerer als Süd-Deutschland gelitten hat, und dass die scandinavischen Staaten, in welchen es nachweisbar an trichinösen Schweinen nicht fehlt, von der Trichinenkrankheit nur leicht berührt worden sind; dass der Grund für diese Verschiedenartigkeiten in der Krankheitsfrequenz nicht etwa in einer Verschiedenartigkeit der Lebensweise der einander gegenübergestellten Nationalitäten gesucht werden kann, liegt auf der Hand. — Ob diese und andere an die Geschichte der Trichinose geknüpfte Räthsel überhaupt jemals eine vollständige Lösung erfahren werden, ist zweifelhaft, da eine der Cardinal-Fragen, ob das Auftreten der Krankheit in Europa und Nord-Amerika in der That erst aus der neuesten Zeit datirt, kaum wird beantwortet werden können. Zunächst wäre es für die wissenschaftliche Forschung eine dankbare Aufgabe, festzustellen, ob und in welchem Umfange die Trichinose an Thieren und Menschen ausserhalb Europas und Nord-Amerikas angetroffen wird.

---

1) Die Trichinen. Hannov. 1866. 74.
2) l. c. 88.
3) Arch. für klin. Med. 1871. VIII. 396.

5. Anchylostoma duodenale.

§ 108. Im Anfange des vorigen Jahrhunderts sische und englische Beobachter auf eine unter der Negerbevölke Westindiens und Guayanas herrschende, sehr mörderische Kran aufmerksam, welche in einer Reihe theils auf Erkrankung des D canals hinweisender Symptome — Druck oder Schmerz in der Ma gegend, Appetitlosigkeit abwechselnd mit Heisshunger, Pica (besor dem Gelüste nach ungeniessbaren, speciell erdigen Substanzen), näckiger Verstopfung, in späterem Verlaufe Durchfällen —, theils hochentwickelter Anämie hervorgehender Erscheinungen — I klopfen, Dyspnoë nach geringfügigen körperlichen Anstrengun kleinem, weichem, bei heftiger Bewegung beschleunigtem und uur mässigem Pulse, Kälte und Blässe (bez. bei Negern bräunliche grauliche Verfärbung) der Haut, Blässe der Schleimhäute, eine zu vollständiger Erschöpfung sich steigernden Kräfteabnahme, Ver derung der Secretionen, Abmagerung, Wassersucht u. a. — ch. terisirt ist und in vielen Fällen unter dem Hinzutreten colliqua Erscheinungen, Blutungen, hydropischen Ergüssen in die Meni und in die Lungen u. s. w. den Tod des Erkrankten herbeif — Dieselbe Krankheit ist dann auch, wie im Folgenden gez in anderen Gegenden der Erdoberfläche, in Brasilien, Egypten, V afrika u. s. w., auch an einzelnen Punkten Europas, und zwar nur unter Negern, sondern unter allen Racen und Nationalitäten l achtet, und nach einzelnen besonders hervortretenden Symptomen verschiedenen Namen als *mal d'estomac, mal de coeur, dirt-eating* (*Erdessen, Geophagia), hypohaemia* oder *anaemia intertropicalis, op ção* oder *conçaço* (der Brasilianer), *cachexia africana, cachexie aqu* (der französischen Aerzte) u. a. bezeichnet worden.

§. 109. Die ersten Mittheilungen über diese Krankheit fi sich in der Reisebeschreibung des Père Labat [1]) aus Guadeloupe in der Geschichte der britischen Ansiedelungen auf Westindien Bryon Edwards [2]), der viele Jahre als Plantagenbesitzer auf maica gelebt hatte und die grosse Sterblichkeit unter den Ne daselbst wesentlich auf zwei Krankheiten, Trismus nascentium „mal d'estomac", zurückführt. Hieran schlossen sich dann zahlr wissenschaftliche Berichte [3]) englischer, französischer und dänis Aerzte, welche die Krankheit im vorigen Jahrhundert und bis auf neueste Zeit auf verschiedenen Inseln *Westindiens* [4]) zu beobac Gelegenheit gehabt haben, sowie Mittheilungen über dieselbe aus französischen, englischen und niederländischen Colonieen in *Guayana* [5]

1) Nouv. voyage aux isles de l'Amérique. Par. 1742. II. 11.
2) Hist. of the Brit. colon. in the West Indies. Lond. 1793 (von Imray citirt).
3) Ein alphabetisch geordnetes Verzeichniss sämmtlicher Berichterstatter findet sic Schlusse dieses Kapitels.
4) Von Hunter, Mason, Telford, Gregory und Ferguson aus Jamaica Desportes und Chevallier aus Domingo, von de Cordoba aus Puertorico Dons aus St. Thomas, von Grall aus St. Martin, von Moreau de Jonné Duchassaing aus Guadeloupe, von Savaresy, Noverre, Carpentin und aus Martinique, von Imray aus Dominica, von Levacher aus St. Lucie, von Chis aus Granada, von Mc Cabe aus Trinidad.
5) Bajon und Segond aus Cayenne, Rodschied und Hancock aus Brit. Gu Cragin, Hille, Landré, v. Leent (l. c. 1880) aus Surinam.

Etwas neueren Datums sind die Nachrichten über diese Form bösartiger Anämie aus *Brasilien* [1]), wo dieselbe mit Ausnahme der südlichsten (subtropisch gelegenen) Provinzen über das ganze Land verbreitet und zwar sowohl an der Küste, wie in den hoch und tief gelegenen Theilen des Binnenlandes herrscht. — Demnächst liegen von der westlichen Hemisphäre noch Mittheilungen über das Vorkommen der Krankheit in den Flussthälern des oberen Stromgebietes des Marañon (*Nord-Peru*) [2]), ferner unter den Eingeborenen von Sarayacu (auf der Pampa del Sacrimento, *Ost-Bolivia*) [3]) und, wiewohl nur in geringem Umfange, unter der Negerbevölkerung in einigen südlichen Gegenden der *Vereinigten Staaten von Nord-Amerika* [4]) vor. — Auf der östlichen Hemisphäre begegnen wir einer bedeutenderen Verbreitung der „Cachexie aqueuse“ auf der *Westküste von Afrika*, und zwar soweit die Nachrichten bis jetzt ein Urtheil gestatten, in *Senegambien* [5]) und an der Küste von *Guinea* [6]); ob die Krankheit in *Algier* vorkommt, ist durchaus zweifelhaft [7]), dagegen herrscht sie sehr verbreitet in *Egypten* [8]), von wo die werthvollsten Mittheilungen über Cachexia africana von Griesinger stammen, welche zuerst Licht über das Wesen dieser Krankheit verbreitet haben; auch von der *Ostküste Afrikas* liegen Nachrichten über dieselbe, und zwar von der Insel *Mayotte* (Gruppe der Comoren) [9]) und von der *Küste von Zanzibar* [10]) vor. — In asiatischen Gebieten scheint diese specifische Form von Anämie sehr selten zu sein, wenigstens habe ich in der sehr reichen medicinisch-topographischen Litteratur über *Vorder- und Hinter-Indien* nur eine Notiz, und zwar von Day aus Cochin, gefunden, welche sich vielleicht auf diese Krankheit bezieht [11]); die Berichterstatter aus den vorder- und central-asiatischen Ländern (*Syrien, Persien, Arabien* u. s. w.), sowie aus *China* und *Japan* schweigen über dieselbe ganz, und nur auf dem *indischen Archipel* wird die Krankheit, besonders, wie v. Leent [12]) erklärt, unter den in den Bergwerken auf Borneo arbeitenden Gefangenen häufiger beobachtet [13]). — Auf

---

1) Jobim, Sigaud, Rendu und St. Hilaire, Wucherer, de Rocha, Vauvray, de Moura, Souza-Vaz. — 2) Castelnau. — 3) Galt.

4) Chabert und Duncan aus Louisiana, von Lyell aus Alabama und Georgia. — Die von Heusinger (Die sogenannte Geophagie etc. Cassel 1852) citirten Berichte von Geddings aus Süd-Carolina, so wie die Mittheilungen von Little (Amer. Journ. of med. Sc. 1845. Juli 70) und Letherman (in Coolidge Report on the U. S. Army etc. Washington 1856. 333) aus Florida beziehen sich offenbar auf Malaria-Cachexie.

5) Moulin, Thaly, Borius. — 6) Stormont, der die Krankheit übrigens ebenfalls mit Malaria-Cachexie confundirt hat, und Clarke.

7) Die Mittheilung von Catteloup (Mém. de méd. milit. 1852. VIII. 1), auf welche sich Heusinger bezieht, betrifft die Malaria-Cachexie; Langg, der ebenfalls (Bibl. for Laeger 1847. Octbr. 290) von dem Vorherrschen der Cachexia africana unter den französischen Truppen in Algier spricht, sagt: „Sumpfebrene ere derfor endnu stadigt Armeens Svöbe, isaer da det Mandskab, som overstaaer dem, efter flere Recidiver naesten uden Undtagelse angribes af den afrikanske Kachexie.“ — 8) Sonnini, Savaresy, Hamont et Fischer, Röser, Pruner, Clot-Bey, Griesinger, Isambert.

9) Monestier, Grenet. — 10) Lostalot-Bachoué.

11) Die von Heusinger citirten Berichte von Bontius (Medicina Indorum cap. XI) aus Java und von Twining (Clinical illustr. of diseases of India, in der zweiten Ausgabe [Calcutta 1835] I. 399) aus Bengalen betreffen unzweifelhaft Malaria-Cachexie. — Während des Druckes dieser Zeilen ist mir noch eine hierher gehörige Mittheilung von Mc Connell (Lancet 1882. July 96) bekannt geworden, der zufolge er seit dem Jahre 1879 in Niederbengalen 20 Fälle von Anchylostoma bei Individuen beobachtet hat, welche an schweren Malaria-Krankheiten, Ruhr, Pneumonie u. a. erlegen waren; nur in 8 Fällen bestand Anämie, deren Grund der Verf. übrigens nicht in dem parasitären Leiden, sondern in den oben genannten Krankheiten sucht; blutigen Darminhalt hat er in diesen Fällen niemals angetroffen.

12) l. c. 1867. — 13) Bugnion (Revue méd. de la Suisse romande. 1881. Mai 274) berichtet über einen 1879 von Roth in Basel beobachteten Fall der Krankheit bei einem Manne, der lange Zeit auf Java und Borneo als Soldat gedient hatte und 1878 erkrankt von dort nach Europa gekommen war.

europäischem Boden ist die Krankheit in weiterem Umfange
nur an einem Punkte, in *Italien*, angetroffen worden. — Die
Mittheilung von hier findet sich in dem Berichte von Volpato
dieselbe nach seinen in einigen ländlichen Gemeinden des Dis
von Treviso (*Venetien*) besonders an Kindern gemachten Beobacht
ohne übrigens die Arbeiten seiner Vorgänger zu kennen, unter
Namen „allotriofagia (mangiare sostanze non alimentari)" beschrieb
Demnächst sind Mittheilungen über das Vorkommen vereinzelter K
heitsfälle aus Ponte Buggianese [2]) und Florenz [3]) (*Toscana*), aus T
(*Piemont*) und aus Cesena [5]) (Prov. Forli in der *Emilia*) ge
worden, am verbreitetsten aber und wahrhaft endemisch herrscht die I
heit hier in der *Lombardei*, so namentlich in den Provinzen M
und Pavia [6]) und mit eben diesem Seuchen-Heerde hängt de
besprochene [7]) sehr schwere Ausbruch der Krankheit unter den
Baue des Gotthard-Tunnels beschäftigten Arbeitern zusammen
auch die Arbeiter auf dem nördlichen (Schweizer) Gebirgsab
nicht unberührt gelassen hat [8]).

Wahrscheinlich reicht das Verbreitungsgebiet der Krankhei
auch Perroncito, Grassi e Parona, Bozzolo u. a. verm
weiter, als bis jetzt bekannt geworden ist; Perroncito [9]) ha
den Herren Schillinger und Thöt erfahren, dass dieselbe unt
Bergwerksarbeitern in Kremnitz und Schemnitz (*Ungarn*) beob
worden ist, der ferner von ihm geführte Nachweis des Vorkommen
Krankheit unter den Bergwerksarbeitern in St.-Etienne (Dept.
Frankreich) hat neuerlichst in der Mittheilung von Trossa
Eraud [10]) eine Bestätigung gefunden, und so erscheint die von
selben auf Grund der bisherigen Beobachtungen ausgesprochene A
wohlbegründet, dass die sogenannte „Minen-Krankheit" in vielen
dieser Form von Anämie beizuzählen ist, und dass fortgesetzt
perimentelle und pathologisch-anatomische Untersuchungen, v
auf den Nachweis des (sogleich zu erörternden) ätiologischen Mo
hingerichtet sind, die Gränze der Krankheitsverbreitung wes
erweitern und zahlreiche Fälle sogenannter „essentieller Anämi
hierhergehörig erkennen lassen dürften.

§. 110. Ueber die *Ursache der Krankheit* haben bis a
neueste Zeit sehr unklare Anschauungen geherrscht, und die
heit ist dadurch noch in hohem Grade gesteigert worden, das
das Leiden mit verschiedenen andern, unter den Erscheinung
gemeiner Cachexie verlaufenden Krankheiten, bes. mit Malaria-Ca
confundirt hat.

Diesem Irrthume begegnet man, wie bereits bemerkt, bei vielen der
Berichterstatter, vor Allem bei Beusinger, der die Krankheit gerad

1) Heschl berichtet über einen derartigen in Wien beobachteten Krankheitsfall, d
in Niederösterreich geborenen und domicilirten Bergmann betraf; derselbe hatte di
heit, wie H. vermuthet, während eines längeren Aufenthaltes in Udine, also a
andern Punkte Venetiens acquirirt.

2) Morelli. — 3) Sonsino. — 4) Bozzolo, Giorn. internaz. l. c. — 5)

6) Grassi e Parona, Ciniselli. Auch aus Mantua berichtet Perroncit
méd. l. c.) über einen von ihm beobachteten Krankheitsfall.

7) Concato, Perroncito, Bozzolo e Pagliani, Parona, Pistoni

8) Sonderegger, Bäumler, Schönbächler, Immermann (nach Bugnion

9) Centralbl. für die med. Wissensch. l. c.

10) Lyon méd. 1882. Nr. 25. 217 ff.

„Malaria-Chlorose“ bezeichnet hat. Auch neuere Beobachter, wie u. a. Duchassaing, und selbst solche, denen die wesentliche Ursache des Leidens nicht unbekannt geblieben ist, wie Marchand, confundiren dasselbe mit Malaria-Cachexie. — Vor Allem entscheidend ist der Leichenbefund, der, wie auch aus den Sections-Berichten älterer Beobachter (Dons, Rendu, Segond, Mason, Pruner u. a.) hervorgeht, niemals die der Malaria-Cachexie eigenthümlichen Erkrankungen der grossen Bauchdrüsen (Leber, Milz) ergeben hat, sodann der Umstand, dass die Krankheit vorwiegend häufig bei Negern beobachtet worden ist, welche sich bekanntlich einer sehr ausgesprochenen Immunität von Malaria erfreuen.

So glaubte man anfangs, wie angeführt, den Grund für das Vorkommen der Krankheit unter Negern in dem aus übler Gewohnheit oder selbstmörderischer Absicht hervorgehenden Genusse erdiger oder anderer ungeniessbarer Substanzen gefunden zu haben [1]); andere legten, wie gesagt, ein Hauptgewicht auf Malaria-Einflüsse, noch andere auf ungenügende oder schlechte Nahrung, Erkältung, mangelhafte Hygiene, deprimirende Gemüthsaffecte (Nostalgie) u. s. w.; erst Griesinger hat über die Natur der „Cachexia africana“ den wünschenswerthen Aufschluss gebracht, indem er aus den von ihm in Egypten an Fellahs und egyptischen Truppen gemachten Beobachtungen nachgewiesen hat, dass es sich dabei um ein *parasitäres Leiden*, um die Gegenwart und Wirkung des *Anchylostoma duodenale* im Darme der Erkrankten handelt.

Der Parasit ist bekanntlich zuerst von Dubini [2]) in Mailand in einer grosseren Zahl von Leichen angetroffen und darnach beschrieben worden; später erwähnt Pruner [3]) des Vorkommens desselben in Egypten bei Kranken mit dem Zusatze: „unter den Erwachsenen sind es besonders die cachektischen, wassersüchtigen und scrophulösen Subjecte, welche an dem Anchylost. duod. leiden“, ohne jedoch zu einer richtigen Anschauung über den Zusammenhang zwischen der von ihm (S. 324) beschriebenen „Cachexie aqueuse“ und dem Parasiten zu gelangen; dann wies Bilharz [4]) den Parasiten in Egypten von Neuem nach und eben auf die mit Bilharz gemeinschaftlich angestellten Untersuchungen entwickelte Griesinger seine Lehre von der parasitären Natur der Cachexia africana.

Diese Entdeckung Griesinger's ist dann später von Wucherer, Vauvray, Souza-Vaz u. a. bezüglich der in Brasilien vorkommenden, bis dahin unter dem Namen der „Hypohaemia intertropicalis“ oder „oppilação“ bekannten Krankheit bestätigt worden, wobei Vauvray erklärt, dass man, seitdem Wucherer auf die Thatsache aufmerksam gemacht hat, in Brasilien in allen Fällen der Cachexie aqueuse, die einen tödtlichen Ausgang genommen, den Wurm in den Leichen nachgewiesen habe. Eine weitere Bestätigung des Factums ergaben dann die Untersuchungen von Camuset und Kérangal-Riou in Cayenne, wobei der letztgenannte Beobachter bemerkt, dass er dahingestellt sein lasse, ob die mit dem Namen „mal de coeur“ der Neger bezeichnete Krankheit mit diesem parasitären Leiden sich vollkommen deckt, aber dass er die Versicherung geben könne, dass man bei keinem unter den Erscheinungen dieser Anämie tödtlich verlaufenen Krankheitsfalle,

---

1) Man verwechselte hier also Wirkung und Ursache; übrigens ist diese, bekanntlich auch bei chlorotischen Frauen häufig vorkommende Pica eine nicht constante Erscheinung dieses Leidens; sie ist als Krankheitssymptom auch von Marchand unter den nach Cayenne transportirten Franzosen und von Volpato, wie bemerkt, in Treviso beobachtet worden.

2) Annali univ. di med. 1843. April 5. — 3) l. c. 244.

4) Zeitschr. für wissenschaftl. Zoologie 1852. IV. 55.

mochte er bei Negern oder einer anderen Race angehörigen Indi\ vorgekommen sein, den Parasiten in dem Darme der Leiche ve habe. — In gleicher Weise haben sich dann auch Monestie Grenet aus Mayotte, Borius aus Senegambien, Cantu aus C sämmtliche italienischen und Schweizer Aerzte, welche die Kra unter den Arbeitern am Gotthard-Tunnel beobachtet haben, Perroncito [1]) und Trossat und Eraud bezüglich der Minenar in St.-Etienne ausgesprochen, und zwar haben die neuesten Be tungen gelehrt, dass die Diagnose des Parasiten sich nicht n den Nachweis desselben post mortem, sondern auch auf den Darmausleerungen des Kranken nachweisbaren Anchylost Eier stützt.

Der Parasit, welcher sich an die Schleimhaut des Darmes ansaugt derselben festhaftet, bezieht seine Nahrung aus dem Blute seines Trägers er in enormer, bis zu vielen hunderten von Individuen sich steigernder den Erkrankten haust, so erklären sich eben daraus sowohl die Reizungse nungen in den Verdauungsorganen, wie die immer mehr und mehr sich st den Symptome der Anämie.

§. 111. Die Verbreitung der Krankheit ist daher lediglic hängig von dem Vorkommen des Parasiten und der Einführun selben in den menschlichen Organismus. — Wie Leuckart [2]) a beim Hunde vorkommenden Dochmius trigonocephalus und Pe cito, dementsprechend, an dem Anchylostoma duodenale des Me nachgewiesen, machen die aus dem Darme des Erkrankten schiedenen reifen Wurm-Eier ihre erste Entwickelung in nasse den, besonders durch den Einfluss höherer Temperatur gefördert, und so gelangt der Parasit, ohne Zweifel mit dem Trinkwasse Larvenzustande in den menschlichen Darm, wo er sich vollständi wickelt. — Eben hieraus erklärt sich dann auch ungezwunge Bedeutung gewisser *Boden- und Lebensverhältnisse* für das Vorher der Cachexie aqueuse, welche in pathogenetischer Beziehung mehrfach falsch gedeutet worden sind. — Da die Entwicl der Puppe aus dem Ei wesentlich in feuchtem Boden erfolgt, greift sich die Prävalenz der Krankheit auf *Sumpfboden*, ohne d darum mit der auf oder in demselben sich event. entwickelnde laria irgend etwas gemein hat. — Damit hängt dann zunäch Umstand zusammen, dass die Anchylostoma-Krankheit viel hä auf dem *Lande*, als in *Städten* vorkommt, wo der Trinkw bedarf zumeist gegrabenen Brunnen oder grösseren Wasserläufe nommen wird; dies gilt namentlich von denjenigen Landbewo welche *Garten- oder Feldbau* treiben, ferner von *Erdarbeitern*, *leuten* u. s. w., die gerade am häufigsten in die Lage kommen durch das Wasser, das sie aus Pfützen, oberflächlich fliess Wasserläufen u. s. w. entnehmen, zu inficiren, wofür sich in den theilungen von Wucherer aus Brasilien, von Bozzolo aus von den italienischen und schweizerischen Aerzten über di krankungen unter den am Baue des Gotthard-Tunnels beschäf

---

1) Perroncito hat bei den von ihm untersuchten Kranken neben Anchylostoma du Anguillula stercoral. und intestin. gefunden; vergl. hierzu das folgende Capitel.

2) l. c. II. 438.

Arbeitern, von Perroncito und von Trossat aus St. Etienne u. a. zahlreiche Beispiele finden.

Bozzolo macht bezüglich des endemischen Vorkommens des Parasiten unter den auf Ziegeleien in der Umgegend von Turin beschäftigten Arbeitern darauf aufmerksam, dass dieselben mit ihrer ganzen Familie ihren Wohnsitz in unmittelbarster Nähe ihrer Arbeitsstätten aufschlagen, hier ihren Wasserbedarf den in das lockere Erdreich gegrabenen, aus Tümpeln gebildeten Brunnen entnehmen, zudem noch während des Herausholens des Lehms und des Knetens der Ziegeln ihre Mahlzeit zu sich nehmen und somit besonders leicht in die Gefahr kommen, mit den beschmutzten Händen die Parasitenlarven in den Mund zu bringen [1]).

Je weniger Sorgfalt das Individuum in Bezug auf Reinlichkeit überhaupt beobachtet, um so mehr ist es der Gefahr einer Einführung des Parasiten ausgesetzt, und eben daraus erklärt sich die Thatsache, dass die Anchylostomen-Krankheit selten in den besser situirten Ständen, vorzugsweise im *Proletariate und in der Arbeiterbevölkerung* und dementsprechend in einer national-gemischten Bevölkerung besonders unter denjenigen Racen und Nationalitäten angetroffen wird, welche zumeist den letztgenannten Categorieen angehören, während *Racen-* und *Nationalitäts-Verhältnisse* an sich, wie die oben in der Geschichte der Krankheit mitgetheilten Thatsachen lehren, weder eine Prädisposition für die Erkrankung bedingen, noch eine Immunität von derselben gewähren.

Einen interessanten Gesichspunkt bietet die von Sonderegger aufgeworfene Frage, ob das Vorkommen von Anchylostomen unter den am Tunnelbau auf der Schweizer Seite beschäftigten Arbeitern nicht vielleicht auf eine *Uebertragung des Parasiten* durch italienische Arbeiter zurückzuführen ist, welche die Krankheit in ihrer Heimath acquirirt hatten. — Er vermuthet, dass die in den Darmentleerungen der erkrankten Italiener enthaltenen Anchylostomen-Eier in das Schlammwasser der Tunnelcanäle gerathen sind und dass durch Verunreinigung des Gesichtes und der Hände der Schweizer Arbeiter und Ingenieure mit dem Inhalte dieser Canäle, vielleicht auch durch eine Verunreinigung der Speisen mit demselben die Infection der Schweizer erfolgt ist. — Man wird die Möglichkeit eines solchen Vorganges nicht wohl bestreiten können und daran die Vermuthung knüpfen dürfen, dass die Krankheit in Gegenden auftreten und eine allgemeinere Verbreitung finden kann, in welchen der Parasit nicht heimisch war, aber die für seine Entwickelung nothwendigen Bedingungen gefunden hat. — Dasjenige, was über die bisherige Geschichte der Anchylostomen-Krankheit bekannt geworden ist, bietet leider nicht die Mittel, um zu entscheiden, ob und wo eine solche Art der Krankheitsverbreitung bereits stattgehabt hat.

---

1) Ich mache hier auf eine Notiz von Rühle (Deutsche med. Wochenschr. 1878. Nr. 46. 571) über eine Form von „perniciöser Anämie" aufmerksam, welche er in der Umgegend von Bonn bei Individuen beobachtet hat, die in Ziegelbrennereien beschäftigt sind, und welche er daher mit dem Namen „Ziegelbrenner-Anämie" belegt hat. In einem tödtlich verlaufenen Falle hat die Section nichts Auffallendes ergeben. Es fragt sich, ob der Darm mit der nöthigen Aufmerksamkeit untersucht worden ist.

Litteratur-Verzeichniss zu Anchylostoma duodenale.

Bäumler, Corresp dzbl. für Schweizer Aerzte 1881. S. 10. — I Nachr. zur Gesch. von Cayenne. A. d. Fr. Erfurt 1780. III. 11. — Borius de méd. nav. 1882. Mai. 372. — Bozzolo, Giorn. della soc. Ital. d'igien II. Nr. 3. 4 (in Gemeinschaft mit Pagliani) und Giorn. internaz. delle s 1880. Nr. 10—12. — Camuset, De l'anémie trop. observ. à la Guyan Montp. 1868. — Cantu, Rivista clin. di Bologna 1882. 70. — Carp Étud. hygién. et méd. du camp Jacob etc. Par. 1878. 44. — Castelna pedition etc. IV. 396. — Chabert, Réflex. sur la malad. spasmod.-lipyrie New-Orleans 1820. 188. — Chevalier, Lettres sur les malad. de St. Do Par. 1752. 7. — Chisholm, New York med. Reposit. Abgedr. im Lon and phys. Journ. 1799. II. Nr. 6. — Ciniselli, Annal. univ. di med. 18 389. — Clarke, Transact. of the epidemiol. soc. 1880. I. 114. — Clo Compt. rend. de l'état de l'enseignement méd. en Egypte. Par. 1849. 80. - cato, Compt. rend. 1880. Nr. 11. 619 (in Gemeinschaft mit Perroncit Giorn. della soc. Ital. d'igiene 1880. II. 3. 4. — Cordoba, Memor. isla de Puerto-Rico. Sanmiltan 1831. — Cragin, Amer. Journ. of med. Febr. 356. — Day, Madras quart. Journ. of med. sc. 1862. Jan. 88. — D Hist. des malad. de St. Domingue. Paris 1770. II. 15. — Dons, Jo og chir. 1833. III. 297. — Duchassaing, Gaz. méd. de Paris 18 Duncan in Fenner, South. med. reports 1849. I. 194. — Ferguso phys. Journ. 1836. Jan. — Galt, Amer. Journ. of med. sc. 1872. Grall, Essai de topogr. méd. de l'île de St. Martin. Par. 1835. 29. — Annotaz. cliniche sull' anchilostoma duod. Pav. 1878 (in Gemeinschaft mit und Annal. univ. di med. 1879. Guigno 407. — Gregory, Midland med. reporter 1831. Aug. — Grenet, Arch. de méd. nav. 1867. Juill. 70. — singer, Arch. für physiol. Hlkde. 1854. XIII. 555. — Hamont und F Mém. de l'Acad. de méd. 1835. IV. Nr. 1. — Hancock, Edinb. med. Journ. 1831. Jan. 67. — Heschl, Wien. med. Presse 1876. 925. — Hille, Wochenschr. für Hlkde. 1845. 106. — Hunter, Bemerk. über die Kra Truppen in Jamaica. A. d. Engl. Lpz. 1792. 233. — Imray, Edinb. surg. Journ. 1843. April 304. — Jobim, Discurso sobre as molestias . de Janeiro. Rio 1835. 27. — Isambert, Gaz. méd. de Paris 1857. 294. — Tijdschr. voor de Geneesk. 1852. 451. — v. Leent, Arch. de méd. nav. 245, 1880. Nov. 402. — Levacher, Guide méd. des Antilles. Sec. Ed. 251. — Lostalot-Bachoué, Étude sur la constit. phys. et méd. de Zanzibar. Par. 1876. 52. — Lyell, Second visit to the U. S. Lond. 1849. Marchand, Des causes et du traitement de l'anémie chez les transpor Guyane franç. Montp. 1869. — Mason, Edinb. med. and surg. Journ. 18 289. — Mc Cabe, ib. 1818. Nov. 596. — Monestier, Arch. de méd. na Mars. 209. — Moreau de Jonnés, Journ. de méd. par Leroux 18 15. — Morelli, Lo Sperimentale 1878. Gennaio 27. — Moulin, Patho race nègre etc. Par. 1866. 20. — de Moura, Gaz. méd. de Bahia 1872 méd. de Paris 1872. 477. — Noverre, Journ. hebd. de méd. 1833. Oct. Pagliani vergl. Bozzolo. — Parona vergl. Grassi und Annali univ. 1880. Sept. 177. Nov. 464. — Perroncito vergl. Concato und Gaz. d di Torino 1880. Nr. 6, Compt. rend. 1880. Vol. 90. Nr. 23, Morgagni 18 297, Guigno 452, Revue méd. de la Suisse romande 1881. 163, Centralbl. med. Wissensch. 1881. Nr. 24. 435. — Pistoni, Rivista clin. die Bolog 335. — Pruner, Krankh. des Orients. Erlang. 1846. 324. — Rendu, Étud. et méd. sur le Brésil. Par. 1848. 109. — Riou-Kérangal, Arch. de 1868. Oct. 311. — de Rocha, Arch. der Hlkde. 1868. IX. 178. — Ro Bemerk. über das Klima und die Krankh. von Rio Essequebo. Fkft. a. 260. — Röser, Ueber einige Krankh. des Orients. Augsb. 1837. 48. — Arch. de méd. nav. 1869. Nov. 344. — Savarésy, De la fièvre jaune. 1809. 13. — Schönbächler, Correspdzbl. für Schweizer Aerzte 1881. — Segond, Transact. méd. 1833. XIII. 156 und Journ. hebd. des sc. m Mars. Nr. 18. — Sigaud, Du climat et des malad. du Brésil. Par. 18 315. — St. Hilaire, Institut. Sc. physic. 1849. Nr. 45. 86. — Sonder Correspdzbl. für Schweizer Aerzte 1880. 393. 431. 646. — Sonnini, R Egypten. A. d. Fr. II. 385. — Sonsino, L'Imparziale 1878. Maggio. —

Vaz, Journ. de thérap. 1878. Nr. 22–24. — Stormont, Topogr. méd de la côte occid. de l'Afrique. Par. 1822. 57. — Telford, Lond. med. and phys. Journ. 1822. June 450. — Thaly, Arch. de méd. nav. 1867. Septbr. 179. — Vauvray, ib. 1869. Mai 339. — Volpato, Gaz. med. Lombarda 1848. 49. — Wucherer, Gaz. med. de Bahia 1866. Nr. 3–6, 1867. Nr. 27. 28 und Arch. für klin. Med. 1872. X. 379.

---

6. Anguillula stercoralis.

§. 112. Ueber die Aetiologie der in vielen Gegenden der Tropen vorherrschenden bösartigen chronischen Darmcatarrhe sind die Beobachter bekanntlich verschiedener Ansicht; Normand[1]) glaubt die Frage, soweit es sich um die besonders berüchtigte *Cochinchina-Diarrhöe* handelt, durch den Nachweis eines im Darme der Erkrankten lebenden, zur Klasse der Anguillulae gehörenden und von ihm mit dem Namen „*Anguillula stercoralis*" belegten Parasiten gelöst zu haben. — Als Arzt am Marine-Hospital St. Madier bei Toulon hat er vielfach Gelegenheit gehabt, Individuen zu beobachten, welche in Cochinchina an jener Diarrhöe erkrankt und in Folge dessen invalidisirt nach Frankreich zurückgekehrt waren, und sich davon zu überzeugen, dass dieser Parasit bei denselben in fast allen Fällen und oft in enormen Massen angetroffen wird.

Bavay[2]), der eine naturgeschichtliche Schilderung der Anguillula stercoralis gegeben, hat neben derselben, wenn auch in geringerer Quantität, noch eine grössere aber schmälere Varietät dieser Species in dem Darme der Erkrankten gefunden und zum Unterschiede von der ersten als „*Anguillula intestinalis*" bezeichnet.

Normand hatte erklärt, dass der von ihm entdeckte Parasit nur in der Cochinchina-Diarrhöe vorkomme, in andern Fällen acuter oder chronischer Darmcatarrhe dagegen stets vermisst werde, und diese Angaben hat Laveran[3]) nach den von ihm an aus Cochinchina zurückgekehrten Kranken angestellten Untersuchungen nach allen Seiten hin bestätigen können. Auch Dounon[4]) hat unter den genannten Verhältnissen den Parasiten angetroffen, neben demselben aber noch andere Enthelminthen (Strongylus, Oxyuris u. s. w.), und demzufolge die Ansicht ausgesprochen, dass sich (nicht weniger als) 6 Parasiten an der Genese der Cochinchina-Diarrhöe betheiligen.

An der Existenz und Eigenthümlichkeit des in Frage stehenden Entozoons kann, wie auch aus den folgenden Mittheilungen hervorgeht, nicht gezweifelt werden, nur bleibt die Frage offen, ob dasselbe in der That die eigentliche Ursache der Krankheit abgiebt oder nicht vielmehr als ein mehr oder weniger zufälliges Epiphänomenon derselben anzusehen ist. — In diesem (letzten) Sinne urtheilte zunächst Liberman[5]), der die Anguillula nicht als Ursache, sondern als Folge der Darmerkrankung erklärt, bez. in dem catarrhalischen Darmsecrete einen guten Nährboden für den Parasiten erblickt. — Chastang[6]),

---

1) Compt. rend. 1876. Vol. 83. 316 und Arch. de méd. nav. 1877. Janv. 35, Févr. 102.
2) ib. 1877. Janv. 36, Juill. 64. — 3) Gaz. hebd. de méd. 1877. Nr. 42. 116.
4) Traitement de la diarrhée de Cochinchine et de ses affections parasitaires. Toulon 1877.
5) Gaz. des hôpit. 1877. 237. — 6) Arch. de méd. nav. 1878. Juill. 29.

der über 22 von ihm in Saigon (Cochinchina) beobachtete Fäl chronischer Diarrhöe in extenso berichtet, zieht aus seinen Be tungen den Schluss, dass der Parasit gerade in der Heima Krankheit nur ausnahmsweise vorkommt, indem er erklärt: „p part (et beaucoup des médecins de Cochinchina avaient la même que moi) je ne crois pas encore à l'origine parasitaire de la d parce qu'on ne trouve presque jamais (pour ne pas dire j l'Anguillule dans la période d'invasion de la maladie en Cochi et je croix, ou je serais peut-être mieux porté à penser, que c site n'est qu'une coïncidence ou un résultat des désordres org des tuniques intestinales, parce que c'est à la période d'état o gravation que nous l'avons trouvée quelquefois à Saïgon, et l'a observée si fréquemment à l'hôpital Saint-Mandrier." — Auch fils [1]) lässt nach den von ihm in Vinh-Long (Cochinchina) gen Erfahrungen dahingestellt; ob der Parasit die Ursache oder fälliger Begleiter der Krankheit ist. — Mahé [2]) hat unter den Hospital von Brest aufgenommenen, an Cochinchina-Diarrhöe lei Kranken die Anguillula nur ausnahmsweise und Chauvin [3]), folger Normand's im Marine-Hospitale in Toulon, hat diese 8 Fällen der Krankheit nur 2mal gefunden, dagegen hat er den siten bei zwei Kranken, die an chronischer Diarrhöe leidend au tinique nach Frankreich zurückgekehrt waren, angetroffen. Bes interessant ist ein von Eyssantier [4]) mitgetheilter Fall, der an Cochinchina-Diarrhöe leidenden, in das Hospital in Toulon nommenen Marine-Arzt betrifft; weder Normand noch Bavay in den Darmdejectionen des Kranken den Parasiten zu finden ver und erst nach 3jährigem Aufenthalte des Patienten in Frankrei Zeit der Convalescenz desselben, trat die Anguillula massenw seinen Entleerungen auf. Bemerkenswerth endlich ist der Un dass Perroncito [5]) neuerlichst die Anguillula stercoralis und nalis bei mehreren an der Anchylostomen-Krankheit leidenden i schen Arbeitern, die bei dem Baue des Gotthard-Tunnels besc waren, angetroffen hat.

Die Bedeutung der Normand'schen Entdeckung scheint sehr erheblich in Frage gestellt; ein sicheres Urtheil über d lässt sich erst von fortgesetzten, nicht nur in Cochinchina, s auch in andern, von schweren chronischen Darmcatarrhen heimg ten Gegenden der Tropen erwarten.

---

7. Filaria sanguinis hominis.

(Filaria Bancroftii.)

§. 113. Eine der interessantesten parasitologischen Entdec der neuesten Zeit, welche an die bahnbrechende Arbeit Griesi

1) ib. 1882. Avril 264. — 2) ib. 1879. Mai 347. — 3) ib. 1878. Févr. 154.
4) L'hôpital maritime de Saint-Mandrier (près de Toulon) pendant l'année 1878. Par. 1 E. theilt einen zweiten Fall von Anguillula stercor. bei einem Kranken mit, der nischer Diarrhöe leidend aus Martinique nach Frankreich zurückgekehrt war.
5) Compt. rend. 1880 und Morgagni 1880 II. ec.

über die Distomenkrankheit, bez. die durch dieselbe bedingte, in Egypten und im Caplande endemisch herrschende Hämaturie anknüpft, ist der Nachweis von dem Vorkommen einer Filaria-Art im Gefässsystem des Menschen, welche zuerst von Wucherer in Brasilien in dem Urine bei Hämaturie angetroffen, später von Lewis in Indien im Blute von Individuen, welche an derselben Krankheit litten, entdeckt und darnach von ihm mit dem Namen *Filaria sanguinis hominis* belegt worden ist. — Fortgesetzte Forschungen haben überraschende Aufschlüsse über die Natur-, bez. Entwickelungsgeschichte dieses Parasiten, sowie über seine Beziehungen zu andern Krankheitsformen ergeben, welche sämmtlich auf Affection des Lymphgefässsystems hindeuten. Angesichts dieser Entdeckungen kann man sich der Vermuthung nicht erwehren, dass noch manche andere, in ihrer Genese bisher dunkel gebliebene Krankheiten der Tropen in dem Nachweise dieser Filaria ihre Erklärung finden werden, und so dürfte das Interesse, welches sich an diese Entdeckung knüpft, ein etwas specielleres Eingehen auf die Geschichte derselben rechtfertigen, als es durch die mir gestellte Aufgabe geboten ist.

§. 114. Die ersten Nachrichten über *endemische Hämaturie und Chylurie* datiren aus dem Jahre 1812, in welchem Chapotin[1]) über das Vorkommen der Krankheit auf der Insel Mauritius Mittheilungen gemacht hatte; dieselben wurden später von Salesse und Rayer bestätigt und durch Berichte von Quevenne und Mazaé-Azéma über dieselbe Endemie auf Réunion erweitert. — In eben dieser Zeit hatte sich auch die Aufmerksamkeit der Aerzte in Brasilien auf die, dort übrigens schon lange vorher beobachtete Krankheit gelenkt und zu einer lebhaften Discussion der Angelegenheit in der ärztlichen Gesellschaft von Rio am 15. August 1835 Veranlassung gegeben[2]), die sich jedoch in unklaren Anschauungen über die Natur des Leidens bewegte; auch in den späteren Berichten über Hämaturie und Chylurie in Brasilien von Sigaud, Juvenot und Plagge findet sich ein Fortschritt in der Erkenntniss der Krankheit nicht, und erst im Jahre 1866 hat Wucherer mit dem Nachweise eines im Urine der an Hämaturie leidenden Kranken vorkommenden Parasiten Aufklärung über das Wesen dieses eigenthümlichen Leidens gebracht. — Er hatte auf Grund der Griesinger'schen Entdeckung des Distoma haematobium in der egyptischen Hämaturie in dem Urine von Kranken, welche in Bahia an Blutharnen litten, nach den Eiern dieses Parasiten gesucht, dieselben zwar vermisst, an ihrer Stelle aber einen überaus feinen, fadenförmigen, zur Gruppe der Nematoden gehörigen Wurm gefunden. Anfangs legte er diesem Befunde eine wesentliche Bedeutung nicht bei; fortgesetzte Beobachtungen aber belehrten ihn, dass der Parasit ein constantes Element in dieser Krankheit bilde und so theilte er erst zwei Jahre später (1868) seine Entdeckung mit, die alsbald in der von Crevaux veröffentlichten Krankheitsgeschichte eines an Chylurie leidenden Creolen aus Guadeloupe Bestätigung fand. — Inzwischen hatte Lewis, ohne die Entdeckung Wucherer's zu kennen, im Jahre 1868 in Cal-

1) Ein alphabetisch geordnetes Verzeichniss der citirten Schriften findet sich am Schlusse dieses Kapitels.

2) Vergl. den Bericht hierüber in der Revista med. flum. l. c.

cutta in dem Urine eines an Chylurie leidenden Kranken den siten („the embryo of a nematoid worm, which may give a cl one cause of this curious malady") gefunden [1]), zwei Jahre später deckte er denselben in dem Blute eines an chronischer Diarrhö denden Kranken [2]) und nach weiteren zwei Jahren traf er ihn nur im Blute, sondern auch in den lymphatischen Secreten von viduen, welche an *Elephantiasis pedum* oder *scroti* litten, sowie in Blute von Hämaturikern an [3]). Aus allen diesen Beobachtungen Lewis den Schluss, dass hier nicht ein zufälliges Zusammment von Erscheinungen vorliege, sondern dass zwischen diesen Krankh worauf übrigens schon de Simoni, Jobim u. a. Aerzte in Brasil ferner Mazaé-Azéma auf Réunion, vor Allem aber Van Carter [5]) in Indien hingedeutet hatten, ein innerer Connex bes dass tropische Hämaturie oder Chylurie (abgesehen der Distomen-Krankheit) und lymphatische Elephantiasis parasitäres Leiden repräsentiren, welches von der Ge wart des von ihm mit dem Namen „Filaria sanguinis homi belegten Wurmes abhängig ist und, wie er vermuthungsweise sprach, auf einer durch den Parasiten bedingten Embolisirung klei Blut- und Lymph-Gefässe beruhe. — An diese Beobachtungen schl sich dann die Mittheilungen von Sonsino, welcher die Filar Egypten zuerst im Urine eines an Hämaturie leidenden Kranken (1 und später im Blute eines mit Elephantiasis scroti behafteten I duums antraf, sodann der Nachweis des Parasiten in der mit Namen „Craw-Craw" bezeichneten Hautkrankheit der Neger (wo später das Nähere) von O'Neill auf der Westküste von Afrika von Aranjo [6]) in Bahia, und die Entdeckung desselben von Win in der chylösen Ascites-Flüssigkeit einer Frau, welche 10 Jahre in Surinam gelebt hatte.

Die von Lewis entwickelte Ansicht von der Filaria-Kran führte Manson, der sich mit Untersuchungen über das Vorkon des Parasiten in Amoy (China) beschäftigt hatte, weiter aus, inde nachwies [7]), dass derselbe nicht bloss bei Hämaturie (bez. Chyl und Elephantiasis, sondern auch bei andern von Affection des Ly systems abhängigen Krankheitsformen (dem von ihm sog. Ly scrotum, chylöser Hydrocele, Varicocele u. a.) angetroffen werde, dass es sich dabei nicht um eine Embolisirung von Blutgefässen, dern vielmehr wesentlich um Verstopfung der grösseren Lymphge vielleicht selbst unter Umständen des Ductus thoracicus handle, diese Embolisirung aber nicht durch die Embryonen des Para welche von allen Beobachtern bisher allein gesehen worden w

1) Report 1869. — 2) Report 1872. — 3) Report 1874 und Ind. Annals.

4) Bericht in Revista med. flum. — Die Vermuthung liegt nahe, dass die von Bo Roncière (Arch. de méd. nav. 1873. Mai 335) unter dem Namen „Lymphangitis pr de Rio de Janeiro" oder „érysipèle de Rio de Janeiro" u. a. beschriebene Krankhei hierher zu zählen ist.

5) Er theilt einen Fall von Chylurie (bez. Hämaturie) mit gleichzeitig bestehendem lymphaticus und Elephantiasis mit, und erklärt den Zusammenhang dieser drei Affe in der Weise, dass er einen geschwächten Zustand der Wände der Lymph- und Blut annimmt, welche unter dem Drucke der Flüssigkeit varicös werden, schliesslich zerr und somit zum Austritt von Lymphe, bez. Blut, in die Nieren, Ureteren oder Bla anlassung gegeben wird. — Derselben Auffassung begegnen wir bei späteren Beoba welche mit der Filaria bekannt geworden waren und die Erkrankungen der Gefässwan mit diesen in Verbindung bringen konnten.

6) Memoria 1875. — 7) Custom. Gaz. und Med. Times 1875 l. c.

bedingt sein könne, da dieselben bei ihrer sehr geringen Grösse selbst die kleinsten Gefässe mit Leichtigkeit passiren können, sondern dass hier das Mutterthier, bez. der reife Parasit in Frage komme, der sich bisher allerdings allen Untersuchungen entzogen hatte. — Diese Lücke wurde dann auch bald nach Veröffentlichung des Manson'schen Berichtes und zwar durch die ziemlich gleichzeitig gemachten Beobachtungen von Bancroft [1]) in Brisbrane (in Queensland, Australien), von Lewis [2]) in Calcutta, Silva Aranjo [3]) in Bahia und dos Santos in Rio ausgefüllt. — Bancroft fand den reifen Parasiten zuerst in einem am Arme des Kranken sitzenden Lymph-Abscesse und in einem Falle von Hydrocele, später [4]) in lymphatischen Drüsengeschwülsten, Orchitis, Lymphangitis u. a., Lewis entdeckte ihn in einem Falle von varicöser Elephantiasis scroti, und zwar in einem Blutgerinnsel, das sich nach Incision der Geschwulst gebildet hatte und neben zahlreichen Embryonen, welche in den Lymphgefäss-Varicen und in der Flüssigkeit einer gleichzeitig bestehenden Hydrocele angetroffen wurden, dos Santos fand ihn in einem Lymphabscesse am Arme eines Individuums und Silva Aranjo bei einem Kranken, der mehrere Jahre an Hämaturie gelitten hatte, später von Elephantiasis scroti befallen war und bei dem sich schliesslich die obenerwähnte, als „Craw-Craw“ bezeichnete Hautkrankheit entwickelt hatte. — Hillis hat das Mutterthier neuerlichst in dem Urine eines an Hämato-Chylurie leidenden, aus Demerara stammenden Kranken gefunden.

§. 115. An die Constatirung dieser Thatsachen, welche zum Theil eine weitere Bestätigung auch in den Resultaten derjenigen Untersuchungen fanden, welche Cobbold, Fayrer u. a. Sachverständige in Europa an den ihnen aus den Tropen eingesandten Präparaten angestellt hatten, knüpfte sich zunächst die Frage nach der Art der *Einwanderung des Parasiten in den menschlichen Körper.* — Bancroft hatte in einem Briefe an Cobbold [5]) in scharfsinniger Weise die Frage aufgeworfen, ob nicht vielleicht die Moskitomücke bei diesem Vorgange eine wesentliche Rolle spiele, indem er bemerkte: „I have wondred if mosquitos could suck up the haematozon and convey them to water. They appear to die in waters. I will examine some mosquitos that have bitten the patient to see if they suck up the filariae,“ und diese Frage wurde einige Monate später von Manson [6]) auf Grund exacter Untersuchungen bejaht. — Manson hatte ein mit Filaria behaftetes Individuum veranlasst, in einem Raume zu schlafen, der Abends bei offenstehenden Fenstern künstlich beleuchtet, und nachdem Moskitos schaarenweise eingedrungen waren, möglichst vollständig geschlossen wurde. Morgens fand er die Wände des Zimmers von hunderten, mit Blut strotzend gefüllten, weiblichen Moskitos (die männlichen Thiere leben nicht von Blut, auch fehlt ihnen der Stachel) bedeckt, und die mikroskopische Untersuchung ergab einen reichen Gehalt des Magens derselben an lebenden Filaria-Embryonen, und zwar in einer relativ viel grösseren Masse, als der Parasit im menschlichen Blute vorzukommen pflegt. — Die von Manson über den weiteren

1) l. c. 1877. — 2) l. c. 1877. 78. — 3) Gaz. de Bahia 1877 l. c.
4) Transact. 1879 l. c. — 5) Lancet 1878 l. c. — 6) Custom Gazette 1877 l. c.

Entwickelungsprocess des Parasiten angestellten Untersuchungen h folgendes Resultat ergeben: viele der von der Moskito-Mücke genommenen Embryonen werden im Magen derselben verdaut, an machen innerhalb weniger Tage ihre Metamorphose zum reifen W durch; die trächtige Mücke, welche behufs Ablagerung der Eie Wasser geht, findet hier ihren Tod und so gelangen die Paras welche nach dem Tode ihres Zwischenwirthes frei werden, ins W und von hier aus in den menschlichen Organismus, wie Manson muthet, in der Weise, dass sie durch die Haut des Individuums, mit dem inficirten Wasser beim Baden in Berührung kommt, in Körper desselben eindringen und hier ihre Wanderungen so weit setzen, bis sie in das Gefäss-, bez. Lymphsystem gelangt sind; pflanzen sie sich auf dem Wege geschlechtlicher Zeugung fort, weitere Entwickelung der Embryonen zum reifen Wurme aber ist eben von dem zuvor geschilderten Durchgange derselben durch Moskito-Mücke abhängig. — Aranjo[1]) und neuerlichst Myers Formosa, der den von Manson angestellten Versuch mit einem dem Experimente sich hergebenden Filaria-Kranken wiederholt haben die Mittheilungen des letztgenannten bezüglich der Auf der Filaria-Embryonen seitens der blutsaugenden Moskitos be und Cobbold, der eine ausführliche Schilderung der Metamor des Parasiten nach den von Manson mitgetheilten Beobachtungen geben hat[2]), weist darauf hin[3]), dass dieser Entwickelungsprocess Filaria sanguinis hominis ein Analogon zu der Geschichte der Fi medinensis bildet, welche, wie Fedschenko gezeigt hat, ihre wickelungsphase im Süsswasser-Cyclopen durchmacht. — Magell glaubt den Parasiten in dem Wasser des kleinen Flüsschens Ca bei Rio de Janeiro auch gefunden zu haben; die Angabe bedarf der Bestätigung und ebenso fehlt bis jetzt jeder Nachweis dar ob der Parasit, wie Aranjo und Silva Lima mit Manson anzuneh geneigt sind, von dem Wasser aus durch die Haut in den Körper Menschen dringt, oder, was (in Analogie zur Filaria medinensis) w scheinlicher, durch den Genuss des inficirten Wassers in den men lichen Organismus gebracht wird.

Eine höchst eigenthümliche Erscheinung im Leben des Paras auf welche ebenfalls Manson zuerst aufmerksam geworden ist, welche es erklärlich macht, weshalb frühere Beobachter bei ve schiedenen Zeiten angestellter Untersuchung eines und desselben Fil Kranken die Embryonen bald massenhaft im Blute antrafen, bald ein Exemplar desselben fanden, bietet der Umstand, dass dies während der Nachtzeit, bez. der Nachtruhe des Kranken, im schwärmen, während des Tages dagegen aus demselben fast ganz schwunden sind. Myers hat auch diese Beobachtung vollkom bestätigt gefunden und zwar aus wiederholt angestellten Untersuchu die Ueberzeugung gewonnen, dass die Parasiten Abends kurz 6 Uhr sich zuerst im Blute zeigen, dass ihre Zahl dann stetig zun das Maximum ihrer Frequenz etwa in die mitternächtlichen St fällt, dann wieder eine Abnahme eintritt und der Filarien-Sch

---

1) Gazetta da Bahia 1879 l. c. — 2) Report of the proceedings of the Linnean society
3) Lancet 1878 l. c.

Morgens zwischen 6 und 8 Uhr vollkommen verschwunden ist. — Mackenzie hat diese von Manson und Myers gemachten Beobachtungen bekräftigt und zwar auf Grund eines ingeniösen Experimentes, das er im London-Hospital an einem an Hämato-Chylurie leidenden, aus Indien in England eingetroffenen Kranken angestellt hat.

Der Kranke entleerte, während der etwa 3 Monate dauernden Beobachtung desselben, bald grössere Quantitäten reinen Blutes oder Blutgerinnsel, bald nahm der Urin eine milchige (chylöse) Beschaffenheit an; in den entleerten Massen, und zwar vorzugsweise in den Blutgerinnseln, wurden Filarien, zum Theil noch lebend, nachgewiesen. Bemerkenswerth war nun der Umstand, dass die Qualität des Nacht- und Tage-Harns, wenn auch nicht constant, den Unterschied erkennen liess, dass der während des Tages gelassene Urin gewöhnlich mehr Blut- und Fibringerinnsel und eine grössere Zahl von Filarien enthielt, der in der Nacht entleerte ein mehr chylöses Aussehen hatte. Die Untersuchung des Blutes, welche zwei Monate hindurch alle 3 Stunden vorgenommen worden war, ergab in Bezug auf die Anwesenheit oder das Fehlen des Parasiten im Blute dagegen ein umgekehrtes Verhältniss: während des Tages wurde die Filaria im Blute fast ganz vermisst, erst gegen 9 Uhr Abends zeigte sie sich, erschien während der Mitternacht am zahlreichsten, nahm gegen 3 Uhr Morgens an Zahl merklich ab, um 6 Uhr trat der Parasit nur noch vereinzelt auf und blieb dann von 9 Uhr Morgens bis 9 Uhr Abends ganz verschwunden [1]). — Veränderungen in der Nahrungszeit des Kranken blieben auf dieses Verhalten des Parasiten ohne jeden Einfluss, aber eine vollständige Umkehrung der Lebensweise desselben in Bezug auf Ruhe im Bette (während des Tages) und Umhergehen (während der Nacht) hatte eine dem entsprechende Umkehrung in der Periodicität des Auftretens und Verschwindens der Filarien zur Folge, so dass dieselben dann während des Tages erschienen und während der Nacht sich nur vereinzelt zeigten, eine Rückkehr zu der gewöhnlichen Lebensweise aber auch wieder eine Umkehr in dem Verhalten des Parasiten herbeiführte.

Eine einigermaassen befriedigende Erklärung dieser seltsamen, an die Lebensverhältnisse von Oxyuris erinnernden Erscheinung hat von den Beobachtern bis jetzt nicht gegeben werden können, und auch in Bezug auf viele andere, die Filarien-Krankheit betreffende Fragen, so nach dem *eigentlichen Sitze des Parasiten*, ob, wie Lewis, Pereira u. a., und wie mir scheint, mit gutem Grunde annehmen, sowohl im Blut- wie im Lymph-Gefässsystem, oder, wie Manson glaubt, ausschliesslich im Lymphgefässsystem [2]), ferner nach der Art und Weise seiner Einwirkung auf den menschlichen Organismus, nach den Krankheitsformen, welche dieselbe zur Folge hat, gehen die Ansichten der Beobachter noch weit aus einander. — Ohne den skeptischen Bedenken von Fox und Gouët, welche den Begriff „Filaria-Krankheit“ als Bezeichnung für bestimmte Krankheitsformen ganz gestrichen sehen wollen, indem sie den Parasiten für einen harmlosen Gast erklären, der nur als zufälliges Accidens bei verschiedenen, aus andern ätiologischen Momenten entwickelten Krankheiten auftritt, ein besonderes Gewicht beilegen zu dürfen, wird man sich doch vor einer zu weit gehenden Generalisirung jenes Begriffes hüten müssen. Mehrfache Beobachtungen lehren, dass Individuen von Filaria befallen sein können, ohne einen nachweisbaren Schaden an ihrer Gesundheit zu erfahren; in manchen mitgetheilten Krankheitsfällen fehlt in der That der Beweis, dass sie mit der gleichzeitig vorhandenen Filaria in einem causalen Verhältnisse stehen. Unzweifelhaft kommen ferner Fälle von Chylurie,

---

1) Zu nahe demselben Resultate ist neuerlichst Havelburg in einem von ihm in Brasilien beobachteten Falle von Chylurie gelangt.

2) Havelburg glaubt ebenfalls, dass das Lymphgefässsystem der wesentlich leidende Theil ist, dass die Filaria aber von hier in das venöse System gelangt.

auch in aussertropischen Gegenden, ganz unabhängig von Fila guinis vor [1]), und weiter halte ich es für ausgemacht, dass „Eleph ein pathologischer Begriff ist, in welchen verschiedenartige, äti und anatomisch differente Krankheitsformen aufgehen, und in die Filaria-Krankheit eben nur eine Stelle einnimmt. — So int der von O'Neill und Aranjo geführte Nachweis des Vork von Filaria sanguinis hominis bei Hautkrankheiten ist, so sind obachter doch den Beweis dafür schuldig geblieben, dass die v beobachtete Krankheit in der That derjenigen Hautaffection en welche unter dem Namen „Craw-Craw" auf der Westküst bekannt, nach den übereinstimmenden Erklärungen aller Bericht von dort nichts anderes als Scabies ist; ob es sich bei dem vo in Brest in einem Falle von vesiculös-pruriginösem, wie N. gla Craw-Craw nahestehendem Exantheme aufgefundenen Parasiten That um die in Frage stehende Filaria handelt, ist mir sehr zwe

§. 116. Diese Andeutungen mögen genügen, um zu zeig viel noch zu einem vollkommenen Verständnisse sämmtlicher laria-Krankheit betreffenden Verhältnisse fehlt, und an derselb vollständigkeit leiden ohne Zweifel auch diejenigen Nachrichten, über die *geographische Verbreitung* dieser Krankheit Aufschluss ge Im weitesten Umfange herrscht die Filaria-Krankheit in den t gelegenen Gegenden *Brasiliens* und zwar sowohl an der Küs im Binnenlande [2]); in den südlichsten, in höheren Breiten gelegen vinzen, so schon in der Provinz Sta. Catharina wird dieselbe (i von Hämato-Chylurie) selten beobachtet und auch in der *Argent Republik* kommt Blutharnen, wie Crevaux [3]) gegen Juvenot's I tung erklärt, endemisch nicht vor. — Wie weit die Mittheilun letztgenannten Berichterstatters über endemische Hämaturie i *Peru*, Guaira *(Venezuela)* und *Mexico* Vertrauen verdienten, lä bei dem Schweigen sämmtlicher übrigen Beobachter aus diesen l über die in Frage stehende Krankheit nicht beurtheilen; aus G liegt nur die oben erwähnte Mittheilung von Winckel, der den P bei einer aus Surinam zugereisten Frau beobachtet hat, und die vor an einem aus Demerara stammenden Kranken gemachte Beob vor. — Von den *Antillen* wird des Vorkommens der Krankh Hämato-Chylurie) aus Cuba [4]), St. Domingo [5]), St. Thomas [6]), dos [7]), Martinique [8]) und Guadeloupe [9]) gedacht, zumeist jed vereinzelter Krankheitsfälle, in weiter Verbreitung scheint die heit daher hier nicht zu herrschen. — Ob aus dem von O'Neill er Krankheitsfalle auf ein häufiges Vorkommen der Filaria sangu der *Westküste von Afrika* zu schliessen ist, vermag ich nicht scheiden; Hämaturie oder Chylurie wird von dort mit keinem erwähnt, und ob die daselbst endemisch herrschende Elephanti Filaria sanguinis beruht, muss vorläufig dahin gestellt blei

1) Havelburg (l. c. 375) meint, dass in solchen Fällen die Filaria vielleicht überseh ist; mir scheint es viel näher liegend, mit ihm die andere Eventualität anzuneh auch andere Krankheitsprocesse in gleicher Weise, wie die Filarien, Stauungen coeliacus herbeiführen können, welche ebenfalls Chylurie zur Folge haben.

2) Vergl. Bericht in Revista med. flumin., Sigaud, Juvenot, Plagge, W da Silva Lima 1878 l. c., Havelburg. — 3) Arch. de méd. nav. l. c. —

5) Juvenot. — 6) Pontoppidan. — 7) Ralfe, Fayrer.

8) Rufz, St. Vel, Venturini. — 9) Crevaux.

In *Egypten* ist das Vorkommen des Parasiten durch Sonsino und Fayrer ausser Frage gestellt; Crevaux [1]) erwähnt einer mir nicht bekannt gewordenen Mittheilung von Mac-Auliffe, derzufolge die Bevölkerung an den Ufern des Zambese und des Nyassa-Sees (*Süd-Afrika*) an Haematuria chylosa leidet; ob hier nicht eine Verwechselung mit der eben dort endemisch herrschenden Distomen-Hämaturie vorliegt, ist durchaus fraglich [2]). Sichere Nachrichten über die in Frage stehende Krankheit datiren von der Küste von *Zanzibar* [3]), aus *Mauritius* [4]) und *Réunion* [5]), und wahrscheinlich beziehen sich auf eben dieselbe auch die Nachrichten von Grenet aus *Mayotte* und von Vinson aus *Madagaskar*. — Ueber Filaria sanguinis hominis in der Colonie Queensland (*Australien*) hat Bancroft berichtet; ob der Parasit auch in andern Gegenden dieses Festlandes heimisch ist, lässt sich vorläufig nicht urtheilen. Aus *Oceanien* ist bis jetzt erst ein Fall von Haematuria chylosa bekannt geworden, welchen Chassaniol und Guyot bei einem Individuum beobachtet haben, das viele Jahre auf Taiti gelebt hatte. Nächst Brasilien scheint vorzugsweise *China* von dem Parasiten heimgesucht zu sein [6]), wiewohl auffallender Weise die in geringer Entfernung von dem Festlande gelegene Insel *Formosa*, nach der Erklärung von Myers [7]), von der Filaria ganz verschont ist; auch in *Indien* kommt Filaria-Krankheit, den Mittheilungen von Lewis, Mc Leod, Mc Cormack, Ewart, Carter, Barbour u. a. zufolge, sehr häufig vor, dagegen haben v. Leent und Swaving während eines vieljährigen Aufenthaltes auf *Niederländisch-Indien* nicht einen Fall von Haematuria chylosa zur Beobachtung bekommen [8]).

Soweit reichen die mehr oder weniger verlässlichen, jedenfalls sehr unvollständigen Nachrichten über das Vorkommen der Filaria sanguinis hominis auf der Erdoberfläche. Darnach scheint der Parasit nur in *tropischen Gegenden* heimisch zu sein, übrigens aber ist er bei Angehörigen aller *Racen* und *Nationalitäten* beobachtet worden.

Litteratur-Verzeichniss zu Filaria sanguinis hominis.

Aranjo, Memoria sobre a Filariose etc. Bahia 1875, Gac. med. da Bahia 1877. Oct., Nov. (Arch. de méd. nav. 1878. Mars 200), Gac. med. da Bahia 1878. Marte 106. — Bancroft, Lancet 1877. Juli 70, 1878. Jan. 69, Transact. of the pathol. Soc. 1879. XXIX. 407. — Barbour, Glasgow med. Journ. 1879. Jan. 24. — Bericht in Revista med. fluminense 1836. April. — Bourel-Roncière, Arch. de méd. nav. 1878. Août 113, Septbr. 192. — Cassien, Étude sur l'hématurie chyleuse etc. Montp. 1870. — Chapotin, Topogr. méd. de l'Isle de France. Par. 1812. 94. — Chassaniol et Guyot, Arch. de méd. nav. 1878. Janv. 61. — Cobbold, Brit. med. Journ. 1872. July 92, 1876. Juni 780, Lancet 1877. July 70, Octbr. 495, 1878. Jan. 69, Brit. med. Journ. 1882. Jan. 51. — Corré, Revue des Sc. nat. 1872. Septbr. — Crevaux, De l'hématurie chyleuse etc. Par. 1872, Arch. de méd. nav. 1874. Septbr. 165, Journ. de l'anat. et de physiol. 1875. 172. — Fayrer, Lancet 1876. Aug. 284, 1879. Febr. 188. 221. — Ferrand, L'Union méd. 1882. Nr. 140. 625. — Grenet, Souvenirs méd. de quatre années à Mayotte etc.

---

1) Arch. de méd. nav. l. c. 173. — 2) Vergl. oben S. 205. — 3) Ferrand. — 4) Chapotin, Salesse, Bayer. — 5) Quevenne, Mazaé-Azéma, Cassien, Pellissier.
6) Manson, Siegfried. — 7) Die von ihm gemachten Untersuchungen sind an Kranken angestellt worden, welche vom Festlande dahin gekommen waren.
8) Nach Mittheilung von Crevaux, l'Hématurie p. 28.

Montp. 1866. — Guét, Arch. de méd. nav. 1879. Septbr. 161. — Guy Chassaniol. — Havelburg in Virchow's Arch. 1882. LXXXIX. Billis, Lancet 1882. Oct. 659. — Juvenôt, Recherches sur l'hématurie end dans les climats chauds etc. Par. 1853. — Lewis, Report on the micro characters of choleraic deposits. Calcutt. 1870 (aus Annual report of the Commissioner for India. 1869), On a haematozoon inhabiting human blood. 1872 (Append. to the Eighth annual report of the Sanitary Commiss. for In 1872), Tenth annual report etc. 1874. 42, Ind. Annals of med. 1874. Jan., July, Monthl. microsc. Journal 1875. Mai, Med. Times and Gaz. 1875. Fe Lancet 1877. Septbr. 453, Centralbl. für die med. Wiss. 1877. Nr. 43, Bengal Soc. Journal 1878. March 89, Brit. med. Journ. 1878. June 904, Quart. J. microsc. Sc. 1879. April 245. — Mackenzie, Lancet 1881. Oct. 707. — . hães, O Progresso med. 1877. Decbr. — Manson, Custom Gazette 18 Med. Times and Gaz. 1875. Novbr., Custom Gaz. 1877. Nr. 88 und Med. Ti Gaz. 1878. March 220. 249, Chinese med. reports 1880, Lancet 1881. Jan. 1 Times and Gaz. 1881. Juni 615, Lancet 1882. Febr. 289. — Masaá, Azém méd. de Paris 1858. Nr. 2. p. 35. — Myers, Chinese custom med. repor (Lancet 1881. Decbr. 1015, Brit. med. Journ. 1882. Jan. 51). — Nielly, l'Acad. de méd. de Paris 1882. 395. 581. — O'Neill, Lancet 1875. Febr. Pellissier, Considér. sur l'étiologie des malad. les plus communes à la P. Par. 1881. 24. — Plagge, Monatsbl. für Statist. (Beil. zur Deutsch. Klin. 71. — Pontoppidan, Hospitals Tidende 1879. VI. Nr. 3. — Quevenne, des connaiss. méd. 1839. Juill. — Ralfe, Transact. of the pathol. soc. 1870. 388. — Rayer, L'Expérience 1838. I. 577. 593, Krankheiten der Nieren. Erlang. 1844. 500 ff. — Salesse, Diss. sur l'hématurie etc. Par. 1832. Santos, Gac. med. da Bahia 1877. Márte 137, Novbr. — Siegfried, med. Times 1878. Oct. IX. 4. — Sigaud, Du climat et des malad. du Par. 1844. 398. — Silva Lima, Memoria sobre a hematuria chylosa. Bah Gac. med. da Bahia 1877. Septbr., Nov. (Arch. de méd. nav. 1877. Dec 1878. March 200, Lancet 1878. March 441. — Sonsino, Ricerche etc. (cf. haemat.), Rendiconto della reale Acad. di Napoli 1874. Fasc. 6, Sugli e come contributi alla fauna entozoica egiziana. Cairo 1877. 10, Lancet 18 825. — Vandyke Carter, Transact. of the Bombay med. Soc. 1862. N VII. 171. — Venturini, Arch. de méd. nav. 1880. Janv. 50. — Vinson, Ga de méd. 1866. Nr. 49. Feuill. 773. — Winckel, Arch. für klin. Med. 187 303. — Wucherer, Gac. med. da Bahia 1868. Decbr. Nr. 57, 1869. Septbr bis 79 (Zeitschr. für Parasitenkunde 1869. I. 376), Arch. de méd. nav. 1870. Fé

8. Filaria medinensis.

(Dracunculus medinensis. Guinea-Wurm.)

§. 117. Die *Geschichte der Dracontiasis* lässt sich bis weit Alterthum zurückverfolgen, wenn auch ein richtiger Einblick Natur dieser Krankheit erst der neueren Zeit, ein volles Verständn Lebensvorgänge des derselben zu Grunde liegenden Parasiten c neuesten Zeit angehört. — Abgesehen von der Andeutung dc cunculus, welche Bartholin, und nach ihm Küchenmeister „feurigen Schlangen" gefunden hat, von welchen die Juden auf Wege durch die Wüste befallen wurden, begegnet man den bestimmten Angaben über die Krankheit bei Plutarch[1]), d Grund einer Mittheilung des Geographen Agatharchides, eines I von Ptolomäus Alexander (ca. 150 v. Chr.), erzählt, dass die am rothen Meere an einer schweren Krankheit leiden, inde ihnen „kleine Schlangen (δρακόντια μικρά)" aus der Haut welche die Arme und Beine zernagten und die, wenn man s

1) Symposion lib. VIII. quaest. 9.

ihrem Hervortreten aus der Haut) berührte, sich wieder zurückzögen und den Kranken unerträgliche Schmerzen verursachten. Eine spätere Notiz über diesen Wurm findet sich bei Leonides [1]) (aus dem 2. Jahrh. p. Chr.), der ihn mit einem Spulwurm vergleicht und seines Vorkommens in Aethiopien und Indien gedenkt. — Galenos [2]), der übrigens, wie er selbst sagt, niemals Gelegenheit gehabt hatte, einen Fall von Dracontiasis zu sehen, sprach Zweifel daran aus, ob es sich dabei wirklich um ein lebendes Thier und nicht vielmehr um eine, den Varicen ähnliche Venenerkrankung handle; auch Soranus (ohne Zweifel der Methodiker) hatte erklärt [3]): „neque animal prorsus sed nervosi cujusdam substantiam esse, quod opinionem motus solum praebeat," und mit diesen Zweifeln und Vermuthungen war ein Irrthum inaugurirt, der während der Folgezeit, selbst noch bis zum Beginne dieses Jahrhunderts die Anschauungen des ärztlichen Publikums beherrscht hat. — Schon bei den arabischen Aerzten [4]), welchen das Vorkommen der Krankheit in Arabien und Persien (Avicenna nennt speciell Khorasan) wohl bekannt war und welche dieselbe auch entschieden beobachtet hatten [5]), herrschte über die Natur des Leidens Unklarheit, noch mehr bei den Aerzten des Mittelalters und im Anfange der neueren Zeit, welche niemals Gelegenheit gehabt hatten, Fälle von Dracontiasis zu sehen, und welche sich mit ihrem Urtheil lediglich auf ihre Gewährsmänner, Galenos und Avicenna, stützten. Trotzdem durch die unbefangene Prüfung einzelner Forscher des 17. und 18. Jahrhunderts, so namentlich von Welsch [6]), der in einer gründlichen Kritik die Ansichten Avicenna's über die „vena medinensis" widerlegte und sich auf die an solchen Individuen gemachten Beobachtungen bezog, die mit Dracunculus behaftet aus Indien nach Europa zurückgekehrt waren, noch mehr aber durch die Erfahrungen zahlreicher wissenschaftlich gebildeter Aerzte und Naturforscher in den von dem Parasiten heimgesuchten Ländern, wie namentlich von Lind [7]) und Gallandat auf der Westküste von Afrika, von Kämpfer auf der Küste des persischen Meerbusens, von Rouppe auf Curaçao, von Pouppé-Desportes und Peré auf St. Domingo u. a. sicher gestellt war, dass es sich bei dieser Krankheit um ein lebendes Thier im menschlichen Körper handle, trotzdem die bedeutendsten europäischen Naturforscher in den ersten Decennien dieses Jahrhunderts die Frage als vollkommen erledigt ansahen, so dass u. a. Rudolphi [8]) erklären

---

1) Bei Aetius lib. XIV. cap. 86. ed. Basil. 1535. III. 69.
2) De locis affectis lib. VI. cap. 3. ed. Kühn VIII. 392 und Introductio cap. 19. e. c. XVI. 790.
3) Nach Paulus lib. IV. cap. 59. ed. Lugd. 1551. 332.
4) So namentlich Abulcasem, Method. med. lib. II. cap. 91. Basil. 1541. 162; Avicenna, Canon lib. IV. Fen III. tract. II. cap. 21. Venet. 1564. II. 128; Haly Abbas, Lib. theor. VIII. cap. 18, Lib. pract. IX. cap. 64. Lugd. 1523. 98 b. 283 b; Avenzoar, Theisir lib. II. tract. VII. cap. 19. Venet. 1490. fol. 32 b.
5) Abulcasem spricht sich noch am bestimmtesten über die parasitäre Natur der Krankheit aus: „vena haec generatur in cruribus," sagt er, „in terris calidis, sicut in terra arabum et orientalibus, meridionalibusque regionibus, terris aridis. Et quandoque generatur in locis aliis corporis praeter crura. Et generatio quidem ejus est a putrefactione quae accidit sub cute, sicut accidunt intra corpora serpentes, vermes, ascarides et vermes inter cutem et carnem." Uebrigens erwähnt er eines von ihm operirten Falles, in welchem er eine 20 Palmen (also etwa 60″) lange „vena" entfernt hat. — Bezüglich des Wortes „vena" bemerke ich, dass dies eine ganz willkührliche Uebersetzung der mehrdeutigen arabischen Bezeichnung „irk" oder „ark" ist.
6) Exercitatio de vena medinensi etc. Aug. Vindel. 1674.
7) Die hier und im Folgenden citirten Schriften finden sich am Schlusse des Kapitels alphabetisch geordnet zusammengestellt.
8) Entozoorum synopsis. Berl. 1819. 207.

durfte: „nostris temporibus filariam istam in dubium vocari p omnem fidem superat“, wurde dennoch fortdauernd darüber ob dieser angebliche Wurm nicht erkranktes Bindegewebe, terirte Gefässe oder pathologisch veränderte Nerven u. a. bis dann endlich die neuesten Forschungen im Gebiete der Pa auch in Bezug auf diese Krankheit jeden Zweifel an der p Natur desselben beseitigt haben.

§. 118. Das *Heimathsgebiet des Dracunculus* ist ein v mässig kleines, lediglich auf einzelne, zumeist tropisch Gegenden der östlichen Hemisphäre beschränktes, innerhal der Parasit ebenfalls nur in eng umschriebenen Kreisen v von diesen ursprünglichen Sitzen ist der Wurm nach ande strichen, auch nach der westlichen Hemisphäre, verschlepp an nur wenigen Punkten derselben aber hat er sich eingebt Einen Hauptsitz von Dracunculus bildet die *Westküste Afr* Senegal abwärts bis zum Cap Lopez. — Hier herrscht der Stromgebiete des Senegal und zwar sowohl in der Küste in den höher gelegenen Gegenden *Senegambiens* über Ba bis in das Gebiet von Galam [2]), während sich die Ufer mance einer Immunität von demselben erfreuen [3]), ferner, weniger verbreitet, auf der Küste der *Sierra Leone* [4]), im Umfange aber [5]) auf der *Pfeffer-*, *Zahn-*, *Gold-* und Sklaven sowie an den *Ufern des Niger* [7]) und *Gabun* [8]), während gelegene Binnenland, wie namentlich der Negerstaat Dahom Fellatah-Länder von dem Leiden ganz verschont sein solle schwersten sind einzelne Punkte der Goldküste von Apollonia Rio Volta heimgesucht, wie Cape Coast Castle [10]), Elmina [11]), C Accra u. a., während in andern, nur wenige Meilen von entfernten kaum eine Spur des Parasiten zu entdecken ist [12] an der Küste der Bucht von Biafra wird Dracontiasis selte achtet [13]) und an der Küste von Nieder-Guinea (Kongo-Küst die Krankheit, wenn überhaupt, sehr selten vor [14]). — In cinisch-topographischen Berichten aus den *Küstenländern No* wird des Dracunculus entweder gar nicht gedacht, oder, *Tunis* [15]) und *Egypten* [16]), das endemische Vorherrschen dess drücklich in Abrede gestellt; in Egypten ist der Parasit, wi richterstatter übereinstimmend erklären, erst seit Eroberung d länder (Sennaar, Kordofan) unter den aus jenen Gegenden ein Negersoldaten, sowie unter den mit denselben in anhaltende gekommenen Arabern, Egyptern und Europäern häufig worden, seitdem die Neger aber nicht mehr zum Kriegsdi

---

1) Grant (Edinb. med. and surg. Journ. 1831. Jan. 112) veröffentlicht eine Generalarztes Milne aus Bombay vom Jahre 1830, der aus seinen Unters Falles von Dracunculus den Schluss zieht: „that the substance in questio worm, because its situation, functions and properties are those of a lymphat hence the idea of its being an animal is an absurdity.“

2) Vergl. Paré, Derville, Gauthier, Thaly, Berenger-Férand, Def Borius. — 3) Léonard. — 4) Boyle, Clarke Sierra Leone.

5) Conf. Gallandat, Lind, Reynhout, Boyle, Birkmeyer, Bernabé, Bryson, Daniell, Heymann, Gordon, Clarke Transact.

6) Féris. — 7) Oldfield. — 8) Peré. — 9) Duncan. — 10) C Moriarty. — 11) Clymer. — 12) Busk. — 13) Daniell,

14) Peré, Falkenstein. — 15) Ferrini. — 16) Clot-Bey, Fi Bilharz, Vauvray.

wendet werden, begegnet man daselbst der Dracontiasis nur bei Individuen, die aus den genannten Heimathsländern des Parasiten zugereist sind. — Zu diesen Gebieten Nord-Afrikas mit endemischer Dracontiasis gehören *Nubien*, *Kordofan* und *Darfur* [1]), wahrscheinlich auch einige am *Nordrande der Sahara* gelegene Gegenden [2]), während, so viel man weiss, der *Sudan*, wie bereits oben bezüglich der Fellatah-Länder bemerkt, von der Krankheit frei ist [3]). — In *Abessinien* scheint Dracunculus nur auf der Küste vorzukommen [4]); aus den *ostafrikanischen Küstenländern* und *Inseln* [5]) sowie aus dem *Caplande*, aus *Australien* [6]) und *Oceanien* wird des Parasiten mit keinem Worte erwähnt.

Auf *asiatischem* Boden bilden zunächst das peträische (fälschlicherweise sogenannte „steinige") *Arabien*. und einzelne Punkte auf dem Küstengebiete von Hedschas und Dschemen [7]), sowie die Südküste *Persiens* [8]) endemische Sitze von Dracontiasis; in andern Gegenden dieses Landes, wie namentlich in Teheran, wird die Krankheit nur bei von dort zugereisten Individuen beobachtet [9]). — Aus *Syrien* liegt eine Mittheilung von Nathan vor, derzufolge mehrere Matrosen der englischen Marine, welche niemals in tropischen oder andern von Dracunculus heimgesuchten Gegenden gewesen waren, den Parasiten acquirirt hatten, nachdem sie in der Bay von Scanderun längere Zeit im Wasser stehend gearbeitet hatten. — Auch in den nördlicher gelegenen Gebieten Vorder-Asiens begegnet man noch vereinzelten Krankheitsheerden, so namentlich in einigen Gegenden *Turkestans*, in Chiwa, Buchara [10]), hier jedoch nur auf die Stadt Buchara selbst beschränkt, und in Kokan [11]), ferner an den Ufern des Sir-Darja (*Kirgisen-Steppe*) [12]) und selbst noch am *Nordrande des Caspischen Meeres* in 47° N. B., wie Kämpfer erklärt: „prope flumen Paccum", wahrscheinlich an den Ufern des Jaïk oder Ural. — Nächst der Westküste Afrikas und dem oberen Stromgebiete des Nil hat der Parasit die grösste Verbreitung in *Indien*, und zwar vorzugsweise im nördlichen Theile der Westküste, den Radschputana-Staaten und in den westlichen Gegenden des Dekkan gefunden. — Zu den von der Krankheit am wenigsten heimgesuchten Gegenden des Landes gehören, nach Balfour, die *Nordwest-Provinzen*, von wo Nachrichten über Dracontiasis nur aus dem Districte von Dera-Dhun (30° N. B. 95° O. L.) [13]), aus Sirsa (im Bhatti-Gebiete, 29°31 N. B. 92°45 O. L.) [14]), und aus Hansi (im Districte von Hissar, 29°6 N. B. 93°43 O. L.) [15]), zu meiner Kenntniss gekommen sind, und die zum unteren Gangesgebiete gehörigen Landschaften von *Bengalen*, wofür nicht nur die übereinstimmenden Berichte von Balfour, Greenhow, Twining, Voigt u. a., sondern auch das vollkommene Schweigen spricht, welches die überaus zahlreichen ärztlichen Bericht-

1) Bruce, Marduchi, Fischer, Pruner, Mahomed-el-Tounsy, Hartmann.
2) Nach den Berichten von Ferrini aus Tunis und Bertherand aus Tuggurt (Algier); vergl. auch Richardson l. c. — 3) Tutschek, Quintin. — 4) Harris, Hartmann, Currie. — 5) Auf Mauritius und St. Helena kommt nach den Berichten von Collier und Paton Dracontiasis nicht vor. — 6) In gleicher Weise spricht sich Thomson bezüglich Neu-Seelands aus.
7) Clot-Bey, Fischer, Pruner, Harris, Bilharz; die Bezeichnung des Parasiten als „Filaria medinensis" scheint wenig gerechtfertigt, da die Krankheit eben hier, wie auch in Dschedda, selten vorkommt.
8) Kämpfer, Pruner, Busk, Moore, Polack, Leblanc.
9) Polack; Avicenna, dem man in dieser Beziehung wohl ein richtiges Urtheil zutrauen darf, spricht von dem endemischen Vorherrschen der Krankheit in Khorasan.
10) Mir-Izzet-Ullah, Burnes. — 11) Fedschenko. — 12) Maydell.
13) Brett. — 14) Minas. — 15) Balfour.

erstatter aus Bengalen und Orissa über das Vorkommen d[illegible] heit beobachten. — Auch in dem zur Präsidentschaft *Madras* g[illegible] Küstenbezirke (den nördlichen Sirkars, der Küste des Karn[illegible] der Küste von Kotschin) kommt Dracunculus relativ an vereinzelten Punkten, so in der Umgegend von Pondichery [3]) vor; auf den östlichen und westlichen Ghats d[illegible] dentschaft, sowie auf dem Hochlande von *Maissur* ist nach [illegible] stimmigen Urtheile der Beobachter [4]) die Krankheit kaum de[illegible] nach bekannt; den einzigen grösseren Krankheitsheerd in diesem Indiens trifft man in der *Karnatic-Ebene* an, welche sich süd[illegible] Maissur zwischen den Ost- und West-Ghats bis gegen das Cap erstreckt, und wo Dindigal [5]), der Salem-District [6]), Madura [illegible] andere 1—2 Tagereisen von der Küste entfernte Orte [7]) [illegible] von Dracontiasis bezeichnet werden. — In weitestem Umfa[illegible] herrscht die Krankheit in den westlichen Gegenden des La[illegible] dem Küstengebiete der Präsidentschaft *Bombay*, etwa von [illegible] aufwärts bis Gadscherat [8]), wie namentlich in Ratnaghiri, [illegible] Bombay (aber nicht in dem nur wenige Meilen von der H[illegible] entfernten Kolaba) [9]), Daman u. a., ferner in *Gadscherat* [10]), [illegible] roda, Kaira und Dschumbosir, und in *Katsch* [11]), wo Bhudj [illegible] von Dracontiasis genannt werden. Einem grossen Krankhe[illegible] begegnet man ferner in den *Radschputana-Staaten* (Mewar [illegible] war) [12]), in dem Districte von *Chonda* [13]), in Dhulia (*Kandeish* [illegible] Nagapur (*Berar*), in den *Nisam-Staaten* [15]), so namentlich in Au[illegible] Dschalnapur, Haiderabad und Secunderabad, und an den östli[illegible] hängen der West-Ghats und den sich daran schliessenden des *Dekkan*, von wo speciellere Mittheilungen [16]) über demische Vorherrschen der Krankheit aus Ahmednagger, Dsch[illegible] Baramati, Puna, Sattara, Akulkota, Tasgaon, Miradsch, Be[illegible] aus dem Districte von Sawant-Warri [17]), aus Belgam [18]), Darw[illegible] Bellary [20]) vorliegen.

Als Maassstab für die relative Häufigkeit der Krankheit in der [illegible] schaft Bombay im Gegensatze zur Präsidentschaft Madras führe ich die [illegible] mitgetheilte Thatsache an, dass, während in den Jahren 1829—1839 [illegible] den eingeborenen Truppen auf 562, unter den europäischen auf 1880 [illegible] Erkrankungsfall an Dracunculus kam, sich in derselben Zeit das Verha[illegible] = 1 : 32 gestaltete. — Auf einzelnen Militär-Stationen der Präsidentscha[illegible] betrug nach **Morehead** das Erkrankungsverhältniss an Dracunculus 12[illegible] Gesammtstärke.

Auf *Ceylon*, sowie in *Hinterindien*, *China* und *Japan* kö[illegible] dem Schweigen der Berichterstatter von dort über die Kra[illegible] schliessen, Dracunculus gar nicht vor; *vom indischen Archipel* [illegible] **Heymann, van Leent** und **v. d. Burg**, dass Dracontiasis vor Ankunft afrikanischer Soldaten ganz unbekannt gewesen, [illegible] Parasit durch diese von Elmina eingeschleppt worden, seit [illegible] der militärischen Transporte aber wieder verschwunden sei, un[illegible]

---

1) **Scot, Day.** — 2) **Mac Kay.** — 3) **Huillet.** — 4) **Dubois, Mor[illegible]son** u. a. — 5) **Annesley.** — 6) **Cornish.** — 7) **Dubois.** — 8) **Duncan, Ewart, Mc Gregor, Scott, Bird, Carter, Crespigny** [illegible] 9) **Mc Gregor.** — 10) **Gibson.** — 11) **Moore.** — 12) **Ewart, Greenh[illegible]** 13) **Dutt.** — 14) **Mackenzie.** — 15) **Lorimer, Morehead, Coup[illegible]** 16) **Morehead, Collier, Gibson.** — 17) **Kearney.** — 18) **Waller**[illegible] 19) **Forbes.** — 20) **Eyre.**

Krankheit auch jetzt noch ab und zu bei Afrikanern und solchen Europäern, die längere Zeit auf der afrikanischen Westküste gelebt haben, niemals aber bei Javanern oder andern Asiaten, die den Archipel niemals verlassen haben, beobachtet werde.

Nach der *westlichen Hemisphäre* ist Dracunculus, den übereinstimmenden Mittheilungen sämmtlicher ärztlichen Berichterstatter von *Guayana* [1]), *Brasilien* [2]) und den *Antillen* [3]) zufolge, durch Neger von der Westküste Afrikas in die genannten Länder eingeschleppt worden; seitdem die Negereinfuhr aufgehört hat, ist er von dort aber auch wieder, bis auf einen oder zwei eng umschriebene Punkte, fast ganz verschwunden. Den einen dieser Punkte bildet die Insel *Curaçao*, wohin die Krankheit, wie Rouppe erklärt, ebenfalls durch Neger gebracht worden ist, und wo, wie es heisst, auch noch in der neuesten Zeit häufigere Erkrankungen an Dracontiasis unter der eingeborenen Bevölkerung vorgekommen sein sollen [4]), und den zweiten eine kleine, in der Provinz *Bahia* zwischen Bahia und Jazeiro gelegene Ortschaft Feira da Santa-Anna, wo nach den später zu erwähnenden Mittheilungen von Pereira und da Silva Lima ein endemischer Krankheitsheerd besteht; ob, wie der letztgenannte Autor annimmt, der Parasit hier heimisch oder, wie Pereira glaubt, ebenfalls von aussen eingeschleppt ist, lässt sich nicht entscheiden. — Aus den übrigen Ländern Süd-Amerikas, aus den *La-Plata-Staaten*, *Chile*, *Peru*, *Bolivia*, *Ecuador* und *Granada*, sowie aus *Central-* und *Nord-Amerika* liegt nicht ein Bericht über das endemische Vorkommen von Dracontiasis vor.

§. 119. Das fast ausschliesslich auf tropisch gelegene Gegenden beschränkte Verbreitungsgebiet von Dracontiasis legt die Vermuthung nahe, dass die Existenz des der Krankheit zu Grunde liegenden Parasiten an *klimatische Verhältnisse*, bez. an *hohe Temperatur* gebunden ist. Allerdings scheint dieser Annahme das endemische Vorkommen der Krankheit in Turkestan und auf der Kirgisen-Steppe zu widersprechen, wo die mittlere Jahrestemperatur wenig höher als die der südlichen europäischen Länder ist; allein bei der vorliegenden Frage kommt es nicht auf die Isotherme, sondern auf die Isothere an und in dieser Beziehung tragen die genannten Gegenden ein wahrhaft tropisches Klima, da die mittlere Sommertemperatur daselbst 25° R. und darüber beträgt und, was besonders zu beachten, gerade die heisse Jahreszeit bei bekanntlich äusserster Trockenheit auch die eigentliche Filaria-Saison ist, in welcher, wie Burnes für Buchara erklärt, $^1/_8$ der ganzen Bevölkerung der Stadt an Dracontiasis leidet. — Uebrigens macht sich der Einfluss der heissen Jahreszeit auf das Vorherrschen der Krankheit auch in den tropisch gelegenen Gegenden in ausgesprochener Weise geltend. In fast allen von Dracontiasis heimgesuchten Landstrichen, so namentlich in Senegambien [5]), auf der Westküste von Afrika [6]), in Nubien [7]) und an den verschiedenen Krank-

1) Rodschied aus Britisch Guayana, Bajon aus Cayenne, Schöller und Hille aus Surinam. — 2) Sigaud, Schwarz. — 3) Peré und Pouppé-Desportes aus St. Domingo, Sloane aus Jamaica, Savaresy aus Martinique, Hillary aus Barbados.
4) Busk. — Pop erwähnt in seinen Berichten aus Curaçao (so u. a. in Nederl. Tijdschr. voor Geneesk. 1859. III. 214) der Krankheit mit keinem Worte.
5) Gauthier, Borius, Hébert. — 6) Reynhout, Robinson, Gordon, Clarke.
7) Clot-Bey, Fischer, Pruner, Petherik.

heitsheerden Indiens, in den Radschputana-Staaten [1]), in Bo[illegible] Madras [3]) u. s. w. fällt das Maximum der Krankheitsfrequenz Regen-, bez. in die derselben folgende heisse Jahreszeit, d. h. der Lage der Oertlichkeit in die Zeit von April, Mai oder [illegible] August oder September.

Es liegen hierüber zwei grössere Beobachtungsreihen von E w[illegible] Mewar und von M o r e h e a d aus Bombay vor. — Unter den Truppen de[illegible] Bheel-Corps kamen nach E w a r t innerhalb 17 Jahren 2682 Erkrankung[illegible] Medinawurm vor, welche sich auf die einzelnen Monate in folgender W[illegible] theilten: es kamen auf

September . .	103	März	239
October	96	April . . .	420
November . .	57	Mai	525
December . .	29	Juni	493
Januar	23	Juli	376
Februar . . .	65	August . .	256
	373		2309

Erkrankungen, die Zahl der Erkrankten in den Monaten März bis August in den Monaten September bis Februar verhielt sich somit = 6 : 1. — [illegible] in die Hospitäler von Bombay aufgenommenen Dracunculus-Kranken ka[illegible] M o r e h e a d auf

October	224	April . . .	273
November . .	123	Mai	448
December . .	93	Juni	480
Januar	46	Juli	428
Februar	64	August . .	337
März	165	September	246
	715		2212

so dass sich das Verhältniss hier also = 3.2 : 1 gestaltet. — In beiden O[illegible] das Maximum auf die Monate Mai und Juni, dort mit 1018, d. h. nahe mit 928, d. h. nahe 32% der Gesammtzahl der Erkrankten.

In wie weit die hohe Temperatur während der heissen zeit an sich, oder, wie einige Beobachter vermuthen, in Verl[illegible] mit den derselben vorhergehenden oder sie begleitenden rei[illegible] *Niederschlägen* diese Prävalenz der Krankheit, bez. der Infec[illegible] Dracunculus bedingt, lässt sich mit Sicherheit nicht beurthei[illegible] den numerischen Angaben der in den einzelnen Jahren beob[illegible] Krankheitsfälle nicht entsprechend sichere Daten über die M[illegible] in den Vorjahren (in welchen, bei etwa 9—12 monatlich[illegible] wickelungs-Periode des Parasiten, die Infection erfolgt sein gefallenen Niederschläge gegenüberstehen, und am meisten bed[illegible] ist dieser Mangel exacter meteorologischer Angaben gerade jenigen Fälle, in welchen es sich um ein *epidemisches Auftr*[illegible] *Dracontiasis* gehandelt hat. — Derartige Epidemieen sind m[illegible] so von E w a r t in Mewar, von E y r e in Bellary, von Leb[illegible] Persien, von F e r g in Surinam, von F o r b e s in Darwar, von [illegible] head in Kirkee u. v. a. beobachtet worden und einzelne erstatter machen zur Erklärung der Thatsache den Umstand [illegible] dass in dem der Epidemie voraufgegangenen Jahre besonders liche Regen gefallen waren, allerdings ohne diese Angaben mit zu belegen, und ohne den Nachweis zu führen, dass an der achtungspunkten überhaupt ein einigermaassen constantes Ver[illegible]

1) M o o r e (III), G r e e n h o w. — 2) B i r d. — 3) L o r i n s e r.

zwischen der Höhe der Krankheitsfrequenz und der Masse der Niederschläge besteht. — Die einzige bestimmtere Angabe über dieses Verhältniss habe ich bei Ewart gefunden und gerade diese spricht nicht zu Gunsten der Theorie. Das Maximum der Krankheitsfälle in dem Mewar-Bheel-Corps innerhalb der Jahre 1841—1858, bemerkt derselbe, fiel in das Jahr 1858, während die Masse der im Jahre zuvor gefallenen Niederschläge sich innerhalb der Gränzen des jährlichen Mittels bewegte; das Minimum an Krankheitsfällen wurde im Jahre 1855 beobachtet, während die Regen im Jahre 1854 das jährliche Mittel (von 29″) weit überstiegen, und umgekehrt waren im Jahre 1854 relativ wenige Fälle von Dracontiasis zur Behandlung gekommen, während die Masse der im Jahre 1853 gefallenen Niederschläge (18.4″) weit hinter dem jährlichen Mittel geblieben war. Uebrigens glauben einzelne Aerzte, wie u. a. Robinson von der Goldküste, Annesley aus dem Karnatic, Lorinser aus Secunderabad, dass eine heisse und trockene Witterung die Infection ganz besonders fördert und in Indien herrscht auch, wie Ewart erklärt, ziemlich allgemein die Ansicht, dass die Häufigkeit der Krankheit in einem Jahre im umgekehrten Verhältnisse zur Masse der im Vorjahre gefallenen Regen steht.

§. 120. Noch zweifelhafter als der Einfluss der Niederschläge auf die Krankheitsfrequenz (bez. auf die Häufigkeit des Parasiten oder die Förderung der Infection durch denselben) ist die Bedeutung, welche von einzelnen Beobachtern in dieser Beziehung gewissen *Boden-Verhältnissen* beigelegt worden ist. — Chisholm ist, so viel ich weiss, der erste gewesen, der nach seinen auf Grenada gemachten Beobachtungen ein besonderes Gewicht auf das Vorkommen von Dracontiasis auf vulkanischem Boden gelegt hat; dem entsprechend erklärte später Morehead, dass die Krankheit auf der westlichen Küste Indiens und in dem Dekkan nur da heimisch sei, wo basaltische Formationen (namentlich basaltische Trapptuffe, der sog. Mohrum) vorherrsche, dagegen auf Primitivgestein, Laterit, Diluvium u. a. nicht vorkomme, wobei er besonders darauf hinwies, dass so weit das vorwiegend aus eisenhaltigem Thon (Laterit) bestehende Conglomeratgestein auf der Küste reiche, d. h. vom Cap Comorin bis zur Ausmündung des Bankota-Flusses, das Land von der Krankheit ganz frei oder nur sehr wenig heimgesucht sei, dass aber da, wo Trappgestein auftritt und sich längs der Küste hinzieht, auch das eigentliche Dracunculus-Gebiet gefunden werde. — Diese Angabe haben Day und Gibson bestätigt; auch Waring hat erklärt, dass die Krankheit auf vulkanischem Trapp viel häufiger als auf Lateritboden ist; in gleicher Weise hat sich Stewart bezüglich der Exemption ausgesprochen, deren sich das auf Laterit gelegene Dschabbalpur (im Nerbuda-District) von Dracontiasis erfreut, während die Krankheit in der Umgegend der Stadt auf Sandboden endemisch herrscht; auch Horton hat die Prävalenz von Dracunculus auf dem vulkanischen Trapp oder dem metamorphischen Gestein der Goldküste (West-Afrika) hervorgehoben. — Ob und in wie weit vulkanisches Gestein das Vorkommen, bez. die Existenz des Guineawurmes fördert, vermag ich nicht zu entscheiden, die Annahme jedoch, dass Laterit dasselbe ausschliesst, ist eine durchaus

zu haben, welche sich ihm bei der mikroskopischen Untersuch
wahre Filaria medinensis erwiesen. — In sehr bestimmter
sprach sich ferner Carter über die Identität einer bestimmt
der von ihm in Teichen (tanks) gefundenen und daher als „tank-
bezeichneten Filariae mit den Embryonen des Dracunculus au
dieser Ansicht schlossen sich dann später auch Schwarz, der
seines Aufenthaltes in Bombay Gelegenheit gehabt hatte, die
culus-Embryonen mit diesen tank-worms zu vergleichen, und
an, der ebenso, wie bereits früher Carter, darauf hinwies, da
Parasiten in reinem Wasser niemals vorkommen und dass die
Individuen von Dracunculus niemals heimgesucht werden, welc
nur reinen Wassers bedienen.

§. 123. Wie weit diese Beobachtungen, bez. einige de
und namentlich die Carter's Vertrauen verdienen, lasse ich
gestellt [1]), jedenfalls dienten sie zur Befestigung der Ansicht,
Einwanderung des Parasiten als Embryo in den menschlichen
vom Wasser aus erfolge und es handelte sich nun vor Allem
Beantwortung der Frage, auf welchem *Wege diese Einwanderung*
ob, wie den oben gegebenen Notizen zufolge früher fast al
angenommen worden war, durch die Verdauungsorgane (ver
des Trinkwassers), oder durch die Haut.

Die Einwendungen, welche seitens vieler Beobachter ge
Trinkwasser-Theorie gemacht wurden, stützten sich theils auf n
theils auf positive Gründe. — Abgesehen von den ganz hypoth
Bedenken, welche vom physiologischen Standpunkte dagegen
worden sind (Clymer), wurde der Umstand geltend gemacht,
einzelnen, von den Parasiten heimgesuchten Orten Eingebor
Europäer ihr Trinkwasser aus derselben Quelle bezogen, und
die erstgenannten in einem viel höheren Grade an Dracunculu
als die letzten, die nicht selten sogar ganz verschont blieben.

Ganz besonders wurden die Gegner der Trinkwasser-Th
ihrem Urtheile dadurch beeinflusst, dass der Wurm in der über
grossen Majorität der Erkrankungsfälle seinen Sitz im Unterha
gewebe und zwar vorzugsweise an den Füssen, also in dem v
supponirten Einverleibungsorgane entferntesten Theile des Körpe
Sitz hat.

In 133 von Lorinser beobachteten Fällen sass der Parasit 80m
Haut des Fusses oder am Knöchel, 39mal im Unterschenkel, 6mal im Obe
2mal im Scrotum, 5mal im Vorderarm; Ewart hatte in 210 Fällen d
120mal im Fusse und um die Knöchel, 67mal im Unterschenkel, 5mal
schenkel, je 2mal im Schenkel und Scrotum, im Schenkel und der Ba
im Vorderarm und im Schenkel und Rücken, 7mal am Knie und im V
und je einmal im Schenkel, der Bauchwand und dem Rücken, im Sch
Penis, und im Scrotum, am Mittelfleisch und in der Leistengegend gefu
389 von Grierson behandelten Fällen hatte der Parasit seinen Sitz 335m
unteren, 29mal in den oberen Extremitäten, 5mal am Stamme.

Diese allerdings sehr auffallende Thatsache legte oben
muthung nahe, dass der Guinea-Wurm nicht durch das Tri
eingeführt wird, sondern vom Boden oder Wasser her durch d

1) Vergl. die wenig günstige Beurtheilung der Carter'schen Ansicht bei L...
seiner Schrift über die Parasiten des Menschen. II. S. 703.

bez. die Hautporen oder Schweissdrüsen, in den Körper eindringt. — Schon Rouppe neigte dieser Ansicht zu, „quia (dracunculi) eos, qui nudis pedibus incedunt, prae aliis plus invadant,“ und dieser Umstand wurde dann auch für das Urtheil vieler Beobachter in Nubien [1]), auf der Küste von Guinea [2]), in Indien [3]) u. a. O. maassgebend, die sich eben darauf bezogen, dass die Krankheit vorzugsweise nur bei solchen Individuen vorkommt, welche, wie gerade die eingeborene Bevölkerung in den Tropen, mit blossen Füssen auf dem feuchten, sumpfigen Boden umhergehen, Sümpfe durchwaten, in stehendem Wasser arbeiten oder baden, so dass, wie Bryson verallgemeinernd sagte, „they (filariae) are generally found in those parts, that are most exposed to the influence of external objects.“ — Uebrigens fehlte es auch hier nicht an einer Reihe von Einzelbeobachtungen, welche diese Theorie zu bestätigen geeignet erschienen. — So bemerkt Heath in seinem Berichte über das Auftreten von Dracontiasis unter der Mannschaft eines Schiffes, das längere Zeit im Hafen von Bombay gelegen hatte, dass Offiziere und Mannschaft sich gleichmässig am Ufer aufgehalten, und dasselbe Wasser getrunken hatten, die letztgenannte aber, wenn sie am Ufer beschäftigt war, nur Hemd und Beinkleider trug, während die von der Krankheit verschont gebliebenen Offiziere vollständig bekleidet und durch Schuhe oder Stiefel gegen das Eindringen der Filaria geschützt waren. — Clarke erzählt, dass die Truppen in den Baracken von Cape Coast Castle, welche im Jahre 1858 auf Matten am Boden schliefen, von Dracontiasis viel zu leiden hatten, dass die Erkrankungsfälle aber erheblich seltener wurden, nachdem Bettstellen angeschafft worden waren. — Busk erklärt, dass Fälle von Guinea-Wurm bei Europäern auf der Westküste von Afrika vorgekommen sind, welche das Land gar nicht betreten, sondern nur einen entblössten Theil ihres Körpers dem Wasser in den Kähnen der Eingeborenen ausgesetzt hatten. — Besonderes Aufsehen erregte die Mittheilung von Bruce [4]), dass in Indien bei den Bheesties (Wasserträgern), welche das Wasser in einem ledernen Sacke tragen, der von den Schultern über den Rücken und die Seiten herabhängt, Dracunculus am häufigsten gerade an denjenigen Stellen des Körpers beobachtet wird, welche mit dem Sacke in unmittelbare Berührung kommen — eine Angabe, welche später von Scott wiederholt wurde.

So plausibel diese Theorie auch immer erschien, so energisch noch neuerlichst Carter dieselbe vertreten hat, so ist doch die grosse Majorität der Beobachter, und zwar auf unzweideutige Erfahrungen gestützt, der ältesten Annahme von der Einführung des Parasiten mit dem Trinkwasser treu geblieben. — Das aus dem Sitze der Filaria im Unterhautbindegewebe der unteren Extremitäten hergeholte Argument für die Einwanderung des Parasiten durch die Haut widerlegte Ewart schlagend mit einem Hinweise auf die weiten Wanderungen, welche viele andere Parasiten im menschlichen Körper anstellen, und auf die Prädilections-Sitze jedes einzelnen derselben in bestimmten, von dem Einverleibungsorte weit entfernten Organen oder Geweben (des Echinococcus in der Leber, des Cysticercus im Bindegewebe, der

1) Clot-Bey, Fischer, Pruner, Petherik. — 2) Bryson, Bush, Clarke, Epidemiol. transact. l. c. — 3) Bruce, Edinb. Journ. l. c., Bird, Eyre, Gibson, Heath, Mackenzie, Carter u. a. — 4) Edinb. Journ. l. c. 147. Anm. 1.

Trichina in den Muskeln u. s. w.), während bei diesen über
führung durch den Verdauungscanal ja nicht der geringste
besteht. — Andererseits wurde nachgewiesen, dass Dracun
überaus zahlreichen Fällen, besonders bei Individuen, wel
günstiger situirten Ständen (Offizieren, Beamten u. s. w.) ang
angetroffen wurde, ohne dass dieselben sich einer Infection durch
ausgesetzt, vielmehr gerade in dieser Beziehung die grösste
beobachtet hatten. — Die von Bruce und Scott mitgetheilte T
von dem Vorkommen des Wurms bei den indischen Wasserträ
denjenigen Körperstellen, welche mit den Wassersäcken in
Berührung stehen, wurde von Smyttan, Morehead und E
vollkommen unbegründet zurückgewiesen.

„I have never observed," erklärt Smyttan, „that Beestirs most
have the guinea-worm in those parts, which come in contact with the
waterbag, nor does it appear to me, that they are in any degree mo
to them than other descriptions of people," und Morehead bestätigt
klärung mit den Worten: „I can affirm, after ample opportunity, and
attention bestowed on the study of dracunculus, that I am unable to bri
recollection a single instance of a water-carrier affected with it at that
which the water-bag rests, nor have I any reason for supposing that th
more than other classes."

Ein Hauptargument für die Einführung des Parasiten mi
wasser aber gaben die Fälle von endemischem oder epidemisch
treten von Dracontiasis unter Umständen, welche über diesen In
modus einen Zweifel nicht zuliessen. — Schon Chisholm ha
davon überzeugt, dass die Krankheit auf den Plantagen auf
nur unter denjenigen Negern vorkam, welche sich des in Gr
gesammelten, zum Theil durch die Fluth in dieselben gelang
daher brackischen Wassers zum Getränke bedienten, währ
jenigen Individuen daselbst, welche Regenwasser tranken, v
blieben, und dass mit Anlage solcher Brunnen, welche dem
der Fluth entzogen waren, oder mit Etablirung gemauerter C
die Krankheit in den Plantagen ganz aufhörte, und ähnliche
rungen hatte Dubois über die Verbreitung von Dracunculus
den Eingeborenen an den Ufern des Kawery gemacht. — F
obachtete im Jahre 1801 auf einer Caffee-Plantage (Beninen
Surinam eine Filaria-Epidemie, in welcher innerhalb 4—5
gegen 200 Neger erkrankten, und zwar nicht bloss die Feld
sondern auch die im Hause des Directors dienenden Sklaven,
mit jenen nichts weiter als die Wasserquelle gemein hatten,
gestellte Untersuchungen ergaben, dass der Genuss des Was
eben dieser Quelle die eigentliche Krankheitsursache abgegebe
— In Secunderabad entwickelte sich, nach den Mittheilung
Cooper, unter den eingeborenen Truppen eine Filaria-Epidemie
fast nur auf 2 Compagnieen beschränkt blieb, die ihren Was
einem Brunnen entnommen hatten. — Aus einem in der N
Warora (Central-Indien) gelegenen Dorfe bekam Dutt 180 F
Dracontiasis zur Behandlung, und zwar sämmtlich bei Ind
welche das Trinkwasser aus einem schmutzigen Brunnen
hatten, während die Bewohner desselben Dorfes, welche sich
Wassers bedient hatten, von der Krankheit verschont geblieben
— Ein sehr interessantes, hierher gehöriges Factum bildet d

treten von Dracontiasis unter den Theilnehmern zweier Handels-Caravanen, welche im Jahre 1849 auf dem Wege von Bahia nach Jazeiro an einem wenige Meilen von Feira de Santa-Anna gelegenen Flüsschen gelagert und hier, trotz der Warnung der Eingeborenen, ihr Trinkwasser aus diesem Flüsschen genommen, übrigens, wie ausdrücklich hinzugefügt wird, in demselben nicht gebadet hatten; einige Monate später erkrankten sämmtliche Theilnehmer dieser Expedition mit Ausnahme eines Negers, des einzigen Mitgliedes derselben, welcher von dem Wasser nicht getrunken hatte. Uebrigens hat sich, den Mittheilungen eines in Feira de Santa-Anna lebenden Arztes zufolge, dasselbe Ereigniss bei 50 Einwohnern einer 12 Kmtr. von der Ortschaft entfernten Gemeinde wiederholt, und auch unter diesen waren mehrere, welche in dem Flusse nicht gebadet, sondern nur das Wasser zum Trinken benutzt hatten.

Neuerlichst ist die Frage nach dem Einführungsmodus des Guinea-Wurms in den menschlichen Körper durch die Untersuchungen von Fedschenko, wenn auch nicht endgültig gelöst, doch ihrer Lösung nahe geführt worden. — Fedschenko hat nachgewiesen [1]), dass die Dracunculus-Embryonen in die überall verbreiteten kleinen Cyclopen einwandern und sich im Innern derselben zu einer bis dahin unbekannten Larvenform entwickeln, dass diese Einwanderung der Embryonen von der Bauchseite der Cyclopen erfolgt und dass die Entwickelung zur Larve in dem Zwischenwirthe gewöhnlich oberhalb des Darmes in der Rückenhälfte der Leibeshöhle desselben vor sich geht [2]). — Ueber die weiteren Vorgänge fehlen vorläufig noch positive Angaben, allein die Vermuthung liegt nahe, dass die Infection des Menschen in der Weise erfolgt, dass er die die Parasiten-Larven tragenden Cyclopen mit dem Trinkwasser in sich aufnimmt, die Larven im Magen des Menschen frei werden, ihre Wanderungen anstellen und in einem dafür geeigneten Gewebe desselben die Entwickelung zum reifen Thiere durchmachen. — Die Infection der Cyclopen durch die Filaria-Embryonen setzt selbstverständlich ein Hineingerathen dieser in das von ihren Wirthen bewohnte Wasser voraus, wozu, wie Leuckart mit Recht bemerkt, kaum irgend wo Gelegenheit fehlen wird, wo der Wurm nur einigermaassen häufig ist. — Uebrigens erklärt sich aus diesem Vorgange der Umstand, dass, wie oben gezeigt, Dracunculus vorzugsweise an solchen Orten vorkommt, wo die für die Existenz der Cyclopen geeignetsten Bedingungen, langsam fliessende, flache oder stehende Gewässer, pflanzenreiche Teiche, Pfützen, Sümpfe u. a. gegeben sind, und so erscheint auch die von Ewart ausgesprochene Vermuthung wohl gerechtfertigt, dass die in dem letzten Decennium seiner Beobachtungen unter den Truppen des Mewar-Bheel-Corps beobachtete Abnahme der Erkrankungsfälle an Dracontiasis auf die Verbesserung der Trinkwasserverhältnisse zurückzuführen ist.

Während in den Jahren 1841—1849 die Zahl der Erkrankungen unter diesen Truppen 18.24 % der Gesammtstärke betragen hatte, war dieselbe in den Jahren 1849—1858 auf 13.93 % herabgegangen; dies, sagt Ewart, erklärt sich aus der immer mehr und mehr Geltung gewinnenden Ueberzeugung, dass die Krankheit

---

1) Ich berichte hier, da mir das Original der Arbeit schon in sprachlicher Beziehung nicht zugängig ist, nach der Mittheilung von Leuckart l. c. 704 ff.

2) Ueber das Weitere des Entwickelungsganges der Larve vergl. Leuckart l. c.

unter denjenigen Individuen des Cantonnements am häufigsten vorgekom welche zu den „schmutzigsten Trinkern (the filthiest drinkers)" gehörte Ueberzeugung hatte zur Folge gehabt, dass der einsichtsvollere Theil d schaft in den letzten Jahren grössere Sorgfalt bei der Wahl derjenige beobachtete, aus welchen der Trinkwasserbedarf entnommen wurde. — päischen Familien, welche dort leben, erfreuen sich, und zwar, wie Ew zeugt ist, weil sie in ihrem Wasserbezuge die grösste Vorsicht beobach ständiger Immunität von Dracunculus, und auch unter demjenigen Theile geborenen Civilbevölkerung, der sein Trinkwasser ausschliesslich aus reing Quellen bezieht, ist nicht ein Erkrankungsfall vorgekommen.

§. 124. Nach den übereinstimmenden Erklärungen aller erstatter aus Brasilien, Guayana, von den Antillen, aus Egyp vom indischen Archipel ist Dracontiasis daselbst vor Eintre Neger ganz unbekannt gewesen, auch in der Folgezeit hat kanische Theil der Bevölkerung hier immer das Hauptconting Krankenzahl gestellt; mit der Unterdrückung des Negerhand dem Aufhören der frequenten und massenhaften Communicat schen den Negerländern (und besonders der Küste von Guin den genannten Gebieten ist die Krankheit hier zumeist auf e mum herabgesunken, oder auch wohl ganz verschwunden. somit über die *Verschleppbarkeit von Dracontiasis*, bez. der der heit zu Grunde liegenden Parasiten kein Zweifel bestehen, u die Art der Verschleppung geben die interessanten Untersu von Fedschenko ebenfalls Aufschluss. Gleichzeitig aber g den in den genannten Gegenden gemachten Erfahrungen herv der Parasit ausserhalb seiner Heimath nur unter bestimmten Bedi auszudauern, bez. sich einzubürgern vermag, über die Art di dingungen aber lässt sich weder aus den früheren Beobac noch aus den Forschungs-Resultaten Fedschenko's irgend Schluss ziehen. — Ebenso bleibt auch die Frage unentschiede der That alle diejenigen Punkte auf der östlichen Hemisph welchen Dracontiasis jetzt endemisch herrscht, ursprüngliche *sitze des Parasiten*, ob nicht einzelne derselben, welche die zur des Guinea-Wurms nöthigen Bedingungen bieten, von jenen aus inficirt worden sind. — Namentlich dürfte diese Frage bezüglich aufgeworfen werden. Wie Gramberg[1]) behauptet, ist die K nach Bombay, also dem jetzigen Hauptsitze derselben in Indien Negertruppen eingeschleppt worden, und von der Bildung neuer scher Krankheitsheerde daselbst theilt Waring[2]) folgendes aus Madras mit. Vor dem Jahre 1834 hat sich die Stadt und mehrere Vorstädte derselben einer fast vollständigen Exempt Dracontiasis erfreut; in den Jahren 1834 und 1835 zeigten einzelte Fälle und seitdem hat die Krankheit daselbst einen deutenden Umfang gewonnen, dass sie zu den am häufigst kommenden Leiden gezählt werden muss. Während die Z Erkrankungen in den Jahren 1834—1838 in Summa 222 bet sich dieselbe in den Jahren 1839—1843 auf 387, in den Jahr bis 1848 auf 920 gesteigert. „I do not think," erklärt Waring, we can come to any other conclusion, than, that whatever may

1) Geneesk. Tijdschr. voor Nederl. Indie 1861. IX. 693; nach Leuckart citirt.
2) l. c. 500.

cause of the disease, it may be translated from place to place — and that localities previously exempt from the disease, may become the seat of the affection.“

Litteratur-Verzeichniss zu Filaria medinensis.

Annesley, Researches into the . . more prevalent diseases of India. Lond. 1841. 67. — Bajon, Nachrichten von Cayenne etc. III. 95. — Balfour, Edinb. med. Journ. 1858. Novbr. 442. — Bérenger-Féraud, Malad. des Européens au Sénégal. Par. 1875. 336. — Bericht in Bost. med. and surg. Journ. 1843. Juni 293. — Bertherand, Méd. et hyg. des Arabes. Par. 1855. 426. — Berville, Gaz. des hôpit. 1858. Nr. 37. 147. — Bilharz, Zeitschr. der Wien. Aerzte 1858. 448. — Bird, Calcutta med. Transact. 1825. I. 153. — Birkmeyer, De filaria med. comment. Onoldi 1838. — Borius, Arch. de méd. nav. 1882. Mai 378. — Boudin, Géogr. et stat. méd. I. 345. — Boyle, Med. account of the Western Coast of Africa. Lond. 1831. 394. — Brett, Essay on some of the surg. diseases of India. Calcutta 1840. 470. — Bruce (I) Voyage en Nubie etc. Par. 1791. III. 43. — Bruce (II) Edinb. med. and surg. Journ. 1806. Apr. 145. — Bryson, Report on the climate and diseases of the African station. Lond. 1847. 259. — van der Berg, De Geneesheer in Nederlandsch-Indie. Batavia 1882. I. 103. — Burnes, Calcutta med. Transact. 1836. VIII. 459. — Busk, Lond. med. Times 1846. Mai. — Carter, Bombay med. Transact. 1855. New Ser. II. 45. 252, 1859. New Ser. IV. 215. — Chisholm, On the malignant pestil. fever etc. Lond. 1801. I. 57, Edinb. med. and surg. Journ. 1815. April 145. — Clarke. Sierra Leone etc. Lond. 1844, Transact. of the epidemiol. soc. 1860. I. 118. — Clot-Bey, Lancette franç. 1830. Novbr., Aperçu gén. sur l'Egypte II. 319, Compt. rend. de l'enseignement méd. en Egypte. Par. 1849. — Clymer, Amer. Journ. of med. sc. 1859. Oct. 375. — Collier, Lond. med. Gaz. 1836. Nov. 217. — Cooper, Med. Times and Gaz. 1871. Mai 617. — Cornish, Madras quart. Journ. of med. sc. 1861. Oct. 314. — Courbon, Observ. topogr. et méd. rec. . . à l'isthme de Suez etc. Par. 1861. 69. — Crespigny, Bombay med. Transact. 1859. New Ser. IV. 94. — Currie, Brit. army reports for 1867. IX. 296. — Daniell, Med. topogr. of the gulf of Guinea. Lond. 1849. 44. — Day, Madras quart. Journ. of med. sc. 1862. Jan. 36. — Defaut, Hist. clinique de l'hôpital marit. de Gorée etc. Par. 1877. 134. — Dubois, Edinb. med. and surg. Journ. 1806. July 300. — Duncan (I) Travels in the Sahara etc. — Duncan (II) Calcutta med. Transact. 1835. VII. 273. — Dutt, Brit. med. Journ. 1880. March 488. — Ewart, Indian Annals of med. sc. 1859. July 470. — Eyre, Madras quart. Journ. of med. sc. 1861. Apr. 308. — Falkenstein in Virchow's Arch. 1877. LXXI. 421. — Fedschenko (Protokolle der Freunde der Naturwiss. in Moskau [russisch] 1869. 71 und 1874. 51) von Leuckart, Parasiten II. 644 ff. mitgetheilt. — Ferg, Jahrb. der deutsch. Med. I. 151. — Féris. Arch. de méd. nav. 1879. Mai 329. — Ferrini, Saggio sul clima e sulle precipue malatt. . . di Tunisi etc. Milano 1860. 134. — Fischer, Münch. med. Jahrb. 1838. IV. Heft 4. — Forbes, Bombay med. Transact. 1838. I. 215. — Gallandat. Journ. de méd. 1760. XII. 24. — Gardiner, Brit. army reports for 1863. V. 329. — Gauthier, Des endémies au Sénégal. Par. 1865. 43. — Gibson, Bombay med. Transact. 1838. I. 69, 1839. II. 209. — Gordon, Edinb. med. Journ. 1856. Decbr. — Greenhow, Ind. Annals of med. sc. 1856. April 556, 1860. Novbr. 31. — Grierson, Bombay med. Transact. 1841. IV. 90. — Harris, The highlands of Aethiopia. Lond. 1844. III. 389. — Hartmann, Naturg.-med. Skizze der Nilländer. Berl. 1865. — Heath, Edinb. med. and surg. Journ. 1816. Jan. 120. — Hébert, Une année méd. à Dagana (Sénégal). Par. 1880. 41. — Heymann, Darstellung der Krankh. der Tropenländer. Würzb. 1855. 220. — Hillary, Beob. über die . . Krankh. auf der Insel Barbados. A. d. Engl. Lpz. 1776. 379. — Hille in Casper's Wochenschr. für die ges. Heilkde. 1845. 556. — Horton, Brit. army reports for 1868. X. 335. — Huillet. Arch. de méd. nav. 1868. Févr. 87. — Kaempfer, Amoenit. exot. med. Fasc. III. Lemgo 1712. 524. — Kearney, Bombay med. Transact. 1859. New Ser. IV. 172. — Kennedy. Calcutta med. Transact. 1825. I. 165. — Leblanc, Journ. de thérap. 1879. 98. — v. Leent, Arch. de méd. nav. 1867. Oct. 250. — Léonard, Observ. méd. rec. au poste de Sed'hiou (Sénégal) etc. Par. 1869. — Lind, Essay on diseases incidental to Europeans in hot climates. Lond. 1768. 57.

— Lorinser, Madras quart. med. Journ. 1839. I. 46. — M'Gregor, Edinb. med. and surg. Journ. 1805. July 284. — Mackenzie, Bombay med. Transact. 1859. New Ser. IV. 138. — Mac Kay, Madras monthl. Journ. of med. sc. 1870. April 292. — Mahomed-el-Tounsy, Voyage au Darfour. Par. 1845. 286. — Marduchi bei Clot-Bey, Aperçu. — Maydell, Nonnulla topogr. med. Orenburgensem spect. Dorpat 1849. — Minas, Ind. Annals of med. sc. 1856. April 568. — Mir-Izzet-Ullah, Journ. of the roy. Asiat. soc. VIII. 335. — Moore (I) P., Assoc. med. Journ. 1856. Nov. 996. — Moore (II) Bombay med. Transact. 1861. New Ser. VI. 313. — Moore (III) R., Lancet 1874. Novbr. 750. — Morehead, Calcutta med. Transact. 1834. VI: 418, 1836. VIII. 49 und Clinical research. on disease in India. Lond. 1856. II. 709. — Moriarty, Med. Times and Gaz. 1866. Decbr. 663. — Nathan ib. 1868. Nov. 542. — Oldfield, Lond. med. and surg. Journ. 1835. Nov. 403. — Paton, Edinb. med. and surg. Journ. 1806. April 151. — Péré, Journ. de méd. 1774. XLII. 121. — Pereira, Arch. de méd. nav. 1877. Oct. 295. — Petherik, Egypt, the Soudan etc. Edinb. 1861. 332. — Polak, Wochenbl. zur Zeitschr. der Wien. Aerzte 1857. 760. — Pouppé-Desportes, Histoire des maladies de St. Domingue. Par. 1770. II. 271. — Pruner, Krankh. des Orients. 250. — Quintin, Extr. d'un voyage dans le Soudan. Par. 1869. — Reynhout, Hippocrates. Magazijn 1820. VI. Nr. 1. — Richardson, Travels in the great Desert of Sahara etc. Lond. 1848. I. 196. — Robinson, Lond. med. Gaz. 1846. I. 70. — Rodschied, Med. und chir. Bemerk. über . . Rio Essequebo. Frkft. 1796. 301. — Ross, Sketch of the med. history of the native army of Bengal for the year 1868. Calcutt. 1868. — Rouppe, De morbis navigantium. Lugd. Batav. 1764. 282. — Savarésy, De la fièvre jaune. Napl. 1809. 8. — Schöller, Diss. sist. observ. super morbos Surinamensium. Gött. 1781. 40. — Schwarz, Zeitschr. der Wien. Aerzte 1858. 581. — Scot, Edinb. med. and surg. Journ. 1821. Jan. 96. — Scott, Med.-chir. Review 1823. June. — Sigaud, Du climat et des malad. du Brésil. Par. 1844. 133. — du Silva Lima, Arch. de méd. nav. 1881. Mai 395 (aus Veterinarian 1879. Febr. seq.). — Sloane, Von den Krankh. in Jamaica. A. d. Engl. Augsb. 1784. 91. — Smyttan, Calcutta med. Transact. 1825. I. 179. — Stewart, Indian Annals of med. Sc. 1858. Jan. 88. — Thaly, Arch. de méd. nav. 1867. Mars 173. — Thomson, Brit. and for. med.-chir. Rev. 1855. Oct. — Tutschek, Oest. med. Wochenschr. 1846. 208. — Twining, Calcutta med. Transact. 1835. VII. 459. — Vauvray, Arch. de méd. nav. 1873. Septbr. 161. — Voigt, Bibl. for Laeger 1833. II. 5. — Waller, Bombay med. Transact. 1859. New Ser. IV. 64. — Waring, Ind. Annals of med. sc. 1856. April 496.

IV. Insecten [1]).

1. Sarcoptes scabiei.

§. 125. Die Geschichte dieses Parasiten reicht, historisch [2]) und geographisch betrachtet, so weit wie das Menschengeschlecht; die Krätze nimmt unter den zu allen Zeiten gekannten und auf der ganzen bewohnten Erdoberfläche verbreiteten parasitären Krankheiten den ersten Platz ein, und wie sie unter dem Einflusse ungünstiger hygienischer Verhältnisse, welche der Verbreitung und dem Haften des

1) Ich habe hier, wie zum Eingange in dieses Kapitel bemerkt, nur diejenigen Insecten berücksichtigt, welche sich dem Menschen gegenüber als eigentliche Schmarotzer verhalten, und zu den häufiger, bez. endemisch vorkommenden Parasiten zählen.

2) Sehr eingehende Untersuchungen über die Geschichte der Krankheit vom frühesten Alterthume bis auf die neueste Zeit hat Hebra (in Virchow's Handbuch der spec. Pathologie und Therapie, Acute Exantheme und Hautkrankheiten. Erlang. 1860. I. 410) veröffentlicht.

Parasiten besonders förderlich sind, nicht selten einen epidemischen Character angenommen [1]), so hat sie in der Bevölkerung derjenigen Länder oder Landstriche, wo unter dem Einflusse der aus Unwissenheit und Roheit hervorgehenden Indolenz die sociale Gesittung auf primitivem Zustande zurückgeblieben ist, eine endemische Herrschaft gewonnen und behauptet.

Für die Beurtheilung des Umfanges, in welchem die Krätze in den einzelnen Gebieten der Erdoberfläche heimisch ist, fehlt ein bestimmter Maassstab, man findet die Frequenz der Krankheit eben nur mit den allgemeinen Bezeichnungen „selten, häufig, sehr häufig oder allgemein verbreitet“ angedeutet. Darnach nehmen auf *europäischem Boden*, soweit eben die betreffenden Nachrichten von dort vorliegen, unter den von Krätze vorzugsweise heimgesuchten Gebieten *Island* [2]), die *Färöer* [3]), *Norwegen*, *Polen*, *Russland*, einige Districte im *östlichen Deutschland* und in *Frankreich*, die *Türkei* und die *ionischen Inseln* die erste Stelle ein.

Auf *Island* soll (nach Finsen) die Krankheit in der neueren Zeit seltener vorkommen, als in früheren Decennien. — Aus *Frankreich* berichtet Lanquetin [4]): „Il y a encore dans le Jura plusieurs villages, dont les habitants sont à peu prés tous galeux,“ und bezüglich der Nieder-Bretagne bemerkt Hardy [5]): „La gale s'empare du sujet quelques jours après sa naissance, le suit dans toute sa carrière et ne l'abandonne qu'à la mort.“ — Auf *Kephalonia* war nach Robertson [6]) unter der etwa 60,000 Seelen betragenden Bevölkerung ein Drittel krätzig.

Auf asiatischem Boden herrscht der Parasit allgemein verbreitet in *Sibirien* [7]) und auf *Kamtschatka* [8]), ferner in *China* [9]), in *Japan* [10]), wo, wie Vidal nach den Mittheilungen von Siebold erklärt, ¾ aller Bewohner krätzig sind, und dem Berichte von Friedel zufolge nicht nur die Eingeborenen, sondern auch die Fremden leiden, auf dem *indischen Archipel* [11]), von wo van Leent des Vorkommens der Krankheit mit den Worten gedenkt: „la gale est tellement répandue parmi les indigènes, que beaucoup d'individus n'y portent même plus attention,“ indem er hinzufügt, dass dies nicht nur von den unteren, sondern auch von den günstiger situirten Klassen der Bevölkerung gilt. — Aus *Indien* sprechen sich fast alle Berichterstatter [12]) über die enorme Häufigkeit der Krätze unter der eingeborenen Bevölkerung aus; „on peut dire,“ erklärt Huillet, „que presque tous ceux (galeux) de la basse classe vivent avec elle (la gale), sans chercher à s'en guérir.“ Dasselbe gilt von *Persien*, wo nach den Mittheilungen von Polak [13])

1) In den Napoleonischen Kriegen zählte man in den französischen Armeen Krätzige nach Hunderttausenden. – In den Prager Krankenhäusern betrug nach Peters (Prager Vierteljahrschr. für Heilkde. 1868. IV. 179, 1874. II. 1) die Zahl der aufgenommenen Krätzekranken 1129, im Jahre 1867 dagegen 2256, worauf in den folgenden Jahren wieder ein der Steigerung entsprechender Abfall eintrat. Ohne Zweifel machten sich auch hier die kriegerischen Ereignisse des Jahres 1866 geltend.

2) Schleisner, Island undersögt etc. 26; Finsen, Jagttagelser etc. Kjöb. 1874. 137.

3) Manicus, Bibl. for Laeger 1824. 15. — 4) Notice sur la gale. Par. 1859. 63.

5) Leçons sur les maladies de la peau. Par. 1859. II. 141. — 6) Lond. med. Repository 1818. June 461. — 7) Haupt, Med Ztg. Russl. 1845. 375. — 8) Bogorodsky ib. 1854. 10.

9) Wilson, Med. Notes on China. Lond. 1846. 22. — 10) Friedel, Beitr. zur Kenntniss des Klimas und der Krankh. Ost-Asiens. Berl. 1863. II. 21; Albrecht, Petersb. med. Zeitschr. 1862. III. 51; Vidal. L'ascaride lombricoïde en Chine et au Japon. Montp. 1865.

11) Heymann, Krankh. in den Tropenländern. Würzb. 1855. 222; v. Leent, Arch. de méd. nav. 1867. Octbr. 250, 1872. Janv. 22, 1873. Févr. 102.

12) Young, Calcutta med. Transact. 1826. II. 334; Leslie ib. 1833. VI. 61; Crespigny, Bombay med. Transact. 1859. N. S. IV. 94; Day, Madras quart. Journ. of med. sc. 1862. Jan. 23; Cleveland ib. 1863. Jan. 26; Milroy, Transact. of the epidemiol. soc. 1866. II. 150; Huillet, Arch. de med. nav. 1868. Janv. 26.

13) Wochenbl. zur Zeitschr. der Gesellsch. der Wiener Aerzte 1857. 756.

in einem Regimente, das 1865 von Tabris nach Teheran k Hälfte der Mannschaft krätzig war, und von *Arabien*[1]). — Ei fallenden Exemption von der Krankheit erfreuen sich einig gruppen des *oceanischen Archipels*; während Krätze unter der Bevölkerung der *Sandwichinseln* ganz allgemein verbreitet ist sie nach dem übereinstimmenden Berichte mehrerer fran Aerzte[3]) auf den *Gesellschaftsinseln* (Taiti) und nach Turne der *Samoa-Gruppe* selten vorkommen. — Aus *Afrika* liegen Nac über das endemische Vorherrschen der Krankheit von der *K* *Mozambique*[5]), aus *Abessinien*[6]), *Egypten*[7]), *Tunis*[8]), unter geborenen Bevölkerung, besonders den Kabylen *Algiers*[9]), wie Challan sich ausdrückt, von der Krätze verzehrt (dévorés) von der *Westküste*[10]), wo die Krankheit, unter dem volksthl Namen „Craw-Craw" [11]) oder der portugiesischen Bezeichnung bekannt, den grössten Theil der Negerbevölkerung ergriffen l von den *Canarien*[12]), besonders den Inseln Gomera und Pal ebenfalls fast die ganze Bevölkerung dauernd an Krätze leidet. Auf der *westlichen Hemisphäre* endlich bilden, so viel ich konnte, *Brasilien*[13]) und *Peru*[14]) Hauptsitze der Krätze; in (ist die Krankheit unter dem volksthümlichen Namen „Marac Brasilien als „Sarna" (portugiesisch, wiewohl unter diesem Na schiedene chronische Hautkrankheiten zusammengeworfen wer Peru als „Carracha" bekannt, und zwar unterscheidet man l leichtere (vesiculöse), an der Küste vorherrschende (C. fina), i schwerere (pustulöse), in den Gebirgsgegenden beobachtete (rana) Form.

§. 126. Die Präponderanz in dem *Vorherrschen von K den höchsten und niedrigsten Breiten* im Gegensatze zu dem seltenen Vorkommen in gemässigten Klimaten erklärt sich ebe aus *klimatischen* Verhältnissen, wie die Häufigkeit der Krankh den Eingeborenen jener Gegenden im Gegensatze zu der re ringen Zahl von Erkrankungen unter Fremden (bez. Europä *Racen-* oder *Nationalitäts*-Eigenthümlichkeiten. Entscheidend ist lediglich das aus dem Grade allgemeiner Gesittung hervor grössere oder geringere Bedürfniss nach Reinlichkeit, der Hautcultur, für Pflege des Organs bei Erkrankungen d

---

1) Palgrave, Travels in l'Union méd. 1866. Nr. 20. 306. — 2) Gulick, New of med. 1855. March; Duplouy, Arch. de méd. nav. 1864. Dcbr. 486.
3) Bericht ib. 1865. Oct. 291. — 4) Glasgow med. Journ. 1870. Aug. 502.
5) Lichtenstein in Hufeland's Journ. der Heilkde. 1804. XIX. H. 1. 180.
6) Courbon, Observ. topogr. et méd. etc. Par. 1861. 33. — 7) Pruner, Orients. Erlang. 1846. 142; Fox, Med. Times and Gaz. 1867. Febr. 165.
8) Ferrini, Saggio sul clima . . di Tunisi etc. Milano 1860. 182.
9) Gaudineau, Mém. de méd. milit. 1842. LII. 208; Deleau, ib. 230; Arma hyg. des pays chauds etc. Par. (1858) 419; Bazille, Gaz. méd. de l'Alg Challan ib. 117. — Ich bemerke hierzu, dass die sogen. „Galo bedonino" n sondern Lichen simplex bezeichnet. (Vergl. Armand l. c.)
10) Boyle, Account of the Western Coast of Africa. Lond. 1831. 391; Oldfield, and surg. Journ. 1835. Nov. 403; Bryson, Report on the climate and disc African station. Lond. 1847. 258; Duncan, Travels in Western Africa. Lond. Daniell, Sketch. of the med. Topogr. of the Gulf of Guinea. Lond. 1849. 11 Transact. of the epidemiol. soc. 1860. I. 164; Abelin, Étude sur le Gabon. P Féris, Arch. de méd. nav. 1879. Mai 330.
11) Vergl. oben S. 231 die Mittheilungen von O'Neill über Filaria sanguinis.
12) Bericht in Arch. de méd. nav. 1867. Avril 252.
13) Sigaud, Du climat et des malad. du Brésil. Par. 1844. 387.
14) Smith in Edinb. med. and surg. Journ. 1849. April 298.

kurz das Maass der Sorgfalt, welches auf die Fernhaltung von Schädlichkeiten (also des Krätze-Parasiten) und auf die Beseitigung derselben vom Individuum oder den Massen angewendet wird, und eben davon ist nicht nur die Extensität, sondern auch die Intensität, welche die Krankheit gewinnt, abhängig, daher Krätze da, wo sie am verbreitetsten herrscht, auch die schwersten Hauterkrankungen in Form von pustulösen, impetiginösen oder ecthymatösen Ausschlägen, Geschwürsbildung u. a. herbeiführt, wie die unter den Eingeborenen in Indien (am berüchtigtsten ist hier die „Malabar itch"), Egypten, auf der Westküste von Afrika, auf Mozambique, in Peru u. a. gemachten Erfahrungen lehren.

2. Pulex penetrans.

(Rhynchoprion penetrans, Sandfloh.) [1])

§. 127. Dieser Parasit [2]) ist nur in den *tropisch gelegenen Ländern der westlichen Hemisphäre* und zwar vom 23° N. B. (Mexico) bis etwa zum 28° S. B. heimisch; neuerlichst (1872) ist er durch ein Schiff aus Brasilien nach der *Gabun-* und *Congo-Küste* (*West-Afrika*) eingeschleppt worden [3]) und hat hier, als furchtbare Plage der Eingeborenen, sehr schnell eine weite Verbreitung gefunden [4]). — Auf der westlichen Hemisphäre, wo schon die ersten europäischen Einwanderer dieses äusserst lästige Insect kennen gelernt haben, herrscht Pulex penetrans in *Mexico* und zwar sowohl in den östlichen wie in den westlichen Provinzen des Landes [5]), in allen Gebieten *Central-Amerikas*, so namentlich in *Honduras* [6]), *Guatemala* [7]), *Costarica* [8]), *San Salvador* [9]) und *Panama* [10]), also auch hier sowohl auf der Ost- wie auf der Westküste,

---

1) Populäre Bezeichnungen für diesen Parasiten sind Chigue, Chego, Tschiche auf den Antillen, Sikka in Guayana, Bicho, Tunga, Jatecuba, Migor in Brasilien, Nigua in Mexico, Picque in Paraguay.

2) Nur das Weibchen, und zwar für die Zeit der Trächtigkeit bis zur Reife und Ausstossung der Eier, ist als eigentlicher Parasit anzusehen. Es bohrt sich mit dem Kopfe durch die Haut des Menschen (bes. an den Fusszehen unter den Nägeln), während der Leib frei über der Haut stehen bleibt; nach Ausstossung der Eier stirbt das Thier ab, schrumpft zusammen und fällt aus der Haut seines Wirthes. Die nicht befruchteten Weibchen und die Männchen nähren sich, wie Pulex irritans, ab und zu von Blut. Vergl. hierzu Karsten, Beitr. zur Kenntniss des Rhynchoprion penetrans. Mosk. 1864. 59; Guyon, Gaz. méd. de Paris 1863. 163; Compt. rend. 1870. LXX. 785.

3) Falkenstein in Virchow's Arch. 1877. Bd. 71. 436; Ballay, L'Ogooué. Par. 1880. 41; Rey, Annal. d'hyg. 1880. Juin 496.

4) Nach den Mittheilungen eines russischen Arztes Skripitzin (Zeitschr. für die ges. Med. 1840. XIII. 76; aus der russ. populär-med. Ztg. „der Gesundheitsfreund" Jahrg. 1838 entnommen) soll Pulex penetrans schon früher in Afrika heimisch gewesen sein, da man ihn bei Negern auf ihrer Ueberfahrt von der Congo- oder Mozambique-Küste nach Amerika angetroffen hat. Die Angabe steht ganz vereinzelt da; in den med. Berichten von der Küste von Mozambique wird des Parasiten mit keinem Worte gedacht, ich glaube daher, dass dieselbe auf einem Irrthume beruht.

5) Die erste Nachricht über den Parasiten von hier hat Chappe d'Anteroche (Voyage en Californie. Par. 1772. 20) gegeben; spätere Mittheilungen finden sich bei Uslar, Preuss. med. Vereins-Ztg. 1843. Nr. 36 (aus Oajaca); Vizy, Mém. de méd. milit. 1863. Octbr. 316 (von der Ostküste und dem Hochlande); Lucas, La frégatte „la Victoire" à Guaymas et à Mazatlan. Par. 1868. 41 (aus Mazatlan u. a. O. der Westküste).

6) Hamilton, Annals of milit. surgery. Lond. 1864. 142.

7) Bernoulli, Schweiz. med. Zeitschr. 1864. III. 100.

8) Schwalbe, Arch. für klin. Med. 1875. XV. 347.

9) Guzman, Essai de topogr. phys. et méd. de la république du Salvador. Par. 1869. 125.

10) Roulin (Compt. rend. 1870. LXX. 792) theilt den Brief eines Bischofs von Panama vom Jahre 1688 mit, in welchem erzählt wird, dass bereits im Jahre 1538 eine Abtheilung spanischer Truppen durch Masseneinnistung des Parasiten in die Füsse derselben marschunfähig wurde; dasselbe Schicksal haben neuerlichst die französischen Truppen Bazaine's auf der mexicanischen Expedition erfahren.

ferner in *Neu-Granada* [3]), in *Guayana* [2]), auf den
silien [4]), in den tropisch gelegenen Gegenden v
von *Chile* [6]) und in *Peru* [7]).

§. 128. Pulex penetrans ist somit, soweit es sich un
dauernde Existenz handelt, ausschliesslich auf tropische Gegen
schränkt und, wie seine Einschleppung nach der Küste von We
lehrt, innerhalb derselben *verpflanzungsfähig*; dass er sich auch
mässigten Breiten für kurze Zeit zu erhalten vermag, ist durch
Beobachtungen ausser Zweifel gestellt.

Ein interessantes Beispiel der Art theilt Bonnet [8]) mit: Auf einem
schiffe, das im Juli 1866 von Cayenne (Isles du Salut) ausgelaufen war, e
auf der Höhe der Azoren einer der Maschinisten an einem Abscess an der
Zehe und die Untersuchung ergab, dass es sich dabei um einen Pulex
handelte, der sich eingebohrt hatte. Das Schiff langte am 1. September
an, wurde hier einer Reparatur unterworfen und erst im Januar 1867
Dienst gestellt; ein Matrose, der dabei im Kohlenraume bei der Aufs
Kohlen beschäftigt gewesen war, wurde von einer Entzündung am Fusse,
den Zehen, befallen und der Schiffsarzt constatirte an der erkrankten
lebendes trächtiges Weibchen des Sandfloh. Das Insect hatte demnach
6 Monate unter sehr verschiedenen klimatischen, bez. Witterungseinflü
gedauert. — Einen ähnlichen Fall hat Laboulbène [9]) bei einem
achtet, der aus Pernambuco nach Paris gekommen war und bei dem
emplare von lebendem trächtigem Sandfloh in der Haut der kleinen Zehe

§. 129. Im Allgemeinen kommt Pulex penetrans häufi
Tiefebenen, besonders an *Meereskiisten* und *Flussufern*, als im
und namentlich im Hochlande vor [10]), wiewohl er, nach den von
und Vizy in Mexico gemachten Beobachtungen, auch in ziemli
deutenden Elevationen angetroffen wird. — Den Hauptsitz de
siten bilden überall vorzugsweise schmutzige, verfallene mens
Wohnräume (so die Neger- und Indianer-Hütten) oder Thier-, be
Schweine-Ställe; sehr selten und nur unter den sogleich zu nen
Verhältnissen findet er sich auch in reinlich gehaltenen Häus
So hat Vizy unter den französischen Truppen, welche in den
der Stadt Orizaba oder in den zu Kasernen eingerichteten
daselbst einquartirt waren, nicht einen Fall von Pulex-Erkr

---

1) Humboldt, Voyage VII. 250; Goudot von Bonnet, Arch. de méd. nav. 1867. Aoû
2) Bajon, Nachrichten zur Geschichte . . von Cayenne. A. d. Fr. Erf. 1780. I. 1
schied, Bemerk. über das Klima . . von Rio Essequebo. Frankf. 1796. 306;
Traité prat. des malad. graves des pays chauds. Par. 1802. 454; Ferg, Jahrb. d.
Med. 1813. I. 149; Nieger, De la puce pénétrante des pays chauds. Strasb. 18
Nederl. Tijdschr. voor Geneesk. 1859. III. 213; v. Hasselt ib. 1860. IV. 727; Bo
1867 Juill. 19, Août 81, Octbr. 258.
3) Die früheste Mittheilung über den Parasiten von hier hat Oviedo (Cronica de
1547. Fol. XXI) gegeben: spätere Berichte finden sich bei Sloane, Von den
Jamaica. A. d. Engl. Augsb. 1784. 87; Moseley, Abhandl. von den Krankh.
den Wendezirkeln etc. A. d. Engl. Nürnb. 1790. 20; Savarésy, De la fi
Napl. 1809. 93; Labat, Annal. de la méd. physiol. 1833. Avril; Levacher, G
des Antilles. Par. 1840. 325; Brassac, Arch. de méd. nav. 1865. Dcbr. 510;
Pathol. de la race nègre etc. Par. 1866. 26.
4) Schon Piso (Hist. rerum natural. Brasiliens. 1648. 249) erwähnt des Parasiten
vergl. ferner Lallemant in Schmidt's Jahrbb. der Med. 1842. XXXV. 171; Bu
Reise in Brasilien. 1853; Canoville, Des lésions produites par la chique etc.
5) Munck af Rosenskjöld, Vetensk. Akad. Förhdl. 1849. Nr. 2: Mantegazz
med. sulla America meridion. Milano 1860. I. 284.
6) Molina, Saggio sulla storia naturale de Chili 1782. 214; er erwähnt ausdr
nur auf einzelne Gegenden des Landes, so namentlich in Coquimbo (in 29
schränkten Vorkommens des Parasiten.
7) Tschudi, Oest. med. Wochenschr. 1846. 472. — 8) l. c. 99.
9) Annal. de la soc. entomol. de France 1867. Sér. IV. T. VII. Bull. p. VI.
10) Brassac, Bonnet. — 11) Karsten, Vizy, Bonnet, Canoville.

beobachtet, während die Krankheit massenweise auftrat unter denjenigen Truppentheilen, welche in den halbverfallenen indischen Hütten gelebt hatten, ferner unter den mexicanischen Truppen, welche in den Vorstädten lagen, wo in benachbarten Gärten Schaaren von Schweinen umhertrieben, und auch in einer Abtheilung von Zuaven, welche in Schuppen wohnten, die früher zu Schweineställen benutzt worden waren.

§. 130. Sehr hohe *Temperatur* und sehr reichliche *Niederschläge* sind dem Insecte, sowie den Eiern und Puppen desselben verderblich; daher sieht man die Larven sich bei Eintritt dieser Witterungszustände im Sande, Schutte u. a. eingraben und das Insect selbst an den dunkelsten Orten Zuflucht suchen. Sie flüchten alsdann auch wohl in die Häuser, wo sie in der Asche, in Holzabfällen, im Kehricht, Schutte, in dem Boden nicht parquettirter Zimmer ihren Sitz aufschlagen, und eben daraus erklärt es sich, dass gegen Ende der trockenen und mit Beginn der Regenzeit die Bevölkerung am meisten von dem Parasiten leidet.

§. 131. *Race* oder *Nationalität* sind ohne jeden Belang für das Verschontbleiben oder Ergriffenwerden von dem Parasiten. — Allerdings leiden neuangekommene Fremde im Ganzen häufiger und schwerer als Eingeborene oder Akklimatisirte, allein dies hat, wie Karsten[1]) erklärt, einfach darin seinen Grund, „dass die Fremden den schwachen Kitzel, den das Einbohren des Thieres in die Haut hervorbringt, nicht beachten, da sie die Bedeutung dieses geringen Schmerzes nicht kennen, und dass das Thier, nachdem es sich eingenistet hat, keine weitere Belästigung verursacht, wenn die schwach entzündete Stelle der Haut, welche es bewohnt, nicht gedrückt oder gekratzt wird." In derselben Weise spricht sich Bonnet[2]) aus, der gleichzeitig darauf aufmerksam macht, dass die Indianerstämme in Cayenne sich durch Einreiben der Haut mit Orleans (Roucou) vor dem Parasiten schützen, dass die Weiber immer eine oder mehrere Nadeln mit sich führen, mit welchen das eingedrungene Insect sofort entfernt wird; bezüglich der indischen Coolies, welche als Arbeiter in die französischen Colonieen nach Cayenne übersiedeln; bemerkt derselbe: „ils sont, à leur arrivée, littéralement dévorés par les puces pénétrantes. Un de ces hommes provenant des mines aurifères de l'Appronage, avait plus de 300 sacs de chiques disséminées dans diverses régions du corps."

Am entscheidendsten ist für das Individuum auch bei diesem Parasiten der Grad der Reinlichkeit und das Maass der Vorsicht, sich nicht mit nackten Füssen solchen Orten auszusetzen, an welchen der Parasit nistet, da gerade die Füsse den Hauptangriffspunkt desselben abgeben; vorzugsweise findet man ihn hier an den Zehen, besonders unter den Nägeln, seltener an anderen Stellen, nur ausnahmsweise in der Haut des Scrotum, des Kniees, der oberen Extremitäten oder des Nackens und Rückens.

---

1) l. c. 58. — 2) l. c. 101.

3. Dipteren.

§. 132. Ein äusserst schmerzhaftes, nicht selten sehr gefäh *Leiden der Nasenhöhle wird durch das Eindringen von Fliege* in dieselbe hervorgerufen. — Die Gefahr, welche damit verbund beruht darauf, dass der durch die sich entwickelnden Larven er Entzündungsprocess nicht nur auf die Schleimhaut der Nasenhöl schränkt bleibt, sondern auch auf die Schleimhaut der Stirı Maxillarhöhle übergreift, geschwürige Zerstörungen derselben, s lich Caries, unter Umständen selbst Perforation in die Schäd und somit tödtliche Meningitis herbeiführt. In andern Fällen si Larven in die Rachenhöhle oder selbst in den Kehlkopf ausgew und haben hier nicht weniger bedeutende Zerstörungen veranla

Die Krankheit ist an vielen Punkten der Erdoberfläche i Breiten beobachtet worden, vorzugsweise häufig aber in me Gegenden der Tropen, so dass sie hier gewissermaassen einen c schen Character trägt. — Dies gilt namentlich für *Indien*, Krankheit unter dem volksthümlichen Namen „Peenash" bekann für *Mexico* [2]), *Central-Amerika* [3]), *Cayenne* [4]), *Neu-Granada* [5]), *Bras* und die *La-Plata-Staaten* [7]), wo das Leiden „Myiasis" oder volk lich „Bicheiro" genannt wird, und endlich für *Senegambien*, w den Mittheilungen von Bérenger-Féraud [8]) sämmtliche bisher achteten Krankheitsfälle aus einer Gegend, aus der südöstli Cayor gelegenen Landschaft Thiès stammten, das Leiden aber scheinlich in ganz Nieder-Senegambien heimisch ist.

§. 133. Diese Prävalenz der Krankheit in den Tropen sich ohne Zweifel daraus, dass die Nasenhöhle des Mensche Lieblingssitz für die Larven bestimmter Fliegen-Species al welche eben den tropischen Gegenden eigenthümlich sind; wen der von Frantzius, Moore, Brandão u. a. besonders hervorge Umstand, dass Individuen, welche an Ozaena leiden, von der l heit vorzugsweise häufig heimgesucht werden, indem das Insect den Gestank aus der Nase sich besonders angezogen fühlt, nic stritten werden soll, so reicht dies doch selbstverständlich nic Erklärung der relativen Häufigkeit des Leidens in den Trope da kein Beweis dafür vorliegt, dass der Prävalenz der para

1) Mc Gregor, Calcutta med. transact. 1829. IV. 28; Lahory, Ind. Annals of 1856. Octbr.; Rustomjee, Bombay med. Transact. 1861. N. S. VI. App. XXVI N. S. VII. App. XXI; Day, Madras quart. Journ. of med. sc. 1862. Jan. 37; Lyon Annals of med. sc. 1862. Mai 55; Moore, Med. Times and Gaz. 1869. Aug. [illegible].

2) Weber, Mém. de méd. milit. 1867. Févr. 158; Lucas, La fregatte „la Victoire" à et à Mazatlan. Par. 1868. 47.

3) Frantzius in Virchow's Arch. 1868. XLIII. 98; Bernoulli, Schweiz. m schr. 1862. III. 100.

4) Coquerel, Arch. gén. de méd. 1858. Mai und Compt. rend. de la soc. de bi Gaz. méd. de Paris 1858. 430; Daunt, Dublin med. Press 1860. Sptbr.; Audo désordres produits chez l'homme par les larves de la Lucilia hominivorax. Gourrier, Arch. de méd. nav. 1879. Juin 471; Prima, Considérations sur l hominivorax. Par. 1881.

5) Saffrey, Tour du monde 1873. Sem. II. 100.

6) Daunt l. c.; Brandão, Revist. med. da Bahia 1876. Dobr., in Arch. de méd. nav. 1877.

7) Conil, Act. de la Acad. nacional de ciencias 1879. III. 69 und Nouv. cas de observés dans la province de Cordova. Cord. 1880.

8) Maladies des Européens au Sénégal. Par. 1875. I. 233.

Affection entsprechend daselbst auch Ozaena um so viel häufiger als in andern Breiten ist. — Wahrscheinlich sind es vorzugsweise verschiedene *Calliphora-Arten*, welche die Ursache des Leidens abgeben, die Hauptrolle aber scheint die von Coquerel unter dem Namen „*Lucilia hominivorax*“ beschriebene Species zu spielen, welche vielleicht mit der „Calliphora vomitoria“ oder „varejeira“ (Brandão) und der „Calliphora anthropophaga“ (Conil) identisch ist. — Bewusstlosigkeit des Individuums im trunkenen Zustande oder während des festen Schlafes im Freien geben, wie von mehreren Beobachtern erklärt wird, am häufigsten Veranlassung zu dem Einwandern des Insects.

---

§. 134. Eine andere Dipteren-Krankheit des Menschen, welche in einzelnen Gegenden der Erdoberfläche ebenfalls ungewöhnlich häufig beobachtet wird, stellt die sogen. *Dasselbeule*, d. h. die *Entwickelung von Larven verschiedener Oestrus-Arten in dem Unterhautbindegewebe* dar. — Die erste Nachricht über das quasi-endemische Vorherrschen der Krankheit datirt aus *Cayenne*, wo der Parasit unter dem Namen „ver macaque“ bekannt ist [1]), weitere Mittheilungen über das Leiden liegen aus *Neu-Granada* [2]) und *Brasilien* [3]) vor, dasselbe soll, wie Frantzius erklärt, in den wärmeren und feuchten Gegenden *Central-* und *Süd-Amerikas* überhaupt häufiger angetroffen werden.

So gehört auch vielleicht die in *Peru* mit dem Namen „Uta“ bezeichnete Krankheit hierher, welche nach den Mittheilungen von Smith [4]) und Tschudi [5]) in verschiedenen Gegenden des Landes, so namentlich in der Quebrada von Santa Rosa de Quibe (auf dem Wege von Lima nach den Minen von Cerro Pasco) endemisch herrscht, und in einer durch Einbohren eines Parasiten vorzugsweise in die Haut des Hodensackes bedingten Entzündung besteht, in Folge deren sich ein Geschwür entwickelt, das einen carcinomatösen (?) oder lupösen (?) Character annimmt und unter unerträglichen Schmerzen, starken Blutungen u. s. w. zum Tode führt.

Auch aus hohen Breiten liegen Nachrichten über derartige Dasselbeulen-Endemieen vor, so namentlich von Spence [6]) von den *Shetland-Inseln* und von Høegk [7]), Thesen [8]) und Boeck [9]) aus verschiedenen Gegenden *Norwegens*. — Aus naheliegenden Gründen wird die Krankheit am häufigsten bei Landleuten, welche auf Viehweiden beschäftigt gewesen sind und hier im Freien geschlafen haben, beobachtet. Bemerkenswerth ist der Umstand, dass der Parasit seinen Sitz fast immer am Kopfe und Rumpfe des Menschen, nur ausnahmsweise an den Extremitäten hat.

---

1) Thion de la Chaume in der Uebersetzung von Lind, Essai etc. Par. 1785. 75; Bonnet, Du parasitisme. Montp. 1870.
2) Gondot, Annal. des sc. nat. III. 221.
3) Bericht in Gaz. med. da Bahia, citirt von Rey, Annal. d'hyg. 1880. Juin 501.
4) Edinb. med. and surg. Journ. 1840. April 339.
5) Oester. med. Wochenschr. 1846. 509.
6) Edinb. med. Journ. 1858. Novbr. 417.
7) Norsk Magaz. for Laegevidensk. 1869. XXIII. 489.
8) ib. 1872; Nord. med. Selsk. Forhdl. 69.
9) ib. 1871; Selsk. Forhdl. 227.

B. Pflanzliche Parasiten.

§. 135. Von den pflanzlichen Parasiten kommen hier jenigen in Betracht, welche den parasitären Hautkran den sogenannten Dermatomykosen, zu Grunde liegen. — V bieten

1. Pityriasis versicolor

und

2. Favus

der geographisch-pathologischen Forschung ein nur geringes beide Krankheiten, bez. die ihnen eigenthümlichen Pilzformen sporon furfur und Achorion Schoenl., scheinen über Erdoberfläche allgemein verbreitet zu sein, ohne übrigens einen eigentlich endemischen Character anzunehmen.

Die relativ grosse Frequenz von Favus unter der jüdi völkerung *Russlands*, *Polens*, *Ungarns*, *Galiziens* und des sowie unter der muhamedanischen Bevölkerung in der *Türkei asien*, *Syrien* [3]), *Persien* [4]), *Egypten* [5]), *Algier* [6]), *Marocco* [7]) und zwar besonders im männlichen Geschlechte, dürfte sich bei dem unter denselben vorherrschenden national-religiösen G stets mit bedecktem Haupte zu gehen, begreifen lassen; weni erklärlich ist das häufige Vorkommen der Krankheit in F und zwar besonders in den südlichen Provinzen [8]), in eins stricten *Italiens*, wo das Maximum ebenfalls auf die südlichen (Apulien, Capitanata, Abruzzen, Basilicata, Calabrien) fällt der mehrfach [10]) hervorgehobene Umstand, dass Favus in häufiger als in England, und auch hier, wie in Frankreich, ländlichen Bevölkerung in grösserem Umfange als in der s angetroffen wird, während sich das Verhältniss bei Herpes umgekehrt gestaltet, sowie endlich das von Rufz [11]) und Ber übereinstimmend berichtete Factum, dass Favus auf der Insel A ganz unbekannt ist.

1) Eder, Zeitschr. der Wien. Aerzte 1853. I. 244; Zeissl, Oest. Zeitschr. für pr 1864. Nr. 31.
2) Rigler, Die Türkei und deren Bewohner. II. 80.
3) Pruner, Krankheiten des Orients 149.
4) Polak, Wochenbl. zur Zeitschr. der Wiener Aerzte 1857. 743.
5) Fox, Med. Times and Gaz. 1867. Febr. 165; in den Militärhospitälern besteh Abtheilung zur Aufnahme von Favuskranken.
6) Armand, Méd. et hyg. des pays chauds etc. 419; Challan, Gaz. méd. de 1 119: „la teigne se rencontre à chaque pas," erklärt derselbe.
7) Bericht in Med. Times and Gaz. 1877. July 97.
8) Bergeron, Bull. de l'Acad. de méd. XXX. 1864. 20. 27. Debr.; er schätzt 1 der Favus-Kranken in der Umgegend von Hérault auf 20 pro M. der Bevölker
9) Lombroso, Rivista clin. di Bologna 1872. 225; Sormani, Geogr. n Roma 1881. 321; auf Grund der Conscriptionslisten aus den Jahren 1864—18 sich die Zahl der in Italien lebenden Favus-Kranken auf 9.1 pro M. der während sich das Verhältniss aber in den oben genannten südlichen Provinzen und darüber berechnet, beträgt es in den nördlichen Districten (Casale, Belluno, Padova, Rovigo, Firenze u. a.) nur 2 pro M.; übrigens hat die Zahl gegen früher erheblich abgenommen.
10) Anderson, Lancet 1871. Nov. 743; Bennett, Edinb. monthl. Journ. of med. sc.
11) Gaz. méd. de Paris 1859. 419.
12) Annal. d'hyg. 1865. XXIII.

Klimatische[1]) und andere allgemein wirkende Ursachen, oder eine eigenthümliche durch *Racen-* oder *Nationalitäts-Verhältnisse* bedingte, positiv oder negativ wirksame, physiologische Prädisposition der Individuen können hier wohl nicht in Betracht kommen; man ist eben zu der Ansicht gedrängt, dass das Vorkommen von Achorion Seboenl. an gewisse territoriale Bedingungen geknüpft ist, oder dass die Uebertragung desselben unter gewissen Umständen leichter als unter andern erfolgt, dass vielleicht das mehr oder weniger häufige Vorkommen der Krankheit bei Hausthieren, von welchen die Uebertragung des Favus ja notorisch häufig auf Menschen erfolgt, maassgebend wird u. s. f. — Da über die Existenz des Pilzes unabhängig vom menschlichen oder thierischen Organismus nichts bekannt ist, so lässt sich über diese Verhältnisse ein sicheres Urtheil vorläufig nicht abgeben; jedenfalls bildet *Mangel an Reinlichkeit* in der Verbreitung von Favus und Pityriasis versicolor, wie von allen übertragbaren Dermatomykosen, einen Hauptfactor.

---

§. 136. Eine erheblich grössere Rolle als Favus und Pityriasis versicolor spielt

3. Herpes tonsurans

(Ringwurm)

in der Krankheitsstatistik, besonders in tropischen Ländern, wo diese Dermatomykose in zahlreichen Gegenden einen wahrhaft endemischen Character trägt. — Speciellere Berichte hierüber liegen aus *Indien*[2]), von dem *malayischen Archipel*[3]), aus *Cochinchina*[4]), *China*, *Japan*, von mehreren Inselgruppen *Oceaniens* (worüber im Folgenden das Nähere), aus *Nossi-Bé (Madagaskar)*[5]), aus *Abessinien*[6]), *Egypten*[7]), von der *afrikanischen Westküste*[8]), von den *Antillen*[9]), aus *Guayana*[10]) und *Peru*[11]) vor. — In den *höheren Breiten der östlichen Hemisphäre* ist Herpes tonsurans ebenfalls viel häufiger als Favus, und dasselbe gilt auch von der Krankheitsfrequenz in *Nordamerika*[12]).

Diese Prävalenz der Krankheit in tropischen Gegenden legt die Vermuthung nahe, dass das *Klima*, bez. höhere *Temperatur- und Feuchtigkeitsgrade*, die Existenz und Verbreitung von Trichophyton tonsurans wesentlich fördern, und die Annahme findet in dem Umstande eine Bestätigung, dass die Extensität und die Intensität der Erkran-

---

1) Dass nicht etwa das warme Klima Süd-Europas und des Orients das entscheidende Moment abgiebt, geht daraus hervor, dass Favus auch in hohen Breiten, so u. a. in Kamschatka (Bogonodsky, Med. Ztg. Russl. 1854. Nr. 1) häufig angetroffen wird.

2) Voigt, Bibl. for Laeger 1833. Juli 2; Young, Calcutta med. transact. 1826. II. 334.

3) Lesson, Voyage méd. autour du monde. Par. 1829. 98; Heymann, Darstell. der Krankh. in den Tropenländern. Würzb. 1855. 202; v. Leent, Arch. de méd. nav. 1867. Octbr. 260. 1878. Févr. 102. — 4) Leclerc, L'herpes circiné en Cochinchine. Montp. 1871; Beaufils, Arch. de méd. nav. 1882. Avril 276. — 5) Corre ib. 1876. Novbr. 408.

6) Blanc, Gaz. hebd. de méd. 1874. Nr. 21. 330. — 7) Pruner, Krankh. des Orients 149; Hartmann l. c. — 8) Thaly, Arch. de méd. nav. 1867. Sptbr. 187; Abolin, Étude sur le Gabon. Par. 1872. 31. — 9) Hillary, Beob. über die Krankh. auf Barbados. A. d. Engl. Leipz. 1776. 420; St. Vel, Malad. des régions intertropicales. Par. 1868. 484.

10) Nissaeus, De nonnullis in Colonia Surinamensi observat. morb. Harderovici 1791; Rodschied, Bemerk. über das Klima . . von Rio Essequebo. Frankf. a. M. 1796. 256.

11) Smith, Edinb. med. and surg. Journ. 1840. April 339. — 12) Bulkley, Chicago med. Journ. 1877. Novbr.; Transact. of the American dermatol. Soc. 1878. 28.

kungen in der Regen- und heissen Jahreszeit sich steigert kalten Jahreszeit dagegen abnimmt [1]); Leclerc erklärt, dass Kranke, welche von Cochinchina nach Europa gehen, eine er Besserung erfahren, sobald das Schiff in höhere Breiten kom aber eine neue Steigerung des Leidens eintritt, wenn sie sich tropischen Gegenden (der arabischen Küste) nähern. — Dass tonsurans, wie mehrere Beobachter hervorgehoben haben, vorz unter der farbigen Bevölkerung der Tropen, so nach Prun den Negern in Egypten, nach Lesson unter den Malayen indischen Archipel, nach van Leent [2]) unter den Chinesen au nach Corre unter den Malagachen auf Nossi-Bé u. a. an wird, hat seinen Grund wohl nicht in *Racen-*, sondern in *hyg Verhältnissen*, d. h. in der Unreinlichkeit und Sorglosigkeit, der Verbreitung des Parasiten erheblichen Vorschub leisten u Umständen selbst zu einer epidemischen Verbreitung der K Veranlassung geben [3]). — Dass die Uebertragung des Parasit von Hausthieren (Katzen, Hunden u. a.) auf Menschen erfolgt, constatirte Thatsache.

Bekanntlich tritt Herpes tonsurans in mannigfachen For und eben diese Formvarietäten haben dann auch zu verschied zeichnungen der Krankheit, als Porrigo scutulata, Herpes c s. annularis (Ringworm), Sycosis parasitaria, Onychomykosis u anlassung gegeben. — Ob nun die im Folgenden aufgeführt sitären Hautkrankheiten ebenfalls nur von klimatischen und Verhältnissen abhängige Formen von Herpes tonsurans d oder als eigenthümliche Species von Dermatomykosen aufzufas lässt sich vorläufig nicht mit Sicherheit beurtheilen.

§. 137. Unter dem Namen

Gune [4])

beschrieb zuerst Fox [5]) eine auf der *Kingsmill- (Gilbert-) Gr einigen benachbarten Inselgruppen des oceanischen Archipels* e herrschende Hautkrankheit mit folgenden Worten:

„Die Krankheit, welche in den einzelnen Stadien ihrer Ent manche Aehnlichkeit mit Ringworm hat, beginnt mit einem kleinen, e Zoll im Durchmesser haltenden und mit Schuppen bedeckten Kreise, der an Grösse zunimmt, und innerhalb welches sich ein neuer Kreis bildet, er einen grösseren Umfang erreicht hat, wieder einen neuen Kreis ei Oft bilden sich so an einem Theile des Körpers mehrere Ringe neben welche zusammenfliessen und mannigfach gekrümmte und concentrisch bilden; schliesslich erscheint der ganze Körper mit dem Schuppenaus deckt, der stets ein sehr empfindliches Jucken veranlasst. Wenn die

---

1) Fox and Farquhar, On certain endemic skin and other diseases of India 1876; Leclerc l. c. — 2) Arch. de méd. nav. 1873 l. c.

3) So berichtet u. a. Gorley (Lyon méd. 1880. Nr 27. 28) über eine Epidemie phyton tonsurans in Fernay, welche aus einer Barbierstube, wohin der Parasit liche Bewohner eingeschleppt war, ausging und sich über einen grossen Kreis von verbreitete. — 4) Das Wort „Gune" bezeichnet, wie Königer (Virchow's Bd. 72. 414) erklärt, nicht die Hautkrankheit, sondern nur die „Haut".

5) In Wilkes Narrative of the U. S. exploring expedition 1844. V. 104.

abfallen, bleiben auf der Haut zahllose Kreise und gewundene Linien von livider Farbe zurück, die sehr entstellend sind und nicht selten das ganze Leben des Individuums hindurch fortbestehen, ohne dass jedoch das Allgemeinbefinden desselben sonst irgendwie gestört erscheint."

Nach den Mittheilungen von Turner [1]) war diese, von ihm zum Unterschiede von gewöhnlichem Herpes tonsurans als „Herpes desquamans" bezeichnete Krankheit von den Gilbert-Inseln nach der *Tokelau-Gruppe* und von hier (speciell von der Insel Bowditch) nach den *Samoa-Inseln* eingeschleppt und daher hier mit dem volksthümlichen Namen

Tokelau-Ringworm

(Lafa Tokelau)

belegt worden. — Königer [2]), der die Krankheit auf den Samoa-Inseln zu beobachten Gelegenheit gehabt hat, bemerkt, dass die Einschleppung derselben von Tamana (Gilbert-Inseln) nach Tokelau erst im Jahre 1860 erfolgt sein soll, dass zur Zeit seines Aufenthaltes auf Samoa (1872) das Leiden daselbst nur eine mässige Verbreitung erlangt, sich übrigens auch auf der Carolina-Gruppe und den Palau-Inseln gezeigt hatte, und giebt von dem Krankheitsverlaufe folgende Schilderung:

Die Affection beginnt mit dem Auftreten kleiner, zumeist ringförmig gestellter Papeln, welche heftiges Jucken erregen und mit deren peripherischer Vergrösserung Abschuppung der Epidermis verbunden ist; später treten diese Efflorescenzen in Kreisen zusammen, wobei die Haut rauh, trocken und spröde wird und schliesslich, bei allmähliger Verbreitung der Krankheit über die ganze Körperoberfläche, wie mit einer kleiartigen Substanz bestreut erscheint; die Untersuchung ergiebt, dass es sich dabei um verschieden, bis 1 cm grosse Epidermisschuppen handelt, welche theils losgelöst, theils noch festsitzend der Haut anhaften. Die Körperbehaarung an den von dem Ausschlage betroffenen Stellen ist fast ganz verschwunden, dagegen leiden die Haare am Kopfe, wo die Krankheit übrigens ebenso wie im Gesichte nur sehr sparsam auftritt, nicht. — Die Beschwerden des Kranken bestehen dabei nur in einem oft unerträglichen Jucken. — Die anatomische Untersuchung des afficirten Organs hat ergeben, dass die Affection nur in den Epidermis-Schichten ihren Sitz hat, und zwar findet man zwischen den Epidermis-Zellen mehr oder weniger dichte Lager von Myceliumfäden, die mit durchsichtigem, farblosen Inhalte gefüllt sind, und bald zerstreut, bald gruppenförmig gelagerte kuglige Zellen mit homogenem Inhalte. Uebrigens hat Königer die Mycelien nur in frischen Fällen gefunden.

Dieselbe Krankheit hat neuerlichst Macgregor [3]) auch auf den *Fidschi-Inseln*, aber nur bei daselbst von den *Salomon-Inseln*, den *Neu-Hebriden* und den *Lime-Inseln* eingewanderten Individuen, niemals unter Eingeborenen oder Europäern angetroffen. Die von ihm gegebene Schilderung der Hautaffection entspricht fast vollkommen der von Königer entworfenen; auch er erklärt, dass der behaarte Theil des Kopfes und die Haut im Gesichte (an der Stirne) fast niemals ergriffen wird.

Weitere Mittheilungen über diese eigenthümliche Dermatomykose (bez. einer dem Tokelau-Ringworm identischen Hauterkrankung) haben Corre [4]) von der Insel *Nossi-Bé* und Manson [5]) von *Malakka* und dem

1) Glasgow med. Journ. 1870. Aug. 502. — 2) Virchow's Arch. 1878. Bd. 72. 413.
3) Glasgow med. Journ. 1876. July 343. — 4) Arch. de méd. nav. 1878. Novbr. 408.
5) Med. reports of the imperial maritime customs for China 1879. Ausz. in Med. Times and Gaz. 1879. Sptbr. 342.

malayischen Archipel gegeben; Corre hat dio Krankheit auf nannten Insel unter den Malagachen und Anjouanais, Mans dieselbe unter dem Namen „Tinea imbricata" beschreibt, in zelten Fällen auch in *China* und andern Gegenden Ostasiens, al bei Individuen angetroffen, welche aus Malakka oder den mala Inseln eingewandert waren.

Zu dieser Gruppe von Dermatomykosen gehört die von Pompe von Meerdervoort [1]) beschriebene Hautkr welche unter dem Namen

Cascadoe

auf mehreren zur Gruppe der *Molukken* gehörigen Inseln (Gisser taroe, Ceram, Ceramlaut, Goram und den Aroe-Inseln) en herrscht und zur Zeit der Berichterstattung (1859) etwa 5% völkerung derselben ergriffen hatte.

Die Erkrankung, welche sich stets im frühesten Alter (2.—4. Lebe der Ergriffenen zu entwickeln anfängt, characterisirt sich zuerst durch treten runder oder ovaler Flecken von grauer Färbung, welche entweder kommen regelmässigen Kreisen gestellt oder unregelmässig verbreitet si zuerst auf dem Rücken und der Brust, später auf den Extremitäten zeig alsbald unter allmählig erfolgender Abschilferung der Haut ein mehr oder lästiges Jucken erregen. — Später findet man die Haut trocken, dürr, pe artig, die dunkler gefärbten Flecken bedecken sich mit kleinen Schuppen Affection verbreitet sich allmählig in gleichmässiger Weise über die gan oberfläche, mit Ausnahme des Gesichtes, das stets frei bleibt. — In ein späteren Stadium werden die Schuppen grösser, dicker, hornartig und erscheint nun wie mit einer dünnen Lage von Lehm (daher die Bez „Huitklei", d. i. Hautlehm) bedeckt, die in viele feinere oder gröbere borsten ist. Mit Ausnahme des Hautjuckens ist das Wohlbefinden der Er übrigens in keiner Weise getrübt.

§. 138. Ueber die Beziehungen dieser letztgenannten Hau heiten zu Herpes tonsurans herrscht in den Urtheilen der Beol wie zuvor bemerkt, keine Uebereinstimmung. — Während T Fox und Farquhar [2]) sich für die genetische Identität der v denen, als „Burmese, Indian, Chinese etc. ringworm" beschr Krankheitsformen aussprechen, indem sie annehmen, dass es allen Fällen um Trichophyton tonsurans handelt und die Versc artigkeit der Form lediglich von äussern Einflüssen abhängig klären sich Manson und Mac Gregor davon überzeugt, dass bei dem sogenannten Tokelau-Ringworm um einen von Trich differenten parasitären Pilz handelt, Corre und Königer endli zu einer bestimmten Ansicht hierüber nicht gelangt. — Die mente, welche gegen die genetische Identität von Herpes ci und Tokelau-Ringworm, und wie mir scheint, mit gutem Grund tend gemacht worden sind, stützen sich auf die Differenz in der heitsgestaltung und in dem naturgeschichtlichen Character des P in beiden Krankheitsformen. — In erster Beziehung ist nan der Umstand bemerkenswerth, dass Tokelau-Ringworm (wie au cadoe) niemals am behaarten Theile des Kopfes vorkommt

---

1) Nederl. Tijdschr. voor Geneesk. 1859. III. 629.
2) On certain endemic skin and other diseases of India etc. Lond. 1876. 88.

Thatsache, auf welche Corre um so mehr Gewicht legt, als er auf Nossi-Bé bei Kindern zahlreiche Fälle von gewöhnlichem Herpes tonsurans auf dem behaarten Theile des Kopfes angetroffen hat —, dass sich die Affection dagegen, im Widerspruche mit der Gestaltung von Herpes circinatus, oft über die ganze Körperoberfläche verbreitet, und dass, wie Königer bemerkt, die Flecken bei der letztgenannten Krankheit unter viel lebhafteren Entzündungserscheinungen als bei Tokelau-Ringworm auftreten, Hautröthe und Bläschenbildung bedeutender ist und in weiterer Entwickelung der Affection die Flecken von Herpes circinatus im Centrum abheilen, während sie sich in der Peripherie verbreiten und so schliesslich Kreisbögen von mehreren Zollen Durchmesser bilden, was bei Tokelau-Ringworm aber nicht beobachtet wird. — In Bezug auf das Verhalten des Parasiten selbst bemerkt Mac Gregor, dass bei dieser Krankheit die Myceliumfäden viel zahlreicher, die Sporen dagegen kleiner und sparsamer als bei Herpes circinatus sind, während Manson erklärt, dass die Sporen bei Tokelau-Ringworm eine ovale Form haben und die Myceliumfäden nicht die bei Trichophyton beobachteten Anschwellungen und Einschnürungen erkennen lassen; übrigens, sagt Manson, haben die von ihm mehrfach ausgeführten Infectionsversuche mit Uebertragung des Pilzes von Tokelau-Ringworm in allen Fällen das Auftreten eben dieser Krankheitsform, niemals das von Herpes circinatus zur Folge gehabt.

4. Mal de los pintos.

§. 139. Unter diesem und verschiedenen anderen, volksthümlichen Namen [1]) wird über eine höchst eigenthümliche, wie es scheint, ausschliesslich in einigen tropisch gelegenen Gegenden der westlichen Hemisphäre, und zwar vorzugsweise an den Abhängen der Cordilleren endemisch herrschende Hautkrankheit berichtet, deren mykotischer Character durch die neuesten Mittheilungen von Gastambide [2]) ausser Zweifel gestellt ist.

Die Krankheit spricht sich in dem Auftreten verschiedenartig gefärbter Flecken mit Abschuppung der ergriffenen Hautparthieen und einem mehr oder weniger lebhaften Hautjucken der Erkrankten, bei übrigens ungestörtem Wohlbefinden derselben aus, und schliesst sich ihrem Character nach unter den zu den Dermatomykosen zählenden Krankheiten am meisten der Pityriasis versicolor an.

---

1) Pinta, Mal pintado, Tinna in Mexico, Cute oder Carate in Venezuela und Granada, Quirica in Panama.

2) Ich stelle hier die zu meiner Kenntniss gekommenen Berichte über diese Krankheit nach den Berichterstattern alphabetisch geordnet zusammen: Alibert (nach Berichten von Zea, Bonpland, Daste und Roulin aus Granada und einem selbst beobachteten Falle) in Revue méd. 1829. Aug. 228. — Burkhart, Aufenthalt und Reise in Mexico. Stuttg. 1837. I. 213. — Chassin (nach einem in dem Institut de France mitgetheilten aber nicht veröffentlichten, von Gomez benützten Mémoire). — Gastambide, Presse méd. belge 1881. Nr. 33. 35. 39. 41. — Girard, Relation méd. de la campagne de la frégate „le d'Assas", dans les mers du Sud etc. Montp. 1868. 13. — Gomez, Du carathès ou tache endémique des Cordillères. Par. 1879. — Heller, Wiener Sitzungsber. 1848. Nr. 3. 122. — Iryz. Independencia Medica 1882. Jan. Ausz. in Brit. med. Journ. 1882. Novbr. 903. — M'Clellan, Lond. med. repository 1826. XXVI. 167. — Mühlenpfordt, Versuch einer Schilderung der Republik Mexico. Stuttg. 1844. I. 355. — Müller, Monatsbl. für med. Statistik 1847. 43.

In selteneren Fällen [1]) sollen dem Krankheitsausbruche eine Rei meiner Symptome, Frost mit darauf folgender Hitze, Kopfschmerz, Durst losigkeit, Uebligkeit oder selbst Erbrechen, Diarrhöe, profuse Schweiss vorhergehen, die etwa 4—7 Tage anhalten und denen nach einer Pause teren etwa 40 Tagen die ersten Erscheinungen der Hautaffection folgen [2]). lich aber entwickelt sich die Krankheit als rein locales Leiden ganz ohne dass sich irgend welche Zeichen einer Allgemeinerkrankung b machen. — Die Flecken zeigen in Bezug auf Färbung, Zahl, Grosse, G Sitz in den einzelnen Fällen grosse Verschiedenheiten. — Der Farbe nac schwarze oder grauliche, blaue, rothe und mattweisse Flecken unterschieden Fällen tragen alle bei dem Individuum vorkommenden Hautverfärbungen denselben Character, in andern zeigen sich die an verschiedenen Stellen de vorkommenden Flecken verschieden gefärbt, so dass die Erkrankten frappirendes scheckiges Aussehen darbieten. Gewöhnlich sind in solchen im Beginne der Krankheit auftretenden Flecken von einer Farbe und e treten dann anders gefärbte Flecken auf den bis dahin gesund gebliebene der Haut hinzu, niemals aber hat man einen Uebergang einer Verfärbun andere beobachtet, sondern die im Beginne des Leidens ausgesprochene Nuance der einzelnen Flecken bleibt während des ganzen Krankheit immer eine und dieselbe. — Zuweilen beschränkt sich die Hautaffection kleine Stelle der Körperoberfläche, andere Male treten die Flecken in gr auf; anfangs von geringerem Umfange vergrössern sie sich im weiteren K verlaufe nach allen Seiten hin, fliessen alsdann auch wohl zusammen breiten sich in dieser Weise mitunter über einen grossen Theil, ja selbst ganze Körperoberfläche einschliesslich des behaarten Theiles des Kopfes der Handfläche und auf den Fussohlen sind sie niemals beobachtet wo ersten Flecken zeigen sich gewöhnlich auf den Extremitäten und im d. h. auf den unbedeckt gehaltenen Theilen des Körpers. — Der Form scheinen sie entweder mehr abgerundet oder ganz unregelmässig, entwe contourirt oder an den Rändern verwaschen und allmählig in die norma Haut übergehend. — Ein Druck auf die Flecken bleibt ohne Einfluss Färbung und man überzeugt sich dabei, dass dieselben im Niveau der H dasselbe nicht überragen. — Die Haut an der erkrankten Stelle erse längerer Dauer des Leidens meist rauh und trocken, seltener feucht anzufühlen, sogleich mit der Entwickelung der Affection aber beginnt Ab der Epidermis, welche während des ganzen Krankheitsverlaufes anhält den Character der Desquamatio furfuracea trägt, später aber in Schu einigen Millimeter Durchmesser erfolgt. Tritt die Affection an behaart der Körperoberfläche auf, so werden die Haare weiss, dünn und fallen aus. — Mit der Desquamation, und in geradem Verhältnisse zur Re derselben ist stets ein mehr oder weniger lästiges Hautjucken verbunden meist zu Anfang der Nacht am lebhaftesten wird, den Schlaf des Krank stört. — Bemerkenswerth endlich ist ein widerlicher Geruch, welchen d um sich verbreitet und der von einigen Beobachtern mit dem Geruche sc Wäsche, die an feuchten Orten gelegen hat, von anderen mit dem des Ka verglichen wird. — Niemals beobachtet man bei dieser Hautkrankheit eines Allgemeinleidens, mit Ausnahme jenes lästigen Gefühles von Juck Wohlbefinden der Kranken in keiner Weise gestört, so dass sie im St ihren Geschäften in gewohnter Art nachzugehen.

Die Krankheit verläuft stets chronisch; zuweilen vergehen Mo Jahre, während welcher die Hautaffection nur in geringem Umfange fortbesteht. Dies gilt namentlich von der rothen und weissen Varietät, bei der schwarzen und blauen die Verbreitung der Flecken über di oberfläche gewöhnlich schneller und allgemeiner erfolgt. Bei zweck Verhalten des Kranken (vor Allem Beobachtung strenger Reinlichkeit) eigneter Behandlung weicht das Leiden, macht aber leicht Recidive; im gesetzten Falle dauert es während des ganzen Lebens des Individuums

1) Der hier folgenden Krankheitsschilderung liegen vorzugsweise die neuesten ständigsten Mittheilungen von Gomez, Iryz und Gastambide zu Grunde

2) Gastambide und Iryz erwähnen dieses Prodromal-Stadiums mit keinem zwischen diesem offenbar auf gastrische Affection hindeutenden Symptomen un krankheit in der That ein innerer Zusammenhang besteht, erscheint mir sehr f

§. 140. Ueber die *Geschichte des Mal pintado*, die Zeit und den Ort seines Ursprunges ist Sicheres nicht bekannt; Gastambide bemerkt, dass die Krankheit schon vor der Eroberung von Mexico durch die Spanier in südlichen Gebieten geherrscht habe und erst später von hier nach Mexico verschleppt worden sei; M'Clellan verlegt das erste Auftreten der Krankheit in diesem Lande in das Jahr 1775, und zwar soll sich dieselbe zuerst im nördlichen Theile der Provinz Valladolid bald nach dem ersten Ausbruche des Vulkans von Jurillo und in der Umgegend desselben gezeigt, und sich von hier in südlicher Richtung bis nach Mascala hin verbreitet haben.

§. 141. Das jetzige *Verbreitungsgebiet der Pinta* reicht, soweit man eben mit Sicherheit urtheilen kann, über Mexico, Central-Amerika, Venezuela, Granada, Peru und Chile. — In *Mexico* [1]) kommt die Krankheit endemisch nur in der Tierra caliente der Westküste, so namentlich in den Provinzen Guerréro (bes. in Acapulco), Valladolid und Michoacan, seltener (nach M'Clellan niemals) in der Tierra templada vor; die weiteste östliche Verbreitung der Pinta reicht bis in die westlichen Districte der Provinz Tabasco, wo Heller die Krankheit noch an den Ufern des Grijalva angetroffen hat. — Der Ostküste des Landes scheint das Uebel ganz fremd zu sein; Heinemann [2]) erklärt ausdrücklich, in Vera Cruz nicht einen Fall desselben gesehen zu haben, die von ihm in Oaxaca unter der Mischlingsrace beobachteten Hautverfärbungen scheinen, seiner Andeutung gemäss, mit dem Mal pintado nichts gemein zu haben. — Bezüglich der Häufigkeit der Krankheit bemerkt Gastambide, dass in einzelnen Ortschaften der zuvor genannten Districte von Mexico 9% der Bevölkerung an dem Uebel leiden; M'Clellan hat im Jahre 1826 in der Hauptstadt des Landes ein ganzes lediglich aus Pintados zusammengesetztes Regiment angetroffen. — In *Panama* soll die Krankheit, wie Gomez [3]) erklärt, selten vorkommen [4]). — In *Venezuela* bilden namentlich die Provinzen Barquisimeto und Merida endemische Sitze des Leidens [5]), in weitestem Umfange verbreitet aber herrscht dasselbe in fast der ganzen Republik *Neu-Granada*, so namentlich in der Provinz Santander, besonders in San José de Cucuta, ferner im Stromgebiete der Meta, in Cundinamarca, in den Thälern von Guaduas, Tocamina und la Mesa, in den niedrig gelegenen Thälern der Provinzen Tolima und Antioquia, in Cauca, in den Districten von Valencia, Fonseka, la Paz, Soldado u. a. am Magdalenen-Flusse, sowie überhaupt im grössten Theile der Provinz Magdalena. — Ueber die Krankheitsverbreitung in *Peru* und *Chile* fehlt es an bestimmten Nachrichten; Gastambide erwähnt des Vorkommens des Mal pintado in dem erstgenannten Lande, und eine kurze Notiz über das Leiden in Chile findet sich in den Mittheilungen von Pöppig.

Soweit sich aus dem bisher bekannt gewordenen Verbreitungsgebiete der Krankheit ein Schluss ziehen lässt, gehört dieselbe zu den exquisit

---

1) Müller, M'Clellan, Mühlenpfordt, Burkhart, Girard, Heller, Gastambide. — 2) Virchow's Archiv 1873. LVIII. 189. — 3) l. c. 22.
4) Ob die von Young (Narrative of a residence on the Mosquito shore. Lond. 1847. 26) erwähnten „leprösen Flecken" unter den Eingeborenen auf der Moskitoküste hierher gehören, ist fraglich. — 5) Gomez 21.

tropischen Krankheiten; in Mexico herrscht sie endemisch nur Tierra caliente der westlichen Meeresküste bis auf Höhen vo 4—500 Meter [1]), in Granada nur in Gegenden mit einer mi Temperatur von 20—30° C. [2]). — Uebrigens spricht sich der E höherer *Temperatur* auf die Krankheitsgenese auch in dem von Ga bide hervorgehobenen Umstande aus, dass die Recrudescenz des I stets mit dem Beginne der warmen Jahreszeit (des Frühlings) zusa fällt, bez. das lästige Hautjucken für die Kranken dann bes beschwerlich wird. — Auch *Feuchtigkeit des Bodens* scheint die l heitsfrequenz zu fördern, wenigstens erklären die Berichterst übereinstimmend, dass feuchte, sumpfige Flussufer Hauptsit Leidens abgehen.

§. 142. Wie bei allen Dermatomykosen, so bilden auch bei Form *hygienische Missstände*, vor Allem *Mangel an Reinlichkeit* Hauptfactor für die Krankheitsfrequenz. — Schon M'Clellan klärt, dass Fälle der Pinta-Krankheit unter den günstiger Volksklassen Mexicos weit seltener als unter dem niederen, in und Elend lebenden Theile der Bevölkerung angetroffen w namentlich wohlhabende Leute, unter deren Dienerschaft Pinta behaftete Individuen aufhalten, ebenso wie der übrige Theil der dienenden Hausgenossen von der Krankheit verschont wenn sie die grösste Reinlichkeit in Bezug auf ihren Körper Waschungen, Bädern u. s. w. beobachten, während andere, diese Vorsichtsmaassregeln vernachlässigen, von dem Leiden werden. In derselben Weise äussert sich Gastambide:

„On peut observer le pinto aussi bien chez les personnes puissa certaine aisance," sagt er [4]), „que chez les classes pauvres. Toutefois il sévit en proportion incomparablement plus forte dans les classes nécessit où les habitudes de confort et de propreté font défaut. . . La misère ses inconvénients, le manque de propreté sont des antécédents très l'apparition de cette affection, à son développement ultérieur, à sa durée

Fast gleichlautend fasst Gomez das Resultat seiner Untersuch über den Einfluss der Hygiene auf die Krankheitshäufigkeit Worte zusammen: „en résumé nous pouvons réduire toute cett de causes à une seule: la misère." — Eben hieraus und nich aus *Racen-Eigenthümlichkeiten* erklärt sich dann auch höchst scheinlich der Umstand, dass die Pinto-Krankheit unter den borenen Indianern, den Negern und den Mischlingen derselb endlich häufiger als unter der weissen Bevölkerung angetroffen wiewohl diese sich keineswegs einer absoluten Immunität v Krankheit erfreut [5]), Erkrankungen bei Weissen übrigens imm nach längerem Aufenthalte derselben in den Krankheitsheerde kommen (Gastambide).

§. 143. Ueber die eigentliche *Krankheitsursache* haben neuesten Untersuchungen Aufschluss gebracht. — Einige Be statter [6]) schlossen sich der früher allgemein verbreiteten An

1) M'Clellan, Müller, Gastambide. — 2) Gomez. — 3) Alibert. 17, 22; Gastambide 260. — 4) l. c. 260. — 5) Alibert, M'Clellan.
6) Müller, Girard.

dass es sich bei dem Mal de los pintos lediglich um Absorption des normalen Hautpigments, oder (bei der rothen, blauen und schwarzen Varietät) um Pigmentablagerung in die Haut handele; andere glaubten in der Hautaffection ein Symptom von Syphilis oder Aussatz zu erblicken oder dieselbe mit der bei Pellagra vorkommenden Dermatose identificiren, bez. als Folge des Genusses von verdorbenem Mais ansehen zu dürfen — Ansichten, welche schon durch den Mangel jedes auf constitutionelle Erkrankung hindeutenden Symptomes bei dieser Krankheit widerlegt werden. — Chassin legte ein Hauptgewicht auf den Genuss eines an Salzen, bes. Chlornatrium, reichen Trinkwassers, und eine andere, im Volksglauben wurzelnde Ueberzeugung ging dahin, dass die Hauterkrankung Folge des Stiches eines mit dem Namen „jegen“ oder „comegen“ belegten Insectes sei, das übrigens kein Mensch näher bezeichnen konnte.

In der ersten Bearbeitung dieses Werkes äusserte ich bei Besprechung des Mal de los pintos die Vermuthung, „dass es sich bei dieser Hautaffection, ähnlich wie bei Pityriasis versicolor, um einen *Epiphyten* handele“, und diese Vermuthung ist denn auch neuerlichst durch die von Gastambide mitgetheilten Beobachtungen vollkommen bestätigt worden.

„Die mikroskopische Untersuchung,“ erklärt derselbe [1]), „hat zwischen den tiefer gelegenen, polygonalen Epidermiszellen die Ablagerung kleiner, entweder vollkommen sphärischer, 8 Mkm. im Durchmesser haltender, oder mehr eiförmiger. 6—8 Mkm. breiter und 10—12 Mkm. langer Körperchen ergeben, welche auf den ersten Blick gleichmässig schwarz gefärbt erscheinen, bei schräg auffallendem Lichte aber sich als Zellen darstellen, deren Hülle von einer durchsichtigen Membran gebildet wird, welche eine grosse Zahl dunkel gefärbter, in einer gelblichen Flüssigkeit suspendirter Granulationen einschliessen, die bei Zusatz von Essigsäure deutlicher hervortreten. Neben diesen Zellen findet man fast immer Fragmente röhrenförmiger Fäden (tubes), welche, nach der Erklärung eines Beobachters (Sandoval), denselben, wie etwa die Stengel einer Kirsche, aufsitzen, eine Länge von 18—20 Mkm. und eine Breite von 2 Mkm. haben, weiss gefärbt, scharf contourirt und stark lichtbrechend erscheinen, keine Spur von Dichotomie erkennen lassen und von der etwas breiteren Basis gegen die stumpf endende Spitze verjüngt verlaufen.“

„La véritable cause de la maladie,“ schliesst Gastambide seine Mittheilung, „est donc trouvée. Il me semble incontestable que nous nous trouvons là en présence d'un parasite végétal, d'un champignon microscopique, qui par son implantation et son développement sur la peau, produit les lésions anatomiques qu'on constate dans cette affection.— De ce que nous venons de dire s'en suit tout naturellement que le mal du pinto doit être rangé dans les cadres nosographiques, dans la classe des dermatomycoses.“

Ob den verschieden gefärbten Flecken bei der Pinta-Krankheit verschiedene Species des Pilzes zu Grunde liegen, oder ob die Farbenunterschiede von der Ablagerung der Epiphyten entweder in die oberflächlichen oder in die tiefer gelegenen Schichten der Epidermis abhängig sind, lässt Gastambide unentschieden; die anatomische Untersuchung der erkrankten Hautstellen spricht allerdings mehr zu Gunsten der zweiten Annahme. Die schwarzen und blauen Flecken, sagt derselbe [2]), beruhen, soweit dieselben auch immer in der Fläche ver-

---

1) l. c. 261. — 2) l. c. 308.

breitet sein mögen, auf Affection der oberen Epidermoidal-S niemals dringen sie bis in das Malpighische Netz und n. Beseitigung bleibt auch keine Spur einer Hautveränderung was bei der rothen und noch mehr bei der weissen Variet vorkommt. — Diese, die rothen und weissen Flecken, haben ihren Sitz in den tiefer gelegenen Schichten der Epidermis. selben Resultate ist Osorio [1]) gekommen, dem allerdings de täre Character der Krankheit unbekannt geblieben ist, und selbe als einfache Pigmentablagerung aufgefasst hat.

„La coloration du carathès," erklärt derselbe, „dépend de l'ar et de la distribution de la matière pigmentaire, et de là des différences d qui passent du noir au bleu et du bleu au rouge, laissant des intervall sans couleur et communiquant à la peau l'aspect du marbre ou du jasp ces intervalles sont très grands, le carathès est nommé blanc."

§. 144. Die parasitäre Natur der Krankheit wird schon durch den Umstand wahrscheinlich gemacht, dass das los pintos entschieden *übertragbar* ist. — „The disease is as infectious," sagt M'Clellan, „and facts seem to corroborate count. I have seen persons, who were born and bred up in th districts, where it is not known except by report, after having li few years in the low country in habits of intimacy with the peopl with the disease. Nurses who are infected with it, and have been c in the higher districts, have communicated it to children." — C bide [2]) theilt mehrere Fälle exquisiter Uebertragung der I von Ort zu Ort und weiterer Verbreitung derselben durch Verscl mit, und spricht ebenso wie Gomez [3]) die Vermuthung aus, sich bei der angeblichen Entstehung der Krankheit aus der jenes unbekannten Insects nicht sowohl um die dadurch gese letzung, sondern um eine durch Insecten vermittelte Infection welche eben den Träger des Parasiten abgeben.

---

§. 145. Neben diesen, unzweifelhaft ein und dasselbe L treffenden Nachrichten über die Pinta-Krankheit aus den g Gebieten Amerikas begegnet man in der medicinisch-topogra Litteratur aus tropisch oder subtropisch gelegenen Ländern v Notizen über Haut-Entfärbungen oder Verfärbungen, u Bezeichnung von „Albinismus, Vitiligo, Chloasma" u. a., b unter den farbigen Racen vorherrschend, über deren Character den überaus flüchtigen, unklaren Schilderungen und namen dem Mangel gründlicherer Untersuchungen des erkrankten Or sicheres Urtheil nicht abgeben lässt. — Eine vollständige Au aller dieser, zumeist unter volksthümlichen Namen zu unserer niss gelangten Hautverfärbungen dürfte ein sehr geringes bieten, da von ihnen eben nichts weiter als der Namen und Art der Verfärbung bekannt ist; manche derselben dürften ebenfalls den Dermatomykosen zuzuzählen, vielleicht selbst Pinta-Krankheit identisch sein.

---

1) Bei Gomez 74. — 2) l. c. 276. — 3) l. c. 17.

So berichtet Sigaud [1]) und Martius [2]) über das Vorkommen fleckiger Hautverfärbungen unter einzelnen Indianer-Tribus in *Brasilien*, der letztgenannte mit den Worten:

„Der ganze Körper erschien mit unregelmässigen, meist rundlichen, isolirten oder zusammengeflossenen schwärzlichen Flecken von verschiedener Grösse übersäet, welche sich dem Gefühle als leichte Verhärtungen der Haut zu erkennen gaben und kleine flechtenartige Absonderung zeigten, wenn gleich die Fläche derselben ungleich und trockener war, als die übrige Haut. Der Umkreis der Flecken war oft blasser als die gesunden Hauttheile, sogar fast weiss. . . Diese Hautkrankheit wird von den Nachbarstämmen als Nationalzeichen der Puru-Purús, Amamatis und Catavixis angesehen, welche deshalb die Gefleckten (Pinipinima-Tapuüjo) genannt werden. . . Auch diese Krankheit soll erblich, ja sogar ansteckend sein.“

Ueber eine der Carate ähnliche Hauterkrankung liegen ferner Mittheilungen aus *Guayana*, so neuerlichst von Pop [3]) aus Surinam vor, der dieselbe unter dem Namen „Lota“ beschreibt, und dieselbe Affection scheint auch, nach den Berichten von Savarésy [4]), Levacher [5]) u. a. auf den Antillen häufiger vorzukommen; Levacher spricht von einer daselbst unter Negern und Mulatten herrschenden Hautkrankheit, welche durch mannigfache, im Gesichte, am Halse, auf der Brust und andern Stellen der Körperfläche auftretende, gelbliche, milch-, kaffee- oder chocoladenfarbige, unregelmässige Flecken characterisirt ist, und schon dem Namen nach ein Analogon zu der surinamesischen Lota zu sein scheint, da die davon Ergriffenen auf den Antillen mit dem Namen der „lotards“ oder „léotards“ bezeichnet werden.

§. 146. Fraglicher sind die Beziehungen gewisser Hautfärbungen an verschiedenen tropisch oder subtropisch gelegenen Punkten der östlichen Hemisphäre zu dem Mal de los pintos, und den Dermatomykosen überhaupt. — Girard steht mit seiner Behauptung, dass er die Pinta-Krankheit auch bei Negern in *Senegambien* und *Gabun* angetroffen habe, ganz vereinzelt da, ich vermag daher nicht zu entscheiden, welches Gewicht seiner Mittheilung beizulegen ist. — Ebenso wenig lässt sich über die Natur der von Pruner [6]) erwähnten, in *Syrien*, *Egypten*, *Arabien* u. a. O. des Orients unter den farbigen Racen vorkommenden, eigenthümlichen Hautverfärbungen, ferner über eine ähnliche Krankheit unter den Negern in *Tunis*, welche Ferrini [7]) übrigens als übertragbar bezeichnet, und auf der Insel *Réunion* [8]) urtheilen, und dasselbe endlich gilt von einer in den östlichen Gegenden *Nieder-Bengalens* unter den Eingeborenen vorkommenden Hautkrankheit, welche nach den Mittheilungen von Leslie [9]) in einer eigenthümlichen fleckigen Verfärbung oder Entfärbung der Haut besteht, und deren Ursache in dem Genusse gewisser Qualitäten von Trinkwasser gesucht wird.

1) Du climat et des maladies du Brésil. Par. 1844. 117.
2) Das Naturell, die Krankheiten . . der Urbewohner Brasiliens. München (s. a.) 66. Abdr. aus Buchner's Repertorium für die Pharmacie. XXXIII. 289.
3) Nederl. Tijdschr. voor Geneesk. 1859. III. 213. — 4) De la fièvre jaune. Napl. 1809. 81.
5) Guide méd. des Antilles. Par. 1840. 320. — 6) Die Krankh. des Orients. Erlang. 1846. 151.
7) l. c. 261. „Questo morbo è tenuto dagli indigeni in concetto di contagioso, e pare veramente che lo sia, poichè il Comm. Protomedico Lumbroso l'ha veduto diffondersi con facilità nei soldati da uno all' altro, ed anche il Cav. dott. Tagiuri vide, che se il soldato affetto da vitiliggine non veniva subito riformato, egli la communicava al vicino di letto.“
8) Chapotin, Topogr. méd. de l'île de France. Par. 1812. 70.
9) Calcutta med. Transact. 1834. VI. 62.

Infectiöse Wundkrankheiten.

Unter diesem Titel stelle ich drei Krankheitsformen neben der, welche das gemeinsam haben, dass sie den Character infectiös-pathologischen Processes tragen und in ihre stehung von der Anwesenheit einer Continuitätstrennu der (äusseren oder inneren) Körperoberfläche des Erkr: abhängig sind. — Welche Beziehungen diese drei Krankheite historisch- und geographisch-pathologischen, bez. vom ätiolo Standpunkte beurtheilt, zu einander und zu andern infectiösen heitsprocessen haben, soll die folgende Untersuchung zeigen.

I. Erysipelas.

§. 147. Das Wort „Erysipelas", als Bezeichnung für eine haft verlaufende, von einem Punkte der Körperoberfläche aus und sich schnell in engerem oder weiterem Umfange über diese breitende entzündliche Röthung der Haut (daher die bereits im 1 hunderte in Deutschland gebräuchliche Bezeichnung „Rothlauf so alt, wie die Heilkunde selbst. Schon in den frühesten medici Schriften des Alterthums finden wir das Wort in diesem Sinne geb und es hat sich in demselben durch alle Folgezeiten, allerding vielfach wechselnden Anschauungen der Aerzte über den der heit zu Grunde liegenden Process, und vor Allem über die Ausd welche der Bezeichnung zur Characterisirung eines patholo Vorganges zu geben ist, bis auf den heutigen Tag erhalten.

In der Hippokratischen Sammlung und besonders in einigen, wahrs von Hippokrates selbst herrührenden Schriften [1]) finden sich einzel essante Angaben über Erysipelas. Er unterscheidet bereits ein Erysipe pathicum und traumaticum, d. h. ein Erysipel ohne oder mit Verwundu diese Unterscheidung haben alle späteren griechisch-römischen [2]), arabische anderen Aerzte des Mittelalters [4]), sowie sämmtliche Aerzte der neuer Theil selbst noch der neuesten Zeit beibehalten. Uebrigens ist der „Erysipelas" schon bei Hippokrates ein viel umfassender, indem er verschiedene eitrige und gangränöse Krankheitsprocesse, die an der oberfläche vorkommen, zu demselben zählt, und noch weiter ausgedehnt

1) Epidemiorum lib. III. sect. III. §. 3. 4. ed. Littré III. 70—76, de capitis vulner ed. c. III. 234, de vulneribus §. 9. ed. c. VI. 407.

2) Celsus erklärt lib. V. cap. 26. §. 33. ed. Almeloveen Basil. 1748. 302: „id a ἐρυσίπελας vocari dixi, non solum vulneri supervenire sed sine hoc quoque oriri Ebenso Galenos, Method. med. lib. XIV. cap. II. ed. Kühn X. 949; Oribasius lib. VII. cap. 32; Paulus lib. IV. cap. 21. Basil. 1551. 341. — Bemerkenswer Erklärung von Aëtius lib. XIV. cap. 60. ed. Montano. Basil. 1535. III. 68: „ in cuti tantum diffunditur (scil. inflammatio), carnem ipsam nihil injuria affici est quod exquisite erysipelas nuncupatur.

3) Avicenna, Canon lib. IV. fen. III. tract. I. cap. 4. 5. ed. Venet. 1564. II. 109; A Pract. lib. III. cap. XXVIII. ed. Lugd. 1523. 194 b.

4) So namentlich die Aerzte aus der Salernitanischen Schule: Ruggiero, Chirurg cap. VIII. de erysipelate superveniente vulneri (in de Renzi, Collect. Salern Rolando, Morb. med. ratio lib. III. cap. IX; Glossulae quatuor magistro P. VI. cap. 23 (in de Renzi l. c. II. 580), ferner Guido (von Chauliac) Chir. Tr. Lugd. 1572. 64 (nach Avicenna, Ali Abbas u. a.).

der Begriff bei den späteren Koikern, welche von ihrem dogmatisch-humoral-pathologischen Standpunkte Erysipelas als Ausdruck der „biliösen Dyskrasie“ bezeichnen und so von Erysipelas der Lungen, des Uterus u. s. w. sprechen [1]). — Diese von Galenos weiter ausgeführte Lehre hat die Folgezeit bis zum Sturze des Galenischen Systems beherrscht, und an ihre Stelle sind dann andere vom humoral- oder solidar-pathologischen Standpunkte entwickelte Theorieen gefolgt. — Eine Darstellung dieser Entwickelungsgeschichte der Lehre vom Erysipel, welche für die Geschichte der Krankheit selbst ohne jede Bedeutung ist, liegt ausserhalb der Gränze meiner Aufgabe.

In diesem Wechsel der Anschauungen über den Begriff „Erysipelas“ spiegeln sich die verschiedenen Systeme und Theorieen, welche die im Verlaufe der Jahrhunderte aufgetretenen medicinischen Schulen beherrscht haben, die Geschichte der Lehre vom Rothlauf giebt gewissermaassen ein Bild von der Entwickelungsgeschichte der wissenschaftlichen Medicin, und wenn in der neuesten Zeit die Forschung über diese Krankheit, mit Aufgeben des dogmatischen Standpunktes, auch einen exacten Character angenommen hat, so lehrt doch ein Blick auf die neuesten und bedeutendsten Arbeiten über Erysipelas, von Velpeau, Pirogoff, Volkmann, Billroth, Orth, Lukomski, Tillmanns, Fehleisen u. a., wie weit entfernt man noch von einem gemeinsamen Verständnisse darüber ist, was man unter „Rothlauf“ zu verstehen, wie weit man diese Bezeichnung auf die in der Haut und dem Unterhautzellgewebe verlaufenden entzündlichen Processe auszudehnen, wie man über „erysipelatöse Erkrankungen der Schleim- und serösen Häute, so wie anderer Gewebe“ zu urtheilen hat, mit einem Worte, was den Begriff „Erysipelas“ zur Characterisirung eines genetisch einheitlichen, unter verschiedenen Formen auftretenden Krankheitsprocesses ausmacht.

Den sichersten Maassstab für eine Beantwortung dieser Frage wird man in der wesentlichen Krankheitsursache zu suchen haben. So weit die Ansichten über das, was man „Erysipelas“ nennt oder zu nennen hat, auch noch aus einander gehen, so herrscht darüber jetzt doch kein Zweifel mehr, dass, mag man den Begriff so eng oder so weit fassen, als man immer will, die Krankheit auf einem infectiösen Processe beruht; wäre nun der specifisch inficirende Stoff für eine der verschiedenen, zum Erysipel gezählten Krankheitsformen, vor Allem für das sogenannte „legitime Erysipel“, bekannt, so liesse sich aus dem Nachweise desselben bei andern Formen ein Schluss auf die Zusammengehörigkeit, bez. aus dem Nichtvorhandensein auf die Fremdartigkeit anderer in den Begriff „Erysipel“ aufgenommener Krankheitszustände ziehen. — Wenn nun auch, wie gezeigt werden soll, die neuesten Untersuchungen gerade in Bezug auf das legitime Erysipel beachtenswerthe Aufschlüsse gebracht haben, so reichen dieselben zur Lösung der vorliegenden Frage doch nicht aus, und so bleibt für eine Entwickelung des Krankheitsbegriffes vorläufig nur der klinische und

---

1) Dass das Erysipel vorwiegend an Wunden gebunden auftritt, wird allerdings schon bei vielen Aerzten und Chirurgen des Alterthums und Mittelalters richtig beurtheilt: so erklärt u. a. de Vigo (Chirurgia lib. II. tract. I. cap. 4. 5. ed. Lugd. 1521. fol. XV): „accidit etiam utplurimum in vulneribus a medico male tractatis.“ Beachtenswerth ist auch eine Aeusserung von Tagault (Inst. chirurg. lib. I. cap. 8. in Gessner, De Chirurg. script. Tiguri 1555. 25), der übrigens Guido fast ganz folgt: „verum ac legitimum erysipelas raro terminatur suppuratione, sed magna ex parte insensibili transpiratione seu resolutione.“ Es geht aus den ärztlichen Handbüchern jener Zeit im Ganzen hervor, dass die Chirurgen über Erysipel noch am richtigsten geurtheilt haben.

epidemiologische Standpunkt, die Beobachtung und Beurtheil
Krankheitsgestaltung im Individuum und in der Epidemie u
Von diesem, in der folgenden Untersuchung festgehaltenen Stan
darf ich Erysipelas als eine entzündliche Infections-Krankl
Haut oder einer der äusseren Körperoberfläche nahe gelegenen
Rachen-, Scheiden- u. a.) Schleimhaut definiren, welche (höch
scheinlich) stets von einer Continuitätstrennung (Verwundur
selben ausgeht, durch rapide Verbreitung in der Fläche
den localen Process begleitendes Infectionsfieber characteri
in vielen Fällen auf die Haut beschränkt bleibt und alsdan
meist schnellen Ausgang in Heilung ohne bleibende Störung
in andern Fällen sich auf das subcutane (bez. submucöse) Zell
zuweilen selbst auf noch tiefer gelegene Theile fortpflanzt (p
nöses Erysipel) und zu mehr oder weniger bedeutenden, sich
Fläche ausbreitenden Vereiterungen, oder zu brandigen Zerst
(malignes, gangränöses Erysipel), unter Umständen auch zu sec
Erkrankungen anderer, innerer Gewebe oder Organe führt.

§. 148. Wie in allen Perioden der Geschichte der Mer
so begegnet man dem Erysipel auch an allen Punkten der I
fläche, in manchen Gegenden der Erdoberfläche allerdings,
scheint, häufiger als in andern. — Ein Zahlen-Ausdruck
Krankheitsfrequenz in den einzelnen Ländern oder Landstrich
sich aus den vorliegenden, äusserst kümmerlichen und aus r
Gründen wenig verlässlichen statistischen Angaben nicht ge
nur so viel lässt sich aus denselben im Allgemeinen erschliess
die Krankheit in den *gemässigten Breiten der östlichen und w*
Hemisphäre in ziemlich gleichmässiger Verbreitung und Freq
obachtet worden ist. — Ueber das relativ häufige Vorkommen v
lauf in polaren Gegenden liegen Mittheilungen aus *Island*, den
wo die Krankheit nicht selten epidemisch herrscht [1]), aus *G*
wo sie ebenfalls wiederholt in grösseren Epidemieen aufgetreten
Norden des Landes übrigens häufiger als in den südlichen D
zu sein scheint [2]), und aus *Alaska* (Neu Archangel) [3]), vor. —
lautend sind die Berichte über die Krankheitsfrequenz aus
und subtropisch gelegenen Breiten, so namentlich aus der *T*
aus *Kleinasien* (der trojanischen Ebene) [5]), aus *Syrien* [6]), *P*
Egypten [8]), *Tunis* [9]), *Algier* [10]) u. a.; in *Japan* soll Erysipel
selten vorkommen, Wernich hat während eines mehrjährigen
haltes daselbst nicht einen bösartigen Fall der Krankheit gesehe
Ob, wie mehrfach behauptet wird, die eigentlich *tropischen* G

1) Martins, Revue méd. 1844. Févr.; Berichte in Sundhedskoll. Forhandl. for Aa
1851. 35, 1856. 51.
2) Lange, Bemaerkn. om Grönlands Sygdomsforhold. Kjöbenh. 1864. 37.
3) Blaschke, Topogr. med. portus Novi-Archangelcensis. Petropoli 1842. 63.
4) Rigler, Die Türkei und deren Bewohner etc. Wien 1852. II. 50.
5) Virchow in Ejd. Archiv 1879. Bd. 77. 174.
6) Tobler, Beitr. zur med. Topogr. von Jerusalem. Berl. 1855. 39.
7) Polak, Wochenbl. der Gesellsch. der Wiener Aerzte 1857. Nr. 46. 737.
8) Pruner, Krankheiten des Orients 119.
9) Ferrini, Saggio sul clima . . di Tunisi etc. Milano 1860. 184.
10) Guyon, Gaz. méd. de Paris 1839. Nr. 46; Villette, Mém. de méd. milit. 1842
Burdiat, Observ. et réflex. sur des cas nombreux d'érysipèles etc. Montp. 184
Lager von Teniet-el-Hâd).
11) Geographisch-med. Studien etc. Berl. 1878. 196.

sich einer bemerkenswerthen Exemption von Erysipelas erfreuen, ist fraglich; jedenfalls sind die Nachrichten von hier mit Vorsicht aufzunehmen. Celle [1]) erklärt während eines siebenjährigen Aufenthaltes in *Mexico* (besonders in Mazatlan) nicht 10 Fälle von einfachem Erysipel gesehen zu haben, Christie [2]) hat auf *Zansibar* innerhalb 5 Jahren nur einen Fall der Krankheit zu Gesichte bekommen, Voigt [3]), Mackinnon [4]), Huillet [5]) u. a. betonen das seltene Vorkommen von Erysipelas in *Indien*, Tschudi [6]) erwähnt, dass die Krankheit in *Peru* weit häufiger in der Punaregion als in der östlichen Sierra angetroffen wird, u. s. f., dagegen berichtet Pellissier [7]) aus *Réunion*, dass Erysipel dort sehr häufig beobachtet wird und aus den Mittheilungen von Annesley [8]) und Morehead [9]) geht hervor, dass traumatischer Rothlauf in *Indien* nichts weniger als selten ist, und unter denselben Verhältnissen, wie in andern Gegenden der Erdoberfläche ab und zu eine epidemische Verbreitung gewinnt. — Den Angaben von Jobim, Rendu [10]), Sigaud [11]) und andern Berichterstattern aus *Brasilien* über das daselbst endemische Vorherrschen von Rothlauf der unteren Extremitäten ist allerdings kein Gewicht beizulegen, da es sich hier offenbar nicht um Erysipelas sondern um elephantiastische Dermatitis (Pachydermie) handelt.

§. 149. Erysipelas tritt *sporadisch* oder *epidemisch* auf; den Hauptsitz der Krankheit aber haben stets abgeschlossene, von einer grössern Zahl von Individuen bewohnte Localitäten abgegeben, vor Allem Krankenhäuser, in welchen Rothlauf nicht selten lange Zeit hindurch *endemisch* herrscht, demnächst Gebär- und Findelhäuser, Irrenanstalten, Erziehungsinstitute, Schiffe u. a. ähnliche Räumlichkeiten, während in der freilebenden Bevölkerung sporadische Fälle von Erysipel relativ selten vorkommen, ab und zu allerdings gehäufte Erkrankungen in Art von Epidemieen auftreten, die jedoch nur ausnahmsweise einen grösseren Umfang gewinnen, zuweilen mit den in Krankenhäusern aufgetretenen Rothlauf-Epidemieen zeitlich coincidiren.

An Berichten über *Erysipel-Endemieen in Spitälern* ist die medicinische Litteratur reich; ich erwähne beispielsweise die Mittheilungen von Boinet [12]) aus dem Hôtel-Dieu in Paris, namentlich in einzelnen, in dieser Beziehung besonders berüchtigten Krankensälen, von Wells [13]) u. a. aus verschiedenen Londoner Hospitälern aus dem Ende des vorigen und dem Anfange dieses Jahrhunderts, von Fenger [14]) aus dem Frederiks-Hospitale in Kopenhagen, von Kern [15]) aus der Universitäts-Klinik in Marburg, von Reese [16]) aus dem Bellevue-Hospital in New York, von einem Berichterstatter [17]) aus dem Hospitale in Melbourne. — Noch weit zahlreicher sind Mittheilungen über das *epidemische Vorherrschen der Krankheit in Kranken- und Gebärhäusern* [18]). Von den neuerlichst veröffentlichten Be-

1) Hygiène des pays chauds. Par. 1848. — 2) Brit. med. Journ. 1872. Juni 577.
3) Bibl. for Laeger 1833. Heft 3. 2. — 4) Indian Annals of med. Sc. 1854. Oct. 177.
5) Arch. de méd. nav. 1868. 25. H. hat während eines mehrjährigen Aufenthaltes in Pondichery nur einen schweren Fall von traumatischem Erysipel gesehen.
6) Oest. med. Wochenschr. 1846. 661. — 7) Considér. sur l'état des malad. les plus communes à la Réunion. Par. 1881. 46. — 8) Researches into the more prevalent diseases of India. Lond. 1841. 544. — 9) Clin. researches on disease in India. Lond. 1856. I. 361.
10) Études topogr. et méd. sur le Brésil. Par. 1848. 74. — 11) Du climat et des malad. du Brésil. Par. 1844. 157. 369. — Vergl. hierzu die Mittheilungen von da Silva (Arch. de méd. nav. 1880. Mai 336 u. ff.) über die in Brasilien herrschende Form von Erysipelas und Lymphangitis. — 12) Journ. des connaiss. méd.-chir. 1839. Nr. 7.
13) Transact. of the Soc. for the improvement of med. and chir. knowledge 1800. II. 213.
14) De erysipelate ambulanti disqu. Havn. 1842. — 15) De erysipelate, imprimis epidemico. Marb. 1845. — 16) Amer. Journ. of med. sc. 1850. Jan. 98.
17) Med. Times and Gaz. 1871. March 287. — 18) Ueber Erysipelas-Epidemieen in Gebärhäusern vergl. das Kapitel über Puerperal-Krankheiten.

richten über epidemisches Hospital-Erysipel erwähne ich der Mittheilu Serre aus dem Hôtel-Dieu in Montpellier vom Jahre 1840, von Marj Laugier[1]) aus dem Hospitale Beaujon vom Jahre 1845, von Billro Waeckerling[2]) aus dem Krankenhause in Zürich vom Jahre 1859—1 Bourgeois[4]) aus dem Hospitale in Estempes, von Desgranges[5]) und aus dem Hôtel-Dieu in Lyon und von Fenestre[7]) aus dem Hospital in Paris, sämmtlich vom Jahre 1860, von Pujos[8]) aus dem Hospitale in Bordeaux vom Jahre 1863, von Ponfick[9]) aus der chirurg. Klinik i berg vom Jahre 1866, von Ollier[10]) aus dem Hôtel-Dieu in Lyon v 1867, von Volkmann[11]) aus der chirurg. Klinik in Halle vom Jahre Savory[12]) aus dem St. Bartholemew's Hospital in London vom Jahre von Miller[13]) aus dem Krankenhause in Edinburg vom Jahre 1879—80. das *epidemische Vorherrschen von Erysipel in Irrenanstalten* liegt u. a. ei von Rayer vom Jahre 1828 aus Paris, in *Erziehungsinstituten* die Mi v. Nymann's[14]) aus Smolna, auf *Schiffen* ein Bericht von Busk[15]) i Epidemie 1837—38 auf dem Hospitalschiffe Dreadnought, ferner Mitt über das Vorherrschen der Krankheit 1852 auf der englischen Mittelmeer und eine Notiz von Smart[17]) über die Krankheit 1824 auf den Docks port und 1873—74 in Portsmouth vor. — Beispiele von *Rothlauf-Epid weiterer Verbreitung ausserhalb derartiger Räumlichkeiten* findet man u. Mittheilungen von Black[18]) über die Epidemie 1832 in Bolton, von W über das Vorherrschen der Krankheit 1849 in Bonn, von Alison[20]) Erysipel 1850 in Edinburg, von Deutsch[21]) vom Jahre 1856 aus dem Kr (Oberschlesien), den Bericht[22]) über eine Epidemie 1858 in mehreren G des Dpt. Bas-Rhin, die Mittheilung von Lange[23]) über die Krankheit Nord-Grönland, von Pujos[24]) über die Epidemie 1863 in Bordeaux und andern Orten des Gironde-Departements und von Dechambre[25]) über d zeitige Vorherrschen der Krankheit in Paris, ferner Berichte[26]) aus de 1866 und 1872—73 in mehreren Grafschaften des Staates Pennsylvan Mittheilungen von Tibbits[27]) über Rothlauf-Epidemie 1873 in Bris Radcliffe[28]) aus dem Jahre 1874 in Oxford und von Baader[29]) v 1875—76 aus der Ortschaft Buus im Canton Neuchatel.

§. 150. Von den im Rothlauf-Processe neben der Haut vorkommenden localen Erkrankungen bietet für die vorlieger schung die im Verlaufe der Krankheit primär oder secundä tende *entzündliche Affection der Rachenschleimhaut* ein hervor Interesse. — Dieselbe gestaltet sich entweder als einfacher oder als Phlegmone, oder sie trägt den (sogenannten) diphthe d. h. nekrotisirenden Character, verbreitet sich auch wohl vom aus auf die Larynx-Schleimhaut, so dass die Erscheinun Glottisödem oder Larynxcroup auftreten. — Der Schwere der Erkrankung entsprechend steigern sich unter diesen Umstän aus der Infection hervorgehenden Allgemeinerscheinungen, e sich auch wohl secundäre Krankheits-Heerde in inneren (Meningen, Lungen, Darm u. s. w.), die Krankheit nimn

1) Arch. gén. de méd. 1846. Debr. 414. — 2) Arch. für klin. Chir. IL 490.
3) Deutsche Klin. 1861. Nr. 19. — 4) Journ. des connaiss. méd.-chir. 1861.
5) Gaz. méd. de Lyon 1861. Juin. — 6) ib. Août. — 7) Sur une épidémie d'er Par. 1861. — 8) De l'érysipèle épidémique. Par. 1865. — 9) Deutsche Klin. 18
10) Lyon médical 1868. Nr. 37. — 11) Handb. der Chir. von Pitha-Billroth I.
12) Brit. med. Journ. 1873. Jan. 5. — 13) Edinb. med. Journ. 1880. Juni 1080.
14) Arch. für Kinderheilkde. 1880. I. 466. — 15) In Nunneley, Treatise on the erysipelas. Lond. 1841. 146. — 16) Statist. reports 1853. 122. — 17) Brit. 1880. Febr. 200. — 18) Transact. of the prov. med. Assoc. 1837. V. 203.
19) Rhein. Monatsschr. für pract. Aerzte 1849. Sptbr. Octbr. — 20) Edinb. mo of med. 1851. Jan. 72. — 21) Preuss. med. Vereins-Ztg. 1857. Nr. 49.
22) Trav. du conseil département. d'hyg. publ. du Bas-Rhin 1865. II. 2.
23) l. c. — 24) l. c. — 25) Gaz. hebd. de méd. 1863. Nr. 50. — 26) Trans Pennsylvania State med. Soc. 1867 a. m. O., 1873. 139. 169. 174, 1874. 234.
27) Lancet 1864. Juni 632. — 28) Brit. med. Journ. 1875. Mai 651.
29) Correspondenzbl. für Schweiz. Aerzte 1877. Nr. 3 ff.

„typhösen“ Character an, und so rechtfertigt sich die Bezeichnung derselben als

Erysipelas typhoides s. malignum.

Dieser bösartige Rothlauf kommt sowohl sporadisch, und zwar nicht selten im Verlaufe von Epidemieen des gewöhnlichen Haut-Erysipels, wie auch in gehäuften Fällen oder in grösseren Epidemieen vor. — Eine der ältesten hierher gehörigen Mittheilungen findet sich in dem Berichte von Darluc [1]) über die von ihm im Sommer 1750 in Caillan beobachtete Erysipelas-Epidemie, in welcher sich dem Gesichts-Rothlauf in manchen Fällen Symptome schwerer Rachen- oder Kehlkopf-Affection hinzugesellten, so dass die Erkrankten unter den Erscheinungen einer „esquinancie funeste“ erlagen. — Ebenso gestalteten sich die Verhältnisse in der Epidemie 1822 in Montrose, über welche Gibson [2]) berichtet hat.

„The disease,“ heisst es, „was not so much confined to the head or face, as common erysipelas, but it frequently attacked other parts of the surface of the body. Sometimes the internal fauces were attacked and if it spread to the trachea, it generally proved fatal.“

Dasselbe gilt von den Epidemieen 1833—34 in Dublin und 1847 in London, über welche Mc Dowell [3]) und Gull und Lever [4]) berichtet haben; ferner von dem Hospital-Erysipel, welches 1870—71 in den Berliner Kriegslazarethen herrschte, wo Hesse und Hiller [5]) Fälle von Gesichts-Rothlauf mit Angina catarrh., phlegmonosa oder diphtherica complicirt beobachtet haben. — Ueber vereinzelte derartige Fälle liegen Berichte von Stevenson [6]), Arnott [7]), Simon [8]), zum Sande [9]), Heubner [10]), Jacobs [11]) u. v. a. vor. In dem Berichte von Schüller [12]) aus der chirurgischen Klinik in Greifswald vom Jahre 1876 heisst es:

„Das Zusammentreffen von Wund- und Schleimhautdiphtheritis mit dem Erysipel, welches schon früher hin und wieder beobachtet worden ist, scheint mehr als ein zufälliges genommen worden zu sein, weshalb auch demselben augenscheinlich keine besondere Bedeutung beigelegt worden. Neuerdings wird jedoch mit Recht dieser Erscheinung eine grössere Aufmerksamkeit geschenkt. Wir haben hier sehr oft entweder dem Erysipel unmittelbar vorausgehend oder während desselben nicht bloss auf der Wunde, sondern auch auf den Schleimhäuten der Mund- und Rachenhöhle diphtheritische Processe constatiren können. — Von nicht minderem Interesse (sc. als das Zusammentreffen von Erysipel mit Wunddiphtheritis) ist die Beobachtung von dem Zusammentreffen von Erysipelas mit der Diphtheritis der Mund- und Rachenschleimhaut. Letztere hat allerdings gewissermaassen ihr Prototyp in den Pharynxcatarrhen, welche sehr gewöhnlich das Erysipel begleiten. Doch ist diese Complication auch in grösseren Epidemieen beobachtet. So beschreibt Hirsch eine solche aus Nordamerika.“

Diese mit schwerer Rachenaffection complicirten und durch (sogenannte) typhöse Erscheinungen im Krankheitsverlaufe ausgezeichneten Rothlauf-Epidemieen auf der westlichen Hemisphäre, und speciell in Nord-Amerika, sind es, auf welche ich in der ersten Bearbeitung dieses

1) Journ. de méd. 1757. Juill. Vol. VII. 55. — 2) Transact. of the Edinb. med.-chir. Soc. 1828. III. 94. — 3) Dublin quart. Journ. of med. sc. 1834. Novbr. 161.
4) Lond. med. Gaz. 1849. June. — 5) Deutsche med. Wochenschr. 1876. 309. 323.
6) Transact. of the Edinb. med.-chir. Soc. 1826. II. 128. — 7) Lond. med. and phys. Journ. 1827. March 194. — 8) Arch. gén. de méd. 1865. Octbr. — 9) Journ. für Kinderkr. 1871. LVII. 57. — 10) Jahrb. für Kinderheilkde. 1872. VI. 105. — 11) Presse méd. belge 1875. Nr. 16. — 12) Deutsche Zeitschr. für Chirurgie 1877. VIII. 540 ff.

Werkes die Aufmerksamkeit der deutschen Aerzte hingelenl und die eine der interessantesten Perioden in der Geschichte (sipelas bilden [1]).

§. 151. Die ersten Mittheilungen über Epidemieen dieses n (typhoiden) Erysipelas auf der westlichen Hemisphäre datiren, im Folgenden mitgetheilte tabellarische Uebersicht desselben ze den Jahren 1822—1836; vom Jahre 1841 an entwickelte s Krankheit zu einer Pandemie, welche erst im Anfange des 6. niums ihr Ende gefunden hat. Spätere Mittheilungen über die heit von dort betreffen wieder mehr vereinzelte epidemische Au derselben.

Ueber die Krankheitsgestaltung giebt folgende, nach [illegible] Quellen [2]) bearbeitete Darstellung Aufschluss:

Der Krankheitsausbruch erfolgte entweder plötzlich unter [illegible] scheinungen oder die Krankheit entwickelte sich allmählig; in [illegible] klagten die Kranken vor Auftreten der Haut- und Rachenaffection über all Schwächegefühl, Schmerzen im Kopfe, im Rücken und in den Extremit über Uebelkeit. — Alsbald machte sich als erstes characteristisches schmerzliches Schlingen bemerklich; die Untersuchung des Rachens ergab Schwellung der Tonsillen und der Rachenschleimhaut, die in gelinder ent Fällen geröthet und ödematös, später mit einer Lage eiterhaltigen Schl deckt erschien, während bei schwererer Entwickelung des Leidens die Sch des Pharynx eine dunkle, purpurfarbene Röthung zeigte, die sich allmäl den Gaumen, die Zunge und die innere Fläche der Wangen verbreitete, Zunge stark anschwoll und endlich eine dunkelbraune Färbung annahm der Volksname „black tongue"; häufig fand man unter solchen Umstä Schleimhaut, besonders des weichen und harten Gaumens mit asch Brandschorfen bedeckt, nach deren Abstossung tiefgehende Geschwüre sich welche das Schlingen äusserst schmerzhaft machten. Zuweilen schritt zündung des Pharynx auf den Larynx und die Trachea fort, in welch die Erscheinungen des Croup auftraten, oder sie verbreitete sich in di höhlen und von hier in die Sinus frontales und selbst ins Antrum Highmo Erscheinungen, denen sich fast immer Geschwulst der Lymphdrüsen zuweilen Lymphangitis oder heftige Neuralgieen in der Temporal- und gegend hinzugesellten, hielten gewöhnlich so lange an, bis das Exan der Haut erschien, was gewöhnlich schon in den ersten zwei Tagen, aber auch erst in einer späteren Periode erfolgte; in manchen Fällen ze das Erysipel nur wenig entwickelt, in einzelnen soll es selbst ganz gefehl so dass die Kranken nur an der Rachenaffection litten. — Den Ausbr Erysipelas deuteten gewöhnlich Spannung, Hitze und stechende Schme befallenen Theiles an, alsbald erschien die Haut mehr oder weniger ges und je nach dem oberflächlicheren oder tieferen Sitze des Leidens hel dunkler geröthet. Betraf die Affection nur die oberen Schichten der war der Verlauf gewöhnlich der des einfachen Erysipelas, litt aber Unterhautbindegewebe, so kam es oft zu tief und weit reichenden jauchi gangränösen Zerstörungen; in vielen Fällen war gerade das Bindegew zuerst ergriffene Theil, wie vorzugsweise in der Achselgegend, in welch die Zerstörungen nicht selten bis in die Muskeln und Drüsen drangen, nach Eröffnung des Abscesses mit der Jauche Fetzen abgestossenen Binde

1) Volkmann spricht die Vermuthung aus, dass es sich in diesen Epidemieen der Diphtheritis sehr nahestehende Affection, vielleicht sogar um eine [illegible] diphtheritis" handelt. — Vom pathologisch-anatomischen Standpunkte beurthei Ansicht vollkommen gerechtfertigt, vom klinisch-ätiologischen Standpunkte da ich derselben um so weniger beistimmen, als die nordamerikanischen Aerzte zu Beobachtung und Berichterstattung über diese Epidemieen mit Angina maligna (d sehr wohl vertraut waren. Ich behalte es mir vor, in dem Kapit Angina maligna (sog. Rachen-Diphtherie) meine Ansicht ü Begriff „Diphtherie" näher zu begründen.

2) Ein Verzeichniss der Autoren habe ich der im Folgenden mitgetheilten historisch nicht beigefügt.

Drüsenfragmente u. s. w. entleert und Muskeln, selbst Knochen blossgelegt wurden. Die entleerte Jauche war so stark ätzend, dass der härteste Stahl von derselben, wie von Salpetersäure angegriffen wurde, die Instrumente, welche man zur Eröffnung des Abscesses gebraucht und mehrere Stunden ungereinigt liegen gelassen hatte, vollkommen zerfressen und unbrauchbar geworden waren. Ein anderer, häufiger Ausgang dieser bis in die Tiefe dringenden Affection war eine, nicht selten in kürzester Zeit eintretende Gangrän, durch welche ganze Gliedmassen, in einzelnen Fällen u. a. die Weichtheile der einen Gesichtshälfte vollkommen zerstört worden sind. — Das Erysipel kam an allen Theilen des Körpers, vorzugsweise allerdings im Gesichte vor, wo es meist von den Nasenflügeln oder dem Augenwinkel den Ausgang nahm, von hier aufwärts über den behaarten Theil des Kopfes fortschritt, und sich abwärts bis über den Hals und die Schultern, zuweilen selbst über den ganzen Körper verbreitete; auch jene tiefsitzenden Exsudate wurden an allen Theilen des Körpers beobachtet. Bennet sah sie in einem Falle in der Achselhöhle auftreten und sich allmählig über den grössten Theil des Rumpfes verbreiten. — Ausser diesen beiden, wahrhaft pathognomonischen Erscheinungen traten im Verlaufe des Leidens noch mannigfache locale Affectionen, jedoch weniger constant, auf, so namentlich Bronchitis und Pneumonie, Pleuritis, Meningitis, Peritonitis (eine fast constante Erscheinung im Verlaufe der Krankheit in Grönland und im Frühling 1852 in Montgomery Ct.), demnächst Affection der Magen-Darmschleimhaut, während des Lebens ausgesprochen in Erbrechen und Diarrhöe, oder des uropoetischen Systems, in welchem Falle Unterdrückung der Harnsecretion und Blutungen aus der Urethra nicht selten beobachtet wurden. — Das Fieber trug in den entwickelten Fällen stets einen typhösen Character; bemerkenswerth erscheint, dass die im Beginne des Leidens beobachteten Frostanfälle sich während des Krankheitsverlaufes nicht selten wiederholten, ohne übrigens an sonst wahrnehmbare Exacerbationen des Fiebers gebunden zu sein. Je nach der stärkeren oder schwächeren Entwickelung der hier geschilderten Zufälle liessen sich verschiedene Grade der Krankheit unterscheiden; nicht selten verlief dieselbe so milde, dass der Kranke kaum einer ärztlichen Behandlung bedurfte, andere Male so bösartig, dass schon am 3. oder 4. Tage der Tod eintrat. Bei günstigem Ausgange liessen die anginösen Zufälle mit Auftreten des Erysipelas nach, das Exanthem verblich alsdann nach einigen Tagen, es trat Abschuppung ein und neben derselben bildeten sich nicht selten zahlreiche, kleine Abscesse unter der Haut, die jedoch schnell bei einer einfachen Behandlung heilten. Bei ungünstigem Verlaufe nahm das Exanthem eine bläuliche Färbung an, die Haut und das Bindegewebe sphacelescirten, es bildeten sich grosse, vielbuchtige Geschwüre, deren Basis das noch erhaltene Bindegewebe ausmachte, der Puls wurde klein, häufig, die Zunge erschien von einer dunkelbraunen, trockenen Borke bedeckt, der Urin wurde sparsam entleert, es traten Diarrhöen und Delirien ein und der Tod erfolgte gewöhnlich innerhalb der ersten 10 Tage nach Erscheinen des Exanthems. Eben so schnell und meist tödtlich verliefen diejenigen Fälle, in welchen sich entzündliche Erscheinungen in den Respirationsorganen, den Meningen u. s. w. gebildet hatten, wobei der Tod gewöhnlich schon innerhalb der ersten 8 Tage, meist schon vor dem 6. Tage erfolgte; in denjenigen Fällen endlich, in welchen sich bedeutende Eiterheerde im Bindegewebe entwickelt hatten, zog sich die Krankheit oft viele Monate hin und liess selbst bei günstigem Ausgange oft die bedeutendsten Störungen, Muskelatrophie u. s. w. zurück.

Ueber den anatomischen Befund bei den dieser Krankheit Erlegenen besitzen wir nur sehr wenige und mangelhafte Notizen [1]), am vollständigsten noch sind die Mittheilungen von Nathusius, welcher die Section an drei dem Erysipelas typhoides erlegenen Negern zu machen Gelegenheit gehabt hat: die Leiche erschien stets sehr abgemagert, blutleer, die Haut und das Bindegewebe an den Stellen, wo das Exanthem während des Lebens beobachtet worden war, mit einem gallertartigen Exsudate infiltrirt, welches bis ins Bindegewebe der benachbarten Muskeln und Drüsen gedrungen war, die Gehirn- und Rückenmarkshäute erschienen blutreich, in den Hirnventrikeln etwas blutig gefärbtes Serum, ebenso im Pericardium, das Herz war schlaff, in dem Ventrikel ein weiches, schwärzliches Blut-

1) Gleich bei dem ersten Auftreten der Krankheit wurden mehrere Aerzte, welche die Leichen der dem Erysip. typhoid. Erlegenen anatomisch untersucht hatten, von der Krankheit tödtlich ergriffen und die Besorgniss vor demselben Schicksal hat, wie mehrfach erklärt wird, die sonst nicht obductionsscheuen, amerikanischen Aerzte von Sectionen an den dieser Krankheit Erlegenen zurückgehalten.

gerinnsel, die Bronchien waren geröthet, mit Schleim gefüllt, die Lungen blutreich (hypostatische Pneumonie), in der Pleura wie im Peritoneum ein seröser Erguss, die Schleimhaut des Magens und Darmcanals ecchymosirt, das untere Ende des Ileum in der Umgegend der Peyer'schen Plaques entzündlich geröthet, aber nirgends ulcerirt, die Mesenterialdrüsen geschwellt, die Leber blutreich, die Milz weich, leicht zerreisslich; der Befund der Nieren ist nicht erwähnt. — Dexter und Hall fanden in einem Falle die Leber erweicht, das Peritoneum blutreich, innerhalb desselben eine dunkelgefärbte, flockige, jauchige Flüssigkeit, leichte Anlöthung der entzündeten Darmschlingen; Bennet[1]) beobachtete in einem Falle das Costalblatt der Pleura rechterseits entzündlich geröthet und durch frische Adhäsionen mit dem Visceralblatte verklebt, links das Visceralblatt durchweg dunkel geröthet und in der Pleura etwa 8 Unzen einer blutig-serösen Flüssigkeit, die Lungensubstanz auf beiden Seiten normal: in einem zweiten Falle, in welchem sich während des Krankheitsverlaufes übrigens keine Erscheinungen von Darmaffection gezeigt hatten, fand er die Follikel im unteren Ende des Ileum stark entwickelt, besonders in der Nähe der Valvula coli, nirgends aber exulcerirt, Milz und Mesenterialdrüsen vollkommen normal.

Chronologisch geordnete Uebersicht über die aus den Jahren 1822—1881 bekannt gewordenen Epidemieen von malignem Erysipel in Amerika.

Epidemie			Berichterstatter
Zeit		Ort	
1822	Frühling	Neu-Schottland, Neu-Braunschweig	Bayard, New York med. Journ. 1831. Mai 54.
1826	.....	Jamaica (Kingston)	Leon, New York med. and phys. Journ. 1827. April.
„	Winter	Vermont (Burlington) ..	Drake, Treat. on the principal diseas. of the interior valley of North America. Philad. 1854. II. 623.
1832	.....	New York (Ogdensburg)	Drake l. c.
1833	Frühling	Ohio (St. Clairsville) ...	Drake l. c.
1836	Winter	Ohio (Preble Ct.)	Drake l. c.
1841	.....	Ohio............	Holston, Transact. of the Ohio State med. Soc. 1857.
„	Sommer	East Canada	Drake l. c.
1841/2	Winter	Vermont (Middleburg) ..	Drake l. c.
„	„	New York (Moriah) ...	Drake l. c.
1842	Frühling	Vermont (St. Albans) .. Verbr. der Kr. längs des Lake Champlain und des Connecticut River.	Hall und Dexter, Amer. Journ. of med. sc. 1844. Jan.
„	Herbst	New York (Cortlandville und weitere Verbreitung)	Shipman, New York Journ. of med. 1846. Jan. 25.
„	Novbr.	Indiana (Ripley Ct.)... in weiterer Verbreitung	Sutton, Western Lancet 1843. Nov. 308.
1843	Winter	Missouri (a. v. O.) ...	Bennet, Western Journ. of med. VIII. 110.
„	Frühling	Ohio (Miamy Valley) ..	Drake l. c.
„	„	Nord-Grönland	Bericht in Sundhedscolleg. Forhandl. Aaret 1844. 57.
„	Novbr.	New York (Erie Ct.) ..	Jewett, Buffalo med. Journ. III. 262.
„	Decbr.	Indiana und Michigan	Shipman l. c., Meeker, Illinois med. and surg. Journ. 1844. Juni.

1) New York Journ. of Med. 1853. Juli 20. 23.

Epidemie			Berichterstatter
Zeit		Ort	
1843/4	Winter	Canada (Montreal)	
,,	,,	New York (a. v. O.) . . .	Drake l. c.
,,	,,	Illinois (Blumington) . .	
,,	,,	Ohio (Montgomery Ct.) .	Carey, Transact. of the Amer. med. Assoc. 1854. VI. 310.
,,	,,	Wisconsin (Milwaukie) .	
,,	,,	Kentucky (Louisville) nur im Hospitale	Drake l. c.
,,	,,	Mississippi (a. v. O.) . .	
1844	Frühling	Nord-Grönland	Sundhedscoll. Forhdl. for Aaret 1845. 37. Kayser. Ugeskrift for Laeger 1846. Nr. 15. 229.
,,	,,	Pennsylvanien (Delaware Ct.)	Young. Amer. med. Examiner 1844. Septbr.
,,	,,	Tennessee (Memphis, Columbia)	Shanks, Western Journ. of med. III. 12, Robard ib. IV. 285.
,,	,,	Mississippi (Grand Gulf)	Drake l. c. 628.
,,	Winter	New York (Livingston Ct.)	Drake l. c.
,,	,,	Indiana (Laporte)	Shipman l. c.
,,	,,	Missouri (St. Louis und Umgegend)	Moore, Missouri med. and. surg. Journ. II. 97.
,,	,,	Virginia (Petersburg) . .	Peebles, Amer. med. Journ. 1846. Jan. 23.
1845	Februar	Alabama (Courtland) . .	Drake l. c.
,,	Frühling	Nord-Grönland	Sundhedscolleg. Forhdl. for Aaret 1846. 15.
,,	Frühling	Indiana (Logansport) . .	Fitch, Illinois and Indiana med. and surg. Journ. I. 1.
,,	Herbst	New York (Ontario und Erie Ct.)	Drake l. c., Pelt. Buffalo med. Journ. I. 193.
,,	,,	Nord-Carolina (Elisabeth. Raleigh)	Nathusius. De erysipelate typh. Diss. Berol. 1856. Mc Kee, South. med. rep. II. 410.
1845/6	Winter	Pennsylvanien (Uniontown)	Drake l. c.
,,	,,	Ohio (Meigs Ct.)	
1847	Frühling	Michigan (a. v. O.) . . .	Drake l. c., Pitcher, Transact. of the American med. Assoc. 1853. V.
,,	Herbst	Connecticut (Bridgeport)	Bennett. New York Journ. of med. 1848. Mai und Amer. Journ. of med. sc. 1850. April 377.
1847/8	Winter	Pennsylvanien (a. v. O.)	Corson und Geiger, Transact. of the Pennsylvania State med. Soc. 1848.
1848	. . . . .	New Jersey	
,,	. . . . .	Connecticut	Berichte in Transact. of the Amer. med. Assoc. 1850. II. a. v. O.
,,	. . . . .	Ohio	
,,	Februar	Mississippi (Jackson) . .	Farrar, Southern med. reports I. 355.
1848/9	Winter	Connecticut (Hartford Ct.)	Russel, Proceed. of the Connect. State med. Soc. 1855.
,,	,,	Ohio (Brown Ct.)	
,,	,,	Mississippi (Vicksburg)	Drake l. c.
,,	,,	Louisiana (New Orleans. nur im Hospital)	
1850	Frühling	Massachusetts (Boston. nur wenige Fälle)	Morland. Amer. Journ. of med. Sc. 1850. Oct. 318.
,,	,,	Pennsylvanien (Armstrong Ct.)	Gillespie. Amer. med. Examiner 1851. March.

Epidemie			Berichterstatter
Zeit		Ort	
1851	Frühling	Michigan (Detroit). . . .	Pitcher l. c. (ad ann. 1847.)
„	„	Pennsylvanien (Blair Ct.)	Rodrigue in Transact. of the Pennsylvania State med. Soc. 1852.
„	Sommer	California (Sacramento)	Blake, Amer. Journ. of med. Sc. 1852. Juli 59.
1851/2	Winter	Pennsylvanien (a. v. O.)	Berichte in Transact. l. c. (ad ann. 1851), Leasure, Amer. Journ. of med. Sc. 1856. Jan. 45.
„	„	Ohio (Shelby Ct.).	Carey l. c.
1852	. . . . .	Ohio (Montgomery Ct.) .	ib.
„	. . . . .	Kentucky (Bordstown) .	Mattingly, St. Louis med. and surg. Journ. 1853. Mai 217.
„	Januar	Missouri (Platte Ct., vereinzelte Fälle)	Ridley. New York Journ. of med. 1853. Jan. 41.
1853/4	Winter	Ohio (Highland Ct.) . . .	Carey l. c.
1854	. . . . .	Pennsylvanien (Montgomery Ct.)	Corson l. c.
„	Februar	New York (Venango Ct.)	Avery, Transact. of the New York State med. Soc. 1855.
1864	. . . . .	Pennsylvanien (sehr verbreitet)	Transact. of the Pennsylv. State med. Soc. 1864.
„	Winter und Frühling	Illinois (Birmingham. Chicago. Waverly u. v. a. O.)	King, Amer. Journ. of med. Sc. 1865. Jan. 274, Berichte von Davis in Transact. of the Illinois State med. Soc. 1864, Mc Vey ib. 1865.
1866	. . . . .	Pennsylvanien (Lehigh Ct. u. a.)	Berichte in Transact. of the Pennsylv. State med. Soc. 1867.
1870	Herbst	Minnesota (Ramsey Ct. u. a. O.)	Hand in Transact. of the Minnesota State med. Soc. 1871.
1880	. . . . .	Wisconsin u. a. Staaten in Nordwesten	Meachem, Transact. of the State med. Soc. of Wisconsin 1881.

Diese Zusammenstellung giebt ohne Zweifel nur ein sehr unvollkommenes Bild von der Verbreitung und den epidemischen Ausbrüchen der Krankheit auf nordamerikanischem Boden; es geht dies schon aus den Worten hervor, welche Holmes [1]) im Jahre 1854 in Bezug auf dieselbe äusserte:

„Viewed as an epidemic, the disease demands attention from physicians in the West. We suppose small-pox or cholera would not cause greater consternation in many neighbourhoods, than the appearance of that violent type of erysipelas known, from a prominent sign, as the „black tongue“: but, even when unaccompanied by this feature, the disease is much dreaded in Western States. We believe that it is a disease more common in the West than in the East; and from what we have seen and read and heard of it, we are disposed to think that no part of the earth has suffered more from epidemic erysipelas than Illinois, Indiana. Missouri, and parts of Tennessee and Iowa. There is scarcely a year, or season. in which you may not hear of several centres of the disease in these States. Michigan. Wisconsin and Minnesota Territory, have also suffered much from it. It has raged with great violence on the plains on the route to California: has been very common and of grave type in Santa Fé. and in California it is a frequent and much dreaded disease. In wet and cold spring months, it is common in Louisiana and Texas; it extends as an epidemic from Maine to Mexico, from Minnesota Territory to Florida.“

1) Transact. of the Amer. med. Assoc. 1854. XV. 155.

Diese Erklärung ergänzt die Nachrichten, welche ich zu sammeln im Stande gewesen bin, wenigstens so weit es sich um die Zeit handelt, in welcher die Krankheit in Nord-Amerika am schwersten geherrscht hat; gleichzeitig aber bestätigt dieselbe das Resultat, welches aus der oben gegebenen speciellen Uebersicht der Epidemieen in Bezug auf die *Prävalenz des malignen Rothlaufs in den westlichen Staaten* hervorgeht. — Von den oben verzeichneten 70 Epidemieen haben 3 in Grönland (und zwar sämmtliche in Nord-Grönland) [1]), in Neu-Schottland und Neu-Braunschweig, 2 in Canada, 7 in den Neu-England-Staaten (Vermont, Massachusetts und Connecticut), 18 in den mittleren östlichen Staaten (New York, New Jersey, Pennsylvanien), 5 in den centralen mittleren Staaten (Virginia, Kentucky, Tennessee, North Carolina), 26 in den westlichen Staaten (Ohio, Indiana, Illinois, Michigan, Wisconsin, Missouri, Minnesota), 6 in den südlichen Staaten (Alabama, Mississippi, Louisiana) und 1 in Californien geherrscht. — Ganz vereinzelt steht die im Jahre 1826 in Kingston (Jamaica) beobachtete Epidemie da. — Der Umfang, welchen die Krankheit an den einzelnen Orten erlangt hat, ist ein sehr verschiedener gewesen; hier und da trat sie nur in mehr oder weniger gehäuften Fällen, zuweilen nur in Krankenhäusern auf, in anderen erreichte sie eine allgemeine Verbreitung, und ebenso verschieden gestaltete sich die Dauer der einzelnen Epidemieen, indem dieselbe bald nur wenige Monate betrug, sich bald über ein Jahr erstreckte. In der Totalität betrachtet, macht das Vorherrschen des malignen Rothlaufs mehr den Eindruck eines Systems kleiner, begränzter Epidemieen, als den einer Pandemie, wie er etwa der Cholera, den acuten Exanthemen u. a. epidemisch herrschenden Krankheiten eigenthümlich ist.

§. 152. Die geographische Verbreitung von Erysipelas über die ganze bewohnte Erdoberfläche giebt den Beweis, dass *klimatische Einflüsse* für das Vorkommen der Krankheit jedenfalls nicht von entscheidender Bedeutung sind, immerhin lässt sich jedoch mit einiger Sicherheit behaupten, dass dieselbe — zum wenigsten als ausser-hospitales Leiden — in niederen Breiten seltener als in höheren beobachtet wird; dies spricht sich auch in dem epidemischen Vorherrschen des malignen Rothlaufs auf der westlichen Hemisphäre aus, wo die Krankheit in den nördlichen, besonders den nordwestlichen Staaten viel häufiger und in viel grösserem Umfange als in den centralen und südlichen Staaten vorgekommen ist.

§. 153. Eine weitere Bestätigung hierfür findet man in dem Umstande, dass die Krankheitsfrequenz eine jenem Verhältnisse einigermaassen entsprechende Abhängigkeit von der *Jahreszeit* erkennen lässt. — Der grösste Theil der Beobachter spricht sich dahin aus, dass Erysipelas in den kälteren Monaten des Jahres häufiger als in den warmen vorkommt, so Haller nach 10jährigen Beobachtungen im allgemeinen Krankenhause in Wien, Eschbaum [2]) nach 15jährigen Erfahrungen (1865—1879) in der Klinik und Poliklinik in Bonn, Boinet u. a.

---

1) Vergl. oben S. 272.
2) Beitr. zur Statistik einiger acut entzündl. und Infections-Krankheiten. Bonn 1880. 20

Pariser Hospitalärzte aus dem Hôtel-Dieu, Gosselin nach Beobachtungen in dem Hospitale Beaujon, Charité und Pitié in Pa nach den im Hospitale St. André in Bordeaux gemachten Erf Borbone [1]) mit Hinweis auf die Krankheitsstatistik im Tu spitale, Copland [2]) und Doig [3]) auf Grund der Beobacht London, v. Nymann nach Erfahrungen in dem Erziehun in Smolna, Ucke aus Samara, Polak aus Persien, Annc Indien, Reese [4]) und ein ungenannter Berichterstatter [5]) na rigen (1861—1871 gemachten) Beobachtungen im Bellevu in New York u. v. a., und auch in den nordamerikanische mieen von malignem Rothlauf ist, wie aus der oben mitgetheilt sicht derselben hervorgeht, die Präponderanz der Krankhe kalten Monaten sehr bestimmt ausgedrückt. — Zum Theil d das, wenn auch keineswegs ausschliessliche, doch immerhin häufige Gebundensein von Erysipelas an die kälteren Jahresz dem directen Einflusse der eben diesen, und namentlich dem und dem Anfange des Frühlings eigenthümlichen *Witterun nisse* erklären lassen, wenigstens stimmen zahlreiche Beobach überein, dass stärkere Temperaturwechsel und namentlich fe Witterung der Krankheitsgenese wesentlich förderlich sind gleichem Sinne sprechen sich auch mehrere Berichterstatter der Prävalenz der nordamerikanischen Epidemieen bei feu Wetter aus. — Wie dieser pathogenetische Einfluss der W zu deuten ist, ob die Prädisposition der Individuen für die Er durch denselben gesteigert wird, oder ob er in einer Bezie Krankheitsursache steht, ob er die Entstehung oder Ve derselben fördert, wird vorläufig wohl als eine offene Frage deln sein. — Ohne Zweifel kommt hier aber auch noch de in Betracht, welchen die Jahreszeiten auf die Lebensverhält Bevölkerung äussern und auf dessen Bedeutung ich im Folgen näher einzugehen Veranlassung finden werde. — Uebrigen Beurtheilung der vorliegenden Frage nicht ausser Acht zu las Erysipel nicht selten auch im Sommer, und bei warmer od heisser, trockener Witterung in bedeutenderer Verbreitung g hat, so 1824 in Davenport [6]), 1863 in Paris [7]), 1844 in 1822 in Neu-Braunschweig u. a.

§. 154. Dass *Bodenverhältnisse*, wie Elevation, geologis racter, Feuchtigkeit desselben u. s. w. von wesentlicher Bede das Vorkommen von Erysipelas sind, halte ich für sehr fragli neuerlichst bei fast allen Infections-Krankheiten hat man auch der Rothlauf-Genese ein besonderes Gewicht auf die reichlich feuchtung, bez. den sumpfigen Character des Bodens gelegt. So n Boinet auf die Lage des Hôtel-Dieu an den Ufern der Seine sam, deren langsamer Lauf gerade hier eine reichliche Durch des Bodens bedingt und zur Entwickelung fauliger Effluvien „j'ai remarqué encore," fügt er seiner Auseinandersetzung di

---

1) Giorn. della Accad. di med. di Torino 1878. — 2) Dictionary of pract. med. 394. — 3) Med. Times and Gaz. 1862. Sptbr. 72. — 4) Amer. Journ. of Jan. 98. — 5) New York med. Record 1872. Sptbr. 378. —
6) Smart l. c. — 7) Dechambre l. c. — 8) Burdiat l. c.

hältnisse hinzu, „qu'il y avait une certaine coïncidence entre les grands crues de la Seine et l'apparition des érysipèles. Toutes les fois que la Seine s'accroit, elle se répand dans les caves de l'Hôtel-Dieu, et l'eau y séjourne pendant six semaines, deux mois, plus ou moins; alors et pendant tout le temps qu'elle met à s'écouler, on voit régner ces érysipèles et tous les malades qui ont subi de grandes opérations succombent;" wenn dann mit Eintritt der warmen und trockenen Jahreszeit der Wasserstand sinkt und der Boden trocken gelegt wird, tritt auch ein Nachlass in der Krankheitsfrequenz ein. Annesley bemerkt bezüglich des Vorkommens von Erysipel in den Hospitälern in Indien: „this occurrence is most frequently observed to take place in the more marshy and unwholesome situations near the mouths and banks of rivers" und ähnliche Beobachtungen bezüglich des besonders häufigen Vorkommens von Erysipel bei feuchter Lage der Räumlichkeiten werden auch von andern Hospital-Aerzten mitgetheilt. — Auch einige der nordamerikanischen Aerzte haben einen fördernden Einfluss sumpfigen Bodens auf die Genese und die Verbreitung des malignen Erysipels daselbst annehmen zu dürfen geglaubt, so namentlich Nathusius, der in dieser Beziehung auf das Vorherrschen der Krankheit in den sumpfigen Districten von North-Carolina und den denselben benachbarten Gebieten von Virginia hinweist, und die Berichterstatter über die Epidemie in Burlington, Vt., welche auf die Lage der Ortschaft an dem Ufer des Lake Chaplain aufmerksam machen.

Ueber den Einfluss des fraglichen Momentes auf die Entstehung und Verbreitung der Krankheit in Hospitälern lässt sich ein einigermaassen begründetes Urtheil gar nicht abgeben, da neben demselben noch eine Reihe anderer ätiologischer Factoren in Betracht kommt, und es daher fraglich bleibt, ob und welche Bedeutung unter denselben gerade der Bodenfeuchtigkeit zukommt; jedenfalls steht fest, dass kleine, reinlich gehaltene Krankenhäuser trotz feuchter Lage von Erysipel wenig oder gar nicht heimgesucht worden sind, während in manchen grossen, trocken gelegenen Hospitälern unter den entgegengesetzten hygienischen Verhältnissen die Krankheit niemals ganz erloschen ist und, ohne dass in den Bodenverhältnissen irgend eine Veränderung nachweisbar war, wiederholt eine oft Monate überdauernde epidemische Verbreitung gewonnen hat. — Jener angebliche Einfluss feuchten oder sumpfigen Bodens auf das Auftreten oder die Verbreitung des malignen Erysipels in Nord-Amerika aber wird von der grossen Mehrzahl der Beobachter mit guten Gründen aufs entschiedenste in Abrede gestellt. „This supposition," erklären Hall und Dexter [1]), „is disproved by the fact of remote situations; the hilly regions of the interior, secluded from any emanations of moisture, being alike obnoxious to the influence of this fatal scourge." — In Pennsylvanien sind gerade die gebirgig gelegenen Gegenden von der Krankheit am häufigsten und schwersten heimgesucht worden; Drake [2]) zieht aus den ihm vorliegenden Beobachtungen über die Verbreitung der Krankheit den Schluss: „its victims dwelt upon rocks of every kind, on granit, limestone, sandstone, slate and clay, and of every geological age, from the primitive to the alluvial, it occurred on mountain slopes,

1) l. c. 21. — 2) l. c. 625

low hills, and flat-bottom lands" und zu demselben Resultate net, Sutton u. v. a. Beobachter gekommen.

§. 155. Die einzelnen *Racen* und *Nationalitäten* nach den von Rigler in der Türkei, von Polak in Per Pruner in Egypten, von Tschudi unter der indianischen Be in Peru gemachten Erfahrungen ziemlich gleichmässig fü krankung an Rothlauf prädisponirt zu sein. — Der Behaup Thevenot, dass sich die Negerrace einer Immunität von erfreue, widerspricht Chassaniol [1]) ganz entschieden; auc und Nathusius haben den malignen Rothlauf bei Negern b wie der letztgenannte bemerkt, allerdings seltener als bei und Weissen und zwar in dem Verhältnisse wie 10 : 15 : 20

Bezüglich der Gestaltung der Hautaffection bei den gefärbten Rac Rigler, dass bei den braunen Völkerschaften die Haut eine Kupferfarb während bei Negern sich das Bestehen eines Erysipel nur in der erhö peratur, der eindrückbaren Geschwulst und der späteren Abschuppun ausspricht. Die neugebildete Epidermis erscheint darnach etwas hell andern Hautstellen, gewinnt aber in Kürze in Folge reichlicher Pigr rungen ihr früheres Aussehen wieder.

§. 156. Eine nicht zu unterschätzende Bedeutung für stehung und Verbreitung von Rothlauf haben *hygienis stände*, welche zu einer Anhäufung von Zersetzungs- und producten in bewohnten Räumen Veranlassung geben, wi völkerung derselben bei mangelhafter Sorge für Reinigung tilation, Eindringen von Canalgasen oder staubförmig vertheil Stoffen aus Abfallgruben u. s. w. — Dass diese Missständ Krankensälen und namentlich in Räumen, welche zur Aufna Behandlung chirurgischer Fälle dienen, ganz besonders einst auf der Hand, und eben daraus erklärt sich, zum Theil w das vorzugsweise häufige endemische oder epidemische Vor der Krankheit als sogenanntes „Erysipelas nosocomiale" g den chirurgischen Abtheilungen, besonders grosser, stark fre Hospitäler, und es liegt, wie zuvor angedeutet, nahe, mit eb Momente die Prävalenz von Rothlauf in der kalten Jahresze bindung zu bringen, während welcher sich einer fortdauern ausreichenden Lüftung der Krankensäle nicht selten besonder rigkeiten entgegenstellen. — Die medicinische Litteratur ist Beobachtungen, welche die Bedeutung dieses ätiologischen ausser Zweifel stellen, welche namentlich dafür Beweise gel mit der Beseitigung der Missstände, welche jene Endemieen demieen hervorgerufen hatten, auch die Krankheit dauernd längere Zeit beseitigt war.

Auf Grund der von englischen Hospital-Aerzten gemachten E führt Gregory [2]) als wesentliche Ursachen für das Vorkommen vo Erysipelas an: Ueberfüllung der Krankensäle, besonders mit Krank grosse eiternde Wunden haben oder sonstige pathologische Secrete re sondern, mangelhafte Reinigung der Betten, Matratzen, Wände u. s. reichende Ventilation der Räume. Zu denselben Resultaten haben spä

1) Arch. de méd. nav. 1865. Mai 514.
2) Lectures on the eruptive fevers. Lond. 1843.

obachtungen von Doig, Erichsen[1]), Campbell de Morgan[2]) u. a. englischen Aerzten, sowie von Fenger[3]) im Frederiks-Hospital in Kopenhagen geführt. Erichsen, der zur Bestätigung seiner Ansicht die von ihm im Herbst 1872 in dem University College Hospital gemachten Erfahrungen mittheilt, erklärt: „that erysipelas is often of epidemic origin, there can be no question, but the influence of any epidemic is immensely increased by an unhealthy condition of a ward from overcrowding.“ Campbell de Morgan bemerkt, dass mit der Verbesserung der hygienischen Zustände im Middlesex-Hospital in London, namentlich nach Einführung genügender Ventilation in den Krankensälen, der früher dort sehr häufig beobachtete Rothlauf sehr viel seltener geworden sei, und dass, wenn derartige Fälle von aussen aufgenommen werden, die Krankheit sich nicht, wie früher, auf andere Kranke verbreite. Thomson[4]) theilt von dort folgende interessante Thatsache mit: In einem zu ebener Erde gelegenen, sehr geräumigen Saale des Hospitals kamen mehrere Jahre hindurch in zwei zu beiden Seiten eines Fensters gestellten Betten wiederholt Fälle von Erysipelas vor; die Untersuchung ergab, dass sich unmittelbar unterhalb dieses Fensters auf dem Hofe des Krankenhauses die gemeinsame Abfallgrube befand, welche nicht bedeckt war und deren Effluvien durch das Fenster in den Saal drangen, bez. die beiden Betten vorzugsweise trafen. Es wurde dafür Sorge getragen, dass die Grube sorglich geschlossen blieb und damit hatte die Endemie vorläufig ihr Ende erreicht. Längere Zeit darnach zeigten sich in jenen Betten wiederum einige Fälle von Erysipelas und auch diesmal ergab die Untersuchung ein Offenstehen der Grube. Nachdem dieser Uebelstand vollkommen beseitigt worden war, sind in diesem Saale Jahre lang keine weiteren Fälle von Rothlauf beobachtet worden. — In dem Hospitale in Oxford hatte während des Sommers und Herbstes 1874 eine schwere Rothlauf-Epidemie geherrscht, welche, wie Netten Radcliffe[5]) nachgewiesen hat, ähnlichen, allerdings erheblich schlimmeren Verhältnissen, namentlich dem Eindringen von Abtrittgasen aus den mit stockenden Fäcalmassen gefüllten Abzugscanälen ihre Entstehung verdankte. — König[6]) hatte Gelegenheit, auf der chirurgischen Abtheilung des Rostocker Krankenhauses eine kleine Rothlauf-Endemie zu beobachten, deren Ursache sich auf den Gebrauch der mit eingetrocknetem Blute stark verunreinigten Kissen des Operationstisches zurückführen liess. Während vorher jeder auf demselben Operirte von der Krankheit ergriffen worden war, hörte die Endemie nach Wechsel der Kissen wie mit einem Schlage auf.

So hoch man nun aber auch immer die Bedeutung der hier besprochenen Schädlichkeit für die Entstehung und Verbreitung von Erysipelas veranschlagen mag, den eigentlichen, wesentlichen Krankheitsfactor wird man in derselben nicht zu suchen haben. „Auch in vortrefflich gebauten, luxuriös salubren, ausgezeichnet ventilirten Hospitälern,“ sagt Volkmann, „sind die schwersten Erysipelas-Epidemieen vorgekommen und die minutiöseste Reinlichkeit und Vorsicht hat nicht vermocht, sie zum Erlöschen zu bringen.“ Einen vollgültigen Beweis hierfür geben u. a. die Londoner Hospitäler, die, wie Fergusson erklärt, trotz der grössten Sauberkeit, die in ihnen herrscht, und trotz der ausgiebigsten Ventilation von Rothlauf nicht frei sind; in dem als „Musteranstalt“ hochgeschätzten Hospital St. André in Bordeaux blieben, wie aus den Mittheilungen von Pujos hervorgeht, auch die saubersten und besteingerichteten Säle von Erysipel nicht verschont; Ollier[7]) berichtet, dass man im Krankenhause in Lyon lange Zeit hindurch bis zum Jahre 1867 die schwersten Operationen ausführen konnte, ohne dass Erysipel auftrat, von da an aber der grösste Theil der Operirten von Rothlauf befallen wurde, ohne dass sich hierfür in den localen

---

1) Brit. med. Journ. 1874. Jan. 134.
2) In Holmes System of surgery. II. Ed. Lond. 1869. I. 206.
3) De erysipelate ambulanti disqu. Havn. 1842. — 4) Med. Times and Gaz. 1856. Debr.
5) Brit. med. Journ. 1875. Mai 661 — 6) Arch. der Heilkunde 1870. 23.
7) Lyon médical 1868. Nr. 37.

Verhältnissen eine Ursache nachweisen liess. — Vor Allen
sich die Unabhängigkeit der Rothlauf-Genese in dem epid
Auftreten der Krankheit ausserhalb Spitälern, in der frei lebe
völkerung von Ortschaften, nicht selten gleichzeitig mit der I
lung oder Steigerung der Krankheit in den Krankenhäusern
grossem Maassstabe tritt uns dies Factum in den nordameril
Epidemieen entgegen, in welchen, was in hohem Grade be
werth, die Krankheit weit häufiger und verbreiteter in ländli
zirken, als in grossen, volkreichen Städten geherrscht hat.
wird sonach die aus sanitären Missständen hervorgehenden
keiten in ihrer Bedeutung für die Rothlaufgenese nicht and
theilen können, wie für andere Infectionskrankheiten, indem
selben einen ihrer Entwickelung besonders günstigen Bode
sei es, dass sie in ihrer Einwirkung auf den menschlichen Or
diesen für die eigentliche Krankheitsursache besonders em
machen, oder dass sie in einer bestimmten Beziehung zur Entw
eben dieser Krankheitsursache selbst stehen.

§. 157. Den hier erörterten Thatsachen gegenüber, un
rücksichtigung des Umstandes, dass der erysipelatöse Process
gesprochenen Character einer Infectionskrankheit trägt, war
reits früher zu der Ueberzeugung gelangt, dass derselbe du
specifische Schädlichkeit, ein *Krankheitsgift* angeregt wir
Ansicht hat in den Resultaten der von Hüter [1]), Orth [2]), N
Lukomsky [4]) und Klebs [5]) angestellten Untersuchungen, n
aber in dem Nachweise, welchen neuerlichst Koch [6]) und v
Fehleisen [7]) von dem constanten Vorkommen einer bestimm
terisirten Bacterien-Art (Mikrokokken) in den erkrankten
und in den Lymphgefässen geführt haben, Bestätigung ge
Ueber die parasitäre Natur der Krankheit kann um so
noch ein Zweifel bestehen, als der Beweis für die zuerst
lischen, später auch von französischen und deutschen Aerzten a
klinischer Beobachtungen behauptete *Uebertragbarkeit des R*

---

1) Berl. klin. Wochenschr. 1869. 357. — 2) Arch. für experim. Pathologie 1873.
3) Gaz. méd. de Paris 1873. 32. — 4) In Virchow's Archiv 1874. LX. 418.
5) Arch. für experim. Pathol. 1854. III. IV. a. v. O.
6) Untersuchungen über die Aetiologie der Wundinfectionskrankheiten. Leipz. 18
7) Deutsche Zeitschr. für Chirurgie 1882. XVI. 391 und Sitzungsber. der Würzb
Gesellsch. 1882. Nr. 8.
8) Einen indirecten Beweis für die parasitäre Natur des Erysipel geben die
welche man in der neuesten Zeit mit Anwendung der antiseptischen Behandl
der Wunden gemacht hat; seit Einführung dieses Verfahrens ist Wund-
chirurgischen Sälen, welche ständige Sitze des Leidens abgegeben hatten un
verderblichen Auftretens der Krankheit wiederholt geschlossen werden musste
kommen verbannt. Vergl. hierzu Volkmann, Verhandl. der deutschen G
Chirurgie. Congress vom Jahre 1877. 64 und Tillmanns, Deutsche Chirurg
roth und Lücke V. 75 (nach den auf der chirurgischen Klinik in Halle ge
fahrungen); Nussbaum, Die chirurgische Klinik zu München im Jahre 1875.
und Leitfaden zur antiseptischen Wundbehandlung u. s. w. 3. Aufl. Stuttg. 18
9) Die ersten Mittheilungen finden sich in den Berichten der englischen Hospital
Wells (l. c.); Dickson (Med.-chir. Review 1819. April 615); Weatherhea
between Erysipelas, Phlegmone etc. London 1819); Stevenson, Arnott (l
Eine Reihe hierher gehöriger späterer Beobachtungen finden sich bei Volkma
zusammengestellt; aus der neuesten Zeit datiren derartige Mittheilungen von
aus der Epidemie des Jahres 1867 im Hospitale von Lyon; von Borbone
Beobachtungen im Turiner Krankenhause; von Erichsen (l. c.) aus dem Unive
Hospital in London; von Begbie (Edinb. monthl. Journ. 1852. Sptbr. 243) nach
in der Privatpraxis in Edinburg; von Tibbits (Lancet 1874. Juni 888) aus d
in Bristol und in der Bevölkerung der Stadt; von Netten Radcliffe (l.
Oxforder Krankenhause; von Maclagan (Brit. med. Journ. 1876. Sptbr. :

durch die von Orth[1]), Koch[2]), Tillmanns[3]) u. a. an Thieren, vor Allem aber durch die von Fehleisen[4]) an Menschen angestellten Infectionsversuche von Erysipel vermittelst. Einimpfung der durch Reincultur gewonnenen Mikrokokken in exacter Weise geführt worden ist. — Die Frage, woher der Parasit stammt, ob er sich nur innerhalb des menschlichen Organismus reproducirt, oder auch ausserhalb desselben wuchert, und namentlich in den oben genannten hygienischen Missständen einen für seine Reproduction vorzugsweise geeigneten Boden findet, ist vorläufig als eine noch offene zu behandeln. — Auch darüber geben die vorliegenden Beobachtungen noch keinen Aufschluss, von welchen Momenten der Krankheitsverlauf und die Modificationen desselben abhängig sind. In manchen Fällen ist hierfür ohne Zweifel die Individualität des Erkrankten maassgebend, für viele andere Fälle aber und namentlich für das epidemische Auftreten der Krankheit in maligner Form reicht diese Erklärung nicht aus; wir befinden uns diesen Thatsachen gegenüber in demselben Dunkel, welches über die Ursachen der leichteren oder schwereren Gestaltung anderer Infectionskrankheiten schwebt und auf welches ich ganz besonders bei Besprechung der Scharlach-Krankheit (Band I, S. 135) hingewiesen habe.

§. 158. Ueber die *Art der Krankheitsübertragung*, und namentlich darüber, ob Erkrankung an Erysipel unter allen Umständen eine Continuitätstrennung an der Körperoberfläche des Erkrankten voraussetzt, ob es also nur ein Wund-Erysipel giebt, oder ob das Krankheitsgift auch von der unverletzten Haut oder Schleimhaut aufgenommen werden kann, sind die Ansichten der Beobachter noch getheilt, wenn auch die meisten und erfahrensten Chirurgen sich vorzugsweise der ersten Theorie zuneigen. Die unendliche Schwierigkeit, ja Unmöglichkeit, in jedem einzelnen Falle leichte Verletzungen, namentlich der der äusseren Körperoberfläche nahe gelegenen Schleimhäute nachzuweisen, macht diese Frage zu einer der intricatesten in der Geschichte des Erysipelas und dürfte wohl kaum jemals ihre volle Erledigung finden; ich selbst habe jedenfalls auf Grund der mitgetheilten Beobachtungen die in der ersten Bearbeitung dieses Werkes durchgeführte Unterscheidung eines einfachen (exanthematischen), traumatischen und malignen (typhoïden) Erysipels aufgeben zu müssen geglaubt. Für die Uebertragung des Krankheitsgiftes durch chirurgische Instrumente, Verbandstücke und andere an oder von dem Kranken gebrauchte Gegenstände, d. h. für Contagion in engerem Wortverstande, sprechen zahlreiche klinische Beobachtungen; in der Mehrzahl der Fälle jedoch ist ein solcher Uebertragungsmodus nicht nachweisbar, man wird

Privatpraxis: von Miller (Edinb. med. Journ. 1880. Juni 1096) aus dem Edinburger Krankenhause; von Lücke (Berl. klin. Wochenschr. 1868. 457) aus dem Hospitale in Bern: von Baader (Correspondenzbl. für Schweizer Aerzte 1877. Nr. 3) aus der Epidemie in der Neuchateller Ortschaft Buus; von Schdller (Deutsche Zeitschr. für Chirurgie 1877. VIII. 501) aus der Greifswalder chirurg. Klinik.

1) l. c. — 2) l. c. — 3) l. c. 9.

4) Würzb. Verhandl. l. c. — Herr Fehleisen hat bis jetzt (December 1882) eine grössere Zahl derartiger Versuche und zwar sämmtlich in therapeutischem Interesse (behufs Beseitigung von Hautgeschwülsten) gemacht; alle Versuche glückten und der Verlauf des Erysipel war immer ein vollkommen typischer. Durch die Güte des Herrn Fehleisen habe ich Gelegenheit gehabt, einen von ihm in der hiesigen chir. Klinik des Herrn v. Bergmann angestellten und geglückten Impfversuch zu sehen.

vielmehr zu der Ansicht gedrängt, dass die Reproduction d
heitsgiftes wesentlich ausserhalb des menschlichen Organism
und dass die bewegte Luft den Hauptträger desselben abgi

II. Infectiöse Puerperal-Krankheiten.

(Puerperalfieber.)

§. 159. Die moderne Heilkunde hat in practischer Dur des Princípes, dass ihr als erste und dankbarste Aufgabe hütung von Krankheiten zufällt, die glänzendsten Tri dieser Beziehung auf dem Gebiete der Wundkrankheiten er weise hierfür findet man, wie zuvor gezeigt, in den Erfolge die antiseptische Behandlungsmethode der Wunden bezüglich hütung von Wund-Erysipel ergeben hat; nicht weniger haben sich die auf die Verhütung von Hospitalbrand und d nannten) septischen Wundkrankheiten hingerichteten prophy Maassregeln erwiesen, und dasselbe gilt denn auch von den i Puerperalkrankheiten, gegen deren Einreihung in die Gruppe c krankheiten heute wohl kaum noch ein Protest erhoben wer — Die rationelle Prophylaxis einer Krankheit wurzelt in der und Berücksichtigung der dieser Krankheit zu Grunde liegend oder indirect wirkenden Ursachen; von diesem Principe l melweiss auf Grund der von ihm im Wiener Gebärhause Erfahrungen im Jahre 1847 seine Lehre von der Prophy Puerperalfiebers entwickelt, und wenn er sich auch in einsei schauung der maassgebenden Verhältnisse bewegt hat, so s Arbeiten doch bahnbrechend für die Entwickelung der Lehre Ursachen und der Verhütung dieser Krankheit geworden u sich mit denselben nicht nur um das Wiener Gebärhaus, so die Menschheit ein grosses Verdienst erworben. — Ich rech zur Ehre an, in der ersten Bearbeitung dieses Werkes als sein aufgetreten zu sein und seinen bis dahin wenig beachteten die Aufmerksamkeit der deutschen Aerzte zugewendet zu ha hatte mich bemüht, die von Semmelweiss entwickelten Ansc über die Genese des Kindbettfiebers auf Grund der bis dah melten Erfahrungen über diese Krankheit zu erweitern, all Gesichtspunkte über die Aetiologie derselben zu gewinnen, habe die Genugthuung gehabt, die Resultate meiner Unters seitens der ersten deutschen Gynäkologen mit Beifall aufgeno sehen, so dass mir auch heute noch die Ehre zu Theil wir Semmelweiss als Begründer der rationellen Lehre von stehung des Puerperalfiebers genannt zu werden. — Um liegt mir jetzt die Pflicht auf, in dieser erneuerten B Gegenstandes meine damals geäusserten Ansichten auf Grun diesem Gebiete inzwischen gemachten Erfahrungen einer stren zu unterziehen, die Fortschritte, welche die Wissenschaft se dem Gebiete der Infectionskrankheiten im Allgemeinen gem auch bei der Beurtheilung dieser Infectionskrankheit zu ve und so, an der Hand der Thatsachen, und in möglichst vol

Vorführung derselben, den Standpunkt zu bezeichnen, auf welchen unsere Kenntniss von der Entstehungsweise des Kindbettfiebers jetzt gelangt ist, und von dem aus die Praxis ihre Schlüsse für das prophylaktische Verfahren gegen diese mörderische Krankheit zu ziehen hat.

§. 160. Es unterliegt keinem Zweifel, dass infectiöse Puerperal-Krankheiten, oder — um mich der Kürze wegen eines diesem Begriffe entsprechenden, landläufigen Ausdruckes zu bedienen — Puerperalfieber ebenso zu allen Zeiten geherrscht haben, wie sie in ihrer geographischen Verbreitung über die ganze bewohnte Erdoberfläche reichen; wie aber die Krankheitsfrequenz an den einzelnen Punkten der Erde je nach den socialen und hygienischen Verhältnissen, unter welchen die Bevölkerung lebt, sich verschieden gestaltet, so haben, dem entsprechend, wahrscheinlich auch innerhalb der einzelnen Perioden, welche das Menschengeschlecht durchlebt hat, Differenzen in der Häufigkeit der Krankheit bestanden, deren Grösse wir allerdings bei dem Mangel genauerer Mittheilungen aus dem 16. und 17. Jahrhunderte und den kümmerlichen Notizen, welche über die Krankheit aus dem Alterthume und Mittelalter auf uns gekommen sind, nicht zu bestimmen vermögen.

In den epidemiologischen Mittheilungen von Hippokrates[1]) finden sich eine Reihe vortrefflich beschriebener Krankengeschichten von Puerperalfieber, und auch in der (pseudo-hippokratischen) Schrift „de morbis mulierum"[2]) wird der Gegenstand ausführlicher behandelt; übrigens geht aus der Erklärung[3]), welche Hippokrates bei Schilderung der Volkskrankheiten auf Thasos zu einer bestimmten Zeit abgiebt: „γυναῖκες δὲ ἐνόσησαν μὲν πολλαί .. ἐδυστόκεον δὲ πλεῖσται, καὶ μετὰ τοὺς τόκους ἐπενόσεον, καὶ ἔθνησκον αὗται μάλιστα," hervor, dass die Krankheit eben damals häufig und in Art einer Epidemie vorgekommen war. — Celsus dagegen beschränkt sich[4]) auf die wahrscheinlich auf Puerperalfieber hindeutende Erklärung: „mulier ex partu si cum febre, vehementibus etiam et assiduis capitis doloribus premitur, in periculo mortis est," und Galen[5]) bringt nichts weiter als eine Wiederholung der Hippokratischen Mittheilungen, ohne etwas Eigenes hinzuzufügen. — Soranus und Moschion, die Gynäkologen der griechischen Medicin, erwähnen der Krankheit mit keinem Worte, und die arabischen Aerzte, wie namentlich Avicenna[6]), sowie die Aerzte des Mittelalters wissen nichts weiter mitzutheilen, als dass bei Frauen im Wochenbette zuweilen Fieber auftritt, das den Tod der Kranken zur Folge hat.

In den ärztlichen Schriften des 16. und 17. Jahrhunderts, so bei Trincavella[7]), Mercado[8]), Rivière[9]), de la Boë[10]), Sennert[11]), Sydenham[12]) u. a. finden sich etwas eingehendere Angaben über Puerperalfieber, ohne jedoch die eigentlich klinische Seite des Gegenstandes zu würdigen. Der erste Beobachter, der die Eigenthümlichkeit der Krankheit andern fieberhaft verlaufenden Processen gegenüber richtig gewürdigt, den Namen „febris puerperarum" für dieselbe eingeführt und gründliche Untersuchungen über die Entstehung und den Verlauf von Kindbettfieber angestellt hat, ist Willis[13]), der die Krankheitsentstehung bereits mit der Verwundung des Uterus intra partum in Verbindung bringt und sie auf ein „miasma venenatum" zurückführt; ihm sind dann Strother[14]), Hoffmann[15]) u. a. gefolgt.

---

1) Lib. Epidemiorum I. sect. III. Aegra Nr. 4. 5. 11. ed. Littré II. 690. 694. 708; Epid. lib. III. sect. II. Aegra 10. 11. 12. c. c. III. 60—62; lib. III. sect. III. Aegra 2. 14. c. c. III. 108. 140.
2) lib. I. §. 49—54. c. c. VIII. 108. seq. — 3) lib. I. sect. II. §. 8. c. c. II. 646.
4) De med. lib. II. cap. 8. — 5) In den Commentarien zu den oben citirten Stellen bei Hippokrates. — 6) Canon Lib. III. Fen. XXI. tract. II. cap. 38. Venet. 1564. I. 929.
7) De ratione curandi etc. lib. XI. cap. II. ff. in Ejd. Opp. Lugd. 1586. I. 291. seq.
8) De mulierum affect. lib. IV. cap. X. XI. — 9) Praxis med. lib. IX. Norimb. 1688. 287.
10) Prax. med. lib. III. cap. VIII. §. 13 seq. Amstel. 1679. 354.
11) Pract. med. lib. IV. sect. VII. cap. XI. Wittenbg. 1660. 467.
12) Diss. epistol. ad Cole de affect. hyster. In Ejd. Opp. Genev. 1736. I. 279.
13) De febribus cap. XVI. in Ejd. opp. Amstel. 1682. 124.
14) Critical essay on fevers. Cap. IX. Lond. 1718. 212.
15) Med. rationalis system. Tom. IV. Pars I. Sect. II. cap. X. in Ejd. Opp. Genev. 1748. II. 156.

Wenn, wie gesagt, der Umfang, in welchem Kindbe vergangenen Jahrhunderten geherrscht hat, aus den vorliege lichen Mittheilungen auch nicht bemessen werden kann, s auf Grund der Erfahrungen, welche man innerhalb des vo und des laufenden Jahrhunderts über das vorzugsweise an stalten haftende Vorkommen der Krankheit gemacht hat, z nahme wohl berechtigt, dass die Bedeutung, welche Puerper der Morbiditäts- und Mortalitäts-Statistik der civilisirten Län neuesten Zeit hat, erst aus dem Ende des 17. und dem A 18. Jahrhunderts, d. h. von der Zeit an datirt, in welcher Gebärhäuser und andere zur Aufnahme von Gebärenden Anstalten ins Leben gerufen worden sind.

§. 161. Ueber die *geographische Verbreitung von Puc* lässt sich, bei dem Mangel an Mittheilungen über dasselbe reichen, besonders den tropischen und subtropischen Breiten a Gegenden, nur das allgemeine Urtheil fällen, dass die Kr ihrem Vorkommen über die ganze bewohnte Erdoberfläche abgesehen von der Prävalenz von Kindbettfieber in den zur von Gebärenden bestimmten Anstalten, an den einzelnen P Erdoberfläche erhebliche Differenzen in der Krankheitsfrequen vermag ich aus dem oben genannten Grunde nicht zu b im Allgemeinen scheint Kindbettfieber in den hochcivilisirte mit einer gedrängt lebenden Bevölkerung und in höheren B figer als unter den entgegengesetzten Verhältnissen vorzuk Ohne den vorliegenden statistischen Angaben über die K frequenz in einigen der *europäischen Kulturstaaten* ein zu gross beilegen zu wollen, glaube ich dieselben doch behufs einer Schätzung mittheilen zu dürfen: Auf 1000 Gebärende kamen an Kindbettfieber:

Beobachtungs-Ort	Dauer der Beobachtung	Sterblichkeit	Berichterstatter
Petersburg [1]) .	1845—59	7.0	Hugenberger [2])
Schweden . . .	1861—75	5.7	Netzel [3])
Norwegen [4]) . .	1859—68	5.7	Vogt [5])
Dänemark . . .	1866—74	6.0	Weis [6])
England	1818—41	8.0	d'Espine [7])
England	1847—50	6.0	
Preussen . . .	1816—75	8.0	Boehr [8])
Baden	1851—63	7.6	Hegar [9])
Belgien	1851—55	6.0	d'Espine [7])
Genf	13 Jahre	8.0	d'Espine [7])
Genua	1857—66	4.2	Sormani [10])

1) Sterblichkeitsverhältniss unter den Wöchnerinnen in Privatwohnungen.
2) Vergl. das Litteraturverzeichniss im Anhange zu diesem Kapitel.
3) Hygiea 1879. XLI. 177. — 4) Mit Ausschluss der in Gebärhäusern Gestorl
5) Norsk Mag. for Laegevidensk 1872. III. Raekke II. 414.
6) Hygiea. Meddelelser 1876. Nye R. I. 124. — 7) Gaz. des hôpit. 1858. Nr. 5
8) Zeitschr. für Geburtsh. und Gynäkol. III. 81. — 9) Die Sterblichkeit
Schwangerschaft etc. Freiburg 1868. 23. — 10) Geogr. nosol. dell' Italia. 1

Aus der *Türkei*, speciell aus Konstantinopel, berichtet Riegler [1]), dass, wenn hier bei dem Mangel von Gebäranstalten Kindbettfieber auch seltener als in den meisten andern Städten Europas angetroffen wird, die Krankheit doch ab und zu vorkommt, und auch die nördlichtsten Gebiete Europas sind von derselben keineswegs verschont; auf *Island* ist Puerperalfieber nicht gerade selten, ab und zu, wie u. a. in den Jahren 1842 und 1845 selbst in zahlreichen Fällen beobachtet worden [2]). — Dasselbe gilt von *Grönland*, wo jedenfalls ab und zu, wie in den Jahren 1844 und 1847, gehäufte Erkrankungen an Kindbettfieber vorkommen [3]). — In den Kulturländern *Nord-Amerikas* herrscht die Krankheit wohl in gleichem Umfange wie auf europäischem Boden; erwähnenswerth ist die Aeusserung eines nordamerikanischen Berichterstatters [4]) in einer aus dem Jahre 1835 datirenden Kritik der geburtshülflichen Schrift von Lee bezüglich des Vorkommens von Puerperalfieber in den Vereinigten Staaten: „in this country we have fortunately had but little experience of the alarmingly fatal epidemics that have spread their devasting influence over different sections of Great Britain," und der Bericht von Hildreth [5]) aus Washington, Oh. vom Jahre 1830: „puerperal fevers are more less common than in more populous places". — Aus *Central-Amerika* und *Westindien* liegen nur sparsame Mittheilungen über Kindbettfieber vor, welche jedoch den Beweis geben, dass auch diesen Ländern die Krankheit nicht fremd ist; vom afrikanischen Continente habe ich nur die Notiz von Pruner [6]) gefunden, derzufolge Puerperalfieber in *Egypten* seltener und weniger allgemein als in Europa, zuweilen aber auch in grösseren Dimensionen angetroffen wird, so u. a. im Jahre 1844, in welchem sich eine Puerperalinfluenz (?) von Alexandrien bis in die Thebaide erstreckt haben soll (?); in Port Said ist die Krankheit, wie Vauvray [7]) erklärt, fast unbekannt. — In *Indien* kommt, nach den Mittheilungen von Webb [8]) und Twining [9]), Kindbettfieber unter den Hinduweibern nicht gerade selten, zuweilen selbst in grösserer Verbreitung vor; über das, wenn auch immer nur vereinzelte Auftreten der Krankheit in *Japan* kann den Beobachtungen von Baelz [10]) zufolge kein Zweifel bestehen. — Auf dem *australischen Continente* [11]) und auf *Neu-Seeland* [12]) scheint Puerperalfieber bis gegen die Mitte des 5. Decenniums des laufenden Jahrhunderts sehr selten gewesen zu sein; neuere Nachrichten über die Krankheit von dort sind mir nicht bekannt geworden. Auf *Tasmania* ist dieselbe, soviel Dempster [13]) weiss, zum erstenmale im Herbste des Jahres 1833 im Districte von Norfolk bei einigen, gleichzeitig erkrankten Frauen beobachtet worden; nach den neuesten Berichten von Hall [14]) und Miller [15]) kommt Kindbettfieber sowohl in dem dortigen Gebärhause (so u. a. 1851—52 epidemisch) wie auch unter ausserhalb desselben entbundenen Frauen nichts weniger als selten

1) Die Türkei und deren Bewohner etc. Wien. 1850. II. 338.
2) Schleisner, Island undersögt etc. Kjöbenh. 1849. 50.
3) Bericht in Sundhedskoll. Forhdl. for Aaret 1844. 57; Lange, Bemaerkn. om Grönlands Sygdomsforhold. Kjöbenh. 1864. 40. — 4) Amer. Journ. of med. sc. 1835. Febr. 439.
5) ib. 1830. Febr. 300. — 6) Krankheiten des Orients. Erlang. 1847. 278.
7) Arch. de méd. nav. 1873. Sptbr. 188. — 8) Pathologia indica. Lond. 1848. 336.
9) Clinical illustrations of the more important diseases of Bengal. Calcutt. 1835. II. 433.
10) Infectionskrankheiten in Japan u. s. w. Yokohama 1882. 5.
11) Bericht in Lancet 1845. Sptbr. 321. — 12) Thomson, Brit. and foreign. med.-chir. Rev. 1854. Octbr. — 13) Transact. of the Calcutta med. Soc. 1836. VII. 356.
14) Transact. of the epidemiol. Soc. 1866. II. 69. — 15) Glasgow med. Journ. 1878. Aug. 345.

vor. — Aus *Süd-Amerika* ist mir nur eine Notiz von Feris [1]) aus Montevideo bekannt geworden, derzufolge die Krankheit daselbst im Jahre 1875 in mörderischer Weise geherrscht hat.

§. 162. Wenn die Nachrichten über die geographische Verbreitung von Puerperalfieber auch sehr unvollkommen sind und namentlich die Resultate statistischer Erhebungen über die Häufigkeit der Krankheit in ganzen Bevölkerungen an einzelnen Punkten der Erdoberfläche hinter der Wirklichkeit zurückbleiben, so unterliegt die Thatsache doch keinem Zweifel, dass die Krankheit sowohl *sporadisch*, wie *epidemisch* oder *endemisch* in Gebärhäusern oder in den zur Aufnahme von Gebärenden bestimmten Abtheilungen von Krankenhäusern unendlich häufiger ist als ausserhalb derselben, d. h. unter den in ihren Wohnungen gebärenden Frauen, wiewohl Kindbettfieber auch unter diesen nicht gerade selten in grösserem Umfange auftritt, zuweilen selbst den Character einer Epidemie annimmt.

Ich habe im Folgenden ein chronologisch-geordnetes Verzeichniss der zu meiner Kenntniss gekommenen *Puerperalfieber-Epidemieen* zusammengestellt, und wenn dasselbe auch nicht entfernt den Anspruch auf Vollständigkeit der mitgetheilten Beobachtungen erheben kann, so bietet es doch mehrere für die Geschichte der Krankheit und für das Studium der Aetiologie derselben interessante Gesichtspunkte.

Beobachtungs-			Verbreitung	Bericht-erstatter
Zeit		Ort		
1664	. . . .	Paris	Gebärabthlg. des Hôtel-Dieu	Peu [2])
1672	. . . .	Kopenhagen	in der Stadt [3])	Bartholin
1713	. . . .	Rouen, Caën	in den Städten	de la Motte
1723	. . . .	Frankft. a/M.	in der Stadt	Hoffmann
1736 } 1737 }	Winter	Paris	in der Stadt	Foderé
1746	Jan. — März	Paris	im Hôtel Dieu und in der Stadt	Malouin
1750	Frühling	Lyon . . .	im Hôtel Dieu	Pouteau
1760	Juli — Decbr.	London . . .	im British Hospital (Gebärhaus)	Leake
1761	. . . .	Aberdeen . .	?	Mackintosh
„	Mai — Juli	London . . .	in einem kleinen Privat-Gebärhause	White
1765 } 1766 }	. . . .	Kopenhagen	im Gebärhause	Saxtorph
„	. . . .	Rotterdam .	in der Stadt	Bikker
„	. . . .	Derbyshire .	in diesem u. den folgenden Jahren an versch. Orten der Grafschaft	Butter

1) Arch. de med. nav. 1879. Octbr. 258.

2) Das alphabetisch geordnete Verzeichniss der in dieser Tabelle citirten Autoren findet sich am Schlusse des Kapitels.

3) Die Bezeichnung „in der Stadt“ deutet das Vorkommen der Krankheit ausserhalb der Gebärhäuser an.

	Beobachtungs- Zeit	Ort	Verbreitung	Bericht-erstatter
1767	. . . .	Groningen .	in der Umgegend der Stadt	v. Döveren
"	. . . .	Heugon . . .	in der Parochie (Normandie)	Lepecq de la Cloture
"	Decbr. — Mai	Dublin . . .	im Gebärhause	Jos. Clarke
1769—70	Novbr. — Mai	London . . .	im Westminster-, British-Hospital u. andern Gebäranstalten auch in der Stadt	Leake White
1770	Herbst	Wien	im Gebärhause St. Marx	Fauken
"	. . . .	Rotterdam .	in der Stadt	Bikker
1771	. . . .	London . . .	in einig. Gebäranstalten	White
1772	Febr. ff.	Edinburg . .	in der Gebärabtheilung des Krankenhauses . .	Young bei Clarke
1774—75	Winter	Paris	im Hôtel Dieu und in der Stadt (viele Fälle)	Bericht I
1774	März — Mai	Dublin . . .	im Gebärhause	Jos. Clarke
1777	. . . .	Stockholm .	im Gebärhause[1]) . . .	Netzel
"	Sommer	Wien	im Krankenhause (Gebärabtheilung)	Stoll
1778	. . . .	Kopenhagen	im Gebärhause u. in der Stadt (einzelne Fälle)	Saxtorph
	Sommer	Berlin	in der Stadt (mehrere Fälle)	Selle
"	Jan. — März	Paris	im Hôtel Dieu, in der Stadt einige Fälle . .	Geoffroy
1780	Februar	Berlin	in der Stadt mehrere Fälle	Selle
1781	Septbr. — Novbr. . .	Cassel	im Gebärhause	Osiander
1781—82	Novbr. — Jan. . . .	Paris	im Hôpital Vaugirard	Doublet
1782	Januar ff.	Kopenhagen	im Gebärhause, in der Stadt mehrere Fälle .	Tode
1783—84	Decbr. — März . . .	Gladenbach	in dem Städtchen (bei Giessen) u. Umgegend viele Fälle	Diel
1786	Septbr. — Decbr. . .	Kopenhagen	im Gebärhause	Bang, Salomonsen
1786—87	Septbr. — Juli . . .	Arzago . . .	in der Ortschaft (Lombardei) sehr verbreitet	Cerri
1787	Frühling u. Sommer	Poitiers . . .	in der Stadt viele Fälle	Lamarque
"	März — April	Dublin . . .	im Gebärhause	Jos. Clarke
1787—88	Juli — Jan.	London . . .	im Gebärhause, in der Stadt mehrere Fälle .	John Clarke
1788—89	Novbr. — Jan. . . .	Dublin . . .	im Gebärhause	Jos. Clarke
1789—92	Decbr. — Octbr. . .	Aberdeen . .	im Gebärhause und viele Fälle in der Neustadt	Gordon
1791—92	Octbr. — April . . .	Kopenhagen	im Gebärhause, in der Stadt einzelne Fälle	Boysen Riisck
1792—93	Decbr. — Mai	Wien	im Gebärhause	Ficker
1793	. . . .	Stockholm .	. . . .	Netzel
"	. . . .	Amsterdam	im Gebärhause	Thijssen

1) Aus dem Berichte von Netzel über das im Gebärhause in Stockholm beobachtete Vorkommen von Kindbettfieber in den Jahren 1775—1877 habe ich alle diejenigen Jahre in dieser Uebersicht aufgeführt, in welcher die Sterblichkeit unter den Wöchnerinnen über 6 % der Entbundenen betrug.

	Beobachtungs- Zeit	Ort	Verbreitung	Bericht-erstatter
1793	. . . .	Rouen. . . .	im Hospice L'humanité	Leroy
1794	. . . .	Stockholm .	. . . .	Netzel
1795—96	Herbst u. Winter . .	Wien	im Gebärhause.	Jaeger Nebel
1798	März — April	Créteil . . .	in der Ortschaft (Dpt. Seine) viele Fälle . .	Bericht II.
1799—1800	Winter	Grenoble . .	in der Stadt viele Fälle	Bericht III.
1801—2	Decbr. — Febr. . . .	Trier	in der Stadt und Umgegend viele Fälle . .	Burckhardt
1803	. . . .	Dublin . . .	im Gebärhause	Douglas
1805	Aug. — Septbr. . . .	Rostock . . .	in der Stadt und Umgegend mehrere Fälle	Nolde
1808—12	. . . .	Yorkshire .	in Barnsley, Leeds, Huddersfield u. a. O. der Grafschaft zahlreiche Fälle	Hey Bradley
1810	Jan. — Mai	Mailand . . .	im Gebärhause Santa Catarina	Ozanam
1810—11	Winter	Landsberg .	in d. Städtchen (Landsberg) und Umgegend mehrere Fälle	Punch
„	Winter	Dublin . . .	im Gebärhause	Douglas
1811	. . . .	Stockholm .	im Gebärhause	Netzel
„	Sommer u. Herbst	London . .	in der Umgegend viele Fälle	Ramsbotham
1811—12	Juni — April	Heidelberg .	im Gebärhause, in der Stadt vereinzelt	Nägele Bayrhofer
1812	Januar ff.	London . . .	in d. Umgegend (Halloway u. a.) viele Fälle	Dunn
„	. . . .	Durham . . .	in mehreren Ortschaften d. Grafschaft zahlreiche Fälle	Armstrong
1812—13	Winter	Dublin . . .	im Gebärhause, in der Stadt vereinzelt . . .	Douglas Brenan
1813	Januar — Decbr. . .	Northumberland	in Sunderland, Alnwick, Newcastle u. a. O. der Grafschaft viele Fälle	Armstrong
1813—14	Juli — Juni	Abingdon . .	in der Stadt (Berkshire) und Umgegend viele Fälle	West
1814	Frühling	Prag	im Gebärhause	Quadrat
1814—15	Winter	Edinburgh .	im Gebärhause, einzelne Fälle in der Stadt . .	Cardiff
1815	. . . .	Dublin . . .	im Gebärhause	
1816—17	. . . .	Philadelphia	im Pennsylvania-Hosp.	Hodge
1817	Sommer	Würzburg .	im Gebärhause	d'Outrepont I.
„	. . . .	Stockholm .	im Gebärhause	Netzel
1818	Herbst	London . . .	in einer Gebäranstalt und einzelne Fälle in der Stadt	Armstrong
„	Septbr. — Decbr. . .	Lyon	im Gebärhause	Cliet
1818—19	Octbr. — August . .	Prag	im Gebärhause, in der Stadt viele Fälle . . .	Bischoff
„	Octbr. — März . . .	Würzburg .	in der Gebäranstalt . .	d'Outrepont I. II.

	Beobachtungs- Zeit	Ort	Verbreitung	Bericht-erstatter
1819	. . . .	Stockholm .	im Gebärhause	Netzel
"	Mai — Juli	Lyon	im Gebärhause	Cliet
"	Juli — Novbr. . . .	Wien	im Gebärhause, einzelne Fälle in der Stadt und den Vorstädten	Bericht IV.
"	. . . .	Glasgow . .	in einigen Vorstädten viele Fälle	Burns
1819—20	Decbr. — März . . .	Würzburg .	im Gebärhause	d'Outrepont I–III. Schloss
"	Winter	Stockholm .	ebendaselbst	Cederschjöld I.
"	Winter	Kiel	im Gebärhause	Michaelis
"	Decbr. — August . .	Dresden . .	im Gebärhause	Carus I.
	Octbr. — Januar . .	Bayern . . .	in Bamberg (in der Gebäranstalt, demnächst auch viele Fälle in der Stadt) und zahlreiche Fälle in Ansbach, Nürnberg u. Dillingen	Pfeufer Schilling
"	Winter	Dublin . . .	in den Gebäranstalten	Douglas Collins
1821	Frühling u. Sommer	Lyon	in der Charité	Beaudelocque
1821—22	März 21 — Septbr. 22	Schottland .	in Edinburgh, Glasgow, Stirling u. a. O. Schottlands in zahlr. Fällen	Campbell Mackintosh
1822—23	Winter	Marburg . .	in der Gebäranstalt . .	Busch
"	Winter	Wien	im Gebärhause	Lippich
1823	Januar	London . . .	in Queen Charlotte's-Lying-in-Hospital . . .	Ferguson
"	. . . .	Dublin . . .	im Gebärhause	Collins
1824	Winter	London . . .	in einer Gebäranstalt .	Gooch
"	Januar — Mai	Dresden . .	im Gebärhause	Carus II.
1824—25	Novbr. — Januar . .	München . .	in der Entbindungsanstalt	Graf
1825	Januar — April . . .	Berlin	in der Gebäranstalt, in der Stadt viele Fälle	Siebold
"	. . . .	London . . .	in einem Gebärhause .	Ferguson
"	. . . .	Hannover . .	im Gebärhause	Dommes
"	. . . .	Prag	in der Gebäranstalt . .	Quadrat
1825—26	Winter	Edinburgh .	im Gebärhause	Sidey
"	Novbr. ff.	Stockholm .	im Gebärhause	Cederschjöld II.
1826	. . . .	Nastätten . .	in d. Ortschaft (Nassau) in weiterer Verbreitg.	Ricker
	. . . .	Stockholm .	im Gebärhause	Netzel
"	Januar — Juni . . .	Berlin	in der Charité	Neumann
	. . . .	Dublin . . .	im Gebärhause	Collins
	. . . .	Paris	im Hôtel-Dieu	Beaudelocque
"	. . . .	Birmingham	im Gebärhause, in der Stadt einzelne Fälle .	Ingleby
1827	April — Mai	Barmen . . .	in der Stadt viele Fälle	Sonderland
1827—28	Novbr. — Januar . .	Neuenhaus .	in der Stadt (im Bentheim'schen) und Umgegend viele Fälle . .	Miquel

Beobachtungs- Zeit		Ort	Verbreitung	Bericht-erstatter
1828	. . . .	Dublin . . .	im Gebärhause	Collins
1828—29	Herbst u. Winter . .	London . . .	im Westminster-Hospital, in der Stadt viele Fälle	Hingeston, Gooch, Ferguson
"	. . . .	Amsterdam	im Gebärhause	Tilanus
1829	. . . .	Wien	im Gebärhause	
"	. . . .	Hannover . .	in der Gebäranstalt . .	Dommes
"	. . . .	Dublin . . .	im Gebärhause	Collins
"	Febr. — August . .	Kopenhagen	im Gebärhause	Kayser
"	das Jahr hindurch	Paris	in der Maternité	Tonnellé, Duplay
1830	Winter	Toulouse . .	in der Stadt viele Fälle	Brun
"	. . . .	Prag	im Gebärhause	Quadrat
"	April — Juni	Dresden . .	im Entbindungsinstitut	Haase I.
"	. . . .	Kiel	in der Entbindungsanstalt	Michaelis
1830—31	Som. 30 — Herbst 31	Giessen . . .	im Gebärhause	Ritgen.
"	Decbr. — März . . .	Paris	in der Maternité	Cruveilhier, Nonat
"	Winter u. Frühling	Manchester .	im Gebärhause, in der Stadt viele Fälle . . .	Robertson
"	. . . .	Philadelphia	im Pennsylvania-Hosp.	Hodge
1831	. . . .	Usingen . . .	in d. Ortschaft (Nassau) viele Fälle	Ricker
"	. . . .	Stockholm .	im Gebärhause	Netzel
"	Herbst	Aylesbury .	zahlreiche Fälle in der Stadt	Ceely
"	Herbst	Plymouth . .	ebenfalls viele Fälle in der Stadt	Blackmore
"	August — Decbr. . .	Paris	im Hôtel-Dieu und der Maternité	Nonat
1832	Winter	München . .	im Gebärhause	Martin I.
"	April — Juni	Bonn	zahlreiche Fälle im Gebärhause u. in d. Stadt	Levin
1833	. . . .	Usingen . . .	wieder zahlreiche Fälle	Ricker
"	. . . .	Wien	im Gebärhause	
"	August — Septbr. .	Birmingham	im Gebärhause, in der Stadt einzelne Fälle	Ingleby, Elkington
"	Herbst	Edinburgh .	zahlreiche Fälle in der Stadt	Patterson
"	Febr. — März	Philadelphia	im Pennsylvania-Hosp.	Hodge
1833—35	Octbr. 33 — Mai 35	Prag	im Gebärhause	Quadrat
1834	. . . .	Gratz	im Gebärhause	Schöller
"	Januar — Mai	Wien	im Gebärhause	Bartsch, Martin II.
1834	Herbst	Dublin . . .	im neuen Gebärhause, nachdem zuvor einzelne Fälle in andern Gebäranstalten und in der Stadt	Beatty I.
"	. . . .	Paris	in der Maternité	Tanchou
"	Januar — März . . .	Trarbach . .	in d. Städtchen (Rgsbz. Coblenz) viele Fälle .	Graff
"	. . . .	Bamberg . .	im Gebärhause und in der Stadt	Rapp
1834 35	Septbr. — März . . .	Kiel	im Gebärhause, einzelne Fälle in der Stadt . .	Michaelis

Jahr	Beobachtungs- Zeit	Ort	Verbreitung	Berichterstatter
1835	. . . .	Paimbœuf	im Arrond. (Dpt. Loire infér.) zahlreiche Fälle	Aubinais
	März — April	Hannover	in der Entbindungsanstalt	Dommes
	Herbst	Würzburg	im Gebärhause und in der Stadt	d'Outrepont IV.
1835—36	Winter	Kiel	im Gebärhause	Michaelis
1836	Frühling	Hadamar	kleine Epidemie im Orte (Nassau)	Ricker
„	Winter u. Frühling	Wien	im Gebärhause	Hauner, Helm
„	Januar — Febr.	Dublin	im neuen Gebärhause	Beatty II.
1837	Januar	Dublin	im neuen Gebärhause	Beatty II.
„	Febr. — Mai	Dresden	in der Entbindungsanstalt	Haase II.
„	März — Mai	Kopenhagen	im Gebärhause, in der Stadt einzelne Fälle	Müller, Bericht V.
1837—38	Decbr. — April	Greifswald	im Gebärhause, einzelne Fälle in der Stadt	Berndt
1838	Januar — Mai	London	in einem Gebärhause	Ferguson
„	Herbst	Dresden	im Entbindungsinstitut	Haase II.
„	März — August	Paris	in der Clinique	Dubois I., Voillimier
1838—39	Novbr. — Juli	Prag	im Gebärhause	Jungmann I.
1839	Januar — März	Dresden	im Entbindungsinstitut	Haase III.
„	Mai — Juli	Wangen	unter allen zur Zeit daselbst Entbundenen	Zengerle
1839—40	Octbr. — Januar	Kopenhagen	im Gebärhause	Kayser, Müller
1840	Octbr. — Decbr.	Dülmen	in der Gemeinde (Coesfeld) viele Fälle	Bericht VI.
	Novbr. — Decbr.	Stockholm	im Gebärhause	Elliot, Netzel
	. . . .	Paris	im Hôtel-Dieu	Bourdon
„	Frühling	Prag	im Gebärhause	Jungmann II.
1840—41	Septbr. — März	Berlin	in der Charité, auch in der Stadt viele Fälle	Schönlein, Jonas, de Lingen, Diemer
„	Decbr. — März	Halle	in der Entbindungsanstalt	Litzmann
1841	. . . .	Stockholm	im Gebärhause	Netzel
„	Januar — März	Doncaster	in der Stadt viele Fälle	Storrs
„	März	Paris	in der Maternité und Clinique	Dubois II., Bericht VII.
1841—42	Decbr. — Mai	Millersburgh	im Gebärhause, später auch viele Fälle in der Stadt (Ohio)	Bowen
1842	Januar — März	Peitz	in der Stadt zahlreiche Fälle	Schlesier
	März — April	Philadelphia	im Gebarhause	Wilson
	Febr. — Mai	Paris	in der Maternité	Bericht VIII.
	Januar — Decbr.	Gratz	im Gebärhause	Götz
	Febr. — Juni	Rennes	im Hôtel-Dieu	Botrel

	Beobachtungs- Zeit	Ort	Verbreitung	Berichterstatter
1843	. . . .	Rouen	im Gebärhause	Hervieux
"	Frühling u. Sommer	Dorpat . . .	im Gebärhause, auch in d. Stadt mehrere Fälle	Koch
"	Januar — April . . . August — Decbr. . .	Paris	in allen Gebärhäusern, auch zahlreiche Fälle in der Stadt	Bouchut Bidault
1844	. . . .	Stockholm .	im Gebärhause	Netzel
"	. . . .	Rouen	im Gebärhause	Hervieux
	Septbr. — Novbr. . .	Paris	in den Gebärhäusern .	Bouchut Bidault
	Frühling	Rennes . . .	im Hôtel-Dieu	Botrel
	Juli — Octbr.	Girresheim .	in der Ortschaft (bei Düsseldorf) viele Fälle	Scheider
	Septbr. — Novbr. . .	Kopenhagen	im Gebärhause	Kayser Bericht IX.
	Febr. — Juni	Hads-Herred	in der Gemeinde (Phys. Aarhuus, Jütland) viele Fälle	Schäffer Jespersen
	Novbr. — Decbr. . .	Aalborg . . .	in der Stadt zahlreiche Fälle	Speyer
	Sommer	Jacobshavn .	kleine Epidemie in der Ortschaft (Nord-Grönland)	Kayser II.
1844—45	Winter	Lyon	im Gebärhause	Vernay
1845	März	Dublin . . .	im Gebärhause	Mc Clintock I.
"	. . . .	Rouen	im Gebärhause	Hervieux
1845—46	Winter	Paris	bes. im Hôtel-Dieu und Charité, demnächst auch in Hôpital St. Louis und Pitié, auch viele Fälle in der Stadt	Bericht XII.
"	Winter	Lyon	im Gebärhause	Vernay
1846	. . . .	Stockholm .	im Gebärhause	Netzel
"	. . . .	Wien	im Gebärhause	
	. . . .	Rouen	im Gebärhause	
	Frühling	Petersburg .	im Hebammeninstitute	Hugenberger
"	Juli	Gröningen .	im Gebärhause	Baart de la Faille
1846—47	Novbr. — Febr. . . .	Würzburg .	in der Entbindungsanstalt	Heymer
	Decbr. ff.	Toulouse . .	im Gebärhause und im Hôtel-Dieu	d'Orbcastle
"	Decbr. — März . . .	Berlin	in der Charité	Virchow I.
1847	April	Stuttgart . .	im Gebärhause	Elsässer I.
"	. . . .	Ohio	an vielen Orten des Staates zahlreiche Fälle	Holston
1848	. . . .	Kiel	im Gebärhause	Michaelis
"	Frühling u. Herbst	Petersburg .	im Hebammeninstitute	Hugenberger
"	Decbr.	Bornholm .	zahlreiche Fälle in der Bevölkerung	Bericht X.
1849	. . . .	Stockholm .	im Gebärhause	Netzel
"	. . . .	Bern	im Gebärhause	Herrmann
1849—50	Septbr. — Juni . . .	Stuttgart . .	im Gebärhause, auch in der Stadt u. a. O. Würtembergs viele Fälle .	Elsässer II.

	Beobachtungs- Zeit	Ort	Verbreitung	Bericht-erstatter
1849—50	. . . .	Tübingen . .	im Gebärhause	Reuss
1850	März	Kopenhagen	zahlreiche Fälle in der Stadt	Hassing
„ ff.	. . . .	Stockholm .	im Gebärhause	Netzel
„	Frühling	Rezé	in der Ortschaft (Dpt. de la Loire infér.) . .	Galicier
1850—51	Novbr. — Febr. . . .	New-York .	in d. Gebärstation d. Coloured-Home-Hospital	Parkins
1851	Octbr. ff.	Stockholm .	im allgem. Gebärhause	Retzius I.
„	. . . .	Christiania .	im Gebärhause, auch einzelne Fälle in der Stadt	Faye
„	Juli — Septbr. . . .	Bordeaux . .	zahlreiche Fälle in der Stadt	Burguet
1851—52	. . . .	Pennsylvan.	in vielen Gegenden des Staates zahlreiche Fälle	Leasure Bericht XI.
	Septbr. — Januar .	Brakel . . .	in d. Städtchen (Rgsbzk. Minden) viele Fälle .	Disse
	. . . .	Tasmania . .	im Gebärhause	Hall
„	Decbr. — Mai	Leer	in der Ortschaft (Hannover) und Umgegend	Kirchhoff
1852	. . . .	Paris	in der Clinique	Dubois III.
„	Frühling	Petersburg	im Hebammeninstitute	Hugenberger
1852—53	Winter	Petersburg	im Hebammeninstitute	Hugenberger
1853	Febr. ff.	Gröningen .	im Gebärhause	Baart de la Faille
„	Winter	Berlin	im Gebärhause in der Charité	Credé
1854	Herbst	Paris	in der Maternité	Charrier
„	Febr. — April . . .	München . .	zahlreiche Fälle in der Stadt	Berliner
„	Juli — Septbr. . . .	Petersburg .	im Hebammeninstitute	Hugenberger
1854—55	Juni — Mai	Dünkirchen	zahlreiche Fälle in der Stadt	Zandyk
	Decbr. — Febr. . . .	Dublin . . .	im Gebärhause, einzelne Fälle in der Stadt . .	Mc Clintock II.
1855—56	Novbr. — Mai	Petersburg .	im Hebammeninstitute	Hugenberger
1856	Febr. — März	Middelburg .	in der Stadt und andern Punkten auf Zeeland Fälle	Doornick
„	. . . .	Paris	in der Clinique	Dubois III.
1856—57	Decbr. — Juni . . .	München . .	im neuen Gebärhause, demnächst auch in andern Gebärhäusern, sowie in der Stadt und Umgegend viele Fälle	Martin III.
	Novbr. — März . . .	Strassburg .	in der Geburtsklinik, auch Fälle in der Stadt und Umgegend	Levy
1857	März — April	Prag	im Gebärhause	Dor
1857—58	Winter	Berlin	in der Charité	Virchow II.
„	das Jahr hindurch	New-York .	im Bellevue-Hospital .	Barker
1858	März — Mai	Prag	in der Gebäranstalt . .	Heiss
„	Herbst u. Winter .	Berlin	Geburtshülfl. Klinik . .	Martin

	Beobachtungs- Zeit	Ort	Verbreitung	Berichterstatter
1858	Juni — Decbr. . . .	Helsingfors .	im Gebärhause, später auch viele Fälle in der Stadt	Pipping-skjöld
"	Mai — Juni	Trient. . . .	im Institute alle Laste	Esterle
"	. . . .	Bern.	im Gebärhause	Herrmann
"	. . . .	Paris	in der Clinique	Dubois III.
1858—59	Novbr. — März . . .	Petersburg .	im Hebammeninstitute	Hugenberger, Grünewald
1859	Febr. — April . . .	Würzburg .	im Gebärhause, auch Fälle in der Stadt und Umgegend	v. Franque I. Scanzoni
"	Juli — Novbr. . . .	Petersburg .	im Hebammeninstitute	Hugenberger
"	Februar.	Amsterdam	in der Gebärabtheilung des Krankenhauses. .	Lehmann
1859—60	. . . .	Prag.	im Gebärhause.	Weber
"	Winter	Berlin. . . .	in der Charité und im Königl. Entbindungsinstitute, auch viele Fälle in der Stadt	Martin IV. Nagel
"	Winter	Stockholm .	im Gebärhause.	Retzius II.
"	August — Januar .	Giessen . . .	im Gebärhause.	Kehrer
1860	Januar — Juni . . .	Würzburg .	im Gebärhause.	v. Franque II.
"	Januar — Juni . . .	München . .	im Gebärhause.	Hecker I.
1860—61	Winter	Strassburg .	im Gebärhause.	Sieffermann
1861	Januar — Septbr. .	Prag.	im Gebärhause, in der Stadt viele Fälle . . .	Löschner
"	Januar — Febr. . . .	Paris	im Hospital St. Louis	Pihan-Dufeillay
1861—62	Winter	Dublin . . .	im Gebärhause, auch in der Stadt und Umgegend einige Fälle .	Denham
"	Octbr. — August . .	München . .	im Gebärhause.	Hecker II.
"	Winter	Wien	im Gebärhause.	Späth
1862—63	Winter	Jena.	in der Gebäranstalt . .	Rupert
1863	. . . .	Stockholm .	im Gebärhause . . .	Netzel
1863—64	Octbr. — Febr. . . .	Ollmütz. . .	in der Gebäranstalt . .	Schoefl
1863—65	. . . .	Schwezingen	in der Stadt und 4 benachbart. Ortschaften in zahlreichen Fällen	Naumann
1864 1865	. . . .	Stockholm .	im Gebärhause.	Netzel
"	Frühling	Mannheim .	kleine Epidemie in der Stadt	Stehberger
1866	Juni — Aug.	Lyon	im Gebärhause der Charité.	Fonteret
"	Mai	Dürkheim .	kleine Epidemie in der Stadt	Kaufmann
1868	. . . .	Lyon	im Hôpital de la Croix-Rousse	Guyenot
1868—69	Winter	Montpellier .	im Gebärhause.	Serre
"	Winter	Berlin. . . .	in der geburtsh. Abth. der Charité	Schultze
"	Winter	Paris	im Hôpital de la Pitié	Bericht XIII.

Beobachtungs- Zeit		Ort	Verbreitung	Bericht-erstatter
1869	Herbst	Paris	im Hôpital St. Antoine	Lorain, Martin V.
1870	Januar	Breslau	im Gebärhause	Spiegelberg
1870—74		Philadelphia	schwere Epidemie im Philadelphia-Hospital	Parry
1872		Stockholm	im Gebärhause	Netzel
"	Octbr.—Novbr.	Bensheim	in der Ortschaft (Hessen)	Kraus
"	Febr.—April	Paris	im Hôpital St. Antoine	Quinquaud
1872—73	Novbr.—Jan.	Leipzig	kleine Epidemie in der Stadt	Ahlfeld
1873	Winter	Melbourne	im Gebärhause und der Stadt	Bericht XIV.
1873—74	Winter u. Frühling	New-York	in den Gebärabtheilungen des Bellevue- und Charity-Hospital	Lusk
1878	Januar—Mai	Paris	im Hôpital Beaujon	Chevance
1879	December	Krakau	in der geburtsh. Klinik	Mars
"		Schwenningen	kleine Epidemie in der Ortschaft	Haehnle
"	März—August	Berlin	in der geburtsh. Abth. der Charité	Runge

§. 163. Wenn man auch unbedenklich annehmen darf, dass Kindbettfieber innerhalb der tropischen und subtropischen Gegenden häufiger vorkommt, als die von dort vorliegenden, sparsamen Nachrichten es erkennen lassen, so wird die Krankheit daselbst doch jedenfalls seltener als in höheren Breiten angetroffen. — Ohne Zweifel erklärt sich dies zum grossen Theile daraus, dass die Hauptsitze des Leidens, Gebäranstalten, dort in einem weit geringeren Maasse, als hier, Eingang gefunden haben, in den wenig civilisirten Ländern sogar vollständig fehlen, zum Theil aber erklärt sich die relative Exemption, deren sich jene Gegenden von Kindbettfieber erfreuen, auch aus *klimatischen Verhältnissen*. — Den Beweis hierfür finde ich in dem Umstande, dass in den mittleren und höheren Breiten das Maximum der Krankheitsfrequenz in die kalten, das Minimum in die warmen *Jahreszeiten* fällt. Fast alle Beobachter älterer und neuerer Zeit, wie Rivière, Willis, Bartholin, Manning [1]), de la Roche [2]), Duges [3]), Conquest [4]), Dubreilh [5]), Virchow [6]), Hervieux [7]) u. v. a. haben sich übereinstimmend über die Prävalenz der Krankheit als Epidemie oder Endemie zur Winter- und Frühlingszeit ausgesprochen und diese Beobachtungen der einzelnen Forscher finden in der Statistik die vollste Bestätigung.

1) Treatise on female diseases. Lond. 1771. 360.
2) Recherches sur la nature et le traitement de la fièvre puerpérale etc. Par 1783.
3) Journ. gén. de méd. 1826. Tome CV. 96.
4) Observations on puerperal inflammation etc. Lond. 1830.
5) De la fièvre puerp. épidémique. Bordeaux 1848.
6) Monatsschr. für Geburtskde. 1858. XI.
7) l. c. (conf. Litteratur-Verzeichniss) p. 58.

Von 195 der oben citirten Kindbettfieber-Epidemieen, bei welchen die Zeit ihres Vorherrschens genauer bezeichnet ist, haben

66 im Winter	11 im Herbst und Winter
34 „ Frühling	10 „ Sommer
25 „ Winter und Frühling	7 „ Sommer und Herbst
21 „ Herbst	5 „ Frühling und Sommer

geherrscht. 16 Epidemieen haben sich über mehrere Jahreszeiten erstreckt. — Nach den Mittheilungen von Hugenberger[1]) aus dem St. Petersburger Hebammeninstitute gestaltete sich die Krankheitsfrequenz während eines 15jährigen Zeitraumes in den einzelnen Jahreszeiten folgendermaassen: es wurden verpflegt

im Winter	2106 Wöchnerinnen, von welchen	405 = 19.23% erkr.	u. 88 = 4.18%	erlagen
„ Frühling	1934 „ „ „	292 = 15.09% „	„ 66 = 3.41%	„
„ Herbste	2069 „ „ „	310 = 14.98% „	„ 45 = 2.17%	„
„ Sommer	1927 „ „ „	227 = 11.77% „	„ 39 = 2.02%	„

Späth[2]) theilt folgende Mortalitätsstatistik an Kindbettfieber aus den beiden Kliniken des allgemeinen Gebärhauses in Wien nach 24jährigen (1840—1863) Beobachtungen mit:

	I. Klinik			II. Klinik		
	Zahl der Entbundenen	gestorben	Proc.	Zahl der Entbundenen	gestorben	Proc.
Januar	8307	535	6.4	6776	243	3.5
Februar	7926	420	5.2	6542	180	2.7
März	8323	457	5.4	7068	289	4.0
April	7688	413	5.3	6520	237	3.6
Mai	8239	302	3.6	6834	183	2.6
Juni	7149	221	3.0	6230	142	2.2
Juli	6900	271	3.9	6071	125	2.0
August	6699	260	3.8	6067	126	2.0
September	6976	242	3.4	6218	188	3.0
October	7322	456	6.2	6191	194	3.1
November	7222	488	6.7	6228	231	3.7
December	7699	491	6.3	6672	258	3.8

Es geht hieraus hervor, dass sich das Mortalitätsverhältniss in den Sommermonaten zu dem in den Wintermonaten auf der I. Klinik = 3.0 : 6.7, auf der II. Klinik = 2.0 : 4.0, d. h. fast um die Hälfte günstiger gestaltet hat. — Von 135 Todesfällen an Kindbettfieber während eines 13jährigen Zeitraumes in Bergen (Gebärhaus und Stadt) kamen nach Vogt[3]) auf die

Monate October — März (15, 12, 21, 20, 15, 11) 94 Fälle, auf die
Monate April — September (10, 5, 7, 9, 8, 2) 41 Fälle.

Rechnet man noch den April zur kalten Jahreszeit, so verhielt sich die Sterblichkeit in den 7 kalten Monaten zu den 5 warmen = 14.85 : 6.2.

Dem Berichte von Lusk[4]) über die Sterblichkeit an Kindbettfieber in den Jahren 1867—1875 in New-York, die in Summa 1947 betrug, entnehme ich folgende Daten: es erlagen im

---

1) Das Puerperalfieber im St. Petersburger Hebammen-Institute etc. St. Petersb. 1862. 5.
2) Zeitschr. der Wiener Aerzte l. c.
3) Norsk Magaz. for Laegevidensk. 1872. III. R. II. 419. — 4) l. c.

Monat			Monat		
December	173		Juni	136	
Januar	197	Winter 614	Juli	111	Sommer 371
Februar	244		August	124	
März	255		September	78	
April	236	Frühling 694	October	72	Herbst 268
Mai	203		November	118	

In den 6 kalten Monaten (November — April) betrug die Sterblichkeit 1223, in den 6 warmen dagegen 724, also ein Verhältniss, das dem in Wien und Bergen gefundenen sehr nahe kommt.

In der Maternité in Paris erlagen, nach Hervieux [1]), in den Jahren 1830 bis 1841 in den kalten Monaten von 18,108 Entbundenen 868 = 4.8%, dagegen in den 6 warmen Monaten von 15,956 Entbundenen 465 = 2.9%, also auch hier ein Verhältniss wie in den vorstehenden Mortalitäts-Statistiken.

§. 164. Das epidemische oder endemische Vorherrschen der Krankheit während der kalten Monate ist mehrfach in Beziehung zu den an eben diese Jahreszeit gebundenen *Witterungsverhältnissen* gebracht, d. h. der Einfluss kalter, besonders feuchtkalter Witterung und stärkerer Temperaturwechsel auf Gebärende oder Neu-Entbundene ist als ein wesentlicher Factor in der Krankheitsgenese geschätzt worden. — Ich halte diese Auffassung der Thatsachen für eine irrthümliche. Abgesehen davon, dass die Krankheit ebenso häufig zur Zeit milder, wie sehr kalter, trockener wie feuchter, gleichmässiger wie wechselnder Witterung geherrscht hat, spricht vor Allem der Umstand gegen diese Ansicht, dass wiederholt in einem Gebärhause die heftigsten Kindbettfieber-Epidemieen geherrscht haben, während in andern Gebäranstalten desselben Ortes (Wien, Berlin, London, Paris u. a.), die also unter denselben Witterungseinflüssen standen, die Krankheit sich gar nicht oder nur in sehr geringem Umfange fühlbar machte — ein Verhältniss, auf welches ich später noch einmal zurückkomme —, und dass, während die Entbundenen in der Gebäranstalt einer Stadt von Puerperalfieber decimirt wurden, die in ihren Wohnungen Gebärenden desselben Ortes, welche der incriminirten Schädlichkeit in einem nicht geringeren Grade, oder — wie namentlich im Proletariate — in einer viel empfindlicheren Weise ausgesetzt gewesen waren, von der Krankheit ganz verschont blieben, ja dass überhaupt das Auftreten und Vorherrschen von Puerperalfieber ausserhalb Gebärhäuser sich weit unabhängiger von der Jahreszeit gezeigt hat, als innerhalb derselben. So bemerkt u. a. Bradley bezüglich der Witterungsverhältnisse zur Zeit des Vorherrschens der Krankheit in den Jahren 1808—1812 in vielen Orten von Yorkshire: „it prevailed equally in cold and hot weather, in wet and dry seasons, in winter and summer“; in Rostock herrschte Kindbettfieber 1805 zur Zeit heisser Sommerwitterung, und ähnliche Verhältnisse lassen sich in mehreren andern Epidemieen nachweisen.

Zu derselben Ansicht über die Bedeutung von Witterungseinflüssen auf die Krankheitsgenese sind viele andere Beobachter gelangt. So erklärt Cruveilhier in seinem Berichte über die Puerperalfieber-Epidemie des Jahres 1830—31 in der Maternité in Paris: „J'ai vainement cherché dans les vicissitudes atmosphériques, soit brusques, soit graduelles, dans le froid sec ou dans le froid humide, les causes de l'epidemie,“ und ebenso spricht sich Voillemier nach seinen Erfahrungen in der Epidemie des Jahres 1838 in der Clinique in Paris aus; Grünwaldt sagt in seinem Berichte über Puerperalfieber in dem Hebammeninstitute in St. Peters-

[1]) l. c. 58.

burg: „die Witterung äusserte durchaus gar keinen Einfluss, weder auf (stehung noch auf den Verlauf der Erkrankungen; eine genaue Vergleich Barometer- und Thermometerstandes an jedem Tage, ebenso der Windr zeigte, dass bei jedem Wind und Wetter Erkrankungen in gleichem Verl vorkamen, wie auch, dass die atmosphärischen Zustände, wie sie am T Geburt obgewaltet hatten, nirgends constante Bedingungen für den Ver Wochenbettes abgaben."

Wenn somit, was ja nicht zu bezweifeln, das epidemisch herrschen von Kindbettfieber in Gebärhäusern in einer besti Beziehung zu den Jahreszeiten steht, bez. die kalten Monat höhere, die warmen eine niedrigere Mortalität mit sich führen Differenzen sich aber nicht aus dem directen Einflusse der Wi auf die Gebärenden und Neu-Entbundenen erklären lassen, so li Vermuthung nahe, dass die durch die kalte Jahreszeit beding staltung der hygienischen Verhältnisse in den Gebärhäusern den lichen Grund für jene Steigerung der Erkrankungen und To abgeben, der jahreszeitliche Einfluss auf die Krankheitsfrequen kein mittelbarer, sondern ein unmittelbarer ist — ein Resultat, auch Späth, Hervieux u. a. gekommen sind.

§. 165. Irgend welche *Bodenverhältnisse* für das epide oder endemische Vorkommen von Kindbettfieber verantwortlich r zu wollen, wird selbst den enragirtesten Boden- und Grund theoretikern nicht beikommen können. Die Krankheit hat i Elevationen, in hoch und trocken, wie tief- und feucht gelegenen auf sandigem oder sumpfigem wie auf steinigem Boden gehe und wenn in dieser Beziehung noch irgend ein Zweifel bestün wird derselbe einfach durch die Thatsache beseitigt, dass in ein derselben Anstalt eine Abtheilung Wochen oder Monate lang v schwersten Kindbettfieber-Epidemie heimgesucht ist, während i andern, nur durch eine oder ein paar Wände von derselben g denen Abtheilung die Entbundenen sich der besten Gesundh hältnisse erfreuen.

§. 166. In der Geschichte des Puerperalfiebers, so w dasselbe in seinem Vorkommen während der letzten drei Jahrh verfolgen können, tritt unter allen denjenigen Momenten, an die Krankheitsgenese irgend wie gebunden zu sein scheint, ke ausgesprochen und so constant in den Vordergrund, als die *deranz der Krankheit in Gebärhäusern* im Gegensatze zu dem selteneren Vorkommen derselben ausserhalb dieser Institute. — man auch, wie bereits bemerkt, zugeben muss, dass die aus statis Erhebungen ermittelte Zahl der Erkrankungen und Todesfälle a peralfieber unter den in ihren Wohnungen Entbundenen hint Wirklichkeit zurückbleibt, so ist die Differenz zwischen diese und den in Gebärhäusern constatirten Erkrankungs- und Tod doch so gross, dass selbst die rigoröseste Skepsis das überv häufige Vorkommen von Kindbettfieber in Gebärhäusern nicht wi disputiren können. — Während sich nach den oben (S. 29 getheilten statistischen Erhebungen in einer Reihe der europ Kulturstaaten die mittlere Sterblichkeit an Puerperalfieber unter nerinnen in deren Wohnungen auf 0.6—0.7 % im Mittel ber erreicht dieselbe in den Gebärhäusern eine mittlere Höhe von 2—4 %, unter ungünstigen Verhältnissen steigt sie selbst noch höher. — Lefort [1]) berechnet, dass unter 934,781 Puerperen, welche in verschiedenen Städten Europas in ihren Wohnungen entbunden worden waren, 4405 = 0.47 %, dagegen unter 888,312 in Gebärhäusern Entbundenen 30,549 = 3.4 % im Wochenbette erlagen. — Während die Sterblichkeit unter Puerperen in Petersburg innerhalb 15 Jahren 0.7 % betrug, stellte sie sich in dem Hebammeninstitute daselbst in derselben Zeit auf 3.8, in den übrigen Gebärhäusern sogar auf 4.6 %; Hugenberg, dessen Schrift diese Daten entnommen sind, bemerkt zudem [2]), dass während die Krankheit in jenem Zeitabschnitte in dem Hebammeninstitute 6mal epidemisch geherrscht hat, im Weichbilde der Stadt nicht eine Epidemie von Kindbettfieber beobachtet worden ist. — In den 6 grossen Pariser Gebäranstalten (Maternité, Clinique, Hôtel Dieu, St. Louis, St. Antonie und Lariboisière) betrug die Sterblichkeit unter den Entbundenen nach 60jährigen Beobachtungen (1802—1862) im Mittel 4.8 % [3]), während sie unter den in ihren Wohnungen Gebärenden sich auf nicht voll 0.6 % berechnet. — In Genua starben in den Jahren 1857—66 von den in den Wohnungen Entbundenen im Wochenbette nur 0.42 %, während die Sterblichkeit unter den im Gebärhause Entbundenen in den Jahren 1855—66 die im Mittel enorme Höhe von 8.8 % erreichte. — In der Gebäranstalt in Pavia betrug die Sterblichkeit der Wöchnerinnen in den Jahren 1861—69 im Mittel 2.3 %; im Gebärhause von Rom herrschte die Krankheit so constant, dass die Anstalt wegen Kindbettfieber-Epidemieen fast alljährlich geschlossen werden musste [4]). Erwähnenswerth ist endlich noch die Thatsache, dass von den oben verzeichneten 288 Epidemieen

- 178 ausschliesslich in Gebärhäusern und andern zur Aufnahme von Gebärenden bestimmten Anstalten,
- 46 in diesen und gleichzeitig in mehr oder weniger bedeutendem Umfange unter den ausserhalb dieser Institute Entbundenen,
- 52 in Städten oder Ortschaften, zum Theil auch in der unmittelbaren Umgegend derselben, schliesslich
- 12 in weiterer Verbreitung über grössere oder kleinere Landstriche geherrscht haben.

§. 167. Es geht hieraus hervor, dass *Puerperalfieber* vorwiegend den *Character einer Hospitalkrankheit* trägt, und daher war auch bei der Frage nach der Krankheitsursache die Aufmerksamkeit der Gynäkologen von jeher auf eine Constatirung derjenigen Verhältnisse in den Gebäranstalten hingerichtet, an deren Existenz das endemische Vorherrschen oder das epidemische Auftreten der Krankheit daselbst vorzugsweise gebunden zu sein schien.

Dass es sich bei Kindbettfieber um einen infectiösen Krankheitsprocess handelt, war schon von mehreren der ersten Beobachter, welche sich mit dem Studium dieser Krankheit eingehender beschäftigt hatten, wie u. a. von Mercado, Willis, Sydenham erkannt worden; den Anschauungen der Zeit gemäss wurde die Krankheit als eine „faulige“

---

1) Gaz. des hôpit. 1866. 152. — 2) Das Puerperalfieber etc. 48.
3) Tarnier, Gaz. des hôpit. 1866. 151. — 4) Sormani l. c.

bezeichnet und so in die Klasse der „febres putridae“ eing eine Ansicht, die zuerst in England und Deutschland, nach U dung des Brossaisismus auch in Frankreich Boden gewann. In hatte man den Einfluss von Zersetzungs- und Fäulnissprocess nischer, namentlich animalischer Stoffe auf das Vorkommen d ligen (später sogenannten „typhösen“) Krankheiten“ kennen und so drängte sich den Beobachtern um so mehr die Ueber auf, dass die Krankheitsquelle in der Ueberfüllung und der d bundenen mangelhaften Reinigung und Ventilation der zur A von Gebärenden und Entbundenen bestimmten Räumlichkeiten s sei, als der puerperale Process an sich eine ergiebige Quelle Zersetzungsproducte abgiebt. — Man supponirte somit als Kr ursache ein aus dem Mephitismus erzeugtes *Miasma*, welches Luft suspendirt, von den Puerperen durch die Athmungsorg genommen werde und einen Vergiftungsprocess hervorrufe, vorzugsweise in den Genital- und den denselben benachbarten — als dem pars minoris resistentiae — localisire; weiter aber man aus der Erfahrung, dass nach Einschleppung eines Fa Kindbettfieber in eine Gebäranstalt oder in einen Saal dersel bald auch andere Entbundene von der Krankheit ergriffen dieselbe sich somit als eine übertragbare characterisirte, dass sie halb des erkrankten Organismus ein *Contagium* entwickele, von demselben ausgeschieden, eine von miasmatischen Einflüss unabhängige, weitere Verbreitung der Krankheit zur Folge h

Die dieser Theorie zu Grunde liegende Voraussetzun hygienische, besonders aus Ueberfüllung der Gebärsäle hervor Missstände eine wesentliche Veranlassung zur Bildung epid oder endemischer Kindbettfieber-Heerde abgeben, hat in der und neuesten Zeit bei den ärztlichen Vorständen von Gebär kaum noch Widerspruch gefunden. — Schon in dem ersten e logischen Berichte, den wir über Puerperalfieber überhaupt dem vom Jahre 1664 aus dem Hôtel-Dieu in Paris, wird da gewiesen, dass das Krankenhaus eben damals mit Kranken, und lich mit ungewöhnlich zahlreichen Wund-Kranken überfüllt, die in den Krankensälen äusserst mangelhaft war, und, wie ausd erklärt wird, die Abtheilung für die Gebärenden und Entb sich unmittelbar über den mit Wund-Kranken belegten Sälen be In gleicher Weise äussern sich Cruveilhier in seinem Beric die Kindbettfieber-Epidemie 1830 in der Maternité in Paris, i hinzufügt: „j'ai constamment vu les maladies prendre un cara gravité indomptable avec l'encombrement, ou s'atténuer par l'eff diminution de population“, so wie Dubois und Voillemier Mittheilungen über die Epidemie 1838 in der Clinique, ind erstgenannte auf die ungünstige Lage der Anstalt in der barsten Nähe des anatomischen Theaters hinweist, und der z seinem Berichte erklärt: „j'ai dit qu'outre les causes d'infecti culières à chaque maison d'accouchements, il en existait une a leur était commune à toutes, c'est la réunion d'un grand nombre mes accouchées sur un même point“. — Gleichlautende Bericht aus der Maternité in Lyon vor; bezüglich der Winterepi 1844—45 und 1845—46 daselbst bemerkt Vernay, dass die sehr überfüllt und wegen der Kälte mangelhaft ventilirt war, und bezüglich der Sommerepidemie 1866 erklärt Fonteret, dass nach den sehr eingehenden Untersuchungen des dirigirenden Arztes Dr. Delore die Ursache der Epidemie lediglich in jenen localen Missständen zu suchen war. — In dem Berichte von Cäderschjöld über die Kindbettfieber-Epidemie des Jahres 1825 im Stockholmer Gebärhause heisst es, dass die Krankheit in demselben Grade an Extensität gewann, in welchem die Ueberfüllung der Säle mit Wöchnerinnen stieg, und dass in diesem Gebärhause in den letzten Jahren Puerperalfieber immer dann aufgetreten war, wenn die Anstalt besonders stark besetzt war. — Sehr interessant ist die aus eben dieser Localität datirende Mittheilung von Retzius über das Auftreten und den Verlauf der Krankheit im Jahre 1860.

„Die Gebäranstalt," heisst es in dem Berichte, „war schon im Anfange des Jahres ungemein viel angesprochen, so dass die Zahl der angemeldeten Weiber grösser war, als nach der Einrichtung bestimmt und nach den Materialvorräthen berechnet war. Dieser Zulauf nahm mit jedem Tage zu, und dies in dem Grade, dass weder die Zimmer noch das Bettzeug in gehöriger Weise konnten gelüftet werden." Die Folgen dieser Missstände zeigten sich nun bald in dem Auftreten einer schweren, später noch näher zu erörternden Puerperalfieber-Epidemie, und zwar kam die Krankheit, wie es heisst, „bis Ende März nur im unteren Stocke und eben in den Zimmern vor, welche zum Unterrichte der Hebammen angewiesen sind; keine Wöchnerin, die in ihrem Zimmer mit einem Raume von 2000 Cubikfuss allein lag, wurde von der Krankheit ergriffen. — In die gemeinschaftlichen Säle, die eigentlich nur für drei Personen bestimmt sind, war man zufolge des Zudranges genöthigt, vier Personen zu legen, wodurch der freie Raum beschränkt ward; eine solche Beschränkung, wenn auch während einer kurzen Zeit vielleicht unschädlich, wird doch in der Länge nicht so ertragen, vorausgesetzt auch, dass dabei eine vollständige Ventilation ununterbrochen fortgesetzt wird." Die Krankheit liess erst nach, als energische Maassregeln zur Beseitigung jener Missstände ergriffen und ausgeführt werden konnten.

Gleichlautende Beobachtungen sind ferner vielfach in den Dubliner Gebärhäusern gemacht worden; so bemerkt Clarke, dass die Krankheit daselbst 1787 zu einer Zeit ausbrach, als das Gebärhaus so überfüllt war, dass man „gegen die Gewohnheit" zuweilen zwei Wöchnerinnen in ein Bett zu legen gezwungen war. Douglas erklärt, nach den daselbst in den Epidemieen 1810 und 1812—13 gemachten Erfahrungen, mit aller Bestimmtheit annehmen zu können, „dass ein sehr gefülltes Gebärhaus und eine schnell auf„einander folgende, gehäufte Aufnahme von Neu-Entbundenen auf die „Genese von Kindbettfieber einen sehr bedeutenden Einfluss äussert," und so trat die Krankheit, nach dem Berichte von Beatty, im neuen Gebärhause in Dublin auch zuerst im October 1834, zur Zeit einer Ueberfüllung desselben auf. — In dem Resumé, welches Priestley [1]) über die Berathungen der geburtshülflichen Gesellschaft in London vom Jahre 1875 über Puerperalfieber gegeben hat, heisst es in Bezug auf die vorliegende Frage: „the influence of vitiated atmosphere in overcrowded hospitals in producing an endemic form of the disease is only too well confirmed. Whenever a number of lying-in women are aggregated together, there is danger, that a miasm may be generated, which will develope puerperal fever, and it is by no means easy

1) Brit. med. Journ. 1876. Jan. 36.

to define the amount of ventilation and isolation which are ne prevent these untoward consequences.“ Litzmann [1]) hebt in s theilungen über die Kindbettfieberepidemie 1840 bis 1841 im G in Halle den Umstand hervor, dass die Anstalt während der g des Vorherrschens der Krankheit mit Schwangeren und Wöc ungewöhnlich überfüllt war, und eine Lüftung und Reinigung d deshalb nicht in dem Umfange, als man es wünschte, vorg werden konnte. — In gleicher Weise machte sich dieser U in der Epidemie 1849 im Stuttgarter Gebärhause bemerkli dem Ausbruche der Krankheit 1858 im Gebärhause in Bern Ueberfüllung der Localitäten voraus, und zwar blieb die anfangs ausschliesslich auf die beiden Säle beschränkt, in we die meisten Wöchnerinnen befanden, und wo dieselben s ersten Tage nach der Entbindung zubrachten, und erst im dritten Sale auf, nachdem auch hier eine Ueberfü Räumlichkeit mit Wöchnerinnen nothwendig geworden wa über die Bedeutung dieses ätiologischen Momentes für die fiebergenese überhaupt noch ein Zweifel bestehen kann, so selbe durch die unbestrittene Thatsache beseitigt, dass kei regel dem epidemischen Vorherrschen von Puerperalfieber i häusern sicherer ein Ende zu machen vermag, als eine zeitl cuation der Räume, in welchen die Krankheit geherrscht, Lüftung und gründliche Reinigung derselben. Schon viele obachter, Young, Clarke, Gooch u. a. haben diese Thats fach bestätigt gefunden, und noch zahlreichere, gleichlautende tungen liegen aus der neueren Zeit, so von den Jahren 1836 aus Dublin, vom Jahre 1792 aus Wien, 1839 aus Copenhag bis 1836 aus Kiel, 1858 aus Petersburg, 1825, 1840 und Stockholm u. v. a. vor. „A sudden eruption of puerperal fe richtet Reese [2]) aus dem Bellevue-Hospital in New-York, „peared, in the lying-in-wards, several different times, the epid „racter of which has been in every instance promptly arr „abruptly changing the apartments to another floor of the h „ving a different exposure to the external air, and in whic „ventilation could be secured. The wards in which the fever „where meanwhile thoroughly cleansed and purified by whit „etc., and not until thoroughly aired and renewed by a chang „niture and bedding, have they been again occupied.“ Dasse tige Resultat haben, nach den Mittheilungen von Lusk [3]), die g Maassregeln bei dem Auftreten von Kindbettfieber in diese auch in den letzten Decennien ergeben; in gleichem Sinne sp Harris [4]) nach seinen auf der Gebärstation des Pennsylvania in Philadelphia gemachten Erfahrungen aus, und Hugenberg [5]

„Wie weit der durch die Nosokomialatmosphäre gegebene A etwaigen epidemischen Einflüsse bei Erzeugung der Puerperalfieberse trifft, sehen wir auf negativem Wege deutlich durch die Einschränkung nahme und Schliessung des Gebärhauses (in St. Petersburg) in den Ja 1848 und 1859 bewiesen, und wurde uns ebenso nahe gelegt nicht,

1) l. c. 306. — 2) Amer. Journ. of med. Sc. 1850. Jan. 99.
3) Amer. Journ. of obstetrics. 1875. Novbr. VIII. — 4) Amer. Journ. of med. January 87. — 5) l. c. 51.

günstigere Verhältnisse, die nach Reinigung und Desinficirung der Krankensäle, Betten und Utensilien überhaupt erzielt wurden, sondern auch durch den Umstand, dass die Herbstmonate gerade derjenigen Jahre, wo während des Sommers die nothwendigen Reparaturen und frisches Ausmalen des Gebärzimmers, der Krankensäle und Corridore vorgenommen war, sich stets am günstigsten verhielten."

Uebrigens hat sich der hier erörterte Krankheitsfactor nach mehrfachen Beobachtungen nicht nur in Gebärhäusern sondern auch ausserhalb derselben geltend gemacht. So wird in dem Berichte über das Vorkommen gehäufter Fälle von Puerperalfieber 1746 in Paris erklärt: „la maladie n'a attaqué que les pauvres femmes;" Douglas erklärt, dass, wiewohl kein Stand von Kindbettfieber verschont bleibt, die Krankheit doch entschieden häufiger in der ärmeren Volksklasse vorkommt; in der Epidemie 1821 in Edinburg erkrankten zwar auch Wöchnerinnen aus den wohlhabenden Ständen, vorzugsweise waren aber doch die Stadtviertel heimgesucht, wo das Proletariat lebte. — Auch Twining und Webb bezeichnen übereinstimmend als wesentliche Ursache des relativ häufigeren Vorkommens von Kindbettfieber unter den Hindu-Frauen in Indien den Schmutz und die vollkommen mangelnde Ventilation der Räume, in welchen sie das Wochenbett durchmachen.

„The woman after delivery," bemerkt Webb, „is placed in a small damp room very ill ventilated, with one small door only, no window or opening in the nature of a chimney. The door is always closed; the room is in a corner of the compound ... and a temporary hut of mats and bamboo, thatched with straw or grass . . . detached from the house and generally kept for the purpose of the women of the family being delivered in it."

Wahrscheinlich erklärt sich denn auch vorzugsweise aus dem hier erörterten ätiologischen Momente der zuvor besprochene Umstand, dass die Gebärhäuser gerade zur kalten Jahreszeit am häufigsten von Kindbettfieber-Epidemieen heimgesucht werden. Einmal ist der Zufluss zu diesen Anstalten in den kalten Monaten aus naheliegenden Gründen gemeinhin viel stärker als in der wärmeren Jahreszeit, daher auch eine Ueberfüllung derselben häufiger; sodann aber stellen sich gerade in diesen Monaten einer ausreichenden Lüftung grössere Schwierigkeiten entgegen als in andern Jahreszeiten.

„Die Richtigkeit des oben angeführten Satzes," sagt Späth, „dass die Wintermonate mit ihrer niedrigeren Temperatur nicht unmittelbar einen ungünstigen Einfluss auf den Gesundheitszustand in Gebärhäusern üben, dürfte kaum mehr zu bezweifeln sein. Sie üben aber einen ungünstigen Einfluss entschieden und zwar nach meiner Ueberzeugung dadurch, dass sie zur Anhäufung von faulenden thierischen Stoffen in der Anstalt Veranlassung geben; denn einerseits ist es beim Mangel zweckmässiger Ventilations-Vorrichtungen bei rauher Jahreszeit und schlechter Witterung nicht möglich, wünschenswerth reine Luft in den Zimmern zu erhalten. ... Anderseits ist auch der Zudrang im Winter gewöhnlich stärker, und nebenbei auch activ die Anhäufung von Zersetzungsstoffen begünstigt." In gleicher Weise haben sich viele andere Beobachter über diese Frage ausgesprochen [1]).

Eine Vergleichung des Einflusses, den die hier besprochenen hygienischen Missstände auf das Vorkommen von Kindbettfieber äussern, mit der Bedeutung, welche denselben für die Entstehung von Erysipelas zukommt, lässt zwischen beiden Krankheiten in pathogenetischer Be-

---

1) Vergl. u. a. den Berichterstatter über die Epidemie 1846 in den Gebärhäusern in Paris, ferner die Mittheilungen von Vernay aus Lyon, von Lusk aus New York

ziehung die vollkommenste Aehnlichkeit erkennen, die sich auch darin ausspricht, dass Kindbettfieber, ebenso wie Erysip seits in seiner Entwickelung keineswegs nothwendig an die jener Schädlichkeiten gebunden ist, anderseits selbst die ungü hygienischen Verhältnisse keineswegs immer das Auftreten de heit zur Folge haben. — Puerperalfieber ist wiederholt in und halb von Gebärhäusern sowohl sporadisch, wie epidemisch auf ohne dass man auch nur entfernt eine Veranlassung hierfür Categorie von Schädlichkeiten, in Ueberfüllung, mangelhafter keit, ungenügender Lüftung u. s. w. hat nachweisen können; hierfür geben die Epidemieen (bez. gehäuften Erkrankungsfälle) Heidelberg, 1829 in der Maternité in Paris, 1831 und 1844 i Dieu und andern Pariser Gebäranstalten, 1833 im Pennsylv spital in Philadelphia, 1835 im Gebärhause in Hannover, 18 und 1861 in der neu angelegten und glänzend eingerichteten anstalt in München, wo „nicht nur mit der äussersten Sorg Wachsamkeit, sondern selbst mit der mühevollsten Aengstlich nur immer mögliche Erzeugungsursache in den baulichen und Organisationen des Hauses ebenso, wie bei dem Dienste des P dann auch bei jeder einzelnen Verpflegten Tag und Nacht au überwacht und angekämpft worden war“ [1]), ferner 1863—65 i zingen u. v. a. — Anderseits sind manche Gebäranstalten vie lang trotz wiederholter Ueberfüllung von Puerperalfieber v geblieben; im (alten) Dubliner Gebärhause trat die Krankh ersten Male im Jahre 1767, d. h. 10 volle Jahre nach Eröffn selben auf, ebenso im British-Hospital in London im Jahre 17 11 Jahre nach Eröffnung der Anstalt; Herrmann erwähnt i Berichte über die Kindbettfieber-Epidemie 1858 in dem Ge in Bern, dass die Anstalt früher wiederholt überfüllt gewesen w dass sich die Krankheit gezeigt hatte; Semmelweiss giebt tistischen Nachweis, dass im Wiener Gebärhause die Extens Krankheit keineswegs in einem directen Verhältnisse zur aufgenommenen und verpflegten Wöchnerinnen gestanden h ähnliche Erfahrungen sind von vielen andern Beobachtern mi worden. — Man wird die Bedeutung dieses ätiologischen M für die Entstehung von Kindbettfieber demnach ebenso wie Rothlauf-Genese zu beurtheilen haben, d. h. in jenen hygi Missständen einen für die Entwickelung der eigentlichen Kr. ursache oder für die Krankheitsverbreitung besonders geeignete erblicken dürfen.

§. 168. Gerade diese Thatsache, dass Puerperalfieber nic anscheinend ganz unabhängig von derartigen äusseren Einflüs getreten ist, hat der Theorie von dem *miasmatischen oder mia contagiösen Ursprunge der Krankheit* eine besondere Stütze g man nahm an, dass dem Kindbettfieber ein aus dem puerper cesse oder auch unabhängig von demselben entwickeltes, m weniger allgemein verbreitetes, dem Scharlach-, Typhus- u. a. ä also specifisches Krankheitsgift zu Grunde liege, das in die B

1) Martin (III) l. c.

auf diesem oder jenem Wege aufgenommen eine allgemeine Infection herbeiführe, die unter Umständen ohne Bildung localer Krankheitsheerde verlaufe, gemeinhin allerdings Local-Erkrankungen und zwar vorzugsweise im Bereiche der Genital-Organe und der ihnen zunächst gelegenen Theile zur Folge habe, und die event. (durch Contagion) von einem Individuum auf das andere übertragen werde. — Die Beweise für diese Theorie fand man, wie bemerkt, in dem Umstande, dass sich in vielen Fällen atmosphärische, hygienische und andere Schädlichkeiten, welche Aufschluss über das Auftreten der Krankheit zu geben vermochten, nicht entdecken liessen, ferner in der Thatsache, dass zur Zeit des Vorherrschens von Puerperalfieber-Epidemieen in Gebärhäusern gleichzeitig auch mehr oder weniger zahlreiche Erkrankungen ausserhalb dieser Anstalten unter den in ihren Wohnungen lebenden Wöchnerinnen erfolgten, die Krankheit sich mitunter sogar, ganz unabhängig von ihrem Vorkommen in Gebärhäusern, in grösseren oder kleineren Ortschaften epidemisch entwickelte, sich als Epidemie selbst über grössere Landstriche verbreitete, in einzelnen Fällen sogar einen gewissermaassen pandemischen Character annahm, bez. an mehr oder weniger zahlreichen Punkten Europas gleichzeitig auftrat. — Es liegt meiner Aufgabe fern, die zahllosen Variationen, welche dieses Thema seitens der Beobachter erfahren hat, hier vorzuführen; ich werde mich darauf beschränken, und zwar lediglich vom historisch-epidemiologischen Standpunkte, die Thatsachen anzuführen, welche gegen diese, noch in der neuesten Zeit von hervorragenden Gynäkologen vertretene Ansicht von der Krankheitsgenese sprechen.

Was zunächst die Coincidenz der Krankheit in Gebärhäusern und ausserhalb derselben unter den in ihren Wohnungen entbundenen Puerperen anbetrifft, so ergeben die oben mitgetheilten Daten, dass unter 224 Epidemieen ein solches Zusammentreffen überhaupt nur 46mal beobachtet worden ist; unter diesen 46 Epidemieen sind 26, von denen ausdrücklich erklärt wird, dass die Zahl der Puerperalfieberfälle ausserhalb der Gebärhäuser eine geringfügige war, aus 5 Epidemieen sind bestimmtere Angaben über die Zahl der Erkrankungen ausserhalb der Gebäranstalten nicht gemacht, ohne Zweifel weil dieselben nur vereinzelt vorkamen, und nur von 15 Epidemieen heisst es, dass neben der epidemischen Verbreitung der Krankheit in der Gebäranstalt zahlreichere Fälle von Kindbettfieber ausserhalb derselben beobachtet worden sind. — Ich werde im Folgenden Gelegenheit haben zu zeigen, dass sich die Coincidenz der Krankheit in- und ausserhalb der Gebärhäuser (die übrigens in den letzten Decennien viel seltener als in früheren vorgekommen zu sein scheint), ganz abgesehen davon, dass es sich in manchen Fällen nur um ein ganz zufälliges Zusammentreffen gehandelt hat, in einer vollkommen zufriedenstellenden Weise erklären lässt, ohne dass man zur Annahme eines in weitem Umfange wirkenden Krankheitsgiftes, einer „Constitutio epidemica" seine Zuflucht zu nehmen gezwungen wäre. Wie wenig berechtigt man aber unter solchen Umständen zu dieser Voraussetzung überhaupt ist, beweist die Geschichte gerade derjenigen Epidemieen, welche nur auf Gebärhäuser beschränkt geblieben sind. — Zahlreiche Berichterstatter heben die Thatsache ganz ausdrücklich hervor, dass zur Zeit vieler oft mörderisch verlaufender und Monate hindurch währender Anstalts-Epidemieen von

Kindbettfieber unter den ausserhalb des Gebärhauses entbundenen Frauen nicht nur kein Fall von Puerperalfieber vorgekommen ist, sondern diese sich sogar auffallend günstiger Gesundheitsverhältnisse erfreut haben. Es ist ferner ein vielfach beobachtetes Factum, dass in Städten, in welchen innerhalb einer oder mehrerer Gebäranstalten alle paar Jahre bösartige Kindbettfieber epidemisch geherrscht haben, die Krankheit ausserhalb dieser Institute relativ sehr selten, eigentlich epidemisch niemals oder doch fast niemals vorgekommen ist; dies gilt u. a. nach den Berichten von Clarke und Douglas von Dublin [1]), ferner nach Ingleby von Birmingham, auch nachweisbar von Wien; Wegeler [2]) berichtet aus Koblenz, dass sich die ältesten Aerzte der Stadt einer epidemischen Verbreitung von Kindbettfieber daselbst nicht zu erinnern wüssten, während die Krankheit in der dortigen Entbindungsanstalt alle paar Jahre eine grössere Verbreitung gewinnt; Hugenberger bemerkt, dass innerhalb der Jahre 1845—59, während welcher Puerperalfieber in dem Hebammen-Institute von St. Petersburg 6mal in epidemischer Verbreitung geherrscht hat, die Stadt selbst von Kindbettfieber-Epidemieen vollkommen verschont geblieben ist. — Die prägnanteste Widerlegung hat die Theorie von dem „miasmatischen" Ursprunge des Puerperalfiebers aber wohl in dem Umstande gefunden, dass, wie die im Folgenden mitgetheilten statistischen Zusammenstellungen zeigen, in Städten, in welchen mehrere Gebäranstalten bestehen, sehr selten eine Coincidenz des epidemischen Vorherrschens der Krankheit in denselben beobachtet worden ist, im Gegentheile, überaus häufig eine oder mehrere dieser Anstalten sich der günstigsten Gesundheitsverhältnisse erfreut haben, während in einer andern die Krankheit in mörderischer Weise wüthete, ja dass dieselben Differenzen zwischen den einzelnen Abtheilungen eines Gebärhauses bestehen, welche nur durch dünne Wände [3]) von einander getrennt sind. — Die Sterblichkeit an Kindbettfieber betrug in

Paris

	Hôtel Dieu	Pitié	Marguerite	Hôpit. des Cliniq.	Maison d'Accouch.	Beaujon	St. Louis
1844	5.55 %	12.50 %	8.33 %	3.57 %	4.35 %	5.88 %	6.66 %
1845	5.01 „	8.33 „	3.22 „	3.33 „	3.70 „	6.25 „	3.84 „
1846	6.66 „	8.33 „	4.80 „	3.70 „	3.84 „	7.14 „	2.63 „
1847	3.57 „	11.11 „	—	2.38 „	3.22 „	1.72 „	1.78 „
1848	2.94 „	8.33 „	3.03 „	2.00 „	2.70 „	3.84 „	1.07 „

1) Von 19 Epidemieen, die von hier aus den Jahren 1760—1862 verzeichnet sind, wird nur bei 3 (1812—13, 1834, 1854 und 1861) bemerkt, dass neben der Anstalts-Epidemie auch mehrere Erkrankungsfälle unter den in ihren Wohnungen Entbundenen vorgekommen sind.

2) Versuche einer med. Topogr. von Koblenz. Kobl. 1835. 41.

3) Vergl. hierzu Arneth (Ueber Geburtshülfe und Gynäkologie u. s. w. Wien 1853. 47) in Bezug auf das grosse Wiener Gebärhaus.

St. Petersburg

	Hebammen-institut	Erziehungs-haus		Hebammen-institut	Erziehungs-haus
1845	2.3 %	6.4 %	1853	2.4 %	3.6 %
1846	4.7 „	4.0 „	1854	2.4 „	2.8 „
1847	2.2 „	2.2 „	1855	2.6 „	4.2 „
1848	6.3 „	4.6 „	1856	3.5 „	6.0 „
1849	3.4 „	5.8 „	1857	1.4 „	5.2 „
1850	2.8 „	8.4 „	1858	2.4 „	5.1 „
1851	1.2 „	5.3 „	1859	4.0 „	5.3 „
1852	2.5 „	8.9 „			

Wien

	Gebärhaus Abth. I.	Gebärhaus Abth. II.		Gebärhaus Abth. I.	Gebärhaus Abth. II.
1833	5.29 %	2.26 %	1848	1.27 %	1.33 %
1834	7.71 „	8.60 „	1849	2.66 „	2.58 „
1835	5.55 „	4.99 „	1850	1.97 „	1.65 „
1836	7.47 „	7.84 „	1851	1.78 „	3.56 „
1837	9.09 „	6.99 „	1852	4.04 „	5.71 „
1838	3.04 „	4.94 „	1853	2.13 „	1.92 „
1839	5.42 „	4.52 „	1854	9.10 „	6.18 „
1840	9.24 „	2.65 „	1855	5.41 „	5.92 „
1841	7.80 „	3.52 „	1856	3.97 „	4.07 „
1842	15.75 „	7.59 „	1857	2.96 „	2.18 „
1843	8.95 „	5.98 „	1858	2.04 „	1.43 „
1844	8.23 „	2.30 „	1859	1.78 „	0.61 „
1845	6.90 „	2.03 „	1860	1.96 „	1.60 „
1846	11.44 „	2.79 „	1861	3.60 „	4.07 „
1847	5.04 „	0.96 „			

Ueber jene Fälle gehäuften Vorkommens von Kindbettfieber in Ortschaften ausserhalb Gebärhäuser, die man etwas überschwenglich mit dem Namen von „Epidemieen“ belegt hat, haben die in den letzten Decennien gemachten Erfahrungen sehr wichtige Aufschlüsse gegeben, aus welchen hervorgeht, dass es sich bei dieser weiteren Verbreitung der Krankheit um nichts weniger als um ein „puerperales Miasma“ handelt. Diese Erfahrungen haben, wie ich im Folgenden zeigen werde, die werthvollsten Beiträge zur Aufklärung der Entstehungs- und Verbreitungsart des Puerperalfiebers geliefert; vorläufig sei in Bezug auf diese „Epidemieen“ nur bemerkt, dass sie sich bei ihrem Auftreten in grösseren Orten (so 1789 in Aberdeen, 1807 in Leeds u. a.) gemeinhin auf einen engen Raum, einen Stadttheil, beschränkt haben, während in der ganzen Nachbarschaft unter den Wöchnerinnen nicht ein Fall von Erkrankung vorgekommen ist. — Was endlich das gleichzeitige Vorherrschen von Kindbettfieber an verschiedenen Punkten Europas (wofür namentlich die Erfahrungen aus den Jahren 1781, 181! bis 1826 und 1834—35 geltend gemacht worden sind), bez. die entwickelte Theorie von einer quasi-pandemischen Verbreitu Krankheit anbetrifft, so beruht die Deduction auf einer willkı und irrigen Aneinanderreihung an sich differenter Elemente. — zahlreichere Berichte über das gehäufte Vorkommen von Pu fieberfällen vorlägen, als thatsächlich der Fall ist, so dürfte m leicht kein Jahr finden, in welchem die Krankheit nicht glei an verschiedenen Punkten unseres Continents in bemerkens Frequenz geherrscht hätte, so dass jene anscheinend exceptionell den Character des Aussergewöhnlichen verlieren würden; abe schon bei dem gegenwärtigen Stande unserer Erkenntnis dür fragen, mit welchem Rechte man beispielsweise aus dem gleich Vorkommen einer Krankheit in Paris und Wien, oder in Dub Graz auf eine allgemein wirkende Ursache zu schliessen bere Man überblicke nur das oben mitgetheilte chronologische V von Kindbettfieber-Epidemieen, und man wird schon hier Jahre eine solche Coincidenz in dem zeitlichen Vorherrschen heit in mehr oder weniger zahlreichen Gebäranstalten antreff doch im Ernste behaupten zu können, dass eine Krankheit, oder 10 Gebäranstalten Europas aufgetreten ist, während dieser und selbst in andern Gebäranstalten der befallenen keine Spur einer Kindbettfieber-Epidemie gezeigt hat, einer Landstriche allgemein verbreiteten Krankheitsursache ihre Ent verdanke.

§. 169. Sehr viel fruchtbarer für die Aufdeckung der K fieber-Genese, als alle auf den Nachweis eines miasmatischen Urs der Krankheit hingerichteten Bestrebungen ist die bereits von W angedeutete, von späteren Forschern (Eisenmann, Helm u. a. ausgeführte, aber erst in den letzten Decennien fest begründete geworden, welche in dem *Puerperalfieber eine septische* (*bez. in Wundkrankheit* erblickt. — Die fast ungetheilte Zustimmung, der von mir in der ersten Bearbeitung dieses Werkes in Vor der Thatsachen gelieferte Beweis für die Richtigkeit dieser Auf des Krankheitsprocesses bei den deutschen Gynäkologen gefund rechtfertigt eine ausführlichere Darlegung der Facten, auf wel derselbe stützt; ich habe daher aus der Zahl der a. a. O. mitge Beobachtungen die beweiskräftigsten ausgewählt und denselb neuerdings hinzugekommenen, besonders bemerkenswerthen zur weiteren Bestätigung hinzugefügt.

1) Denman (Introduction to midwifery. London 1788. II. cap. II viel ich weiss, der Erste gewesen, der erklärt hat, dass Kindbettfieber durch Aerzte und Hebammen, welche Puerperalfieberkranke zu behandel auf andere Wöchnerinnen übertragen werde.

2) Gordon theilt in seinem Berichte über die Epidemie 1789—9 deen mehrere Fälle mit, wo Hebammen oder Wärterinnen, welche Kind

---

1) Bei Aufzählung der „causae evidentes“ der „febris puerperalium putrida“ cap (l. c. 129): „huc faciunt partus laboriosus, circa uterum unitae soluta, contus praeternaturalium retentio, dispositio ulcerosa et pleraque alia accidentia, qu a e ista quaedam inducuntur.“

kranke gepflegt und ihre Hände mit dem Lochialsecrete besudelt hatten, andern Gebärenden, mit welchen sie sodann bei der Entbindung in Berührung kamen, die Krankheit mittheilten. In ähnlicher Weise erfolgte die Uebertragung auch von Aberdeen auf eine in Fintry lebende Frau, und die Hebamme, welche diese Frau entbunden hatte und während der Krankheit pflegte, inficirte in demselben Kirchspiele noch weitere zwei Gebärende.

3) Armstrong (l. c.) giebt in seinen Mittheilungen über die Puerperalfieber-Epidemie 1813—14 in Northumberland folgende Erklärung ab: „it is a singular fact, that in whatever place the fever in question occurred, it was principally limited to the practice of one accoucheur in that place. To adduce an example in point, Mr. Gregson attended, with three solitary exceptions, all the women who were afflicted with the puerperal fever at Sunderland, and that gentleman has, with a liberality which does him the greatest credit, declared, that in his practice the fever was excited and kept up by contagion."

4) Douglas berichtet: „Ich weiss, dass während einer Epidemie (im Dubliner Gebärhause) ein Practikant in der Geburtshülfe mehreren Frauen (in der Stadt) bei ihrer Entbindung beistand, die alle an Puerperalfieber erkrankten und starben. . . . Der junge Mann fürchtete so sehr ein Contagium verschleppt zu haben, dass er während der Dauer der Epidemie keine andere Kreissende mehr entband."

5) Gooch (Account of some of the most important diseases peculiar to women. Lond. 1829) erklärt: „Es ist eine nicht ungewöhnliche Thatsache, dass bei einer epidemischen Verbreitung von Puerperalfieber der bei weitem grösste Theil aller Krankheitsfälle in der Praxis eines Arztes vorkommt, während die anderen, nicht weniger beschäftigten Aerzte nicht einen oder nur äusserst wenige Fälle der Krankheit zu Gesichte bekommen. . . . Ein Arzt machte an einer an Puerperalfieber Verstorbenen Section, und unterliess es seine Kleider zu wechseln; kurze Zeit darauf entband er eine Dame, welche alsbald erkrankte und starb, und dasselbe Schicksal ereilte noch zwei, gleich darauf von ihm Entbundene. — Eine Frau, welche auf dem Lande als Wäscherin und Krankenpflegerin beschäftigt war, wusch das Leinen- und Bettzeug einer an Puerperalfieber Verstorbenen und inficirte hinter einander zwei Wöchnerinnen, welche sie bediente, so dass die ganze Nachbarschaft sofort Anstand nahm, sie ferner zu Hülfe zu rufen, worauf daselbst auch kein Krankheitsfall mehr vorkam."

6) Roberton (London med. Gazette IX. 1832. 503) berichtet über die Epidemie 1830 in Manchester: „Die von Seite der „wohlthätigen Anstalt für Gebärende in Manchester" angestellte Hebamme B., welche in diesem Wirkungskreise eine sehr bedeutende Praxis hat, entband am 4. December 1830 eine arme Frau, welche alsbald an Kindbettfieber verstarb; von diesem Tage an bis zum 4. Januar — also gerade innerhalb eines Monats — entband dieselbe weitere 30 Frauen in den verschiedensten Gegenden einer sehr ausgedehnten Vorstadt, und von diesen 30 Wöchnerinnen erkrankten 16 an tödtlichem Puerperalfieber. Es waren dies die ersten und einzigen Fälle der Krankheit, welche seit langer Zeit in Manchester beobachtet worden waren. Die Hebammen der Stadt, gewöhnlich 25 an der Zahl, machen wöchentlich im Durchschnitte 90 Entbindungen, in einem Monate also 380, und von allen diesen 380 Entbundenen erkrankte damals, mit Ausnahme eben jener durch die eine Hebamme verpflegten, keine weiter. — In einem zu meiner Kenntniss gekommenen Falle applicirte ein Arzt Abends spät bei einer an Puerperalfieber leidenden Frau den Catheter, in derselben Nacht wurde er zur Entbindung einer Dame gerufen, die am zweiten Tage ebenfalls erkrankte und starb. In einem andern Falle wurde ein Arzt in dem Augenblicke, als er mit der Section einer an Kindbettfieber Verstorbenen beschäftigt war, zu einer Entbindung gerufen, und auch diese Wöchnerin war 48 Stunden später an Puerperalfieber erkrankt."

7) Campbell (ib. 353) berichtet an Lee: „Im October 1821 assistirte ich bei der Section einer an Kindbettfieber verstorbenen Frau; die Beckeneingeweide wurden herausgenommen und ich steckte dieselben in die Tasche, um sie in der Vorlesung zu demonstriren. Am Abende desselben Tages entband ich, ohne dass ich die Kleider gewechselt hatte, eine Frau in Cannongate, welche starb; am nächsten Morgen ging ich in demselben Anzuge zu einer Frau in Bridewall, die ich mit Hülfe der Zange entband, die ebenfalls an Puerperalfieber erlag und das-

selbe Schicksal hatten von mehreren von mir innerhalb der nächst Entbundenen noch 3 Frauen. Im Juni 1828 assistirte ich einem mei bei der Section einer an Puerperalfieber Verstorbenen; wegen mangell bereitung konnte ich mir nicht mit der Sorgfalt, welche ich sonst im obachten pflegte, darnach die Hände waschen, und als ich bei mein nach Hause zwei Aufforderungen zu Kreissenden zu kommen vorfand ohne weitere Reinigung der Hände oder Wechsel der Kleider vorzun ihnen; beide erkrankten an Kindbettfieber und starben."

8) Hutchinson theilt folgendes Factum mit: Zwei, in einer von etwa 10 (engl.) Meilen von einander entfernt lebende Aerzte beh einem zwischen ihren resp. Wohnsitzen gelegenen Orte ein an phl Erysipel leidendes Individuum; nachdem Beide bei einem Besuche de erkrankte Glied und speciell die jauchende Fläche mit den Händen g sucht hatten, entband jeder dieser Aerzte innerhalb der nächsten 30— in seiner resp. Heimath eine Frau, und beide Frauen erkrankten an fieber und starben.

9) Ingleby berichtet über folgende Thatsachen: Im Jahre 1833 ein ihm befreundeter Arzt (in Birmingham) eine Dame an phlegmonös und war gezwungen, tiefe Einschnitte in den entzündeten Theil zu m mittelbar nach der Operation, am 28. August Abends 6 Uhr, entba Dame, welche zwei Tage darauf an Puerperalfieber erkrankte und starl selbe Schicksal hatte eine zweite Wöchnerin, welche er noch an demsell entbunden hatte; am 3. September, also 2—3 Tage nach dem ersten kam ihm eine dritte Entbindung vor, und auch in diesem Falle star am 8. Tage des Puerperiums an Kindbettfieber, am 4. September wiede bindung und wieder Puerperalfieber, das in diesem Falle aber glückl am 5. September machte der Arzt mit seinem Assistenten Section bei an Puerperalfieber Erlegenen, und beide gingen, ohne die Kleider ge haben, zur Entbindung von zwei Frauen, die beide an Puerperalfieber und von denen eine der Krankheit erlag; in denselben Kleidern endli der Arzt eine Frau am 7. September und auch diese starb 5 Tage Puerperalfieber. Nachdem ihm noch einige leichtere Fälle der Kra gekommen waren, legte er seine geburtshülfliche Praxis für einige und damit hatte die Epidemie (!) ein Ende. — Ein anderer Arzt, d tiefe Einschnitte am Arme eines an phlegmonösem Erysipel Leidend hatte, wurde eine halbe Stunde nach dieser Operation zu einer Krei rufen, bei welcher er Placenta praevia fand; er machte die nöthige schon am folgenden Tage erkrankte die Frau an Puerperalfieber und 7 Stunden nach dieser Entbindung war der betreffende Arzt zu ein geburtshülflichen Falle gerufen worden und auch hier trat am Tage na bindung ein diesmal glücklich verlaufendes Kindbettfieber ein. — Im Nov wohnte Ingleby der Section einer an Puerperalfieber Verstorbenen bei von dem behandelnden Arzte, dass derselbe, kurz bevor er diese Frau mehrere Abscesse geöffnet hatte, und dass die Frau schon am Tage na bindung erkrankt war; Ingleby warnte den Arzt und forderte ih übrigen, innerhalb der letzten Tage entbundenen Frauen wohl im A halten; die Unterhaltung hierüber hatte Donnerstag Morgens statt g Sonnabend darauf machte der Arzt Ingleby die Mittheilung, dass drei von ihm entbundene Frauen an Kindbettfieber erkrankt seien, und am Dienstage und eine am Donnerstage Entbundene; ein fünfter und s welche beide todtlich endeten, kamen am folgenden Montag vor und siebenter, der jedoch einen glücklichen Ausgang nahm. Nun erst le treffende Arzt für einige Zeit seine geburtshülfliche Praxis nieder, war auch diese Epidemie (!) erloschen.

10) Clark (Lond. med. Gazette 1847. V. 331) entband im I einem Zwischenraume von 8 Tagen zwei Frauen, die beide an tödtlichen fieber erkrankten; nach dem ersten Falle glaubte er, es handle sich l örtliche, durch die Wohnung etc. der Kranken bedingte Schädlichkeit der zweite Fall hinzukam, wurde ihm die Ursache klar und zwar fa dem Umstande, dass er an demselben Tage, als er die erste Frau e einem an phlegmonösem Erysipel leidenden Matrosen, der in das Uni Colchester aufgenommen war, tiefe Einschnitte in den Arm gemacht u

zu der Kreissenden gegangen war, dieselbe also wahrscheinlich inficirt hatte. Clark gab sogleich die geburtshülfliche Praxis für einige Zeit auf, ausser jenen beiden Fällen ist aber damals in Colchester kein weiterer Fall von Kindbettfieber vorgekommen.

11) Storrs (Provincial med. and surg. Journ. 1842. N. 15) berichtet über die Epidemie 1841 in Doncaster: „Während des Winters 1840—41 herrschten Erysipelas, Typhus und bösartiger Scharlach sehr verbreitet in Doncaster und namentlich Erysipel in einer Allgemeinheit und Bösartigkeit, wie ich es bis dahin niemals beobachtet hatte; von einem epidemischen Vorkommen von Puerperalfieber hatte man in Doncaster früher niemals etwas gehört — wenigstens konnte sich Niemand eines solchen Ereignisses erinnern. In der Nacht vom 7.—8. Januar entband ich eine Dame, welche am 9. an Puerperalfieber erkrankte und am 12. starb; am Morgen des 13. entband ich eine zweite, einige Meilen von Doncaster entfernt lebende Frau, die am 17. starb, an demselben Tage eine Dame in Doncaster, die am 17. erkrankte und am 22. erlag, sodann eine vierte in Doncaster am 24., die am Tage darauf erkrankte und ein langes Krankenlager hatte, am 8. Februar eine fünfte, die nur leicht erkrankte, ferner am 12. Februar eine Frau, die am 14. erkrankte und zwei Tage später starb; am 19. kam ich zu einer, bereits von einem andern Arzte Entbundenen, die ich während der nächsten Tage besuchte, und die am 24. bereits erlag, endlich entband ich an eben diesem Tage eine achte Frau, welche am 25. erkrankte und am 27. starb. Innerhalb dieser Zeit (vom 8. Januar bis 26. Februar) entband ich noch 16 andere Frauen, die jedoch ein ungetrübtes Wochenbette hatten. Gleich nach den ersten drei unglücklich abgelaufenen Fällen wechselte ich alle meine Kleider und wandte überhaupt alle Mittel an, welche mir zur Verhinderung einer weiteren Verbreitung der Krankheit nur irgend geeignet erschienen, und dieselbe Vorsicht beobachtete ich nach jedem weiteren Falle in immer ausgedehnterem Umfange. Bis dahin hatte ich an die Existenz einer Epidemie (resp. eines epidemischen Einflusses) geglaubt, und vermuthet, dass meine Collegen dasselbe erfahren haben würden, was mir passirt war, nun aber, da ich mich von dem Gegentheil überzeugt, beschloss ich die Stadt für einige Zeit zu verlassen, indem ich hoffte, dass eine Luftveränderung es mir möglich machen würde, mich von dem mir offenbar anhaftenden Gifte zu befreien. Ich verliess die Stadt am 1. März und kehrte, nachdem ich alle möglichen Vorkehrungen getroffen, und namentlich ganz neue Kleider angelegt hatte, erst am 16. dahin zurück. Am 21. März entband ich eine Dame, die am 22. erkrankte und am 25. starb, und am 22. eine zweite, die sich bis zum 25. wohl fühlte, an diesem Tage aber Puerperalfieber bekam, und am 27. der Krankheit erlag. — Da endlich gelang es mir, das Moment zu entdecken, welches, meiner Ueberzeugung nach, die Ursache jener Reihe unglücklicher Fälle abgegeben hatte, und zwar fand ich dasselbe in einem Falle von gangränösem Erysipel, den ich von Anfang, d. h. von dem Tage an, an welchem mir der erste unglückliche Fall in meiner geburtshülflichen Praxis vorgekommen war, behandelt hatte. Wiewohl dieses Erysipel schnell den gangränösen Charakter verloren hatte, bildeten sich doch fortwährend noch neue Abscesse, die ich behufs Entleerung des Eiters von Zeit zu Zeit öffnen musste, und eine solche Operation hatte ich noch an eben dem Tage vorgenommen, an welchem ich zu dem vorletzten jener unglücklichen Entbindungsfälle gerufen worden war. Von diesem Augenblicke an übergab ich die an Erysipel leidende Kranke einem andern Collegen zur Behandlung, und wiewohl ich am 22. und 24. Mai drei Frauen entbunden hatte, bei welchen das Wochenbett ungestört verlief, gab ich doch, aus Besorgniss, der Urheber neuer Unglücksfälle werden zu können, meine geburtshülfliche Praxis für einen Monat auf."

12) Derselbe (Provincial med. and surg. Journ. 1843. Dcbr. 163) theilt ferner folgende, ihm durch Mittheilungen von Freunden bekannt gewordene Thatsachen mit: Dr. Reedal in Sheffield übernahm die Behandlung eines jungen Mannes, der an einem Bubo litt, der in Vereiterung übergegangen war und einen phagedänischen Character angenommen hatte; während ihm vorher kein Fall von Puerperalfieber in seiner Praxis vorgekommen war, und auch sonst kein derartiger Fall in der Stadt beobachtet wurde, erkrankten von dem Tage an, an welchem er jenen Bubo zu behandeln anfing, d. h. vom 27. October bis 3. November, 5 von ihm inzwischen entbundene Frauen an tödtlichem Kindbettfieber, während bei einer sechsten das Wochenbett normal verlief und eine siebente nur leicht erkrankte. Reedal bemerkt hiezu, dass die tödtlich verlaufenen Fälle gerade

solche waren, zu denen er eben, nachdem er jenen Kranken verbu gerufen worden war, ferner dass die Fälle in den verschiedensten Ge Stadt vorkamen und dass er, nachdem er die Behandlung des an leidenden Kranken aufgegeben, fortan keinen Fall von Puerperalfieb seiner Praxis zu bedauern gehabt hat. — Drei Aerzte, welche bei eines an eingeklemmter, brandig gewordener Hernie Verstorbenen gewesen waren, entbanden kurz darauf eine Zahl von Frauen, von den an tödtlichem Puerperalfieber erkrankten; sie gaben hierauf für ein geburtshülfliche Praxis auf und hatten darnach keine derartigen U mehr bei ihren Wochnerinnen zu beklagen.

13) Lee (London med. Gazette 1843. August 755) theilt folgend tungen mit: Ein Arzt in der Nähe Londons machte am 16. März Se an Puerperalperitonitis Verstorbenen, und von dem Tage an bis zu erkrankten drei von ihm entbundene Frauen an Kindbettfieber. — Le der Section einer an Puerperalfieber Erlegenen unmittelbar zu einer K die ebenfalls erkrankte. — Im December 1830 untersuchte eine im Bri in-Hospital beschäftigte Hebamme zur Zeit, als sie zwei an Puerper krankte zu pflegen hatte, eine Schwangere, die alsbald zu kreissen an am Tage nach der Entbindung erkrankte und starb. — Einem Arzte in London, der einen an phlegmonösem Erysipel des Beines mit Verjauchung Leidenden zu behandeln hatte, erkrankten zur selben Ze ihm Entbundene an tödtlichem Kindbettfieber. Lee assistirte ihm bei einer dieser Frauen, und, trotz aller Vorsicht, erkrankten auch ihm d unmittelbar darnach entbundenen zwei Frauen tödtlich. Eben diese übrigens erfuhr Lee später noch mehrfach.

14) Elkington (Provincial med. and surg. Journ. 1844. Januar folgende Thatsachen aus der Epidemie 1833 in Birmingham mit: „Am entband ich, nachdem ich einen an phlegmonösem Erysipel leidende besucht und tiefe Einschnitte in den erkrankten Theil gemacht hatte, welche 3 Tage nach der leichten Entbindung an tödtlichem Kindbe krankte. Von eben dieser Dame wurde ich noch an demselben Aben zweiten Kreissenden gerufen, die nach einer schweren Entbindung und ei Blutung, zwei Tage später (am 30. August) erkrankte und ebenfalls 3. September entband ich eine dritte, die am 5. an Puerperalfieber er am 9. todt war. Am 5. September machte ich gemeinschaftlich m Bruder Section der zweiten der Krankheit Erlegenen; unmittelbar da er zu einer Gebärenden gerufen, die am 11. September an Puerperalf und ebenso erkrankte eine Frau, die ich bald darauf zu entbinden war, die aber genas . . . Im Juni 1835 behandelte ich wieder eine phlegmonösem Erysipel, wo tiefe Einschnitte gemacht waren und jauchung des erkrankten Theiles erfolgte; ich beobachtete nun di jedesmal, wenn ich zu einer Entbindung gerufen wurde, meine wechseln und eine sorgliche Reinigung meines Körpers vorzunehm Abends, als ich eben von jenem Kranken kam, begegnete ich auf einem nach mir ausgesandten Boten, der mich schleunigst zu einer rief. Ich unterliess jene Vorsichtsmaassregeln und ging sogleich zu bei der ich Placenta praevia und sehr starke Blutung fand, ich m Verzug die Wendung, am 2. Tage nach der Entbindung war die Wö Puerperalfieber erkrankt und am 5. todt."

15) Blackmore (l. c.) sagt in seinem Berichte über die Puer Epidemie 1831 in Plymouth: „Die erste der von mir mitgetheilte geschichten betrifft den zweiten von acht oder noch mehreren Fällen bettfieber, welche einem Geburtshelfer innerhalb 14 Tagen vorgekom und in den nächsten 14 Tagen hatte derselbe weitere 7 Krankheitsfäll geburtshülflichen Praxis, die alle tödtlich endeten; in der nächsten krankten wieder drei oder mehrere von ihm Entbundene, von denen zw und auch später noch kamen ihm in seiner Praxis mehrere Fälle der vor. Ich habe konstatirt, dass in dem practischen Kreise dieses Arztes w 18 Fälle von Puerperalfieber in schneller Folge hinter einander auftr zwar die meisten derselben zu einer Zeit, als alle übrig der Stadt auch nicht einen Fall der Krankheit zu Ges kommen hatten. Kaum übrigens war die Krankheit in der Pr

Arztes erloschen, als auch ein zweiter und dritter Geburtshelfer Fälle von Puerperalfieber in Behandlung bekamen, welche ebenfalls den Anfang einer ganzen Reihe von Erkrankungen bildeten. Zwischen diesen drei Reihen von beobachteten Krankheitsfällen bestand übrigens durchaus keine Communication, keiner der drei Aerzte hatte Kranke aus der Praxis des andern behandelt und so bildete der Geburtshelfer das alleinige, nachweisbare Medium der Krankheitsverbreitung in seinem Kreise."

16) Simpson (Edinburgh monthly Journ. of Med. 1851. Juli) erzählt: Im Winter 1836—37 hatte Dr. Sidey 5 oder 6 sehr schnell auf einander folgende, tödtliche Fälle von Puerperalfieber in seiner Praxis, während die Krankheit sonst keinem Arzte in Edinburgh vorgekommen war; Simpson wohnte der Section zweier Verstorbenen bei, wobei er die erkrankten Gewebstheile behufs einer genaueren Untersuchung in die Hand nahm: die nächsten vier von ihm entbundenen Frauen erkrankten an Puerperalfieber, und zwar waren dies die ersten Fälle der Krankheit, welche er in seiner (Privat-) Praxis überhaupt zu Gesichte bekam. Peddie (ibid.) bemerkt hiezu, dass die Verschleppung der Krankheit nicht bloss auf die von Simpson angeführten Fälle beschränkt blieb, sondern dass auch ein Arzt aus Leith, welcher einen Theil des von Simpson in seine Wohnung mitgenommenen, erkrankten Uterus einer Frau daselbst untersucht hatte, unmittelbar darauf in seiner geburtshülflichen Praxis drei Frauen an Puerperalfieber erkranken sah. Simpson theilt ferner folgenden Fall mit: Ein Arzt in Leith machte Section bei einer an Beckenabscess verstorbenen Frau; innerhalb der nächsten 50 Stunden nach der Section wurde er zu 5 geburtshülflichen Fällen gerufen, in 4 von diesen trat alsbald Puerperalfieber ein, und in dem einen Falle, in welchem die Frau gesund blieb, war die Geburt schon vor seiner Ankunft erfolgt. Dr. Patterson hat Simpson noch über folgenden Fall berichtet: Ein Arzt, der mehrere Fälle von Kindbettfieber kurz hinter einander in seiner Praxis gehabt hatte, wechselte in Folge dessen aus Vorsorge seine Kleider; mehrere Frauen, die er hierauf entband, blieben gesund, unmittelbar aber, nachdem er ein paar Handschuhe angelegt hatte, die er zur Zeit, als er jene Wöchnerinnen behandelte, getragen hatte, trat die Krankheit wieder unter den von ihm Entbundenen auf.

17) Fenton (Brit. med. Journ. 1875. Febr. 208) theilt einen amtlichen Bericht über eine kleine Puerperalfieber-Epidemie in Coventry mit, die dadurch veranlasst war, dass von zwei Wohlthätigkeitsanstalten Leinenzeug, das von Puerperen, die an Kindbettfieber gelitten hatten, gebraucht worden, an zwei andere Gebärende zur Benützung übergeben wurde und dass, nachdem diese an Puerperalfieber erkrankt waren, durch die Hebammen, welche dieselben entbunden hatten, die Krankheit auf andere Gebärende übertragen wurde.

18) Punch (Allgem. Annalen der Heilkunst 1811. 329) bemerkt, dass die meisten der im Jahre 1810—11 in dem sächsischen Städtchen Landsberg beobachteten Fälle von Puerperalfieber in der Praxis einer Hebamme vorgekommen sind, und dass, als diese Hebamme ihre geburtshülfliche Praxis eingestellt hatte, kein Krankheitsfall weiter beobachtet worden ist.

19) Litzmann (l. c. 308) berichtet aus der Epidemie 1841—42 in der Gebäranstalt in Halle: „In der Stadt selbst und in der Umgegend herrschte die Krankheit nicht epidemisch; allein im Monate Februar fielen plötzlich innerhalb 8 Tagen zwei Frauen in der Stadt, und eine auf dem Lande als Opfer derselben. Alle drei waren von mir entbunden, zwei mit der Zange, die dritte wegen Placenta praevia durch das Accouchement forcé. Die Erscheinungen, der Verlauf der Krankheit entsprachen durchaus den in der Anstalt beobachteten Fällen, und ich stehe nicht an, hier eine Verschleppung des Contagiums anzunehmen. So blieben denn auch die nach der Zeit entbundenen Wöchnerinnen sämmtlich von der Krankheit verschont, obwohl bei mehreren ein operatives Eingreifen nöthig gewesen war. Ausser jenen drei Fällen ist mir damals kein ausserhalb der Anstalt vorgekommener Kindbettfieberfall bekannt geworden."

20) Kirchhoff erklärt in seinem Berichte über die kleine Puerperalfieber-Epidemie 1852 in Leer, dass fast alle erkrankten Wöchnerinnen in seiner und des Landchirurgus Praxis vorgekommen sind, während von den Hebammen des Bezirkes und einem dritten daselbst practicirenden Arzte keine schweren Erkrankungen im Wochenbette angemeldet worden sind.

21) **Martin** (Monatsschrift für Geburtskunde X. 259) bericht
Puerperalfieber-Epidemie 1856 im Gebärhause in München: „Nachdem
Januar und Februar längere Zeit keine erheblichen Erkrankungen
den Wöchnerinnen der Gebäranstalt aufgetaucht, erkrankten plötzlich
einem und demselben Tage zwei Wöchnerinnen unter den Erscheir
epidemischen Puerperalfiebers. Beide hatten an einem und demselben
fast zur selben Stunde geboren; bei Beiden war eben so wenig, wie
Hause, irgend eine für die Erkrankung bekannte Ursache zu gewinnen.
so auffallenden Erscheinung gelang es endlich durch fortgesetzte Nacht
zu erfahren, dass ein Assistent, ohne Wissen des Vorstandes der A
Oeffnung einer Kindesleiche, zwar im entfernten Leichenzimmer des H
genommen, und sich hierauf, nach Aussage (!), sorgfältig mit Chlo
waschen, unmittelbar nachher aber nur diese zwei Gebärenden allei
habe. Da die beiden Erkrankungen ungewöhnlich schnell nach der Geb
und von allen Wöchnerinnen des Hauses nur diese zwei erkrankt ein
der Schuldige die Thatsache, zugleich mit dem Zusatze, dass von
Gleiche im December, am Tage des ersten Erscheinens des P
fiebers in der Gebäranstalt, vollzogen worden sei. Auc
sind nur die von ihm nach einer Leichenöffnung Exp
allein zuerst erkrankt.

22) Schulten (Virchow's Archiv 1859. XVII. 228) ber
Puerperalfieber-Epidemieen in zwei Dörfern in Rheinhessen, wo di
durch eine Hebamme von einer Wöchnerin auf die andere verschlepp
wo die Krankheit in beiden Epidemieen sogleich aufhörte, nachdem
dächtige Hebamme für einige Zeit ihre Function eingestellt hatte.

23) Wegscheider (Monatschr. für Geburtskde. 1864. Febr.) thei
Beobachtungen mit: Eine Hebamme L. in Berlin hatte eine Frau
welche an Puerperalfieber erkrankte und starb, drei Tage darauf assisti
Hebamme einer zweiten Kreissenden, die ebenfalls erkrankte und erlag
sie sich kurze Zeit der geburtshülflichen Praxis enthalten, übernahm
hinter einander drei Entbindungen, die alle von Puerperalfieber gef
Die Hebamme stellte nun ihre Praxis für einige Wochen ein, trug für
ihrer Wäsche, Kleider und Instrumente Sorge, und hat später keine Er
in ihrer Praxis gehabt. — Noch bemerkenswerther ist eine zweite
Beobachtungen: eine Hebamme R. entband an einem Tage vier Frau
sämmtlich an Kindbettfieber erkrankten und starben, während die He
Tage der Entbindung selbst an einer sich entwickelnden Gesichtsro
hatte und später an diesem Leiden so ernstlich erkrankte, dass sie 14
das Bett hüten musste und erst gegen Ende der dritten Woche an il
gehen konnte. Dr. W. rieth der Frau ernstlich, erst nach Erneuerung ih
und Instrumente die Praxis wieder aufzunehmen, allein sie gab diesem
Gehör und begann ihre Thätigkeit am 21. October, d. h. 19 Tage nach
Unglücksfalle, von neuem; sogleich erkrankte eine von ihr am 21. O
bundene Frau, demnächst zwei Frauen, die von ihr am 25. October
waren, ferner eine am 30., eine andere am 31. und endlich zwei
4. November entbundene Frauen, so dass von 22 Wöchnerinnen, dene
amme in der Zeit vom 21. October bis 4. November assistirt hatte,
und von diesen 7 gestorben waren, während 13 gesund blieben, und
dies fast nur Mehrgebärende, zum Theile solche, bei welchen die H
nur kurze Zeit zu verweilen hatte, oder bei denen sie
schon geboren vorfand. Für die Beurtheilung dieses Falles sin
noch folgende Momente von Wichtigkeit: die Erkrankungen erstreckten
einen sehr weiten Rayon von Berlin, d. h. sie kamen in den versch
Gegenden der Stadt vor, während, so viel sich ermitteln liess, unter
der in denselben Gebieten der Stadt beschäftigten Hebammen nur ei
in jener Zeit drei kurz hinter einander auftretende Fälle von Puerperal
habt hatte, von einer allgemeinen Verbreitung der Krankheit in der
aber auch nicht im Entferntesten die Rede sein konnte.

24) **Mair** (Bayer. ärztl. Intelligenzbl. 1865. Nr. 19. 269) theil
München beobachteten Fall mit, in welchem eine Hebamme, welc
schwerer Puerperal-Peritonitis erkrankte Frau gepflegt hatte, innerhalb
vier Gebärende inficirt hat.

25) Nach dem Berichte von Werdmüller (Monatschr. für Geburtskde. 1865. 293) entwickelte sich eine Epidemie von Puerperalfieber in der Züricher Gemeinde Maur in der Weise, dass die erste Erkrankte wahrscheinlich durch eine aus der Gebäranstalt in ihre Wohnung zurückgekehrte, an Kindbettfieber leidende Frau inficirt worden war; der zweite Fall betraf die Schwägerin der Erkrankten, welche sich desselben Geburtsstuhles und derselben Wärterin bedient hatte. Die Hebamme ging unmittelbar von diesen Erkrankten zu einer in der Nähe lebenden Kreissenden, die ebenfalls inficirt wurde und in dieser Weise zog sich die Epidemie durch fortdauernde Infection der Gebärenden über mehrere Monate hin.

26) Während in Mannheim Puerperalfieber in den Jahren zuvor sehr selten und ganz vereinzelt (etwa 1—3 Fälle im Jahre) vorgekommen waren, erreichte, nach den Mittheilungen von Stehberger (Monatschr. für Geburtskde. 1866. April), die Zahl der Erkrankungen im Frühling 1865 eine solche Höhe, dass innerhalb 4 Monaten 13 Wöchnerinnen der Krankheit erlagen; alle diese Fälle betrafen den Geschäftskreis von 2 Hebammen, während in der Praxis der übrigen 12 Hebammen der Stadt und der Aerzte in dieser Zeit nur ein Erkrankungsfall bei einer durch Kephalotripsie entbundenen Wöchnerin vorkam, der ganz isolirt blieb.

27) Die kleine Puerperalfieber-Epidemie 1866 in Dürkheim, über welche Kaufmann berichtet hat, betraf 5 Wöchnerinnen, welche sämmtlich der Reihe nach innerhalb einiger Wochen von einer Hebamme entbunden worden waren.

28) Hähnle bemerkt, dass in der Kindbettfieber-Epidemie 1879 in Schwenningen, in welcher von 34 Wöchnerinnen 14 erkrankten, sämmtliche Erkrankungsfälle in der Praxis einer Hebamme vorkamen, während die zweite an dem Orte lebende und ebenso beschäftigte Hebamme nicht einen Erkrankungsfall aufzuweisen hatte.

29) Hugenberger (l. c. 49) berichtet: „Unmittelbar nach einer Section inficirte Dr. Etlinger im Jahre 1847 eine Kreissende in der Anstalt (im St. Petersburger Hebammen-Institute) und eine Dame in der Stadt, die er bei Abortus untersuchte, und beide starben an Pyämie; unter denselben Verhältnissen hatte auch ich das Unglück, zweimal Gebärende durch Exploration und Nachgeburtslösung mit Leichengift zu inficiren. Obgleich seit dieser Zeit die strengste Vorsicht in Bezug auf Sectionen in unserer Anstalt beobachtet wurde, so mag dennoch unzweifelhaft durch Unvorsichtigkeit des Dienstpersonals noch mancher Unglücksfall mit untergelaufen sein, dessen Controle uns entgehen musste.“

30) Cederschjöld (l. c.) bemerkt in seinem Berichte über die Epidemie 1825—26 im Stockholmer Gebärhause, dass Dr. Idström, nachdem er Section einer an Puerperalfieber Verstorbenen gemacht, in fünf hinter einander folgenden, von ihm geleiteten Entbindungen (ausserhalb des Gebärhauses) Puerperalfieber auftreten sah.

31) Derselbe (Svenska Läkare Sällskapets nya Handl. II. 32) berichtet vom Jahre 1832 aus dem allgemeinen Gebärhause in Stockholm: „Am 27. October erkrankte eine mit der Zange Entbundene an Puerperalfieber. Die Hebamme, welche diese Kranke pflegte, entband zwischen dem 28. und 31. October zwei Frauen, welche ebenfalls beide an Puerperalfieber erkrankten und starben, während 3 inzwischen von andern Hebammen entbundene Frauen vollkommen gesund blieben. Dieses Ereigniss gab von Neuem der Vermuthung Raum, dass Puerperalfieber unter gewissen Umständen sich durch ein Contagium (!) fortzupflanzen vermöge, und bei einer hierauf angestellten Nachforschung ergab sich, dass eine bereits seit Jahren eingeführte Maassregel verabsäumt worden war, dass nämlich jede Wöchnerin mit einem eigenen, zum Bette gehörigen Schwamme gewaschen, auch mit einem besonderen Handtuche gereinigt, und der Schwamm jedesmal, bevor er bei einer neuen Wöchnerin angewendet wurde, ausgekocht werden sollte. Diese Maassregel wurde nun wieder ins Leben gerufen und so kamen bis zum 17. November keine weiteren Krankheitsfälle mehr vor.“ Ein diesem Ereignisse ganz ähnliches theilt aus demselben Gebärhause Elliot (ibid. III. 238) vom Jahre 1839 mit.

32) Speyer bemerkt bezüglich der Kindbettfieber-Epidemie 1844 in Aalborg, dass von 22 Frauen, welche vom 6. November bis 12. December daselbst gebaren, 8 erkrankten, von denen 7 erlagen. Von den 22 Frauen waren 17 von einer, 5 von einer zweiten Hebamme entbunden worden; sämmtliche Erkrankungs- und Todesfälle kamen in der Praxis der erstgenannten Hebamme vor, und zwar

folgten sie sich in Zwischenräumen von 3—15 Tagen. Der Berichterstatter legt ein besonderes Gewicht darauf, dass die Hebamme die erkrankten Wöchnerinnen in der aufmerksamsten Weise pflegte, sich so lange es ihre Zeit erlaubte, bei ihnen aufhielt und von ihnen unmittelbar zu andern Kreissenden ging, zu welchen sie gerufen wurde.

33) Stage (Undersögelser angaaende Barselfeberen i Danmark udenfor Kjöbenhavn. Kjöb. 1868) berichtet über mehrere kleine Puerperalfieber-Epidemieen in verschiedenen städtischen und ländlichen Gemeinden Dänemarks. — 1850 entwickelte sich eine solche in der Gegend von Aarhuus, wobei 9 Wöchnerinnen erkrankten, die sämmtlich von einer Hebamme entbunden worden waren, während in der Praxis der andern in dieser Ortschaft beschäftigten Hebamme nicht ein Erkrankungsfall vorkam. — Dieselbe Beobachtung wurde 1855 bei 5 in Skibby entbundenen Frauen, ferner 1859 auf Bogoe, 1862 in Frederikshavn und 1864 in Erdboebrug gemacht; in der letzten Epidemie war die erste Infection wahrscheinlich von einem mit pyämischen Abscessen behafteten Kranken ausgegangen, welchen die Hebamme mit besonderer Sorgfalt pflegte. — Auf Langeland wurden 1864 alle vom 29. Juni bis 18. Juli entbundenen Frauen, 9 an der Zahl, welche von derselben Hebamme bedient worden waren, von Puerperalfieber ergriffen: ausserdem erkrankte eine Woehnerin in der Praxis einer zweiten Hebamme, welche einer der zuvor erkrankten ein Klystier applicirt hatte und sich desselben Instrumentes unmittelbar darnach bei dieser Frau bedient hatte. Mit Suspension der ersten Hebamme hörte die Epidemie sogleich auf.

34) Grisar (Bull. de l'Acad. de méd. de Belgique 1864. Nr. 7) theilt folgendes Factum mit: Ende December 1842 entband er eine Frau, welche an Puerperalfieber erkrankte und starb; von da an bis zum März des folgenden Jahres erkrankten von 64 von ihm entbundenen Frauen 16, von welchen 11 erlagen, während in der Praxis der übrigen Aerzte keine Puerperalfieber-Fälle vorkamen. — Dasselbe Ereigniss wiederholte sich in seiner ärztlichen Praxis gegen Ende des Jahres 1862: von 9 Frauen, welche er in der Zeit vom 5. December bis 26. Januar 1863 entbunden hatte, erkrankten 8, darunter 4 tödtlich.

35) Voillimier berichtet über folgende Beobachtung: Herr Depaul, Interne in der Maternité, wurde zur Zeit als in diesem Gebärhause eine Kindbettfieber-Epidemie herrschte, zur Entbindung einer Dame in der Stadt gerufen, und zwar kurze Zeit, nachdem er in der Anstalt eine Autopsie angestellt hatte. Die Entbundene erkrankte alsbald und erlag.

36) Arneth (Ueber Geburtshülfe und Gynäkologie etc. Wien 1853. 52) erzählt einen ihm von Dubois mitgetheilten Fall, wo ein ihm befreundeter Arzt, der ein kleines Gebärhaus in der Provinz leitete, in Folge einer von ihm vorgenommenen Section, wie ihm ausser allem Zweifel gesetzt schien, zwei Kreissende inficirte, die beide an Puerperalfieber starben. Seitdem lässt Dubois behufs Touchirübungen gegen Entgelt Weiber aus der Stadt kommen, um zu verhüten, dass die baldigst zur Geburt Gehenden untersucht werden.

37) Robolotti (Giornale della soc. italiana d'igiene 1879. Nr. 6. 700) theilt eine Reihe von Beobachtungen aus verschiedenen Orten der Lombardei, so von 1870—73 in Cicognolo, 1874 in Rivarolo, 1878 in Scandolara, 1879 in Olmeneta, über das epidemische Vorkommen von Puerperalfieber in der Praxis eines Arztes oder einer Hebamme mit.

38) Rigler (l. c. 340) berichtet aus Constantinopel bezüglich der von ihm selbst beobachteten Fälle von Kindbettfieber: „Es liess sich nie ein Contagium flüchtiger Art beobachten, jedoch neigen wir uns zu der Meinung hin, dass die Betastung der Geschlechtstheile einer Kindbetterin mit von der Jauche einer septischen Kranken nicht vollkommen gereinigten Händen von schweren Folgen sein dürfte."

39) Paley (London med. Gaz. 1839. Decbr. New Ser. I. 397) theilt folgenden Fall aus Halifax mit: „Ein Arzt, der mir bei der Behandlung eines an gangränöser Entzündung des Scrotums leidenden Kranken assistirte, wurde in dem Augenblicke, als er den Kranken eben verbunden hatte, zu einer Kreissenden gerufen, welche etwa eine halbe (engl.) Meile von unserm Kranken entfernt wohnte. 4—5 Tage später theilte er mir mit, dass die Wöchnerin wenige Tage nach der Entbindung gestorben sei, und dasselbe Unglück hatte er innerhalb der nächsten Tage, so dass er in kurzer Zeit 6 Wöchnerinnen an Kindbettfieber verlor. Ich

erkundigte mich bei fast allen Aerzten in Halifax und der nächsten Nachbarschaft, ob ihnen Fälle der Krankheit vorgekommen wären, allein keiner von ihnen hatte etwas derartiges beobachtet, ja die meisten erklärten sogar, dass sie in ihrer Praxis niemals einen Fall von Puerperalfieber gehabt hätten. Ich zweifelte keinen Augenblick, dass jene Erkrankungsfälle mit der gangränösen Entzündung in einem causalen Nexus stünden, resp. dass der Chirurg, als das Medium, irgend Etwas von diesem Kranken auf die Gebärenden übertragen hatte, machte ihn darauf aufmerksam, und rieth ihm, für einige Wochen aufs Land zu gehen, und eine vollständige Reinigung aller seiner Kleider vorzunehmen; er folgte meinem Rathe und die Pest (!) hatte damit ein Ende."

40) Bei einer Discussion der Frage über Verbreitung von Puerperalfieber durch dritte Personen, welche in der Versammlung der Aerzte zu Philadelphia statt hatte, erzählte Warrington (Transact. of the College of Physicians of Philadelphia 1842), dass er unmittelbar nach der Section einer an Puerperalperitonitis Verstorbenen drei Frauen schnell hinter einander entbunden habe, welche alle an Kindbettfieber erkrankten, und ebenso erklärt West, dass von 7 von Dr. Jackson unter denselben Verhältnissen kurz nach einander entbundenen Frauen alle an Puerperalfieber erkrankten und 5 erlagen.

41) Holmes (New England pract. Journ. of Med. 1843. April 503) erzählt folgenden Fall: Ein Arzt machte Section bei einem an Gangrän des Schenkels verstorbenen Manne und entband am nächsten Tage eine Frau, welche ebenso wie 6 andere innerhalb der nächsten Zeit von ihm Entbundene an Puerperalfieber erkrankten; ein anderer Arzt, welcher kurz hinter einander 5 Fälle von Kindbettfieber in seiner Praxis gehabt hatte, schreibt an Holmes, dass er vor dem ersten dieser Fälle ein an bösartigem Erysipel leidendes Individuum zu behandeln gehabt habe, und so wahrscheinlich selbst zum Medium der Krankheitsverbreitung geworden sei.

42) Leasure (Amer. Journ. of med. sc. 1856. Jan. 45) erklärt, dass alle von ihm und einem zweiten Arzte zur Zeit des Vorherrschens von bösartigem Erysipel 1852 in Newcastle, Penns. entbundenen Frauen an Puerperalfieber erkrankten, indem er seine Ueberzeugung dahin ausspricht, dass sie die Wöchnerinnen inficirt haben. Zahlreiche ähnliche Beobachtungen, auf welche ich später noch zurückkomme, sind unter denselben Verhältnissen von Holston, Galbreith Minor, Ridley u. a. nordamerikanischen Aerzten zur Zeit der schweren Erysipel-Epidemieen gemacht worden.

43) Perkins (New York Journ. of Med. 1852. Mai 330) sagt in seinem Berichte über die Epidemie 1850 im Gebärhause in New York: „As to the cause of the endemic I have every reason to believe that a post mortem examination of the body of Marry Murrey, who was brought into the hospital on the 25. November and who died, in an hour after admission, of a peritonitis, which had resulted in a purulent effusion, was (through the necessities of the case) the prime cause of the endemic which followed . . . the first case which occurred was delivered by the same hand which made the autopsy, on the afternoon of the day, on the evening of which the woman was delivered."

44) Levergood (North-American med.-chirurg. Review 1857) berichtet, dass Dr. Lloyd zur Zeit, als er einen an phlegmonösem Erysipel Leidenden chirurgisch behandelte, drei Frauen entband, welche, ohne dass die geringste Spur eines epidemischen Einflusses oder irgend eine Schädlichkeit in der Hygieine der Entbundenen nachweisbar war, an Puerperalfieber erkrankten und starben, während bei den übrigen, zur selben Zeit von andern Aerzten Entbundenen das Wochenbett ungestört verlief. Lloyd, ein gesuchter Accoucheur, gab die Behandlung jenes Kranken auf, und hatte seitdem nicht mehr über Unglück unter den von ihm zunächst entbundenen Frauen zu klagen.

45) Féris erklärt in seinem Berichte (Arch. de méd. nav. 1879. Oct. 253) über das mörderische Vorherrschen von Puerperalfieber 1875 in Montevideo, dass, seitdem den Hebammen, welche Kindbettfieber-Kranke gepflegt haben, für einige Zeit verboten ist, Gebärende oder Wochnerinnen zu behandeln, die Zahl der Kindbettfieber-Fälle erheblich abgenommen hat.

46) Hall (l. c.) berichtet aus Tasmania, dass wenn ein Arzt einen Fall von Puerperalfieber zu behandeln gehabt hat, man ebenso, wie in der alten Welt, darauf gefasst sein muss, dass alsbald weitere Fälle in der Praxis desselben nachfolgen werden.

Allen diesen, von den verschiedensten Punkten der Erd hergeholten und unter einander völlig übereinstimmenden Beoba deren Zahl ich mit Leichtigkeit hätte verdreifachen können meiner Ansicht nach die nicht zu bestreitende Bedeutung ein mentellen Beweises für die Entstehung von Puerperalfieb directe Uebertragung eines deletären Stoffes zu, ohne dass nöthigt oder auch berechtigt wäre, irgend welche allgemeine für die Krankheitsgenese in Anschlag zu bringen. Es ist, erwähnt, das grosse Verdienst von Semmelweis, die Frage Wege der exacten Forschung in diesem Sinne erledigt zu h sein Verdienst wird dadurch nicht verringert, dass er in dem welchen er aus den von dem Wiener Gebärhause beigebrach sachen zog, sich auf einem einseitigen Standpunkte der An bewegte.

Die Statistik der Geburten und der Todesfälle an Kindbettfieb grossen Wiener Gebärhause während eines 62jährigen Zeitraumes (I ergab das Resultat, dass sich in der Mortalitätshöhe innerhalb diese streng gekennzeichnete Perioden unterscheiden lassen:

1) eine 23jährige (1800—1822) mit 47,409 Entbundenen und 683 = 1.4
2) „ 24 „ (1823—1846) „ 100,448 „ „ 6331 = 6.3
3) „ 15 „ (1847—1861) „ 113,710 „ „ 3509 = 3.1

Ferner aber stellte sich bei der Untersuchung heraus, dass, nachdem Jahre 1833 die Gebäranstalt in zwei Theile getheilt war, von welchen (I. Klinik) dem Unterrichte der Studirenden, die andere (II. Klinik) weisung von Hebammen diente, beide Abtheilungen übrigens nur du Wände von einander getrennt und in allen übrigen Beziehungen sich gleich waren, die relative Sterblichkeit sich in denselben verschieden und zwar:

in den Jahren 1833—1839 auf der I. Abth. 6.22 %, auf der II. Abth
„ „ „ 1840—1846 „ „ „ „ 9.76 „ „ „ „ „
„ „ „ 1847—1861 „ „ „ „ 3.31 „ „ „ „ „

betrug. — In den Jahren 1820—22 bestand in dem Wiener Gebärh. ein Sterblichkeitsverhältniss an Kindbettfieber, welches dem in viel grossen Gebäranstalten ziemlich gleichkommt; vom Jahre 1823 fängt eine an, welche eine enorme Höhe erreicht, und vom Jahre 1847 wieder so dass die Mortalität, wenn auch nicht ganz, auf die Tiefe der erst herabsinkt. — Eine Vergleichung der relativen Sterblichkeit in den Jahre 1833 getrennten beiden Abtheilungen zeigt ferner, dass dieselb der Jahre 1833—39 sich auf beiden Stationen fast gleichmässig gestalte Jahren 1840—46 dagegen auf der ersten Abtheilung um mehr als 50% der zweiten um nahe 50% sank, seit dem Jahre 1847 aber in der theilung sich bis auf ⅓ der früheren Mortalität verminderte und so Stationen ein gleiches, mässiges Sterblichkeitsverhältniss Platz griff. — sich hieraus folgendes Resultat: In der Zeit bis zum Jahre 1822 Erkrankungsverhältnisse an Puerperalfieber im Wiener Gebärhause durch Gebäranstalten mehr oder weniger eigenthümlichen Einflüsse bedingt, vom an kam offenbar ein neues Moment hinzu, welches anhaltend bis zum die Zahl der Erkrankungen und Todesfälle sehr wesentlich steigerte Moment fand Semmelweiss in dem indirecten Einflusse, welchen die jener Zeit an der Wiener Schule aufblühende anatomisch-pathologische äusserte; „bei der anatomischen Richtung,“ sagt Semmelweiss, Professoren, Assistenten und Schüler häufig Gelegenheit, mit Leichen in zu kommen. Dass nach der gewöhnlichen Art des Waschens der Hände die an der Hand klebenden Cadavertheile nicht sämmtlich entfernt we weiset der cadaveröse Geruch, welchen die Hand für längere oder ki behält. Bei der Untersuchung der Schwangeren, Kreissenden und Wöc wird die mit Cadavertheilen verunreinigte Hand mit den Genitalien dieser in Berührung gebracht, dadurch die Möglichkeit der Resorption, un

Resorption Einbringung von Cadavertheilen in das Gefässsystem der Individuen bedingt," und dadurch bei den Wöchnerinnen Septikämie hervorgerufen. — Den vollständigen Beweis für die Richtigkeit dieser Annahme finden wir in den folgenden Zahlen: Die seit Vorherrschen der anatomischen Richtung enorm gesteigerte Sterblichkeit (von im Mittel 6%) erhält sich von 1823—1832, und sodann, nach Theilung der Anstalt in zwei Abtheilungen, von 1833—1839, d. h. so lange Aerzte und Hebammen auf beiden Abtheilungen in gleichen Verhältnissen dem Unterrichte überwiesen werden, vom Jahre 1840 bis zum Jahre 1846 erhält sich die Sterblichkeit im Allgemeinen auf derselben Höhe, allein mit dem Unterschiede gegen früher, dass sie auf der ersten, nur dem Unterrichte der, als Medium der Infection wesentlich thätigen, Aerzte bestimmten Abtheilung um eben so viel steigt, als sie auf der zweiten, dem Unterrichte der, in jener Beziehung durchaus unverfänglichen, Hebammen zugewiesenen Abtheilung fällt. — Im Jahre 1847 sehen wir die Sterblichkeit auf der ersten Abtheilung, und zwar fast auf das Niveau der auf der zweiten Klinik beobachteten herabsinken; die Erklärung hiefür finden wir in dem von Semmelweiss eingeführten Verfahren, der eben damals als Assistent in der ersten Abtheilung zu fungiren begann. „Wenn die Voraussetzung," sagt derselbe, „dass die an der Hand klebenden Cadavertheile bei den Wöchnerinnen jene Krankheit hervorbringen, richtig ist, so muss, wenn durch eine chemische Einwirkung die Cadavertheile an der Hand vollkommen zerstört werden, und daher bei Untersuchungen von Schwangeren, Kreissenden und Wöchnerinnen, deren Genitalien bloss mit den Fingern und nicht gleichzeitig mit Cadavertheilen in Berührung gebracht werden, diese Krankheit verhindert werden können, in dem Maasse, als sie durch Einwirkung von Cadavertheilen mittelst des untersuchenden Fingers bedingt war." Von diesem Gedanken geleitet, führte Semmelweiss im Jahre 1847 die Waschung der Hände mit Chlorwasser für Lehrer und Schüler ein, bevor sie eine Untersuchung, oder überhaupt eine Berührung der Geschlechtstheile von Kreissenden oder Wöchnerinnen vornahmen, und seit eben jener Zeit ist das Erkrankungs- und Sterblichkeitsverhältniss an Puerperalfieber im Wiener Gebärhause so wesentlich gesunken, dass man nicht wohl Anstand nehmen wird, ebenso sehr die Prävalenz der Krankheit zum grossen Theile jenen schädlichen Einflüssen, wie die auffallende Abnahme derselben in einem nicht geringeren Grade dieser Vorsichtsmaassregel zuzuschreiben.

Somit hat Semmelweiss die Lehre von dem septischen Character des Puerperalfiebers begründet und gleichzeitig, mit einem Hinweise auf die Uebertragung des inficirenden Stoffes durch die Hand des Arztes oder der Hebamme, die locale Infection betont und somit die Basis zu der Annahme gelegt, dass es sich bei Kindbettfieber um eine septische Wundkrankheit handelt, für welche jede Puerpera durch die blossgelegte Schleimhaut an der inneren Oberfläche des Uterus, welche als Wundfläche anzusehen, die grosse Mehrzahl der Gebärenden aber auch durch die beim ungeschickten Touchiren, so wie bei dem Durchtreten des Fötus erzeugten grösseren oder kleineren Einrisse im Cervix, in der Scheide und am Scheideneingange prädisponirt ist. — Allerdings war der Schluss, den Semmelweiss aus den Thatsachen gezogen hatte, ein einseitiger, indem er die Sepsis ausschliesslich aus Uebertragung des (sogenannten) Leichengiftes ableitete. Ohne Zweifel kann der inficirende Stoff aus den mit dem puerperalen Processe selbst verbundenen Fäulnissvorgängen stammen, die sich selbstverständlich um so fühlbarer machen werden, je reichlicher dieselben bei Ueberfüllung der Gebärräume und der gerade dann am schwierigsten zu erzielenden Reinigung und Lüftung derselben vor sich gehen, demnächst aber kann er auch, wie zahlreiche der oben mitgetheilten Beobachtungen lehren, aus den bei den verschiedenartigsten Krankheiten vorkommenden Eiter- und Jauche-Heerden herrühren; auch erfolgt die Uebertragung desselben keineswegs nur durch die Hände des Arztes oder der Hebamme, sondern auch, wie die Erfahrung lehrt, durch die Kleider derselben, durch Instrumente (Katheter, Spritzen u. s. w.), Schwämme, Bettkissen, Leinenzeug u. s. w., sowie endlich durch die bei dem Einführen von Fingern oder Instrumenten[1]), vielleicht auch durch Aspiration in die Geschlechtstheile (Scheide oder Uterus) der Puerpera gelangende Luft. Weiterhin geben die oben mitgetheilten Beobachtungen die interessantesten Aufschlüsse über die auf den genannten Wegen vermittelte Verbreitung der Krankheit von den Gebärhäusern auf die in ihren Wohnungen gebärenden Frauen, und über die sogenannten „Puerperalfieber-Epidemieen" ausserhalb Gebäranstalten, welche sich als eine Reihe von Fall zu Fall erfolgter Infectionen darstellen, als deren Vermittler ein oder mehrere Aerzte oder Hebammen thätig sind, daher die vielfach beobachtete Thatsache, dass diese Epidemieen ausschliesslich auf den practischen Wirkungskreis eines Arztes oder einer Hebamme beschränkt bleiben.

§. 170. Ich habe mich in dieser Untersuchung bisher des landläufigen Ausdruckes „septische Krankheit" bedient; die Bezeichnung hat jetzt nur noch in sofern eine Berechtigung und Bedeutung, als dieselbe einen Hinweis auf die Beziehung giebt, welche die gewissen Krankheiten zu Grunde liegende Krankheitsursache in ihrer Existenz oder Entwickelung zu Fäulnissvorgängen erkennen lässt; in dem Krankheitsprocesse selbst kann von einer „Sepsis" nicht die Rede sein und der Nachweis des constanten Vorkommens organischer Körper, (Mikrokokken) in den „septisch" erkrankten Geweben rechtfertigt den Schluss, dass nicht die Fäulnissproducte an sich als Krankheitserreger wirken, sondern dass eben diese organischen Körper in einer, wenn auch vorläufig nicht näher erkannten, doch directen Beziehung zur Krankheitsgenese stehen, um so mehr, als der experimentelle Nachweis von der pathogenen Wirkung dieser Mikroorganismen durch künstliche Infectionsversuche an Thieren geführt worden ist. — Dies gilt denn auch, nach den Untersuchungen von Recklinghausen[2]), Waldeyer[3]), Heiberg[4]), Birch-Hirschfeld[5]), Orth[6]), Eberth[7]), Landau[8]) u. a., in allen Beziehungen vom *Kindbettfieber, das demnach ebenfalls als ein parasitärer Krankheitsprocess* aufzufassen ist, ohne dass man darum, im Sinne mancher Beobachter, von einem specifischen Kindbettfieber-Gifte, wie etwa vom Blattern- oder Scharlach-Gifte, zu sprechen berechtigt wäre. — Die oben ausführlich mitgetheilten Beobachtungen geben den Beweis, dass dieses Gift ebenso den Producten der Leichenfäulniss, wie denen eiternder oder verjauchender Gewebstheile bei den verschiedenartigsten Krankheiten anhaftet, die namentlich in Gebärhäusern gemachten Erfahrungen lehren, dass es sich in den mit der Luft in Berührung gekommenen faulenden Eiresten und Lochien und in den im Kindbettfieber selbst auftretenden Krankheitsproducten entwickeln kann. Anderseits liegen zahlreiche

1) Vergl. Spiegelberg, Berl. klin. Wochenschr. 1880. Nr. 22.
2) Verhandl. der phys.-med. Gesellsch. zu Würzburg 1871. Sitzungsber. XI.
3) Archiv für Gynäkologie 1872. III. 293. — 4) In Virchow's Archiv 1872. LVI. 407 und Die puerperalen und pyämischen Processe. Leipz. 1873.
5) Archiv der Heilkde. 1873. XIV. 193. — 6) In Virchow's Archiv 1873. LVIII. 437 und Arch. für experim. Pathol. 1873. I. 81. — 7) Centralbl. für die med. Wissensch. 1873. Nr. 8.
8) Archiv für Gynäkol. 1874. VI. 147.

Beobachtungen vor, welche dafür sprechen, dass Aerzte, Hebammen, Krankenwärterinnen, Neugeborne und andere Individuen, welche mit Kindbettfieber-Kranken in innigen Contact gekommen sind, von diesen inficirt werden können und eine solche Infection stets das Auftreten einer oder der andern der sogenannten „septischen“ Krankheiten trägt. — Somit reiht sich Puerperalfieber, wie vom anatomischen und klinischen, so auch vom ätiologischen Standpunkte betrachtet, den *septischen Wundkrankheiten* an und zeichnet sich vor den andern hierher gehörigen Krankheitsformen nur dadurch aus, dass ihm durch die Eigenthümlichkeit der physiologischen Vorgänge bei den von der Krankheitsursache betroffenen Individuen ein eigenthümliches Gepräge aufgedrückt wird.

§. 171. Schliesslich habe ich noch einen Punkt aus der Geschichte des Kindbettfiebers zu erörtern, der ein hervorragend practisches Interesse bietet, *das Verhältniss dieser Krankheit zu Erysipelas.* — Pouteau war, so viel ich weiss, der Erste, welcher Kindbettfieber für eine „erysipelatöse Entzündung des Peritoneums“ erklärt hat. Diese, offenbar mehr im nosologischen Geschmacke der Zeit, als aus anatomischen, klinischen oder ätiologischen Thatsachen gewonnene Auffassung des Krankheitsprocesses fand bei den englischen Geburtshelfern am Ende des vorigen Jahrhunderts, bei Johnstone [1]), Home [2]) u. a. eine bereitwillige Aufnahme und befestigte sich um so leichter, als das relativ-häufige Zusammentreffen von Kindbettfieber und Erysipel — oder doch dem, was die Engländer Erysipel nannten — in der Epidemie für diese Ansicht sprach. So ist es endlich dahin gekommen, dass unter den englischen Aerzten kaum noch ein Zweifel über die genetische Verwandtschaft zwischen Kindbettfieber und Erysipelas besteht und Nunneley [3]) sich selbst zu der Erklärung verstieg: „Wenigstens bin ich davon überzeugt, dass viele Probleme in der Medicin, welche in der allgemeinen Uebereinstimmung der Beobachter ihre Erledigung gefunden haben, keineswegs durch sicherere, wenn überhaupt so sichere Argumente entschieden werden, als es diejenigen sind, welche wir hier zum Beweise der Identität von Puerperalfieber und Erysipelas geltend gemacht haben.“

Die Thatsachen, auf welche sich die Annahme eines ätiologischen Zusammenhanges zwischen Erysipelas und Kindbettfieber stützt, findet man

1) in der *zeitlichen und räumlichen Coincidenz beider Krankheiten als Epidemie sowohl in Gebäranstalten, wie ausserhalb derselben.*

Mittheilungen hierüber geben Clarke in dem Berichte über Kindbettfieber 1787—88 in den Gebäranstalten von London, Gordon in der Beschreibung der Krankheit 1789—92 im Gebärhause und in der Neustadt von Aberdeen, Hey nach den Beobachtungen 1808—1812 in Yorkshire, West in dem Berichte aus den Jahren 1813—14 in Abingdon, Douglas aus Dublin vom Jahre 1819—20. Blackmore aus Plymouth vom Jahre 1831. Sidey aus Edinburgh vom Jahre 1825—26. Elkington und Ingleby aus Birmingham vom Jahre 1833, ferner aus Dublin vom Jahre 1830—37 Beatty und 1845—46 M'Clintock, Ackerley [4]) vom Jahre 1838 aus London und Fox [5]) nach den in den Jahren 1833—1858 in

1) Observationes de febre puerperali. Edinb 1779.
2) Clinical experiments, histories and dissections. Lond. 1780. 183.
3) Treatment on the nature . . of erysipelas. Lond. 1849. 89.
4) Lond. med. Gaz. 1838. June 463. — 5) Transact. of the obstetr. Soc 1862. III. 368.

den Londoner Gebärhäusern gemachten Beobachtungen. — Ueber glei Erfahrungen berichten Hodge und Wilson aus dem Gebärhause in Ph wo bei dem jedesmaligen Vorkommen von Puerperalfieber auch zahlr von Erysipelas beobachtet worden sind und fast alle Aerzte, welche Mit über die schweren Erysipelas-Epidemieen in den Jahren 1841 u. ff. amerikanischem Boden gemacht haben. — Aus den Berichten von Sch Jespersen über Kindbettfieber 1844 im Physikate von Aarhuus ge dass gleichzeitig bösartiges Erysipel in allgemeiner Verbreitung gehe und dieselbe Beobachtung ist, dem amtlichen Berichte zufolge, 1848 auf gemacht worden. — Aus Deutschland liegen derartige Beobachtunge Wiener Gebärhause vom Jahre 1819 und 1861 [1]), aus Neuenhaus vom Jahr aus der Würzburger Gebäranstalt aus den Jahren 1835 und 1846, au bindungsanstalt in Stuttgart vom Jahre 1849, aus dem Prager Gebärhause aus der Entbindungsanstalt der Charité in Berlin vom Jahre 1879 [2]), u. v. Ueber die in den Pariser Gebäranstalten häufig beobachtete Coincid Krankheiten liegt ein bis zum Jahre 1848 reichender Bericht von Mass besonders interessant ist folgender Bericht von Pihan-Dufeilla Kindbettfieber-Epidemie 1861 im Hôpital St. Louis: Gegen Ende Januar u Februar d. J. brach unter den auf der Gebäranstalt des genannten Kra Entbundenen eine Puerperalfieber-Epidemie aus, welche trotz der Einrichtungen in dieser Abtheilung, schnell einen so bösartigen Characte dass die weitere Aufnahme von Gebärenden inhibirt und die Wöchne Kranken in andere Säle verlegt wurden. In die somit geräumten wurden 32 an chronischen Hautkrankheiten leidende Frauen translo welchen alsbald zahlreiche Erkrankungen an Erysipel auftraten, das in Fällen unter sehr schweren Erscheinungen verlief, in einem, ein sy Individuum mit Gesichtsrose betreffenden Falle, einen tödtlichen Ausgan Spätere Berichte über das gleichzeitige Vorkommen beider Krankheit zösischen Gebäranstalten liegen vom Jahre 1866 aus der Maternité vom Jahre 1868 aus dem Hôpital de la Pitié in Paris [4]), und vom aus dem Hôpital St. Antoine in Paris [6]) vor.

2) In der vielfach gemachten Beobachtung, dass *Puerper von Aerzten oder Hebammen entbunden oder behandelt worde die selbst an Rothlauf litten oder mit Rothlauf-Kranken in l gekommen waren, an Kindbettfieber erkrankten.*

Zahlreiche Beispiele hierfür findet man in den oben mitgetheilte tungen über Inficirung von Kindbetterinnen durch Aerzte oder Hebamme lich sub Nr. 7. 8. 9. 10. 11. 13. 14. 44; besonders erklären viele amerikanischen Aerzte, wie Hall und Dexter, Holston, Corson, Galbreith, Minor u. a. ausdrücklich, dass die Erkrankungen u nerinnen während jener schweren Rothlauf-Epidemie vorwiegend in derjenigen Aerzte vorgekommen seien, welche Erysipelas-Kranke behar sich von dem Bette dieser unmittelbar zu Gebärenden oder frisch E begaben. — Wegscheider theilt aus seiner Praxis folgenden Fall Hebamme entband an einem Tage vier Frauen, welche sämmtlich an fieber erlagen, während sie selbst an beginnendem Gesichtserysipel ge und an diesem Leiden später so ernstlich erkrankte, dass sie zwei W das Bett hüten musste und erst in der dritten Woche wieder die Praxis konnte. W. hatte der Frau gerathen, ihre Kleider und Instrumente l lassen, bevor sie zu Gebärenden ging, die Frau befolgte diesen Rath schon die am ersten Tage entbundene Frau erkrankte an Puerperalfieb zwei Frauen, denen sie vier Tage später assistirte und so fort, so d

---

1) „Betreffs des Rothlaufes," erklärt Späth, „kann trotz der günstigen Sanità unter den Wöchnerinnen des Gebärhauses während seines epidemischen Vork in Wien und Umgebung ein gewisser inniger Zusammenhang mit Puerperalfieb in Abrede gestellt werden ... und im Jahre 1861 wurde auf der Gebärkli ammen und Aerzte in Wien unmittelbar vor dem Ausbruche der damaligen Pu Epidemie wiederholt Erysipel beobachtet." — 2) Vergl. Runge l. c.

3) De la coïncidence des épidémies de fièvre puerpérale et des épidémies d' l'analogie et de l'identité de ces deux maladies. Par. 1862.

4) Fonteret l. c. — 5) Bericht in Gaz. des hôpit. 1869. Nr. 33.

6) Lorain l. c.; Quinquand l. c. 32.

Zeitraum vom 21. October bis 4. November von 22 Wöchnerinnen, welchen sie Beistand geleistet hatte, 9 erkrankten und von diesen 6 starben, während die 13 gesund gebliebenen Wöchnerinnen fast nur Mehrgebärende waren, zum Theil solche, bei welchen die Hebamme nur kurze Zeit verweilt, oder die bereits geboren hatten, als die Hebamme eintraf. — Die kleine Kindbettfieber-Epidemie 1872 in Reichenbach kam nach dem Berichte von Kraus in gleicher Weise zu Stande: Die Orts-Hebamme, welche mit Gesichtsrose behaftet war, entband, noch in der Abschuppung begriffen, am 2. October eine Frau in Reichenbach, die zwei Tage später erkrankte und am nächsten Tage erlag. Im Verlaufe des October und Anfang November entband die Hebamme noch 9 Frauen, welche sämmtlich an Puerperalfieber erkrankten und von welchen 7 starben. Zur selben Zeit herrschte in Reichenbach und Umgegend Rothlauf epidemisch; in Reichenbach allein waren 8 Individuen an Gesichtsrose erkrankt, bei deren zwei die Krankheit einen tödtlichen Ausgang nahm. — Die Mittheilungen von Spencer Wells [1]) gelegentlich der Discussion über Puerperalfieber in der Obstetrical Society entnehme ich noch folgende dem Berichterstatter von Dr. Freer mitgetheilte Beobachtung: „Two years since I was engaged to attend the wife of a clergyman in her first confinement — a very fine healthy lady, aged 26. Upon entering the bedroom, I found a nurse in attendance with an erysipelatous blush and swelling upon the side of the face. Upon inquiry she told me that, two days before, she had been in Liverpool hospital to have a nasal duct opened. My patient was seized with rigors at the end of thirty hours and died of puerperal fever on the eighth day. The nurse died of rapid erysipelas of the head and neck on the twelfth day."

3) In dem Umstande, dass, umgekehrt, *Individuen (Aerzte, Hebammen, Wärterinnen u. a.), welche mit Puerperalfieber-Kranken in nahen Contact kommen, auffallend häufig an Rothlauf erkranken, so auch namentlich Neugeborene von Frauen, die an Puerperalfieber leiden, in ungewöhnlich grosser Zahl an Erysipel zu Grunde gehen.*

Auch hierfür findet man Belege in mehreren der oben mitgetheilten Beobachtungen. — Lee [2]) berichtet über einen Fall, in welchem der Arzt, die Wärterin und das Kind einer an Puerperalfieber leidenden Frau an Erysipel erkrankten; Sidey [3]) erwähnt eines Falles, in welchem in der Familie einer an Puerperalfieber erkrankten Dame wenige Tage nach dem Tode derselben 5 Individuen von Rothlauf ergriffen wurden. — Kraus fügt seiner Mittheilung über die Reichenbacher Kindbettfieber-Epidemie die Bemerkung hinzu, dass von den neugeborenen Kindern der schwer erkrankten Wöchnerinnen vier wenige Tage nach der Geburt an Rothlauf erkrankten, der sich über den ganzen Körper verbreitete und bei zweien derselben tödtlich endete. — Squire [4]) theilt folgenden Fall mit: Er entband, nachdem er unmittelbar vorher einen an Wunderysipel leidenden Kranken besucht hatte, eine Frau, welche am 6. Tage starb; 2 Tage später erlag der Mann. Bald darnach erkrankte eine zweite Frau, welche aus dem Hause des Rothlaufkranken gekommen war, ebenfalls an tödtlichem Kindbettfieber und nun traten in rascher Aufeinanderfolge 8 neue (darunter 3 tödtliche) Fälle von Erysipel bei Leuten auf, welche nachweislich den zuerst Erkrankten oder die zweite Puerpera besucht, und an leichten Hautverletzungen gelitten hatten.

4) Endlich in der Thatsache, dass, vielfachen Beobachtungen zufolge, das *Kindbettfieber selbst nicht selten einen, wenn ich so sagen darf, erysipelatösen Character trägt, d. h. die Entwickelung der Krankheit mit dem Auftreten eines zumeist von der verletzten Scheidenschleimhaut ausgehenden Rothlaufs ihren Anfang nimmt.*

Ich verkenne nicht, dass manchen der hier mitgetheilten und vielen anderen denselben ähnlichen Beobachtungen, namentlich einem Theil der aus England stammenden Mittheilungen, welche als Beweise

---

1) Brit. med. Journ. 1875. July 105. — 2) Edinb. monthly Journal of med. sc. 1847. April 793.
3) Edinb. med. and surg. Journ. 1830. Jan. 92. — 4) Brit. med. Journ. 1875. May 673.

für den inneren (genetischen) Zusammenhang zwischen Kindbettfieber und Erysipelas geltend gemacht worden sind, diese Beweiskraft abgeht, da es sich bei denselben nicht um Erysipel, sondern um diffuse Bindegewebsphlegmone u. a. ähnliche Processe handelt, welche die Veranlassung zur Puerperalfieber-Infection gegeben haben, sowie anderseits Erysipelas neonatorum gewiss in vielen Fällen nicht als eigentlicher Rothlauf, sondern als septische Bindegewebsphlegmone aufzufassen ist, immerhin bleiben aber doch noch sehr zahlreiche Fälle übrig, welche ein solches Bedenken nicht rechtfertigen, in welchen ganz unzweifelhaft „legitimes Erysipel" bestanden hat, welches ebenso zum Auftreten von Kindbettfieber Veranlassung gegeben, wie aus Infection von Puerperalfieber-Kranken sich entwickelt hat. „Bei der Entstehung des einfachen Erysipelas," sagt Volkmann [1]), der dies zuvor ausgesprochene Bedenken theilt und dem man gewiss nicht den Vorwurf machen wird, dass er den Begriff „Erysipelas" in einem zu weiten Sinne genommen habe, „sind offenbar zuweilen Einflüsse wirksam, die, wo sie frisch Entbundene treffen, Puerperalfieber erzeugen." — Ueber die Art dieser Einflüsse vermag ich mir vorläufig nicht ein Urtheil zu bilden; ich lasse dahingestellt, ob Tillmanns [2]) Recht hat, wenn er im Sinne auch anderer Beobachter erklärt: „es darf als erwiesen angesehen werden, dass manche Formen des sog. „Puerperalfiebers" echte Erysipele sind, welche von den Einrissen am Eingange des Genitalrohrs ausgehen", oder ob Hugenberger [3]) das Verhältniss beider Krankheiten zu einander richtiger aufgefasst hat, wenn er erklärt, dass Puerperalfieber und Erysipel einer Ursache, der „septischen" Infection, ihre Entstehung verdanken und daher als coordinirte Effecte einer Schädlichkeit anzusehen sind. — Die Entscheidung darüber, wie diese Theorie mit den neuesten Entdeckungen von Fehleisen [4]) in Einklang zu bringen ist, muss weiteren Untersuchungen nach dieser Richtung hin anheimgestellt bleiben.

Litteratur zu Puerperalfieber [5]).

Ahlfeld in Schmidt's Jahrb. der Med. 1877. August. — Armstrong in Edinb. med. and surg. Journ. 1814. Octbr. 444 und Facts and observ. relating to the fever commonly called puerperal. Lond. 1814 (Sec. Edit. 1819). — Aubinais, Journ. de méd. du Depart. de la Loire inférieure 1850. XXVI. 210. — Baart de la Faille in Nederl. Tijdschr. voor Geneesk. 1854. Novbr. — Bang. Selecta Diarii Nosoc. reg. Friederic. Hafn. 1789. II. 240. — Barker in New-York Journ. of Med. 1858. Mai 377. — Bartholin. Act. med. Havn. Ann. 1671 und 72. Hafn. 1673. 65. — Bartsch in Oester. med. Jahrbücher. Neueste Folge. X. 123. — Bayrhofer, Bemerkungen über das epidemische Kindbettfieber. Frankf. a. M. 1812. — Beatty (I) in Dublin Journ. of med. Sc. VIII. 76. — Beatty (II) ibid. XII. — Beaudelocque, Abhandlung über die Bauchfellentzündung der Wöchnerinnen. Aus dem Franz. Potsd. 1832. 67. — Bericht (I) in Journ. de Méd. LVIII. 448. — Bericht (II) in Journ. gén. de Méd. VII. 413. — Bericht (III) in Foderé, Leçons sur les épidémies etc. III. 289. — Bericht (IV) in Oester. med. Jahrbücher. Neue Folge I. 244. — Bericht (V) in Bibl. for Läger 1839.

---

1) Handbuch der Chirurgie von Pitha und Billroth Bd. I. Abth. II. A. 161.

2) l. c. 46. — 3) Archiv für Gynäkol. 1873. XIII. 387. — 4) Vergl. oben S. 287.

5) Ich habe hier nur solche Schriften aufgenommen, welche ein speciell epidemiologisches Interesse haben und in der oben mitgetheilten tabellarischen Uebersicht von Puerperalfieber-Epidemieen citirt sind.

I. 121. — Bericht (VI.) im Sanitätsbericht von Westphalen für das Jahr 1840. 17. — Bericht (VII) in Gaz. méd. de Paris 1841. Nr. 24. 370. — Bericht (VIII) ibid. 1842. 499. — Bericht (IX) in Sundhetskoll. Forhandl. Aaret 1845. 28. — Bericht (X) ibid. Aaret 1850. 31. — Bericht (XI) in Transact. of the State med. Soc. of Pennsylvania. II. 1852. — Bericht (XII) in Gaz. méd. de Paris 1846. Nr. 9. 161. — Bericht (XIII) in Gaz. des hôpit. 1869. Nr. 33. — Bericht (XIV) Brit. med. Journ. 1873. Sptbr. 354. — Berliner in Deutsche Klinik 1855. Nr. 17. — Berndt, Klinische Mittheilungen. Heft 3 und 4. 233. — Bicker, Raadgeving voor den gemeenen man etc. Rotterd. 354. — Bidault et Arnoult in Gaz. méd. de Paris 1845. Nr. 31. 481. — Bischoff in Abhandl. öster. Aerzte IV. 107. — Blackmore in Provinc. med. and surg. Journ. 1845. Nr. 12. 14—16. 21—26. — Botrel in Archiv. gén. de Méd. 1845. April 416. — Bouchut in Gaz. méd. de Paris 1844. Nr. 6. 7. 10. — Bourdon in Revue méd. 1841. Juni 348. — Bowen in Western Lancet 1842. Juni. Nr. 2. — Boysen, Observat. in nosocom. obstetr. de febre puerp. maligna. Hafn. 1792. — Bradley in London med. and phys. Journ. XXV. 193. — Brenan. Thoughts on puerp. fever etc. Lond. 1814. — Brun in Séance publ. de la Soc. de Méd. de Toulouse. 1830. — Burckhardt in Allgem. med. Annal. 1802. Correspondenzbl 177. — Burguet in Journ. de Méd. de Bordeaux 1853. April. — Burns. Handbuch der Geburtshülfe. Aus dem Englischen. Bonn 1834. 576. — Busch in Zeitschr. für Geburtskunde. II. 637. — Butter, Account of the puerp. fevers as they appear in Derbyshire. Lond. 1775. — Campbell, Treatise on the epidemic puerp. fever etc. Edinb. 1822. — Cardiff, Dissert. de febre puerperarum. Edinb. 1815. — Carus (I) in Salzb. med.-chirurg. Zeitschr. 1821. II. 155. — Carus (II) in Allgem. med. Annalen 1825. 421. — Cederschjold (I) in Svensk. Läkar. Sällskap. Handlingar VII. 229. — Cederschjöld (II) ibid. XI. 53. XII. 48. — Ceely in Lancet 1835. März 813. — Cerri, Observat. quaedam de puerperar. morbis etc. Mediolan. 1788. — Charrier in Gaz. des hôpitaux 1856. Nr. 23. — Chevance, Des accidents puerpéraux observ. à l'hôpital Beaujon etc. Par. 1878. — John Clarke. Essay on the epidemic disease of lying-in-women etc. Lond. 1788. — Jos. Clarke in Edinb. med. Commentaries Dec. II. Vol. V. 1. — Cliet, Compte-rendu des observat. rec. dans la Salle des filles-mères de l'hôpital gén. de la Charité de Lyon etc. Lyon 1823. — Collins, Treatise on midwifery etc. Lond. 1836. 380. — Credé, Charité Annal. 1857. Heft 1. 38. — Cruveilhier in Revue méd. 1831. Mai 169. — Delamotte, Traité complet des accouchements etc. lib. IV. cap. XIX. Leid. 1729. 582. — Denham in Dublin quart. Journ. of med. Sc. 1862. Novbr. 317. — Diel in Baldiner N. Magaz. IX. 304. — Diemer, De phlebitide uterina etc. Rostoch. 1842. — Disse in Monatschr. für Geburtskunde. 1855. V. 117. — v. Doeveren, Primae lineae de cognosc. mulier. morbis. cap. VI. §. 194. — Dommes in Hannov. Annal. für Heilkunde. I. 235. — Doornik in Nederl. Tijdschr. voor Geneeskunde. 1859. III. 207. — Dor in Gaz. hebdomad. de Méd. 1858. Nr. 9. — Doublet in Journ. de méd. LVIII. 502. — Douglas in Dublin hospit. Reports III. 139. — Dubois (I) in Gaz. des hopit. 1838. Nr. 37. — Dubois (II) ibid. 1841. Nr. 85. — Dubois (III) Bull. de l'Acad. de méd. de Paris 1858. — Dunn in Edinb. med. and surg. Journ. XII. 36. — Duplay in Journ. hebdomad. de Méd. 1830. Mai. — Elkington in Prov. med. and surg. Journ. 1844. 287. — Elliot in Svensk. Läkar. Sällskap. nya Handl. III. 253. — Elsässer (I) in Württemb. med. Correspondenzbl. XVIII. 35. — Elsässer (II) ibid. XXI. 10. — Esterle in Annal. univers. di Medicina 1858. October. — Fauken, Das in Wien in den Jahren 1771 und 1772 sehr viele Menschen anfallende Faulungsfieber. Sammt Anhang einer bösartigen Krankheit, welche im Jahre 1770 unter den Kindbetterinnen im Spitale zu St. Marx gewüthet hat. Wien 1772. 61. — Faye, Norsk Mag. for Laegevidensk 1858. XII. 1859. XIII. und Om puerp. febers diagnose og behandling. Christ. 1859. — Ferguson. Das Kindbettfieber. Aus dem Englischen. Stuttg. 1840. 241. — Ficker, Beitr. zur Arzeneiwissenschaft etc. Heft 1. Münster 1796. 3. — Foderé, Leçons sur les épidémies. III. 216. — Fonteret, Lyon médical 1867. — v. Franque (I) in Scanzoni's Beitr. zur Geburtskunde. IV. — v. Franque (II) in Würzb. med. Zeitschr. I. 360. — Galicier, Journ. de méd. du Depart. de la Loire inferieure 1850. XXVI. 209. — Geoffroy in Hist. de la Soc. de Méd. de Paris. II. Mém. 25. — Goetz in Oester. med. Jahrb. 1844. Jan. 90. — Gooch. Account of the more important diseases peculiar to women. Lond. 1829. — Gordon, Account of the epid. puerp. fever of Aberdeen. Lond. 1795. — Graaf, Descriptio Epidem. febr. puerp. annis 1824—25 in nosodochio Monac. observ. Monach. 1825. — Graff im General-Bericht des Rhein. Med.-Collegii für das Jahr 1834. 42. 106. waldt in Petersb. med. Zeitschr. 1861. Heft 7. 185. — Guyenot, Lyo 1869. 177. — Haase (I) in Gemeinsame deutsche Zeitschr. für Geburtskun — Haase (II) in Neue Zeitschr. für Geburtskunde XI. 257. 276. — H ibid. XII. 103. — Haehnle, Memorabilien 1880. Nr. 9. — Hall, Tr the epidemiol. soc. 1866. II. 69. — Hassing in Bibl. for Laeger 1850. Bauner, De febre puerperali etc. Diss. Monach. 1826. — Hecker (der Geburtskunde etc. I. 211. — Hecker (II) ibid. II. 200. — Heis ärztl. Intelligenzbl. 1859. Nr. 7. — Helm in Oester. med. Jahrb. Neue XV. 223. — Herrmann in Schweiz. med. Monatschr. 1860. Nr. 8. — H Traité clinique et pratique des malad. puerp. etc. Par. 1870. — Hey, the puerperal fever etc. Lond. 1815. — Heymer, Beiträge zum Puerperal Würzb. 1847. — Hodge in Amer. Journ. of med. Sc. 1833. August. mann, Med. rational. syst. Pars I. Sect. I. cap. IX. Opp. Genev. 1748. I — Holston in Transact. of the Ohio State med. Soc. for the year Hugenberger, Das Puerperalfieber im St. Petersburger Hebammen-In St. Petersb. 1862. — Jäger in Osiander, Neue Denkwürdigkeiten für Heft 2. — Jespersen in Sundhetskoll. Forhandl. for Aaret 1845. Jk leby in Edinb. med. and surg. Journ. 1833. April 412. — Jonas, De uterina etc. Diss. Berol. 1841. — Jungmann (I) in Oester. med. Jahrb. Folge. XXII. — Jungmann (II) ibid. XXIV. 80. — Kaufmann, für Geburtskde. 1867. XXIX. 246. — Kayser, Den kongel. Födselsstiftelse og den der hersk. ondart. Barselfeber. Kjöbenh. 1845. — Kayser (II) for Laeger 1846. Nr. 15. 229. — Kehrer in Monatschr. für Geburtsk. — Kirchhoff. Hannov. med. Conversationsbl. 1852. Nr. 6. 41. — Neue Zeitschr. für Geburtskde. XVI. 290. — Kraus, Archiv für Gyn. V. 562. — Lamarque in Journ. de Méd. LXXXIII. 179. — Leake, Pr vat. on the Childbed-Fever. Lond. 1772. 242. — Leasure in Amer. Med. Sc. 1856. Jan. 45. — Lehmann, Verslag van het Genootsch. tot der Geneesk. te Amsterdam. 1863. XII. 293. — Lepecq de la Cloture Topographie der Normandie etc. Aus dem Franz. Stend. 1794. 244. — Leçons sur les pertes du sang pendant la grossesse etc. Strasb. An. Levy, Rélat. de l'épidémie du fièvre puerp. obs. aux cliniques d'acc de Strasbourg. Strasb. 1857. — Levin, De febre puerp. epidem. etc. Bonn 1833. — Litzmann, Das Kindbettfieber etc. Halle 1844. 306. — de De phlebitide uterina etc. Diss. Berol. 1841. — Lippich, Observ. de septica in puerp. grassante. Vindob. 1823. — Lorain, Gaz. des hô Nr. 148. 587. — Löschner in Prager Vierteljahrsschr. für Heilkde. 18 — Lusk, Amer. Journ. of obstetrics. etc. 1875. Novbr. VIII. — Macl Treatise on the disease termed puerperal fever etc. Edinb. 1822. — in Mém. de l'Acad. roy. des Sc. 1746. 160. — Mars, Przgl. lekarsk Virchow-Hirsch's Jahresbericht 1880. II. 596. — Martin (I) in S Jahrb. der Med. XIII. 72. — Martin (II) in Neue Zeitschr. für Geburtskd — Martin (III) in Monatschr. für Geburtskde. 1857. X. 253. — Ma ibid. 1860. XVI. 161. — Martin (V) Epidémie de fièvr. puerp. observée St. Antoine. Par. 1869. — Mc Clintock (I), Pract. observ. on midw Dubl. 1848. Vergl. auch Dublin Journ. of med. Sc. 1845. Mai. — Mc Cli in Dubl. quart. Journ. of med. Sc. 1855. Mai. — Michaelis in Neue für Geburtskde. IV. 322. — Miquel in Horn, Archiv für medic. Erfahr I. 84. — Müller, Bidrag till Puerperalfeber-Epid. Hist. Kjöbenh. Nagel, Charité-Annalen X. Heft 1. — Nägele, Schilderung des fiebers . . . 1811—12 zu Heidelberg etc. Heidelberg 1812. — Naumann schr. für Geburtskde. 1866. Dcbr. 442. — Nebel in Loder, Journ. für Heft 2. — Netzel, Hygiea 1879. XLI. 156. — Neumann in Siebol für Geburtshülfe VII. 53. — Nolde in Lucina IV. 375. — Nonat méd. 1837. März 329. April 37. September 333. November 180. — d'O in Séance publ. de la Soc. de Méd. de Toulouse 1847. 149. — O Beobachtungen, Abhandlungen etc. Tübingen 1787. 37. — d'Outre in Salzb. med.-chir. Ztg. 1821. II. 204. — d'Outrepont (II) in Chiron I. 151. 350. — d'Outrepont (III), Abhandlungen und Beiträg hülflichen Inhaltes. Würzb. 1822. I. 297. — d'Outrepont (IV) in N schr. für Geburtskde. V. 456. — Ozanam, Hist. méd. des malad. épidém Par. 1835. II. 82. — Parkins in New York Journ. of Med. 1852. M Parry, Amer. Journ. of med. sc. 1875. Jan. — Patterson in Dubl of med. Sc. IV. 170. — Peu, La pratique des Accouchements. Liv. VII. cap. 1. Par. 1694. 268. — Pfeufer in Horn, Archiv für medicin. Erfahrung 1824. I. 246. — Pihan-Dufeillay in Union méd. 1861. Nr. 102—108. 371 ff. — Pippingskjöld in Notisbl. för Läkare och Pharm. 1859. März. — Pouteau, Mélanges de Chirurgie. Lyon 1760. 180. — Punch in Allgemeine Annalen der Heilkunst 1811. 329. — Quadrat, Diss. sistens observat. circa febr. puerp. annis 1833—35 epid. Prag 1835 und in Oester. med. Jahrb. Neueste Folge. XIII. 112. — Quinquaud, Essai sur le puerpérisme infectieux etc. Par. 1872. — Ramsbotham in Lond. med. and phys. Journ. 1811. XXVI. 265. — Rapp, Ueber das Kindbettfieber. Inauguralabhandlung. Bamb. 1835. — Retzius (I) in Svensk. Läkar. Sällsk. nya Handl. VIII. 53. — Retzius (II) in Monatschr. für Geburtskde. 1861. XVII. 191. — Reuss, Beitr. zur Statistik des Puerperalfiebers. Tübingen 1851. — Ricker, Nass. med. Jahrbb. 1853. XI. 167. — Rinck in Stark's Archiv für Geburtshülfe. VI. 67. — Ritgen in Gemeins. deutsche Zeitschrift für Geburtskunde. VI. 562. VII. 66. 229. 571. — Roberton in London med. Gazette IX. 503. Runge, Zeitschr. für Geburtsh. und Gynäkol. 1880. V. 195. — Rupert, Das Puerperalfieber in der Gebäranstalt zu Jena im Winter 1861—62. Jena 1864. — Salomonsen, Udsigt over Kjöbenhavns Epidemier etc. Kjöbenh. 1854. 123. — Saxtorph, Om Födselsvidensk. Tilvaext etc. Kjöbenh. 1782. 81. — Scanzoni, Verhandl. der Würzb. med. Gesellsch. 1860. X. App. XXXIX. — Schäffer in Sundhetskoll. Forhandl. for Aaret 1845. 30. — Scheider in Generalbericht des Rhein. Med.-Collegii für das Jahr 1844. 41. — Schilling in d'Outrepont, Abhandlungen und Beiträge etc. I. 195. — Schlesier in Preuss. med. Vereins-Zeitung 1842. Nr. 40. — Schloss, De peritonitide puerp. etc. Diss. Berol. 1820. — Schöfl, Wiener Spitalarzt 1864. Nr. 9—11. — Schöller in Oester. med. Jahrbücher 1844. Sptbr. 281. Octbr. 38. — Schönlein, Klinische Vorträge, herausgegeben von Güterbock. Berl. 1842. 256. — Schultze, Fälle wichtiger Puerperalerkrankungen u. s. w. Diss. Berl. 1869. — Selle, Neue Beiträge zur Natur- und Arzeneiwissenschaft. Berl. 1782. I. 45. 60. — Serre, Montpellier médical 1869. Juill. 20. — Sidey in Edinb. med. and surg. Journ. 1839. Jan. 91. — v. Siebold, Versuch einer pathol.-therap. Darstellung des Kindbetterinnenfiebers etc. Frankf. a. M. 1826. — Sieffermann, Descript. de l'épid. de fièvre puerpér. etc. Strasb. 1862. — Sonderland in General-Bericht des Rhein. Med.-Collegii für das Jahr 1827. 17. — Späth, Wien. allgem. med. Ztg. 1863. Nr. 3 und Zeitschr. der Wien. Aerzte 1864. Nr. 8. — Speyer in Sundhetskoll. Forhandl. for Aaret 1845. 32. — Spiegelberg, Ueber das Wesen des Puerperalfiebers. In Volkmann's Samml. Nr. 3. — Stehberger, Monatschr. für Geburtskde. 1866. April 300. — Stoll, Ratio medendi. Ann. 1777. Cap. IX. Vol. II. 67. — Storrs in Prov. med. and surg. Journ. 1842. Nr. 15. 1843. Decbr. 163. — Tanchon in Gaz. des hôpit. 1837. Nr. 8. — Thijssen, Geschiedk. beschouw. der ziekten in de Nederlanden etc. Amsterd. 1824. — Tilanus in Heije, Arch. voor Geneesk. I. 1841. — Tode in Ny Sundhetstidende. I. 99. — Tonnellé in Arch. gén. de Méd. 1830. März bis Juni. Abgedruckt: Des fièvr. puerp. observ. à la Maternité pendant l'année 1829 etc. Par. 1830. — Vernay, De la fièvre puerp. épidém. etc. Paris 1848. — Virchow (I), Gesammelte Abhandlungen. Frankf. a. M. 1856. 779. — Virchow (II) in Monatschrift für Geburtskunde 1858. XI. — Voillimier in Journ. des connaiss. méd.-chir. 1839. Dcbr. 1840. Januar, März. — Weber in Monatschr. für Geburtskde. 1860. Dcbr. — West in London med. Repository. III. 103. — White, Treatise on the management of lying-in-women. Lond. 1773. — Wilson in Amer. Journ. of med. Sc. 1843. Januar. — Zandyk in Revue méd. 1856. Februar, März, Mai. — Zengerle in Württemb. med. Correspondenzbl. X. 1.

III. Hospitalbrand.

§. 172. Das dritte Glied in der Reihe der uns in der vorliegenden Untersuchung interessirenden infectiösen Wundkrankheiten ist Hospitalbrand, der sich den beiden zuvor genannten Krankheitsformen im Allgemeinen zunächst insofern anschliesst, als auch er zu allen Zeiten und in allgemeiner Verbreitung über die Erdoberfläche geherrscht hat. In den ärztlichen Schriften des Alterthums und des Mittelalters, so namentlich in der Hippokratischen Sammlung [1]), bei Celsus [2]), Galenos [3]), Avicenna [4]), bei den Chirurgen aus der Salernitanischen Schule, bei Guido de Cauliaco [5]) und de Vigo [6]), werden, unter verschiedenen Bezeichnungen, bösartige, brandige, schnell fortschreitende und weitreichende Zerstörungen herbeiführende, unter Umständen das Leben bedrohende Geschwüre erwähnt, welche, zum Theil wenigstens, auf den später sogenannten Hospitalbrand bezogen werden dürfen. — Bestimmteren Andeutungen über diese Krankheit begegnet man in den Schriften einiger Chirurgen des 16. und 17. Jahrhunderts, so u. a. bei Tagault [7]), Marc. Aurel. Severinus [8]) u. a., vorzugsweise aber bei Paracelsus und Paré.

In der „grossen Wundartzney“ von Paracelsus [9]) findet sich folgende interessante Stelle: „Weiter sich auch begeben, dass in den Zeiten der Pestilentz, Pestilentz in den Wunden erschienen sind, aussgenommen ohn Geschwer, angefangen mit Frost unnd Hitz, etliche schnell daran gestorben, die sonst am gantzen Leib nichts entpfunden haben, dann was geursacht ist worden auss den Wunden. . . Es ist auch etlich mal begegnet, das ein gemeine Breune in die Kriegssleut kommen ist, auch also mit allen Zeichen in die Wunden, also dass dicke Heut ab den Wunden gangen seind, wie mann von den Zungen geschelt hat, deren, so die Breune hatten, also dass Wunden und der Mund gleich warend . . solcher Zufäll sind unzalbar vil.“ — Paré erklärt in dem Kapitel über Schusswunden [10]), indem er die Ansicht derjenigen bekämpft, welche

1) Vergl. u. a. de locis in homine §. 29 (ed. Littré VI. 322) über das unter dem Namen „θηρίον“ beschriebene Geschwür.

2) Lib. V. cap. 28. §. 3 (ed. Targa I. 287), wo diese Geschwürsform als „θηρίωμα“ beschrieben und daneben eine andere Form als „φαγέδεινα“ (in andern Lesarten als „ἕρπης ἐσθιόμενος“ wie in der Ausgabe von Almeloveen, Basil. 1748. 319) mit den Worten erwähnt wird: „vocant Graeci hoc ulcus φαγέδειναν, quia celeriter serpendo, penetrandoque usque ossa, corpus vorat. Id ulcus inaequale est, coeno simile, inestque multus humor glutinosus (dürfte man dabei nicht an sog. diphtherischen Belag denken?). odor intolerabilis, majorque quam pro modo ulceris, inflammatio.“

3) In lib. III. de temperamentis cap. III. (ed. Kühn I. 664) und Comment. in Hippocratis Aphorismos cap. XLV. (e. c. XVIII. A. 71) werden bösartige, zerstörende Geschwüre als „φαγέδαινα καὶ ἕρπης ἀναβιβρωσκόμενος,“ und in lib. II. de praesagitione ex pulsibus cap. I. (e. c. IX. 273) „ulcera depascentia“ erwähnt. „οὓς ἐσθιομένους Ἱπποκράτης ὠνόμαζεν.“

4) Ueber bösartige, fressende Geschwüre in Canon lib. IV. Fen. IV. Tr. III. cap. 1 ff. (ed. Venet. 1564. II. 157).

5) Chirurgie magna Tract. IV. Doctr. I. cap. III. (Lugd. 1572. 233) heisst es: „Dum ulcus non habet nisi sordem et saniem grossam et viscosam, dicitur sordidum: postquam autem augetur ipsius malitia, ita quod putrefacit et mortificat carnem dimittendo sarra, a qua elevatur fumus foetidus, et cadaverosus, dicitur putridum fraudulentum. Et si ambulat ejus malitia, transit ad esthiomenum et ad hominis mortem.“

6) Chirurgia lib. IV. tract. VII. cap. I. (Lugd. 1521. fol. CVII.)

7) De ulcere sordido et putri in Instit. chir. lib. III. cap. XVI. (De chirurg. script. Tiguri 1555. fol. 103 b.

8) De efficaci chirurgia lib. II. cap. LII. (Frankf. a M. 1646. 107) über „Ulcera putrescentia“, ferner in Pyrotechnia chirurg. lib. II. Pars I. cap. VIII. (e. c. 264) „de gangraenosis et putridis ulceribus“ besonders nach Schusswunden, und ib. cap. X. (e. c. 265) „de ulceribus cacoethis et malignis.“

9) Buch I. cap. VI. od. Strassb. 1618. fol. 7.

10) Wundartzney, Buch X. Deutsch von Uffenbach. Frankf. a/M. 1635. 380. 81.

den üblen Verlauf, den diese Wunden oft nehmen, aus einer Verbrennung und Vergiftung derselben ableiten, dass es sich dabei um eine Verderbniss oder „Fäulniss der Wunde“ durch eine bösartige Constitution der Luft handelt, welche einen fauligen Zustand derselben herbeiführt. Namentlich beruft er sich dabei auf seine bei der Belagerung von Rouen im Jahre 1562 gemachten Beobachtungen, wo die Luft so verderbt war, dass oft die kleinsten, kaum beachteten Wunden einen bösartigen Character annahmen. — Weitere auf Hospitalbrand bezügliche Mittheilungen über bösartige Geschwüre giebt er in der Abhandlung [1]) von den „wüsten, unsaubern und unflätigen Geschwüren,“ wo er von einem dicken, zähen, dem Zungenbelage bei Kranken ähnlichen „Unrath“ spricht, der sich auf der Wunde ablagert und unterhalb welches „eine Verderbniss und ein Zerschmelzen der Weichtheile“ eintritt.

Den ersten gründlichen Untersuchungen über Hospitalbrand begegnet man in den der Mitte des vorigen Jahrhunderts angehörigen Arbeiten von Mauquest de la Mothe [2]), der Erfahrungen über denselben im Hôtel-Dieu zu *Paris* gemacht hatte, und von Pouteau [3]), der während seiner Studienzeit die Krankheit im Hôtel-Dieu zu *Lyon* selbst überstanden und später eben hier vielfache Gelegenheit zur Beobachtung derselben gehabt hatte. Bald darnach erschienen die Monographie über Hospitalbrand von Dussaussoy [4]), dem Nachfolger Pouteau's am Hôtel-Dieu zu Lyon, und fast gleichzeitig die Mittheilungen englischer Aerzte, besonders von Gillespie [5]) und Trotter [6]), über das endemische und epidemische Vorherrschen der Krankheit auf englischen Schiffen, namentlich während des Kreuzens in *tropischen Meeren* oder auf tropisch gelegenen Stationen. — Eine reiche Gelegenheit zur Beobachtung von Hospitalbrand boten die zu Ende des vorigen und im Anfange dieses Jahrhunderts fast ganz Europa überziehenden Kriege, aus welchen zahlreiche werthvolle Mittheilungen über die Krankheit, so u. a. von Boggie [7]), Hennen [8]), Blackadder [9]) und Gerson [10]) von der *iberischen Halbinsel*, von Boyer [11]), Delpech [12]) aus *Frankreich*, von Wenzel [13]), Volpi [14]), Riberi [15]) aus *Italien*, von Thomson [16]) aus *Belgien*, von Brugmans [17]) aus den *Niederlanden*, Busch [18]) aus *Trier* hervorgegangen sind. Unter gleichen Verhältnissen gesammelte Erfahrungen erschienen aus dem orientalischen Kriege 1854—55 von Surdun [19]), Lallour [20]), Tourainne [21]), Bourot [22]) u. a., ferner aus dem *nordamerikanischen*

---

1) Ib. Buch XII. cap. IX. e. c. 434.
2) Abhandl. von der Chirurgie. A. d. Franz. Nürnb. 1762. III. 267.
3) Oeuvres posthumes. Par. 1783. III. 246
4) Diss. sur le gangrène des hôpitaux. Geneve 1786
5) Lond. med. Journ. 1785. VI. 373.
6) Medicina nautica. Lond. 1797. II. a. v. O.
7) Transact. of the Edinb. med.-chir. Soc. 1828. III. 1.
8) London med. Repository 1815. III. 177.
9) Observations on the phagedaena gangraenosa. Edinb. 1818.
10) Ueber den Hospitalbrand u. s. w. Hamb. 1817.
11) Traité du malad. chirurg. Par. 1818. I. 221.
12) Mém. sur la complication des plaies et des ulcères, connue sous le nom de pourriture d'hôpital. Par. 1815. (Deutsch mit Brugmans von Kieser. Jena 1816. 85).
13) In Hufeland's Journal der Heilkunde 1799. VIII. Heft 4. 144.
14) Saggio di osservazioni e di esperienze med.-chir. fatte nello spedale civico di Pavia. Milano 1814.
15) Sulla cancrena contagiosa o nosocomiale etc. Torino 1820. Auch in Repert. med.-chir. di Torino 1822. 214.
16) Report of observations made in the military hospitals of Belgium. Lond. 1817.
17) Natuurk. Verhandel. van de Holland. Maatsch. der Weetensch. te Harlem 1814. Aug. VII. St. 2. (Deutsch von Kieser. Jena 1816).
18) In Rust's Magaz. der Heilkunde 1820. VII. 3
19) Revue thérap. du Midi 1856. Avril.
20) De la pourriture d'hôpital en général et de celle observée sur les blessés de l'armée d'Orient etc. Par. 1856.
21) Mém. de méd. milit. 1861. III. Sér. V. 303.
22) Sur la pourriture d'hôpital etc. Strasb. 1858.

Secessionskriege von Goldsmith[1]), Pittinos[2]), Bri Thomson[4]), Packard[5]), Kempster[6]), Jones[7]), Carp aus dem jüngsten deutsch-österreichischen und deutsch-fran Kriege von Lewandowzki[9]), aus dem Kriegslazareth *Weissenfels*, von Ponfick[10]) aus dem Hospitale in *Heidelb* König[11]) aus den Kriegsspitälern 1870—71 in *Berlin*, von und von Leroy[13]) aus den Kriegslazarethen 1870—71 in und *Amiens*, aus dem österreichisch-ungarischen und österr italienischen Kriegen von Nagel[14]) aus den Spitälern in *T* *Pesth und Pressburg*, von Rostolli[15]) aus dem Kriegslazaret in *Alessandria*, von Demme[16]) aus dem Militärhospitale *Mailand*, und aus dem *englisch-indischen* Kriege von Moore *Scinde*. — Dazu kamen weitere, den oben angeführten Mitth sich anschliessende Berichte über Hospitalbrand-Epidemieen auf besonders in *indischen, chinesischen und andern tropisch gelegene* von Curtis[18]), einem ungenannten Berichterstatter[19]), von H son[20]), Smart[21]), de Lajartre[22]) u. a. und schliesslich ei aus grosse Zahl von Hospitalberichten von fast allen Punk Erdoberfläche, so nach Rust[23]) und Fischer[24]) aus der C *Berlin*, von Schüller[25]) aus *Greifswald*, von Fock[26]) aus *M* von Heine[27]) aus *Heidelberg*, von Allé[28]) und Pitha[29]) a von Groh[30]) aus *Brandeis*, Coote[31]), Hawkins[32]) und ei genannten Berichterstatter[33]) aus den Spitälern in *London*, bilier[34]) aus *Toulon*, Chambolle[35]) aus *Dunkerque*, Faur *Spanien*, Rigler[37]) aus *Constantinopel*, Pruner[38]) aus *Egypt* dens[39]) aus *Algier*, Adam[40]) aus *Aden*, Curtis (l. c.), Du Walker[42]), Chevers[43]), Sutherland[44]) aus verschiedenen G *Indiens*, Friedel[45]) aus *China*, Wright[46]) aus *Baltimore*, G (l. c.) aus *Westindien*, Lallement[47]) aus *Brasilien* u. v. a.

Die hier mitgetheilten Thatsachen geben den Beweis, spitalbrand eine Krankheit *aller Zeiten* und aller *bewohnten P*

1) Report on hospital gangrene etc. Louisville 1863.
2) Amer. Journ. of. med. sc. 1863. July 50. — 3) ib. 279. — 4) ib. 1864. Apr
5) ib. 1865. Jan. 114. — 6) ib. 1866. April 351. — 7) New Orleans Journ. of Jan. April. — 8) Transact. of the Pennsylvania State med. Soc. 1877. 786 un of the Amer. med. Assoc. 1878. XXIX. 237. — 9) De pathol. et therap. gangr comialis. Hal. 1866. Auch in Deutsche Klinik 1868. 14. 15.
10) Deutsche Klinik 1867. Nr. 20 ff. — 11) In Virchow's Archiv 1871. LII. 37 Hospitalbrand. Leipz. 1872 (Volkmann, Samml. klin. Vortr. Nr. 40).
12) Sur une épidémie de pourriture d'hôpital. Par. 1871.
13) Relat. d'une épidémie de pourriture d'hôpital observ. à Amiens en 1870—71. P
14) Zeitschr. der Wien. Aerzte 1852. VIII. 116. — 15) Annal. univ. di med. 1848. Mag
16) Militär-chir. Studien u. s. w. Würzb. 1861. — 17) Lond. med. Gaz. 1846. IX. 187. 450. — 18) Account of the diseases of India. Edinb. 1807. 211.
19) Lond. med. and phys. Journ. 1810. July 18. — 20) Pract. observ. in surgery.
21) Lancet 1870. Octbr. 462. — 22) Considér. sur létat sanitaire de la frégatte de l' maque pendant sa traversée de France en Chine. Par. 1866.
23) Magaz. der Heilkde. 1833. XL. 539. — 24) Charité-Annalen 1865. XIII. Heft
25) Zeitschr. für Chir. 1878. VIII. 540. — 26) Deutsche Klinik 1856. Nr. 25. 26.
27) Handb. der Chirurgie von Pitha und Billroth. Bd. I. Abth. II. A. 282 ff.
28) Oest. med. Jahrb. Nste. F. III. 594. — 29) Prager Vierteljahrschr. für Heilkde.
30) Wien. med. Wochenschr. 1858. Nr. 35. 36. — 31) Lond. med. Gaz. 1847. I. 72
32) ib. 1028. — 33) St. George's Hosp. Reports 1866. I. 363.
34) Mém. de méd. milit. 1854. XIV. 60. — 35) ib. 1843. LIV. 247.
36) Souvenirs du Midi. — 37) Die Türkei und deren Bewohner etc. II. 65.
38) Die Krankheiten des Orients 158. — 39) Clinique de plaies d'armes à feu. P
40) Transact. of the Calcutta med. Soc. 1867. III. 132.
41) Ind. Journ. of med. Sc. 1842. New Ser. I. 630.
42) Ind. Annals of med. Sc. 1858. Jan. 83. — 43) ib. 1860. Novbr.
44) ib. 1857. April 471. — 45) Beitr. zur Kenntn. des Klimas und der Krankheit asien. Berl. 1863. 125. — 46) Amer. Journ. of med. sc. 1863. Mai 67.
47) In Casper's Wochenschr. für die ges. Heilkde. 1845. 481.

Erdoberfläche gewesen ist; sie ist gleichmässig in hohen wie niederen Breiten, auf Küsten wie im Binnenlande, in hoch wie in niedrig gelegenen Gegenden, auf trockenem wie feuchtem *Boden* beobachtet worden, und wenn sich auch kein *Klima* einer besonders ausgesprochenen Exemption von derselben erfreut, so sind es nach dem fast einstimmigen Urtheile [1]) der englischen und französischen Militär- und Marine-Aerzte, welche längere Zeit in den tropischen Gegenden Asiens, Afrikas und Amerikas gelebt haben, eben diese Punkte, welche von Hospitalbrand am schwersten heimgesucht sind; die „foul sloughing ulcers“ in Indien, Arabien, der Westküste von Afrika, Guayana u. s. w. bei den englischen und des „Phagédénisme tropical“ bei den französischen Aerzten nimmt unter den Tropenkrankheiten, wie sie namentlich in Gefängnissen und Hospitälern zur Beobachtung kommen, eine hervorragende Stelle ein und unter dieser Krankheitsgruppe, über welche ich bei Besprechung der Hautkrankheiten das Nähere mittheilen werde, spielt eben Hospitalbrand die Hauptrolle.

§. 173. Wie weit das relativ häufige Vorkommen von Hospitalbrand in den Tropen von gewissen hygienischen Verhältnissen abhängig ist, wie weit es sich aus dem Einflusse meteorologischer Momente, höheren Temperatur- und Feuchtigkeitsgraden oder dem gerade in den Tropen sich besonders schwer fühlbar machenden, stärkeren Witterungswechsel erklärt und in welcher Weise sich dieser Einfluss auf die Krankheitsgenese geltend macht, lässt sich, selbst mit gleichzeitiger Berücksichtigung der in dieser Beziehung in höheren Breiten gemachten Erfahrungen nicht mit Sicherheit beurtheilen. — Dass Hospitalbrand in jeder *Jahreszeit* und bei jeder *Witterung* vorkommt, ist ein unbestreitbares Factum, allein das berechtigt noch lange nicht zu der peremtorischen Erklärung, mit welcher Fischer u. a. den Einfluss der Witterung auf die Entstehung und Frequenz der Krankheit überhaupt in Abrede gestellt haben. — Die Höhe, bez. Tiefe der Temperatur, als solche, ist wahrscheinlich ohne jede Bedeutung für die Entwickelung oder Verbreitung von Hospitalbrand, wenigstens machen eben so viele Beobachter auf die besonders heisse Witterung, wie andere auf die sehr niedrige Temperatur zur Zeit des Auftretens und Vorherrschens der Krankheit aufmerksam; dagegen findet sich eine gewisse Uebereinstimmung in dem Urtheile der Beobachter über den Einfluss, welchen stärkere Temperaturschwankungen und zum Theil davon abhängige höhere Grade von Luftfeuchtigkeit — also Witterungsverhältnisse, wie sie den Uebergangsperioden in den Tropen besonders eigenthümlich sind — auf die Krankheitsgenese äussern. — Gerade in diesem Sinne haben sich viele indische Aerzte geäussert; so hebt u. a. Curtis das Vorherrschen der Krankheit 1782 in Madras im October zur Zeit des Monsunwechsels und das Erlöschen derselben mit Eintritt kühlen, trockenen Wetters hervor. Adam bemerkt, dass im October 1818

---

1) Moinet (De l'influence des climats chauds sur le traumatisme chez l'Européen. Montpell. 1866) steht mit seiner Erklärung, dass Hospitalbrand in den Colonieen weit seltener als in Europa angetroffen wird, fast ganz isolirt da und er widerspricht sich zudem selbst, indem er seiner Erklärung die Bemerkung hinzufügt, dass bei Ueberfüllung der Hospitäler zu Zeiten grosser Epidemieen, so wie bei dem Eintreten hygienischer Missstände in Folge sehr entfernter Expeditionen die Krankheit auch hier sehr häufig und in sehr schweren Formen vorkommt.

in Hussingabad (Kandeish) mit Eintritt feuchtkalter Winde aus NO. Hospitalbrand und zwar nur unter den gegen die Witterungseinflüsse nicht geschützten, schlecht bekleideten Sepoys ausbrach, während unter den übrigen Truppentheilen nur wenige Erkrankungen vorkamen. Chevers erklärt, dass in Bengalen und den NW.-Provinzen die feuchte Jahreszeit die eigentliche Hospitalbrand-Saison ist; auch die von Moore und Dunbar beobachteten Epidemieen fielen in die Regen- oder kalte Jahreszeit. — Schon Dussaussoy hatte nach seinen in Lyon gemachten Beobachtungen gefunden, dass Hospitalbrand am häufigsten bei hoher Temperatur und lange anhaltenden (feuchten) Südwinden vorherrschte, und zu ähnlichem Resultate waren Boyer, Boggie, Larrey [1]) und Hennen nach den im französisch-spanischen Kriege gemachten Erfahrungen, Groh, welcher ein Hauptgewicht auf die mit starkem Temperaturwechsel verbundenen Luftfeuchtigkeits-Schwankungen legt, in Ungarn und Italien, Gerson und Bobilier, welche besonders feuchtkalte Witterung als förderlich für die Krankheitsentwickelung bezeichnen, die nordamerikanischen Aerzte nach den im Secessionskriege gemachten Beobachtungen u. v. a. gekommen.

§. 174. Nicht weniger grosse Differenzen, wie bezüglich des Witterungseinflusses auf die Krankheitsgenese herrschen in den Ansichten der Beobachter über die Bedeutung, welche *hygienischen Missständen*, bes. Ueberfüllung der von Verwundeten inne gehabten Räumlichkeiten, mangelhafte Lüftung und Reinlichkeit derselben, kurz die ganze Summe derjenigen Schädlichkeiten, welche man, da sie vorzugsweise in Krankenhäusern angetroffen werden, unter dem Namen des „Hospitalismus" zusammenzufassen pflegt, in Beziehung auf Entstehung und Verbreitung von Hospitalbrand zukommt. — Auch hier muss zunächst constatirt werden, dass die Krankheit keineswegs, wie der Name besagt, ausschliesslich an Hospitäler gebunden und daher als eine Spitalskrankheit κατ' ἐξοχήν zu bezeichnen ist. — Es liegt eine nicht kleine Reihe von Beobachtungen vor, welche den Beweis geben, dass die Krankheit nicht nur zur Zeit ihres epidemischen Vorherrschens in Spitälern auch ausserhalb derselben beobachtet worden ist, sondern ihren Anfang sogar ausserhalb der Spitäler gefunden hat und die ersten im Spitale vorgekommenen Fälle dahin eingeschleppt worden waren. — Schon Moreau und Burdin [2]) hatten nach den in den napoleonischen Kriegen gemachten Erfahrungen darauf hingewiesen, dieselbe Beobachtung hatte Moore in dem indischen Kriege 1845—46 in Scinde gemacht; in der Epidemie 1831—32 im Prager Krankenhause war, nach der Mittheilung von Allé, der erste Erkrankungsfall aus der Stadt in das Spital gekommen, und dieselbe Beobachtung in einem noch grösseren Umfange machte man daselbst, wie Pitha bemerkt, in der Epidemie 1850. In den Epidemieen 1856 und 1864—65 in dem Berliner Charité-Krankenhause kamen gleichzeitig auch Erkrankungen an Hospitalbrand ausserhalb des Krankenhauses und unabhängig von demselben vor (Fock, Fischer), und dieselbe Thatsache wurde in den Jahren 1866—68 in Heidelberg [3]), 1830—32 in Baltimore (Wright), 1846 in London, wo viele der im St. Bartholomew's- und St. George's-Hospital

1) Denkwürdigkeiten etc. I. 440. — 2) In Sedillot, Journ. de méd. An. V. I. 353.
3) Heine l. c. 267.

behandelten Fälle von Hospitalbrand aus der Stadt dahin gekommen waren (Hawkins) und 1869 eben dort wieder im St. George's-Hospital [1]) beobachtet. — Ein weiteres Argument gegen den Einfluss des genannten ätiologischen Momentes auf die Entwickelung und Verbreitung von Hospitalbrand hat man in dem Umstande gefunden, dass die Krankheit nicht selten in neu eingerichteten, sauber und luftig gehaltenen, nichts weniger als überfüllten Krankensälen aufgetreten ist, dagegen schmutzige, mangelhaft ventilirte und mit chirurgischen Kranken dicht besetzte Säle verschont hat. — Schon Boggie hatte in Uebereinstimmung mit Bell [2]) erklärt, dass Hospitalbrand während des Krieges auf der iberischen Halbinsel in durchaus reinlich gehaltenen, gut gelüfteten Hospitälern geherrscht hatte; Coote bemerkte, dass bei dem Auftreten der Krankheit 1846 im St. Bartholomew's-Hospital die Säle luftig, gut erhellt, reinlich und in keiner Weise überfüllt waren und in der Epidemie 1863—65 im St. George's-Hospital herrschte Hospitalbrand am schwersten in einem der besten Säle, während die chirurgischen Kranken, die in zwei der ungünstigsten Räumlichkeiten lagen, von der Krankheit ganz verschont blieben; selbst die ausgiebigste Ventilation der Säle erwies sich erfolglos. In dem Feldhospitale in Antwerpen griff die Krankheit trotz Lüftung und der scrupulösesten Reinlichkeit um sich [3]). Bezüglich der Epidemie 1831—32 in Prag bemerkt Allé: „weder waren die Zimmer überhäuft, noch lagen viele Kranke mit grossen, bösartigen Geschwüren darnieder, es wurde, wie sonst immer, auf Reinhalten der Luft in den Krankenzimmern und der Verbandstücke gesehen, ja es wurden, nach dem ersten Erscheinen des Hospitalbrandes, gegen Verabfolgung einer doppelten Menge Einheizungsmaterial Tag und Nacht die oberen Flügel zweier Fenster in jedem Zimmer, selbst bei der grössten Kälte offen gelassen," und ebenso war daselbst, zur Zeit des Auftretens der Krankheit im Jahre 1850, der Krankenbestand, und speciell die Zahl der Operirten, ein absolut geringer, und zwar ein geringerer als in den drei Jahren zuvor, und in Bezug auf Lüftung und Reinlichkeit hatte sich dort nichts gegen früher geändert [4]). — Wright berichtet, dass beim Ausbruche der Krankheit 1830 im Krankenhause in Baltimore die Krankensäle so viel als möglich evacuirt, dabei alles aufgeboten wurde, die äusserste Reinlichkeit herbeizuführen und die Zimmer gehörig zu ventiliren, die Krankheit aber dennoch fortbestand; ebenso bemerkt Walker in Bezug auf die mehrere Jahre hindurch in dem Central-Gefängniss in Agra beobachtete, furchtbare Epidemie von Hospitalbrand: „hygienic measures on a grand scale, resulting in the most scrupulous cleanliness, were found of no avail," während Chevers eine Erklärung von Brougham citirt, dass zur Zeit der Belagerung von Delhi, trotz der Ueberfüllung der Spitäler, nicht ein Fall von Hospitalbrand in denselben vorgekommen ist. — In der Epidemie 1851 in Brandeis herrschte die Krankheit in den luftigsten, schwach belegten Sälen des zum Spitale eingerichteten kaiserlichen Schlosses; unter denselben günstigen localen Verhältnissen beobachtete Marmy Hospitalbrand in einem am Bosporus gelegenen Landhause des Vicekönigs von Egypten. — Fischer

---

1) Leigh, Lancet 1869. Octbr. 16. — 2) Principles of surgery. Edinb. 1801. I. 108.
3) Clemens, Würzb. med. Zeitschr. 1863. IV. Heft 5. — 4) Pitha l. c.

bemerkt bezüglich der Hospitalbrand-Epidemie 1864—65 in d
in Berlin, dass die Krankheit in einem Zimmer auftrat, das d
Sommer über leer gestanden hatte, gründlich gereinigt und
gestrichen war, während in zwei, im 3. Stocke des Gebäudes g
niedrigen, ziemlich stark belegten und mangelhaft ventilirten S
ein Erkrankungsfall an Hospitalbrand zur Beobachtung ka
dem nordamerikanischen Secessionskriege verbreitete sich im
zu Annapolis der aus Richmond dahin eingeschleppte Hosp
trotzdem, wie Pittinos seinem Berichte hierüber hinzufügt,
spital in jeder Beziehung vortrefflich eingerichtet war und in
Weise äussert sich Packard nach den in dem Kriegsho
Philadelphia gemachten Erfahrungen, wiewohl er vorsichtig
hinzufügt, dass Ueberfüllung, Schmutz und andere ähnliche M
die Verbreitung der Krankheit wesentlich förderten. — In
zösischen Kriegshospitale in Maubeuge zeigte sich, nach den Mitt
von Moty, während des Herbstes 1870 trotz Ueberfüllung, U
keit, mangelhafter ärztlicher Hülfe u. s. w. kein Fall von
brand, erst im December trat die Krankheit auf, nachdem
hygienischen Verhältnisse weit günstiger gestaltet hatten.

So beachtenswerth alle diese und zahlreiche ähnliche
tungen auch immer sind, so steht ihnen doch eine nicht mind
Zahl gewichtiger Erfahrungen gegenüber, welche den Einfluss
genannten hygienischen Schädlichkeiten auf die Entstehung
breitung von Hospitalbrand nicht verkennen lassen. — Sch
Ende des 16. Jahrhunderts (1597) waren die Aerzte im H
in Paris darauf aufmerksam geworden, dass Hospitalbrand fast
in einem zur Aufnahme Verwundeter bestimmten, unter der
des „rang noir" bekannten Saales vorkam, wo die Betten
einander gedrängt und mit Vorhängen versehen waren, so
ergiebige Ventilation sich gar nicht ausführen liess [1]); diesel
hältnisse, bez. die in dem Spitale herrschende Luftverderbniss,
nete Dussaussoy als die wesentlichste Ursache des in de
Dieu in Lyon endemisch herrschenden Hospitalbrandes; Bohi
die Veranlassung für das endemische Vorkommen der Kra
dem Militär-Hospitale in Toulon in der Lage des Gebäudes,
engen, von hohen Häusern eingeschlossenen, schlecht ventilirte
deren Luft ebenso durch die mangelhaft eingerichteten Latri
durch die verkehrte Anlage der Kirchhöfe mit fauligen Zer
producten stets geschwängert war; für das endemische Vor
von Hospitalbrand in dem Hospitale in Dunkerque liess
Chamboll mittheilt, die Ursache in einem in der Tiefe eines
barten Grundstückes stagnirenden Wasser nachweisen, mit d
seitigung die Endemie aufhörte. „Als die Heilanstalten Constan
erklärt Rigler, „durch ihre Lage und Räumlichkeit, sowie d
mangelhafte innere Einrichtung und Verwaltung den an sie
Forderungen nicht entsprachen, sahen wir den Spitalbrand
verschwand er, seitdem unpassende, niedere, feuchte, dunkle Lo
verlassen und durch besser gelegene, trockene, lichte, gut
Spitäler ersetzt wurden," und unter denselben Verhältnissen,

---

1) Fodéré, Leçons sur les épidémies etc. Par. 1824. III. 495.

ler in Constantinopel, hat Pruner die Krankheit in den Spitälern von Alexandrien, Abu-Zabel u. a. O. Egyptens vorherrschend gesehen. — In einem noch viel grösseren Umfange sind dem entsprechende Beobachtungen selbstredend in Kriegszeiten gemacht worden. So erklärte Wenzel nach seinen in den italienischen Kriegslazarethen gemachten Erfahrungen, dass Ueberfüllung der Räumlichkeiten, mangelhafte Ventilation, Schmutz in den Krankensälen u. s. w. ganz erheblich zur Erzeugung der Krankheit beitrugen; Brugmans zog aus den in den niederländischen Militär-Lazarethen gesammelten Beobachtungen den Schluss, dass „in niedrigen, dumpfen, feuchten und schlecht gelüfteten Gemächern die Krankheit am ersten erzeugt und schwerer als in andern bezwungen wird," und in derselben Weise äusserte sich Hennen betreffs der in den spanischen Kriegshospitälern gemachten Beobachtungen. — Weitere Beiträge hierzu geben die Berichte von Rostolli über die Hospitalbrand-Epidemie 1848—49 in dem überfüllten Militär-Hospitale in Alessandria und von Albespie aus Genua, ferner die von Bourot, Lallour, Marmy u. a. französischen Militär-Aerzten in den Kriegsspitälern in der Krimm und in Constantinopel während des orientalischen Feldzuges gemachten Erfahrungen, welche Tourraine in die Worte zusammenfasst: „l'encombrement des hôpitaux est, sans contredit, la cause la plus commune, la cause occasionelle de la pourriture d'hôpital." Nicht anders lauten die Mittheilungen mehrerer nordamerikanischen Aerzte, von Goldsmith, Thomson, Packard, Kempster, u. a. über die betr. Verhältnisse in den Militär-Hospitälern während des Secessionskrieges, und nicht weniger sprechend sind die Beobachtungen, welche über das endemische oder epidemische Vorherrschen von Hospitalbrand auf Kriegsschiffen gemacht worden sind. In Bezug auf die bereits oben angeführten furchtbaren Verheerungen, welche die Krankheit früher auf der englischen Marine angestellt hat [1]), bemerkt einer der Berichterstatter: „in dirty ships (a comprehensive term, including the actual impurities that may be suffered to accumulate in every part, the want of ventilation, and inattention of the crew to personal cleanliness) the disease was found most to prevail." — Aehnliche Erfahrungen haben die französischen Aerzte während des Krimmkrieges auf den mit Verwundeten überfüllten Transportschiffen und die Militär-Aerzte in Nordamerika zur Zeit des Secessionskrieges zu machen Gelegenheit gehabt; vorzugsweise interessant ist in dieser Beziehung der Bericht von Brinton, welcher beauftragt war, die Hospitäler der conföderirten Truppen betreffs des Vorkommens von Hospitalbrand zu bereisen:

1) Hutchinson (Pract. observ. in surgery. Lond. 1826) erklärt, dass zur Zeit, als er in den Seedienst trat (d. h. Anfang dieses Jahrhunderts), auf der Flotte Hospitalbrand zu den gewöhnlichsten Zufällen gehörte, so dass nicht selten der grösste Theil einer Division dieser Krankheit wegen in den Hafen zurückkehren musste; in einem aus eben jener Zeit datirenden Berichte (London med. and phys. Journal 1810. July 13) heisst es: „For some years a species of ulcer called the ship-, or contagious malignant ulcer, had afflicted the British Navy to an extent that was extremely alarming . . . Some idea may be formed of the ravages occasioned by this malady, when it is stated that in 1804 six hundred and twenty-one patients labouring under it, were admitted into a single hospital at Plymouth. In 1805, Sir Edward Pellew, commander in chief in India, stated to the Admiralty that, so destructive was the ship-ulcer in his squadron, and so intractable under every kind of medical and chirurgical treatment, that an apprehension was entertained of some of his ships being depopulated. In 1804 and 1805 it had made destructive inroads upon the health of the fleets of Brest and Ferrol; but the greatest fatality occurred in 1806 on board the Salvador del Mundo, then a receiving ship at the port of Plymouth. When Dr. Andrew Baird . . visited the fleet of Brest and the squadron at Ferrol, he found in many ships the progress of this disease truly awful."

„Die Krankheit," erklärt derselbe, „trat fast immer bei Individuen auf, welche in der Schlacht bei Murfreesborough verwundet und einige Zeit lang vor ihrem Transporte nach Louisville in überfüllten Hospitälern gelegen hatten. Dr. Thurston, Director der Hospitäler von Nashville, theilte mir mit, dass kein von Hospitalbrand befallener Kranker von Nashville (nach Louisville) abgeschickt worden war, und dennoch langten viele Hospitalbrandkranke in Louisville an. Die Krankheit hatte sich also auf dem Transporte entwickelt, und zwar ohne Zweifel auf den überfüllten und schlecht gelüfteten Böten, in welchen die Verwundeten hinauf geschafft wurden und welche auf der Route längs des Cumberland und Ohio mehrere Tage zubrachten . . . Sobald aber die Louisville- und Nashville-Eisenbahn eröffnet war, so dass die Verwundeten von einer Stadt bis zur anderen in einem Tage transportirt werden konnten, kam kein Fall von Hospitalbrand mehr in das Hospital von Louisville. Die Entwickelung der Krankheit während des Transportes auf den Böten ist eine sehr bemerkenswerthe Thatsache, und zwar um so beachtenswerther, als dieselbe Beobachtung auch bei der Aufnahme der aus Richmond nach Annapolis geschafften Verwundeten einige Monate zuvor gemacht worden ist."

Gerade das, wenn auch nicht ausschliessliche, so doch ganz hervorragende Gebundensein von Hospitalbrand an Krankenhäuser, Gefängnisse, Schiffe u. a. ähnliche, in sich abgeschlossene, hygienischen Missständen aller Art ganz vorzugsweise häufig und reichlich unterworfene Räumlichkeiten, sowie der sehr bemerkenswerthe Nachlass der Krankheit seit der Zeit, in welcher rationelle hygienische Grundsätze jene Missstände, wenn auch nicht ganz beseitigt, so doch erheblich vermindert haben, geben, meiner Ansicht nach, unwiderlegliche Beweise dafür, dass die genannten Schädlichkeiten die Entwickelung und Verbreitung der Krankheit zwar nicht absolut bedingen, aber ganz erheblich fördern, und es heisst denn doch die Verhältnisse geradezu auf den Kopf stellen, wenn man in einseitiger Ueberschätzung aller jener Beobachtungen, die dafür sprechen, dass Hospitalbrand sich auch unter den entgegengesetzten Verhältnissen zu entwickeln vermag, oder dass derselbe trotz ungünstiger hygienischer Verhältnisse auf chirurgischen Krankensälen sich nicht immer entwickelt, die zuletzt erörterten Thatsachen unberücksichtigt lässt, oder ihnen jede Bedeutung abspricht. — Der Fehler bei den Beobachtern, welche diesen Standpunkt in der Beurtheilung der Thatsachen einnehmen, liegt zum Theil in unklarer Auffassung der Bedeutung, welche hygienische Missstände für die Genese von Infectionskrankheiten überhaupt haben, zum Theil aber auch in dem ängstlichen Bemühen, den Hospitalbrand als eine „epidemisch-contagiöse Krankheit" characterisiren zu wollen, als ob es eine an sich epidemische Krankheit gäbe und als ob mit einer solchen Terminologie mehr als ein an sich bedeutungsloses Wort gewonnen wäre, das zudem schliesslich jede Bedeutung verliert, wenn man sieht, wie behufs Nachweises des „epidemischen" Ursprunges von Hospitalbrand, diese Krankheit mit verschiedenen andern, gleichzeitig herrschenden Infectionskrankheiten, mit Cholera, Typhoid, Typhus, Diphtherie u. s. w. zusammen geworfen wird und damit der Begriff des einheitlichen Characters von Hospitalbrand geradezu verloren geht.

§. 175. Unzweifelhaft verdankt Hospitalbrand einer eigenthümlichen Krankheitsursache, einem *specifischen Krankheitsgifte,* seine Entstehung, für dessen Einwirkung auf den Organismus das Vorhandensein einer Wunde nothwendige Vorbedingung ist

(König), und das immer zuerst (wie bei Rothlauf und Puerperalfieber) eine locale (Wund-) Infection bedingt. — Ob und in wie fern die oben besprochenen Witterungs- und hygienischen Einflüsse die Entwickelung oder Reproduction dieses Krankheitsgiftes fördern, oder ob sie die Prädisposition des Individuums (vielleicht durch Veränderung des Wundcharacters) für die Erkrankung steigern, lässt sich vorläufig um so weniger beurtheilen, als über die Natur dieses Giftes, wenn auch wahrscheinlich organischer, bez. parasitärer Art, bis jetzt sichere Erfahrungen nicht gewonnen sind [1]). — Die noch neuerlichst von Allé, Thompson, dem Berichterstatter über die Epidemie von Hospitalbrand 1863—65 im St. George's-Hospital in London, u. a. in Frage gestellte *Uebertragbarkeit* (*Contagiosität*) der Krankheit ist durch Infectionsversuche an Thieren (Fischer), noch mehr aber durch absichtliche (Ollivier) oder unabsichtliche Infection kleiner Verletzungen bei Aerzten und Krankenwärtern zur Evidenz erwiesen [2]); sicher constatirt ist diese Uebertragung des Hospitalbrand-Giftes durch Verbandstücke, Instrumente, die mit Brandjauche verunreinigten Hände von Aerzten oder Wärtern, als durch fixe Träger desselben; ob und in wie weit die Uebertragung auch durch die bewegte Luft erfolgt, ist noch fraglich.

§. 176. Ueber das *Verhältniss von Hospitalbrand zu den andern, hier besprochenen infectiösen Wundkrankheiten, zu Erysipel und Kindbettfieber,* lässt sich mit einiger Sicherheit nur so viel sagen, dass sie in ihrer Genese sämmtlich unter dem gemeinsamen Einflusse gewisser äusserer Momente stehen, und dass sie daher ab und zu zeitlich und räumlich coincidiren; hieraus jedoch auf eine Identität der Processe, bez. der denselben zu Grunde liegenden specifischen Krankheitsursache zu schliessen, halte ich für durchaus ungerechtfertigt. In der That hat denn auch die aus dem zeitlichen Zusammentreffen beider Krankheiten gewonnene Ansicht von Pitha: „Die Analogie zwischen Puerperalfieber und Hospitalbrand ist so auffallend, dass wir wohl nichts wagen, wenn wir ihre Identität ohne Rückhalt aussprechen," nur noch wenige Anhänger gefunden, und ebenso beschränken sich die meisten Beobachter (Goldsmith, Brinton, Riberi, Ponfick, Fischer, Schüller, Carpenter u. a.) nur auf die Constatirung des Umstandes, dass Rothlauf und Hospitalbrand zuweilen neben einander epidemisch vorkommen, ohne dass man sie darum als identische Krankheitsprocesse auffassen darf [3]).

Eine sehr lebhafte Controverse hat in der neuesten Zeit die Frage nach dem *Verhältnisse von Hospitalbrand zur Diphtherie*, bez. die An-

1) Hüter (Centralbl. für die med. Wissensch. 1868. Nr. 12 und Zeitschr. für Chirurgie 1872. I. 91) hat bei „Gangraena diphtheritica" Pilzsporen (Mikrokokken) in dem Blute und in den von Gangrän ergriffenen Geweben angetroffen.

2) Vergl. die Zusammenstellung der hierher gehörigen Thatsachen bei Heine l. c. 287.

3) „Was veranlasst die (Hüter'schen) Monaden," fragt König (l. c. 227) bei Bekämpfung dieser Theorie sehr richtig, „dass sie einmal in epidemischer Weise die Wunde überfallen und hier ihr Wesen treiben, um Wunddiphtheritis zu erzeugen, was ein andermal, dass sie die Wundflächen ganz in Ruhe lassen, den Heilungsverlauf daselbst nicht störend, aber in die Haut einwandern und hier Erysipel erzeugen, was in einem dritten Falle, dass sie sich das subcutane Bindegewebe zu ihrer Wirkungsstätte ausersehend, diphtheritische Phlegmone hervorrufen? Warum überträgt sich das Contagium des Brandes nur so, dass es Brand erzeugt; und das der Rose nur so, dass auch wieder Rose an dem inficirten Kranken hervorgerufen wird? Warum beobachtet man eigentlich gar nicht, dass Rose und Hospitalbrand in irgend welcher anderer Beziehung stehen, als in der, dass auch zu einer von Brand ergriffenen Wunde einmal Rose hinzukommen kann, aber nicht mehr und nicht weniger als zu nicht inficirten Wunden?"

nahme von der anatomischen, klinischen und ätiologischen Zusammengehörigkeit beider Krankheiten hervorgerufen — eine Annahme, die sich schliesslich darauf zugespitzt hat, dass „Hospitalbrand nichts anderes als Wunddiphtherie sei". — Andeutungen über den sogenannten „diphtherischen" Character von Hospitalbrand-Wunden finden sich bereits bei Paracelsus und Paré [1]), später haben Ollivier [2]), Robert [3]), und Nagel diese Ansicht weiter entwickelt. und die bedeutendsten Vertreter hat dieselbe in der neuesten Zeit besonders in Heine [4]) und Carpenter [5]) gefunden. — Ich behalte mir vor, in dem Kapitel über Angina maligna (Rachendiphtherie) auf diese Frage näher einzugehen, nur so viel will ich schon hier aussprechen, dass diese Theorie in dem unklaren Begriffe „diphtherisch" (oder barbarisch ausgedrückt „diphtheritisch") wurzelt, und dass man, wie ich am genannten Orte zeigen werde, vom historisch-geographischen und ätiologischen Standpunkte auch nicht den allergeringsten Grund finden kann, diese Krankheiten zu identificiren, welche mit einander nichts weiter als den pathologisch-anatomischen Character bis zu einem gewissen Grade gemein haben.

Chronische Ernährungs-Anomalieen.

I. Anämie. Chlorose.

§. 177. „Blutarmuth, Bleichsucht und die ihnen verwandten Zustände als vorwiegender physischer Character unseres Zeitalters," so lautet der Titel eines Vortrages [6]), welchen Politzer im Jahre 1856 in der 32. Versammlung deutscher Naturforscher und Aerzte gehalten, und in welchem er den Klagen, die Hufeland u. a. vor ihm wiederholt über das „physische Gesunkensein der menschlichen Race," über die „Entartung des Menschengeschlechtes zu Schattenbildern" u. s. w. ausgesprochen haben, einen sehr beredten Ausdruck gegeben, in welchem er als Charakteristikon dieser „Degeneration" die obengenannte Gruppe der unter dem Namen der „Anämie" zusammen zu fassenden Krankheitszustände namhaft gemacht hat. — Den Beweis dafür, ob und in welchem Umfange diese Klagen begründet sind, hat der Verfasser nicht geführt, und derselbe lässt sich auf dem allein zuverlässigen Wege, auf dem der statistischen Forschung, auch nicht führen, aber

---

1) Vergl. oben S. 334.
2) Traite expérimental du typhus traumatique, gangrène ou pourriture des hôpitaux. Par. 1822. — Ich kenne diese Schrift nur aus Auszügen; des Wortes „diphtherisch" kann Ollivier sich nicht bedient haben, da dasselbe erst im Jahre 1827 von Bretonneau in die medicinische Terminologie eingeführt worden ist.
3) Bull. gén. de thérap. 1847. Juli; Gaz. des hôpit. 1847. Nr. 85.
4) l. c. 207 ff.
5) In Transact. of the Amer. med. Assoc. 1878. XXIX. 245 erklärt er: „hospital gangrene and diphtheria are precisely similar.
6) Abgedruckt in Zeitschr. der Wiener Aerzte 1857. Heft 2. 62.

selbst bei einer Zerlegung jenes grossen Begriffes „Blutarmuth" in seine einzelnen Elemente dürfte es unendlich schwer halten, zu einem einigermaassen sicheren Urtheile darüber zu kommen, ob ein oder das andere derselben in der neueren oder neuesten Zeit in der That eine so erhebliche Zunahme in dem Umfange seiner Frequenz erfahren hat, dass man es als Charakteristikon dieser Periode zu bezeichnen berechtigt wäre. — Dass mit der fortschreitenden Cultur, mit der Verfeinerung der Civilisation manche Elemente in die Lebensweise der Menschen eingeführt worden sind und noch täglich eingeführt werden, welche einen deteriorirenden und speciell zur Anämie führenden Einfluss auf die Menschheit äussern, kann nicht in Abrede gestellt werden, und es lässt sich eben darin a priori eine Berechtigung für jene Behauptung finden, anderseits wird man aber doch nicht verkennen, dass mit den Fortschritten, welche die Cultur und die Civilisation gemacht hat, zahlreiche Schäden und Gebrechen in dem Leben früherer Geschlechter ausgeglichen oder beseitigt sind, welche auf die normale Ernährung und Blutbildung der Menschen nicht weniger verderblich eingewirkt haben, und so bleibt die an die Spitze dieser Zeilen gestellte Ansicht doch immer nur eine auf ganz allgemeinen und sehr unsicheren Eindrücken beruhende Behauptung, welcher nicht mehr Geltung zukommt als dem Urtheile der Melancholiker, „dass die Welt immer schlechter werde". — Ohne in diese, wie mir scheint, unlösliche Frage weiter einzudringen, will ich mich bescheiden, hier einige Formen von Anämie zum Gegenstande der Untersuchung zu machen, welche vom geographisch-pathologischen Standpunkte der Forschung ein besonderes Interesse bieten.

A. Chlorose.

§. 178. Den Aerzten des Alterthums und des Mittelalters war Chlorose, sowie chronische Ernährungsanomalieen überhaupt, als ein eigenthümlicher selbstständiger Krankheitsprocess ganz unbekannt geblieben, jedoch finden sich in den Schriften der griechischen Aerzte hie und da [1]) Angaben über Blässe (ἀχροίη) oder gelbliche Verfärbung (χλωρὰ χρώματα) der Haut als Krankheits-Symptome genannt, welche zum Theil wenigstens auf Chlorose bezogen werden können und noch bestimmter spricht für das nicht seltene Vorkommen der Krankheit zu jener Zeit der Umstand, dass bei Oribasius, Aëtius, Rhazes, Avicenna, den Salernitanern [2]) u. v. a. „allgemeine körperliche Schwäche, Athmungsbeschwerden und Blässe der Haut" als Erscheinungen einer nicht von Uterus-Erkrankung abhängigen Menstruations-Störung (sup-

---

1) So u. a. bei Hippokrates, Praenot. coac. Sect. II. §. 333 ed. Littré V. 656 und Prorrh. Lib. II. §. 31. e. c. IX. 64, und bei Galenos in Hipp. Prorrh. Lib. I Comment. III. cap. CI. ed. Kühn XVI. 727 und in Hipp. libr. de alimento Comment. III. cap. XVII. e. c. XV. 327, wo eine bestimmtere Andeutung über Chlorose und Anaemia ex metrorrhagia gegeben ist: „ὡς μὲν οὖν πολλὰ ἕπεται συμπτώματα ταῖς ἐπισχέσεσι τῆς ἐμμήνου καθάρσεως, οὕτω καὶ ἀμέτροις κενώσεσιν ἐπιγίνεται τάδε. ἄχροιαι καὶ ποδῶν οἴδημα καὶ ὅλον ὑποιδοῦν τὸ σῶμα." — Das Wort „χλώρωσις" kommt weder bei Hippokrates noch bei einem der späteren griechischen Aerzte vor.

2) Vergl. de egritudinum curatione tract. in de Renzi, Collectio Salernitana. Napol. 1853. II. 331.

pressio menstruorum) ganz besonders hervorgehoben werden. — Im 16. Jahrhundert war die Krankheit unter verschiedenen, dieselbe wohl characterisirenden, Namen, wie „febris amatoria [1]), foedus virginum color [2]), morbus virgineus [3]), febris flava [4]),“ u. a. wohl bekannt. — Die Bezeichnung „Chlorosis“, und zwar in der jetzt allgemein gebräuchlichen Bedeutung, finde ich zuerst bei Sennert [5]) und in einigen dem Anfange des 17. Jahrhunderts angehörigen, in Basel erschienenen Dissertationen [6]); in den dieser und der nächsten Folgezeit angehörigen Compendien der Medicin und Monographieen über Weiberkrankheiten bildet sie einen ständigen Artikel, der ersten gründlichen Bearbeitung des Gegenstandes aber begegnen wir in der Schrift von Fr. Hoffmann [7]), in welcher auch der in Deutschland allgemein gebräuchlichen Bezeichnung „Bleichsucht“ gedacht wird und welche den Ausgangspunkt zahlreicher Arbeiten über Chlorose während des 18. Jahrhunderts abgegeben hat.

§. 179. Wenn somit darüber kein Zweifel bestehen kann, dass Chlorose zu allen Zeiten Object ärztlicher Beobachtung gewesen ist, so entzieht sich doch die Frage nach der relativen Häufigkeit der Krankheit innerhalb der einzelnen Perioden in der Vergangenheit der Beantwortung und auch bei der Untersuchung über die *geographische Verbreitung der Chlorose* in der Gegenwart lässt sich, bei den vereinzelten und zudem sehr vagen Angaben der Berichterstatter, ein bestimmtes Urtheil über die relative Krankheitsfrequenz an den einzelnen Punkten der Erdoberfläche nicht fällen. — Im mittleren und südlichen *Europa*, wie namentlich in *England*, den *Niederlanden*, *Belgien*, *Deutschland*, *Frankreich*, *Italien* [8]) und der *Türkei* [9]), sowie in den der gemässigten Zone angehörigen Ländern *Nordamerikas* scheint die Krankheit gleichmässig verbreitet und häufig vorzukommen. — Aus nördlichen Gebieten der westlichen Hemisphäre liegen Mittheilungen über die sehr bedeutende Verbreitung von Chlorose auf *St. Miquelon* (*Neu-Fundland*) [10]), von der östlichen Hemisphäre aus *Island* und den *Färöer* [11]) vor.

Der Angabe von Schleisner [12]), dass die Krankheit auf *Island* sehr selten angetroffen wird, widersprechen Hjaltelin [13]) und Finsen [14]) aufs Bestimmteste; der erstgenannte fand, dass 5% aller dort vorkommenden Kranken und 11.1% aller erkrankten Frauen an Chlorose leiden: Finsen hat innerhalb

1) Bei Lange, Epist. med. lib. I. epist. 21.
2) Bei Ballonius, De virginum et mulierum morbis. cap. VII. Opp. Genev. 1762. IV. 66.
3) Bei Rodericus a Castro, De univ. mulierum med. lib. II. cap. 5.
4) Bei Mercado. De morbis mulierum lib. II. cap. 6.
5) Pract. med. Lib. IV. Tr. II. Sect. III. cap. II. Wittbg. 1760. 214. Die hier befindliche Angabe, dass schon Hippokrates sich des Wortes „χλώρωσις“ bedient habe, beruht, wie bemerkt, auf einem Irrthume.
6) So u. a. Flacht, Diss. de chlorosi, s. morbo virginum. Basil. 1621.
7) De genuina chlorosis indole, origine et curatione. Hal. 1731 in Opp. Genev. 1748. Suppl. II. Pars II. 389.
8) Vergl. de Renzi (Topogr. e statist. med. della città di Napoli etc. Nap. 1845. 321) über das häufige Vorkommen von Chlorose in Süd-Italien.
9) Rigler (Die Türkei und deren Bewohner etc. II. 412) erwähnt ebenfalls der bedeutenden Krankheitsfrequenz in der Türkei und den derselben benachbarten Gegenden des Orients.
10) Gras (Quelques mots sur Miquelon. Montp. 1866. 35) erklärt: „La chlorose domine toute la pathologie de la jeune miquelonnaise.“ — In Grönland soll, wie Lange (Bemaerkn. om Grönlands Sygdomsforhold. Kjöbenh. 1864. 28) bemerkt, Chlorose sehr selten vorkommen.
11) Martius, Revue méd. 1844. Févr.
12) Island undersögt fra et laegevidensk. synspunkt. Kjöbenh. 1849. 4.
13) Sundhedskoll. Forhandl. for aaret 1859. 434.
14) Jagttagelser angaaende Sygdomsforholdene i Island. Kjöbenh. 1874. 60.

10 Jahren in einem ca. 10.000 Einwohner zählenden Bezirke 316 Fälle von Chlorose behandelt, er veranschlagt demgemäss die Krankheitsfrequenz als eine sehr hohe.

In den Jahresberichten über die Gesundheitsverhältnisse *Norwegens* [1]) wird aus fast allen Districten des Landes von Christiansand aufwärts bis Tromsö (Finnmarken), und zwar sowohl aus den Küsten-, wie aus den binnenländischen Gebieten des überaus häufigen Vorkommens von Chlorose gedacht, so dass ihr in einzelnen Gegenden eine erste Stelle unter den chronischen Krankheiten eingeräumt wird, und diese Angaben finden in den neuesten Mittheilungen über Chlorose in Norwegen von Axel Lund [2]) die vollste Bestätigung. — Eine nicht weniger bedeutende, vielleicht noch grössere Rolle spielt die Krankheit in der neuesten Zeit in *Schweden*. — „Innerhalb der letzten 20 bis 25 Jahre," berichtet Huss [3]) vom Jahre 1851, „hat sich in dem erwachsenen Theile der schwedischen Bevölkerung eine bis dahin selten beobachtete Krankheitsform immer mehr und mehr eingebürgert — ich meine die Bleichsucht. Die Krankheit ist in diesem Lande zwar auch früher schon unter denjenigen Volksklassen, deren Kinder, und zwar besonders der weibliche Theil, eine feinere Erziehung genossen, sowie unter den ärmeren Volksklassen der Städte vorgekommen, ist aber bis vor etwa 3 Decennien unter den Bewohnern der ländlichen Gegenden ganz unbekannt gewesen. Die allgemeinere Verbreitung der Krankheit ist hier nicht plötzlich, sondern allmählig, und auch nicht in allen Landschaften gleichmässig, sondern in einzelnen mehr, in andern weniger allgemein erfolgt, in einigen Gegenden ist das Leiden bis jetzt nur sporadisch, in andern noch gar nicht beobachtet worden. So ist die Chlorose in Norrbotten als Volkskrankheit noch unbekannt und kommt selbst in Städten nur selten vor; der nördlichste Punkt, bis zu welchem sie als wirklich endemisches Leiden mit Bestimmtheit nachgewiesen werden kann, ist das in der Landschaft Westerbotten gelegene Kirchspiel Skellefteä. In Angermanland, Medelpad und Jemtland hat sich die Krankheit zuerst im letztverflossenen (fünften) Decennium gezeigt und seitdem alljährlich eine immer weitere Verbreitung erlangt; dasselbe gilt von Helsingland und Gestrikland, wo Chlorose vor 20—30 Jahren noch ganz unbekannt war, sowie auch den südlichen Gegenden von Dalarne und Westmanland, von wo u. a. Altin berichtet, dass innerhalb der Jahre 1845—50 in der Apotheke zu Westerås 370 % Eisenpräparate mehr als in den nächst vorhergegangenen fünf Jahren verabfolgt worden sind, und Pallin sagt, dass ältere Leute ihn mehrfach versichert hätten, dass man vor etwa 20 Jahren nichts von Bleichsucht in dieser Landschaft gehört habe. Auch in Upland, Södermanland und Nerike datirt man das erste Auftreten der Krankheit aus dem 4. bis 5. Decennium des laufenden Jahrhunderts, und welche bedeutende Verbreitung dieselbe hier in einzelnen Gegenden erlangt hat, geht u. a. aus dem Berichte von Klintberg (aus der Landschaft Nerike) hervor, dass innerhalb seines Wirkungskreises im Jahre 1848 nur wenige Frauenzimmer im Alter von 14—21 Jahren von Chlorose ganz frei gewesen wären; bemerkenswerth ist dagegen die Exemption von der Krankheit, deren sich die binnenländischen Districte von Werm-

1) Beretninger om Sundhedstilstanden i Norge.
2) Nord. med. Arkiv 1875. VII. Nr. 1.
3) Om Sverges endem. Sjukdomar. Stockh. 1852. 96.

land, die Landschaft Dahlsland sowie das Küsten- (Scheeren-) Gebiet von Bohuslän erfreuen. — Die bei weitem grösste Verbreitung und zwar auch unter dem Landvolke scheint die Krankheit, und auch hier ebenfalls erst innerhalb der letzten 20—30 Jahre, in Westergothland, Ostergothland, Halland, Schonen und Blekinge gefunden zu haben, während sie in Småland weniger allgemein herrscht, auf Gottland im Ganzen selten beobachtet wird. Alle ärztlichen Berichte, welche diesem Referate von Huss zu Grunde liegen, sprechen sich übereinstimmend dahin aus, dass die Chlorose als eine, unter der ländlichen Bevölkerung Schwedens neu erstandene Krankheit angesehen werden muss, dass sie in einzelnen Gegenden vor etwa 20, in andern vor 15, 10 oder 8 Jahren zuerst aufgetreten ist, und, sobald sie an einem Punkte erschienen war, sich daselbst meist in weiterem Umfange verbreitet hat.“ — In den medicinisch-topographischen Mittheilungen der schwedischen Aerzte, welche in den die Jahre 1852—71 umfassenden amtlichen Sanitätsberichten Schwedens [1]) veröffentlicht sind, finden diese Angaben über die immer weiter reichende Verbreitung und steigende Frequenz des Leidens volle Bestätigung, so dass Chlorose als ein wahrhaft endemisches Leiden des Landes bezeichnet werden darf.

Aus tropisch oder subtropisch gelegenen Ländern habe ich nur wenige, sich zum Theil widersprechende und daher nicht durchweg verlässliche Mittheilungen über das Vorkommen von Chlorose gefunden. — Auf der Küste von *Mexico* herrscht die Krankheit, den während eines sechsjährigen Aufenthaltes in Vera-Cruz gemachten Erfahrungen von Heinemann [2]) zufolge, sehr verbreitet, so dass sie „als eine der allgemeinsten Krankheiten der Vera-Cruzaner Jugend, namentlich weiblichen Geschlechtes“ bezeichnet wird. — Auf den *Antillen* scheint Chlorose in nahe gleicher Frequenz wie im weiblichen Geschlechte in europäischen Ländern vorzukommen [3]); in sehr bedeutender Frequenz soll die Krankheit nach dem Berichte von Waddel [4]) in *Brasilien* herrschen, während Wucherer [5]) erklärt, Chlorose in Bahia selten gesehen zu haben. — Von der *Westküste von Afrika* bemerkt Chassaniol [6]), dass die Krankheit unter den Negerfrauen seltener als im weiblichen Geschlechte in Europa beobachtet wird, und in gleichem Sinne berichten Frank [7]) und Pruner [8]) aus *Egypten*, während nach den Erfahrungen französischer Aerzte in *Algier* unter dem weiblichen Theile der maurischen Bevölkerung Chlorose sehr häufig ist. — Ueber das relativ-häufige Vorkommen der Krankheit in *Indien* liegen Berichte von Huillet [9]) aus Pondichery und von Curran [10]) aus den südlichen Abhängen des Himalaya vor; auf dem *indischen Archipel* hat Hey-

1) Sundhedskollegii Berättelse. — Seit dem Jahre 1871 fehlt es in diesen Berichten leider an medicinisch-topographischen Mittheilungen.
2) Virchow's Archiv 1873. LVIII. 178.
3) Vergl. Savarésy, De la fièvre jaune etc. Napl. 1809. 88 und Rufz, Arch. de méd. nav. 1849. Novbr. 346.
4) In Castelnau, Expedition II. 38; es ist doch die Frage, ob hier nicht Verwechselung mit andern Formen von Anämie vorliegt.
5) Arch. für klin. Med. 1872. X. 379.
6) Arch. de méd. nav. 1865. Mai 508.
7) Neues Journ. der ausländ. med.-chir. Litteratur. IX. Heft 1.
8) Krankheiten des Orients 325.
9) Arch. de méd. nav. 1868. Févr. 82.
10) Dublin. quart. Journ. of med. sc. 1871. Aug. 101.

mann[1]) Chlorose fast nur bei jugendlichen, europäischen Frauen gesehen. — Neben andern Formen von Anämie spielt Chlorose in der weiblichen Bevölkerung von *Cochinchina*, nach Beaufils[2]), eine hervorragende Rolle, und dasselbe gilt nach den Mittheilungen von Dudgeon[3]) von *China* und nach Wernich[4]) von *Japan*.

§. 180. So fragmentarisch diese Nachrichten über die Geschichte und geographische Verbreitung von Chlorose auch sind, so gestatten sie doch immer den Schluss, dass die Krankheit zu allen Zeiten beobachtet worden ist und dass ihr Verbreitungsgebiet über einen sehr grossen, vielleicht den grössten Theil der Erdoberfläche reicht, und dass weder *klimatische* noch *Bodenverhältnisse* ihr Vorkommen ausschliessen. — Die Vermuthung dürfte vielleicht nicht ganz von der Hand zu weisen sein, dass *Temperatur-Extreme*, wie sie in den höchsten und niedrigsten Breiten angetroffen werden, der Krankheitsgenese besonders günstig sind; es spricht hierfür die bedeutende Krankheitsfrequenz in der polaren und kalt-gemässigten Zone, und das relativ sehr häufige Vorkommen von Chlorose in den Tropen, auf welches Sullivan[5]) besonders aufmerksam gemacht hat, und das entschieden viel bedeutender ist, als die oben mitgetheilten Berichte erscheinen lassen, da ich alle diejenigen Mittheilungen aus den Tropen, welche über die eben dort herrschende enorme Frequenz von Anämie im Allgemeinen berichten, ohne der Chlorose speciell zu gedenken, unberücksichtigt gelassen habe, während doch ohne Zweifel viele derselben sich besonders auch auf Chlorose beziehen. — Wie weit der Angabe von Goldschmidt[6]), dass die Krankheit in Oldenburg vorzugsweise auf Sandboden vorkommt, in den sumpfigen Marschen des Landes dagegen so wenig beobachtet wird, dass ein sehr beschäftigter Arzt aus der Fiebermarsch ihn versichert hat, in seinem Wirkungskreise niemals Chlorose gesehen zu haben, eine allgemeinere Bedeutung zukommt, bez. *Sumpfboden* eine Exemption von der Krankheit bedingt, vermag ich aus den mir vorliegenden Beobachtungen nicht zu beurtheilen. — In Norwegen ist die Krankheit, den Erfahrungen von Axel Lund zufolge, in den *Gebirgsthälern* weit seltener als auf dem *flachen Lande*, was aber, wie der Verfasser selbst erklärt, nicht in Boden-, sondern in den Lebensverhältnissen der Bewohner in diesem oder jenem Theile des Landes seine Erklärung findet. — Dass *Racen-* oder *Nationalitäts-Eigenthümlichkeiten* eine Prädisposition für Chlorose bedingen, oder Immunität von derselben gewähren, ist, so weit ich aus den Beobachtungen der Berichterstatter zu urtheilen vermag, wenig wahrscheinlich.

§. 181. Die *krankhafte Diathese*, aus welcher sich Chlorose entwickelt, ist ohne Zweifel in vielen Fällen eine angeborene, zum Theil mit mangelhafter Entwickelung des Gefässsystems in Zusammenhang stehende (Virchow), zum Theil vielleicht auch durch krankhafte (von Alkoholismus, Schwindsucht, Syphilis u. a. abhängige Schwäche-) Zu-

1) Darstellung der Krankheiten in den Tropenländern etc. Würzb. 1855. 186.
2) Arch. de méd. nav. 1882. Avril. 272.
3) Glasgow med. Journ. 1877. July 329.
4) Geogr.-med. Studien u. s. w. Berl. 1878. 172.
5) Med. Times and Gaz. 1875. Aug. 233.
6) In Häser's Arch. für die ges. Med. 1845. VII. 315.

stände der Eltern bedingte (Lund); in andern Fällen aber i erworbene und in der Lebensweise der Individuen begründe giebt kaum ein Gebrechen in der Gestaltung des socialen stigen Lebens der Menschen und speciell des das nicht an sich oder in Verbindung mit andern als Ur erworbenen chlorotischen Diathese bezeichnet worden wäre. *sociale Lage* des Individuums in dieser Beziehung im Allgem einer jedenfalls nur entfernten Bedeutung ist, geht daraus he Chlorose unter Arm und Reich, unter den den verschiedenste stellungen angehörigen Individuen, in der städtischen, wie ir lichen Bevölkerung ziemlich gleichmässig verbreitet ist, die zunehmende Armuth ist es," sagt Huss, „von welcher meine Verbreitung der Chlorose in Schweden abhängt, denn Zahl der Armen hier auch grösser geworden ist, so beziehe doch mehr auf Städte als auf die ländlichen Gegenden, wi die Krankheit doch gerade hier als ein neues Leiden, und unter den besitzenden Klassen häufiger als unter den Aern Tagelöhnern gezeigt hat." — Die Prävalenz von Chlorose im *Geschlechte* deutet darauf hin, dass in der Organisation des sich ein prädisponirendes Moment für die Krankheitsgestaltung sein muss, und dass gewisse Schädlichkeiten in der Lebens Grund dieser Prädisposition die der Chlorose zu Grunde lieg rung in der Blutbereitung zur Entwickelung zu bringen geei Unter diesen Schädlichkeiten aber spielt, nach dem übereinst Urtheile zahlreicher Beobachter, keine eine so grosse Rolle als tende Aufenthalt in geschlossenen Räumen, bez. *mangelhafte der Individuen in freier Luft*. „Ein Hauptmoment," erklärt Bezug auf die Krankheitsverbreitung in Schweden, „ist in kommen veränderten Lebensweise zu suchen, welche unter d lichen Theile der ländlichen Bevölkerung in den meisten des Landes eingetreten ist. Früher theilte die Frau mit de fast alle Beschwerden der Feldarbeit, sie lebte daher fast in der freien Luft, unterzog sich der anstrengendsten Bes und wurde so abgehärtet und körperlich kräftig; seit den le cennien aber haben sich diese Verhältnisse wesentlich geär Frauen beschäftigen sich jetzt, mit Ausnahme der Erndtezeit, schliesslich mit häuslichen Arbeiten und halten daher auch d fast immer im Hause eingeschlossen, dessen beschränkte, en sunde Räumlichkeiten schon an sich einen verderblichen Ei das Gedeihen seiner Bewohner äussern müssen. Von wie gr deutung dieser Umstand aber für das endemische Vorkom Chlorose ist, geht thatsächlich daraus hervor, dass in den G wo auch heute noch die alte Sitte herrscht, wie in Dalarne land, Dahlsland, Smaland u. s. w., die Krankheit selten oder in den Landschaften dagegen, wo sich die Frauen fast nur lichen Arbeiten beschäftigen, wie in Westergothland, Halland verbreitetsten gefunden wird," und ebenso findet Lund au Norwegen gemachten Beobachtungen in der mangelhaften in frischer Luft die, wenn auch nicht alleinige doch vor wirksame Ursache der daselbst immer mehr um sich greifen rose, indem er darauf hinweist, dass der Unterschied der I der Krankheit in den beiden Geschlechtern sich zum Theil daraus erklärt, dass die Knaben nach der ersten Kindheit weit mehr in der freien Luft leben, als die Mädchen. — Gras bezeichnet „la claustration presque absolue, à laquelle les jeunes filles se condemnent volontairement" als die wesentliche Ursache der auf St. Miquelon endemisch herrschenden Chlorose; Rigler fand die Krankheit in der Türkei vorzugsweise häufig unter den, in ihren Harems unthätig dahinbrütenden, lediglich der rohen Sinnlichkeit lebenden Frauen des Orients, Pruner weist darauf hin, dass Chlorose in Egypten besonders unter solchen Frauen vorkommt, die in sonnenlosen Wohnungen ein unthätiges Leben dahinschleppen, wie u. a. unter den Jüdinnen in Cairo, ebenso findet man die Krankheit, den Berichten der französischen Aerzte zufolge, in Algier sehr häufig unter den maurischen Frauen, die, frühzeitig verheirathet, in feuchten Häusern eingeschlossen leben, welche sie nur verlassen, um einen Spaziergang auf einer, auf stinkende, feuchte Höfe führenden, Gallerie zu machen; Savaresy weist auf die unthätige, träge Lebensweise der Creolinnen auf Westindien, und die hiedurch bedingte nervöse Reizbarkeit derselben, als auf die Ursache der unter ihnen so häufig vorkommenden Chlorose hin, und in derselben Weise urtheilen Heinemann aus Mexico, Dudgeon aus China u. v. a. — Ich muss mich auf die Erörterung dieses ätiologischen Momentes beschränken, da eine Kritik der verschiedenen anderweitigen, die vorliegende Frage betreffenden Ansichten und Vermuthungen mich weit über die mir in dieser Arbeit gesteckten Gränzen führen würde.

B. Anaemia intertropica.

§. 182. Nach dem übereinstimmenden Urtheile aller Beobachter bildet *Anämie eine für die Tropengegenden characteristische pathologische Erscheinung*, die sich vorzugsweise bei der weissen Bevölkerung, in einem nicht geringen Grade aber auch unter den farbigen Racen bemerklich macht und die, wie Sullivan erklärt, „the foundation of nearly all diseases of tropical climates" abgiebt. — Es scheint kaum fraglich, dass der „erschlaffende", physiologisch vorläufig übrigens nicht definirbare Einfluss des tropischen Klimas auf die an dasselbe nicht gewohnten Weissen einen sehr wesentlichen Factor in der Entwickelung dieser Ernährungsstörung bildet, dass aber auch Malariaeinflüsse und, wie Marchand [1]) namentlich bezüglich der aus Frankreich nach Guayana transportirten Verbrecher hervorhebt, Nostalgie zu derselben nicht unerheblich beitragen, dass, wie die Erfahrung lehrt, die anämischen Zustände der in den Tropen lebenden weissen Bevölkerung sich auch auf die Nachkommenschaft übertragen und darin vorwiegend die Schwierigkeit für die Acclimatisation dieser Race in den Tropen liegt. — Unter der farbigen Bevölkerung der Tropen ist „reine" Anämie vorzugsweise die Folge mangelhafter, bes. an animalischen Stoffen armer Nahrung und anderer schwächender Einflüsse,

---

1) Marchand, Des causes et du traitement de l'anémie chez les transportés à la Guayane française. Montp. 1869.

des übertriebenen Alkoholgenusses, der schlechten Wohnung und des ungenügenden Schutzes, den ihnen die Kleidung gegen die gerade in den Tropen so sehr empfindlichen Witterungswechsel bietet. — Uebrigens sind die Berichte über das Vorherrschen von Anämie unter den gefärbten Racen, besonders der Neger-Race, in den Tropen mit Vorsicht aufzunehmen, da es sich in vielen derselben nicht um idiopathische, sondern um durch Anchylostoma duodenale erzeugte Blutarmuth, um die sogenannte „Geophagie" handelt.

C. Anaemia montana.

(Mal des montagnes. Bergkrankheit.)

§. 183. Unter diesen und verschiedenen andern volksthümlichen Bezeichnungen [1]) wird ein Symptomencomplex beschrieben, der sich beim Besteigen bedeutenderer Höhen, bez. bei längerem Verweilen auf denselben bei Individuen einzustellen pflegt, welche in der Ebene oder auf niedrigen Elevationen zu leben gewohnt sind, und der sich aus einer Reihe theils von Störungen in den Functionen des Respirations- und Circulations-Apparats, theils von Affection des Nervensystems ausgehender Erscheinungen zusammensetzt.

Gemeinhin macht sich zuerst ein Gefühl von Athemnoth und Druck auf der Brust bemerkbar, die Respiration wird beschleunigt, keuchend, es tritt selbst ein Gefühl von Erstickungsnoth ein — Erscheinungen, die nicht etwa auf Anstrengung bei Bewegungen, bez. beim Bergsteigen zurückzuführen sind, da sie auch bei völliger Ruhe des Individuums fortbestehen. Mit ihnen verbinden sich beschleunigte Circulation, Herzklopfen, Schwindelanfälle, Kopfschmerz, zuweilen auch Ohnmachtsgefühl, unruhiger Schlaf oder Schlafsucht, Uebelkeit oder selbst Erbrechen und gewöhnlich die Empfindung von Schwäche oder Ermüdung, die namentlich bei dem Versuche zu gehen oder bei andern, stärkeren körperlichen Anstrengungen hervortritt und zuweilen so hohe Grade erreicht, dass selbst die geringste Bewegung dem Kranken zur Qual wird. — Alle diese Erscheinungen lassen schnell nach, sobald der Kranke wieder in niedrigere Elevationen hinabsteigt, während sie bei Verweilen des Individuums auf der Höhe gemeinhin einige (2—4) Tage, mitunter auch einige Wochen oder selbst Monate lang fortdauern, bis eine vollkommene Akklimatisation desselben erfolgt ist. — Ob die Erkrankung jemals schwere oder gar tödtliche Symptome, oder, wie Jourdanet annimmt, ein chronisches Siechthum herbeiführt, ist im höchsten Grade fraglich. Derartigen Angaben dürften wohl diagnostische Irrthümer, bez. irrige Voraussetzungen über den Zusammenhang des Krankheitszustandes mit der Einwirkung des Aufenthaltes in hoher Elevation zu Grunde liegen; jedenfalls sind die von einzelnen Beobachtern zur Bergkrankheit gezählten schweren Formen von Anämie mit chronischem Verlaufe und ihren Folgen von ganz anderen Einflüssen abhängig; „nous avons vu arriver à Quito, et venant de niveaux inférieurs, des enfants, des veillards, des femmes, des personnes de toute race, de toute complexion et de tout tempérament; jamais il ne nous a été donné de constater le moindre état morbide que l'on pu mettre sur le compte d'une acclimatation plus ou moins incomplète," erklären die Herren Gayraud und Domec aus Quito. — Nur bei Herzkranken scheinen sich die Symptome der Bergkrankheit etwas schwerer zu gestalten; Guilbert bemerkt in dieser Beziehung nach den von ihm in Peru und Bolivia gemachten Beobachtungen: „quelques personnes atteints d'affection organique du

1) Mal de la Puna, Soroche, Veta, Mareo (d. i. Seekrankheit), de la Cordillera in Peru und Quito, Bies oder Bootie im Himalaya.

coeur déjà avancée, ont souffert beaucoup plus longtemps et ont conservé pendant toute la durée de leur séjour la gène de la respiration et de la circulation. Mais ce sont des faits exceptionnels." — Bemerkenswerth endlich ist der Umstand, dass auch bei Lastthieren (Pferden, Eseln, Mauleseln), welche aus der Ebene in bedeutende Elevationen aufsteigen, die Erscheinungen der Bergkrankheit beobachtet worden sind.

§. 184. Die Krankheit kommt nur in Elevationen von über 2000, in vollster Entwickelung aber erst von 3—4000 Meter vor; hieraus erklärt es sich, dass eine längere Dauer derselben nur in tropischen Gegenden beobachtet wird, wo ein längeres, bez. anhaltendes Verweilen in so bedeutenden Höhen überhaupt möglich ist. Die meisten und gründlichsten Beobachtungen über die Bergkrankheit datiren daher von der *westlichen Hemisphäre*, von den *Cordilleren*, und zwar aus dem *nordamerikanischen Felsengebirge* [1]), aus dem *Hochplateau von Mexico* (*Anahuac*) [2]), von einzelnen hochgelegenen Punkten *Central-Amerikas*, aus *Ecuador* (*Quito*) [3]), *Bolivia* [4]) und *Peru* [5]). Auf der östlichen Hemisphäre ist die Krankheit vielfach bei Besteigung der *Hochalpen* [6]) und des *Arrarat* (*Armenien*) [7]), vorzugsweise aber auf dem *Himalaya* [8]), übrigens auch in Höhen von nur 2500 Meter auf den *Nilgherry* [9]) beobachtet worden.

§. 185. Ueber die *Ursache der Bergkrankheit* ist man lange Zeit im Unklaren gewesen. — Man glaubte, dass es sich dabei um eine Narkose durch metallische oder vegetabilische Gifte handle, anderseits suchte man den Grund der Erscheinungen in Circulations-Störungen, welche durch die verdünnte Luft bei den an den Aufenthalt in derselben nicht gewohnten Individuen hervorgerufen werden; so sprach noch Guilbert die Vermuthung aus, dass in Folge des verminderten Luftdruckes die Spannung der freien Blutgase sich steigere und dadurch ein Druck auf die Gefässwandungen ausgeübt werde. Neuerlichst hat die Annahme allgemeine Geltung gefunden, dass Veränderungen in der Blutmischung, herbeigeführt durch die mit der Luftverdünnung verbundene Verminderung des Sauerstoffgehaltes derselben, bez. durch verminderte Sauerstoff-Aufnahme in das Blut, „di-

---

1) Frémont, Narrative of the exploring expedition to the Rocky Mountains. Lond. 1846.

2) Glennie, Philos. Magazine 1828. June 149; Wuillot, Presse med. belge 1866. Nr. 40; Jourdanet, Le Mexique et l'Amérique tropicale etc. Par. 1864. 221; Coindet, Mém. de méd. milit. 1866. Mai 423.

3) Bouguer, Mém. de l'Acad. des sc. Année 1744. Par. 1748. 261; de la Condamine, Voyage à l'Equateur etc. Par. 1751. 34; Remy, Annal. de voyages. Par. 1857. CLVIII. 290; Gayraud et Domec, Montpellier médical. 1878. Juin 491.

4) Wedell, Voyage dans le Nord de la Bolivie etc. Par. 1853; Burmeister, Reise durch die la Plata-Staaten u. s. w. Berl. 1861. II. 263; Guilbert, De la phthisie pulmonaire .. au Pérou et en Bolivie. Par. 1862. 28.

5) Jose d'Acosta, Histor. natural y moral de las Indias. Franz. Uebersetz. Par. 1600. 90 (die erste Beschreibung der Krankheit, in welcher dieselbe bereits als „mal des montagnes" bezeichnet wird); Ulloa, Physik. und histor. Nachrichten vom südl. Amerika. I. 73. 256; Cunningham, Lond. med. Gaz. 1834. Mai, August; Pöppig, Reise in Chile, Peru u. s. w. Leipz. 1836. 84; Smith, Edinb. med. and surg. Journ. 1842. Apr. 357; Tschudi, Oest. med. Wochenschr. 1846. 601; Wien. med. Wochenschr. 1859. Nr. 6.

6) de Saussure, Voyage dans les Alpes a. v. O.; Forbes, Travels to the Alpes of Savoy. Edinb. 1843. 223 und viele andere Reisende. Vergl. Meyer-Ahrens, Die Bergkrankheit u. s. w. Leipz. 1854. 40 ff.

7) Parrot, Reise zum Arrarat. Berl. 1834. I. 138 ff.

8) Moorcroft, Asiat. researches. Lond. 1818. XII. 413; Fraser, Journey through part of the snowy range of the Himala mountains. Lond 1820; Jacquemont, Voyage dans l'Inde. Par. 1841. II. 260; Hoffmeister, Briefe aus Indien. Braunschw. 1847. 242; Drew, The Jummo and Kashmir territories. Lond. 1875.

9) Collins, Ind. Annals of med. sc. 1860. Novbr. 7; Mackay, Madras quart. Journ. of med. sc. 1861. July 29.

minution de l'oxygène dans le sang par défaut de pression," wie Jourdanet sagt, der die Krankheit daher auch mit dem Namen „Anoxyhémie" belegt hat, die genannten physiologischen Störungen zu Folge haben, und dass dieselben durch allmählig eintretendes häufigeres und tieferes Athmen wieder ausgeglichen würden. — Eine diese Ansicht modificirende Theorie des Zustandekommens von Bergkrankheit hat Paul Bert [1]) entwickelt. Er hat sich durch Experimente davon überzeugt, dass das Absorptionsvermögen des Hämoglobins für O bei Thieren, welche in der Ebene leben, nur 10—12% (in maximo) beträgt, bei Thieren, welche in hohen Elevationen (bez. bei vermindertem Luftdrucke, er hat das ihm aus la Paz (3700 M.) zugesandte Thierblut untersucht) heimisch sind, dagegen auf 17—21% steigt. Wahrscheinlich verhält es sich bei Menschen ebenso und die Acclimatisation dieser (sowie der Thiere) beruht seiner Ansicht nach eben darauf, dass bei dauerndem Aufenthalte solcher aus der Ebene in hohe Elevationen aufgestiegenen Individuen das Absorptionsvermögen des Hämoglobins zunimmt und damit die in Folge der verminderten Sauerstoffaufnahme herbeigeführten Störungen allmählig schwinden. — Uebrigens ist, wie besonders Gayraud und Domec hervorheben, die *Invidualität* für die leichtere oder schwerere Entwickelung jenes mit dem Namen Bergkrankheit bezeichneten Leidens entscheidend; sie haben nach ihrem Eintreffen in Quito an sich selbst keine Symptome derselben beobachtet, und auch bei andern in Quito zugereisten Fremden haben sie dasselbe gar nicht oder nur in sehr geringem Grade entwickelt beobachtet [2]).

II. Scorbut.

§. 186. „Es ist auffallend, dass bei dem Eifer, welchen die ärztlichen Geschichtsforscher dem Studium aller, einigermaassen wichtigen und allgemeiner verbreiteten Volkskrankheiten zugewendet haben, die Frage nach der *Geschichte des Scorbut* in neuester Zeit nicht eine gründliche Untersuchung erfahren hat. Man hat sich bisher meist damit begnügt, in unerquicklicher Weise darüber zu streiten, ob den Aerzten des Alterthums und Mittelalters der Scorbut bekannt war, oder nicht, man hat alles, was die Aerzte des 16. und 17. Jahrhunderts über die Krankheit zu ihrer Zeit mitgetheilt haben, ohne Kritik als baare Münze hingenommen, und hieraus ein Bild aus der Geschichte des Scorbut entworfen, das aus den sehr sparsamen Monographieen über diese Krankheit in fast alle neueren Compendien der Heilkunde übergegangen ist. — In der ganzen neueren Litteratur kenne ich nur einen Autor, der, auf selbstständige historische Forschungen gestützt, diese dunkle Materie kritisch zu beleuchten bemüht gewesen ist, ich meine

1) Compt. rend. 1882. Tom. 94. Nr. 12. 805.
2) Vergl. auch die in dieser Beziehung früher gemachten Beobachtungen bei Meyer-Ahrens l. c. 128.

Lind, dessen ausgezeichnete Schrift [1]) über Scorbut auch heute noch einen der ersten Plätze in der Litteratur über diese Krankheit einnimmt, während alle späteren Forscher, mit Ausnahme Sprengel's [2]), die wichtigen Andeutungen, welche der Verfasser in seiner Schrift über die Geschichte des Scorbut gegeben hat, unbeachtet gelassen haben. Um so nothwendiger erschien es mir daher, den Gegenstand hier von Neuem einer gründlichen Prüfung zu unterwerfen, und, so gering auch das Interesse sein mag, welches Scorbut in practischer Beziehung für die Gegenwart bietet, der Darstellung eine etwas grössere Breite zu geben, um so mehr, als die Resultate meiner Untersuchung in mannigfacher Beziehung der bisherigen Anschauungsweise der Thatsachen erheblich widersprechen."

Mit diesen Worten habe ich in der ersten Bearbeitung dieses Werkes das Kapitel über Scorbut eingeleitet und die ausführliche Behandlung der historischen Seite des Gegenstandes gerechtfertigt. — In den seit Veröffentlichung meiner Arbeit erschienenen grösseren Abhandlungen über Scorbut, in welchen die Geschichte der Krankheit überhaupt eine Berücksichtigung gefunden hat, finde ich die Resultate meiner Untersuchungen wiedergegeben, von keiner Seite her haben diese Resultate eine wesentliche Beanstandung oder einen Widerspruch erfahren, und ich halte mich daher berechtigt, dieselben auch in dieser zweiten Bearbeitung meines Werkes zur Grundlage der historischen Betrachtung des Gegenstandes zu machen, und zwar um so mehr, als die mir später bekannt gewordenen Thatsachen die von mir in dieser Beziehung früher gewonnenen Ansichten nur bestätigt haben.

§. 187. Ob und in welchem Umfange Scorbut im Alterthume und im Mittelalter vorgekommen, bez. den Aerzten jener Zeit bekannt geworden ist, lässt sich aus den auf uns gekommenen Schriften jener Zeit nicht beurtheilen. — Ein besonderes Gewicht hat man behufs des Nachweises von der Bekanntschaft der griechisch-römischen und arabischen Aerzte mit Scorbut auf die von Hippokrates [3]), Celsus [4]), Aretaeus [5]), Caelius Aurelianus [6]), Paulus [7]), Avicenna [8]) u. a. unter dem Namen „lienes magni" beschriebene Krankheitsform gelegt.

„Ὁκόσοι δὲ σπλῆνα ἔχουσι μέγαν," heisst es an einer Stelle der Hippokratischen Sammlung [9]), „ὅσοι μὲν εἰσι χολώδεες, κακόχροοί τε γίνονται καὶ κακελκέες καὶ δυσώδεες ἐκ τοῦ στόματος καὶ λεπτοί. καὶ ὁ σπλὴν σκληρὸς, καὶ αἰεὶ παραπλήσιος τὸ μέγεθος. καὶ τὰ σιτία οὐ διαχωρέει," und an einer andern Stelle [10]): „οὖλα δὲ πονηρὰ καὶ στόματα δυσώδεα οἷσι σπλῆνες μεγάλοι. Ὁκόσοι δὲ ἔχουσι σπλῆνας μεγάλους, μήτε αἱμοῤῥαγίαι γίνονται μήτε στόμα δυσῶδες, τουτέων αἱ κνῆμαι ἕλκεα πονηρὰ ἴσχουσι καὶ οὐλὰς μελαίνας.

Es liegt, meiner Ansicht nach, um so weniger ein Grund vor, diesen die „lienes magni" characterisirenden Symptomencomplex für Scorbut zu deuten, als einmal Milzgeschwulst, an deren constanter Existenz bei diesem Leiden nach den von den Beobachtern gegebenen

1) Von den hier nur dem Namen der Autoren nach citirten Schriften findet sich ein alphabetisch geordnetes Verzeichniss am Schlusse des Kapitels.
2) Geschichte der Arzneikunde III. 93. — 3) Vergl. unten Anm. 9 und 10.
4) Lib. II. cap. VII. ed. Targa I. 54. — 5) De causis morb. Lib. I. cap. 14. ed. Kühn 110.
6) Morb. chron. lib. III. cap. 4. ed. Amman, Amstelod. 1755. 448.
7) Lib. III. cap. 49 ed. Lugd. 1551. 222. — 8) Canon. Lib. III. Fen. XV. Tract. I. cap. 4. ed. Venet. 1564. I. 790. — 9) De affectionibus §. 20. ed. Littré VI. 228.
10) Praediction. lib. II. §. 36. ed. Littré IX. 66.

Beschreibungen nicht gezweifelt werden kann [1]), keineswe auch nur häufiger beobachteten Erscheinungen des Scorl sodann aber die Hippokratiker selbst den Ursprung der Kr die richtige Quelle, d. h. auf Malaria-Kachexie zurückführen gens findet diese meine Ansicht noch in dem Umstande ei dung, dass, wie im Folgenden gezeigt werden soll, Scorbut u Kachexie auch in späterer Zeit vielfach confundirt worde Andere Forscher [3]) haben in den von einzelnen Autoren thums unter dem Namen „Stomakake" und „Skelotyrbe" Krankheitsformen den Scorbut erblickt, wobei sie sich nam die Mittheilungen von Plinius [4]) über die Krankheit, wel unter Germanicus in den Niederlanden stehenden römis geherrscht hat, und von Strabo [5]) über das Auftreten der im römischen Heere unter Aelius Gallus in Arabien bez

„In Germania trans Rhenum castris a Germanico Caesare promot bei Plinius, „maritimo tractu fons erat aquae dulcis solus, qua po nium dentes deciderent, compagesque in genibus solverentur. Stoma vocabant et sclerotyrben ea mala. Reperta auxilio est herba, quae tannica, non nervis modo et oris malis salutaris, sed contra angin contra serpentes.. Frisii qua castra erant, nostris demonstravere illa nominis causam, nisi forte confines Oceano Britanniae, velut propinqu — Man ist übrigens noch weiter gegangen und hat aus dieser Em herba Britannica gegen „Stomakake und Skelotyrbe" Veranlassung ein von Marcellus [6]) unter dem Namen „oscedo" aufgeführtes Leide für Scorbut zu erklären, da derselbe bemerkt hat: „oscedinem herb viridis, sumpta in cibo lactucae modo sanat."

Ueber die Natur dieser „Stomakake" lässt sich, abgese dass der Bericht von Plinius etwas abenteuerlich klingt, urtheilen; es ist möglich, dass diese Mundaffection ein Sy Scorbut war, eben so viel Wahrscheinlichkeit hat aber au nahme, dass es sich in dem römischen Heere um dieselbe gehandelt hat, welche unter dem Namen der „Stomatite ul der neuesten Zeit als endemisch-epidemisches Leiden unter d mehrerer europäischer Staaten, vorzugsweise häufig unter fr Truppen beobachtet worden ist. — Ueber den Character je tyrbe" und ihren Zusammenhang mit der Mundaffection v mir gar kein Urtheil zu bilden. —

Galenos [7]) giebt von dieser Krankheit folgende Definition: species est paralyseos, qua quis recte ambulare non potest et latus ali quandoque sinistrum in dextrum, aut dextrum in sinistrum circumfe quoque pedem non attollit, sed attrahit velut iis, qui magnum quid Die Schilderung erinnert etwas an den Gang von Tabikern. — Aus der der herba Britannica lässt sich weder auf die Stomakake, noch auf die andern Autor genannte, Oscedo ein Schluss ziehen, da nicht bekannt is

1) Vergl. die vortreffliche Schilderung der Krankheit bei Aretaeus.
2) So namentlich in der ächten Hippokratischen Schrift de aëre, aquis e Littré II. 26, wo erklärt wird, dass die Krankheit (σπλῆνες μεγάλοι) u feuchtgelegenen, sumpfigen Orten angetroffen wird und sich der allgemein gewöhnlich Wassersucht hinzugesellt; vergl. hierzu auch lib. de affect. in e. c. VII. 245 ff.
3) So noch neuerlichst Guyon, Compt. rend. 1846. Juni 29; Gaz. méd. de Paris 1
4) Hist. nat. lib. XXV. cap. VI. ed. Franz. Lips. 1788. VII. 641.
5) Geogr. lib. XVI. gegen Ende des Buches.
6) De medicamentis cap. XI. in Stephani Collect. 291.
7) Definit. med. §. 263. ed. Kühn XIX. 427.

Pflanze es sich handelt. Euricius Cordus[1]) vermuthet, dass damit Bistorta gemeint sei, hat diese Erklärung aber später zurückgenommen, und Agricola[2]), der sich jedes Urtheils enthält, theilt nur die Ansicht von Cordus mit.

Die neuerlichst von Seidlitz[3]) ausgesprochene und von Hecker getheilte Ansicht, dass die von den Aerzten des Alterthums unter dem Namen des „morbus cardiacus, s. coeliacus" beschriebene Krankheit der, besonders von russischen Aerzten beobachteten, Pericarditis scorbutica entspräche, ist von Landsberg[4]) gründlich widerlegt worden.

Bei aufmerksamer Durchforschung der ärztlichen Schriften des Alterthums und Mittelalters habe ich nur eine Krankheitsform beschrieben gefunden, welche dem Bilde von Scorbut so weit entspricht, dass eine Identität beider vermuthet werden darf: ich meine das in der Hippokratischen Sammlung[5]) unter dem Namen „εἰλεὸς αἱματίτης" genannte Leiden, von dem es heisst:

„Τάδε δὲ ἐν τῷ νοσήματι προσγίνεται· ἐκ τοῦ στόματος κακὸν ὄζει, καὶ ἀπὸ τῶν ὀδόντων τὰ οὖλα ἀφίσταται, καὶ ἀπὸ τῶν ῥινῶν αἷμα ῥέει. Ενίοτε δὲ καὶ ἐκ τῶν σκελέων ἕλκεα ἐκφλυνδάνει, καὶ τὰ μὲν ὑγιαίνεται, τὰ δὲ ἄλλα προσγίνεται, καὶ ἡ χροιὴ μέλαινα, καὶ λεπτόδερμος· περιφοιτῇν δὲ καὶ ταλαιπωρέειν οὐ πρόθυμος."

Dass Scorbut während des Alterthums unter denselben Verhältnissen wie in der neueren und neuesten Zeit ab und zu epidemisch geherrscht hat, ist a priori sehr wahrscheinlich; jedenfalls geht aus den Mittheilungen von Jacques de Vitry[6]) über die von ihm mit dem Namen „Pest" bezeichnete Krankheit, welche im Jahre 1218 im Heere der Kreuzfahrer vor Damiette geherrscht hat, und aus der Beschreibung, welche Joinville[7]) von der Krankheit entwirft, welche im Heere Ludwig IX. im Jahre 1250 während der Belagerung von Cairo aufgetreten war, hervor, dass Scorbut weit früher vorgekommen ist, als die Aerzte dieses Leiden als eigenthümliche Krankheitsform erkannt und beschrieben haben. —

§. 188. Die Geschichte des Scorbut, als eines in seinem epidemischen Vorkommen den Aerzten wohlbekannten Leidens, beginnt erst im 15. Jahrhunderte, d. h. in der Zeit, in welcher unter dem Aufschwunge, den alle Lebensverhältnisse gewannen, der Drang nach fernen Ländern der Schifffahrt eine bis dahin nicht gekannte Ausdehnung gegeben hatte. Schon aus der Mitte dieses Jahrhunderts liegen in der

---

1) Botanologicon. Colon 1534. 137. — 2) Med. Herbariae lib. II. Basil. 1539. 56.

3) In Hecker's wissenschaftl. Annalen der Heilkde. 1835. XXXII. 129.

4) Janus 1847. II. 53. — 5) De Affect. intern. §. 46. ed. Littré VII. 280.

6) Liv. III. §. 351. Collect. Guizot (nach Marchand, Etude histor. et nosol. sur quelques épidémies et endémies du moyen âge. Par. 1873. 17) citirt: „Un grand nombre d'hommes de notre armée furent en outre saisis d'une certaine peste contre laquelle les médecins ne pouvaient trouver aucun remède dans leur art. Une douleur soudaine s'emparait des pieds et des jambes: aussitôt après les gencives et les dents étaient attaquées d'une sorte de gangrène, et le malade ne pouvait plus manger. Puis l'os de la jambe devenait horriblement noir et ainsi après avoir souffert de longues douleurs pendant lesquelles ils déployèrent une grande patience, un grand nombre de chrétiens allèrent se reposer dans le sein du Seigneur. Quelques-uns étant parvenus à gagner le printemps se guérirent alors par l'effet des chaleurs."

7) Histoire de Saint-Loys. Par. 1617. 121. — „Nous vint une grant persécution et maladie en l'ost; qui estoit telle que la chair des jambes nous desséchait jusqu'à l'os, et le cuir nous devenoit tanné de noir et de terre à la ressemblance d'une vielle house, qui a été longtemp mucée derrière les coffres. En oultre, à nous autres qui auions cette maladie, nous venoit une autre persécution de maladie en la bouche, de ce que nous auions mengié de ces poissons, et nous pourrissoit la chair d'entre les gencives, dont chacun estoit orriblement puant de la bouche. Et à la fin gueares n'en echappoient que tous ne mourussent. Et le signe de mort que l'on y congnoissoit continuellement estoit quand en se prenoit à saigner du neys, et tantoust on estoit bien asseuré d'estre mort de brief."

Geschichte der Schifffahrtskunde Berichte über Expeditionen ı
fernten Gegenden vor, deren unglücklicher, zum Theil selbst
fehlter Ausgang durch den Ausbruch von Scorbut unter de
mannschaft bedingt war, so namentlich über die grossartige E
Vasco de Gama's, auf dessen Schiffe die Krankheit im Jan
an der afrikanischen Küste so bösartig auftrat, dass er in ku
55 seiner Gefährten durch den Tod verlor [1]), ferner über die
lichen Expeditionen von Cartier [2]) im Jahre 1535, und von v
Pontgrave und Poutrincourt [3]) gegen Ende des 16. Jahı
nach Canada, sodann über die militairische Expedition der fran
Flotte unter Dellon nach Indien [4]), über die Reise um d
welche eine englische Flottille unter dem Admiral Anson in de
1740—44 machte, auf welcher die Krankheit wiederholt in
denen Breiten auftrat [5]), über die von Ellis in den Jahren 1
zur Erforschung der nordwestlichen Durchfahrt nach der Hud
unternommene Reise [6]), über die Expedition der englische
1773 nach der Küste von Algier [7]), über den Ausbruch de
heit 1780 auf der Canal-Flotte unter Admiral Geary, der ge
war, mit 2400 Scorbut-Kranken nach England zurückzukehre
das Auftreten von Scorbut 1781 auf der das Cap der guten
umsegelnden englischen Flottille [9]), u. a. — Erst gegen Ende de
Jahrhunderts versuchten die bei allen grösseren nautischen U
mungen von diesem verderblichen Einflusse besonders schwer be
seefahrenden Nationen, und namentlich England, bei Ausrüst
Schiffen solche Maassregeln durchzuführen, welche, wie die E
gelehrt hatte, am meisten geeignet waren, einem Ausbruche de
heit vorzubeugen, und in der That ist der Scorbut auf Schi
sonders auf Kriegsschiffen, innerhalb des laufenden Jahrhund
seltener als früher beobachtet worden, wiewohl es auch in der
Zeit unter später zu erwähnenden Verhältnissen nicht an
Epidemieen auf Schiffen gefehlt hat.

Etwas jüngeren Datums sind die ersten sicheren Nachricl
das epidemische Vorkommen von Scorbut zu Lande. — D
Erwähnung der Krankheitsbezeichnung „Scharbock" begegnen
Cordus [10]), der bei Besprechung der Heilkräfte von Chelidoniı
der Wirksamkeit dieser von den „Saxones" (Niedersachsen,
wohner der norddeutschen Tiefebene) [11]) „Scharbocks-Kraut" g
Pflanze bei dieser Krankheit gedenkt, ohne übrigens, wie e
die Krankheit selbst jemals gesehen zu haben; wenig später e
die Mittheilungen von Olaus Magnus [12]) über das mehrfac
ders zu Zeiten der Noth beobachtete, epidemische Vorherrs
Scorbut in den scandinavischen Reichen, und die ziemlich gl
oder wenig später erfolgten Berichte von Echthius, Ronsseu
Dodonaeus und Brucaeus, welche von dem relativ häufi

1) Ramusio, Raccolta delle navigaz. e viaggi. I. 119.
2) Hakluit, Principal navigations etc. Lond. 1598. III. 225.
3) Collection of voyages. III. 808. — 4) Voyage aux Indes orient. citirt von L
5) Walter and Robins, Voyage round the world etc. Lond. 1748.
6) Ellis, Voyage to the Hudsons-Bay etc. Lond. 1748.
7) Aaskow, Diarium med. navale. Lond. 1774. — 8) Armstrong l. c. I.
9) Curtis l. c. 9. — 10) l. c. 94. — 11) Dass eben die Bewohner dieses
gemeint sind, geht aus der unten genannten Schrift von Brucaeus hervor.
12) De gentium septentrional. conditionibus etc. Romae 1555. lib. XVI. cap. 31.

kommen der Krankheit in den Küstenländern der Nord- und Ostsee überhaupt („morbus maris Baltici, Finnici et Bothnici sinus accolis, iisque qui Germanico Oceano adjacent, Saxonibus, Phrygiis, Batavis, totique Scaniae sive Scandinaviae, quae Danos, Norwegos, Suecos complectitur, familiaris“: Brucaeus) Zeugniss geben. — Die vortrefflichen Schilderungen der Krankheit besonders von Echthius, Ronsseus und Wier lassen über die Natur derselben keinen Zweifel, und auch bei den von Dodonaeus erwähnten Epidemieen aus den Jahren 1556 und 1562 in den Niederlanden handelt es sich entschieden um Scorbut und nicht um Ergotismus, wie man aus einer Aeusserung des Berichterstatters über den schädlichen Einfluss des aus Preussen eingeführten, verdorbenen Getreides schliessen zu dürfen geglaubt hat; anderseits aber bleibt es fraglich, welche Bedeutung die Krankheit zu jener Zeit unter den Volkskrankheiten in den genannten Gegenden gehabt hat; der Umstand, dass der vielerfahrene und in weiten Kreisen ärztlich beschäftigte Foreest eine nur geringe Bekanntschaft mit Scorbut verräth [1]), lässt zum mindesten darauf schliessen, dass die Extensität der epidemischen Ausbrüche der Krankheit jedenfalls nicht sehr weit gereicht hat.

Kaum waren die hier erwähnten Beobachtungen zur Kenntniss des ärztlichen Publikums gelangt, als auch schon der Schul-Dogmatismus sich derselben bemächtigte, eine Reihe ärztlicher Schriften, besonders in Deutschland, hervorrief, denen man es an jeder Zeile ansieht, dass ihre Verfasser wahrscheinlich niemals Gelegenheit gehabt hatten, auch nur einen Fall von Scorbut zu beobachten, und so innerhalb weniger Decennien eine der absurdesten Episoden in der wissenschaftlichen und practischen Heilkunde herbeigeführt hat. — Scorbut war das Alpha und Omega der ärztlichen Routine, das Stichwort des Tages, das „asylum ignorantiae der Practicorum“, wie Baldinger sich treffend ausdrückt, geworden, und trotzdem einzelne, besonnenere Beobachter, wie Willis, Sydenham, Hoffmann, Kramer u. a. gegen jenen Missbrauch mit dem Worte und dem Begriffe ankämpften, hat sich derselbe bis weit ins 18. Jahrhundert erhalten, bis endlich eine unbefangene Prüfung und eine richtige Würdigung der Thatsachen das Reich des Scorbutes auf immer engere Grenzen eingeschränkt hat. Allerdings verfiel, wie es bei derartigen revolutionären Bewegungen im Gebiete unserer Wissenschaft häufiger geschehen ist, die Skepsis in das entgegengesetzte Extrem: man fing die Existenz der wohl beobachteten Thatsachen überhaupt zu bezweifeln an und war drauf und dran, den Scorbut aus der Reihe der specifischen Krankheitsformen ganz zu streichen. — In dieses Chaos fielen die ersten Lichtstrahlen mit dem Erscheinen des klassischen Werkes von Lind, und spätere gründliche Beobachtungen der Krankheit, namentlich in den Ostseeländern Russlands, haben dem Scorbut den ihm gebührenden Platz in der Nosologie gesichert; noch immer aber spukt jenes Gespenst einer scorbutischen Constitution vergangener Jahrhunderte in den Köpfen und Büchern mancher Aerzte, welche in dem verhältnissmässig seltenen Vorkommen der Krankheit während der neuesten Zeit einen Nachlass

1) Observ. et curat. med. lib XX. obs. XI. Lugd. Batav. 1595. 317. Er bezeichnet die Krankheit hier sogar als einen „morbus rarus“.

oder ein allmähliges Erlöschen des Scorbutes erblicken, ohne sich dessen bewusst zu sein, dass dieser Nachlass zum grossen Theile nur ein in der oben angedeuteten Weise scheinbarer ist. Einige Hinweise auf die betreffende Litteratur des 17. und 18. Jahrhunderts werden genügen, die hier ausgesprochene, mit den bisherigen Annahmen meist in vollkommenem Widerspruche stehende Ansicht zu begründen.

Die erste Nachricht über das Vorherrschen von Scorbut ausserhalb der oben genannten Küstenländer datirt aus dem Jahre 1486, in welchem, nach Angabe mehrerer Chronisten, der „Scharbock" sich in einigen Gegenden Sachsens, Thüringens und der benachbarten Länder als ein daselbst bisher ganz unbekanntes Leiden gezeigt haben soll. Es hält nicht schwer, auf die Quelle dieser Angabe zurückzukommen, wenn man die verschiedenen, über dieses Factum berichtenden Chroniken mit einander vergleicht: man findet alsdann die ersten Andeutungen hierüber bei dem, als Rector der Fürstenschule in Meissen daselbst im Jahre 1751 verstorbenen, Fabricius in seinen Annales urbis Misnicae gegeben, wo es heisst: „grassatus est hoc anno novus et inauditus in his terris morbus, quem nautae Saxoniae vocant den Scharbock, qui est inflammatio in membris partium carnosarum, cui quo celerius adhibetur medicina, eo citius malum restinguitur. Sin mora accedit paullo tardior, sequitur membri affecti mortificatio, quam siderationem nostri, Graeci σφάκελον dicunt, ultimum gangraenae malum. Nam caro ab ossibus defluit et continua quoque a lue corrumpuntur." — Es ist meiner Ansicht nach klar, dass es sich hier nicht um Scorbut, sondern wahrscheinlich um Ergotismus gangraenosus handelt — ein Irrthum, auf den wir auch noch in viel späteren Zeiten stossen —, und es lässt sich wohl erklären, wie Fabricius zu dieser Nomenclatur kam, wenn man bedenkt, dass ihm, wie seinen ärztlichen Zeitgenossen, der Ergotismus seinem Wesen nach noch ganz fremd war, die Schriften über den Scorbut von Echthius und Ronsseus, sowie die historischen Untersuchungen über die Krankheit von Lange aber bereits erschienen waren und Fabricius sich um so mehr beeilte, jene Seuche vom Jahre 1486 mit der neuerdings bekannt gewordenen Krankheit, nominell, zu identificiren, als eine entfernte Aehnlichkeit einzelner Krankheitserscheinungen der laienhaften Auffassung auch in sachlicher Beziehung genügen konnte. — Im Jahre 1589 veröffentlichte Brunner[1]) eine Schrift über den Scorbut, welche nicht viel mehr als die Mittheilungen von Wier wiedergiebt; ob der Verf. den Scorbut jemals gesehen hat, geht aus seiner Arbeit nicht hervor, am wenigsten aber berechtigt dieselbe etwa zu der Annahme, dass die Krankheit in der Heimath des Verf. (Sachsen) endemisch oder epidemisch geherrscht habe. Wenige Jahre später erschien die Schrift von Albertus[2]), der bezüglich der Verbreitung der Krankheit die, von von Brucaeus u. a. angeführten, Küstenländer des deutschen und baltischen Meeres aufzählt und hinzufügt, dass sich die Krankheit auch in den benachbarten Binnenländern, „quibus hactenus insolens fuit" (also im Widerspruche mit der Angabe von Fabricius), zu verbreiten angefangen und sich namentlich in Schlesien, Böhmen und Sachsen gezeigt habe; ob und wie viel er selbst von Scorbut gesehen hat, geht aus der Schrift nicht hervor. — Wenn nun die beiden hier genannten Arbeiten auch ganz ohne eigenen Werth, immer doch gute Compendien bildeten, tritt uns in der demnächst erschienenen Schrift von Eugalenus[3]) ein Machwerk entgegen, das in der medicinischen Litteratur in doppelter Beziehung seines Gleichen sucht, in der Unwissenheit seines Verfassers und in den Erfolgen, die es trotzdem erzielt hat, so dass es für mehr als ein Jahrhundert der Canon für die Lehre vom Scorbute geblieben ist, von dessen Gewaltherrschaft selbst die besten Aerzte jener Zeit sich nicht frei zu erhalten vermochten — eine Thatsache, die nur darin ihre Erklärung findet, dass die Krankheit überhaupt selten, nur in beschränkten Kreisen, und jenen Aerzten am wenigsten zur Beobachtung gekommen ist, die am ausführlichsten darüber geschrieben haben. Eugalenus hat aus den Schriften seiner Vorgänger den Namen der Krankheit, von Wier eine kurze Uebersicht des Krankheitsverlaufes genommen, demnächst aber selbstständig den Begriff von Scorbut in der willkührlichsten Weise entwickelt und dermaassen verallgemeinert, dass schliesslich die ganze Noso-

1) De Scorbuto. Tract. II. Im Anhange bei Brucaeus Ed. cit.
2) Scorbuti historia. Wittbg. 1594. Abgedr. in Sennert, Tract. 354.
3) De morbo scorbuto liber. Amstelod. 1720.

logie in denselben aufgeht, und diese auf dem krassesten Dogmatismus gegründete Theorie mit einer Willkührlichkeit von Annahmen und Voraussetzungen ausgebaut, gegen welche die galenische Lehre von den Qualitäten ein Kinderspiel ist; die wesentlichen Erscheinungen der Krankheit, die Affection des Gaumens, die Ecchymosen, Blutungen u. s. w. verschwinden in diagnostischer Beziehung vor den wahrhaft pathognomonischen Symptomen, welche er in gewissen Qualitäten des Urins und des Pulses gefunden hat und aus deren Anwesenheit, ganz unabhängig von der Gegenwart oder Abwesenheit jener (wahrhaft scorbutischen) Zufälle, die Krankheit erkannt wird. Man wird es begreiflich finden, dass zu einer Zeit, wo die Wissenschaft noch keineswegs die Fesseln der starren Dogmatik abgestreift hatte, und die, entschieden selten sich darbietende, Gelegenheit zur Beobachtung der Krankheit selbst um so weniger zu einer Kritik der Theorie Veranlassung gab, ein solches Product grossen Einfluss auszuüben vermochte, und so treten uns denn in der That die damaligen Tonangeber in der deutschen medicinischen Welt, Horst[1]), Sennert[2]) u. a. als die getreuen Schildknappen des Eugalenus entgegen; „tanta omnino morborum et symptomatum farrago in hoc affectu concurrit," ruft Sennert, „ut vix alius sit tam πολύμορφος et qui sub tot morborum speciebus latitet, ac Medicos, etiam cum cavisse maxime videntur, saepe decipiat et deludat." — Bald folgt Drawitz[3]) mit einer jammervollen Schrift, in deren Vorbericht er erklärt, dass bald die ganze Menschheit scorbutisch sein würde, da schon die meisten Kinder in dieser Krankheit empfangen und geboren würden, mit Heftigkeit gegen diejenigen besonneneren Zeitgenossen loszieht, welche den Scharbock (d. h. den von Eugalenus und ihm construirten) für ein Non-Ens erklären, und unter andern verkehrten Ideen auch von der scharbockischen Gicht (pag. 3) und von der scharbockischen Kriebelkrankheit (pag. 73) spricht; ferner Moellenbroeck[4]), der zur Einleitung seiner Schrift bemerkt: „Immo nullus fere jam morbus est, cui se non adjungat scorbutus, unde nisi antiscorbutica interdum reliquis admisceat medicamenta, vix eos curabit medicus", sodann Güldenklee[5]), der in seinem Wohnorte Colberg ohne Zweifel Gelegenheit gehabt hatte, die Krankheit häufiger zu sehen, allein an vielen Stellen seiner Schrift[6]) eine so vollständige Verwirrung in dem Begriffe von Scorbut zeigt, dass man auch der von ihm gegebenen Erklärung[7]): „inter omnia, quibus corpus humanum expositum est, morborum κολαστήρια nullum scorbuto, oris hisce maritimis endemio, frequentius", kein Vertrauen schenken kann, später Geo. Gottl. Richter[8]), der noch ganz im Eugalenischen Sinne erklärt: „Scorbutus non tam morbus est, quam morborum illas, certe ob symptomatum copiam et versatilem indolem tam multiplice facie apparet, ut eam inter lineamenta, periti etiam manibus ductu, non nisi aegre agnoscas", übrigens sonst auch vollkommen dem Eugalen folgt, und C. J. Lange[9]), der in den Worten: „faciem bujus affectus quod attinet, impossibile est illam accurate depingere; tam varias enim formas assumit, et nullus pene affectus detur in tota praxi, sub cujus pallio non quandoque personam suam agat", dasselbe Bekenntniss ablegt. — Nicht viel besser stand es um die Lehre vom Scorbute in den Niederlanden, wo die Anschauungen eines Eugalen, Sennert u. a. leichteren Eingang fanden, als die unbefangenen Beobachtungen eines Echthius oder Wier; Barbette[10]) schon schildert den Scorbut in einer Weise, aus der man den Einfluss der deutschen Gelehrsamkeit herauslieset, Beverovici[11]) nimmt keinen Anstand zu erklären, dass zu seiner Zeit (in der ersten Hälfte des 17. Jahrhunderts) wenige Menschen vom Scorbute verschont wären, in ähnlicher Weise behandeln Linden[12]) und Bontekoë[13]) den Gegenstand, indem der letztgenannte den Scorbut als „radicem et causam omnium morborum" bezeichnet und selbst Boerhave, der übrigens zugesteht,

---

1) Observ. med. lib. VII. 34. Opp. Norimb. 1660. II. 364.
2) Tract. de Scorbuto. Wittbg. 1624. Auch in Pract. med. lib. III. Part. V. Sect. II. Wittbg. 1648. 542.
3) Unterricht vom Schmerz-machenden Scharbock. Leipz. 1647.
4) De variis seu arthritide vaga scorbutica tract. Lips. 1672.
5) Opp. Lips. 1715. a. v. O.
6) Epist. lib. III. quaest. XX. Ed. cit. 560, Epist. XXIII. pag. 585. u. a.
7) Casuum medic. lib. III. cas. 34. Ed. cit. 143.
8) Diss. de Scorbuto. Götting. 1744. In Ejd. Opuscul. med. Frankf. 1780. I. 160.
9) Prax. med. cap. VII. §. 4. Opp. Lips. 1704. II. 38.
10) Prax. med. IV. cap. 3. Opp. Genev. 1688. II. 158.
11) Opp. I. 91.
12) Medulla Med. Pars pathol. Franecker. 1642. 35. 112.
13) Opp. Amsterd. 1689. II. 138.

dass die Krankheit zu seiner Zeit (im Anfang des 18. Jahrhunderts) in den Niederlanden seltener vorkomme, als sie früher beobachtet worden zu sein scheint, ist noch keineswegs zu einer vorurtheilsfreien Anschauung des Scorbut gekommen. — Nicht viel anders stand es um die hier besprochene Thatsache in den scandinavischen Ländern, wie wir u. a. aus dem im Jahre 1645 veröffentlichten Berichte des akademischen Gesundheitsrathes ersehen [1]), und ich muss es eben als das Resultat einer flüchtigen Forschung bezeichnen, wenn Ilmoni [2]) in seiner Geschichte der Krankheiten des Nordens in dem Ueberblicke über die Krankheitsverhältnisse des 16. und 17. Jahrhunderts erklärt: „So viel kann mit Sicherheit angenommen werden, dass der Scorbut innerhalb dieser zwei Jahrhunderte die vorherrschendste chronische Volkskrankheit des Nordens, die Fundamental-Dyskrasie war, welche diese Periode in den nordischen Ländern characterisirte und der ganzen Krankheitswelt daselbst die gleichsam specifische Grundfärbung gab, durch die sie ausgezeichnet war.“ Als einen Beweis, wie man daselbst in noch viel späteren Zeiträumen mit dem Begriffe von Scorbut umging, führe ich nur folgende, von Arnold [3]) aus dem Jahre 1808 mitgetheilte, Thatsache an: A. lebte damals als Arzt auf der englischen Flotte, die mit der schwedischen Flotte vereinigt auf der Ostsee kreuzte und wurde auf die Nachricht, dass der Scorbut in verheerender Weise auf den schwedischen Schiffen wüthe, auf diese versetzt, um sie nach Hause zu begleiten, überzeugte sich aber bald, dass auch nicht eine Spur von Scorbut da war, sondern ein exquisiter Typhus unter der Mannschaft herrschte. — Nicht anders endlich ging es mit der Lehre vom Scorbute auch in England, wo wir u. a. Lister [4]) noch ganz auf dem Standpunkte Eugalen's finden, dessen Verdienste um Staat und Wissenschaft er daher nicht genug zu rühmen weiss, und selbst bei Bisset [5]), der in der Mitte des 18. Jahrhunderts schrieb, lesen wir noch die Worte: „Die Krankheiten, welche durch eine grössere oder geringere scorbutische Kakochymie erregt werden, sind .. Landscorbut, schleichende scorbutische oder kleine Nervenfieber von langer Dauer .. scorbutische oder rosenartige Geschwülste, Rheumatismen, Ausschläge verschiedener Art, Gicht, Hüftweh, Lähmungen, hypochondrische und hysterische Beschwerden u. s. w.“ — Die französische und italienische Medicin des 16.—18. Jahrhunderts hat sich um den Scorbut im Ganzen sehr wenig gekümmert, wie gering aber das Verständniss des Gegenstandes auch hier war, geht u. a. aus den pathologischen Untersuchungen von Fracassini [6]) hervor, der den Scorbut als eine Abart der Hypochondrie bezeichnet, eine Ansicht, die übrigens von der solidar-pathologischen Schule jener Zeiten vielfach ausgesprochen worden ist. — Es konnte, wie bemerkt, nicht ausbleiben, dass einzelne besonnene und aufmerksame Beobachter auf den, in dieser Weise, mit Namen und Begriffen getriebenen Missbrauch aufmerksam wurden und sich, wie gerade aus den Angriffen der vom Scorbut-Schwindel Ergriffenen gegen ihre Gegner geschlossen werden darf, eine bis zur vollständigen Negirung des Scorbutes als specifischer Krankheitsform sich steigernde Reaction erhob; in der Litteratur ist diese Partei allerdings sehr sparsam vertreten, wenn auch von Männern, deren Wort schwer in die Wagschaale fallen musste, und für die historische Beurtheilung gerade von besonderem Gewichte ist. „Licet non dubitem,“ sagt Sydenham [7]), „quin Scorbutus in his plagis Borealibus revera inveniatur, tamen eum morbum non tam frequentem, quam fert vulgi opinio, occurrere persuasum mihi habeo; multos autem ex iis affectibus, ne pluribus dicam, quorum nomine Scorbutum incusamus, vel morborum Fientium, nondum vere Factorum, quique nullum adhuc certum induerunt typum, effecta esse, vel etiam infelices reliquias morbi alicujus nondum penitus devicti, a quibus sanguis ceterique humores contaminantur... Et sane nisi hoc concedamus, Scorbuti nomen, uti hodie fit, in immensum crescet et omnem fere morborum numerum absolvet.“ — eine Befürchtung, welche, wie wir gesehen haben, der Erfolg gerechtfertigt hat. In fast derselben Weise spricht sich Hoffmann [8]) aus, der gleichzeitig davor warnt, das Kind mit dem Bade auszuschütten und die Existenz des Scorbutes ganz zu läugnen.

---

1) In Bartholini Cist. med. Hafn. 494.
2) Bidrag till Nordens Sjukdoms-Historia. Helsingfors 1853. III. 4.
3) Lond. med. and phys. Journ. 1809. XXI. 17.
4) Tract. de morb. chron. 1696. 71.
5) Versuche und Bemerk. etc. A. d. Engl. Bresl. 1781. 167.
6) Opuscula pathol. Part. III. cap. II. Lips. 1758. 368.
7) Observ. med. Sect. VI. cap. V. Opp. Genev. 1736. I. 172.
8) Med. ration. syst. Tom. IV. Part. V. Cap. I. §. 1. Opp. Genev. 1748. III. 369.

Mead[1]) erklärt: „Scorbuti nomen apud auctores medicos morbum designat tam multiplicem et facie diversum, ut non idem, sed alius atque alius esse videatur.“ Kramer[2]), der eine sehr gute Beschreibung der von ihm beobachteten, jedoch, wie er ausdrücklich erklärt, selten vorkommenden Krankheit giebt, sagt: „Und dennoch ist sie denen am wenigsten, zumalen denen acidisten bekannt, so dass sie das Wort Scorbutus zu einem grossmächtigen Genus machen, und alle Sordes cacochymiae darunter rechnen, ja gar Luem veneream von ihm nicht zu unterscheiden wissen. Und eben daher alle Holl- und Seeländer, Dähnen und Schweden, ja alle Nordländer bei ihnen gleichsam von Geburt Scorbutici sein müssen, oder wenigstens also beschaffen, dass bei solchen in allen Krankheiten sich allzeit der Scorbutus zuschlage“ u. s. w.

Aus dieser Darstellung geht, wie ich glaube, mit aller Evidenz hervor, was wir von den Angaben der Aerzte des 16. und 17. Jahrhunderts über das Vorherrschen des Scorbutes zu jener Zeit zu halten haben, wie wenig wir dazu berechtigt sind, aus denselben einen Schluss auf die allgemeine Verbreitung der Krankheit innerhalb der genannten Jahrhunderte zu ziehen; für die Beurtheilung dieser Frage kommt aber noch der sehr beachtenswerthe Umstand hinzu, dass aus jener Zeit auffallend wenige Berichte über Scorbutepidemieen auf uns gekommen sind. Scheidet man nämlich aus den, den Scorbut betreffenden epidemiologischen oder chronistischen Mittheilungen des 16. und 17. Jahrhunderts diejenigen Daten aus, in welchen offenbar diagnostische Irrthümer, namentlich Verwechselung mit Ergotismus[3]) und Malariakrankheit[4]), vorliegen, so bleibt, wie die folgende Darstellung zeigt, eine sehr kleine Reihe von Scorbutepidemieen aus der genannten Periode übrig, und dies ist um so bemerkenswerther, als jene Zeit nichts weniger, als arm an epidemiologischen Berichten ist. Ohne dieser Thatsache gerade ein entscheidendes Gewicht beilegen zu wollen, glaube ich in ihr doch eine Bestätigung der, durch die vorhergehende Untersuchung erörterten, Thatsache finden zu dürfen, dass der Scorbut in vergangenen Jahrhunderten keineswegs jene universelle Bedeutung gehabt hat, die ihm von den Zeitgenossen und von späteren Forschern beigelegt worden ist[5]), wenn auch später zu erwähnende Gründe es wahrscheinlich machen, dass die Krankheit früher häufiger, vielleicht auch verbreiteter, als in der neuesten Zeit geherrscht hat.

---

1) Monita et praecepta med. Lond. 1751. 123.
2) Medicina castrensis. Nürnberg 1735. 77.
3) Irrthümer der Art findet man bei Sennert l. c. 601, wo er von Gangraena scorbutica spricht, bei Bonet in Sepulchretum II. 338, selbst bei Hoffmann (l. c. §. 8) u. a.
4) Hieher sind namentlich die Berichte von Sylvius (in Tract. de affect. epid. anni 1669. §. 471. Opp. Amstel. 1679. 842), Fonseca (Consult. med. Frankf. 1625. I. cons. 2. 31) und Morley (De morb. epid. observ. Lond. 1686) zu rechnen. Der Letztgenannte beschreibt unter dem Namen einer Febr. epid. scorbut. eine Malariafieber-Epidemie, welche im Jahre 1679 über England und die Niederlande verbreitet geherrscht hat. Ozanam hat, trotzdem er die Schrift offenbar gelesen, in der, sein Werk so unbrauchbar machenden, kritiklosen Manier hieraus eine Scorbut-Epidemie gemacht (l. c. IV. 104), und andere haben es ihm auch getreulich nachgeschrieben. Diese Leichtfertigkeit erscheint um so unbegreiflicher, da wir über eben diese Epidemie noch einen andern, vortrefflichen Bericht von Sydenham (Opp. Ed. cit. I. 17) haben.
5) Schon Rötenbeck und Horn haben (l. c. 27) aus dem Anfange des 17. Jahrhunderts ausdrücklich erklärt, dass, abgesehen von dem Vorkommen der Krankheit zu Kriegs- und andern ähnlichen Roth-Zeiten Scorbut in Deutschland, Frankreich u. a. Ländern Europas sehr selten epidemisch vorkomme.

Chronologische Uebersicht der Scorbut-Epidemieen.

Beobachtungs- Zeit		Beobachtungs- Ort	Berichterstatter
1556 1562	....	Küstenprovinzen der Niederlande	Wier, Ronsseus, Dodonaeus
1625	Sommer	Breda (belagerte Festung) ...	v. d. Mye
1631	....	im schwed. Heere vor Nürnberg	Rötenbeck und Horn
1632—33	Wint. — Sommer	Augsburg nach Occupat. durch die Schweden	Höchstetter
1699	Wint. — Sommer	Paris im Hôtel-Dieu	Poupart
1703	Sommer	Thorn (v. d. Schweden belagert)	Bachstrom
1731 1732	Frühl. — Sommer Sommer	Kronstadt	Sinopeus
"	Wint. — Sommer	Wiborg	Nitzsch
1733	Frühl. — Herbst .	Kronstadt	Sinopeus
"	....	Petersburg unter den aus der Ukraine eingetr. Truppen	Nitzsch
1735	Winter — Frühl..	Temeswar (im kaiserl. Heere)	Kramer
1738 1739	Wint. — Sommer " "	Woronesch (unter Matrosen und Soldaten)	Cork
1740 1741	....	Stockholm (auf der Kriegs-Marine)	Linné
1742	....	Petersburg	Buddeus
"	....	Finnland	Nitzsch
1749	....	Riga (unter den Truppen) ...	Cork
1750	Herbst	Corregliano u. a. O. Venetiens	Agostini
" 1751	Winter	Riga (unter den Truppen) ...	Cork
1752	....	in einigen Ortschaft. v. Verona	Targa
1758	....	Breslau nach Occupation durch die Preussen	Baldinger
1760 1761	....	Niederschlesien in d. österreichischen Armee	Chmelsky
1760	Winter	Canada unter den Truppen in Forts	Monro
1762	Winter—Herbst.	Bremen unter den engl. Truppen	Monro
1776	Frühling	Evreux im Gefängnisse	Lepecq
1783	Herbst	Kopenhagen	Bang
" 1784	....	Jemtland, Angermanland (Schweden)	Salberg
1785 1786	Wint. — Sommer	Petersburg, Kronstadt unter den Truppen und in der Marine, später allgemein	Guthrie, Bachеracht
"	Frühl.— Sommer	Kopenhagen	Bang
1787	....	Braila	Oloff
1789	....	Finnland unt. d. russ. Truppen	Enneholm
1793	....	Braila während der russ. Occupation	Oloff
1798 1799	Frühling ..... "	Kopenhagen (mässig verbreitet)	Bang
1800	Sommer	Bombay unter den engl. Truppen	Mc Gregor (I)
1801	"	Alexandrien unter den franz. Truppen	Larrey, Frank
1803	Frühling	Ungarn im östl. Theile von Ober-Ungarn	Schraud

	Beobachtungs-		Berichterstatter
	Zeit	Ort	
1806	Sommer	Reggio (Modena) unt. den franz. Truppen	Lamothe
1807	. . . .	Preussen unt. d. franz. Truppen	
1808	Frühl. — Winter.	Spalato unt. den franz. Truppen	Chailly
1820	Winter	in Fort Council Bluffs (Jowa) unter den Truppen der U. S. N. A.	Gale, Mower, Forry
1822	Regenzeit	Murschedabad (Calcutta) in der Irren-Anstalt	Burt
"	. . . .	Ratnagherri (Bombay) im Gefängnisse	Bourchier
1823	Winter ff.	Südl. Russland (Nicolajeff, Cherson u. v. a. G.)	Lee
1824	Winter u. Frühl.	London (Milbank Penitentiary)	Latham
"	Herbst	Ranguhn unt. d. engl. Truppen	Waddel, Bericht I.
1828—29	. . . .	Türkei unter den russ. Truppen	Seidlitz
1830	Sommer	London (geringe Verbreitung) . .	Mc Michael
1831	"	Prag im Strafhause	Popper
"	Frühling	Petersburg im Findelhause	Doepp
1832	. . . .	Kannanur (Madras) unter den Truppen	Henderson
1833	Frühling	Indien, westl. Division verbreitet	Panton
"	Herbst	Masuliputam (Madras) unter den Truppen	Murray I.
"	. . . .	Ratnagherri (Bombay) im Gefängnisse	Bourchier
1833—34	Herbst — Frühl. .	Nusserabad (Bengalen) unter den Truppen	Ross, Macnab
1836	Sommer	Prag im Strafhause	Cejka, Popper
"	. . . .	England in mehreren Armen-Anstalten	Copland
"	Frühling	Island im Westerlande	Bericht II.
"	. . . .	Adelaide (Capland) unter den englischen Truppen	Murray II, Minto, Morgan
1837	. . . .	England in mehreren Armen-Anstalten	Copland
"	Frühling	Island im Westerlande	Bericht II.
1838	. . . .	England wie 1837	Copland
"	. . . .	Finnmarken sehr verbreitet . .	Walter
1839	Frühling	Kronstadt in der Kriegs-Marine	Kerewajew
"	. . . .	Aden (Arabien) unter den engl. Truppen	Malcolmson
1840	Frühling	London i. d. Milbank Penitentiary	Baly
"	. . . .	Clairvaux im Gefängnisse . . .	Bericht III.
"	. . . .	Russland in weiter Verbreitung (Kronstadt, Moskau, Orenburg u. a.)	Samson v. Himmelstiern I. II., Schütz
"	. . . .	Agra (NW. Prov. in Indien) sehr verbreitet	Mc Gregor II.
1841	. . . .	Algier in mehreren Gegenden .	Guyon
1842	. . . .	Prag im Strafhause und Garnison	Cejka, Popper
"	Frühling	Sulajew (Gouv. Wjätka)	Jonin
"	Sommer	Kurnaul (NW. Prov. in Indien) im Militär-Hospitale	Mc Gregor
1842—43	Wint. — Sommer	Leipzig sehr verbreitet	Radius, May
1843	Frühling	Prag allgemeiner verbreitet . . .	Cejka, Popper
1844	Frühl. u. Sommer	Christiania im Gefängnisse . .	Boeck
"	. . . .	Alessandria im Militär-Gefängnisse	Novellis

Beobachtungs- Zeit		Beobachtungs- Ort	Berichterstatter
1844	....	Algier in mehreren Gegenden .	Maupin
1845	....	Russland in vielen Gouvernem.	Lingen
"	....	Christiania	wie 1844
"	....	Alessandria	wie 1844
"	....	Algier	wie 1844
1846	Sommer	Perth (Schottland) im Gefängnisse	Christison I.
"	"	Kopenhagen (häufiges Vorkommen)	Bericht IV.
"	....	Christiania	wie 1844
"	....	Algier	wie 1844
1846—47	Winter ff.	Edinburgh, Glasgow u. v. a. Gegenden Schottlands sehr verbreitet	Christison II, Ritchie, Bericht IV, Lonsdale, Anderson
"	"	Exeter, Bath, Kent, Liverpool, York, Cumberland u. v. a. Gegenden Englands .	Shapter, Laycock, Barret, Sibbald, Lonsdale, Turnbull
"	"	in Irland allgemein verbreitet .	McCormack, Popham, Bellingham, Curran, Donovan
1847	Frühling	Paris in der Salpetrière	Fauvel I.
"	"	Givet in der Garnison	Scoutetten
"	"	Kopenhagen kleine Epidemie .	Hannover, Bericht IV.
"	"	Petersburg sehr häufig	Lichtenstädt
"	....	Christiania	wie im J. 1844—46
"	....	Algier	wie im J. 1844—46
1847—48	Winter — Frühl. .	York Factory (Hudsons-Bay) .	Smellie
1848	Frühling	Constantinopel i. Arbeitshause	Rigler
"	....	Algier	wie in d. J. 1844—47
"	"	Petersburg, Kronstadt	Lichtenstädt, Lang
1848—49	Wint. — Sommer	im südl. Russland (Bessarabien, Charkow, Poltowa, Kiew, Woronesch, Kursk, Podolien, Pensa, Volhynien, Tambow, Kasan, Jekaterinoslaw, Astrachan, Simbirsk, Wjätka) allgem. verbreitet	Bericht VII, Heinrich, Grimm, Heine, Guttceit
1850	....	in Melrose (Schottland) unter Eisenbahnarbeitern	Bericht VIII.
"	Sommer	Ludwigsburg (Württemberg) im Arbeitshause	Dicenta
1851	....	Fort Mc Intosh u. a. Stationen der U. S. Truppen im südl. Texas .	Perrin
"	Sommer	Ludwigsburg (Württemberg) im Arbeitshause	Dicenta
1852	....	Russland an d. Küst. des schwarz. Meeres (Dagestan, Lesgin) ...	Bericht IX.
"	"	Ludwigsburg	wie in d. J. 1850—51
"	"	Rastatt unt. der österr. Garnison	Opitz
"		Fort Mc Kavett u. a. an der westl. Gr. v. Texas unt. d. U. S. Truppen	Crawford
1853	Wint. u. Frühl. .	im Kaukasischen Armeecorps	Bericht X.
"	Sommer	Ludwigsburg	wie in d. J. 1850—52
"	Frühling	Strassburg im Gefängnisse . .	Forget
"	"	Aix in der Irren-Anstalt	Routier
1854	"	Aix in der Irren-Anstalt	Routier

Beobachtungs- Zeit		Ort	Berichterstatter
1854	....	Wartenberg (Preussen) in der Straf-Anstalt	Wald
"	Sommer u. Herbst	Breslau im Zuchthause und der Taubstummen-Anstalt	Günsburg
"	....	Strassburg im Gefängnisse ..	Schützenberger
"	Frühl. — Herbst.	Wallachei in der an der Donau stehenden russ. Armee sehr verbreitet	Sokoloff
1854—56	Frühling u. ff. .	in dem Krimm-Kriege bes. in der französ., engl. und türk. Armee	Leudesdorff, Perrin, Scrive, Fauvel, Rollin, Maugin, Macleod
1855 / 1856	Frühling	Aix in der Irrenanstalt	wie in d. J. 1853 u. 54
1855—56	....	in den Militär-Hospit. in Paris.	Tholozan
1856	Sommer	Roanne im Gefängnisse und Bettlerdepot	Lavirotte
"	....	Nicolai an der südöstl. Küste von Sibirien	Dawidoff
1857	Sommer	Ludwigsburg im Gefängnisse.	Cless
"	"	Lucknow (Indien) zur Zeit der Belagerung	Greenhow
1860	....	Lille in der Garnison	Villemin
1861	Winter	Camp Bull unter den Truppen der U. S. von Nord-Amerika ..	Mc Bride
"	....	Port Blair (Andamanen) unter den Gefangenen in furchtbarer Verbreitung	Gamack
1862	Frühling	in der Potomac-Armee (U.S.)	Herr
"	....	Petersburg im Obuchow-Hospit.	Herrmann
1868—70	....	Prag im Straf-Hause	Popper
1869	Frühling	Island in den Fischerdistricten	Hjaltelin I.
"	....	Bengalen unter den eingebor. Truppen	Bericht XI.
1870—71	Winter u. Frühl.	Paris während der Belagerung.	Delpech, Hayem, Legroux, Leven, Lasègue, Bucquoy, Boisgard, Charpentier, Georgesco, Jardin, Roche
1871	....	Ingolstadt unter den französ. Gefangenen	Döring
"	....	Bucharest	Felix
1873	Sommer	Prag im Garnisons-Hospitale ..	Kirchenberger
1873—74	Herbst — Winter	Algier (in Cherchell) unter den Arbeitern kleine Epidemie ...	Benech
1875	....	Abo (Finnland) im Gefängnisse	Hildebrand
1875—76	Winter u. Frühl.	Moringen in der Straf-Anstalt und Stadt	Kühn
1877	Frühling	Paris im Gefängnisse Mazas kleine Epidemie	Besnier, de Beauvais

§. 189. Diese chronologische Uebersicht über die zu meiner Kenntniss gelangten Scorbut-Epidemieen giebt ein einigermaassen zutreffendes Bild von der *geographischen Verbreitung der Krankheit* auch

noch für die neueste Zeit, bez. für die Gegenwart. — Von
verzeichneten 143 Scorbut-Epidemieen kommen, abgesehen
Auftreten der Krankheit während des Krimm-Krieges, 35
Russland, und darunter innerhalb des 5. Decenniums dieses
derts 3 (in den Jahren 1840, 1845 und 1848—49), welche
einen grossen Theil des Reiches verbreitet haben. — Dem en
bildet Russland auch heute noch einen Hauptsitz von Scorbut,
auch in geringerem Umfange als im vergangenen Jahrhundert
die Krankheit endemisch in den Ostseeprovinzen [1]) und in Pet
wo u. a. innerhalb der letzten 18 Jahre im Obuchow'schen
allein 2680 Fälle von Scorbut behandelt worden sind [2]), fer
Gouvernements Nowgorod, und zwar vorzugsweise in de
Beloserki, Kirilow, Borowitsch und Tichwin [4]), und Olonet
Küstenstrichen des Eismeeres und Sibiriens [5]), wie namentlich
lande, wo in den Jahren 1875—78 unter den daselbst s
Truppen 10.9 pro M. der Gesammt-Stärke an Scorbut erkran
und auf Kamschatka [7]). — Weitere Mittheilungen über das e
Vorherrschen der Krankheit in den asiatischen Gebieten d
liegen vor aus dem russisch-chinesischen Gränzdistricte [8])
Tomsk [9]), auf europäischem Boden aus dem Gouvernement
vorzugsweise aber aus den südlichen Gegenden des Reiches
Gouvernement Jekaterinoslaw [11]), den Steppen des Gouv
Saratow [12]), aus der Ukraine und den benachbarten Distric
und Kleinrusslands [13]) und aus der Krimm [14]). Auch aus Kuta
kaukasien) wird des endemischen Vorherrschens von Scorbut g
— An den Scorbut-Heerd im südlichen Russland schliesst
Felix berichtet, das endemische Vorherrschen der Krankh
benachbarten Gebieten *Rumäniens*. — Eine sehr viel gerin
spielt Scorbut in den nordwestlichen Gebieten Europas. —
ist die Krankheit zwar wiederholt als Hungerseuche aufget
letzt in den Jahren 1836 und 1837) [16]), den Namen eines en
Leidens verdiente Scorbut hier, wenigstens für die neueste Zeit
und dasselbe gilt von den *Färöer* [18]) und den *Shetland-Ins*
Aus *Schweden* erklärte schon Dalberg [20]) aus dem letzten
vorigen Jahrhunderts, dass Scorbut hier weit seltener vorko
gemeinhin angenommen wird, Huss erwähnt in seiner Darst
medicinisch-topographischen Verhältnisse des Landes die Kran
keinem Worte, bei Berg [21]) wird des häufigeren Vorherrsc
selben nur aus Umeå, aus dem Districte von Uddevalla und

1) Krebel a. v. O.; Lang l. c. — 2) Lichtenstädt in Hecker's wiss
der Heilkde. 1834. XXX. 76; Heine, Med.-topogr. Skizze von St. Petersburg
Amburger. — 3) Herrmann. — 4) Bardowski.
5) Schrenk, Castren Nordische Reise etc. Petersb. 1854. 271; Solland, /
nav. 1882. Juin 485. — 6) Seeland. — 7) Bogorodsky.
8) Stubendorff, Med. Zeitung Russl. 1846. 34. — 9) Rex. ib. 1859. 406.
10) Erdmann, Topogr. des Gouvernements und der Stadt Kasan. Riga 18
Blosfeld, St. Petersb. Zeitschr. für Natur- und Heilkde. Nr. 4. 151.
11) Sachs. — 12) Erdmann, Reisen im Innern Russlands. Leipz. 1825. II.
13) Boulgakof, Bull. des sc. méd. XXIII. 205. — 14) Heinrich, Med. Ztg. Ru
15) Krebel ib. 1858. 76. — 16) Holland, Edinb. med. and surg. Journ. 181
Schleisner, Island etc. 48.
17) Finsen (Jagttagelser angaaende Sygdomsforholdene i Island. Kjöbenh. 1874. 56)
eines 10jährigen Aufenthaltes auf Island nur 13 Fälle von Scorbut beobachtet.
18) Manicus, Bibl. for Laeger 1824. Jan. 15. — 19) Saxby in Dobell Reports
20) Tal om några det Svenska Climatets Förmåner etc. Stockh. 1777.
21) Bidrag til Sveriges med. Topogr. etc. Stockh. 1853. 17. 22. 30.

landslän gedacht; aus der neuesten Zeit ist mir nur eine Mittheilung über Scorbut in Schweden bekannt geworden, der Bericht von Heyman über das Vorkommen der Krankheit in den schwedischen Gefängnissen, demzufolge in dem 30jährigen Zeitraume von 1848—1877 bei einer Zahl von 151,384 Gefangenen 5188 = 34.3 Fälle von Scorbut auf 1000 Individuen beobachtet worden sind, die sich jedoch in der Weise vertheilen, dass die Zahl der Erkrankungen in den Jahren 1848—57 = 52.5, in den Jahren 1858—67 = 32.9 und in den Jahren 1868—1877 = 17.0 pro M. betrug. — Aus *Norwegen* wird des häufigeren Vorkommens von Scorbut unter der finnischen und lappischen Bevölkerung von Finnmarken gedacht (Walter), in *Dänemark*, wo die Krankheit früher häufiger war, wird sie jetzt fast nur noch in Gefängnissen beobachtet [1]). — Dasselbe gilt von *England*, *Schottland* und *Irland* [2]), wo Scorbut innerhalb des laufenden Jahrhunderts nur noch in einzelnen, zum Theil allerdings sehr verbreiteten Epidemieen, und in Gefängnissen vorgekommen ist, ferner von den *Niederlanden* [3]), von *Belgien*, wo innerhalb 10 Jahren (1853—62) nur 193 Todesfälle an Scorbut zur amtlichen Kenntniss gelangt sind [4]), ebenso von *Deutschland* und *Oesterreich*, von wo nur Nachrichten über vereinzelte epidemische Ausbrüche der Krankheit, zumeist in sehr geringem Umfange vorliegen, von *Frankreich* [5]), von *Italien*, von wo ebenfalls des häufigeren Vorkommens von Scorbut in Festungen und Gefängnissen, besonders im Pothale (in Venetien und der Emilia) gedacht wird [6]), und von der *Türkei* [7]). —

Vom asiatischen Boden liegen Mittheilungen über endemisches Vorherrschen von Scorbut von der Küste von Dschemen (*Arabien*) [8]), namentlich aus Aden [9]), ferner aus einigen Gegenden *Indiens* [10]), besonders den Nordwest-Provinzen, den Radschputana-Staaten und Malwa [11]), aus *Cochinchina* [12]), aus den nördlichen Districten von *China*, besonders aus Peking [13]), wo eben, wie überall, die armen Volksklassen den von der Krankheit leidenden Theil der Bevölkerung abgeben, und aus *Japan* vor, wo Scorbutfälle leichteren Grades (auch hier besonders unter den

---

1) Otto, Transact. of the prov. med. Assoc. 1839. VII. 211; Salomonsen, Udsigt over Kjöbenhavns Epidemier. Kjöb. 1854. 126.

2) Curran l. c. 109; Wylde, Edinb. med. and surg. Journ. 1845. July 13.

3) Guislain, Annal. de la Soc. de méd. de Gand 1842. Jan.

4) Meynne, Topogr. méd. de la Belgique. Bruxell. 1865. 204.

5) Nach Le Gendre (Étude sur la topogr. méd. du Médoc. Par. 1866. 29) soll Scorbut in der Hügelzone des Medoc häufig vorkommen; anderweitige Nachrichten über Scorbut-Endemieen in Frankreich sind mir nicht bekannt geworden.

6) Sormani, Geogr. nosol. dell' Italia. Roma 1881. 169. — In den Jahren 1874—76 betrug die Sterblichkeit an Scorbut in der Civilbevölkerung des Landes 0.13, in der Militär-Bevölkerung 0.07 pro M.

7) Oppenheim, Ueber den Zustand der Heilkunde . . in der Türkei. Hamb. 1833. 77. Rigler, Die Türkei u. s. w. II. 405.

8) Pruner, Die Krankheiten des Orients 334.

9) Malcolmsen, Courbon Observ. topogr. et méd. etc. Par. 1861. 59. — Ueber die hier unter dem Namen des „Geschwürs von Yemen oder von Aden“ bekannten, aber auch in vielen andern Gegenden der Tropen vorkommenden bösartigen Geschwüre, welche zum Theil wenigstens offenbar scorbutischer Natur sind, werde ich an einer andern Stelle berichten.

10) Besonders häufig herrscht die Krankheit auch hier in Gefängnissen (Porter, Madras quart. Journ. of med. sc. 1872. April 253). — Auf dem indischen Archipel wird Scorbut, nach den Mittheilungen von v. Leent (Arch. de méd. nav. 1867. Oct. 241, 1868. Sptbr. 163), selten, vorzugsweise bei Seeleuten beobachtet, welche von den Schiffen erkrankt in die Marine-Hospitäler aufgenommen werden; unter eben diesen Umständen hat Morehead (Clinical research. on disease in India. Lond. 1856. II. 680) die Krankheit auch in Bombay beobachtet.

11) Mc Gregor l. c.; Moore, Lancet 1882. June 1048; Lucas ib. Aug. 333.

12) Blanchard. — 13) Morache, Annal. d'hyg. 1870. Janv. 54.

besitzlosen Klassen) [1]) ausserordentlich häufig angetroffen wer
Das *australische Festland* ist wegen der schweren Scorbut-Ep
berüchtigt, welche wiederholt unter den Theilnehmern der
forschung der inneren Gebiete desselben unternommenen Exp
geherrscht haben; Pechey [3]), dessen Beobachtungen sich an
Darling-Flusse gelegenen Gebiete (NW. von New South-W
ziehen, erwähnt des endemischen Vorkommens der Krankheit
besonders unter den dort lebenden Schäfern. — Auf *Tasma*
Scorbut (als endemische Krankheit) nicht angetroffen [4]); aus
liegen Mittheilungen über denselben gar nicht vor. —

Unter der eingeborenen Bevölkerung des *Caplandes*
soll, nach den aus dem Jahre 1836 datirenden Berichten von
Morgan und Minto, Scorbut ganz unbekannt sein;
und *Algier* liegen nur einzelne (oben citirte) Mittheilungen
Epidemieen vor, endemisch wird die Krankheit hier nicht
auch in *Abessinien* kommt, nach den Beobachtungen von
Scorbut fast nur bei Fremden und Sklaven aus dem Shankal
vor, während die Eingeborenen, trotz des Genusses von bra
Wasser und des Mangels an vegetabilischer Nahrung von der K
verschont sind. Dagegen soll Scorbut in *Ost-Sudan*, sowie in de
Regenzone Afrikas, besonders zur Zeit der Nilschwelle, ur
geborenen und Fremden, namentlich Reisenden, Jägern, Kameel
Soldaten, sehr häufig sein [7]); auch von der *Westküste von Afrik*
von Benguela, Goldküste u. a.) wird Scorbut als ein unter
geborenen häufig vorkommendes Leiden bezeichnet [8]); in Sen
ist die Krankheit in der neuesten Zeit in Folge der verbesserten
aber erheblich seltener geworden [9]). —

Auf der westlichen Hemisphäre finden sich die bede
Scorbut-Heerde in den nördlichsten Breiten, so namentlich i
land [10]), in *Alaska* (dem früheren Russ. Nord-Amerika) [11]), u
Holzschlägern in dem *Canadischen* Districte von Ottawa [12]) u. a.
jedoch fast nur unter Fremden, während die Eingeborenen si
fast absoluten Immunität von der Krankheit erfreuen [13]). —
Vereinigten Staaten von Nord-Amerika ist Scorbut in der neu
neuesten Zeit in grösserem Umfange nur unter Truppenkörpern
zu Kriegszeiten oder auf sehr isolirt gelegenen Stationen gan
deren Entbehrungen ausgesetzt gewesen waren [14]), und zur
Goldfiebers unter den, nicht weniger ungünstig situirten Einw

---

1) Solland, Arch. de méd. nav. 1882. Juin 435. — 2) Wernich, Geogr.-med.
Berl. 1878. 172. — 3) Med. Times and Gaz. 1867. Novbr. 509.
4) Hall, Transact. of the epidemiol. Soc. 1866. II. 85. — 5) Pruner l. c.
6) Brit. med. Journ. 1869. March 278. — 7) Hartmann l. c.
8) Magyar, Reisen in Süd-Afrika u. s. w. A. d. Ungar. Pesth 1859. I. 480; Clark
of the epidemiol. Soc. 1860. I. 107; Chassaniol, Arch. de méd. nav. 1865.
9) Borius ib. 1882. Mai 371. — 10) Lange, Bemaerkn. om Grönlands Syg
Kjöbenh. 1864. 28. — 11) Blaschke, Topogr. med. port. Novi-Archangelsk
poli 1842. 67. — 12) Grant, Lond. med. Times and Gaz. 1863. Decbr.
13) In diesem Sinne berichtet Lange aus Grönland; Blaschke erklärt, dass i
mehrjähriger Anwesenheit in Neu-Archangel auf den Koloschen und Aleuten nic
von Scorbut vorgekommen ist. Auch Gras (Quelques mots sur Miquelon, Montp
bemerkt, dass Scorbut auf der kleinen Insel Miquelon (Neu-Fundland) ganz un
14) Derartige Berichte liegen von Hammond (Amer. Journ. of med. Sc. 1853. Ja
dem mexikanischen Kriege; von Perin und Crawford (ll. cc.) vom Jah
einzelnen Forts im Westen von Texas; von Madison (Statist. reports on t
and mortality of the U. S. Army 1855—1860. Wash. 1861. 40) aus Fort Randall (Da
von Johns (ib. 45) aus Fort Laramie (Nebraska Terr.); von Bartholow (A
of med. sc. 1860. Apr. 320) aus Fort Bridger (Utah Terr.) u. a. vor.

in Californien [1]) beobachtet worden. — In *Westindien* scheint Scorbut auf einzelnen Inseln sehr selten zu sein; schon Lemprière [2]) hatte auf Grund 6jähriger (1792—97) Beobachtungen die Krankheit als eine auf Jamaica sehr selten vorkommende bezeichnet; auf Martinique ist sie, nach der Erklärung von Rufz [3]), ganz unbekannt. Im Widerspruche damit steht die Behauptung von Levacher [4]), dass Scorbut auf den Antillen sehr verbreitet herrsche; in wie weit locale Verhältnisse diese Angabe rechtfertigen, vermag ich bei dem Schweigen, welches andere Beobachter aus jenen Gegenden über das Vorkommen der Krankheit beobachtet haben, nicht zu beurtheilen. —

Vom *südamerikanischen Continente* fehlt es an allen einigermaassen zuverlässigen Mittheilungen über Scorbut; Sigaud [5]) erwähnt des Vorkommens der Krankheit in *Brasilien* unter frisch angekommenen Negern, einem späteren Berichte zufolge aber scheint es, dass sich die Krankheit unter diesen Unglücklichen bereits während der Ueberfahrt entwickelt hatte.

§. 190. Ein hervorragendes Interesse für die ätiologische Forschung im Gebiete des Scorbut bieten die in der neuesten Zeit gemachten Beobachtungen über das *epidemische Vorkommen der Krankheit auf Schiffen*, insofern es sich hier um ein leichter übersehbares, durchsichtiges Beobachtungsfeld handelt und somit ein werthvolles Material für die Beurtheilung derjenigen Verhältnisse geboten ist, welche das Zustandekommen der Krankheit bedingen oder doch zu fördern geeignet sind. —

Seit dem Ende des vorigen Jahrhunderts, d. h. seitdem die Schiffshygiene eine wesentliche Verbesserung erfahren hat und vor Allem der ausreichenden und zweckmässigen Verproviantirung der Schiffe, besonders bei weiteren Reisen, die grösstmögliche Sorgfalt zugewendet worden ist, wird See-Scorbut weit seltener als früher, und zumeist nur unter solchen Verhältnissen beobachtet, wo in Folge unvermutheter Ereignisse Schwierigkeiten für die zweckmässige Verpflegung der Schiffsmannschaft eintreten. — England ist in dieser Beziehung den übrigen seefahrenden Nationen mit glänzendem Beispiele vorangegangen; im Jahre 1795 wurden die vortrefflichen Vorschläge, welche Blane für die Verproviantirung von Kriegs-Schiffen entworfen hatte, auf der englischen Kriegs-Marine eingeführt und seitdem ist Scorbut hier so selten geworden, dass die Zahl der Erkrankungen in den Jahren 1856—61 auf der ganzen Kriegs-Flotte nur noch 1.05 pro M. der Stärke der Schiffsbesatzungen betrug [6]). Am häufigsten ist die Krankheit auf den auf der australischen Station und an der Westküste von Afrika [7]) stationirten Schiffen beobachtet worden.

Von grösseren Scorbut-Ausbrüchen auf der englischen Kriegsmarine während der letzten 5 Decennien des laufenden Jahrhunderts liegen u. a. Mittheilungen vor aus dem Jahre 1838 von dem an der Nordost-Küste von Afrika kreuzenden Schiffe Palinurus [8]), aus dem Jahre 1839 auf dem von England nach der Nordküste von

---

1) Logan in Southern med. reports II. 468. — 2) Pract. observ. on the diseases .. in Jamaica etc. Lond. 1799. I. 50. — 3) Arch. de méd. nav. 1869. Novbr. 349.
4) Guide méd. des Antilles. Par. 1840. 145. — 5) Du climat et des malad. du Brésil. Par. 1844. 183. — 6) Friedel, Die Krankheiten in der Marine. Berlin 1866. 271.
7) Bryson, Ophthalm. hosp. reports 1859. July.
8) Hardy, Transact. of the Bombay med. Soc. 1839. II. 256.

Australien dirigirten Schiffe Aligator, wo die Krankheit 4 Monate nach A des Schiffes aus dem englischen Hafen ausbrach [1]), aus dem Jahre 1854 Vorherrschen von Scorbut auf der englischen Flotte im Schwarzen Meere des Krimm-Krieges [2]), aus demselben Jahre über den Ausbruch der Krank einem von England nach Indien dirigirten Rekruten-Schiffe [3]) und aus de 1866 über eine schwere Epidemie unter Truppen, welche von Indien n land zurücktransportirt wurden, indem sich bei enormer Ueberfüllung de alsbald erhebliche Mängel in der Verproviantirung herausstellten [4]).

Weniger günstig haben sich bis vor nicht gar langer Z Verhältnisse auf der englischen Handelsmarine gestaltet, un namentlich auf denjenigen Schiffen, deren Cours von Englan einem östlich vom Cap der guten Hoffnung gelegenen Hafen umgekehrt, gerichtet war, die also lange Zeit auf See waren denen, bei Auftreten der Krankheit, die ersten Fälle sich zwischen dem 60.—80. Tage nach ihrem Auslaufen zeigten. Zeit von 1852—1863 sind unter 25,486 zur Kenntniss der gelangten Erkrankungsfällen auf englischen Handelsschiffen 105 4.2 % an Scorbut erfolgt; von 372 Fällen dieser Krankheit, von Handelsschiffen kommend in den Jahren 1863—1866 in den Hospitälern in London Aufnahme gefunden hatten, gehörten 316 Schiffen an, welche aus Häfen östlich vom Cap der guten H eingelaufen waren. — Die Ursachen dieses relativ häufigen Vork von Scorbut auf der Handelsmarine liegen zum Theil allerd der Sorglosigkeit, deren sich die Kapitäne bei der Verprovia der Schiffe vor Auslaufen derselben nicht selten schuldig zum Theil aber auch in der Schwierigkeit, neuen Proviant w der Fahrt aufzunehmen, und namentlich wird in dieser Bezieh die im Hafen von Aden bestehenden Missstände hingewiese frische Vegetabilien besonders schwer zu beschaffen sind [5]). —

Die Sorgfalt, mit welcher die englische Regierung seit dieses Jahrhunderts auf die Bekämpfung des Seescorbutes gewesen ist, hat denn auch bei den übrigen seefahrenden N Europas und Amerikas Nachahmung gefunden und seitdem Krankheit auch hier, besonders auf den Kriegsmarinen sehr e reducirt worden. — Auf der österreichischen Kriegsmarine bet Zahl der Erkrankungen an Scorbut in den Jahren 1863—1870 der Schiffsbesatzungen, in den Jahren 1871 und 1872 war 0.34 % herabgegangen [6]). — In der deutschen Kriegsmarine w der Zeit vom April 1875 bis März 1880 nur 16 Fälle ausgebildet butes und 76 Fälle scorbutischer Zahnfleisch-Affection vorgekom beide Erkrankungsgruppen zusammen ergeben ein Erkrankungs niss von 0.475 %; nur auf 3 Schiffen hatte die Krankheit ein epidemische Verbreitung gewonnen.

Ueber das Vorkommen von Scorbut auf der niederländi

---

1) Bericht in Statist. report on the health of the navy 1837—43. Lond. 1853. Pt. II
2) Rees, Med. Times and Gaz. 1854. Sptbr. 233. — 3) Morgan ib. Debr.
4) Wrench ib. 1867. March 317.
5) Vergl. hierzu die Berichte in Brit. med. Journ. 1867. Jan. 89. Febr. 147; Apr. 463 und von Dickson, Transact. of the Epidemiol. Soc. 1867. II. 440.
6) Statist. Sanitätsbericht der Kaiserl. öster. Kriegsmarine für das Jahr 1872. Wi
7) Statistische Sanitätsberichte der Kaiserl. deutschen Marine vom April 1875 bis M
8) Lillenfeld (in Casper's Wochenschr. für Heilkde. 1851. Nr. 1—3) berichtet üb treten der Krankheit auf dem 1849 von Batavia nach China und Californien Kriegsschiffe nach Eintreffen desselben in der Bai von St. Francisco.

italienischen [1]) und nordamerikanischen [2]) Kriegsmarine sind mir nur vereinzelte Nachrichten bekannt geworden. — Relativ häufig hat die Krankheit auf der französischen Kriegsmarine epidemisch geherrscht.

So u. a. 1827—28 auf den französischen Blokade-Schiffen im Mittelmeere [3]), 1842 auf der an der Küste von Neu-Seeland kreuzenden Fregatte la Heroine [4]), 1846—47 auf dem zwischen Bourbon und Madagaskar kreuzenden Schiffe la Belle-Poule [5]), 1854—55 während des Krimm-Krieges auf der französischen Escadre im Schwarzen Meere, und zwar in solchem Umfange, dass die Equipage der Schiffe durch Scorbut schnell auf die Hälfte reducirt war [6]), ferner 1859 auf einem von Frankreich nach China dirigirten Kriegsschiffe, auf dem die Krankheit 120 Tage nach Auslaufen des Schiffes auftrat und unter der Besatzung von 716 Mann 230 erkrankten [7]), 1864 wiederum auf der Fahrt der von Frankreich nach China bestimmten Fregatte Andromache [8]), in demselben Jahre auf einer im Golfe von Mexico (Bay von Matamoras) kreuzenden Corvette [9]), und auf der Fregatte Néréide auf ihrer Reise um die Welt [10]), 1867 auf einer von Mexico nach Frankreich dirigirten Fregatte [11]), und in demselben Jahre auf einem Kriegsschiffe, welches 4 Monate lang an der Küste von Island gekreuzt hatte, auf der Rückfahrt nach Frankreich [12]). — Sehr schwere Scorbut-Epidemieen haben namentlich auf französischen Kriegsschiffen geherrscht, welche zur Transportation Verurtheilte nach Neu-Caledonien geführt haben, so 1866 und 67 auf den Fregatten Sibylle [13]), Iphigénie [14]), 1873 auf den Fregatten Orne [15]) und Var [16]).

Besondere Erwähnung verdient schliesslich noch das wiederholt beobachtete, mitunter sehr schwere Auftreten von Scorbut auf Wallfischfängern, welche, längere Zeit von Eis eingeschlossen oder durch widrige Winde zurückgehalten, Mangel an Provisionen, besonders frischen Vegetabilien, litten [17]), so wie die unter denselben Verhältnissen erfolgten Scorbut-Epidemieen unter der Besatzung der auf arctischen Expeditionen begriffenen Schiffe, wie 1852 auf dem Investigator, wo die Krankheit erst 2¼ Jahr nach Auslaufen des Schiffes ausbrach [18]), und neuerlichst (1876) auf den von Kapitän Nares geführten Alert und Discovery [19]).

Diese Darstellung von der Geschichte des Scorbut und der geographischen Verbreitung der Krankheit in der Gegenwart kann auf Vollständigkeit keinen Anspruch erheben; einerseits sind mir ohne Zweifel manche Mittheilungen darüber unbekannt geblieben, anderseits haben viele Beobachter von Scorbut-Epidemieen es gewiss unterlassen,

---

1) Bericht von Vieira (Revist. med. flumin. 1838. 318) über Scorbut auf der sardinischen Fregatte Euridice 1836 auf der Fahrt von Para nach Rio de Janeiro.
2) Vergl. Coale (Amer. Journ. of med. Sc. 1852. Jan.) über die Scorbut-Epidemie auf einer nordamerikanischen Fregatte, welche auf einer Reise um die Welt begriffen war, an der Küste von China, und Foltz (ib. 1848. Jan. 38) über die Epidemie auf der Flotille 1846 im Golf von Mexico. — 3) Levicaire, Gaz. méd. de Paris 1832. 785.
4) Dutroulau ib. 1850. 627. — 5) id. ibid. — 6) Arnaud, Gaz. méd. d'Orient 1857. Juin; Beuzelin (conf. Bibliogr.). — 7) Lagarde l. c. (Bibliogr.).
8) Lajartre, Considér. sur l'état sanitaire de la frégatte l'Andromaque etc. Par. 1866.
9) Pirion, Arch. de méd. nav. 1865. Novbr. 415.
10) Bernès-Lasserre, Rélat. méd. de la campagne de la frégate la Néréide. Par. 1866. 21. — Mit Erstaunen wird man in diesem Berichte lesen, dass bereits beim Auslaufen des Schiffes aus Brest sich auf demselben Scorbut-Kranke befanden.
11) Léon, Arch. de méd. nav. 1868. Avr. 290. — 12) Galliot ib. 1877. Mai, Juin.
13) Normand (conf. Bibliogr.). — 14) Caurant (l. c.). — 15) Ayme (l. c.).
16) Ledrain (l. c.) — 17) Beispiele hierfür aus der neuern Zeit theilen Williamson (Lond.-med. Gaz. 1836. Apr. XVIII. 136) und Smith (Edinb. med. Journ. 1868. March 859) aus der Hudsons-Bai mit; ein französischer Berichterstatter erwähnt (Arch. de méd. nav. 1867. Mai 224) der zahlreichen Scorbut-Fälle, welche im Hospitale von St. Pierre (Neu-Fundland) unter französischen Wallfischfängern und den mit der Gewinnung von Leberthran beschäftigten Arbeitern Aufnahme gefunden haben. — Unter denselben Verhältnissen ist, nach den Mittheilungen von Lallemant (in Casper's Wochenschr. für die ges. Heilkde. 1848. 25. 385), die Krankheit wiederholt unter den Mannschaften von Guano-Schiffen an der Patagonischen Küste aufgetreten, besonders sobald dieselben durch Schiffbruch in die äusserste Noth gerathen waren.
18) Armstrong l. c. 18. 36. — 19) Donnet and Fraser (Bibliogr.); vergl. auch Leach, St. Barthol. Hosp. Rep. 1878. XIII. und Rochefort (Arch. de méd. nav. 1877. Juill., Août, Septbr.) nach den Mittheilungen von Donnet.

ihre Erfahrungen mitzutheilen, vor Allem aber dürften sich gross
in unserer Kenntniss über das Vorkommen von Scorbut in
Gegenden finden, welche dem allgemeinen Verkehre mehr
und über deren Krankheitsverhältnisse nur sparsame Erfahru
macht worden sind. So viel aber lässt sich aus den vorliegen
theilungen doch schliessen, dass, wenn Scorbut in der neue
auch erheblicher seltener als in vergangenen Jahrhunderten au
ist, von einem Erlöschen der Krankheit keineswegs die R
kann, dieselbe vielmehr in jedem Augenblicke auch heute
zubrechen droht, sobald sich die im Folgenden zu besprechend
nischen Missstände in einer Bevölkerung geltend machen.

§. 191. Die Geschichte des Scorbut in vergangenen
derten, wie in der neueren und neuesten Zeit lehrt, dass di
heit in ihrem Vorkommen und ihrer Verbreitung nicht an
stimmtes *Klima*, an die geographische Lage eines Ortes od
Landschaft gebunden ist, sondern dass sie über die ganze Erdo
reicht, sowohl in den höchsten und niedrigsten, wie in mittlere
beobachtet worden ist. — Allerdings stellt sich bei einer Ver
der Krankheitsfrequenz an den verschiedenen Punkten der Erd
ein kleines Plus in Gegenden heraus, welche der kalten Zo
hören, und dieser Umstand, verbunden mit einer Reihe einzeln
achtungen über die Zeit des Vorherrschens der Krankheit, l
auch zu der mehrfach geltend gemachten Annahme geführ
Witterungsverhältnisse, besonders feuchtkalte Witterung, eine
factor für die Krankheitsgenese abgeben, und das Maximum de
heit daher in diejenigen *Jahreszeiten* fällt, welchen diese Wi
zustände vorzugsweise entsprechen. — Die folgende Untersucl
zeigen, wie weit diese Annahme durch die Thatsachen gere
erscheint. —

Von 73 in kalten und gemässigten Breiten beobachteten
Epidemieen, bei welchen über die Zeit des Vorkommens der
heit genauere Angaben vorliegen, haben 24 im Winter, 34 i
ling, 13 im Sommer und 2 im Herbst geherrscht, bez. kulmi
10 Scorbut-Epidemieen in tropischen oder subtropischen C
entfallen eine auf die kalte, 4 auf die heisse und 5 auf die
Frühling und Herbst entsprechende) Uebergangs-Jahreszeit.
kalte und gemässigte Zone stellt sich somit der Frühling u
nächst der Winter als die eigentliche Scorbut-Saison heraus.
Beobachter [1]) derartiger Winter- oder Frühlings-Epidemie
-Endemieen haben denn auch, im Einverständnisse mit Stoll,
klärt hatte [2]): „constantissima causa (scorbuti) est mador atmo
continuus, maxime frigidus", in pathogenetischer Beziehung ei
gewicht auf die zur Zeit der Krankheitsdauer vorherrschend
kalte Witterung gelegt und ebenso ist von vielen Seiten das A
von Scorbut auf Schiffen mit dem Einflusse dieser Witterung
nisse in eine directe Beziehung gebracht worden. Sehr bestimn

1) Bacheracht, Nitzsch, Monro, Radius und May, Curran, Boutt
Perrin, Jonin, Heinrichs u. v. a.
2) Praelect. in diversos morbos chronicos. Ed. Eyerel. I. 7.

sich in diesem Sinne Lind aus, indem er auf die Lebensart der Matrosen, auf die häufigen Durchnässungen ihrer Kleider und Lagerstätten, auf ihren Aufenthalt in feuchten Räumen während des Schlafens hinwies und die Exemption, deren sich die Schiffs-Offiziere von der Krankheit zumeist erfreuten, eben daraus erklärte, dass diese von jenen Schädlichkeiten weniger betroffen würden, bez. sich gegen dieselben besser schützen könnten; in ähnlicher Weise äusserten sich auch Rouppe [1]), der hervorhob, dass Scorbut gewöhnlich dann auf Schiffen auftritt, wenn diese aus niederen in höhere Breiten kommen, ferner Macmichael, Pirion u. a. — Diesen für den Einfluss des genannten ätiologischen Momentes geltend gemachten Beobachtungen stehen aber eine nicht weniger grosse Reihe gut beobachteter Thatsachen gegenüber, welche negative und positive Beweise dafür abgeben, dass dieses Moment, wenn überhaupt, so jedenfalls nur eine secundäre Rolle in der Krankheitsentstehung spielt. — Sämmtliche von Lavirotte in der Strafanstalt zu Roanne, von Dicenta und Cless im Gefängnisse zu Ludwigsburg, von Popper und Kirchberger aus Prag erwähnten Local-Epidemieen von Scorbut haben im Sommer geherrscht; Chrastina [2]) bemerkt, dass in der Versorgungsanstalt am Alserbach (Wien), wo alljährlich Scorbut vorkommt, sich vereinzelte Fälle allerdings schon im Februar und März zeigen, die Krankheitsfrequenz aber in den folgenden Monaten steigt und im Juli die Akme erreicht. — Die innerhalb 18 Jahren im Obuchoff-Hospital in Petersburg beobachteten 2680 Fälle von Scorbut haben sich, nach den Mittheilungen von Herrmann, in der Weise vertheilt, dass von 100 Fällen

auf Januar	3.06	auf April	12.91	auf Juli	14.70	auf October	1.52
„ Februar	5.07	„ Mai	21.86	„ August	5.26	„ November	1.49
„ März	9.32	„ Juni	20.55	„ September	1.97	„ December	2.23

kamen, das Maximum also in die Monate Mai und Juni, das Minimum in die Monate October bis December fiel, und zu nahe demselben Resultate ist Amburger gelangt, der in einer vergleichenden Zusammenstellung der Witterungsverhältnisse in Petersburg in den einzelnen Monaten der Jahre 1867—1880 zu den innerhalb dieser Zeit in den Civil-Hospitälern Petersburgs zur Behandlung gekommenen Fällen von Scorbut den „anschaulichen Beweis von der Unabhängigkeit des Scorbuts von meteorologischen Einflüssen“ geführt hat. — Fast alle Scorbut-Epidemieen, die in den Jahren 1848—1877 in den schwedischen Gefängnissen beobachtet worden sind, haben, wie Heyman nachweist, im Sommer und zwar zumeist im Spätsommer ihren Anfang genommen und sind gegen Schluss des Jahres erloschen; der Einfluss feuchtkalter Witterung auf die Krankheitsgenese ist hier absolut ausgeschlossen. — Nach dem Berichte der französischen Aerzte über das Vorherrschen von Scorbut in der französischen Armee während des Krimm-Krieges hat sich in der Zeit von October 1854 bis Juni 1856 das Erkrankungsverhältniss folgendermaassen gestaltet: von 23,365 Krankheitsfällen kamen auf

1) De morbis navigantium. Lugd. Batav. 1764. 118.
2) Oest. Zeitschr. für Heilkde. 1859. Nr. 12.

1854	October	20	1855	September	1[illegible]
	November	80		October	[illegible]
	December	800		November	[illegible]
1855	Januar	1575		December	1[illegible]
	Februar	789	1856	Januar	3[illegible]
	März	452		Februar	4[illegible]
	April	348		März	1[illegible]
	Mai	132		April	[illegible]
	Juni	350		Mai	[illegible]
	Juli	1140		Juni	
	August	2400			

Die Epidemie kulminirte somit einmal im Sommer (185[illegible] zweite Mal im Winter (1855—56). — Den hier mitgeth[illegible] sachen vollkommen entsprechende Beobachtungen liegen [illegible] tropischen und subtropischen Gegenden vor. — In den ind[illegible] fängnissen fällt die Akme der Epidemieen in die Monate [illegible] September (Porter) [1]), und dem entsprechend erklärt M[illegible] dass, so wie Scorbut im Jahre 1839 in Agra und im Jahre [illegible] Hospitale zu Karnaul während der heissen Jahreszeit bei grosser [illegible] heit der Luft herrschte, die Krankheit in den nordwestlichen [illegible] Hindostans überhaupt in dieser Jahreszeit am hartnäckigsten is[illegible] nich bemerkt, dass in Japan Scorbut vorzugsweise häufig im [illegible] beobachtet wird; Logan entwirft ein Bild von den Witterung[illegible] nissen zur Zeit des Ausbruches von Scorbut unter den Go[illegible] in Californien und fügt hinzu: „wenn die hier mitgetheilten Th[illegible] irgend einen Werth haben, so dienen sie jedenfalls dazu, sic[illegible] zustellen, dass Kälte und Feuchtigkeit, die bisher als die beide[illegible] tigsten prädisponirenden Ursachen des Scorbut angesehen word[illegible] bei der Krankheitsgenese hier vollkommen unbetheiligt waren. [illegible] einem noch viel zweifelhafteren Lichte, als bei Landscorbut, [illegible] die Bedeutung des hier erörterten ätiologischen Momentes i[illegible] auf das Vorkommen der Krankheit auf Schiffen. Die Behaupt[illegible] Rouppo, dass Scorbut sich vorzugsweise dann entwickelt, [illegible] Schiffe aus niederen in höhere Breiten kommen, ist vollkomm[illegible] gründet; will man überhaupt ein derartiges allgemeines Ge[illegible] sprechen, so lässt sich mit weit grösserem Rechte gerade un[illegible] behaupten, dass, wie schon Bampfield [2]) hervorgehoben hat, [illegible] auf Schiffen weit häufiger in tropischen als in höheren Brei[illegible] gekommen ist; übrigens erklären zahlreiche Beobachter, wi[illegible] Lascado, Lejartre u. v. a. nach ihren auf grossen (von Fr[illegible] nach Ost-asiatischen oder Oceanischen Häfen gemachten) Fah[illegible] sammelten Beobachtungen, dass das Auftreten von Scorbut [illegible] Schiffen ganz unabhängig von meteorologischen Einflüssen [illegible] Wie wenig die Krankheit unter diesen Umständen an die kalten [illegible] zeiten gebunden ist, geht ferner aus der von Duchek [3]) mitg[illegible] Statistik über das Erkrankungsverhältniss an Scorbut auf de[illegible] reichischen Kriegsmarine hervor, wo sich dasselbe im Winter [illegible] im Frühling auf 0.13, im Sommer auf 0.17, im Herbste au[illegible] der Truppenstärke stellte, und wie wenig der wiederholt ausgesp[illegible] Ansicht, dass das früher allerdings häufig beobachtete Auftr[illegible]

---

1) Madras monthl. Journ. of med. Sc. 1872. April 253.
2) Treatise on tropical dysentery etc. Lond. 1823. 289. — 3) l. c. 279.

Scorbut auf Schiffen bei Umsegelung des Cap Horn den daselbst vorherrschenden ungünstigen Witterungsverhältnissen zuzuschreiben sei, eine allgemeine Bedeutung zukommt, geht aus einem interessanten Berichte von Logan [1]) hervor; derselbe hat während der ungünstigsten Jahreszeit vier Monate lang auf einem kleinen Schoner behufs Umsegelung des Cap Horn gekreuzt, die Schiffer waren während dieser Zeit nicht aus den nassen Kleidern gekommen, das Schiff und alles, was sich auf demselben befand, war vom Wasser durchdrungen, die Cajüten mussten geschlossen gehalten werden und waren daher mit Ausdünstungen aller Art angefüllt, und dennoch hat sich auf dem Schiffe nicht eine Spur von Scorbut gezeigt. — Nicht das Segeln in hohen oder niederen Breiten, nicht diese oder jene Jahreszeit, sondern lediglich die Länge der Fahrt im Verhältnisse zum Vorrathe an zweckmässigen Provisionen ist es, von der das Auftreten von Scorbut auf Schiffen wesentlich abhängig ist, und eben daraus erklärt sich, wie später gezeigt werden soll, der erhebliche Nachlass des See-Scorbuts in der neuesten Zeit, während die Schiffsbesatzungen sich heute doch denselben Unbildungen der Witterung aussetzen, welchen sie in vergangenen Jahrhunderten unterworfen gewesen waren. — Die Nahrungsmittelfrage bildet das Alpha und Omega in der Aetiologic des Scorbut, und insofern die Lösung dieser Frage von der Gestaltung Witterungs- und jahreszeitlicher Verhältnisse direct und indirect abhängig ist, werden auch diese immerhin einen mehr oder weniger bestimmenden Einfluss auf das Vorkommen der Krankheit zu äussern im Stande sein. Uebrigens lässt sich nicht in Abrede stellen, dass meteorologische Einflüsse, welche durch Störung physiologischer Functionen die Widerstandsfähigkeit des Organismus herabsetzen, denselben für die Erkrankung an Scorbut prädisponiren können, dies gilt aber nicht bloss von feuchtkalter Witterung, sondern auch, worauf Foltz u. a. Beobachter aufmerksam gemacht haben, von der erschlaffenden Wirkung des längere Zeit hindurch fortgesetzten Aufenthaltes in hoher Temperatur. — Nach den hier angedeuteten beiden Richtungen hin wird man somit klimatischen, bez. jahreszeitlichen und Witterungs-Einflüssen eine, wenn auch nur entfernte Stelle in der Aetiologic des Scorbut einzuräumen berechtigt sein.

§. 192. In eben dieser und keiner andern Weise ist auch die Bedeutung zu beurtheilen, welche *Bodenverhältnisse* für das Vorkommen von Scorbut haben. — Schon das überwiegend häufige Vorherrschen der Krankheit auf Schiffen giebt den Beweis, dass die Krankheitsgenese ganz unabhängig von eigentlich tellurischen Einflüssen ist, und nicht weniger schliesst die meist sehr enge, oft nur auf einzelne Räumlichkeiten beschränkte Begrenzung der Epidemie, namentlich in der neuesten Zeit, so wie die erhebliche Abnahme der Krankheit unter dem Segen einer rationellen Hygiene und vor Allem bei Fürsorge für ausreichende und gesundheitsgemässe Nahrung die Annahme aus, dass der Boden einen directen Einfluss auf die Krankheitsentstehung äussert. — Wenn mehrere Beobachter, wie u. a. Oloff für das epidemische Vorkommen

1) Southern med. reports II. 474.

der Krankheit in der Wallachei, Monro in Bremen, Scou Givet, Günsburg in Breslau, Perrin in der Krimm, No Alessandria, Opitz in Rastatt, Döring in Ingolstadt, Bl in Cochinchina, Seeland im Amurgebiete, ein besondere auf die pathogenetische Bedeutung feuchten Bodens für di genese legen, so hat der von ihnen aus den Thatsachen Schluss nur so weit eine Berechtigung, als es sich auch l licherweise um den ungünstigen Einfluss des Aufenthaltes i Luft, bez. um eine dadurch herbeigeführte Steigerung der tion des Individuums für die Erkrankung an Scorbut geha und man wird in der Beurtheilung dieses causalen Verhäl so vorsichtiger sein müssen, als in allen jenen Fällen n feuchten Boden noch manche andere, und vor Allem in den verhältnissen gelegene Schädlichkeiten mit in Betracht komm ferner Grimm behauptet, „dass Länder, die von grosse durchströmt werden, oder die an den Mündungen derselben Meere liegen, jedesmal (!) im Frühlinge, wenn ein kalter Winter voraufgegangen, vom Scorbute heimgesucht werden", diese Behauptung einfach auf einer argen Uebertreibung und grossen Irrthume, da Scorbut eben so häufig auf feuchten trockenem Boden, in Ebenen wie auf elevirtem Terrain, auf wie auf porösem, durchlässigem Erdreich geherrscht hat; lich einzelne Beobachter, wie neuerlichst u. a. Seeland, auf feuchtem Boden sich entwickelnden Scorbut-Miasma spr Krankheit also, worauf ich später noch zurückkomme, zu den i ja sogar zu den übertragbaren (contagiösen) Krankheiten vermag ich darin nichts weiter als eine Verirrung der äti Forschung zu erblicken, der neuerlichst allerdings in der the den Speculation und in dem Parasiten-Taumel, der die m Welt beherrscht, ein fruchtbarer Boden geboten ist.

§. 193. Ein Moment dominirt in der Geschichte de aller Zeiten und aller Länder, das enge Gebundensein der an *hygienische, vor Allem alimentäre Missstände*, und dieses Mo rationeller Weise den Ausgangspunkt in der ätiologischen bilden müssen. —

Zunächst tritt uns in dieser Beziehung die bemerkenswe sache entgegen, dass von den oben verzeichneten 144 Scor mieen, die zu Lande geherrscht haben, nur 42 in allgemei breitung, und von diesen 42 wieder nur 26 über mehr als sehr wenige über grössere Landstriche verbreitet, dagegen lagerten Festungen, unter Belagerungs-Armeen [1]) oder in und 47 in Gefängnissen, Armenanstalten, Findelhäusern und un ähnlichen Verhältnissen beobachtet worden sind. — In allen welchen Scorbut ausserhalb der hier genannten geschlossen lichkeiten aufgetreten ist, hat mit wenigen Ausnahmen nur de der nothwendigsten Lebensbedürfnisse, und zumal einer aus und zweckmässigen Nahrung am meisten ermangelnde The

---

1) Schon Olaus Magnus hatte von Scorbut erklärt: „est morbus castr obsessos et inclusos."

völkerung gelitten, die günstiger situirten Volksklassen sind ganz verschont geblieben oder nur insoweit von der Krankheit ergriffen worden, als auch unter ihnen sich dieser Mangel fühlbar gemacht hat; dasselbe gilt von der Krankheitsverbreitung unter Truppenkörpern zu Lande und zu Wasser, indem auch hier gewöhnlich nur die Gemeinen, bez. die Matrosen und die unteren Chargen litten, unter den Offizieren dagegen nur ausnahmsweise Erkrankungsfälle vorkamen [1]) und auch unter diesen Umständen änderte sich das Verhältniss, sobald (wie namentlich bei arctischen Expeditionen) die Noth eine allgemeine geworden war.

Dass es sich in allen diesen Fällen um einen Complex von gesundheitsschädlichen Einflüssen gehandelt hat, liegt auf der Hand; es fragt sich also, ob die Krankheitsentwickelung die Folge einer Einwirkung der Summe dieser Einflüsse gewesen, oder aus einer bestimmten Kategorie derselben hervorgegangen ist — eine Frage, bei deren Beantwortung man vor Allem von dem Gesichtspunkte ausgehen muss, dass sociale Misere mit ihren Folgen zu allen Zeiten und auf der ganzen bewohnten Erdoberfläche geherrscht hat, während Scorbut als epidemische Krankheit eine verhältnissmässig seltene Erscheinung gewesen ist, und auch als endemisches Leiden, zumal in der neuesten Zeit, eine sehr untergeordnete Rolle gespielt hat, dass also der aus gesellschaftlichen Missständen hervorgegangene schädliche Einfluss, der die eigentliche Krankheitsursache abgab, eine gewisse Specificität gehabt haben muss. —

Der Umstand, dass zur Zeit des Auftretens von Scorbut-Epidemieen in einer der zuvor genannten geschlossenen Anstalten nicht selten Ueberfüllung der Räumlichkeiten geherrscht hatte, und dieselbe auf Schiffen, besonders auf Transportschiffen, beobachtete Thatsache, dass nämlich gerade derjenige Theil der Mannschaft, bez. die transportirten Truppen oder Gefangenen, von der Krankheit betroffen wurde, der in den unteren, überfüllten und nicht ausgiebig ventilirten Schiffsräumen den grösseren Theil des Tages, unter Umständen und besonders bei ungünstiger Witterung auch wohl dauernd zubringen musste, hat die Vermuthung nahe gelegt, dass die *mit der Ueberfüllung verbundene Luftverderbniss* ein wesentliches oder selbst das entscheidende ätiologische Moment abgegeben habe, einzelne Beobachter haben sich selbst zu der Annahme verstiegen, dass sich unter solchen Verhältnissen ein specifisches Scorbut-Miasma entwickelt habe. — Man wird a priori nicht in Abrede stellen können, dass der dauernde Aufenthalt in einer solchen, den Athmungsbedürfnissen wenig entsprechenden Atmosphäre und der Mangel an Bewegung in freier Luft nicht ohne Einfluss auf Blutmischung und Ernährung des Körpers bleiben und somit ein prädisponirendes Moment für die Erkrankung an Scorbut abgeben wird.

So erklärt denn auch, neben vielen andern in demselben Sinne urtheilenden Beobachtern, Armstrong [2]) in Bezug auf den Einfluss verdorbener Luft auf den

---

1 So u. a. nach Kramer im kaiserlichen Heere 1734—35 in Ungarn, wo nur die Gemeinen litten: nach Monro 1762 unter den englischen Truppen in Bremen, wo nicht nur die Offiziere und Beamten, sondern selbst die Sergeanten von der Krankheit verschont blieben; ferner nach Forry in der Epidemie 1820 unter den nordamerikanischen Truppen in Council-Bluffs, wo nur ein Offizier an Scorbut erkrankte; ferner nach Coale auf der nordamerikanischen Fregatte Columbia während der Reise um die Welt, wo von 28 Offizieren nur drei, und zwar nur diejenigen scorbutisch wurden, welche mit der von der Krankheit befallenen Mannschaft die Kost getheilt hatten.

2) l. c. 32.

Zustand von Scorbutkranken: „it is impossible to deny some degree of to the effects of pure air in this disease. I have found, where the ventil occasionally rendered less perfect than usual for a few days (from u causes), and the escape of impure air was thereby interfered with, that were labouring under the disease always experienced more or less aggr their symptoms. I think that the existence of a vitiated atmosphere alw to impart a more aggravated character to scurvy. Hence, attention of in this disease, as in every other, should always be an object of ou care." —

Man wird die Bedeutung dieses schädlichen Momentes das richtige Maass reduciren, wenn man in Betracht zieht, Auftreten von Scorbut in geschlossenen Räumlichkeiten, endlich häufigen Ueberfüllung derselben, besonders in Gef Armenanstalten u. s. w., doch immer nur ausnahmsweise dass in einzelnen Fällen, wie beispielsweise in der Gefang in Ludwigsburg, die Krankheit mehrere Jahre hinter einander ganz unabhängig von der grösseren oder geringeren Zahl der geherrscht hat, oder dass in einem und demselben Orte, wie in Breslau, sich zwei Krankheitsheerde (im Zuchthause Taubstummenanstalt) gebildet haben, von denen nur die Räumlichkeit überfüllt war, die andere dagegen nicht an Ueb litt, vortrefflich gelüftet war, und sich einer musterhaften erfreute; wenn man ferner berücksichtigt, dass sich Scorbut-E in Gefängnissen, wie u. a. 1856 in Roanne (Lavirotte), Exeter (Shapter), 1871 im Correctionshause in Paris (Delpec gesco), sowie sehr häufig auf Schiffen entwickelt haben, von einer Ueberfüllung der Räume auch nur die Rede sein und dass die Krankheit mehrere zur Durchforschung Central-As ausgesandte Expeditionen wiederholt decimirt hat, hier also dividuen aufgetreten ist, die anhaltend in freier Luft geleb Uebrigens muss bemerkt werden, dass die meisten Beobachter auf die in Frage stehende Schädlichkeit ein besonderes Ge legen geneigt sind, nicht umhin können zuzugeben, dass a andere hygienische Missstände und vor Allem fehlerhafte Krankheitsgenese beitragen. — Offenbar kommt diesem Mom wie den zuvor besprochenen, ungünstigen Witterungs- und E flüssen, wie ferner auch körperlichen Strapazen, gedrückter stimmung, bez. Nostalgie u. a., welche von einzelnen Forsch besonders als Krankheitsursache hervorgehoben worden sind, Bedeutung einer causa praedisponens zu.

§. 194. Weder jedes einzelne, noch das Ensemble all Momente hat jemals zur Entwickelung einer Scorbut-Epide -Endemie Veranlassung gegeben, wenn nicht gleichzeitig ein lichkeit mitwirkte, die auch ganz unabhängig von denselbe selten unter den sonst denkbar günstigsten hygienischen Verh das Auftreten von Scorbut zur Folge gehabt hat, eine *Nahrung*, in welcher somit die, wenn auch vielleicht nicht liche, doch wesentlichste Ursache des Scorbut gesucht werden Ueber wenige Punkte in der Lehre von den Krankheitsursachen unter den Beobachtern aller Zeiten und aller Länder wohl eine Uebereinstimmung, als über den entscheidenden Einfluss, welc fehlerhafte Diät auf die Entstehung von Scorbut äussert, wenn auch die Ansichten darüber noch auseinandergehen, ob Mangel an Nahrung überhaupt, oder an gewissen Nährstoffen, besonders vegetabilischer Art, oder eine einförmige, nur auf eine Kategorie von Nahrungsmitteln, besonders gesalzene Fleischspeisen, beschränkte Diät, oder endlich positiv schädliche, bez. verdorbene Speisen oder Getränke die eigentliche Krankheitsursache abgeben.

Gegen die Annahme, dass *Nahrungsmangel im Allgemeinen*, d. h. ohne Rücksicht auf die Qualität des Genossenen, an und für sich Scorbut erzeugt, spricht vor Allem und, wie mir scheint, unwiderleglich der Umstand, dass die schwersten aus Misswachs oder anderen elementaren Gewalten, aus Kriegskalamitäten u. s. w. hervorgegangenen Nothstände in den allerseltensten Fällen von Scorbut-Epidemieen begleitet oder gefolgt gewesen sind, dass die eigentlichen, grossen Hungerseuchen, wie sie noch neuerlichst in Algier, Indien u. a. Gegenden beobachtet worden sind, sich niemals als Scorbut-Epidemieen gestaltet haben, dass Scorbut überhaupt nichts weniger als das Gepräge einer Inanitions-Krankheit trägt; anderseits spricht gegen jene Annahme, zum mindesten gegen die Allgemeinheit, in welcher dieselbe geltend gemacht worden ist, die Thatsache, dass, wie im Folgenden nachgewiesen werden soll, in überaus zahlreichen Fällen, zu Wasser wie zu Lande, und zwar sowohl in frei lebenden Bevölkerungen, wie in geschlossenen Räumlichkeiten Scorbut aufgetreten ist, ohne dass daselbst ein absoluter Nahrungsmangel geherrscht hat. — Allerdings haben sich einzelne Scorbut-Epidemieen im Gefolge von Misserndten oder anderweitigem Nothstande entwickelt, wie u. a. 1784 in Schweden, 1785 in Petersburg, Kronstadt und andern Orten Russlands, 1787 und 1793 in Braila, 1803 in Ungarn, 1823, 1845 und 1849—50 im südlichen Russland, 1836 auf Island, 1840 in Moskau, 1843 in Prag und Leipzig, 1846—47 im britischen Inselreiche, 1871 in Paris u. a., allein für die meisten dieser Epidemieen lässt sich, wie im Folgenden geschehen soll, der Nachweis führen, dass nicht der absolute Mangel an Nahrungsmitteln, sondern der an einer bestimmten Kategorie derselben die Krankheitsursache abgegeben hat. —

Ebensowenig ist die Annahme gerechtfertigt, dass der übermässige oder fast ausschliessliche *Genuss von gesalzenem Fleische* die eigentliche und wesentliche Krankheitsursache abgiebt. — Vielen Beweisen, welche dafür geltend gemacht worden sind, liegt eine laxe Kritik zu Grunde, da es bei dem Auftreten von Scorbut unter diesen Umständen doch immer fraglich bleibt, ob die Krankheit in der That die Folge der genannten Nahrungsweise, und nicht vielmehr die des Mangels an andern Nährstoffen, und namentlich an vegetabilischen, gewesen ist; es liegt ferner eine Reihe von Beobachtungen, so vom Jahre 1735 in der Reichsarmee in Ungarn, 1741 auf der Flotte des Lord Anson, die mit frischem Fleischproviant versehen die Küste Mexicos verlassen hatte, 1823 in der Milbank-Penitentiary in London, 1836 unter englischen Truppen auf dem Caplande, 1852 unter den österreichischen Truppen in Rastatt, 1846 in Irland (Curran), 1861 auf der Burkeschen Expedition durch Central-Australien (Beckler), 1871 in Paris und unter den französischen Gefangenen in Ingolstadt u. a., über das epidemische Vorkommen von Scorbut vor, wiewohl die Ergriffenen durchaus nicht an frischem Fleische Mangel gehabt hatten; lich spricht gegen die Scorbut-zeugende Wirkung des reichli nusses von gesalzenem Fleische (oder Fischen) der Umstand, d Völkerschaften im hohen Norden (die Finnen, Lappen, I Tschuktschen, Esquimaux) auf den, oft Monate lang fort Genuss gepökelten Fleisches oder eingesalzener Fische angewi ohne (oder doch nur ausnahmsweise) vom Scorbute heimge werden. —

In dem interessanten Berichte, den Beckler über das von Scorbut in der unter Burke 1861 unternommenen E durch Central-Australien gegeben hat, weist der Verfasser n die Provisionen, welche die Expedition von Melbourne aus mitg hatte, mustergültig waren, und der Scorbut dennoch ausbrach, die Theilnehmer an der Expedition, bei *Mangel an frischem* gezwungen gewesen waren, das in den ausgetrockneten Creeks von Würmern und Pflanzen verunreinigte Wasser zu trinken; glaubt dieses Moment um so mehr als die eigentliche und Krankheitsursache ansehen zu dürfen, als eine später ab Expedition, welche die an Scorbut erkrankten Individuen Innern des Landes nach dem Darling-Flusse zurückzuh stimmt war, und nichts anderes, als die von der verun Expedition übrig gebliebenen Reste des Proviants mitnahm, Krankheit verschont blieb, und zwar, wie Verfasser bemer ihr frisches Wasser zu Gute kam, da inzwischen im In Continentes starke Regen gefallen waren. — So begründet Beckler gezogene Schluss auf den ersten Blick auch in scheint, so lassen sich, wie ich im Folgenden nachweisen doch sehr erhebliche Bedenken gegen denselben geltend ma Uebrigens lässt sich keineswegs in Abrede stellen, dass eb absoluter Nahrungsmangel, so auch eine sehr einseitige, wenig Kost (und zu einer solchen sind eingesalzene Fleisch- und Fis in erster Reihe zu zählen) oder verdorbene Nahrungsmittel Wirkung auf den Organismus die Widerstandsfähigkeit desselbe setzen, also immerhin die Prädisposition für die Erkrankung werden.

Der Schwerpunkt in der Frage nach der wesentlichen des Scorbut liegt unzweifelhaft in der Bedeutung, welche den *an frischen vegetabilischen Nahrungsmitteln*, und zwar einer be Kategorie derselben, als pathogenetischem Momente zukom wenn nicht eine überwältigend grosse Summe von Erfahrung die Verhältnisse, unter welchen Scorbut zu allen Zeiten und Punkten der Erdoberfläche, zu Wasser und zu Lande, in frei Bevölkerungen oder in sich abgeschlossenen Bevölkerungsgrup meinhin aufgetreten ist, hierfür Zeugniss ablegte, so würd der Umstand beweiskräftig genug sein, dass kein Mittel d bruche von Scorbut sicherer vorbeugen, keines die Krankheit zu beseitigen vermag, als der Genuss, bez. die medicamen wendung frischer und zwar, wie bemerkt, gewissen Katego gehöriger Vegetabilien. — Die Wichtigkeit des Gegenstandes Zweifel, welche noch immer hie und da gegen diese Ansicht worden sind, werden es rechtfertigen, wenn ich aus der grosse der über diesen Punkt gesammelten Erfahrungen einige der bemerkenswerthesten hier kurz zusammenstelle.

Der erste Beobachter, der sich über den pathogenetischen Einfluss des Mangels an frischen Vegetabilien in der Nahrung aussprach, war Bachstrom [1]), der seine in der Scorbut-Epidemie 1708 in Thorn in dieser Beziehung gemachten Erfahrungen in die Worte zusammenfasste: „Probe itaque pensitatis omnibus circumstantiis, quas superius in historia et cura hujus morbi narravimus, imo pluribus aliis quas hic ob brevitatem omittimus, concludendum nobis esse videtur: causam veram et primariam scorbuti nullam aliam esse, quam abstinentiam diuturniorem a quocumque genere recentium vegetabilium, sive illa climatis indoli, sive coactioni et necessitati, sive neglectui sit tribuenda." — Zu demselben Resultate war Kramer [2]) in der Scorbut-Epidemie 1734 in Ungarn gekommen, indem er darauf hinwies, dass fast nur die Soldaten und nicht die Offiziere erkrankten, weil „jene lautere farinacea und legumina nur geniessen, diese aber öfters vegetabilia esculenta viridia" und „wenn solches einige Offiziere negligiren, so doch gar selten geschieht, so werden sie auch Scorbutici." — Monro [3]) erklärt in seinem Berichte über den Scorbut 1760 in Canada und 1762 in Bremen: „Daher ist die Krankheit in den nördlichsten Ländern am häufigsten, wo frische Vegetabilien selten sind und die Einwohner im Winter viel von eingesalzenen Lebensmitteln leben . . und daher war das Uebel zu Quebec den ersten Winter, dass es in unserer Gewalt war, so häufig, und in einigen andern Festungen von Nord-Amerika, welche so spät im Jahre eingenommen wurden, dass die Truppen nicht Zeit genug hatten, einen Vorrath von Vegetabilien und frischem Fleische zu machen, sondern genöthigt waren, meist von Schiffsprovisionen zu leben. — Zu Bremen wurde diese Krankheit nur unter den Soldaten bemerkt . . die Ursache war, dass es (für dieselben, im Gegensatze zu den Offizieren, Beamten u. a.) keine Vegetabilien oder Gemüse auf dem Markte gab." — Bezüglich der Scorbut-Epidemie 1803 in Ungarn legt Schraud in der Aetiologie ein Hauptgewicht auf den Mangel an Lebensmitteln während des Winters, besonders an frischen Vegetabilien, und noch bestimmter urtheilt Guthrie über die Ursache der Epidemie 1785 unter den Land- und Seetruppen in Petersburg und Kronstadt; „man fand den Grund in dem Mangel solcher Vegetabilien, auf welchen die Gesundheit jener Individuen beruht; Kohl, Möhren, Rüben u. s. w. hatten fehlgeschlagen, so dass der Preis des geringen Vorrathes für den Beutel der See- und Landtruppen viel zu hoch war; gerade aber diese Menschen waren es, unter welchen die Krankheit herrschte," während die Arbeiter und Landleute sich besser einzurichten verstanden. — In dem Berichte über die schwere Epidemie 1823 in Süd-Russland bemerkt Lee, mit Hinweis auf die Verwüstungen der Felder durch Heuschreckenschwärme: „it was precisely at this period that the disease commenced, and there can be little doubt, that it ought to be attributed to a want of the usual supply of the sour crout and prepared cabbages and other vegetables for the winter . . all green vegetables had attained an unusual price at this period and it was in the power of few to make the usual provision. In all the hospitals the patients were supplied, as they usually are, with fresh animal food, bred and grits for gruel, yet the disease was not arrested." — Unter denselben Verhältnissen, d. h. dem Mangel an frischen Vegetabilien, herrschte die Krankheit 1840 in Orenburg (Schütz) und in Moskau (Samson v. Himmelstiern II.), ferner 1842 in Wjätka, wobei Jonin „den gänzlichen Mangel an den zur Erhaltung der normalen Säftemischung unentbehrlichen Gemüsearten" als wesentliche Krankheitsursache hervorhebt, und 1854 während des Krimmkrieges unter den türkischen und französischen Truppen, während die englische Armee, welche besser verpflegt war, weniger litt. Leidesdorf bemerkt in einem Berichte über den Scorbut in der türkischen Armee, dass am schwersten die (regelmässige) tatarische Reiterei litt, deren Nahrung oft nur aus einigen Händen voll Reis, etwas verdorbenem Fett und verschimmeltem Zwieback bestand, wozu höchstens noch verdorbene Bohnen oder Erbsen und eingesalzenes Hammelfleisch kamen, während frisches Gemüse ganz fehlte. Auch bezüglich des Auftretens der Krankheit unter den französischen Truppen legen Perrin, Fauvel, Rollin, besonders Scrive [4]) ein Hauptgewicht auf den vollständigen Mangel an Gemüse, das während des Winters in jener Gegend überhaupt zu fehlen pflegt, während im Sommer in der Nähe des Lagers von Sebastopol alle Gemüsepflanzen

1) l. c. 96. — 2) l. c. 80. — 3) l. c. 204. — 4) l. c. 427.

in Folge der excessiven Hitze verdorrt waren. — Die Scorbut-Epide
Prag führt Cejka auf die Misserndte der vorhergegangenen Jahr
welchen die Vegetabilien überhaupt schlecht gerathen, namentlich aber
erndte qualitativ und quantitativ unzureichend war, so dass nicht b
daten und das Proletariat, sondern auch die etwas bemittelten Bev
lange Zeit auf Brod und grobe Mehlspeisen angewiesen waren. — I
die schwere Scorbut-Epidemie 1846—47 im britischen Inselreiche d
Misserndte und speciell der Kartoffel-Misserndte gewesen ist, herrsc
englischen, schottischen und irischen Aerzten nur eine Stimme. So
dale aus den im südlichen Schottland über diese Epidemie gemachten
den Schluss: „that scurvy originates from an error of diet, — th
dwellings etc. sometimes viewed as collateral causes having little or i
that a deficiency of potatoes constitutes the chief error of diet, and
cause of the present epidemic, whilst the absecence of variety and defic
of food hastened the development of scurvy;" Bellingham fasst
seiner in Irland gemachten Beobachtungen dahin zusammen: „that
did not make its appearance until after the people had been depri
accustomed diet for several months, that the disease prevails only
class of the population whose diet consisted formerly, in a great me
potatoe, and who, as long as they had that vegetable in abundan
perfect immunity from it; the subjects of the preceding cases appear
had a sufficiency of bred, others had meat in addition, with some
porter; none suffered from an absolute deficiency of fo
agreed in not having used fresh vegetables from the period of th
the potato crop of last year." — „In four-fifths of the cases reported
klärt Curran aus Dublin, „bread and tea, or coffee, was what the
been living on, when attacked, the others had been using grains of
or grains and flesh or fish, but in no single instance could I
green vegetables or potatoes, had formed a part of their regular
Sibbald, welcher die Epidemie in der Irrenanstalt der Grafschaft
achtet hatte, erklärt, dass, nachdem die Verwaltung Kartoffeln „at
exorbitant price" angeschafft hatte und die Kranken und Gesunden
rungsmittel erhalten hatten, die ersten schnell genasen und unter den
neuer Erkrankungsfall mehr vorkam. — In demselben Sinne urtheil
Shapter, Anderson, Christison u. a. — Fast alle Berichterst
die Scorbut-Epidemie, welche 1870—71 in Paris zur Zeit der Belagerun
durch die deutschen Truppen geherrscht hat, erklären, dass weder
der Räumlichkeiten (wie namentlich in den Gefängnissen, Kasernen
Hospitälern), noch Kälte und Feuchtigkeit, noch der Genuss von
Fleische u. s. w. die Krankheitsursache gewesen, dass auch nicht Nah
überhaupt zu beschuldigen ist, sondern dass die Krankheit auftrat,
Vorrath an frischen Gemüsen und namentlich an Kartoffeln aufgezeh
fast allen Scorbut-Epidemieen, welche innerhalb der letzten Decennie
englischen oder eingeborenen Truppen in Indien geherrscht haben,
Rangun, 1834 in Nusserabad, 1832 in Kannanur, 1857 in dem von de
schen belagerten Lacknow, konnte der theils durch Misserndte,
Schwierigkeiten in der Verproviantirung herbeigeführte Mangel an fr
tabilien als Krankheitsursache nachgewiesen werden; „little or no fr
procurable in Rangoon", heisst es in einem Berichte von dort [2]), „
vegetable available to the troops has been weld spinach or country
that even in a very limited quantity"; Henderson bezeichnet als
Ursache der Epidemie 1832 in Kannanur: „the scarcity and high p
vegetables", und Greenhow erklärt in einem Berichte über die
Lacknow: „Considering the total want of vegetables and the ab
lemon juice and vinegar, the wonder is that not more persons did
way. Rice was served out, latterly, of course, in very reduced quant
cannot be considered a good substitute for good vegetables, a fact p
by the experience of this siege. The best treatment for the comp
evidence too, if such were needed, of its real origin, was the port
fresh vegetables. When the supply of these was opened up, scor
begon to disappear." — Unter denselben Verhältnissen trat Scorbut

1) Delpech, Georgesco, Burquoy, Charpentier, Lasègue u. a.
2) Madras quart. med. Journ. 1839. I. 209.

den Föderativ-Truppen (in der Potamoc-Armee) in Nord-Amerika auf; auch hier fehlten frische Vegetabilien vollständig und nur mit der äussersten Mühe konnte eine kleine Quantität Kartoffeln und Kohl beschafft werden, „the beneficial effects of which were marvellous", wie Herr seinem Berichte hinzufügt, und dieselbe Erfahrung über die Folgen des Mangels an frischem Gemüse und den heilsamen Einfluss des Genusses derselben bei Scorbut haben die nordamerikanischen Militär-Aerzte bereits früher vielfach auf entlegenen Posten in den westlichen Staaten in Texas und in Neu-Mexico gemacht. So berichtet u. a. Madison aus Fort Randall (Dakota Terr.) über Scorbut vom Jahre 1857: „During the last winter the whole command was more or less affected before we received the Irish potatoes, which had left St. Louis in the fall and had to be deposited one hundred miles below, and afterwards hauled up, frozen, in wagons. They did not reach us before the first week in January. As soon as a liberal issue was fairly commenced, and the men compelled to eat them raw as well as cooked, their convalescence was most rapid and recovery complete. After the potatoes gave out, the supply of which was not abundant, the disease showed a strong disposition to return"; zu demselben Resultate gelangte Johns[1]) in Fort Laramie (Nebraska Terr.) u. v. A.[2]) und Logan bezüglich des Ausbruches von Scorbut unter den Goldgräbern in Californien, die auf den Genuss halb verdorbenen oder durch Einpökeln und Trocknen hart gewordenen Fleiches und Mehlspeisen angewiesen waren, an frischen Vegetabilien oder den entsprechenden Pflanzensäften aber den vollständigsten Mangel litten. — Wie die in Russland wiederholt beobachteten Scorbut-Epidemieen sich von dem hier erörterten ätiologischen Momente abhängig gezeigt haben, so ist nach den Erfahrungen von Heinrich in der Krimm, von Sachs[3]) in Jekaterinoslaw u. a. das endemische Vorherrschen der Krankheit in den südlichen Gouvernements des Landes wesentlich an den Mangel frischen Gemüses zur Winters- und Frühlingszeit geknüpft. — Walter berichtet aus Finnmarken, dass die finnische und lappische Bevölkerung des Landes, welche während des Herbstes grosse Massen von Sauerkraut (Rumex acetosa) einsammelt, das im Winter mit Milch zubereitet genossen wird, selten an Scorbut leidet, während die Krankheit unter Quänen und Normannen, welche dieses Verfahren nicht beobachten, sehr häufig ist. — In Schweden, bemerkt Dalberg (l. c.), hat die Krankheit früher vorzugsweise in solchen Gegenden geherrscht, wo die Bewohner Mangel an frischen Vegetabilien gelitten haben; unter denselben Umständen ist Scorbut, nach den Mittheilungen von Holland[4]), Schleisner[5]) und Hjaltelin wiederholt auf Island, und nach Sexby[6]) auf den Shetland-Inseln (namentlich zu Zeiten einer missrathenen Kartoffel-Erndte) aufgetreten. — Das oben erwähnte, ungewöhnlich häufige (bezw. endemische) Vorkommen von Scorbut in den Radschputana-Staaten, Malwa u. a. Gegenden im nordwestlichen Hindostan erklärt sich, wie Moore und Lucas bemerken, aus dem Umstande, dass in diesen, an sich übrigens sehr sterilen Landschaften keine antiscorbutischen Pflanzen wachsen; die Krankheit tritt aber um so schneller und um so verbreiteter auf, je mehr es an vegetabilischen Nahrungsmitteln überhaupt fehlt. — Nach den Mittheilungen von Pechey kommt unter den im Innern Australiens lebenden Schäfern, die zumeist auf den Genuss von Brot und gesalzenem Fleische angewiesen sind, Scorbut nicht selten vor; sobald warmer Regen fällt, schiessen sogleich zahlreiche saftige Pflanzen auf, welche zwar nicht wohlschmeckend, aber nahrhaft sind und, wie aus den Worten des Berichterstatters hervorzugehen scheint, als gute Antiscorbutica wirken. Leider kommt es selten zu stärkeren Niederschlägen und daher ist die Ausbeute an diesen Pflanzen immer nur eine sparsame[7]). —

1) Statist. report on the sickness and mortality in the Army of the U. S. 1859—60. Washington 1860. 45. — 2) Vergl. Forry aus Council Bluffs (Jowa); Perin aus Port Mc Intosh (Texas); Bartholow aus Fort Bridger (Wyoma); Mc Bride aus Camp Buel ll. cc.
3) Med. Ztg. Russl. 1848. 37. — 4) Edinb. med. and surg. Journ. 1812. April 202.
5) Island undersögt etc. 48. — 6) In Dobell Reports.
7) Diese Mittheilung führt mich auf den oben erwähnten Bericht Beckler's über den unter den Theilnehmern der Burke'schen Expedition erfolgten Ausbruch von Scorbut zurück, der, wie Verf. annimmt, die Folge des Genusses von verdorbenem Wasser gewesen ist. — Prüft man die Liste der dieser Expedition mitgegebenen Provisionen etwas genauer, so findet man von Nahrungsmitteln, denen man eine antiscorbutische Wirkung beilegt, neben 20 Gallonen Citronensaft, die übrigens, wie Beckler erklärt, schon zurückgelassen waren, bevor die Expedition den Darling-Fluss erreicht hatte, nur präservirte Gemüse, über welche sich der Berichterstatter selbst mit folgenden Worten äussert: „Von unseren präservirten Gemüsen lässt sich wenig Gutes sagen. Wir hatten nur ein paar Packete von getrockneten gemischten Gemüsen, deren Beschaffenheit der Zubereitung nach die Vermuthung (!) recht-

Ein überaus reiches Material für die Beurtheilung der vorliegen bieten die in Gefängnissen und auf Schiffen gemachten Erfahrungen Einfluss des Mangels an frischen Vegetabilien in der Nahrung auf das von Scorbut. — Klassische Beispiele aus der ersten Kategorie bilder Epidemie 1840 im Gefängnisse zu Clairvaux, wo den Gefangenen die entzogen und statt dessen Heringe gegeben wurden, ferner die in den J und 1840 in der Milbank Penitentiary (London) gemachten Beobacht nur die durch das Kriegsgericht verurtheilten Gefangenen, welche fast Vegetabilien und namentlich äusserst wenig Kartoffeln zur Nahrung er Scorbut erkrankten, während die andern Detinirten, welche zweckmäss hatten, gesund blieben. Baly fügt seinem Berichte die Erklärung h Scorbut auch in vielen andern Gefängnissen Englands wiederholt vor ist, mit dem Bemerken: „potatoes or green vegetables being given on nally on Sundays, when the prison garden would furnish them." Unter oder ähnlichen Verhältnissen trat Scorbut ferner 1840 in dem Militär-C in Alessandria, 1844—47 in der Gefangenanstalt in Christiania u. a. auf. man theilt über das Vorkommen von Scorbut in den schwedischen Ge innerhalb der Jahre 1848—1877 folgende interessante Daten mit: Im Decennium (1848—1857) betrug die Zahl der Erkrankungen an Scorb zweiten (1858—1867) nur 32.9, im dritten (1868—1877) war sie auf der Gefangenen gefallen. In der Zeit von 1848—1877 haben zwei Diät die eine, bis zum Jahre 1862 gültige, umfasste an saftigen Vegetabilien und Woche 0.3 Kanne (1 Kanne = 2.6 Liter) Kartoffeln, 0.5 Kanne und 0.25 Kanne Sauerkraut, in der zweiten Diät (nach 1862) wurde tität der Kartoffeln auf 1.05 Kanne erhöht. Diese Vegetabilien werden zur Winterszeit gereicht, während im Sommer (April—September) an scher Nahrung Brod, Mehl, Graupen und Erbsen gegeben werden. Bemerk ist nun der Umstand, dass fast alle Epidemieen in den schwedischen nissen im Sommer angefangen haben und gegen Ende des Jahres erlo ferner dass seit dem Jahre 1865 den Gefangenen erlaubt ist, sich f ihnen ersparte Arbeitsgeld Nahrungsmittel zu kaufen und während der monate diese Erlaubniss vorzugsweise zur Anschaffung von Kartoffe worden ist. Uebrigens hat sich als das wirksamste Mittel zur Beká Epidemie eine Zugabe von Kartoffeln zu den Speiserationen bewährt un ist in den letzten Jahren sogleich eingeführt worden, sobald sich Ze beginnenden Scorbut-Epidemie bemerklich machten. — Nach Porter tr Gefängnissen in Indien (Madras) Scorbut-Epidemieen vorzugsweise zur M (mit der Akme im Juli—September), d. h. zu einer Zeit auf, „that i times in the year during the preceeding months that the supply of tables is most likely to be scanty."

Ueber die Entwickelung von Scorbut auf Schiffen in Folge mi oder ganz fehlender Verpflegung der Mannschaft mit frischen Vegetabili schon im Anfange des vorigen Jahrhunderts lehrreiche Beispiele in den Schicksale geboten, das die englischen Flotten 1726 unter Admiral 1741 unter Lord Anson auf ihren Expeditionen nach West-Indien und tagena erfuhren. Aus dem Ende des Jahrhunderts liegt ein nicht we reicher Bericht von Curtis über das Auftreten der Krankheit auf der England nach Indien segelnden Flotte vor; nachdem die auf St. Jago menen frischen Vegetabilien während des mehrere Monate dauernden der Schiffe erschöpft waren und die Mannschaft sich geweigert hatte, vorhandene Sauerkraut zu essen, brach unter derselben Scorbut aus, schon innerhalb weniger Tage erlosch, nachdem die erkrankten Individu

---

fertigen konnte, dass sie den Mangel frischer Gemüse einigermaassen (!) ers Der bei weitem grösste Theil unseres Vorrathes bestand aus ungemischten, und gepressten Gemüsen sehr verschiedener Art, die ich nach unpartheiischen nutzlos ansehen muss u. s. w." — Berücksichtigt man diese Thatsachen und d dass die Reisenden sehr grossen Strapazen ausgesetzt gewesen waren, so li muthung doch nicht gar zu ferne, dass das schlechte Wasser nur ein, schwer wiegendes, prädisponirendes Moment für den Krankheitsausbruch abge Und ebenso erklärt sich der Umstand, dass die den Erkrankten nachgeschickte welche dieselben Provisionen wie jene mit sich führte, ihre Reise aber erst der Regen eintrat, von der Krankheit verschont geblieben ist, vielleicht dara nicht nur gutes Trinkwasser fand, sondern sich auch der von Pechey erwäh Pflanzen als Nahrungsmittel bedienen konnte. Hierüber ist in dem Bericht richte allerdings nichts gesagt.

Insel Johanna gelandet und ihnen Gemüse u. a. Vegetabilien gereicht worden waren. — Hardy [1]) erklärt bezüglich der Scorbut-Epidemie, welche 1838 an Bord der an der Ostküste Afrikas kreuzenden Fregatte Palinurus auftrat: „none of the obvious causes of scurvy were present except the want of fresh vegetables, for the ship's company had abundance of good dry food, fresh meat and good water." — Auf der mehrere Monate in tropischen Gewässern kreuzenden nordamerikanischen Fregatte Columbia entwickelte sich die Krankheit, nachdem das Fleisch verdorben und die frischen Vegetabilien aufgezehrt waren, sie erlosch jedoch schnell, nachdem das Schiff in einen chinesischen Hafen eingelaufen und die Mannschaft mit frischen Vegetabilien versehen worden war; von 28 Officieren waren nur drei erkrankt, welche mit der Mannschaft die Kost getheilt hatten [2]). — Einen für die hier erörterte Frage sehr lehrreichen Beitrag findet man in dem Berichte, den Foltz über das Auftreten von Scorbut auf der nordamerikanischen Blokade-Flotille im Sommer 1846 im Golf von Mexico gegeben hat, indem er als Beweis für den Einfluss einer fehlerhaften vegetabilischen Diät auf die Scorbut-Genese die Thatsache mittheilt, dass er die Krankheit häufig auf Wallfischfahrern, und zwar immer dann beobachtet hat, wenn ihnen das vorzüglichste antiscorbutische Nahrungsmittel, frische Kartoffeln, ausgegangen war, während die Krankheit niemals erschien, so lange diese vorhielten. Eine Bestätigung dieser Erfahrung findet man ferner in dem Berichte von Morgan [3]) über den Scorbut an Bord des nach Indien dirigirten Kriegsschiffes Lismoyne, dass unter den Rekruten, welche dasselbe führte, nur diejenigen erkrankten, welche die ihnen zugetheilten Kartoffeln nicht gegessen, sondern gegen Pöckelfleisch bei ihren Reisegefährten umgetauscht hatten. — Lilienfeld [4]) erklärt nach den auf einem niederländischen Kriegsschiffe bei einer Weltumfahrung 1849 gemachten Erfahrungen über den Ausbruch von Scorbut: „Die Entbehrung frischer vegetabilischer Nahrung ist die Hauptursache des Scorbuts auf Schiffen."

Auch die französische Kriegsmarine hat noch in der neuesten Zeit unter dem Mangel an frischer vegetabilischer Nahrung wiederholt und schwer an Scorbut gelitten. — Besonders interessant ist u. a. der Bericht von Léon über die Scorbut-Epidemie 1867 auf dem Transportschiffe Castiglione, welches nebst anderen Kriegs- und Transportschiffen bestimmt war, die französischen Truppen aus Mexico nach Frankreich zurückzuführen. Die ersten Symptome der Epidemie zeigten sich bereits am 20. Tage nach Auslaufen des Schiffes aus Vera-Cruz und nach weiteren 10 Tagen hatte die Krankheit unter der, übrigens allein ergriffenen Schiffsmannschaft einen solchen Umfang erreicht, dass ein Drittel derselben mehr oder weniger litt. Trotz der Verabfolgung frischen Fleisches, angesäuerter Getränke und Citronensaftes hörte die Epidemie nicht auf, so dass man sich veranlasst sah, die Azoren anzulaufen, wo grosse Quantitäten frischer Vegetabilien, Kartoffeln, Kohl u. a. eingenommen wurden. Von dem Tage an, an welchem diese Nahrungsmittel unter Gesunden und Kranken vertheilt wurden, kamen bei den ersten keine neuen Erkrankungen mehr vor, und bei den letzten machte die Genesung so schnelle Fortschritte, dass, als das Schiff nach 14 Tagen später in Toulon einlief, alle bedenklichen Krankheitserscheinungen geschwunden waren. Leon weist nach, dass weder Witterungseinflüsse, noch Anstrengungen im Dienste, noch deprimirende Gemüthsaffecte u. s. w., sondern lediglich der Mangel an frischen vegetabilischen Nahrungsmitteln, welche in Vera-Cruz nicht zu beschaffen waren, die Ursache der Epidemie abgegeben hatte. Bemerkenswerth ist dabei der Umstand, dass nur die Schiffsmannschaft litt, welche diesem Mangel theilweise schon auf der Hinreise von Frankreich nach Vera-Cruz ausgesetzt gewesen war, und dass auf allen übrigen Kriegs- und Transportschiffen, welche die Fahrt von der mexicanischen Küste nach Frankreich nicht direct gemacht hatten, sondern die Antillen angelaufen waren und sich hier reichlich mit frischen Vegetabilien versehen hatten, nicht ein Fall von Scorbut vorgekommen ist. — Unter dem Einflusse eben dieser Schädlichkeit ist die Krankheit ferner wiederholt auf französischen Kriegsschiffen aufgetreten, welche Condemnirte aus Frankreich nach Neu-Caledonien transportirt haben, so im Jahre 1866 auf der Fregatte Sybille [5]), 1867 auf der Fregatte Iphigenie [6]), 1873 auf dem Transportschiffe Orne [7]) u. a; „la privation d'aliments végétaux (frais)," erklärt Ayme [8]), „est la seule cause puissante, décisive, que nous puissions invoquer pour explicer l'épidémie de l'Orne . . toutes les autres conditions restant les

1) Transact. of the Bombay med. Soc. 1839. II. 256. — 2) Coale, Amer. Journ. of med. sc. 1842. Jan. — 3) l. c. 25. — 4) Lond. med. Times and Gaz. 1854. Debr. 586. 5) Normand. — 6) Caurant. — 7) Ayme. — 8) l. c. 26. 31.

mêmes après notre relâche à Melbourne, la présence de vivres et de végét dans la ration de l'équipage et des déportés, a suffi pour arrêter, d'une brusque, les progrès de la maladie." — Schliesslich sei noch darauf hin dass, wie auf der Kriegsmarine, so auch auf Handelsschiffen und Wallfisc deren Besatzung längere Zeit an frischen vegetabilischen Nahrungsmitteln gelitten hatte, Scorbut nicht selten aufgetreten ist, und dass unter densel hältnissen auch mehrere der arktischen Expeditionen an der Krankheit haben, so neuerlichst nach Armstrong die Mannschaft auf dem „Inve unter der Scorbut im Frühling 1852 d. h. 2¼ Jahr nach dem Ausl Schiffes ausbrach, nachdem die Rationen an frischem Gemüse, besonders I und an Citronensaft erheblich reducirt worden waren, und 1875 auf den und „Discovery", wo nach dem auf Grund amtlicher Ermittelungen abg Gutachten von Sachverständigen Mangel an Citronensaft (als Ersatz fü Vegetabilien) die Ursache für die Entwickelung der Krankheit abgegeb

Diesen und zahlreichen anderen, gleichlautenden Beobach gegenüber wird rationeller Weise die Bedeutung einer an Vegetabilien armen, oder derselben ganz ermangelnden Nahru wesentlichste Ursache der Scorbut-Genese nicht in Abrede werden können, und man dürfte vielleicht nicht irregehen, we in einer Berücksichtigung eben dieses Momentes auch eine E der, wie es scheint, nicht zu läugnenden Thatsache findet, d Scorbut, besonders in höheren Breiten, in vergangenen Jahrh nicht nur häufiger, sondern auch verbreiteter als in der neue neuesten Zeit vorgekommen ist; abgesehen von der enormen kommnung und Vervielfältigung der Communicationsmittel, w möglich machen, einen Mangel an frischen Vegetabilien in v Verkehre entfernteren Gegenden jetzt viel leichter auszugleic man früher im Stande war, kommt vor Allem der Segen, wel Bevölkerung der östlichen Hemisphäre aus dem Anbau der K des wirksamsten antiscorbutischen Nahrungsmittels, innerhalb de zwei Jahrhunderte erwachsen ist, sowie überhaupt die Vervollko und Verallgemeinerung der Gemüse-Kultur in Betracht, wel noch im 16. Jahrhunderte im nördlichen Europa in einem sol stande der Kindheit befand, dass Katharina v. Arragonien, G Heinrich VIII., um zum Genusse eines Salates zu kommen Gärtner nach den Niederlanden senden musste, um das Mater hier zu beschaffen. —

In dem Umstande, dass Scorbut zur Zeit der Kartoffelmisserndt Jahren 1846 und 1847 im britischen Inselreiche so enorme Dimensionen men hatte, hat Garrod Veranlassung gefunden, die gebräuchlichsten I mittel auf ihren Gehalt an Kalicarbonat, an dem die Kartoffel vorzugsw ist, zu untersuchen und folgende, auf eine Unze des untersuchten Stoff nete Resultate erhalten; es geben

	Gran		
grosse Kartoffeln (gekocht)	1.875	Erbsen	
kleine „ (roh)	1.310	Ochsenfleisch (gesalzen)	
Limonensaft	0.852	Zwiebeln	
Citronensaft	0.846	Weizenbrod	
Unreife Orangen	0.675	Käse (holländ.)	
Hammelfleisch (gekocht)	0.673	Weizenmehl (bestes)	
Ochsenfleisch (roh)	0.599	Hafermehl	
Pöckelfleisch (leicht gesalzen)	0.572	Reis	

Es geht hieraus hervor, dass alle Nahrungsmittel, bei deren ausschl Genusse Scorbut sich vorzugsweise häufig zu entwickeln pflegt, Kalic kleinerer, zum Theil viel kleinerer Quantität enthalten, als diejenigen, Genusse die Krankheit nicht vorkommt und die sich als die besten an schen Mittel bewährt haben (Kartoffel und Citronensaft), und hieraus hat Garrod unter gleichzeitiger Berücksichtigung des (übrigens nicht mit Sicherheit festgestellten) Umstandes, dass scorbutisches Blut sich durch einen Mangel an Kalisalzen auszeichnet, den Schluss gezogen, dass die Ursache der Krankheit in einer an Kalicarbonat armen Nahrung gesucht werden muss.

§. 195. So hoch nun aber auch immer das hier besprochene ätiologische Moment in der Scorbut-Genese zu veranschlagen ist, so kann doch nicht in Abrede gestellt werden, dass sich die Krankheit ab und zu unter Verhältnissen entwickelt hat, welche es zum mindesten wenig wahrscheinlich machen, dass Fehler in der Diät, und speciell Mangel an frischen Vegetabilien die Krankheitsursache abgegeben haben. Allerdings haben die als Beweise hierfür beigebrachten Beobachtungen nicht alle gleichen Werth, und man wird dieselben daher auf ihre Verlässlichkeit zu prüfen haben. — Wenn auf einzelnen englischen und französischen Kriegsschiffen, so u. a. nach Lagarde auf einer von Lorient nach der chinesischen Küste dirigirten Fregatte, nach Wrench [1]) auf einem Kriegsschiffe während der Ueberfahrt von England nach Calcutta, Scorbut aufgetreten ist, wiewohl die Mannschaft Citronensaft und präservirte Gemüse erhalten hatte, und von den Beobachtern daraus der Schluss auf die Unabhängigkeit der Krankheitsgenese von Mangel an frischen Vegetabilien gezogen worden ist, so ist dagegen zu bemerken, dass Citronensaft, abgesehen von seiner vielleicht nicht ganz verlässlichen prophylaktischen Wirkung, häufig verfälscht ist [2]), zudem, besonders in den Tropen, leicht verdirbt und nicht selten in zu kleinen Portionen gereicht wird, und dass präservirte Gemüse doch nicht frische Vegetabilien zu ersetzen im Stande sind. — Andere in diesem Sinne gemachte Mittheilungen, wie u. a. von Burt aus der Irrenanstalt in Murschedabad (Bengalen), von Maupin aus Algier, in welchen erklärt wird, dass in der Nahrungsweise der Erkrankten sich keine Ursache für das Entstehen von Scorbut entdecken liess, geht die Beweiskraft ab, da aus denselben nicht ersichtlich ist, was die Beobachter unter „zweckmässiger" Diät verstanden haben. In noch anderen Berichten, welche als Beweise dafür gelten sollen, dass sich Scorbut unabhängig von fehlerhafter Nahrung entwickelt hat, spricht sich Unklarheit der Beobachter und Mangel an Kritik aus; so erklärte u. a. Le Vicaire als Ursache der Scorbut-Epidemie, welche 1827—29 auf den französischen Blokadeschiffen im Mittelmeere geherrscht hatte, das Tabakrauchen der Mannschaft, fügt dem aber hinzu, dass die Nahrung derselben in Biscuit, gesalzenem Fleische und getrockneten Gemüsen bestanden hatte; Ledrain legt in seinem Berichte über die Scorbut-Epidemie 1872 auf dem Transportdampfer „Var", welcher Condemnirte von Frankreich nach Caledonien führte, das Hauptgewicht auf das Verweilen der Deportirten in feuchten, dunkeln, schlecht gelüfteten Räumen als Krankheitsursache, erklärt daneben aber: „quant aux végétaux frais nous ne pouvions en prendre qu'une faible quantité, la place manquant pour les loger"; Scoutetten fand die Ursache der Scorbut-Epidemie 1846 in dem Garnisonshospitale in Givet in der tiefen, feuchten Lage des Gebäudes, daneben erwähnte

1) Med. Times and Gaz. 1867. March 317.
2) „Der käufliche Citronensaft," sagt Beckler (l. c. 239), „ist ein so vielfältig verfälschter Artikel, dass man ihm nicht wohl trauen darf."

er allerdings, dass auch die Nahrung der Truppen
erheblich (um 1/8—1/2) vermindert worden war [1]); S
girter Miasmatiker, läugnet ebenfalls den Einfluss
Vorkommen von Scorbut im Amurlande, indem er versichert,
Vorrath an Kohl während des Winters und Frühlings gewöh
ausreicht (was geschieht, wenn derselbe nicht ausreicht, blei
sagt) und weiter zugiebt, dass die Kartoffeln während der
Hälfte des Winters und während des Frühlings ab und zu
gehen, weil sie in den feuchten Kellern verfaulen u. s. w.
einen Umstand glaube ich übrigens noch aufmerksam machen zu
der mir bei der Frage nach dem Einflusse der Nahrung und
der vegetabilischen Nahrung auf das Vorkommen von Scorb
seiner ganzen Bedeutung nach gewürdigt worden zu sein sch
meine die durch verschiedene Umstände bedingte Prädisposi
die Erkrankung oder Immunität von derselben bei einzelnen
rungsgruppen, im Gegensatze zu andern, übrigens unter d
Verhältnissen lebenden, welche es erklärlich macht, dass caeteri
die eine Gruppe an Scorbut leidet, die andere dagegen verschon
— In der Epidemie, welche 1836 zur Zeit des Kaffernkrieges
lande unter den britischen Truppen geherrscht hat, litt wesen
ein Regiment, wiewohl bei allen Regimentern derselbe M
vegetabilischer Nahrung bestand; die Thatsache erklärt si
Morgan nachgewiesen hat, daraus, dass eben jenes Regim
sehr ungünstiger Witterung einen besonders schweren Dienst,
lich weite Märsche auszuführen hatte, bei ihm also jener N
mangel sich in verstärktem Maasse fühlbar machte. — In der
Scorbut-Epidemie 1873 unter der Garnison in Prag litten, n
Berichte von Kirchberger, nur die aus Böhmen stammend
pen, während die galizischen Regimenter verschont blieben,
beide dieselbe Kost hatten; die Ursache dürfte, wie der Bericht
andeutet, darin zu suchen sein, dass die Böhmen sich zu Hau
schnittlich viel besser nähren, als während der Dienstzeit,
Galiziern aber das Gegentheil anzunehmen ist. Wie weit es
dieser relativ, d. h. im Verhältnisse zur Gewohnheit verminderte
gerade um frische Vegetabilien gehandelt hat, bleibt dahinges
sehr ausgesprochener Weise aber tritt, wie mir scheint, dieses
d. h. die durch die Gewohnheit an eine bestimmte Nahrungs
worbene Prädisposition, bez. Immunität, in den Erkrankung
nissen an Scorbut unter der Bevölkerung der höchsten Brei
Kamtschatka [2]), in Grönland [3]), in den Ländern der Hudsons-Ba
hervor, wo die Krankheit nur unter den Fremden vorkommt
sie an der gewohnten frischen vegetabilischen Nahrung Mange
während die Eingeborenen, welche von der Geburt an vorz
oder selbst ausschliesslich auf thierische Nahrung, Brod u.
wiesen sind, von Scorbut ganz verschont bleiben.

Abgesehen also von diesen Beobachtungen, welche imr

1) Auf die Frage von Moreau, welche Ursachen dieser Herabsetzung der Rationen
gelegen haben, erklärte Scoutetten, sich darüber nicht aussprechen zu
serais obligé pour y répondre," fügt er hinzu, „de produire des chiffres qu'il ne
pas de faire connaître ici." Man darf sich hieraus vielleicht ein Bild vo
herrschenden Nahrungsverhältnissen machen.

2) Bogorodsky. — 3) Lange. — 4) Smellie.

eine Deutung im Sinne der zuvor entwickelten Theorie von dem pathogenetischen Einflusse des Mangels an frischen Vegetabilien zulassen, liegt eine Reihe von Mittheilungen über Scorbut-Epidemieen, so von Dicenta und Cless in den Jahren 1852—58 im Gefängnisse in Ludwigsburg, von Opitz im Winter 1851—52 unter der österreichischen Garnison in Rastatt, von Döring 1871 unter den französischen Kriegsgefangenen in Ingolstadt, von Kühn im Winter 1875—76 in der Strafanstalt in Moringen (Landdrostei Hildesheim) u. a., auch über einzelne Schiffs-Epidemieen von der englischen, französischen und deutschen Kriegsmarine vor, deren Entstehung, wie die Beobachter in glaubwürdiger Weise erklärt haben, auf Mangel an frischen Vegetabilien, sowie auf eine fehler- oder mangelhafte Nahrung überhaupt, nicht zurückgeführt werden konnte. — Derartige, jedenfalls seltene Fälle lehren, dass die dem Scorbut zu Grunde liegende Ernährungsstörung sich ausnahmsweise auch unter dem Einflusse gewisser anderer schwächender Momente zu entwickeln vermag, welche vorzugsweise an das Leben in Gefängnissen, Kasernen, Schiffen u. s. w. geknüpft sind; gerade die Seltenheit solcher Fälle aber giebt, meiner Ansicht nach, den Beweis, dass alle jene banalen, als Krankheitsursache bezeichneten Schädlichkeiten, wie Feuchtigkeit des Bodens, feuchtkalte Witterung, Luftverderbniss in Folge von Ueberfüllung mangelhaft gelüfteter Räumlichkeiten, Genuss verdorbenen Trinkwassers u. s. w., die sich ja unendlich häufig geltend machen, ohne dass es zum Ausbruche einer Scorbut-Epidemie kommt, als eigentlich pathogenetische Momente nicht in Betracht kommen können, dass es sich dabei vielmehr immer um eine eigenthümliche Modification derartiger hygienischer Missstände, vielleicht um ein gewisses Ensemble derselben handeln muss, über deren Natur die vorliegenden Mittheilungen keinen Aufschluss geben, ohne dass man darum berechtigt wäre, zur Annahme eines *specifischen Scorbut-Giftes* zu greifen.

§. 196. Allerdings hat es nicht an Hypothesen über die miasmatische Natur der Scorbut-Ursache gefehlt. Schon im vorigen Jahrhunderte hatten Poissonier-Desperrières [1]) u. a. die Behauptung aufgestellt, dass sich der Scorbut ätiologisch den Malaria-Krankheiten anschliesse und gerade in der neuesten Malaria-wüthigen Zeit sind zahlreiche Versuche gemacht worden, dieser oder einer ähnlichen Hypothese, welche dem Scorbut eine Stelle unter den infectiösen, oder gar übertragbaren (contagiösen) Krankheiten anwies, Geltung zu verschaffen. — Nächst Scoutetten und Dévé, welche sich ebenfalls für die Malaria-Natur der Krankheit (Dévé liess die Malaria sogar auf Schiffen auftreten) erklärten, haben in den letzten beiden Decennien namentlich Krügkula, Villemin, Kühn, Petrone und Seeland, und zwar theils auf negative, theils auf positive Argumente gestützt, sich für den *miasmatischen, bez. infectiösen Character des Scorbut* ausgesprochen. — Die bisher als Krankheitsursache geltend gemachten Schädlichkeiten, erklärt Krügkula, entsprechen nicht den Anforderungen, welche an essentielle (!) Ursachen gestellt werden müssen; Scorbut wird vorzugsweise an Orten angetroffen, welche als Brutstätte

1) Traité des maladies des gens de mer. Par. 1767.

von acuten Infectionskrankheiten bekannt sind und erscheint gleichzeitig mit ihnen; wiederholt ist die Krankheit unmitt nach Einwirkung von Stoffen, die mit Fäulnissprocessen in Beziehung stehen, nach dem Genusse von faulem Fleiscl dorbenem Wasser u. s. w. aufgetreten, und ihre Genese läss den meisten Fällen (!) durch Infection viel natürlicher (!) als durch jede der bisherigen Hypothesen (!). Seinem Ursprur nähert sich der Scorbut dem Typhus, als nicht-contagiöses schliesst er sich der Intermittens an. (Herr Krügkula scheint wältigend grosse Fülle von Thatsachen, welche den, ich mö sagen, mathematischen Beweis für die Krankheitsentstehung aus führlich erörterten Fehlern in der Diät liefern, nicht zu ken daher mag er auch die von ihm gegebene Erklärung natürlich als die anderer Forscher, deren Theorie sich nicht auf Behau sondern auf Beobachtungen stützt, und die daher, nicht wie blosse Hypothese aufgestellt haben.) — Mit einem wahr wande willkürlicher und irrthümlicher Behauptungen führt V ebenfalls den Beweis, dass der Scorbut sich den Ursachen n typhösen Krankheiten anschliesst, im Gegensatze zu Krügk dicirt er der Krankheit aber auch contagiöse Eigenschaften; Typhus, sagt er, so hat auch Scorbut primäre Heerde an der der Nord- und Ostsee und des schwarzen Meeres, von welcher durch maritimen Verkehr verschleppt wird; dieser Ungeheue von Behauptung stellt er dann noch die Erklärung zur Sei Scorbut-Epidemieen sehr häufig neben Typhus-Epidemieen v und dass die beste Art, die Verbreitung der Krankheit zu v Entfernung aus dem Krankheitsheerde sei. — Eine in der Th zende Widerlegung hat diese von Villemin vorgetragene Leh Le Roy de Méricourt gefunden, der auf eine reiche Erfahr gründliche litterarische Bildung gestützt, die Unhaltbarkeit Villemin vorgebrachten Gründe auseinandersetzt, und es zweifelhaft erklärt, dass eine mangelhafte, vorzugsweise an Gemüsen arme Nahrung das wesentliche Causalmoment Scorbut abgiebt; ebenso wies dann wenig später Gallic dass die Scorbut-Epidemie, welche sich auf einem fran Kriegsschiffe auf der Rückfahrt von Island nach Frankreich e hatte, nicht einem „Miasma scorbuticum", sondern dem Ma frischen Vegetabilien ihren Ursprung verdankte und dass die beit wie mit einem Schlage aufhörte, nachdem neue Provisio genommen waren. — Kühn hat die Hypothese von dem miasm Character des Scorbut in einer andern Weise und mit grösse schicke, wenn auch, meiner Ansicht nach, mit ebensowenig Er theidigt. Er verallgemeinert den Begriff „Scorbut", indem Werlhoff'sche Blutfleckenkrankheit (die von Scorbut toto co schieden ist) und Stomacace (die mit Scorbut nichts weiter hat, als dass sie eine Affection des Zahnfleisches ist) in densel gehen lässt, und unterscheidet sodann einen durch alimentäre S keiten hervorgerufenen, oder wie er sich ausdrückt, Inanitions- von einem, demselben symptomatologisch nahestehenden, it aber durchaus verschiedenen und durch ein Miasma erzeugten heitsprocess, dem infectiösen Scorbut, dem er, wie Villemin giöse Eigenschaften beilegt. — Wenn man nun das von ihm entworfene, bez. an Krankengeschichten erläuterte Bild des infectiösen Scorbutes genauer prüft, so kann man sich des Eindruckes nicht erwehren, dass er den Begriff „Scorbut" in ungebührlicher Weise ausgedehnt, leichte Röthungen und Wulstungen des Zahnfleisches, selbst bei Individuen mit vollkommen verdorbenen Zähnen, für Zeichen scorbutischer Affection erklärt, darauf hin die Diagnose „Scorbut" gestellt und so eine Reihe von Scorbutformen, wie scorbutische Peritonitis, Bronchitis, Angina, Pneumonie, Rheumatismus u. s. w. entwickelt hat, welche an Sydenham's „Febris dysenterica sine dysenteria" oder „Febris variolosa sine variolis" erinnert, und bei welcher er, indem er sie genetisch mit dem Aufenthalte der erkrankten Individuen in überfüllten, nicht gelüfteten Räumen in Verbindung gebracht, eine, vielleicht durch Fäulnissbacterien vermittelte, miasmatische Infection supponirt. — Seeland endlich ist noch einen Schritt weiter gegangen, er hat die Bacterien gesehen; nach ihm ist die Ursache des Scorbutes in dem Küstengebiete des Amurlandes ein Schimmelpilz, der bei der Feuchtigkeit des Bodens in den Häusern der besser situirten Beamten u. s. w. üppig gedeiht, während die Eingeborenen, deren Hütten auf festgestampftem Lehm stehen, von der Krankheit verschont bleiben.

Ganz unhaltbar aber, weil eben allen historischen und klinischen Erfahrungen widersprechend, ist die Annahme der *contagiösen Natur des Scorbuts*, die von Echthius, Horst, Poupart, Trotter u. a. Aerzten des 18. Jahrhunderts behauptet, neuerlichst in Villemin, Kühn, Murri und Cantù Vertreter gefunden hat. — Die Behauptung Villemin's, dass die Krankheit, an der Küste der Ost- und Nordsee und des schwarzen Meeres heimisch, durch den nautischen Verkehr von dort weiter verschleppt wird, sich also nach Art einer contagiösen Krankheit, wie etwa des Typhus, verbreitet, ist so abenteuerlich, dass sie einer ernsten Widerlegung nicht bedarf, aber auch die andern Beweise, welche er für seine Ansicht beigebracht hat, beruhen, wie Le Roy de Méricourt und Despagne nachgewiesen haben, auf einer irrigen Auffassung oder Deutung der Thatsachen. — Ebensowenig können die von Kühn mitgetheilten Beobachtungen über das Auftreten von Scorbut bei Individuen, welche mit Scorbut-Kranken in nähere Berührung gekommen waren, als Beweise einer Uebertragung der Krankheit angesehen werden, und zwar um so weniger, als es sich in diesen Fällen um jene dubiösen Scorbut-Formen handelt. — Murri hat auf Grund der Mittheilungen Kühn's Infectionsversuche mit dem aus der Vene eines Scorbut-Kranken entnommenen Blute an vier Kaninchen angestellt; nach subcutaner Injection des Blutes traten, zum Theil nach voraufgegangenen fieberhaften Erscheinungen (Temperatursteigerung), kleine hämorrhagische Flecken an den Ohren der Thiere auf, die Section ergab kleine Blutergüsse in die Dura mater und auf der Pleura, bei einem derselben auch auf das Peritoneum, in die Leber und in die Milz. — Murri enthält sich jedes Schlusses über die Bedeutung dieser Erscheinungen für den Nachweis einer Uebertragbarkeit des Scorbutes, und ebenso vorsichtig urtheilt Cantù, der die Versuche und zwar mit demselben Erfolge, wie Murri, ebenfalls an zwei Kaninchen wiederholt hat, und sich lediglich darauf beschränkt, die von Murri gewonnenen Resultate zu bestätigen. — Dass die Thiere wirklich scorbutisch erkrankt gewesen sind, geht weder aus der Schilderung der Krankheitserscheinungen, noch aus dem nekroskopischen Befunde hervor.

Fasse ich die in dieser Untersuchung mitgetheilten und erörterten Thatsachen kurz resumirend zusammen, so gelange ich bezüglich der Scorbut-Genese zu dem Schlusse, dass die Krankheit vorwiegend an den Mangel frischer Vegetabilien in der Nahrungsweise der Individuen, vielleicht an die ungenügende Zufuhr von (pflanzensauren) Kalisalzen, geknüpft ist, dass sie um so schneller, und um so intensiver auftritt, je mehr andere schwächende Momente auf den Organismus zuvor eingewirkt, bez. denselben für die Erkrankung prädisponirt haben, dass gewisse andere, vorläufig nicht näher zu bezeichnende hygienische Missstände, wenn auch weit seltener als die zuvor genannten, die dem Scorbute zu Grunde liegende Ernährungs-Störung hervorrufen, ohne dass man darum von einem miasmatischen (bez. infectiösen) Ursprunge der Krankheit zu sprechen berechtigt wäre, dass ein contagiöser Character des Scorbuts aber aufs entschiedenste in Abrede zu stellen ist.

Litteratur-Verzeichniss zu Scorbut.

Agostini, Observat. epidemicarum etc. Venet. 1758. 119. — Amburger, Arch. für klin. Med. 1881. XXIX. 113. — Anderson, Edinb. monthl. Journ. of med. 1847. Sptbr. 176. — Armstrong, Observations on naval hygiene and scurvy etc. Lond. 1858. — Ayme, Relat. de l'épidémie de scorbut du transport l'Orne dans sa campagne en Nouvelle-Calédonie en 1873. Par. 1874. — Bacheracht, Mém. sur le scorbut. Reval 1787. — Bachstrom, Observ. circa scorbutum etc. Leid. 1734. Abgedr. in Haller, Dissert. med.-pract. VI. 92. — Baldinger, Von den Krankheiten einer Armee. Langensalza 1774. 437. — Baly, Lond. med. Gaz. 1843. Febr. 699. — Bang, Selecta diarii nosoc. 1786. 193. — Bardowsky, Med. Zeitung Russl. 1850. 171. — Barret, Provincial med. and surg. Journ. 1849. March, April. — Bartholow, Amer. Journ. of med. Sc. 1860. April 330. — de Beauvais, Gaz. des hôpit. 1877. Nr. 18. — Beckler, Verhandel. der Berliner med. Gesellsch. 1867. I. 211. — Bellingham, Dublin med. Press 1847. July 34. — Benech, Gaz. hebdomad. de méd. 1874. Nr. 46. 48. — Bericht (I) in Madras quart. med. Journ. 1840. I. 207. — (II) Bibl. for Laeger 1839. I. 145. — (III) Bull. de l'Acad. de méd. 1841. Febr. 23. — (IV) Sundhedskolleg. Forhandl. for aaret 1847. 30. — (V) Edinb. monthl. Journ. of med. 1847. Juni. 943. — (VI) Sundhedskolleg. Forhdl. for aaret 1848. 40. — (VII) Med. Zeitung Russl. 1850. 318. 409. — (VIII) Edinb. monthl. Journ. of med. 1850. Juni 595. — (IX) Med. Zeitung Russl. 1854. 379. — (X) ib. 1857. 49. — (XI) Madras monthl. Journ. of med. sc. 1871. Febr. 129. — Besnier, l'Union méd. 1877. Nr. 62. 98. 134. — Beuzelin, Quelques considérations sur l'étiologie et le traitement du scorbut à la mer. Par. 1859. — Blanchard, Du scorbut. Montpell. 1864. — Boeck, Norsk. Magaz. for Laegevidensk. II. Raekke. I. Nr. 9. Bogorodsky, Med. Zeitung Russl. 1854. 10. — Boisgard, Le scorbut observé en Fort Boyard sur les détenus de la commune etc. Rochefort 1872. — Bourchier, Transact. of the Bombay med. Soc 1840. III. 206. — Brucaeus, De scorbuto propositiones. Rostock 1589. — Bucquoy, L'Union méd. 1871. Nr. 66 ff. — Buddeus, Zur Kenntniss St. Petersburgs etc. — Burt, Transact. of the Calcutta med. soc. 1829. IV. 114. — Cantù, Raccoglitore medico 1881. Agosto 188. — Caurant, Relation méd. d'un voyage de France à la Nouvelle-Calédonie etc. Par. 1869. — Cejka, Prager Vierteljahrsschr. für Hlkde. 1844. II. 7. — Chailly, Journ. gén. de méd. LXXX. 213. — Charpentier, Etude sur le scorbut en général, l'épidémie de 1871 au particulier. Par. 1871. — Chmelsky, Diss. de scorbuto exercitum Caesareo-regium in Silesia graviter 1760, 1761 afficiente. Prag. 1767. — Christison (I) Monthly Journ. of med. 1847. June 873. — (II) ib. 1847.

July 2. — Cless, Württbg. med. Corrspdzbl. 1859. XXIX. Nr. 33. 260. — Copland, Wörterb. der pract. Med. A. d. Engl. IX. 385. — Cork, von Lind 419 citirt. — Crawford, Statist. report on the sickness and mortality in the U. S. Army 1839—1855. Washingt. 1856. 391. — Curran, Dublin quart. med. Journ. 1847. Aug. 83. — Curtis, Account of the diseases of India etc. Edinb. 1807. — Dawidoff, Med. Zeitung Russl. 1857. 369. — Delpech, Annal. d'hyg. 1871. Avril. 297. — Despagne, Bull. de l'Acad. de méd. 1874. 1083. — Dicenta, Württembg. med. Corrspdzbl. 1859. XXIX. Nr. 14. 107. — Dodonaeus, Med. observ. exempla rara. cap. XXXIII. Lugd. Batav. 1585. 74. — Doepp, in Abhandl. deutscher Aerzte in Petersburg. V. 313. — Döring, Deutsche militärärztl. Zeitschr. 1872. I. 314. — Donnet und Fraser, Report of the comitt... to inquire into the causes of the outbreak of scurvy in the recent Arctic Expedition etc. Lond. 1877. — Donovan, Dublin med. Press 1848. — Echthius, De scorbuto epitome. Wittbg. 1585. Abgedr. in Sennert, Tract. de scorbuto. Wittbg. 1624. — Enneholm, Taschenbuch der Kriegshygiene. Petersb. 1813. — Fauvel (I), Arch. gén. de méd. 1847. Juli 621. — Fauvel (II), Gaz. méd. d'Orient. 1857. Sptbr. — Felix, Viertelj. für öffentl. Gesundheitspfl. 1871. III. 111. — Foltz, Amer. Journ. of med. Sc. 1848. Jan. 38. — Forget, Gaz. méd. de Paris 1853. 584. 598. — Forry, Amer. Journ. of med. sc. 1842. Jan. 77. — Frank, Journ. complém. du dictionn. des sc. méd. X. 184. — Gale, in Statist. report on the sickness and mortality in the U. S. Army. 1819—1839. Washingt. 1840. 12. — Galliot, Arch. de méd. nav. 1877. Mai 321. Juin 426. — Gamach, Indian Annals of med. sc. 1862. May 75. — Georgesco, Du scorbut, épidémie observé pendant le siège de Paris 1870—71. Par. 1872. — Greenhow, Indian Annals of med. sc. 1858. July 346. — Grimm, Med. Zeitung Russl. 1849. 281. — Günsburg, Zeitschr. für klin. Med. 1856. VII. Nr. 2. — Guthrie, Edinb. med. Comment. Decas. II. Vol. II. 328. — Guttceit, Med. Zeitung Russlands 1851. 245. — Guyon, Gaz. méd. de Paris 1841. 698. 1842. 535. — Hannover, Statist. undersögelse etc. Kjöbenh. 1858. 246. — Hayem, Gaz. hebdom. de méd. 1871. Nr. 14—18. — Heine, Med. Ztg. Russl. 1851. Nr. 1. — Heinrich, Med. Zeitung Russl. 1849. 169. — Henderson, Madras quart. med. Journ. 1841. III. 324. — Herr, Transact. of the Pennsylv. State med. soc. 1876. XI. 210. — Herrmann, Petersb. med. Wochenschr. 1881. Nr. 3. — Heyman, Hygiea 1880. Jan. 1. — Hildebrand, Finska Läkare Sällsk. Handl. 1876. XVII. 78. — Hjaltelin (I) in Dobell Reports 1870. I. 283. — Hoechstetter, Observ. med. rar. Pars posthuma cas. X. Frcft. 1674. 662. — Jardin, Du scorbut pendant le siège de Paris 1870—71. Par. 1871. — Jonin, Med. Ztg. Russl. 1849. Nr. 45. — Kerewajew, Med. Ztg. Russl. 1840. Nr. 51. — Kirchenberger, Prager Vierteljahrschr. für Heilkde. 1874. III. 33. — Kramer, Medicina castrensis. Norimb. 1735. I. 77. und Diss. de scorbuto. Norimb. 1737. Abgedr. in Haller, Diss. med.-pract. VI. — Krebel, Ueber die Erkenntniss und Heilung des Scorbuts. Leipzig 1838. — Krügkula, Wien. med. Wochenschr. 1873. Nr. 27. — Kühn, Arch. für klin. Med. 1880. XXV. 115. — Lagarde, Arch. de méd. nav. 1864. Mars 176. — Lamothe, Journ. gén. de méd. IV. 113. — Lang, Med. Ztg. Russl. 1851. Nr. 3. 19. — Larrey, Med.-chir. Denkwürdigkeiten aus seinen Feldzügen. A. d. Fr. Lpz. 1813. I. 264. — Lasègue et Legroux, Arch. gén. de méd. 1871. Juill. seq. — Latham, Account of the disease lately prevalent at the general Penitentiary. Lond. 1825. — Lavirotte, Gaz. méd. de Lyon. 1857. Nr. 17. 18. — Laycock, Lond. med. Gaz. 1847. IV. 573. — Ledrain, De l'épidémie de scorbut observé à bord du Var dans un voyage à la Nouvelle-Calédonie. Par. 1874. — Lee, Lond. med. and phys. Journ. 1826. LV. 465. — Legroux, Gaz. hebdomad. de méd. 1871. Nr. 6. — Léon, Arch. de méd. nav. 1868. April 290. — Lepecq de la Cloture von Ozanam IV. 109 citirt. — Le Roy de Méricourt, Bull. de l'Acad. de méd. 1874. 956. — Leidesdorff, Preuss. med. Vereins-Ztg. 1856. Nr. 80. 82. — Leven, Gaz. méd. de Paris 1871. Nr. 39 ff. und Compt. rend. 1872. Tom. LXXV. Nr. 6. — Lichtenstädt, Hamb. Zeitschr. für Med. 1849. XL. 253. — Lilienfeld in Casper's Vierteljahrschr. für die ges. Hlkd. 1851. Nr. 1—3. — Lind, Abhandl. vom Scharbock. A. d. Engl. Riga u. Lpz. 1775. — Lingen, Med. Ztg. Russl. 1845. 307. — Linné von Lind 431 citirt. — Lonsdale, Edinb. monthl. Journ. of med. 1847. Aug. 97. — Macmichael, Lond. med. Gaz. VIII. 1831. April 124. — Madison, Statist. report on the sickness and mortality in the Army of the U. S. 1855—60. Washingt. 1860. 40. — Mc Bride, Cincinnati Lancet and Observer 1862. July. — Mc Cormick, Dublin. Hosp. gazette 1847. April 15. — Mc Gregor (I) Edinb. med. and surg. Journ. 1805. July 282. —

Mc Gregor (II), Pract. observ. on the principal diseases.. in the North Western Provinces of India etc. Calcutt. 1843. 177. — Macleod, Note on the scurvy of the war of Crimea. Lond. 1858. — Macnab, Transact. of the Calcutta med. Soc. 1838. VIII. 101. — Malcolmsen, Journ. of the Asiatic roy. soc. VIII. 279. — Maugin, Gaz. hebdom. de médecine 1855. Nr. 29. — Maupin, Mém. de méd. milit. 1848. LXV. 311. — May, De scorbuto annis 1842—43 Lips. observ. Diss. Lips. 1844. — Minto, Lond. med. Gaz. 1837. Nov. 258. — Monro, Beschreibung der Krankheiten in den britischen Feldlazarethen. A. d. Engl. Altenburg 1766. 204. — Morgan (I), Lond. med. Gaz. 1837. Nov. 295. — Mower in Statist. report on the sickness and mortality in the U. S. Army 1819—1839. Washingt. 1840. 17. — Murray (I), Madras quart. med. Journ. 1840. I. 16. — Murray (II), Lond. med. Gaz. 1837. Oct. 160. — Murri, Rivista clin. di Bologna. 1881. Aprile 215. — v. d. Mye, De morbis popularibus Bredanens. etc. in Gruner, Diss. II. 7. IX. 6. ff. — Nitzsch in Commerc. litter. Norimberg 1734. 162. — Normand, Hygiène et pathol. de deux convois de condamnés etc. Par. 1869. — Novellis, Annali univ. di med. 1845. Novbr. — Oloff, Diss. de scorbuto. Leoberg 1797. — Opitz, Prager Vierteljahrschr. für Hlkde. 1861. I. 108. — Panton, Transact. of the Calcutta med. Soc. 1835. VII. App. XXII. — Perin, Statist. report on the sickness and mortality in the U. S. Army 1839—1855. Washingt. 1856. 361. 369. — Perrin, L'Union méd. 1857. Nr. 103. 104. — Petrone (I), Rivista clin. di Bologna. 1881. Aprile. 193. Giugno 352. (II) Annali univ. di med. 1881. Oct. 397. — Popham, Dublin. quart. Journ. of med. 1853. Mai, abgedr. in Edinb. med. and surg. Journ. 1853. July 38. — Popper, Zeitschr. für Epidemiologie 1876. II. 241. — Porter, Madr. monthl. Journ. of med. Sc. 1872. April. 253. — Poupart, Philos. transact. XXVI. 223. — Radius, Brevis enarratio de scorbuto etc. Lips. 1843. — Ritchie, Monthl. Journ. of med. 1847. July. 38. Aug. 76. — Rigler, Die Türkei und deren Bewohner etc. II. 405. — Roche, Une épidémie de scorbut observé pendant le siège de Paris. Par. 1872. — Rollin, Quelques considér. sur le scorbut en Crimée. Strasb. 1858. — Ronsseus, De magnis Hippocratis lienibus etc. comment. Antwerp. 1564. Abgedr. in Sennert, Tract. de scorbuto. Wttbg. 1624. — Ross, Transact. of the Calcutta med. Soc. 1836. VIII. 130. — Rötenbeck et Horn, Speculum scorbuti etc. Norimb. 1633. — Routier, Annal. méd.-psychol. 1856. Oct. 476. — Sachs, Med. Ztg. Russlands 1848. 37. — Salberg, Weckoskrift för Läkare och Naturforskare. 1787. VIII. 134. — Samson v. Himmelstiern (I), Beobachtungen über den Scorbut u. s. w. Berl. 1843. (II) in Häser's Arch. für Med. 1843. V. 488. — Schraud, Nachrichten vom Scharbock u. s. w. Pesth 1804. — Schrenk, Reise in die Tundren der Samojeden. I. 546. — Schütz, Med. Ztg. Russl. 1846. Nr. 1. 2. — Schützenberger, Compt. rend. de la clinique etc. Strasb. 1857. 113. — Scoutetten, Gaz. méd. de Paris 1847. Nr. 29. 588. (Bull. de l'Acad. de méd.) — Scrive, Relation méd.-chir. de la campagne d'Orient etc. Par. 1857. — Seeland, Petersb. med. Wochenschr. 1882. Nr. 2. 3. — Seidlitz in Abhandl. deutscher Aerzte in Petersburg. V. 97. 155. — Shapter, Lond. med. Gaz. 1847. IV. 945. 990. — Sibbald, Provincial med. and surg. Journ. 1847. 413. — Sinopeus, Parerga medica. Petersb. 1734. — Smellie, Edinb. monthl. Journ. of med. 1849. Spt. 1061. — Sokoloff, Med. Zeitung Russl. 1855. 274. — Targa in a Bona, Tract. de scorbuto. Venet. 1761. 67. — Tholozan, Gaz. méd. de Paris 1855. 421. — Turnbull, Lancet 1848. April, June. — Villemin, Bull. de l'Acad. de méd. 1874. 680. 739. — Waddel, Transact. of the Calcutta med. Soc. 1828. III. 272. — Wald in Casper's Vierteljahrsschr. für gerichtl. Med. 1857. Jan. — Walter, Norsk Magaz. for Laegevidensk. 1840. I. 48. — Wier, Observ. med. lib. I. Basil. 1567. 7. In Ejd. Opp. Amstelod. 1660. 883.

§. 197. Im Anschlusse an Scorbut erwähne ich einer eigenthümlichen, auf den griechischen, an der Ostküste des Peloponnes in geringer Entfernung von Argolis gelegenen Inseln Spezza und Hydra endemisch herrschenden, jedoch nur Kinder in den ersten Lebensjahren betreffenden Krankheit, auf welche sich die Aufmerksamkeit der griechischen Aerzte erst in der neuesten Zeit hingelenkt hat, und die unter dem (wenig characteristischen) Namen

III. Ponos (Schmerz) von Spezza und Hydra

bekannt, unzweifelhaft als ein auf tiefen Ernährungsstörungen beruhendes Allgemeinleiden aufzufassen ist, wiewohl die bisher angestellten klinischen und pathologisch-anatomischen Untersuchungen einen bestimmten Aufschluss über die Natur des Leidens noch nicht ergeben haben [1]).

Die Krankheit entwickelt sich und verläuft stets fieberhaft; das Fieber hat einen intermittirenden oder unregelmässigen Typus, zeigt im Verlaufe des Leidens vielfache Schwankungen und nimmt bei dem, meist ungünstigen, Ausgange desselben einen hektischen Character an. — Den Beginn der Krankheit bezeichnet eine Veränderung in dem Kräftezustande und in der Gemüthsstimmung der Kinder; sie verlieren an Lebhaftigkeit, zeigen Schwäche in den Bewegungen, werden traurig, unlustig zum Spiel; dabei nimmt die Haut eine blasse oder strohgelbe Färbung an und trotz des meist erhaltenen, nicht selten zum Heisshunger gesteigerten und besonders auf pikante Nahrungsmittel und Spirituosen hingerichteten Appetits, macht sich eine fortschreitende Abmagerung bemerklich, während der Unterleib in Folge einer immer mehr zunehmenden und oft einen enormen (bis zur Mittellinie des Bauches reichenden) Umfang gewinnenden Schwellung der Milz aufgetrieben erscheint. In manchen Fällen ist die Milz, spontan oder auf Druck, schmerzhaft (daher der Name der Krankheit), häufiger aber wird jede schmerzhafte Empfindung trotz der bedeutenden Milzgeschwulst vermisst. Nur ausnahmsweise ist auch eine geringe Geschwulst der Leber und in einzelnen, seltenen Fällen Schwellung der lymphatischen Drüsen am Halse beobachtet worden. — Die Verdauung ist stets gestört, nicht selten erfolgt nach dem Genusse von Speisen Erbrechen; im Anfange der Krankheit besteht gewöhnlich Stuhlverstopfung, während später die Ausleerungen einen diarrhoischen oder dysenterischen Character annehmen. — Sehr characteristisch ist der penetrante Gestank des Urins, der sich schon im Beginne des Leidens bemerklich macht und während der ganzen Dauer desselben anhält; gemeinhin bildet sich in dem entleerten Harne ein Bodensatz (Urate?), niemals aber, oder doch nur sehr selten, enthält er Eiweiss. — Eine der häufigsten Erscheinungen im Krankheitsverlaufe ist Bronchial-Katarrh. — In dem späteren Stadium der Krankheit treten eine Reihe colliquativer Erscheinungen, die zuvor genannten profusen Darmentleerungen, Wassersucht (anfangs Oedeme, später Ascites) und colliquative Schweisse, demnächst Hämorrhagieen in Form von Petechien oder grösseren Sugillationen der Haut, Nasenbluten, Darmblutungen, vor Allem aber Blutungen aus dem Zahnfleische ein, das schliesslich die Erscheinungen einer scorbutischen Affection bietet; es zerfliesst jauchig, die Zähne werden locker und fallen endlich aus und in einzelnen Fällen hat man selbst Nekrose der Kieferknochen beobachtet. — Unter diesen terminalen Zufällen, zuweilen auch schon früher in Folge intercurrenter Local-Erkrankungen (Bronchopneumonie, Meningitis, Peritonitis) und allgemeinen Marasmus tritt der Tod ein. Dies ist der gewöhnliche Ausgang der Krankheit; nur in Ausnahmsfällen, bei

1) Der folgenden Darstellung liegen die Mittheilungen von Karamitsas (Gaz. des hôpit. 1880. Nr. 19. 147) und Stephanos (Gaz. hebd. de méd. 1881. Nr. 47. 51. p. 750. 813) zu Grunde. In diesen Mittheilungen werden Berichte griechischer Aerzte über die Krankheit citirt, welche seit dem Jahre 1835 in der in Athen erscheinenden med. Zeitschrift „Γαληνος“ veröffentlicht worden sind.

zweckmässiger Diät und einer tonisirenden Therapie (Chinin, Eisen, bes. Jodeisen) ist Genesung erfolgt, doch nur dann, wenn sich die Krankheit noch im Anfange der Entwickelung befand; bei sehr jugendlichen Kindern lässt sich, wenn auch nicht viel, doch immer noch am meisten von der Wahl einer guten Amme erwarten. — Die Dauer des, in seinem Verlaufe übrigens vielfachen Schwankungen unterworfenen, Leidens betragt im Mittel 1—2 Jahre; zuweilen verläuft es unter sehr stürmischen Erscheinungen schon nach 2—3 Monaten tödtlich.

Die bis jetzt nur in einem Falle angestellte Autopsie, über welche Stephanos berichtet, hat keine Spur eines leukämischen, pseudo-leukämischen, tuberculösen oder Malaria-Leidens ergeben. Man fand die Milzkapsel sehr fest, das Balkengerüste der Milz bedeutend verdickt, die Milz selbst druseuartig geschwellt, übrigens nicht wesentlich pigmentirt und keine Anhäufung farbloser Zellen; in der rechten Lunge war ein bis zur Pleura reichender Abscess, ferner beginnende Leberkirrhose (das Kind hatte im Verlaufe der Krankheit alkoholische Getränke erhalten), die Nieren blutreich, Bronchial- und Mesenterialdrüsen normal, einzelne derselben etwas geschwellt.

Die Krankheit kommt, wie bemerkt, nur bei Kindern in den ersten Lebensjahren, gewöhnlich in der Zeit zwischen der ersten und zweiten Dentition vor; zumeist entwickelt sie sich schon beim Ausbruche der ersten Schneidezähne. Nur in sehr seltenen Fällen sind Kinder im Alter von 4 Jahren oder gar darüber erkrankt. Im männlichen Geschlechte soll das Leiden etwas häufiger, als im weiblichen sein (Stephanos).

§. 198. Die Mittheilungen über diese Krankheit reichen nicht über das Jahr 1835 zurück, in welchem zuerst Röser in einem in der ärztlichen Gesellschaft in Athen gehaltenen Vortrage auf das Vorkommen von Milzschwellungen bei Kindern in den ersten Lebensjahren auf Spezza aufmerksam machte, deren Ursache er in dem Genusse von Cisternenwasser suchte; später erwähnte Pallas [1]) der Krankheit, indem er bereits auf die hämorrhagischen, dem Scorbute ähnlichen Erscheinungen aufmerksam machte; eine allgemeine Berücksichtigung seitens der griechischen Aerzte aber hat dies Leiden erst mit dem Jahre 1871 gefunden. — Die Krankheit kommt, wie die neuesten Untersuchungen lehren, nur auf den genannten beiden Inseln *Spezza* und *Hydra* endemisch vor; in andern Gegenden Griechenlands ist sie bisher niemals beobachtet worden. Sie war früher viel häufiger als jetzt, so dass, wie noch Pallas erklärte, auf Spezza nur wenige Familien existirten, welche nicht mindestens ein Kind an derselben verloren hatten; übrigens aber haben sich in der Krankheitsfrequenz zu verschiedenen Zeiten erhebliche Schwankungen bemerklich gemacht. Nach den letzten Berichten lebten auf Spezza mit 7500 Einw. 20 bis 25, auf Hydra mit 7300 Einw. 10—15 an Ponos leidende Kinder.

§. 199. *Klima* und *Jahreszeit* sind auf das Vorkommen der Krankheit ohne jeden Einfluss; dasselbe gilt von *Bodenverhältnissen*: die Krankheit herrscht gleichmässig auf Höhen wie in der Ebene, auf trocknem, felsigem wie auf feuchtem Boden, auf dem Kalkboden von Hydra, wie auf der vulkanischen (Gompholithen-) Formation von Spezza. — Auch die *socialen Verhältnisse* scheinen ohne wesentliche Bedeutung für das Vorkommen derselben zu sein; sie ist gleichmässig häufig in allen Ständen, unter Armen und Reichen, in grossen, reinlichen, gut gelüfteten Häusern und in den Hütten der Armuth beobachtet worden. — Auch in der *Nahrung* lässt sich kein wesentliches ätiologisches

1) Annali univ. di med. 1842. CII. 61.

Moment nachweisen, da sich dieselbe in keiner Weise von der in andern Gegenden Griechenlands gebräuchlichen unterscheidet, in welchen die Krankheit ganz unbekannt ist. — Dass auch der mehrfach angeschuldigte *Genuss von Cisternenwasser* nicht die Krankheitsursache abgiebt, geht daraus hervor, dass das Leiden auch in Familien beobachtet worden ist, welche ihren Wasserbedarf gegrabenen Brunnen entnehmen. — Die namentlich von Jeanakopulos vertretene Ansicht, dass die Krankheit auf einer *Malaria-Infection* beruhe, ist ganz unhaltbar, da auf beiden Inseln Malaria überhaupt gar nicht vorkommt, das Leiden zudem gerade eine Altersklasse betrifft, welche Malaria-Leiden am seltensten unterworfen, und eben nur vorzugsweise auf einzelne Familien beschränkt ist. — Gerade dieser letztgenannte Umstand, sowie die Thatsache, dass die Eltern der an Ponos leidenden Kinder an schweren Krankheiten, besonders an Lungenschwindsucht gelitten haben, spricht einigermaassen für die unter den Bewohnern von Spezza allgemein verbreitete Ansicht, dass es sich dabei um gewisse *hereditäre Verhältnisse,* d. h. um eine angeborene Prädisposition handelt. — Ueber das eigentlich pathogenetische Moment herrscht ein vollkommenes Dunkel, so dass Stephanos, in Anbetracht des Umstandes, dass die Krankheit zu keinem der zuvor genannten Einflüsse in ein causales Verhältniss gebracht werden kann, die Frage aufwirft, ob derselben nicht vielleicht Infection oder Parasitismus zu Grunde liegt. — Schliesslich sei noch darauf hingewiesen, dass die von Karamitsas ausgesprochene Ansicht, dass die Krankheit eine Art von Leukaemia splenica darstelle, weder in den während des Lebens beobachteten Erscheinungen, noch in der Untersuchung des Blutes der Erkrankten (K. selbst fand die farbigen Blutkörperchen an Zahl erheblich vermindert und die Leukokythen ebenfalls bis auf Spuren geschwunden), noch in dem Leichenbefunde die geringste Bestätigung gefunden hat, so dass Stephanos eine Verwandtschaft des Leidens mit Leukämie oder Pseudo-Leukämie aufs bestimmteste in Abrede stellen zu müssen glaubt.

IV. Beriberi.

§. 200. Die unter dem Namen „Beriberi“ und verschiedenen andern volksthümlichen Bezeichnungen [1]) bekannte, vorzugsweise an

1) Die Etymologie des Wortes „Beriberi“ ist nicht aufgeklärt; dasselbe ist entschieden nicht arabischen, sondern hindostanischen oder malayischen Ursprungs; „biribi“ bedeutet malayisch einen „steifen, trippelnden Gang“ (Platteenu, Geneesk. Tijdschr. voor Nederl. Indie X. 665); nach Bontius, der die Krankheit auf Java kennen gelernt hat, ist das Wort von „bharyee“ d. h. „Schaat“ abgeleitet, wogegen Marshall dasselbe von dem Ceylesischen Worte „bharyee“ d. h. „Schwäche in der Bewegung.“ Herklots von dem hindostanischen Worte „bharbari“ d. h. Schwellung (bes. ödematöse Geschwulst) ableitet. — Auf Banka kommt die Bezeichnung „Binas“ oder „Apooi“, auch „pantjakit niloe“ oder „siloe“, auf Java „Loempoe,“ an der Küste von Neu-Guinea „Pantjakit papoea“ vor. In Japan ist die Krankheit unter dem Namen „Kak-ke“ bekannt; die Bezeichnung ist chinesischen Ursprunges und von den Worten „kiaku“ (Bein) und „ka“ oder „ki“ (Krankheit) abgeleitet, also „Beinkrankheit“ (Scheube). — Auf den (französischen Antillen) heisst sie „maladie des sucreries“,

zahlreichen, tropisch oder subtropisch gelegenen Punkten C heimische Krankheit, ist bis vor nicht gar langer Zeit e logisches und ätiologisches Räthsel gewesen, und wenn die Beobachtungen und Untersuchungen englischer, deutscher, ni scher und brasilianischer Aerzte auch mehr Licht über dies breitet haben, so ist es vorläufig doch noch nicht gelungen, bestimmten, unbestrittenen Platz im nosologischen Systeme an ihr Wesen scharf zu characterisiren und vor allem sichere A über ihre Genese, über die derselben zu Grunde liegenden zu gewinnen. — Die neuerlichst veröffentlichten Arbeiten v nich [1]) und Scheube haben diese, in Japan mit dem Namen bezeichnete Krankheit dem deutschen ärztlichen Publikum führt; indem ich mich bezüglich der pathologischen und ana Seite der Krankheit auf diese sehr ausführlichen und gr Arbeiten beziehen darf, werde ich mich hier auf eine übe Zusammenstellung derjenigen Gesichtspunkte aus der Patho pathologischen Anatomie der Beriberi-Krankheit beschränke in einer speciellen Beziehung zu den dieselbe betreffenden, i den erörterten ätiologischen Fragen stehen.

Das Krankheitsbild [2]) setzt sich aus einer Reihe von Symptomen welche auf Affection des (peripheren) Nerven- und des Gefäss-Systems ausgesprochen in Störungen der Motilität und Sensibilität, besonders d täten, in Dyspnoë, Verminderung der Urinsecretion und endlich in hy Ergüssen, die jedoch nicht constant oder in manchen Fällen doch nur gedeutet sind, zuweilen gleich zu Beginn der Krankheit auftreten odc Symptomcomplexe erst später hinzugesellen, so dass man, je nach dem F dem primären oder späteren Erscheinen von Hydrops, eine paralytis pische und gemischte Krankheitsform unterscheiden kann. — Der V Beriberi ist gemeinhin ein chronischer, selten verläuft die Krankhei alsdann meist perniciös.

Dem Auftreten der ersten characteristischen Symptome geht gew längere Zeit (Wochen oder Monate) dauerndes, in allgemeiner Schw losigkeit, Unlust und Unfähigkeit zur Arbeit ausgesprochenes Initial-St her. — Den Krankheitsausbruch bezeichnet (in der paralytischen For beweglichkeit der unteren Extremitäten, die sich allmählig zur P Paralyse steigert, in manchen Fällen später mit demselben Ausgang i auch die oberen Extremitäten befällt und den Kranken alsdann in di Lage versetzt, so dass er nicht die geringste Bewegung zu machen v selbst bezüglich der Aufnahme von Speise und Trank auf fremde Hülfe ist. — Gleichzeitig treten Störungen in der Sensibilität auf und zw häufig als Parästhesieen (Gefühl von Kribbeln, Formication u. a.) o ästhesie (Brennen, bes. in den Füssen und Unterschenkeln, das „burning der englischen Beobachter), schmerzhafte Mukelempfindung bei Druck (Wadenmuskeln), später als Anästhesie und zwar vorzugsweise mit Druck- und Temperatur-Sinnes. Auch diese Symptome machen sich

---

auf Cuba „Hinchazon (d. i. Wassersucht) de los negros", in Brasilien „Per leiden) in Matto-Grosso, oder „Inchacão" (Oedem) in Minas Geraes. — Das W ist ohne Zweifel von den Franzosen aus dem Worte „Beriberi" corrumpirt. — der auf Réunion geboren ist und die Krankheit dort kennen gelernt hat, erkl dass mit dem Worte „Barbiers" ein anderes Leiden bezeichnet werde, aus de dieses Leidens aber scheint hervorzugehen, dass es sich dabei um die ac Form von Beriberi handelt.

1) Die hier und im Folgenden citirten Autoren finden sich in einem alphabetisc Litteratur-Verzeichnisse am Schlusse dieses Kapitels zusammengestellt.

2) Eine Vergleichung der Schilderungen, welche die Beobachter aus Indien, d Archipel, Japan, Brasilien u. s. w. von den Symptomen und dem Verlaufe entworfen haben, ergiebt eine so vollkommene Uebereinstimmung in den Erscheinungen, dass sich der Process im Allgemeinen überall gleichmässig haben scheint, wesentliche Differenzen in der Krankheitsgestaltung an den einze des Verbreitungsgebietes von Beriberi jedenfalls nicht bestehen.

am constantesten in den unteren, später und seltener auch in den oberen Extremitäten bemerklich. — Neben diesen nervösen Erscheinungen beobachtet man stets eine Reihe von Störungen in der Blutbildung und in dem Circulationsapparate: die Kranken haben ein anämisches Aussehen, sie klagen über ein, nicht selten sehr lästiges Herzklopfen und Dyspnöe; die Auscultation ergiebt blasende Geräusche in der Gegend der Herzspitze und über den Semilunarklappen, die Perkussion zeigt Verbreiterung der Herzdämpfung (in Folge von Hydropericardium oder Herzdilatation); der Puls ist klein, leicht wegzudrücken, verlangsamt, zuweilen auch beschleunigt; die Urinsecretion ist (in Folge des verminderten Druckes im Aortensystem) stets vermindert, niemals aber enthält der Harn Eiweiss. — Den hier genannten (die sog. paralytische oder trockene Form von Beriberi characterisirenden) Erscheinungen gesellt sich dann im weiteren Krankheitsverlaufe häufig Wassersucht hinzu, die in anderen Fällen zu den frühesten Symptomen zählt und alsdann die sog. hydropische Form darstellt; gewöhnlich zeigt sich zuerst umschriebenes Oedem an den Knöcheln und am Unterschenkel, das sich allmählig weiter verbreitet, so dass schliesslich ein allgemeines Anasarka besteht, demnächst kommt es zu hydropischen Ergüssen in die serösen Höhlen, constant in das Pericardium, seltener in die Pleura oder in das Peritonäum, selten, wie es scheint, in die Hirn- und Rückenmarkshäute. — Die acute Form von Beriberi entwickelt sich entweder aus der vorhergegangenen chronischen Erkrankung oder sie tritt von vorneherein primär auf und zwar unter stürmischem Auftreten der zuvor genannten Symptome, denen sich (nach einzelnen Beobachtern' als besonders characteristisch und von ominöser Bedeutung) häufiges Erbrechen hinzugesellt; die Dyspnöe erreicht bei ungünstigem Ausgange dieser Form einen hohen Grad, die Kranken werden cyanotisch und erliegen mitunter schon wenige Tage nach dem Auftreten der ersten Symptome asphyktisch und unter Erstickungszufällen. — Der Ausgang der Krankheit in der chronischen Form ist nicht selten der in Genesung, wobei das Leiden sich oft über Monate oder (unter Wechsel von Remissionen und Exacerbationen) selbst über Jahre hinzieht und nach Schwinden der characteristischen Krankheitserscheinungen nicht selten noch lange Zeit oder selbst dauernd Abmagerung und Schwäche der unteren Extremitäten zurückbleiben, oder die Krankheit endet letal, entweder allmählig unter Steigerung der Symptome, besonders der hydropischen Ergüsse, Abmagerung und allgemeinem Marasmus, oder, wie besonders in der acuten Form, plötzlich unter Asphyxie und Erstickungszufällen.

Die bisher angestellten (übrigens sparsamen) Nekroskopieen bei an Beriberi Erlegenen haben einen bestimmten Aufschluss über das Wesen der Krankheit, bez. constante pathologisch-anatomische Veränderungen nicht ergeben; zu den am häufigsten vorgefundenen Erscheinungen gehören: auffallend dunkle Färbung und Dünnflüssigkeit des Blutes, seröse Durchtränkung des Unterhautbindegewebes, mehr oder weniger bedeutende hydropische Ergüsse in die Pleura, ins Peritonäum, vorzugsweise aber ins Pericardium, ab und zu auch in die Hirn- und Rückenmarkshäute, die Lungen blutreich, oft ödematös, das Herz häufig im Zustande der excentrischen Hypertrophie oder einfacher Dilatation, in vielen Fällen weich, blass, fettig degenerirt, die Intima der Aorta und Art. coronar. cordis in einzelnen Flecken verdickt in Folge fettiger Entartung (Lodewijks und Weiss), Gehirn und Rückenmark meist normal. (Die zuweilen vorgefundenen Erweichungsheerde in den Nervencentren dürften wohl als Leichenphänomene aufzufassen sein.) Baelz und Scheube haben (in 4 von ihnen anatomisch untersuchten Fällen) in den peripherischen Nerven eine zur Induration und Kirrhose führende Entzündung und ähnliche Veränderungen in den Muskeln gefunden — eine subacut verlaufende Neuritis und Myositis, welche an die neuerlichst von Eisenlohr, Geoffroy und Leyden beschriebenen Fälle von multipler Neuritis mit myositischer Muskelatrophie erinnert, und, nach Ansicht der Beobachter, das eigentliche Wesen der Krankheit, den Ausgangspunkt derselben bildet.

§. 201. Die *Geschichte der Beriberi-Krankheit* lässt sich, soweit die vorliegenden Untersuchungen eben ein Urtheil gestatten, bis in das 2. Jahrhundert vorchristlicher Zeitrechnung verfolgen. — Aus den Nachforschungen, welche auf Veranlassung des Herrn Scheube von mehreren Sprachkundigen in alten chinesischen und japanischen Medicin-Büchern über das Vorkommen der Krankheit in den genannten Ländern angestellt worden sind, hat sich ergeben, dass sich in ein aus dem Jahre 200 a. Chr. stammenden chinesischen Schrift das Wort „Kak-ke" findet und in einem andern etwa 130 Jal geren Werke eine unzweideutige Schilderung der Krankheit ang wird. Weitere Mittheilungen über Beriberi in China liegen in S aus dem 3., 7. und 8. Jahrhundert p. Chr. vor, und in einc Ende des 10. Jahrhunderts angehörenden Medicin-Buche wir eine „trockene" (paralytische) und „feuchte" (hydropische) unterschieden. — Ueber das Vorkommen der Krankheit in Japa zuerst eine aus dem 9. Jahrhundert nach-christlicher Zeitre stammende medicinische Schrift Aufschluss, allein in dieser, späteren japanischen Medicin-Büchern wird die Krankheit mit Leiden (Herzkrankheiten, Rheumatismus, Wassersucht u. a.) confundirt [1]). — Vom indischen Archipel liegt die erste Mitt über Beriberi in der medicinisch-topographischen Schrift von B vor, der die Krankheit daselbst unter der volksthümlichen Bezei „Beriberi" im 17. Jahrhundert kennen gelernt hatte; aus eben Zeit datirt eine Notiz über dieselbe von dem niederländischen Tulp, der Beriberi bei einem aus Indien (von der Koromandel nach Europa zurückgekehrten Individuum zu beobachten Gel gehabt hatte, und daran schliessen sich in zeitlicher Folge die von Paxmann, Lind und Fontana von der Malabar-Küste erste bedeutende, gewissermaassen grundlegende Arbeit über von Malcolmsen, welche sich auf das Vorkommen der Krankl der Ostküste des Landes bezieht. — Sehr viel neueren Datums Auftreten von Beriberi an einzelnen Punkten der westlichen Hem Wann sich die Krankheit zuerst auf den Antillen gezeigt ha ich aus den mir vorliegenden Berichten nicht zu ermitteln ve in Brasilien ist sie, zum wenigsten in allgemeinerer und epide Verbreitung, erst seit dem Anfange des 7. Decenniums des la Jahrhunderts beobachtet worden, und in eben diese Zeit fällt au es heisst, ihr erstes Auftreten in Guayana.

§. 202. Die *geographische Verbreitung von Beriberi* reic einen grossen Theil der tropisch und subtropisch gelegenen auf der östlichen und westlichen Hemisphäre, die bedeutendsten heitsheerde aber sind auf relativ enge Grenzen beschränkt. Hauptsitz von Beriberi bildet das *japanische Inselreich* [2]), wo die heit von Nagasaki (Insel Kiusiu) bis Hakodade (Insel Yeso) ve herrscht; bis vor einigen Decennien lediglich auf die Hafenpl schränkt, ist sie neuerlichst auch im Binnenlande, so in den gelegenen Provinzen Kodzuke und Oshiu, selbst in der ge Provinz Shinano aufgetreten und hat nicht mehr, wie bisher grösseren Städte, sondern auch kleinere Ortschaften heimge Ueber den Umfang, in welchem die Krankheit in Japan vorl lässt sich bei dem Mangel statistischer Erhebungen über die heitsverhältnisse des Landes nicht urtheilen; einen ungeführen

1) Auch in der neuesten Zeit sind noch mehrfach Verwechselungen von Malaria-Ca Cachexie aqueuse (Anchylostoma-Krankheit) mit Beriberi vorgekommen.

2) Friedel, Pompe van Meedervort, Bericht (V), Maget, Wernich, A Godet, Simmons, Sollaud, Scheube, Baelz.

3) Baelz l. c. 7.

stab dafür giebt die Zahl der von den Aerzten angemeldeten Erkrankungsfälle an Beriberi in Kioto, die bei einer Bevölkerung von (rund) 229,000 Seelen in den Jahren 1875—79 in Summa 2273 betrug, von welchen 1093 auf das Jahr 1878 allein kommen; im Heere betrug die Zahl der Erkrankungen im Jahre 1877 bei einer Truppenstärke von 19,600 Mann 2687 = 14 %, im folgenden Jahre bei einer Stärke von 36,100 Mann 13,629 = 38 % [1]). — In *China*, wo den oben mitgetheilten historischen Daten zufolge Beriberi in vergangenen Jahrhunderten zu den vorherrschenden Volkskrankheiten gehört zu haben scheint, kommt die Krankheit jetzt nur noch sehr selten vor [2]); ausser einem Berichte vom Jahre 1852 über eine Beriberi-Epidemie in einem englischen Regimente [3]), liegt eine Mittheilung über das epidemische Auftreten der Krankheit im Jahre 1870 auf den Kokos-Inseln (in 12 % 10 S. B.) vor, das jedoch mit dem Ueberführen der erkrankten Individuen auf die benachbarte Insel Keeling sein Ende erreicht hat [4]). — Aus *Hinterindien* wird über das endemische Vorkommen von Beriberi in Birma, wo die Krankheit jedoch erst seit ihrem Auftreten im Jahre 1824 unter den britischen Truppen heimisch sein soll [5]), ferner in Singapur [6]) und auf den an der Küste von Kambodscha gelegenen Inseln, bes. Pulo-Condo (Kalabasen-Insel) [7]) berichtet; auf dem Festlande von Saigon ist die Krankheit jedenfalls sehr selten. [8]) — In derselben allgemeinen Verbreitung, wie auf dem japanischen Inselreiche, herrscht Beriberi auf vielen Inseln des *indischen Archipels* [9]) endemisch oder epidemisch, so namentlich auf *Sumatra* [10]), wo die niederländischen Truppen im Atjin-Kriege schwer an der Krankheit gelitten haben [11]) und von wo speciellere Mittheilungen [12]) über das endemische Vorkommen derselben unter den Eingeborenen in den Lampong-Ländern vorliegen, ferner auf *Banka* [13]), besonders in den Minen-Districten, auf *Borneo*, und zwar sowohl auf den Küstenstrichen [14]) und der an der Nordwest-Küste gelegenen, von den Engländern occupirten Insel Labuan [15]), wie im Binnenlande [16]), auf *Celebes* [17]), speciell im Gouvernement Makassar [18]), auf mehreren zur *Molucken-Gruppe* gehörigen Inseln, wie namentlich auf Saparua [19]), während auf der von Beriberi früher [20]) sehr heimgesuchten Insel Amboina die Krankheit jetzt nur noch selten beobachtet wird [21]) und auf der Westküste von *Neu-Guinea*. — Von *Java*, wo Beriberi im Allgemeinen seltener vorkommen soll [22]), liegen Mittheilungen über das endemische Vorherrschen der Krankheit in der im äussersten Osten der Insel gelegenen Residentschaft Baujuwangi [23]), und in den Gefängnissen von Batavia [24]), über eine schwere Epidemie 1841 in der Residentschaft

1) Scheube (II) 6. — 2) Wernich (I) 293. — 3) Bericht (II).
4) Leudesdorf. — 5) Mouat, Kearney, Arokeum.
6) Bericht (I), Ward and Grant. Nach Russell sind in dem Gefängnisse von Singapur in der Zeit vom Mai 1875 bis Mai 1880 1174 Fälle von Beriberi vorgekommen.
7) Beaufils. — 8) Richaud, Introd. VII. In den medicinisch-topogr. Berichten der französischen Aerzte aus Cochinchina wird der Krankheit, mit Ausnahme der zuvor citirten Notiz von Beaufils, mit keinem Worte gedacht.
9) Schneider, Oudenhoven, Overbeck de Meijer, Swaving, van Leent (I).
10) van Leent (VII). — 11) Geipke. — 12) Eisinger.
13) Lindman, van Kappen, van Leent (V). — 14) Heymann, Schneider, Rupert.
15) Roe, Barry. — 16) van Leent (III. IV). — 17) Schmidtmüller, de Meijer.
18) Bauer. — 19) Heymann, Robinow. — 20) Lesson.
21) van Hattem, van Leent (II). — 22) Heymann. — 23) Clapham.
24) Bericht (VI), Swaving. — In der Zeit vom Januar 1857 bis Juli 1870 sind in Batavia und auf Onrust 2069 Beriberi-Kranke auf Kosten der Staatsbehörde verpflegt worden; die bei weitem meisten derselben wurden aus Gefängnissen aufgenommen.

Passuruan, in welcher die Zahl der Erkrankten auf 8000 ar
wird [1]), und über Epidemieen 1864 und 1865 aus dem protest
Waisenhause in Samarang [2]) vor. — In *Vorderindien* bildet
schen Gandscham und Masulipatam gelegene, unter dem Na
Circars bekannte Küstenstrich der *Präsidentschaft Madras* de
sitz der Krankheit [3]), von dem aus sie sich mit abnehmender I
bis auf etwa 100 (engl.) Meilen weit ins Binnenland erstreckt
viel seltener ist Beriberi auf der Coromandel-Küste [5]), in d
lande des Karnatic [6]) und auf der Malabar-Küste [7]) beobachtet
auch in *Nieder-Bengalen* ist die Krankheit zum ersten Male
Jahren 1877—1880 in Calcutta und an verschiedenen Pun
Provinzen Dakka und Assam epidemisch aufgetreten [8]), wäh
dem zur *Präsidentschaft Bombay* gehörigen Theile der Westküs
aus dem grössten Theile des *Dekkan*, den *Nordwest-Provinzen*
Ausnahme der zuvor genannten Epidemie in Calcutta) aus de
Ganges-Ebene nicht ein Bericht über endemisches oder epid
Vorkommen von Beriberi vorliegt. — In sehr bedeutender I
hat die Krankheit auf *Ceylon* geherrscht, an einzelnen Punkte
conomaly, Kandy) häufiger und bösartiger, als an andern (Col
die letzten mir bekannt gewordenen Nachrichten über Beri
dort datiren aus dem Jahre 1849, über die Gestaltung der betr
Krankheitsverhältnisse in der neuesten Zeit vermag ich dah
zu urtheilen. — Ob die Krankheit noch in andern Gegenden
tischen Festlandes oder den zu demselben zählenden Inseln vo
ist bei dem vollkommenen Schweigen der Berichterstatter
fraglich; allerdings erklärt Moore, dass Beriberi in Bassadur
im persischen Golfe gelegenen Insel Kischen) unter Matrosen be
worden ist, höchst wahrscheinlich aber handelt es sich hier
Erkrankungen auf dem Lande, sondern auf Schiffen, die
befahren haben, worüber später das Nähere. — Auf *afrik*
Boden ist die Krankheit, so viel ich habe erfahren können,
an drei Punkten beobachtet worden, auf *Mauritius*, wo Ber
Jahre 1813 unter den britischen Truppen epidemisch geherrsch
auf *Réunion*, wo die Krankheit in den Jahren 1805, 1821, 1
1847 epidemisch aufgetreten ist [11]), und auf der kleinen, an d
west-Küste von Madagaskar gelegenen Insel *Nossi-Bé*, wo sie
zu vorkommt [12]). — Auf der westlichen Hemisphäre ist Beril
bemerkt, erst in neuester Zeit beobachtet worden. Auf der
sischen Antillen soll sie nach einem von Larrey mitgethei
richte von Dumont, unter dem Namen „Maladie des sucre

---

1) Brockmeijer. — 2) van Dissel. — 3) Marshall (II), Hamil
colmsen, Thomson, Hutchinson, Balfour, Waring, Evezard.
4) Kearney berichtet über das Vorkommen der Krankheit in Sambalpur, Kamp
5) Aus der Stadt Madras und dem Bezirke derselben liegt nicht ein Bericht ü
vor, Huillet erklärt, in Pondichery nur einzelne, eingeschleppte Fälle de
gesehen zu haben. — 6) Dick. — 7) Wright; nach Day ist Beriberi in d
von Kotschin sehr selten. — 8) Fayrer nach Mittheilungen von Macl
9) Hunter, Rogers, Davy, Marshall (I, II), Ridley, Pridham.
10) Bericht (III). — Die Epidemie von „acuter anämischer Wassersucht," welch
Mittheilungen von Davidson (Edinb. med. Journ. 1881. Aug. 118) und Pell
de méd. nav. 1881. April 298) im Jahre 1878—79, angeblich aus Indien einge
Mauritius geherrscht hat, kann ich der Schilderung der Symptome nach nicht
halten. — 11) Vinson (I). — 12) Guiol. — Die Ansicht von Fayre
auf der Westküste von Afrika unter dem Namen der „Schlafsucht der Neger" vo
Krankheit der Beriberi entspräche, beruht auf einem mir unerklärlichen Irrthu

kannt, unter Negern und Chinesen in vereinzelten Fällen, ab und zu auch in epidemischer Verbreitung vorkommen; 1859 hat die Krankheit auf Guadeloupe unter Negern geherrscht, die von der Congo-Küste dahin eingeführt worden waren; auch auf *Cuba* ist sie beobachtet worden [1]) und hat eben hier im Jahre 1873 auf zwei in der Nähe von Palmira gelegenen Plantagen unter den Negern mit enormer Bösartigkeit, bez. einer Sterblichkeit von 60—75 % der Erkrankten epidemisch geherrscht [2]). — In *Cayenne* hat sich Beriberi zum ersten Male im Jahre 1865 unter dahin eingewanderten Kulies gezeigt [3]); seitdem scheint die Krankheit daselbst bis zum Jahre 1877 nicht wieder beobachtet worden zu sein [4]), bis im October des genannten Jahres wieder mehrere an Beriberi erkrankte Kulies aus benachbarten Niederlassungen in das Hospital von Cayenne eintraten [5]). — Einer der bedeutendsten Beriberi-Heerde hat sich neuerlichst in *Brasilien* [6]) etablirt und zwar fällt das allgemeine Auftreten der Krankheit hier mit den ersten über dieselbe in Guayana gemachten Beobachtungen zeitlich zusammen. Wie einige brasilianische Aerzte behaupten, soll die Krankheit bereits früher in vereinzelten Epidemieen, so 1825 in Ceará und in den Jahren 1858 und 1861 in Marianna (Provinz Minas-Geraes) vorgekommen sein, die allgemeinere Aufmerksamkeit der Aerzte, besonders in Bahia, wurde auf Beriberi erst seit dem Jahre 1866 hingelenkt, nachdem sich schon einige Jahre zuvor einzelne Krankheitsfälle gezeigt hatten, über deren Diagnose man sich nicht einigen konnte. — Den Ausgangspunkt der in ihrem weiteren Fortschreiten den grössten Theil Brasiliens überziehenden Krankheit bildete die Provinz Bahia, alsbald trat sie in der Provinz Para an den Ufern des Rio Anajas, 1869 in Santa Catharina (Rey), 1871 in Pernambuco (Béringer), 1872 in der Provinz Maranhão, 1873 in der Provinz Ceará, 1874 in San Paolo und Rio Grande do Sul (Betoldi), ferner in den Provinzen Alagoas, Sergipe und Espirito Santo auf, verbreitete sich somit über das ganze Küstengebiet Brasiliens und hat sich auch, nächst Para, in andern Gegenden des Binnenlandes, so namentlich in den Provinzen Matto-Grosso und Minas-Geraes, gezeigt, an vielen Punkten übrigens den Character einer Endemie angenommen. Aus den Mittheilungen brasilianischer Militär-Aerzte, welche den Feldzug gegen *Paraguay* mitgemacht haben, geht hervor, dass Beriberi auch in diesem Lande zur Zeit des Krieges an mehreren Orten (Humaita, Passo da Patria u. a.) epidemisch geherrscht hat. — Schliesslich sei noch erwähnt, dass einzelne Fälle von Beriberi neuerlichst in San Francisco *(Californien)* vorgekommen sein sollen, unter welchen Verhältnissen, bez. bei welcher Nationalität geht aus der kurzen Notiz [7]) nicht hervor.

Eine in mehrfachen Beziehungen sehr interessante Episode in der Geschichte der Beriberi bildet das Auftreten und *epidemische Vorherrschen der Krankheit auf Schiffen.* — Am häufigsten ist die Krankheit unter diesen Umständen auf den niederländischen Kriegs-, Transport- und Küstenschiffen beobachtet worden, welche die den Archipel

---

1) Hava. — 2) Minteguiaga. — 3) Hemeury, Durand.
4) Bei der von Dorvan (Thèse. Montp. 1876) beschriebenen Epidemie unter den Arbeitern in den Goldminen von Sinnarnary handelt es sich vielleicht um Anchylostomen-Krankheit (Cachexie aqueuse), jedenfalls nicht um Beriberi.
5) Hemeury, François. — 6) Vergl. hierzu die sehr gründliche Arbeit von Féris (I).
7) Bericht (V).

bespülenden Theile des indischen Meeres befahren [1]), demnäc englischen Kriegs- und Transportschiffen im bengalischen Me und andern Gegenden des indischen Meeres [2]); einzelne Berichte ferner über das Auftreten der Krankheit unter Schiffsbesatzun japanischen Meere [3]), im persischen Golfe [4]) und im rothen I vor. — Im atlantischen Ocean haben brasilianische Aerzte [5]) w des Krieges gegen Paraguay Beriberi unter den Schiffsbesat der brasilianischen Flotte gesehen, Guy hat eine Epidemie der heit auf einem französischen Transportschiffe beobachtet, welches von Madras nach Guadeloupe führte, und zwar brach die Kr unter denselben etwa 4 Wochen vor Eintreffen des Schiffes i deloupe auf der Fahrt zwischen dem Caplande und den Antill Auf einem andern französischen Transportschiffe, welches Kuli Ablauf ihrer Contracte von den Antillen nach Indien zurückführ Beriberi unter denselben auf, als das Schiff bereits im indischen (91° O. L., 14° N. B.) segelte [7]). — Andere Epidemieen au zösischen Transportschiffen, welche Kulies von Indien nach de zösischen Antillen hin- oder von hier nach Indien zurückführten, 1864 auf dem Transportschiffe „Nicolas Poussain", ferner 18 der „Marie Laure" geherrscht. Eine der furchtbarsten Epidemie die 1861—62 auf dem Transportschiffe „Parmentier" beob welches 401 Kulies von Martinique nach Pondichery zurückführ auf dem nach 5monatlicher Ueberfahrtsreise nur noch 281 Kulies in Indien eintrafen. — Auf Schiffen, die den grossen Ocean o australischen Gewässer [8]) befahren, ist, so viel ich weiss, niemals vorgekommen.

§. 203. Nach der *Art ihres Vorkommens* trägt Beriberi zelnen Punkten ihres Verbreitungsgebietes, so namentlich auf Inseln des indischen Archipels, in der nördlichen Division der Pr schaft Madras (Circars), auf Ceylon, in Singapur, auf dem japa Inselreiche und in vielen Gegenden Brasiliens, den Characte *endemischen Krankheit*, während sie an andern Punkten nur einzelten, durch mehr oder weniger grosse Zeiträume von e getrennten *Epidemieen* erscheint; sehr characteristisch ist in Beziehung das Auftreten der Krankheit auf Schiffen.

Klimatische Einflüsse sind hierfür, sowie für das Vork der Krankheit überhaupt nicht entscheidend. Allerdings i Verbreitungsgebiet von Beriberi fast ausschliesslich auf tropis subtropisch gelegene Gegenden beschränkt, allein das ende Vorherrschen der Krankheit in Hokodade (Yezo), dessen Klim dem der klimatisch gemässigten Länder Europas und Nordar

1) Vergl. die Berichte von Schneider (l. c. 14), Heymann (II), Pop, van I III, IV), Steendyk, Zuur, Schutte, Westhoff, Rupert.
2) Hunter, Carter, Morehead (I). — 3) Anderson.
4) Moore. — 5) Wellsted, Pruner, Carter.
6) Ribeira de Almeida, Estudo sobre as condições hygienicas dos navios " Rio de Janeiro 1871; Saraiva, Quaes os melhores meios de combater o Bahia 1871. (Von Féris citirt.) — 7) Michaud.
8) Die Mittheilung über das Auftreten einer „epidemischen Wassersucht" auf dem Kriegsschiffe „Juno" 1856 während des Kreuzens desselben an der australisc (Statist. report on the health of the Brit. navy for the year 1856. 131) ist mein nach ohne ausreichenden Grund auf Beriberi bezogen worden.

entspricht, und auf Schiffen in relativ hohen Breiten beweist, dass die Krankheit auch ausserhalb jener Gebiete sich zu entwickeln und selbst als Endemie auszudauern vermag. — Dass das tropische und subtropische Klima an sich aber für das endemische oder epidemische Vorkommen der Krankheit nicht entscheidend ist, geht daraus hervor, dass innerhalb der Verbreitungsgebiete von Beriberi die einzelnen Krankheitsheerde oft enge umschrieben, die denselben unmittelbar benachbarten und mit ihnen unter gleichen klimatischen Einflüssen stehenden Gegenden dagegen von der Krankheit verschont sind, und dass Beriberi in Arabien, auf der West- und Ostküste von Afrika u. a. Gebieten, deren Klima einen ausgesprochen tropischen Character trägt, ganz unbekannt ist, in andern, wie in Guayana und Brasilien, erst in der neuesten Zeit, ich will nicht sagen, aufgetreten, jedenfalls aber doch zu einer allgemeinen Verbreitung gelangt ist, ohne dass klimatische Verhältnisse hierfür irgendwie in Betracht kommen können. — Immerhin muss anerkannt werden, dass die Entwickelung der Krankheit zur Epidemie in einer sehr bestimmten Beziehung zu dem Einflusse der *Jahreszeit*, bez. den von denselben abhängigen *Witterungsverhältnissen* steht. — Unter allen Berichterstattern von sämmtlichen Punkten der Erdoberfläche, an welchen Beriberi bisher beobachtet worden ist, herrscht darüber Einstimmigkeit, dass das Maximum der Krankheitsfrequenz, bez. das Auftreten der Krankheit als Epidemie, in diejenige Jahreszeit fällt, welche sich meteorologisch vor allem durch hohe Grade von Luftfeuchtigkeit, demnächst durch hohe, stärkerem Wechsel unterworfene Temperatur auszeichnet. — In diesem Sinne haben sich Bontius, v. Oudenhoven, Heymann, Schneider, v. Dissel, Rupert u. v. a. vom indischen Archipel, Hamilton, Malcolmsen, Waring, Kearney u. a. von den Circars, Dick aus dem Karnatik, Lind, Fontana, Wright, Day von der Malabarküste, Marshall aus Ceylon, die Berichterstatter aus Singapur, Wernich, Simmons, Scheube, Baelz aus Japan, Silva Lima, Pacifico Pereira u. v. a. aus Brasilien ausgesprochen, und Belege hierfür giebt die von einzelnen Beobachtern mitgetheilte Krankheitsstatistik.

Von 572 Erkrankungsfällen an Beriberi, welche innerhalb 3 Jahren unter den eingeborenen Truppen in der nördlichen Division von Madras vorgekommen, bez. in die Militär-Hospitäler aufgenommen worden waren [1]), kamen auf

heisse Zeit		Regenzeit		kalte Zeit	
März	19	Juli	34	December	54
April	27	August	68	Januar	25
Mai	13	September	99	Februar	17
Juni	27	October	90		96
	86	November	99		= 16.7 %
	= 15.03 %		390		
			= 68.2 %		

Von 2224 Erkrankungen an Beriberi innerhalb der Jahre 1879—81 in Tokio kamen [2])

auf Januar	37	auf April	124	auf Juli	632	auf October	64
„ Februar	23	„ Mai	212	„ August	537	„ November	17
„ März	39	„ Juni	341	„ Septbr.	194	„ December	4

1) Waring. — 2) Baelz.

Der Eintritt der kalten, trocknen Jahreszeit hat fast imm günstigen Einfluss auf den Verlauf der Krankheit und ein Erlöschen der Epidemie herbeigeführt. — sprechende Beobachtungen über die Witterungsverhältnisse des Auftretens der Epidemie sind übrigens auch mehrfach auf von Hunter, Lindmann, Richaud u. a. gemacht worden.

§. 204. Ueber die Abhängigkeit des Vorkommens und breitung der Beriberi-Krankheit von gewissen *Bodenverhältnis* sich ein einigermaassen begründetes Urtheil nicht abgeben. Ben werth ist allerdings die Thatsache, dass die Krankheit vorzu an *Meeresküsten, den Ufern grosser Flüsse* und den sich densel mittelbar anschliessenden Ebenen geherrscht, sich seltener im lande gezeigt und Hochplateaus, sowie eigentlich gebirgige G zumeist verschont hat. Hamilton, Marshall u. a. ältere Bec erklärten, dass eine Entfernung von 40—60 (engl.) Meilen Küste schon hinreiche, das Land von Beriberi immun zu mach auch einige neuere Berichterstatter haben sich in ähnlicher W gesprochen. Malcolmsen fand auch bei seinen in den machten Erfahrungen diese Annahme bestätigt, allein er sah veranlasst, seiner Mittheilung die Erklärung hinzuzufügen: will, I have no doubt, require to be greatly modified, as mation is extended", und diese weise Zurückhaltung in dem ist denn auch durch spätere Erfahrungen gerechtfertigt worden. in dem Berichte, welchen Balfour über die Erkrankungen an unter den Truppen in der Präsidentschaft Madras in den Jahr bis 1838 veröffentlicht hat, finden sich erhebliche Ausnahm jener Regel; von 1116 Erkrankungsfällen kamen

auf die Küstenstationen 8
„ Stationen in der Ebene zwischen 8—40 (engl.) Meilen von der Küste entfernt 5
„ Stationen in der Ebene zwischen 40—100 (engl.) Meilen von der Küste 1
„ Stationen auf der Hochebene, in Elevationen über 400 Meter

wobei zu berücksichtigen, dass zur letztgenannten Gruppe nur zwei Stati kanderabad und Kampti) mit einer im Verhältnisse zu den andern geringen stärke gehören.

Noch mehr aber geben die neuerlichst gemachten Erf in eben diesen Districten Indiens (Kearney), sowie in Assam (I und Birma (Kearney), wo Beriberi hunderte von (engl.) Mei von der Küste entfernt im Binnenlande aufgetreten ist, fe Beobachtungen über die Verbreitung der Krankheit in Japan Küsten in das Innere des Landes, vor Allem das in einer der wes Provinzen Brasiliens beobachtete epidemische Vorherrschen de heit Beweise dafür, dass das Krankheitsgebiet durchaus nicht an jene territorialen Verhältnisse geknüpft ist, so dass die t nicht zu verkennende Prävalenz von Beriberi unter denselb vielleicht eher aus meteorologischen als aus den Boden-Eigens keiten erklärt. — Ein besonderes Gewicht hat man [1]), und zw

[1]) So u. a. Swaving, Bary und Rupert vom indischen Archipel, Ande Simmons von Japan, Betoldt, Rey, Pereira in Brasilien.

Theil mit Rücksicht auf das Vorherrschen von Beriberi auf Küsten- und Ufergebieten, in ätiologischer Beziehung ferner auf *Feuchtigkeit oder Versumpfung des Bodens* gelegt, und hieraus sogar auf den Malaria-Character der Krankheit geschlossen. — Dass Beriberi mit Malaria-Krankheiten nicht das Geringste gemein hat, werde ich später nachweisen; hier will ich nur zur Widerlegung jener Theorie von dem Einflusse feuchten, bez. versumpften Bodens darauf aufmerksam machen, dass gerade der Theil Indiens den Hauptsitz der Krankheit bildet. der sich in Bezug auf Versumpfung des Bodens der relativ günstigsten Verhältnisse erfreut, während die feuchtesten, an Sümpfen reichsten Gebiete, wie namentlich Orissa, die Ebene Nieder-Bengalens, die Kambodscha-Ebene u. v. a. von Beriberi fast immun sind, dass die Krankheit in den letzten Jahrzehnten an verschiedenen Punkten der östlichen und westlichen Hemisphäre, an welchen sie früher entweder gar nicht, oder doch jedenfalls nur selten beobachtet worden ist, eine mehr oder weniger hervorragende Bedeutung erlangt hat, ohne dass irgend welche Veränderungen in den Bodenverhältnissen eingetreten wären, ferner dass Beriberi in Städten viel häufiger angetroffen wird, als in ländlichen Districten und endlich, und vor allem, dass die Krankheit sich auf Schiffen entwickelt und epidemisch herrscht, wo von Bodeneinflüssen, im gewöhnlichen Wortverstande, doch überhaupt nicht die Rede ist.

§. 205. Bei der Frage nach dem Einflusse, welchen gewisse in der Lebensweise gelegene Schädlichkeiten auf die Entstehung von Beriberi äussern, kommen zunächst eine Reihe individueller Momente, vor allem Alters-, Geschlechts-, Nationalitäts- und Constitutions-Verhältnisse als wesentliche ätiologe Factoren in Betracht.

Bezüglich der *Krankheitsfrequenz in den einzelnen Altersklassen* herrscht unter den Beobachtern darüber eine absolute Uebereinstimmung, dass Erkrankungen an Beriberi bei Kindern unter dem 15. Lebensjahre zu den Ausnahmen gehören, in vielen Epidemieen überhaupt gar nicht vorgekommen sind, dass auch das Greisenalter im Ganzen von der Krankheit verschont bleibt, die grösste Zahl von Beriberi-Fällen bei Leuten beobachtet wird, welche im Blüthe-Alter stehen. — Auf dem Transportschiffe „l'Indien" mit 575 Auswanderern, unter welchen sich 54 Kinder im Alter bis zu 15 Jahren befanden, kamen 118 Erkrankungsfälle von Beriberi vor, darunter nur ein Fall bei einem Kinde (Guy); auf dem Transportschiffe „Jacques Coeur" blieben die (55) Kinder der ausgewanderten Kulies von der Krankheit ganz verschont, während unter den (332) Erwachsenen 44 an Beriberi erkrankten (Richaud). In der Epidemie 1869—70 auf Labuan (Borneo) zeigte sich das kindliche Alter von der Krankheit ganz immun (Barry); von 35 im Hospitale von Tokio vorgekommenen Todesfällen an Beriberi betraf nur einer ein Individuum, das weniger als 15 Jahre zählte (Simmons); unter 581 in Kioto von Scheube behandelten Beriberikranken waren nur 35 Kinder; in Tokio befanden sich unter 933 Kranken 15 im Alter von 10—15, dagegen 753, d. h. 80 % im Alter von 16—30 Jahren; der Rest (165 Fälle) gehörte den Altersklassen von 31 Jahren und darüber an, und von diesen 165 Individuen standen 89 im Alter von 31—40 Jahren. — Dass diese Regel übrigens nicht

ohne Ausnahme ist, beweist das zuweilen beobachtete epidem
kommen von Beriberi in Waisenhäusern und Pensionaten; s
lich in den Jahren 1864 und 1865 in dem protestantischen
hause in Samarang, wo von 235 Kindern 98 erkrankten u
Krankheit erlagen, und 1882 in den Schulen der Missionäre
(Japan), in welchen eine grössere Zahl von Mädchen im
10—16 Jahren von Beriberi ergriffen wurden, darunter ein

Eine wenn auch nicht so ausgesprochene, doch imme
bedeutende Differenz in der Frequenz der Erkrankungen an
wie zwischen dem kindlichen und Blüthe-Alter, besteht auc
weiblichen und männlichen Geschlechte. Auf Ceylon hat
nicht einen Krankheitsfall bei Frauen gesehen und dasselbe
Rupert von Borneo; nach den Mittheilungen von Heym
vom indischen Archipel, von Wernich, Simmons aus Ja
Pereira, Betoldi, Rey u. a. aus Brasilien, von Larrey
indien sind Erkrankungen an Beriberi im weiblichen Geschl
Auf dem Transportschiffe „l'Indien" waren von 385 M
(d. i. 29 %) erkrankt und 40 (= 10.4 %) erlegen, w
118 Frauen 6 (5.5 %) Erkrankungs- und 2 (= 1 %) To
Beriberi vorgekommen waren (Guy), während sich auf dem
schiffe „Jaques Coeur" das Erkrankungsverhältniss unter M
Frauen = 12 : 7 gestaltete. Scheube zählte unter 584
Kranken 50, Baelz unter 2224 Fällen, welche in den Jah
bis 1881 im Hospitale in Tokio behandelt worden waren,
(d. i. 31.7 : 1) Frauen; übrigens erklärt der letztgenannte B
in Uebereinstimmung mit Simmons u. a., dass Schwangers
Wochenbett die Prädisposition für die Erkrankung erheblich

Eine dritte, in pathogenetischer Beziehung maassgebe
viduelle Eigenthümlichkeit liegt in *Nationalitäts-Verhältnissen*
allen von Beriberi endemisch oder epidemisch heimgesuchten
welchen eine gemischte Bevölkerung lebt, sind es vorzugsweise
geborenen und die Eingewanderten farbiger Race, welche von d
heit heimgesucht werden, während die eingewanderten Euro
Nord-Amerikaner, besonders im Anfange ihres Aufenthaltes das
einer, wenn auch nicht absoluten, doch sehr stark ausgeprägten I
von Beriberi erfreuen. — Auf dem indischen Archipel und de
ländisch-indischen Flotte herrscht die Krankheit, dem übereinsti
Urtheile von v. Oudenhoven, van Leent, Praeger, Rup
zufolge vorzugsweise unter den Eingeborenen, nur ausnahm
Beriberi in grösserem Umfange unter Europäern beobachtet
so u. a. nach van Hattem auf Amboina unter sehr armselige
und nach Heymann auf einem niederländischen Kriegsschiffe,
sich die Epidemie lediglich auf die europäische Schiffsmann
schränkte. In einem wie hohen Grade die Krankheit gerade
niederländisch-indischen Kriegsmarine unter der malayischen
schaft prävalirt, geht aus der von van Leent[1]) mitgetheilte
kungsstatistik während der Jahre 1870—1877 hervor, in w
das Erkrankungsverhältniss unter Eingeborenen (Malayen) u
päern = 60 : 1 gestaltet hat. — In den frühesten Berichten

---

1) Geneesk. Tijdschr. voor Nederl. Indie 1880. IX. 207.

riberi in Indien (von Fontana und Lind) wird allerdings auch des häufigeren Vorkommens der Krankheit unter Europäern gedacht, allein alle neueren Beobachter stimmen darin überein, dass dieselben in einem viel geringeren Maasse als die Eingeborenen (nach Malcolmsen besonders die muhamedanische Bevölkerung) leiden; in den Jahren 1829 bis 38 sind unter den europäischen Truppen in der Präsidentschaft Madras nur 2 Fälle von Beriberi vorgekommen (Balfour); Waring schätzt das Erkrankungsverhältniss zwischen Eingeborenen und Europäern im Allgemeinen = 6 : 1; in Calcutta und den Vorstädten ist in der Epidemie 1878—80 nicht ein Europäer erkrankt (Fayrer). — Auf Ceylon hat Marshall Beriberi nur bei Kaffern beobachtet, während Ridley von dort erklärt, dass Europäer zwar von der Krankheit ergriffen werden, aber weit seltener als die Eingeborenen. — In Japan erfreuen sich die Europäer und Nord-Amerikaner einer fast absoluten Immunität von Beriberi; Simmons ist unter 2000 Fremden in Yokohama nur ein sicher constatirter Erkrankungsfall bei einem Europäer bekannt geworden; Wernich hat in der Fremden-Kolonie in Tokio nur 2 Fälle gesehen, einen bei einem Italiener, den andern bei einer Amerikanerin, Anderson ist unter den früher in Yokohama stationirt gewesenen englischen und französischen Truppen nicht ein Erkrankungsfall an Beriberi vorgekommen, Scheube kennt aus eigener Erfahrung nur zwei sicher constatirte Fälle bei Europäern und auch Baelz erklärt, dass Europäer in Japan fast niemals an Beriberi erkranken. — Auf den Antillen ist, nach den Mittheilungen von Larrey und Minteguiaga, die Krankheit bisher nur bei Negern und Chinesen, in Guayana, nach François und Hemeury, unter eingewanderten Kulies beobachtet worden, mit Ausnahme eines Falles, den der letztgenannte Beobachter bei einem europäischen Matrosen angetroffen hat. — Auch in Brasilien leiden, wie aus den Berichten der dortigen Aerzte hervorgeht, die Eingeborenen weit mehr als die eingewanderten Fremden.

Bemerkenswerth ist, worauf bereits hingedeutet, der Umstand, dass sich die Prädisposition für Erkrankung an Beriberi mit längerem Verweilen an dem Krankheitsheerde, bez. mit der erfolgten *Akklimatisation* steigert. — Colhoun[1]) war der erste, der darauf hinwies, indem er aus Ceylon erklärte: „it would appear, that a stay for some months on the station, is almost essential for the production of the disease, and that the greatest predisposition to it exists, when troops have been about eight or twelve months in the settlement“, und in gleicher Weise äusserte sich später Hamilton und Malcolmsen nach ihren in den Circars (Madras) gemachten Erfahrungen. Dieselbe Thatsache haben dann später die in Japan gemachten Beobachtungen ergeben; Simmons bemerkte, dass unter den vom Binnenlande nach der Küste (dem eigentlichen Krankheitssitze) eingewanderten Japanen die Krankheit immer erst nach längerem Aufenthalte derselben eben dort auftrat, dass aber dann, wie auch Baelz gefunden hat, die Erkrankungen unter ihnen häufiger als unter den auf der Küste Eingeborenen waren, und dass sich eben hieraus die zahlreichen Erkrankungen unter Matrosen, Soldaten, Polizeibeamten, Studirenden u. s. w. erklären,

1) Bei Hunter p. 96.

welche von dem Binnenlande nach den Hafenplätzen gekom — Baelz veranschlagt die Zeit bis zur erfolgten Akklimati bis zu der für die Erkrankung gewonnenen Prädisposition) a Monate bis auf etwa ein Jahr und dasselbe Zeitmaass gebe Aerzte in Brasilien an, wo Fremde innerhalb der ersten 6 ihres Aufenthaltes an Beriberi-Heerden ebenfalls von der verschont bleiben. — Uebrigens steigert sich mit einmalig kung die Prädisposition, so dass, worauf bereits Hamilton später Wernich, Scheube und Baelz in Japan hingewi bei den einmal an Beriberi erkrankt gewesenen Individuen sich oft viele Jahre hindurch regelmässig wiederholen.

In letzter Reihe kommt bei der Frage nach der i Prädisposition der Umstand in Betracht, dass nach den au schen Archipel, in Japan und in Brasilien gemachten *kräftige Leute* weit häufiger an Beriberi erkranken, als *Individuen*. „Den Beweis dafür," sagt van Overbeck d „dass die schwächsten Individuen nicht zuerst und am sch kranken, geben die Erfahrungen in dem neuen Staatsgef Batavia, in welchem bei Ausbruch einer Beriberi-Epidemie kräftigen Leute erkrankten und starben", und dieselbe haben Lindman auf Banka, Mohnicke auf Amboina, u auf Sumatra beobachtet; „was die Constitution betrifft", b Letztgenannte, „so stellte es sich heraus, dass unter der wohl verschiedene schwächliche Individuen waren, dass b die Mehrzahl aber aus kräftigen, noch in den 20er oder 3 stehenden Personen bestand, und dass öfters gerade die st bestgenährten durch die Krankheit ergriffen wurden." Gl sind die Berichte aus Japan von Simmons und Baelz; von dem Letzgenannten im Hospitale von Tokio im Jahre klinisch behandelten Beriberi-Kranken waren 593 von kräftig mittlerer, 6 von schwächlicher Constitution. In demselben sern sich viele Berichterstatter aus Brasilien [1]), so u. a. C erklärt, dass alle Fälle von Beriberi, welche er im Marineh Rio zu beobachten Gelegenheit gehabt hat, kräftige athleti duen betrafen. — Nur voraufgegangene erschöpfende Krank namentlich Ruhr und lang anhaltende Malariafieber, scheinen sition für Erkrankung an Beriberi zu steigern und eben hie sich auch die Erklärung von v. Leent (I) beziehen, dass i dividuen von der Krankheit besonders schwer leiden.

§. 206. Wenn man von dem sehr häufigen Vorberr Beriberi unter Truppenkörpern und auf Schiffen, besonders und Transportschiffen, absicht, so scheinen die den verschi *rufsklassen* angehörenden Bevölkerungsgruppen ziemlich gl der Krankheit unterworfen zu sein, jedenfalls erfreuen sich Vermögen, bürgerliche Stellung u. a. bevorzugten Kategori Immunität von derselben. „On voit quelquefois l'affection a personnes qui sont dans une position élevée", sagt Féris Resumé aus den Mittheilungen der Brasilianischen Aerzte,

1) Féris, Arch. de méd. nav. 1882. Juin 476.

dire que, jusqu'à présent, aucune position sociale n'a été respectée", und ebenso lauten die Berichte aus Japan, wo, wie Baelz erklärt, Leute in günstigen socialen Verhältnissen sogar häufiger als die arbeitenden Klassen und die Proletarier leiden; nach den Beobachtungen von Scheube, der sich in derselben Weise ausspricht und darauf hinweist, dass selbst die höheren und höchsten Schichten der japanischen Bevölkerung von Beriberi nicht verschont bleiben, stellen Gelehrte, Priester, Lehrer, Schüler, Kaufleute, Künstler und Handwerker das grösste Contingent zur Krankenzahl, so dass sich unter 333 von ihm in den Jahren 1877 und 1878 behandelten männlichen Kranken 261 d. h. 78 % diesen Berufsständen angehörige Individuen befanden, und unter diesen wieder 168 d. h. 46 % der Kategorie der Gelehrten, Priester, Lehrer, Schüler, Schreiber, 106 d. h. 41 % der Klasse der Kaufleute angehörten, sich also 37 = 13 % auf Künstler und Handwerker vertheilten. — Scheube zieht hieraus den Schluss, dass vorzugsweise diejenigen Berufsarten für die Krankheit prädisponirt sind, welche eine sitzende Lebensweise führen und zu demselben Schlusse sind nach der Erklärung von Féris: „signalons la vie sédentaire comme une cause sécondaire de la maladie; c'est pour cela, sans doute, qu'elle se développe si facilement chez les individus qui appartiennent à la classe lettrée", auch die brasilianischen Aerzte gekommen [1]).

§. 207. Dass Mangel an körperlicher Bewegung an sich ein ätiologisches Moment abgiebt, ist mir höchst zweifelhaft, da es den von Beriberi ganz vorzugsweise häufig heimgesuchten Matrosen und Soldaten an körperlicher Bewegung doch wahrlich nicht fehlt; sehr viel näher liegt es, dabei an den mit jener Lebensweise so häufig verbundenen *dauernden Aufenthalt in mehr oder weniger überfüllten, schlecht gelüfteten Räumen* zu denken, der denn auch nach Ansicht sehr vieler Beobachter eine hervorragende Rolle in der Krankheitsgenese spielt. — Bemerkenswerth ist in dieser Beziehung das überwiegend häufige Vorherrschen von Beriberi in den britisch- und niederländisch-indischen Gefängnissen, sowie in Schulen und Pensionaten, auf deren mangelhafte Ventilation van Dissel bezüglich der Epidemieen in Samarang ganz besonders hingewiesen hat, und zwar verdienen diese Beobachtungen um so mehr Beachtung, als es sich hier um weibliche Individuen und um eine Altersklasse handelt, welche unter anderen Verhältnissen nur ausnahmsweise von Beriberi heimgesucht sind. — Dasselbe gilt denn auch von dem Auftreten der Krankheit auf Transportschiffen, indem Hunter, Guy, Richaud u. a. sich übereinstimmend dahin aussprechen, dass die mangelhafte Lüftung der von den Auswanderern oder Truppenkörpern eingenommenen Schiffsräume des Zwischendecks, die sich besonders dann fühlbar macht, wenn die Räume ungünstiger Witterungsverhältnisse wegen längere Zeit geschlossen gehalten werden müssen, die allein nachweisbare Veranlassung zum Ausbruche der Krankheit abgegeben hat. — So legt auch Swaving, im Einverständnisse mit vielen indischen Aerzten, in der Beriberi-Aetiologie ein Haupt-

1) Die hier erörterte Thatsache widerlegt denn auch die von v. Leent (Geneesk. Tijdschr. voor Nederl. Indie 1880. IX. 306) u. a. ausgesprochene Vermuthung, dass sich die relative Immunität des weiblichen Geschlechtes von Beriberi daraus erkläre, dass dasselbe körperlichen Anstrengungen weniger als das männliche ausgesetzt sei.

gewicht auf den lange Zeit fortgesetzten oder wiederholten
in engen, überfüllten, schlecht gelüfteten Räumen, ganz beso
dieselben als Schlafräume benützt werden, und zwar steht,
Beobachtungen nachweist, die Höhe der Krankheitsentwi
Verhältnisse zur Intensität und Dauer der genannten Scl
ebenso erklärt Rupert „Verunreinigung der Luft durch
Stoffe, die sich freilich einer näheren Untersuchung ent
eines der näheren ätiologischen Momente, auch Scheube zi
vorliegenden Beobachtungen den Schluss, „dass Personen, w
reich in engen Räumen zusammenleben, ganz besonders gefä
und so dürfte denn auch das häufige Vorkommen von Be
der Besatzung von Kriegsschiffen und unter kasernirten Tru
zum Theil eine Erklärung finden.

§. 208. Den streitigsten Punkt in der Beriberi-Aetio
die Frage nach dem Einflusse einer *mangel- oder fehlerhaft*
auf die Krankheitsgenese. — Wie in allen derartigen dun
hat es denn auch hier nicht an Behauptungen gefehlt, dass
liche und wesentliche Krankheitsursache in dem Genusse
bez. brackischen (*salzhaltigen*) *Trinkwassers* zu suchen sei, ei
die zuerst von Wright ausgesprochen und später von E
Geltung gebracht worden ist, in den Erfahrungen anderer
(Malcolmsen, Richaud u. a.) aber eine Widerlegung ge
nach den neuerlichst in Japan und Brasilien gemachten
jede Bedeutung verloren hat.

Anders liegt die Frage nach dem Einflusse *mangelhaft*
Stoffumsatze und der Blutbildung nicht entsprechender, den I
des Organismus also nicht genügender Nahrungsmittel, name
ausschliesslichen oder doch vorwiegenden Genusse des an
vorzugsweise armen Reis und getrockneter Fische (bei n
Zufuhr von Eiweissstoffen und Fett), die in vielen Gegende
den Hauptbestandtheil der Nahrung nicht nur in den unter
auch in den mittleren Volksklassen abgeben. — Schon fr
indische Aerzte auf diese Schädlichkeit als Krankheitsurs
wiesen, und neuerlichst haben zahlreiche Beoachter in Nie
Indien und in Japan diesem Momente die erste Stelle in
logie der Beriberi-Krankheit angewiesen. „Wenn unter de
eines Schiffes", sagt Overbeck de Meijer, „Beriberi au
dies stets die Folge einer durch nicht zu beseitigende Mi
dingten ausschliesslichen Nahrung mit gesalzenem Fleische
eine Truppe auf militärischen Expeditionen in gewissen Ge
niederländisch-indischen Archipels ausschliesslich auf den
dort landesüblichen Nahrungsmittel angewiesen ist, so w
fast ausnahmslos von Beriberi heimgesucht"; in ähnlicher
sich bereits früher Pop bezüglich des Vorkommens der Ki
der niederländisch-indischen Kriegsmarine ausgesprochen.
pen macht darauf aufmerksam, dass die in den Bergwerke
beschäftigten chinesischen Arbeiter, die eine zweckmässig
haben, von Beriberi verschont bleiben, während diejenig
Krankheit befallen werden, welche in Folge mangelhaft
anämisch geworden sind. — Stendijk hatte erklärt, dass

Beriberi auftritt, sobald Nahrungsmittel mangeln oder verdorben sind, in gleicher Weise sprechen sich denn auch Westhof, der namentlich über die schlechte Verpflegung (mit Reis und getrockneten Fischen) der im niederländisch-indischen Dienste stehenden Transportschiffe seitens der Stromfahrt-Gesellschaften klagte, und Schutte aus, der erklärte, dass er die Krankheit unter denselben Bedingungen (einer aus Reis, gesalzenen Fischen und gekochten grünen Bananen bestehenden Nahrung) im Gefängnisse von Paramaribo beobachtet habe. In nicht weniger entschiedener Weise ist denn auch van Leent bei jeder Gelegenheit, in welcher er des Vorkommens von Beriberi in Niederländisch-Indien zu gedenken Gelegenheit fand, am ausführlichsten in seiner letzten Bearbeitung dieses Gegenstandes [1]) für diese Ansicht eingetreten; „der Fehler in der Nahrung," sagt er (in wörtlicher Uebersetzung), „den ich als die alleinige Ursache der krankhaften Blutmischung bei Beriberi ansehe, besteht in dem zu geringen Gehalte derselben an Eiweissstoffen und Fett." Als Beweis hierfür theilt er die Erfahrungen mit, welche man auf der niederländisch-indischen Flotte in den Jahren 1870—78 und zwar besonders während des Atjin-Krieges über das Vorkommen der Krankheit unter der eingeborenen und der europäischen Schiffsmannschaft gemacht hat; bis zum Jahre 1873 bestanden in Folge der äusserst mangelhaften Nahrung der Eingeborenen die oben [2]) angeführten grossen Differenzen in der Krankheitsfrequenz zwischen diesen und den Europäern, die sich in dem letztgenannten Jahre bis zu der Höhe von 60.37 : 0.88 gesteigert hatten; vom Jahre 1874 an erhielten die japanischen Matrosen dieselbe Ration wie die Europäer und sogleich sank das Erkrankungsverhältniss an Beriberi zwischen Eingeborenen und Europäern auf 7.06 : 0.07 herab. „Ich kann versichern," fügt er dieser Mittheilung hinzu, „dass abgesehen von der radicalen Veränderung in der Nahrungsweise der eingeborenen Schiffsmannschaft, in allen anderen Verhältnissen nicht die geringste Veränderung eingetreten war." So kommt van Leent zu demselben Schlusse, den er aus früheren Beobachtungen gezogen und dahin formulirt hatte [3]): „le béribéri reconnaît comme cause principale une alimentation trop uniforme, insuffisante et de mauvaise qualité; l'organisation, privée des éléments indispensables à l'entretien de la composition normale du sang et pa suite à la nutrition, s'appauvrit peu à peu." — Dieselbe Ansicht von dem Einflusse einer fehlerhaften Nahrung auf die Entstehung von Beriberi haben von den japanischen Beobachtern auch Maget und Wernich gewonnen; „die Kak-ke," erklärt der Letztgenannte [4]), „ist eine chronisch-constitutionelle Erkrankung der Blutbildung und des Gefässsystems. Der Reis als ausschliessliche Volksnahrung ist ganz besonders für ihre Entstehung verantwortlich zu machen. Nicht jedoch, wie man auch geglaubt hat, weil er in verdorbenem Zustande zu ihrer Erzeugung führe, sondern weil er durch die Massenhaftigkeit seiner Einfuhr die Assimilationskraft für andere Nahrungsmittel allmählig aufhebt und trotz seiner Quantität nicht im Stande ist, eine ausreichende Ernährung und Blutbildung zu ermöglichen. Werden nun auch in der japanischen Nahrung albuminöse Bestandtheile durch Fischfleisch und

---

1) Geneesk. Tijdschr. voor Nederl. Indie 1880. IX. 295. — 2) S. 410.
3) Arch. de méd. nav. 1867 l. c. — 4) Geographisch-medicinische Studien 193.

Bohnenkäse [1]) zugeführt, so geschieht dies doch in ungenügend Fett aber in einer leicht verdaulichen Form, wie es die Nor in ihrem fetten Schweine-, Hammel- und Entenfleisch ziemli lich, die Südchinesen und Malayen im Cocosöl einführen, japanischen Nahrung fast gänzlich."

Gegen diese Auffassung von der Bedeutung gewisse oder Fehler in der Nahrungsweise für die Pathogenese sind hebliche und, zum wenigsten gegen die Exclusivität der Bel wie mir scheint, durchaus gerechtfertigte Bedenken erhoben — Schon Malcolmsen hatte früheren in dieser Beziehung ge Ansichten indischer Aerzte gegenüber erklärt: „Much has of the effects of various kinds of food, and Dr. Herklots en a number of articles, whose use he considers injurious; but reflect that these are standard aliments all over India, we can our deference to his experience so far, as to admit, that produce in these districts only, so singular a train of symp What effect the extensive use of fish may have, in combina other influences, I am not prepared to say; but the comparati ness of all kinds of grain in the circars, and the easy circu of many of the native soldiers who suffered, are fatal to any tion of the disease depending on deficient and unhealthy diet [2] wenig Nahrungsmangel von Einfluss auf die Krankheitsentst Indien ist, geht aus der Mittheilung von Waring hervor, das furchtbaren Hungersnoth, welche das südliche Indien in de 1833 und 1834 heimgesucht hatte, in den von der Krankh überhaupt verschont gewesenen Gefängnissen der Präsidentscha nicht ein Fall von Beriberi beobachtet worden ist, wiewo Gefängnissen von Bellary und Cuddapah die Krankheit zu Zeit epidemisch herrschte. In dem von Fayrer mitgetheilten über die Beriberi-Epidemie 1878—1880 in Calcutta wird erk die Krankheit zwar vorzugsweise unter den armen Klassen d und muhamedanischen Bevölkerung geherrscht hat, dass aber Eurasier (Mischlinge) und die wohlhabenden Eingeborenen selben nicht verschont geblieben sind, und dass hoher Preis rungsmittel oder irgend eine diätetische Schädlichkeit in kei als Krankheitsursache entdeckt werden konnte, da auch wol Individuen und Muhamedaner, welche Fleisch geniessen, eben Armen litten. — Einen besonders interessanten Beitrag zu liegenden Frage bieten die von Rupert auf Borneo gemacht achtungen; während Beriberi unter der Equipage der Kriegss den Truppen herrschte, welche, abgesehen von Fisch, Salzflei toffeln und Reis, zweimal wöchentlich frisches Rindfleisch und Eier und Kaffee zur Nahrung erhielten, blieben die einheimi beiter, deren Nahrung für längere Zeit ausschliesslich in Reis u Stücke getrockneten Fisches bestand, von der Krankheit vo verschont. „Wenn die Annahme," erklärt Rupert in Ueb mung mit Malcolmsen, „dass unzureichende Nahrung, r wiegende Zufuhr von Amylaceen und Vegetabilien bei Mang

1) Bohnenkäse, japan. Tofu, ein aus alt und trocken gewordenen Bohnen bereitet das Legumin enthaltender Brei. (Conf. ibid. 86.) — 2) l. c. 41.

malischer Kost die Hauptrolle bei der Entstehung von Beriberi spiele, eine richtige wäre, so müsste die Krankheit, da Reis in der That das Hauptnahrungsmittel für die Bevölkerung von Indien ist und die Eingeborenen — einige jagdtreibende Stämme im Innern von Borneo und Sumatra ausgenommen — auffallend wenige animalische Kost geniessen, jedenfalls eine sehr allgemein verbreitete sein; factisch aber ist ihr Vorkommen in holl. Indien nur an gewisse Gegenden und Plätze, besonders Küstenstriche und an deren Nähe gebunden." — Simmons hält es für zweifelhaft, ob der übermässige Genuss von Reis, den er allerdings als ein unzweckmässiges Nahrungsmittel bezeichnet, das den an Beriberi leidenden Kranken schlecht bekommt, als eine wesentliche Ursache der Krankheit in Japan anzusehen ist, während Scheube und Baelz sich sehr entschieden gegen diese Annahme aussprechen; namentlich macht der Erstgenannte auf das Vorkommen der Krankheit unter dem Jäger- und Fischervolke der Ainos (auf Yezo), deren Nahrung die der Japaner an Eiweiss und Fett weit übertrifft, und Baelz darauf aufmerksam, dass, worauf auch Rupert hingewiesen hat, die Krankheit in Japan am häufigsten da vorkommt, wo relativ die meiste thierische Nahrung (Meerthiere) genossen wird, in der Nähe des Meeres. — Mit aller Entschiedenheit endlich bestreiten die Brasilianischen Aerzte, Angesichts des häufigen Vorkommens von Beriberi unter den besitzenden, mit allen Bequemlichkeiten des Lebens ausgestatteten Klassen des Landes, fast einstimmig die Abhängigkeit der Pathogenese von einer mangel- oder fehlerhaften Nahrungsweise; „comment se fait-il," sagt Féris in seinem Resumé der Berichte über Beriberi aus Brasilien, „que les individus les plus atteintes soient ceux de la classe élévée plutôt que ceux de la classe inférieure qui, luttant avec la misère, s'alimentent mal ou insuffisament, et pourtant sont précisément ceux qui payent le moindre tribut à l'épidémie?" Auf der brasilianischen Flotte hat Beriberi zu einer Zeit geherrscht, als ein Ueberfluss von Nahrungsmitteln vorhanden war, und auch Guy und Richaud erklären, dass bei dem Auftreten der Krankheit auf den unter ihrer ärztlichen Aufsicht stehenden französischen Transportschiffen von einem Nahrungsmangel oder schlechten Nahrungsmitteln nicht die Rede sein konnte. — Schliesslich finde ich einen Beweis dafür, dass Beriberi in epidemischem oder endemischem Vorkommen von dem hier besprochenen ätiologischen Momente ganz unabhängig ist, in dem Umstande, dass die Krankheit eben in Brasilien erst in der neuesten Zeit eine allgemeine Verbreitung gefunden hat, ohne dass eine derartige Veränderung in der Nahrungsweise der Bevölkerung des Landes stattgehabt hätte, welche diese Erscheinung erklärlich machte.

§. 209. Die unbefangene Prüfung der Resultate, zu welchen die vorliegende Untersuchung über die Beziehungen der Krankheitsgenese zu klimatischen, Witterungs-, Boden-, individuellen, Lebens- und Nahrungsverhältnissen geführt hat, gewährt keinen Anhalt für die Beantwortung der Frage, in welchem Momente die *eigentliche und wesentliche Krankheitsursache* zu suchen ist; sie lehrt zunächst nur so viel, dass dasselbe ausserhalb jener Einflüsse liegen muss. — Die Schwierigkeit, welche sich einer Lösung dieser Frage entgegenstellt, wird dadurch wesentlich erhöht, dass über dem Wesen der Krankheit selbst noch ein Dunkel schwebt, welches auch durch die neuesten Beobachtungen und Forschungen nicht gelichtet ist; wie in früheren Decennien, so werden auch heute noch die verschiedenartigsten Ansichten über die Natur der Krankheit und über den krankheitzeugenden Factor geltend gemacht, so dass der Standpunkt unserer diesbezüglichen Erkenntniss in der That sehr treffend in den Worten „autant d'auteurs, autant d'opinions diverses" ausgedrückt ist. — Ein tieferes Eingehen auf die Frage nach dem *Wesen von Beriberi* liegt ausserhalb der Gränzen meiner Aufgabe, ich muss mich darauf beschränken, dieselbe nur so weit zu berühren, als es sich dabei wesentlich um eine Kritik der von den Forschern bisher geltend gemachten Ansichten von der Krankheitsursache handelt.

Eine der ältesten Theorieen geht dahin, dass Beriberi einen *rheumatischen Krankheitsprocess*, oder, um es allgemeiner auszudrücken, eine unter dem Einflusse feuchter, heisser, starkem Temperaturwechsel unterworfener Witterung stehende Erkältungskrankheit darstellt; zu dieser Ansicht ist auch neuerlichst Féris [1]) gelangt, der den (im gewöhnlichen Sinne so genannten) rheumatischen Character der Krankheit, sowie die Specifität derselben („entité morbide") überhaupt läugnet, indem er „l'influence des phénomènes météorologiques, à savoir: chaleur humide et transitions brusques de température" als „cause déterminante" und „affaiblissement des vasomoteurs et du grand sympathique" als „cause prédisponante" erklärt. — Diese, wie jede andere Theorie von der Beriberi-Genese, welche die Krankheits-Entstehung auf eine allgemein verbreitete Ursache zurückführt und dem Umstande, dass es sich hier um eine auf bestimmte, enge Kreise beschränkte Krankheit handelt, nicht Rechnung trägt, ist meiner Ansicht nach von vorneherein als eine irrthümliche zurückzuweisen. Wenn auch, unter Berücksichtigung der oben mitgetheilten Thatsachen, zugegeben werden muss, dass die zuvor genannten Witterungsverhältnisse nicht ohne Einfluss auf die Krankheitsentwickelung sind, namentlich das so häufige Vorkommen von Beriberi unter Schiffsmannschaften und Truppenkörpern hiermit in Verbindung stehen mag, so lässt sich doch nicht begreifen, dass eine so gewöhnliche, für das Klima zahlreicher tropisch und subtropisch gelegener Gegenden characteristische Schädlichkeit, wie jene Witterungseinflüsse, eben nur an ganz vereinzelten, relativ wenigen Punkten der Erdoberfläche zu dem Auftreten einer durchaus eigenthümlich gestalteten Krankheitsform Veranlassung geben könnte, dass namentlich in Indien, wo sich die als Krankheitsursache bezeichneten meteorologischen Verhältnisse in einem sehr grossen Theile des Landes in gleicher Weise geltend machen, die Beriberi-Heerde eben nur auf wenige, enge Rayons beschränkt sind. Jenes „affaiblissement du grand sympathique" aber ist eine Voraussetzung, für welche die Anamnese in den überaus zahlreichen Erkrankungsfällen, welche bis dahin gesunde, kräftige Individuen betroffen, nicht den geringsten Anhalt bietet.

Die von Christie, Morehead, Carter, van Overbeck de Meijer, Praeger u. a. ausgesprochene Ansicht, dass *Beriberi eine dem Scorbute nahestehende Krankheit* sei, gründet sich darauf, dass beide Krankheiten zuweilen neben einander geherrscht haben, und dass sie

---

1) Arch. de méd. nav. 1882. Aout l. c.

einer Kategorie von Krankheitsursachen, einer mangel- oder fehlerhaften Nahrungsweise, ihren Ursprung verdanken. — Dagegen ist zu bemerken, dass die ab und zu beobachtete zeitliche Coincidenz zweier Krankheiten überhaupt keinen Schluss auf eine Identität derselben zulässt, dass eine Vergleichung der den beiden Krankheiten eigenthümlichen Symptomcomplexe nicht die geringste Aehnlichkeit derselben erkennen lässt, und dass das genannte ätiologische Moment, wie gezeigt, in der Beriberi-Genese keineswegs eine so entscheidende Rolle spielt, dass man die Krankheits-Entstehung daraus allein zu erklären berechtigt wäre. —

Dasselbe Bedenken muss denn auch gegen die zuerst von Evezard und Lodewijks ausgesprochene, später von Wernich bestimmter formulirte und in diesem Sinne auch von Schutte adoptirte Theorie erhoben werden, derzufolge *Beriberi eine Art von perniciöser Anämie* darstelle, oder, wie Pacifico Pereira erklärt, als eine durch eine Reihe schwächender Momente herbeigeführte, auf mangelhafter Oxydation des Blutes beruhende „Dystrophie“ aufzufassen, die eigentliche Krankheitsursache aber in einer fehlerhaften Nahrungsweise zu suchen sei. — Es scheint mir allerdings nicht zweifelhaft, dass ein aus Ernährungs-Störung herbeigeführter anämischer Zustand ein wesentliches Glied in der Reihe der Krankheitserscheinungen bildet, aber es bleibt doch fraglich, ob diese Ernährungs-Anomalie das primäre Moment, den Ausgangspunkt der Krankheit abgiebt [1]), oder sich, wie namentlich Simmons glaubt, erst secundär im Krankheitsverlaufe entwickelt. — Jedenfalls kommt Beriberi endemisch und epidemisch vor, ohne dass Fehler in der Nahrungsweise als Krankheitsursache nachweisbar sind, während anderseits Nahrungsmangel in allen möglichen Formen und Folgen zu allen Zeiten und an allen Punkten der Erdoberfläche sehr häufig geherrscht hat, ohne dass es zur Entwickelung einer Beriberi-Epidemie oder -Endemie gekommen wäre. — Wollte man also bei der Annahme beharren, dass dieses ätiologische Moment die eigentliche Krankheitsursache ausmache, so müsste der Nachweis geführt werden, dass es in einer eigenthümlichen, specifischen Weise wirksam ist, welche den specifischen Character der Krankheit erklärlich macht, was bis jetzt in ausreichender Weise nicht geschehen ist.

Schliesslich ist denn auch Beriberi nicht dem Schicksale entgangen, von vielen Beobachtern, so von Heymann, van Hattem, Swaving, Clapham, Roe, Barry, Russel u. a. Aerzten auf dem indischen Archipel und Ceylon, von Simmons in Japan, sowie von zahlreichen Aerzten Brasiliens [2]) den *Malaria-Krankheiten* zugezählt zu werden. — Die Beweise für diese Ansicht sind theils aus dem gleichzeitigen Vorherrschen beider Krankheiten in der Epidemie oder Endemie und aus den zuweilen beobachteten Erkrankungen von Individuen an Beriberi, die vorher an Malariafiebern gelitten hatten, theils aus dem Vorkommen von Beriberi auf feuchtem oder sumpfigem (Malaria-) Boden hergeholt worden. — Abgesehen davon, dass kaum zwei Krankheiten

1) v. Leent, der diese Ansicht (in Geneesk. Tijdschr. voor Nederl. Indie l. c. 307) vertritt, erklärt sich sehr entschieden gegen die Identificirung dieser Anämie mit der sogenannten „perniciösen Anämie“.

2) Vergl. Féris, Arch. de méd. nav. 1882. Août 83.

in ihrer Gestaltung und ihrem Verlaufe grössere Verschiede erkennen lassen, als Beriberi und Malaria-Krankheit, dass nan das characteristische Symptom des letztgenannten pathologisch cesses, Milzschwellung, bei Beriberi nie beobachtet worden is ferner die, im vorliegenden Falle übrigens nichts weniger a stante, zeitliche oder räumliche Coincidenz von zwei Krankh keiner Weise dazu berechtigt, dieselben ohne Weiteres zu ident ist gegen diese Theorie vor Allem der Einwand zu erheben, d exquisitesten Malariagebiete Indiens, welche in der unmittelbarste der dortigen Beriberi-Heerde liegen, — ich erinnere beispielswe an die Landschaft Orissa und das Ganges-Delta — von Beriberi frei sind, dass die Küste von China, die einen Hauptsitz der bildet, von Beriberi jedenfalls nur in geringem Umfange heim ist, dass Davy, der übrigens selbst zu der Annahme neigt, für eine Malariaform zu halten, zugesteht, dass er während 4 jährigen Thätigkeit als Medicinalbeamter auf Ceylon nicht Fall von Beriberi zu sehen bekommen hat, und dass in den Malaria-Ländern der tropischen Gegenden Afrikas Beriberi beobachtet worden ist. — Nicht weniger spricht gegen jene aber der Umstand, dass Beriberi in vielen Gegenden endemisch h in welchen Malariakrankheiten selten sind, so namentlich in S und auf gebirgig gelegenen Punkten mehrerer Inseln des in Archipels, vor allem aber die Entwickelung von Beriberi-Epi auf Schiffen, sowie die Exemption, deren sich Frauen und Akklimatisirte von dieser Krankheit erfreuen, während doch die zuletzt Genannten in Malaria-Heerden ganz vorzugswei Malaria-Einflüssen unterliegen.

§. 210. Dass Beriberi einen specifischen Krankheits eine „Krankheit sui generis" darstellt, beweist nicht nur der Sy complex und die ganze Gestaltung der Krankheit, welche kei gesprochene Analogie zu andern, uns bekannten Krankheit erkennen lässt, sondern auch ihre Geschichte im Raume und Zeit, ihr Auftreten und Verhalten als Endemie oder Epidemie; muss auf eine eigenthümliche und *specifische Ursache* dersell schlossen werden, und da sich, nach dem augenblicklichen unserer Erkenntniss beurtheilt, eine solche weder in klima Witterungs- und Bodenverhältnissen, noch in der allgemeinen und Nahrungsweise der Bevölkerung der von der Krankheit gesuchten Gegenden der Erdoberfläche nachweisen lässt, so m wie bemerkt, eben ausserhalb der aus diesen Verhältnissen gehenden pathogenetischen Einflüsse liegen, deren Bedeutung Krankheitsentstehung somit nur in ihrer Wirksamkeit als prä rende oder Gelegenheits-Ursachen gefunden werden kann. — rechtfertigt diese Voraussetzung nun auch erscheint, so wenig bis jetzt gelungen, einen bestimmten Aufschluss über die Natur „Krankheitsgiftes" zu gewinnen.

Die Vermuthung, dass eine gewisse, durch die Oertlichl dingte *specifische Schädlichkeit in der Nahrung* dieses Krankl abgiebt, liegt nahe, und es hat auch nicht an Hypothesen in Sinne gefehlt. Schon früher ist die Frage aufgeworfen word nicht vielleicht eine *giftige Beschaffenheit des (verdorbenen) Reiskorns* den ätiologischen Factor abgiebt, eine Ansicht, die neuerlichst in Kearney einen Vertreter gefunden hat, der sich dabei, wie früher Malcolmsen, auf die Aehnlichkeit einzelner Symptome bei Beriberi und bei Ergotismus beruft, ohne jedoch weitere positive Beweise für seine Ansicht beizubringen.

Andere Beobachter glauben, dass die Krankheit *parasitären* Ursprunges sei. Ganz absonderlich klingt die von Gelpke entwickelte Hypothese, die ich hier ihrem Wortlaute nach folgen lasse:

„Nur ein lebendes Gift, das die Fähigkeit hat, lange im Körper latent zu bleiben, und in demselben vielleicht eine Geschlechtsentwickelung durchzumachen, kann die Beriberi erzeugen, und in diesem Sinne möchte ich die Beriberi mit der *Trichinosis* vergleichen. Man muss mich nicht missverstehen, ich vindicire dieser Beriberi-Trichine weder die Grösse noch die Geschlechtsverhältnisse der Trichina spiralis, aber jedenfalls ist das Mutterthier der getrocknete Fisch, mit dem die Sträflinge gefüttert wurden. Dieser Fisch lebt nicht in den Gewässern des indischen Archipels . . und in der That habe ich auf meine Nachfrage über diesen Gegenstand die Antwort erhalten, dass dieser Fisch aus China importirt wird . . . Die Verbreitung der Krankheit ist überall da, wo der Fisch gefangen und gegessen wird, sie wird in Epidemieen erscheinen, wo der Fisch auf seinen Wanderungen hinkommt . . . oder wo der Handel dieses vergiftete Fleisch hinschleppt."

Was Gelpke zur Begründung seiner Vermuthung beibringt, ist wenig geeignet, zu derselben Vertrauen zu erwecken. — Dasselbe gilt auch von den Mittheilungen von Erni, der die Krankheitsursache in einer durch Trichocephalus dispar verursachten Affection der Darmschleimhaut entdeckt zu haben glaubt. — Durch die bei Beriberi-Kranken im Verlaufe des Leidens auftretenden blutigen Darmentleerungen (welche von andern Beobachtern nur äusserst selten gesehen worden sind) [1]) aufmerksam gemacht, hat er in den von ihm angestellten Leichenuntersuchungen auf der blutig suffundirten Schleimhaut des unteren Theiles des Ileums und des Cöcums kleine Substanzverluste [2]), im Darme grössere Massen von Trichocephalus dispar, von welchen einzelne, wie er behauptet, sich in die Schleimhaut eingebohrt (?), bez. jene Substanzverluste erzeugt hatten (?), und neben diesem Parasiten eine Species von kleinen, etwa 4 mm langen Rundwürmern (die Schilderung, welche er von denselben entwirft, ist sehr unklar) angetroffen. — Erni glaubt, dass die im Verlaufe der Krankheit auftretenden nervösen Symptome als Reflexerscheinungen, bez. als die Folge der Reizung der Darmschleimhaut aufzufassen sind, und dass sich die

---

1) Scheube hat in einer sehr grossen Zahl von Beriberi-Kranken nur in 2 Fällen (beide der acut-perniciösen Form angehörig), Simmons nur bei Complication der Krankheit mit Dysenterie blutige Darmausleerungen beobachtet. — Andere Beobachter erwähnen des Symptomes gar nicht.

2) Wernich, der nur einen Fall zur Section bekommen hat, fand in demselben „im Ileum starke Hyperämie, im unteren Theile dunkele, wie hämorrhagische Stellen, die sich auch im Cöcum wiederfinden, im Colon ziemlich starke Injection ohne sonstige Besonderheiten." — Anderson, der ebenfalls nur einmal Autopsie angestellt hat, fand in diesem Falle submucöse Ecchymosen an einigen Stellen des oberen Theiles des Dünndarms. — Scheube, der drei Sectionen von Beriberi-Kranken gemacht hat, fand in einem Falle „im Ileum dicht über der Bauhini'schen Klappe eine Gruppe kleinerer und grösserer, punktförmiger, bis 3 cm langer Schleimhautblutungen . . . Schleimhaut des Dünndarms an den einen Stellen stärker, an den andern schwächer dunkel geröthet, hie und da stärker geschwollen, ödematös," im zweiten Falle „Schleimhaut des Dünndarms in grosser Ausdehnung mehr oder weniger geröthet, an einzelnen Stellen punktförmige Hämorrhagieen," der dritte Fall war mit Typhoid complicirt verlaufen, die auf der Darmschleimhaut gefundenen Veränderungen lassen somit keinen Schluss darüber zu, ob und in wie weit dieselben der einen oder der andern Krankheit angehören.

anämischen und hydropischen Zufälle aus dem durch den Parasiten herbeigeführten Blutverlust (wie in der Cachexia aquosa bei Anchylostoma duodenale) erklären lassen. — Auf diese Mittheilungen hin hat Stammeshaus in den zur Section gekommenen Fällen von Beriberi den Zustand des Darms besonders genau untersucht und, mit einer Ausnahme, in allen (48) Fällen im Dünndarme *Anchylostoma duodenale*, jedoch meist ganz vereinzelt oder nur in sehr geringer Zahl, denselben Parasiten aber auch in einem tödtlich verlaufenen Falle von tropischer Ruhr und bei einer an Carcinom des Uterus erlegenen Frau gefunden, niemals dagegen Trichocephalus dispar angetroffen; er schliesst aus seinen Beobachtungen, dass Anchylostoma duodenale in niederländisch Indien sehr verbreitet vorkommt, dass der Parasit aber nicht die eigentliche Krankheitsursache abgiebt, wenn er auch nicht in Abrede stellt, dass derselbe nicht ohne Einfluss auf die den Krankheitsprocess characterisirende Anämie ist. — Uebrigens haben auch Wucherer und Silva Lima bei mehreren Autopsieen von an Beriberi erlegenen Individuen in Brasilien im Dünndarm „kleine, dem Anchylostoma duodenale ähnliche (?) Würmer" gefunden.

§. 211. Dass mit keiner dieser Hypothesen und Beobachtungen, welche ich in möglichster Vollständigkeit hier vorführen zu müssen geglaubt habe, das über der Natur der Krankheitsursache schwebende Dunkel gelichtet, oder die Frage nach derselben einer Lösung näher gebracht ist, liegt auf der Hand, und so bleibt es der Zukunft überlassen, in der einen oder andern der hier angedeuteten Richtungen weitere Forschungen nach jenem specifischen Krankheitsfactor anzustellen, bei welchen, meiner Ansicht nach, vier Momente ganz besonders ins Auge zu fassen und zu berücksichtigen sind, einmal das relativ seltene Vorkommen der Krankheit im kindlichen Alter, im weiblichen Geschlechte und unter dem europäischen Theile der Bevölkerung, ferner die überaus häufigen Erkrankungen unter Schiffsmannschaften und Truppenkörpern in Gegenden, deren Bevölkerung an Beriberi wenig oder gar nicht leidet, sodann die schnell eintretende Genesung der Kranken nach Verlassen des Krankheitsheerdes, bez. Wechsel in der Lebensweise, endlich das epidemische Vorherrschen auf Schiffen. Dass es sich in dem letztgenannten und andern ähnlichen, oben (S. 413) näher bezeichneten Fällen nicht etwa um einen aus dem Zusammenleben zahlreicher Individuen in engen, schlecht gelüfteten Räumen entwickelten „Mephitismus" als eigentliche Krankheitsursache handelt, lehrt die tägliche Erfahrung, da dieselben Missstände sich auf Transport- und Kriegsschiffen, sowie auf der ganzen bewohnten Erdoberfläche unendlich häufig geltend machen, ohne dass es zur Entwickelung von Beriberi kommt. — Will man den unbekannten Krankheitsfactor mit dem Namen „Miasma" belegen, so lässt sich dagegen nichts sagen, wenn man mit diesem Worte nichts weiter als eine unbekannte Grösse bezeichnen und nicht etwa präjudicirlich auf den tellurischen Ursprung jenes Factors hinweisen will. Dagegen scheint es mir jetzt, d. h. nachdem mir die neuesten, seit dem Jahre 1860 gemachten Beobachtungen über Beriberi bekannt geworden sind, fraglich, ob die Krankheit den — eigentlich sogenannten — *Infectionskrankheiten* zuzuzählen ist, und für noch unzulässiger halte ich es, bei der ätiologischen Forschung auch auf diesem Gebiete sich ohne Weiteres dem modernen Bacterien-Taumel hinzugeben und auf Grund vereinzelter, mehrdeutiger Thatsachen die *Uebertragbarkeit der Krankheit* statuiren zu wollen. — Aus Indien und dem indischen Archipel liegt nicht ein Factum vor, welches den sicheren Beweis einer Uebertragung der Krankheit abgäbe, gegen diese Ansicht aber spricht der Umstand, dass Beriberi auch heute noch in Indien innerhalb der engen Gränzen endemisch herrscht, innerhalb welcher die Krankheit im Anfange dieses Jahrhunderts daselbst beobachtet worden ist; auf Transportschiffen ist bei Auftreten der Krankheit unter indischen Auswanderern niemals eine Uebertragung derselben auf Krankenwärter, Matrosen u. s. w. erfolgt, und ebenso entschieden sprechen die Beobachtungen der brasilianischen Aerzte gegen eine durch Individuen oder Effecten vermittelte Ein- oder Verschleppung der Krankheit [1]).

Litteratur-Verzeichniss zu Beriberi.

Ribeira de Almeida, Estudo sobre as condições hygienicas das navios en couraçados. Rio-de-Janeiro 1871. — da Costa Alvarenga, Gaz. med. de Lisboa 1874. II. 133 ff. 1874. IV. 29 ff. — Anderson, Lectures on kak-ké. Jokohama 1879. — Armand, Gaz. méd. de Paris 1861. N. 15. 237. Feuill. — Arokeum, Madras quart. Journ. of med. sc. 1863. July. 159. — Baelz, Infectionskrankheiten in Japan u. s. w. Jokohama 1882. (Abdr. aus Mittheil. der deutschen Gesellsch. für Natur- und Völkerkunde Ostasiens. 27. Heft.) — Balfour, Edinb. med. and surg. Journ. 1847. July. 33. — Bankier, Essay on the origin .. of cholera. With remarks on Beriberi etc. Madr. 1835. — Barry, Brit. army reports for the year 1870. XII. 490. — Bauer, Geneesk. Tijdschr. voor Nederl. Indie. 1860. VIII. 472. 477. — Beaufils, Arch. de méd. nav. 1882. Avril. 274. — Bericht (I) in Madras quart. med. Journ. 1839. I. 70. — Bericht (II) in Revue coloniale 1852. Mai. 402. — Bericht (III) in Statist. reports of the Brit. Army. 1840. 14. — Bericht (IV), Arch. de méd. nav. 1866. Avril. — Bericht (V) in New York med. Record. 1881. Jan. 101. — Bericht (VI) in Nederl. Tijdschr. voor Geneesk. 1862. VI. 514. — Béringer, Annuaire de la Soc. météorol. de France 1878. XXVI. — Betoldi, Annal. univ. di med. 1878. Giugno 526. — Bontius, De medicina Indorum. Lib. III. cap. 1. Lugd. Bat. 1758. 59. — Brockmeyer, Arch. de méd. nav. 1868. Dcbr. 416. — Carter, Transact. of the Bombay med. Soc. 1847. VIII. — Christie bei Hunter. — Clapham, Med. Times and Gaz. 1872. Aug. 293. — Clark, Beobacht. über Krankheiten auf langen Reisen u. s. w. A. d. Engl. Lpz. 1778. 26. — Collas, Revue coloniale 1852. VIII. 402. — Davy, Account of the Interior of Ceylon etc. Lond. 1821. 495. — Day (I), Madras quart. Journ. of med. sc. 1861. Oct. 256. — Day (II), Madras quart. Journ. of med. sc. 1862. Jan. 31. — Dick, Edinb. med. commentar. 1790. X. 207. — van Dissel, Nederl. Tijdschr. voor Geneesk. 1866. X. 497. — Durand, Des altérations anat.-pathol. dans l'intoxication palustre à la Guyane franç. Montp. 1868. 9. — Eisinger, Geneesk. Tijdschr. voor Nederl. Ind. 1863. X. 443. — van der Elst, Geneesk. Tijdschr. voor Nederl. Indie 1879. N. S. IX. 112. — Erni, Geneesk. Tijdschr. voor Nederl. Indie 1882. N. S. XI. 97. — Evezard, Madras quart. Journ. of med. sc. 1862. Jan. 44. — Fayrer, Med. Times and Gaz. 1880. Juni. 631. — Féris, Arch. de méd. nav. 1881. Juin. 466. Juill. 50. Août. 81. (giebt ein vollständiges Verzeichniss der in Brasilien erschienenen Schriften über Beriberi). — Fontana, Bemerk. über die Krankheiten . . in warmen Himmelsstrichen etc. A. d. Ital. Stend. 1790. 90. — François, Arch. de méd. nav. 1878. Oct. — Friedel, Beiträge zur Kenntniss des Klimas und der Krankheiten Ostasiens. Berlin 1863. 7. 33. — Gelpke, Ge-

---

1) Vergl. Féris l. c. Juin 467.

neesk. Tijdschr. voor Nederl. Indie 1878. N. S. VIII.
l'hygiène au Japon. Par. 1880. 57. — Guiol, Arch.
— Guy, Etude sur le bériberi épid. observé sur le
„l'Indien". Montp. 1864. — Hamilton, Transact.
II. 12. Auch in Lond. med. and phys. Journ. 1828. March. 197. —
Nederl. Tijdschr. voor Geneesk. 1858. II. 538. — Hava, An. real. Aca
med. .. de la Habana. 1865. II. 158. — Hemeury, Etude sur le béri
à l'hôpital de Cayenne en 1876. Par. 1879. — Hupmann (I), Dar
Krankh. in den Tropenländern. Würzb. 1855. 175. (II) In Virch
1859. XVI. 331. — Hoffmann, Mittheil. der deutschen Gesellsch. für
Völkerkunde Ostasiens 1873. Heft 2. S. 16. — Huillet, Arch. de méd
Dcbr. 401. — Hunter, Essay on the diseases incident to Indian
seas on long voyages. Calcutt. 1804. — Hutchinson, Madras quart.
1839. I. 364. — v. Kappen, Geneesk. Tijdschr. voor Nederl. Indie
— Kearney, Madras monthl. Journ. of med. sc. 1872. Febr.
Arch. de méd. nav. 1867. Août. 150. — v. Leent (I), Arch. de méd
Octbr. 241. (II) ib. 1869. Sptbr. 176. (III) ib. 1872. Jan. 9.
Febr. 95. (V) ib. 1875. Febr. 101. (VI), Geneesk. Tijdschr. voor
1880. N. S. IX. 272. (VII), Arch. de méd. nav. 1877. Févr. (V
Wien. med. Ztg. 1879. Nr. 41 seq. — Lesson, Voyage méd. autour
Par. 1829. 98. — Leudesdorf, Nachrichten über die Gesundheit
in verschiedenen Hafenplätzen. 1874. X. 28. — Lind, Versuch ü
heiten, denen Europäer in heissen Klimaten unterworfen sind. A
Leipz. 1773. 245. — Lindman, Geneesk. Tijdschr. voor Nederl.
III. 130. — Lodewijks, Geneesk. Tijdschr. voor Nederl. Indie. 1878.
17. — Lodewijks en Weiss, Geneesk. Tydschr. voor Nederl. Indie.
X. 589. — Maget, Arch. de méd. nav. 1877. Mai. 376. — Malcolm
essay on the history and treatment of Beriberi etc. Madr. 1835. —
Notes on the med. topogr. of the Interior of Ceylon. Lond. 1822. 161
med. and surg. Journ. 1832. Oct. 332. — Mazé, Notice sur la fièvr. icte
et sur le béribérie. Montp. 1862. — de Meijer, Geneesk. Tijdschr. v
Indie. 1861. XI. 441. — Minteguiaga, Gaz. méd. de Paris 1874.
Moore, Assoc. med. Journ. 1856. Nov. 996. — Morehead (I),
the Bombay med. Soc. 1855. New S. II. 87. (II) Clinical research
in India. Lond. 1856. II. 684. — Mouat, Transact. of the Ca
Soc. 1835. VII. 243. — Oudenhoven, Nederl. Tijdschr. voor Genees
577. — v. Overbeck de Meijer, Geneesk. Tijdschr. voor de Nede
1864. III. 1. — Paxmann, Observ. de Indorum morbis et med. Rin
Pacifico Pereira, Gaz. med. da Bahia. 1881. Juli. — Sodré Per
über Paralysen. Bahia 1867. — Pompe van Meedervort, Genees
voor Nederl. Indie. 1862. — Pop, Nederl. Tijdschr. voor Geneesk. I
— Praeger, Geneesk. Tijdschr. voor de Nederl. Zeemagt 1864. II. 1
ham, Historical .. account of Ceylon etc. Lond. 1849. — Pruner,
Orients. Erlang. 1847. 309. — Rey, Arch. de méd. nav. 1877. Janv.
chaud, Épidémie de béribéri au bord du navire d'émigration le „Jac
Montp. 1876. — Ridley, Dublin. hosp. reports. 1818. II. 227. —
Geneesk. Tijdschr. voor Nederl. Indie. 1863. XI. 492. — Roe, Brit. a
for the year 1869. XI. 312. — Rogers, Diss. de hydrope asthmat
1808. — Le Roy de Méricourt (I), Arch. gén. de méd. 1861. Sptbr
Dict. encycl. du sc. méd. Paris 1869. Art. Beriberi. IX. 129. — Ru
für klin. Med. 1880. XXVII. 95. 499. — Russell, Med. Times and Gaz.
635. — Scheube (I), Beitr. zur Geschichte der Kak-ke. Jokohama 1
aus Mitth. der deutsch. Gesellsch. für Natur- und Völkerkunde Ostasie
— Scheube (II), Die japanische Kak-ke. Lpz. 1882. (Abdr. aus Ar
Med. XXXI. und XXXII.) — Schmidtmüller, Hamb. Zeitschr. für
XLI. 79. — Schneider, Prager Vierteljahrschr. für pract. Heilk
Miscell. 11. — Schutte, Beriberi beschouwd als pernicieuse anaem
1879. — da Silva Lima (I), Siglo medico. 1867. April. 28. (II), E
o beriberi no Brazil. Bahia 1872. — Simmons, China. Custo
ports for the year 1880. Uebers. in Arch. de méd. nav. 1881. Av
Geneesk. Tijdschr. voor Nederl. Indie. 1881. N. Ser. X. 511. — Soll
de méd. nav. 1882. Juin. 435. — Stammeshaus, Geneesk. Tijdschr.
Indie. 1882. N. S. XI. 117. — Stendijk (I), Geneesk. Tijdschr. voo
Zeemagt 1871. IX. 378. (II) Geneesk. Archiv voor de N. Z. 1872. I.

ving (I), Geneesk. Tijdschr. voor Nederl. Indie. 1870. XIV. (II) ib. 49. — Tarissan, Essai sur le Béribéri au Brésil. Par. 1881. — Thomson, Madras quart. med. Journ. 1839. I. 467. — Tulpius, Observat. med. Lib. IV. cap. V. Lugd. Bat. 1739. 286. — Vinson (I), Mém. de la Soc. de Biologie. 1853. V. 287. — Vinson (II), l'Union méd. 1870. Nr. 14. — Ward and Grant, Official papers etc. Pinang. 1831. — Waring, Ind. Annals of med. sc. 1856. April. 490. — Wellsted, Travels in Arabia. Lond. 1838. II. 252. — Wernich (I), Geogr.-med. Studien etc. Berl. 1878. 177. 293. (II) In Virchow's Arch. 1877. LXXI. 290. (III) Arch. für klin. Med. 1877. XXI. 108. — Westhoff, Geneesk. Tijdschr. voor Nederl. Indie. 1879. N. S. IX. 179. — Wright, Edinb. med. and surg. Journ. 1884. April. 323. — Young, Transact. of the Calcutta med. Soc. 1826. II. 337. — Zuur, Geneesk. Arch. voor de Nederl. Zeemagt. 1873. II. 266.

V. Scrofulosis.

§. 212. Das Wort „Scrofula“ oder „Scrophula“ [1]) zur Bezeichnung entzündlicher Geschwülste, besonders am Nacken und Halse, aber auch an andern (an Lymphdrüsen besonders reichen) Stellen der Körperoberfläche, in den Achseln, der Leistengegend u. a., findet sich zuerst in den ärztlichen Schriften der Salernitaner; dasselbe entspricht seiner Bedeutung nach der „χοιράς“ der griechischen, sowie der „struma“ der römischen Aerzte des Alterthums, und, in einer gewissen Be-

---

1) Das Wort „scrofula“ oder „scrophula“ ist von scrofa oder scropha (Sau) abgeleitet und scheint somit der Bildung des Wortes χοιράς von χοῖρος (Ferkel) zu entsprechen, wenigstens erklärt Leonides (bei Aetius lib. XV. cap. V. ed. Basil. 1535. III. 74) „Choerades nomine a suibus mutuato apellantur: circa suum enim mandibulas adenosi quidam globuli inveniuntur, quibus strumae (choerades) assimilantur; sunt qui a copioso animalis partu nomen sumpsisse putent, quoniam et copiosa eorum propago est.“ Ob diese Ableitung des Wortes χοιράς die richtige, ob dasselbe nicht vielmehr in metaphorischem Sinne (χοιράς bedeutet ursprünglich „Stein“) genommen ist, erscheint fraglich; Leonides ist kein verlässlicher Zeuge, da er 6—700 Jahre nach der Hippokratischen Periode, in welcher der terminus technicus eingeführt worden ist, gelebt hat; jedenfalls ist die letzte Erklärung zusagender als die erste, und sie dürfte in der von Galenos an verschiedenen Stellen seiner Schriften (so in lib. de tumoribus praeter naturam cap. XV. ed. Kühn VII. 729 und Method. med. lib. XIII. cap. V. e. c. X. 881) abgegebenen Erklärung eine Begründung finden, dass man die entzündeten Drüsen dann χοιράδες nennt, wenn sie eine skirrhöse Härte annehmen (σκιῤῥωθέντων ὄνομα). — Die Salernitaner sind der von Leonides gegebenen Deutung gefolgt, indem sie das Wort „scrofula“ bildeten; der erste derselben, bei dem sich das Wort findet, ist Constantinus Africanus, der sich desselben an mehreren Stellen seiner Schriften (De morbis cognosc. et curand. lib. VII. cap. XXIII. Opp. Basil. 1536. 164, wo es heisst: „scrophulae sunt dura apostemata in molli carne nascentia,“ und lib. de chirurg. cap. XV. e. c. 333) bedient; nach ihm wird das Wort in Petrocelli, Practica lib. II. (in de Renzi, Collect. Salernitana IV. 287), sodann in dem tractatus de aegritudinum curatione (ib. II. 371), bei den Salernitanischen Chirurgen Ruggiero, Chirurgia lib. II. cap. X. (ib. II. 461) und Rolando, Chirurgia lib. II. cap. XII. (in der Ausgabe von Abulcasim, Basil. 1541. 269) und in den Glossulae quatuor magistrorum super chirurgiam Rogerii et Rolandi lib. II. cap. V. (in de Renzi Coll. II. 593) angetroffen, wo eben erklärt wird: „unde dicit scrophula a scrofa, quoniam sicut scrofa parit multiplices fetus, ita hujusmodi passio generat semper multas scrophulas.“ — Bei den Aerzten in der späteren Zeit des Mittelalters, so bei Gordon (Lilium medicum. De apostematibus frigidis. Partic. I. rubr. 2. Lugd. 1574. 90), Johannes Gaddesden (Rosa anglica. Aug. Vindel. 1595. 981), Guido (Chirurg. Tract. II. cap. IV. Lugd. 1572. 77), Valescus de Tharanta (Philonium lib. VII. cap. 29. 30. Lugd. 1490. fol. 337 b) u. a. kommt noch immer die Bezeichnung „scrophula“ vor; erst im 16. Sec. tritt dieselbe immer mehr hinter dem Worte „struma“ zurück, das nun von den Aerzten promiscue für Scrophel und Kropf gebraucht wird und sich in dieser doppelten Bedeutung bis zum 18. Jahrh., bez. bis zu der Zeit erhält, in welcher die Scrofel-Krankheit eine gründlichere Bearbeitung gefunden hat, und zur Unterscheidung derselben von Kropf wieder die alte Bezeichnung eingeführt worden ist. Nur in England wird auch heute noch das aus Struma gebildete Adjectivum „strumous“ zur Bezeichnung scrofulöser Erkrankungen gebraucht. — Das Wort „Scrofulosis“ zur Bezeichnung des der Krankheit zu Grunde liegenden Processes ist neuesten Datums.

schränkung, unserem Begriffe scrophulöser Drüsengeschwülste. — Schon in der Hippokratischen Schriften-Sammlung begegnet man Andeutungen, welche in dem Hinweise auf das besonders häufige Vorkommen dieser Geschwülste bei Kindern darauf schliessen lassen, dass es sich bei dieser χοιράς vorzugsweise um die eben genannte Krankheit gehandelt hat, und noch mehr tritt dies in den Schriften der späteren griechischen Aerzte hervor, welche die Geschwülste mit den an den oben erwähnten Stellen gelegenen Drüsen in Verbindung bringen, sie als entzündliche Schwellungen derselben bezeichnen und den torpiden Character und chronischen Verlauf dieser Entzündung hervorheben.

An einer Stelle der Hippokratischen Schriften [1]) heisst es: „πρεσβυτέροισι δὲ γενομένοισι (d. h. bei etwas älteren Kindern) χοιράδες καὶ τἄλλα φύματα μάλιστα δὲ τὰ προειρημένα," und an einer andern [2]): „περὶ δὲ ἡλικιῶν, φύματα μὲν ἔμπυα καὶ τὰ χοιρώδεα, ταῦτα πλεῖστα τὰ παιδία ἴσχουσι καὶ ῥᾶστα ἐξ αὐτέων ἀπαλλάσσει· τοῖσι δὲ γεραιτέροισί τε τῶν παιδίων καὶ νεηνίσκοισι φύεται μὲν ἐλάσσω, χαλεπώτερον δὲ ἐξ αὐτέων ἀπαλλάσσουσι." In der nach-Hippokratischen Schrift de glandulis wird mit Bezug auf die Entzündung der Drüsen am Halse erklärt [3]): „καὶ ἡ φλεγμονή, στάσιμον ἐὸν ὑγρὸν, χοιράδες ἐγγίνονται." — Galenos bemerkt an mehreren Stellen [4]), dass, wenn die entzündeten Drüsen (βουβῶνες) einen skirrhösen Character annehmen, d. h. verhärten, dieselben alsdann den Namen χοιράδες führen (σκιῤῥωθέντων ὄνομα) und dass, da sich nicht „ὑπὸ θερμῆς ὕλης" (d. h. ex calida materia) hervorgehen, sondern aus einer „schleimigen und kalten Dyskrasie," auch nicht zur Eiterung (εἰς ἐμπύησιν) neigen [5]). — In ähnlicher Weise spricht sich Leonides [6]) aus: „Sunt autem strumae (i. e. χοιράδες) carnes subcandidae auctu faciles, intra membranam contentae, utque summatim dicam glandulae induratae, unde et in collo, axillis, inguinibus fere generantur, ubi glandulae vasis substratae collocantur.

Dieser Auffassung und Darstellung der Krankheitsform begegnet man in den Schriften der späteren griechischen und der römischen [7]) Aerzte, die den Gegenstand überhaupt besprochen haben, so namentlich bei Paulus [8]) und Theophanes Nonnus [9]), ferner bei den Arabern [10]), den Salernitanern [11]) und den andern Aerzten des Mittelalters [12]), und wenn bei allen diesen Beobachtern die Diagnose der in Frage stehenden Geschwülste auch keine ganz scharfe war, wenn sie offenbar auch verschiedene andere Geschwulstformen (so namentlich syphilitische Drüsenerkrankungen) nicht nur dem Namen, sondern auch der Sache nach mit einander confundirt haben, so geht aus ihren Mittheilungen doch so viel mit Sicherheit hervor, dass unter jenen „χοιράδες, scrofulae und strumae" scrofulöse Drüsengeschwülste eine Hauptrolle gespielt haben, und dass mit dem Hinweise auf das Vorkommen der Krankheit besonders im kindlichen Alter, auf die „kalte und schleimige Natur" der Geschwülste und die davon abhängigen Eigenthümlichkeiten im Krankheitsverlaufe, durch welche sie sich von den „phlegmonösen" Entzündungen unterscheiden, auch der specifische Character der Krankheit bis zu einem gewissen Grade richtig erkannt worden war.

---

1) Aphorism. Sect. III. §. 26. ed. Littré IV. 498. — 2) Praedictor. lib. II. §. 11. ed. cit. IX. 30.
3) §. 2. und 7. ed. c. VIII. 556. 562. — 4) ll. cc. und de locis affectis lib. I. cap. III. ed. c. VIII. 31. — 5) Comment. in Hipp. Aphor. cap. XXVI. ed. c. XVII. B. 637.
6) l. c. — 7) Celsus lib. V. cap. XXVIII. §. 7. ed. Almeloveen. Basel 1748. 323: „Struma est tumor, in quo subter concreta quaedam ex pure et sanguine quasi glandulae oriuntur."
8) Lib. VI. cap. XXXV. Lugd. 1551. 385. — 9) Epitome cap. CXXIV. ed. Bernard. Gotha 1794. I. 378. — 10) Vergl. Rhazes, De re medica lib. VII. cap. VIII. und Divisionum lib. I. cap. CXXIX. in Opuscula. Basil. 1544. 167. 427; ferner Abulcasim, De Chirurgia lib. I. cap. XII. und lib. II. cap. XLII. ed. Channing, Oxon. 1778. 51. 223. ed. Leclerc. Par. 1861. 29. 118, und Avicenna, Canon Lib. IV. Fen. III. Tract. II. cap. IX. ed. Venet. 1564. II. 123. — 11) Vergl. hierzu die Citate in Anm. 1.
12) Conf. ibid. und Actuarius, Method. med. lib. II. cap. XII. in Stephani, Collect. 190.

Noch bestimmter tritt diese Bekanntschaft mit der scrofulösen Erkrankung der äusseren Lymphdrüsen und die Unterscheidung derselben von andern Drüsengeschwülsten in den Schriften der Aerzte des 16. und 17. Jahrhunderts hervor, aber erst gegen Schluss des letztgenannten Seculums gelangte man dahin, den inneren Zusammenhang dieser Drüsenaffection mit andern, gleichzeitig oder später auftretenden localen Erkrankungen schärfer ins Auge zu fassen und so den Begriff der „Scrofelkrankheit", als Ausdruck einer auf krankhafter Diathese beruhenden, constitutionellen Ernährungsanomalie zu begründen. Nächst den Arbeiten von Wiseman[1]), Cullen[2]) u. a. englischen Aerzten haben besonders die von der Académie de Chirurgie in Paris veröffentlichten Artikel[3]) von Faure, Bordeu, Charmetton, Majault und Goursaud, welche als Preisschriften bei derselben eingereicht worden waren, und die sich denselben anschliessende Schriften von Hufeland[4]) und Weber[5]), namentlich aber die vortreffliche Arbeit von Kortum[6]) zu einer Aufklärung des grösseren ärztlichen Publikums über diesen Gegenstand beigetragen. — Allerdings dauerte es nicht lange, dass man sich in vagen Speculationen über die Natur der Krankheit zu ergehen anfing, behufs Erklärung der Krankheitsgenese zur Annahme einer „Scrofelschärfe" die Zuflucht nahm, gleichzeitig aber die Scrofelkrankheit das Alpha und Omega in der ärztlichen Kinderpraxis wurde und unter den Erkrankungen in dieser Altersklasse alsbald die Rolle spielte, welche die durch die Stahl'sche Lehre von der goldenen Ader inaugurirte „Hämorrhoidalkrankheit" in den höheren Altersklassen gewonnen hatte. Die Scrofelsucht war, wie Henle[7]) sich ausdrückt, der Popanz, dem so ziemlich Alles in die Schuhe geschoben wurde, was Kindern unter 14 Jahren, ohne augenfälligen und genügenden äusseren Grund, Pathologisches begegnete. — Diesem Unwesen machte die pathologische Anatomie ein Ende, allein sie führte zu dem entgegengesetzten Extrem; sie lehrte, dass sämmtliche krankhafte Veränderungen bei der Scrofelkrankheit nichts Specifisches böten, dass es sich bei derselben um chronisch entzündliche Processe verschiedener Gewebe, der Lymphdrüsen, der Schleimhäute, der Haut, der Knochen u. a. handele, welche bei zahlreichen andern Krankheiten angetroffen würden, und es war, um mit Henle zu sprechen, die alte Familie der scrofulösen Krankheiten drauf und dran, an ihren eigenen Uebertreibungen zu Grunde zu gehen. Aber man schüttete dabei das Kind mit dem Bade aus, indem man vom krass anatomischen Standpunkte der klinischen Beobachtung keine Rechnung trug und verkannte, dass die Eigenthümlichkeit der Krankheit gerade in der Gruppirung der localen Erkrankungen gesucht werden muss, dass die anatomische Analyse aller Krankheiten überhaupt zu einer relativ kleinen Reihe elementar-pathologischer Processe führt, welche in ihrer Gruppirung eben die Eigenthümlichkeit der einzelnen concreten Krankheitsprocesse, vom klinischen Standpunkte beurtheilt, bedingen. — Auch diese Ein-

---

1) Eight chirurgical treatises. Lond. 1696. Nr. IV.: Of the Kings evil.
2) Anfangsgründe der pract. Arzeneikunde. A. d. Engl. Leipz. 1785. IV. 190.
3) Recueil des pièces qui ont concouru pour le prix de l'Acad. roy. de Chirurgie. Paris 1759. III. 21—351. — 4) Ueber die Natur . . . der Scrofelkrankheit. Berl. 1785.
5) Von den Scropheln u. s. w. (einz.) Theil. Salzburg 1793.
6) Commentarius de vitio scrofuloso. II Tomi. Lemgo 1789. 90.
7) Handbuch der rationellen Pathologie. Braunschweig 1847. II. 376.

seitigkeit ist jetzt überwunden, ohne dass man in den a zurückverfallen ist, und es wird heute wohl kaum noch Abrede gestellt, dass der scrofulöse Krankheitsprocess in der (der verschiedenen localen Erkrankungen, aus denen er sich setzt, einen einheitlichen und specifischen Charakter trägt, de Scrofulosis — eine selbstständige Stellung in der Reihe der cons Ernährungsanomalieen, oder, falls die Schlüsse, welche man Koch in scrophulösen Drüsengeschwülsten nachgewiesenen, Tuberkel-Bacillen auf die Bedeutung dieses Parasiten als Krankheitserregers gezogen hat, sich bewahrheiten sollten, in der parasitären Krankheiten anweist.

Diese — streng genommen — nicht in das eigentl der vorliegenden Untersuchung gehörige, kurze Auseinand Ganges, den die Lehre von der Scrofelkrankheit genommen mir nothwendig, um auf die Schwierigkeiten hinzuweisen, der Bearbeitung einer *Geschichte der Scrofulose*, der Beantw Frage entgegenstellen, welche Wandelungen die Krankh im Verlaufe der Jahrhunderte, die das Menschengeschlecht erfahren hat, welche Unterschiede sich in dieser Beziehun der einzelnen Perioden geltend gemacht haben, und ob die wie wiederholt behauptet worden ist, in der neueren Zeit liche Zunahme in ihrer Frequenz gegen vergangene J erfahren hat. — Die Schwierigkeiten liegen eben in dem deuteten Umstande, dass der Begriff „Scrofel" bis vor nicht Zeit ein durchaus unbestimmter geblieben war, dass bis zu hundert, selbst noch darüber hinaus, verschiedene Formen schwellungen und anderweitige am Halse und Nacken vo Geschwülste, ja sogar Kropf in die Gruppe der „χοιράδες oder strumae" aufgingen, ohne dass wir heute im Stande den uns übermittelten Beschreibungen der Beobachter zu was der einen oder andern Krankheit angehört hat, und da vergangenen und im Anfange des laufenden Jahrhunderts man den Scrofel-Process in seinen verschiedenen pathologisc rungen kennen gelernt hatte, alles Mögliche oder Unmögli selben hineingetragen wurde, was man an Kinderkrankh nicht unterzubringen wusste, so dass Scrofulose die gan beherrschte. — Mit Sicherheit vermag man über die Ges Scrofulose nur so viel zu sagen, dass die Krankheit zu geherrscht hat; dagegen ist es fraglich, ob in der neueren That eine erhebliche Zunahme der Krankheitsfrequenz statt oder ob diese Zunahme nicht vielmehr eine nur scheinba irrthümlichen Verallgemeinerung des Begriffes abhängige ge ganz unbewiesen und meiner Ueberzeugung nach durchaus aber ist die Annahme, dass Scrofulose erst seit Einführung d

1) Phillips (Scrofula, its nature, causes etc. Lond. 1846. 92) führt, Mortalitätsstatistik den Nachweis, dass die Krankheit in London in der erheblich abgenommen, dass während die Sterblichkeit an Scrofulose sich 1 : 9.80 gestaltet, sie im Jahre 1831 nur noch 1 : 186.89 betragen h statistische Resultat ohne jeden Werth ist, liegt auf der Hand; einmal hau verschwindend kleine Grössen (im Jahre 1700 waren bei einer Bevölker 665,000 Einwohnern 73, im Jahre 1831 bei 1,223,000 Einwohnern 9 Todesf verzeichnet worden) und sodann verdient das der Statistik zu Grunde li wohl nicht das geringste Vertrauen.

Inoculation und der Vaccination, und seit Verallgemeinerung des Kartoffelgenusses auf europäischem Boden den grossen Umfang gewonnen hat, in welchem die Krankheit jetzt vorkommt; hier handelt es sich offenbar um einen groben Fehlschluss, indem man das zeitliche Zusammentreffen von zwei Ereignissen, der Einführung jener segensreichen Neuerungen und der verkehrten Aufbauschung des Begriffes „Scrofulose“ miteinander in Zusammenhang gebracht, d. h. sich zuerst einer Täuschung hingegeben und auf Grund dieser einen Schluss post hoc ergo propter hoc gezogen hat. — Damit soll übrigens nicht in Abrede gestellt werden, dass die Krankheit je nach der Gestaltung der ihrer Genese förderlichen ätiologischen Momente an verschiedenen Punkten der Erdoberfläche im Verlaufe der Jahrhunderte eine Zu- oder Abnahme erfahren und, wie im Folgenden mitgetheilt werden soll, an einzelnen derselben erst in der neuesten Zeit eine allgemeinere Verbreitung gefunden hat.

§. 213. Scrofulose trägt den ausgesprochenen Character einer ubiquitären Krankheit, d. h. sie reicht in ihrer *geographischen Verbreitung* über die ganze bewohnte Erdoberfläche. In einzelnen Gegenden oder Landstrichen wird die Krankheit häufiger als in andern beobachtet, ohne dass man jedoch irgendwo von einem eigentlich *endemischen Vorherrschen* von Scrofulose zu sprechen berechtigt wäre. Ein bestimmter, d. h. in Zahlen ausgedrückter Maassstab für die Krankheitsfrequenz an den einzelnen Gebieten lässt sich nicht ermitteln, da das statistische Material fehlt, oder doch, wie das in der Krankenhaus- und Mortalitäts-Statistik vorliegende, für eine derartige Untersuchung aus nahe liegenden Gründen nicht geeignet ist; am werthvollsten sind in dieser Beziehung noch die Recrutirungslisten, bez. die Zahlen der wegen Scrofulose als unbrauchbar zurückgestellten Recruten, wiewohl auch die auf diesem Wege gewonnenen Resultate, da sie sich nur auf eine höhere Altersklasse und auf das männliche Geschlecht beziehen, nur einen bedingten Werth haben. Ich muss mich daher in der folgenden Darstellung bezüglich der Häufigkeit der Krankheit auf Wiedergabe der von den Berichterstattern gebrauchten allgemeinen Bezeichnungen „sehr häufig, häufig, selten“ u. a. beschränken.

Ein wahrhaft klassisches Gebiet der Scrofulose giebt der *europäische Boden* ab, wo kaum ein grösserer Landstrich von derselben nicht mehr oder weniger schwer heimgesucht ist. — Auf der *Pyrenäen-Halbinsel* [1]) bilden die grossen Städte sowohl auf dem hochgelegenen Binnenlande, wie in den Ebenen und auf den Küstenstrichen die Hauptsitze der Krankheit und selbst die klimatisch bevorzugtesten Orte, wie Valencia, Cadix u. a. sind von derselben nicht verschont; in Lissabon herrscht Scrofulose in solchem Umfange, dass nach dem aus dem Jahre 1842 stammenden Berichte von Rozas [2]) in dem dortigen Waisenhause, wo Kinder im Alter von 4—16 Jahren Aufnahme finden, unter 800 Individuen 279, d. i. 35 %, die unzweideutigsten Zeichen derselben an sich trugen. — Ueber die Krankheitsverbreitung in *Italien* geben die

---

1) Vergl. Faure, Souvenirs du midi etc.; Lugol, Untersuchungen und Beobachtungen über die Ursachen der scrophulösen Krankheiten. A. d. Fr. Leipz. 1845. 214; Phillips l. c. 87; Trogher, Briefe während einer Reise durch Istrien u. s. w. Triest 1855. 137. 157. 161.

2) Bei Phillips 319.

von Sormani[1]) auszugsweise mitgetheilten statistischen Erhebungen aus den Conscriptionslisten der Jahre 1863—1876 einigen Aufschluss. Darnach betrug die Zahl der wegen Scrofulose zurückgestellten Individuen (aus der Altersklasse von 20 Jahren) im Ganzen 3.5 pro Mille der Untersuchten, und zwar in den Kreisen (Circondarien), bez. Provinzen:

Valsesia (Piemont)	10.8	Pistoia (Toscana)	6.3
Malfi (Basilicata)	9.5	Massa (Toscana)	6.2
Domodossola (Piemont) .	8.8	Mazzara (Sicilia)	6.1
Parma (Emilia)	8.8	Udine (Venezia)	5.6
Milano (Lombardei)	7.8	Civita vecchia (Rom) . . .	5.6
Paola (Calabrien)	7.7	Sondrio (Lombardei) . . .	5.4
Porto Maurizio (Ligurien)	7.6	Perugia (Umbria)	5.0
Pavia (Lombardei)	7.5	Orvieto (Umbria)	5.0
Mantua (Lombardei) . . .	7.1	Rieti (Umbria)	5.0
Monza (Lombardei)	6.7	Brescia (Lombardei) . . .	4.7
Pisa (Toscana)	6.7	Fermo (Marken)	4.1
Vergato (Emilia)	6.6	Rovigo (Venezia)	2.8
Como (Lombardei)	6.5		

Aus den Resultaten dieser Untersuchung, welche übrigens durch eine grössere Zahl von unten genannten Specialberichten theils bestätigt, theils erweitert werden, geht hervor, dass Scrofulose in Italien überhaupt sehr häufig, wie Parola[2]) erklärt, „fra le cachessie la più diffusa“, die Vertheilung der Krankheit über das Land aber eine sehr ungleichmässige, von der geographischen Lage der einzelnen Landschaften und der Erhebung derselben über die Meeresfläche jedenfalls ganz unabhängige ist. — Am schwersten leiden einige Districte in Piemont (besonders die Circondarien Aosta, Cuneo, Vercelli, Novara)[3]), in der Lombardei[4]) die Kreise von Mailand, Pavia, Mantua, Como, Sondrio, Bergamo, Cremona, in Venetien[5]) besonders die Provinzen Venedig, Vicenza und Udine, während sich Verona einer bemerkenswerthen Immunität von der Krankheit erfreut[6]); in Ligurien werden die Circondarien von Genua und Porto Maurizio[7]), in Toskana die Districte von Pisa, Pistoia, Massa und Siena[8]), im römischen Gebiete Civitavecchia[9]), in der Emilia die Städte Ferrara und Bologna[10]), in den Marken Ancona[11]), in Campanien die Circondarien von Neapel und Terra di lavoro[12]), in Apulien Foggia[13]) auf Sicilien Palermo als besonders stark heimgesucht bezeichnet. Auch auf Sardinien kommt Scrofulose häufig vor[14]), während die Krankheit auf Corsica auffallend selten angetroffen werden soll[15]).

---

1) Geografia nosol. dell' Italia. Roma 1881. 143.
2) Saggio di climatologia e di geogr. nosol. dell' Italia. Torino 1881. 494.
3) Dubini, Gaz. med. di Milano 1847. Nr. 46; Maffoni, Atti dell' Acad. med.-chir. di Torino. II. 453.
4) Vergl. Berichte in Oest. med. Jahrbb. Neueste Folge. XI. 19. XXI. 3; Hildenbrand, Annal. schol. clin. Ticin. Papiae 1826. I. 117; Speranza, Annal. univ. di med. 1856. Marzo 449; Comolli, Gaz. med. di Milano 1848. 305; Tassani ib. 1847. 173; Balardini, Topogr. stat. med. della provincia di Sondrio. Milano 1834. 55.
5) Taussig, Venedig und seine klimat. Verhältnisse. Venedig 1847; Parola l. c.
6) Agostini, Annali univ. di med. 1874. Dcbr. 478; Parola l. c.
7) Speranza l. c.; Descrizione di Genova etc. 1846.
8) Speranza l. c.; Danesi, Relaz. topogr. . . della città di Siena etc. Siena 1842.
9) Jacquot, Gaz. méd. de Paris 1853. 532. — 10) Parola l. c.
11) Briard, Travaux de la Soc. de méd. de Dijon. Ann. 1834—37. 122.
12) de Renzi, Topogr. statistica-medica della citta di Napoli etc. Nap. 1845; Parola l. c.
13) ib. — 14) Moris in de la Marmora, Voyage en Sardaigne.
15) Vanucci, Bull. de l'Acad. de méd. 1838. Mai.

Auch aus *Frankreich* liegen statistische Erhebungen [1]) über die Krankheitsfrequenz nach den, die Jahre 1831—1853 umfassenden Recrutirungslisten vor, denen zufolge das Krankheitsverhältniss im Mittel 10 pro Mille der Untersuchten (also dreimal so viel wie in Italien) [2]), betragen hat, und zwar vertheilte sich diese mittlere Sterblichkeit auf die einzelnen Departements in der Weise, dass

auf ein	Dpt.	(Pas de Calais)	1.2	pro M.
„ 3	Dpts.	(Pyrén. orient., Gironde, Vendée)	4.0— 5.0	„ „ .
„ 6	„	(Basses-Alpes, Gers, Indre, Charente, Eure, Morbihan)	5.2— 6.0	„ „
„ 11	„	(Hérault, Indre-Loire, Haute-Garonne, Hautes-Pyrén., Somme, Haute-Vienne, Vaucluse, Tarn-Garonne, Seine-Marne, Meurthe, Doubs)	6.2— 7.0	„ „
„ 12	„	(Ille-Villaine, Gard, Lot-Garonne, Seine-Oise, Aude, Haute-Marne, Ardennes, Corréze, Seine infér., Calvados, Haute-Saône, Bouches-du-Rhône)	7.1— 8.0	„ „
„ 15	„	(Sarthe, Jura, Cher, Loire infér., Côtes-du-Nord, Mayenne, Meuse, Ardêche, Charente infér., Marne, Côte-d'Or, Tarn, Maine-Loire, Ain, Finistère)	8.1— 9.0	„ „
„ 16	„	(Yonne, Eure-Loir, Lot, Vienne, Drôme, Var, Loire-Cher, Basses-Pyrén., Manche, Arriège, Allier, Isère, Creuse, Bas-Rhin, Dordogne, Saône-Loire)	9.1—10.0	„ „
„ 8	„	(Moselle, Seine, Puy-de-Dôme, Aisne, Orne, Aube, Aveyron, Hautes-Alpes)	11.0—12.0	„ „
„ 8	„	(Loiret, Vosges, Haut-Rhin, Rhône, Landes, Deux-Sèvres, Loire, Oise)	13.0—18.0	„ „
„ 5	„	(Haute-Loire, Lozère, Cantal, Nord, Nièvre)	20.0—30.0	„ „ .

Erkrankungsfälle kommen. — Diese Daten, zusammengehalten mit Specialberichten, lehren, dass in Frankreich einzelne grössere Krankheitsheerde bestehen, welche übrigens, worauf vorweg aufmerksam zu machen ist, nicht etwa von dem Vorherrschen der Scrofulose in den grossen Städten, wie in Havre, Lille, Nantes, Paris, Rheims, Strassburg, Toulouse, Marseille u. a., zum wenigsten nicht von diesem Momente allein abhängig sind. Einen der grössten dieser Heerde bilden die im Südosten gelegenen Departements Hautes-Alpes, Isère, Rhône, Loire, Haute-Loire, Lozère, Cantal und Aveyron, welche einen grossen Theil der Dauphiné [3]), des Lyonnais [4]) und Languedoc umfassen und ein mittleres Erkrankungsverhältniss von 15—20 pro Mille bieten. — Hieran schliesst sich ein zweiter, die Departements Saône-Loire, Allier, Puy-de-Dome, Creuze, Nièvre und Loiret umfassender Heerd, der sich von der Auvergne über Bourbonnais und Nivernais

---

1) Nach Boudin, Traité de géographie et statist. méd. Par. 1857. II. 698.

2) Nach den von Chervin (Annal. de démographie 1880) angestellten Erhebungen aus den die Jahre 1850—1869 umfassenden Conscriptionslisten der französischen Armee betrug das mittlere Erkrankungsverhältniss an Scrofulose sogar 17.04 pro M. — Die enorme Differenz in der Häufigkeit der Krankheit unter der männlichen Bevölkerung in der italienischen und französischen Bevölkerung erklärt sich ohne Zweifel zum grössten Theile daraus, dass der Begriff „Scrofulose“ von den französischen Militär-Aerzten in einem viel weiteren Umfange, als von den Italienern gefasst worden ist, zum Theil allerdings auch wohl aus einer grösseren Krankheitsfrequenz in Frankreich.

3) Vergl. Grange, Annal. de Chimie et de Phys. XXIV. 364; Lepelletier, Traité complet sur la maladie scrofuleuse. Par. 1830.

4) Marmy et Quesnois (Topogr. et stat. méd. du Dpt. du Rhône etc. Lyon 1866) berechnen aus den die Jahre 1854—1863 umfassenden Conscriptionslisten, dass die Zahl der wegen Scrofulose als unbrauchbar zum Kriegsdienst zurückgestellten Individuen im Dpt. Rhône 13.8 pro M. der Untersuchten beträgt, und dass dieselbe in einzelnen Cantonen auf 22.5 bis 30 pro M. steigt.

erstreckt [1]), ferner ein Heerd im Departement Jura (Franche-Comté) [2]), ein anderer im Elsass (Departements Haut- und Bas-Rhin und Vosges) [3]) und ein dritter im Norden des Landes, besonders das Departement du Nord betreffender, wo, abgesehen von der Krankheitsprävalenz in Lille, die Kohlenbergwerks-Districte ein sehr bedeutendes Contingent zur Krankenzahl stellen [4]). — In der *Schweiz* herrscht Scrofulose, abgesehen von dem Vorkommen der Krankheit in den grösseren Städten, vorzugsweise in den tief eingeschnittenen Thälern an den Abhängen des Jura und der Alpen, am schwersten im Rhonethale vom Wallis aufwärts bis St. Maurice, demnächst im Kanton Bern und in den gegen den Vierwaldstätter See auslaufenden Thälern, weniger im Hochgebirge und in den Ebenen [5]). — In *Belgien* soll, dem übereinstimmenden Urtheile aller Beobachter zufolge, die Krankheit erst seit etwa dem 2. Decennium dieses Jahrhunderts die allgemeine Verbreitung gefunden haben [6]), in welcher sie jetzt dort, und zwar namentlich in den Provinzen Ost- [7]) und West-Flandern [8]) und Antwerpen [9]), angetroffen wird, während die Niederlande von jeher und bis auf die neueste Zeit einen Hauptsitz von Scrofulose abgegeben haben [10]).

Einem sehr umfangreichen Gebiete von Scrofulose begegnen wir ferner in *Deutschland* und *Oesterreich*. Abgesehen von dem Vorherrschen der Krankheit in grossen Städten (wie namentlich in München [11]), Wien, Stuttgart [12]), Dresden [13]), Leipzig [14]), Berlin [15]), Stettin [16]), Hamburg, Danzig, Breslau) [17]) bestehen hier überaus zahlreiche grössere oder kleinere Krankheitsheerde, so u. a. in den Ditmarschen [18]), in der Harzgegend [19]), im sächsischen Erzgebirge [20]), in Oberschlesien [21]), in den Thälern des Riesengebirges [22]), in vielen Gegenden Westfalens [23]), in Thüringen [24]), im Odenwalde [25]), in einzelnen gebirgigen Kreisen

---

1) Vergl. Brieude, Hist. et mém. de la soc. roy. de méd. V. Mém. 306 (aus der Ober-Auvergne).
2) Germain, Annal. d'hyg. 1850. Juli 123.
3) Didelot, Hist. et mém. de la soc. roy. de méd. II. Hist. 135; Cuynat, Travaux de la soc. de méd. de Dijon 1832. 22; Georgeon, Considér. gén. sur l'hygiène dans les campagnes de la partie montagneuse des Vosges. Strasb. 1863. 27.
4) Bouisson, Etude méd. sur l'ouvrier houillier. Par. 1866.
5) Vergl. Lebert, Lehrbuch der Scrophel- und Tuberkelkrankheiten. A. d. Fr. Stuttg. 1851. 46; und Lombard, Traité de climatol. méd.
6) Meynne, Topogr. méd. de la Belgique. Brux. 1865. 116.
7) Overloop, Annal. de la Soc. de méd. de Gand 1842. Oct.; Waldack ib. 1845. Jan. 69.
8) Woets, Annal. de la Soc. de méd. de Bruges. I. 17.
9) Thys, Annal. de la Soc. de méd. d'Anvers 1845. 37; Luyks, Arch. de la méd. belge 1845. Juni 78; Peutermans ib. Aug. 181.
10) Thyssen, Geschiedk. beschouw. der ziekten in de Nederlanden. Amsterd. 1824; Dolleman, Disquis. hist. de plerisque apud Belgas septentr. endemiis morbis. Amstel. 1824. 65; Guislain, Annal. de la Soc. de méd. de Gand 1842. Jan.
11) Nach den von Phillips eingezogenen Erkundigungen leiden $^2/_3$ aller in das Waisenhaus in München aufgenommenen Kinder an Scrofulose.
12) Pfleninger, Beschreibung von Stuttgart u. s. w. Stuttg. 1834.
13) Meyer, Versuch einer med. Topographie .. von Dresden. Stolberg 1840. 253.
14) Krug, Acta policlinica. Lips. 1841. 60.
15) Die Zahl der scrofulösen Kinder unter den Zöglingen des Friedrichs-Waisenhauses in Berlin beträgt 53 % der Aufgenommenen.
16) Müller in Hufeland's Journ. der Arzeneikde. 1843. Juni 90.
17) Graetzer, Beitr. zur med. Statistik der Stadt Breslau. Bresl. 1834.
18) Dohrn in Pfaff, Mittheilungen. Neue Folge. I. Heft. 6. 32.
19) Klinge in Hufeland's Journ. der Arzeneikde. 1798. VI. 902; Wendelstadt ib. 1801; XII. Heft. 2. 125; Fuchs, Hannov. Annal. der Heilkde. 1840. V. 73.
20) Petrenz, Wöchentl. Beitr. zur Klinik 1833. I. 245; Ettmüller ib. 1834. I. 611.
21) Lorinser, Pr. med. Vereins-Ztg. 1833. Nr. 12.
22) Preiss, Die klimatischen Verhältnisse des Warmbrunner Thales u. s. w. Bresl. 1843.
23) Nicolai in Rust's Magazin XXXIX. 97; Sanitätsberichte aus Westfalen 1845. 45.
24) Fuchs, Topogr. des Kreises Schmalkalden. Marb. 1848; Lübben, Correspondenzbl. des ärztl. Vereins von Thüringen 1880. Nr. 4. 112. Nach den aus den Jahren 1874 und 1875 datirenden Berichten der Thüringer Aerzte kam Scrofulose (und Rachitis) am seltensten im Werra-Thale, demnächst in den gebirgigen Gegenden, am häufigsten im Thüringer Becken (in Elevationen von 150—300 Meter) vor.
25) Ebel in Hufeland's Journ. der Arzeneikde. 1840. Juni 106.

Böhmens [1]), in mehreren Gegenden Oberösterreichs [2]), Salzburgs [3]) und Steiermarks [4]), in der österreichischen Militärgrenze [5]) u. v. a. — In *Grossbritanien* haben die volkreichen Fabrik- und Handelsstädte, so wie die Kohlenbergwerks-Districte von jeher einen Hauptsitz der Scrofulose abgegeben [6]); Phillips berechnet aus einer, übrigens wenig zuverlässigen, Zählung der Kranken, dass in England im Mittel 24.5% der Bevölkerung mit Scrofulose behaftet ist, und dass dieses Verhältniss in einzelnen Gegenden des Landes auf 11% fällt, in andern bis auf 72% (??) steigt. Auch in *Irland* hat die Krankheit, nach den Untersuchungen von Wylde [7]), seit den ältesten Zeiten in allgemeinster Verbreitung geherrscht; auf den *Shetland-Inseln* soll Scrofulose fast in jeder Familie heimisch sein [8]). — Gleichlautende Berichte über das häufige (wie es heisst endemische) Vorkommen von Scrofulose, wie aus dem britischen Inselreiche, liegen aus *Dänemark* [9]), *Norwegen* und *Schweden* vor; auch in Schweden soll die Krankheit, nach der Erklärung von Huss [10]), in einzelnen Gegenden des Landes, so namentlich in Angermanland, erst seit dem Anfange dieses Jahrhunderts aufgetreten sein, in andern die allgemeinste Verbreitung gefunden haben; am schwersten sind von derselben die Läne von Malmöhus, Halland, Calmar, Jönköping, Skaraborg, Bohus, Nyköping, Upsala, Stockholm und Fahlu ergriffen [11]). — Der Angabe Schleisner's [12]), dass Scrofulose auf *Island* selten vorkommt, tritt Finsen [13]) entschieden entgegen, auf den *Färöer* aber wird die Krankheit, den übereinstimmenden Berichten von Manicus [14]) und Panum [15]), selten, der Erklärung des letztgenannten gemäss, nur bei Kindern dänischer Familien beobachtet.

Ueber das Vorkommen von Scrofulose in dem grossen *russischen Reiche* liegen zahlreiche, allerdings vereinzelte Mittheilungen vor, welche aber wohl einen Schluss auf die grosse und allgemeine Verbreitung der Krankheit daselbst gestatten. — Im vollsten Umfange gilt dies zunächst für Polen [16]), Petersburg [17]) und die russischen Ostsee-Provinzen [18]), und dem entsprechende Berichte liegen aus Kowno [19]), Mohilew [20]), Jaroslaw [21]), Nowgorod [22]), Kursk [23]), Kasan [24]), Wjätka [25]),

---

1) Berichte in Oest. med. Jahrbb. 1840. Nste. Folge. XXIV. 608, 1843. II. 354, 1845. IV. 234.
2) Berichte ib. 1831. Nste. Folge. I. Heft 4. 46, 1834. VII. 359, 1840. XXIV. 265.
3) Berichte ib. 1836. XI. 391, 1844. IV. 360; Maffei, Der Cretinismus u. s. w. 175.
4) Pilz, Oest. med. Jahrbb. 1848. I. 357. III. 80; Macher, Med.-statist. Topographie des Herzogthums Steyermark. Graz 1860.
5) Müller, Oest. med. Jahrbb. 1842. I. 227. 340, 1843. IV. 343.
6) Conf. Autenrieth, Uebersicht der Volkskrankheiten in Grossbritanien. Tübing. 1823. 93; Forbes, Transact. of the prov. med. Assoc. IV. 189; Alison, Lancet 1841—42. I. 800.
7) Edinb. med. and surg. Journ. 1845. July 11. 12. 16.
8) Sexby in Dobell Reports 1871. 522.
9) Otto in Rust's Magaz. für Heilkde. LIV. 203.
10) Om Sverges endemiska Sjukdomar. Stockh. 1852. 9.
11) Huss l. c. 18. 20. 54. 67. 87. und Berg, Bidrag till Sveriges med. Topografi och Statistik. Stockh. 1853. a. v. O.
12) Island undersögt etc. 3.
13) Jagttagelser angaaende Sygdomsforholdene i Island. Kjöbenh. 1874. 57.
14) Bibl. for Laeger 1824. I. 15.
15) ib. 1847. I. 277. 310.
16) Theiner, Magazin für Heilkde. in Polen 1828. 224.
17) Attenhofer, Med. Topogr. der Hauptstadt St. Petersburg. Zürich 1817. 230; Beine in Schmidt's Jahrbb. 1838. XVII. 294; Lichtenstädt in Hecker's wissensch. Annal. der Heilkde 1834. XXX. 76; Doepp, Verm. Abhandl. deutscher Aerzte in Petersburg 1835. V. 310. Nach Phillips (l. c. 88) zählte man im Findelhause daselbst unter 840 Kindern 343 Scrofulöse.
18) Moritz, Specimen topogr. med. Dorpatensis. Dorp. 1823.
19) Weljamowitsch, Med. Ztg. Russl. 1848. 134. — 20) Kleinenberg ib. 1847. 410.
21) Scholvin ib. 1848. 331. — 22) Bardowski ib. 1850. 171. — 23) Guttceit ib. 1851. 244.
24) Erdmann, Med. Topogr. des Gouvernem. Kasan etc. Riga 1822. 159. 252; Blosfeld, Petersb. Journ. für Natur- und Heilkde. Nr. 4. 151.
25) Jonin, Med. Ztg. Russl. 1849. 45.

Kischinew [1]), Odessa [2]), Astrachan [3]) und Orenburg [4]) vor; Krim (Sebastopol) soll Scrofulose selten [5]), unter den Kirgisenl ganz unbekannt sein. — In den gebirgigen Theilen *Transka* namentlich in Grusien, scheint Scrofulose selten zu sein [7]), in Gegenden des Landes wird sie dagegen häufig beobachtet [8] aus verschiedenen Gegenden *Sibiriens*, aus Tomsk Gebiete (unter den Buräten) [10]) und Vladiwostok [11]) liegen Beric das häufige Vorkommen der Scrofulose vor. — Nicht weni breitet als in Russland scheint die Krankheit in Ungarn zu in *Rumänien* [13]) und *Montenegro* [14]) nimmt sie unter den chr Krankheiten eine der ersten Stellen ein, und dasselbe gilt *Türkei* [15]), wo sie in grösseren Ortschaften nicht weniger häufi Paris u. a. Städten Europas angetroffen wird [16]). — Der Beh von Wibmer [17]), dass Scrofulose in *Griechenland* seltener als i lichen Europa vorkommt, stehen die Erklärungen von Kay Pallas [19]) gegenüber, welche sich einstimmig über die grosse F der Krankheit aussprechen, und in demselben Sinne berichte nen [20]), Horner [21]), Ferrara [22]) u. a. über das Vorherrschen v fulose auf den *jonischen Inseln*.

Auf *asiatischem Boden* herrscht Scrofulose in demselben wie in den zuvor genannten Ländern Europas, auf dem Küste und in den binnenländischen Districten *Syriens* [23]), in *Mesopot* und auf der Küste wie im Binnenlande *Arabiens* [25]), besonders südlichen Hochlande von Nedschd. — Aus andern Gegenden asiens, besonders aus *Persien* und *Turkestan*, sind mir Mitth über Scrofulose nicht bekannt geworden, dagegen liegen zu Berichte aus *Indien* vor, welche die Behauptung von Scott [26]), head [27]) u. a., dass die Krankheit hier selten oder, wie E erklärt, wesentlich seltener als auf europäischem Boden, vo vollkommen widerlegen. „Scrofulous affections of the cervical as the mesenteric glands," erklärt Gordon [29]) nach seinen in sidentschaft Bengalen gemachten Beobachtungen, „were the quent ailments among children of both sexes and the mortali the latter came exceedingly great," und in gleichem Sinne

1) Heine ib. 1846. 80. — 2) Andrejewsky in Graefe und Walther's Jou
3) Herrmann, Med. Ztg. Russl. 1845. 187.
4) Maydell, Nonnulla topogr. med. Orenburg. spect. Dorpat. 1849.
5) Heinrich, Med. Ztg. Russl. 1845. 380. — 6) Maydell l. c.
7) Bericht in Hecker's wissenschaftl. Annal. 1835. XXXI. 331.
8) Hirtzius, Russ. Samml. für Natur- und Heilkde. I. 561.
9) Rex, Med. Ztg. Russl. 1859. 408. — 10) Haupt ib. 1845. 376.
11) Solland, Arch. de méd. nav. 1882. Sptbr. 196.
12) Vergl. u. a. Jankovich, Pesth und Ofen mit ihren Bewohnern u. s. w. Ofen Bartsch, Ungar. Zeitschr. für Natur- und Heilkde. III. Nr. 30.
13) Champouillon, Mém. de méd. milit. 1868. Mars 191; Leconte, Consi pathol. des provinces du Bas-Danube. Montp. 1869. 42.
14) Boulogne, Mém. de méd. milit. 1868. Dobr. 486.
15) Oppenheim, Ueber den Zustand der Heilkde... in der Türkei. Hambu Rigler, Die Türkei u. s. w. II. 416; Thirk, Oest. med. Wochenschr. 1846. 1
16) Beyran, Gaz. méd. de Paris 1854. 342. — 17) In Schoepff, Jahresber. zur prac
18) Bei Phillips 90. — 19) Annali univ. di med. 1842. Aprile. — 20) Sketc
21) Med. and topogr. observations upon the Mediterranean. Philad. 1839.
22) Topogr. méd. de l'île de Leucade etc. Paris 1827.
23) Pruner, Die Krankh. des Orients. Erlang. 1846. 321; Tobler, Beitr. zur m von Jerusalem. Berl. 1855. 56; Barret, Arch. de méd. nav. 1878. Août 87. — birgigen Districten Syriens soll Scrofulose, wie Robertson (Edinb. med. and 1843. April 247) erklärt, selten vorkommen.
24) Floyd, Lancet 1843. Nr. 4. — 25) Pruner l. c.; Pelgrave, l'Union méd
26) Journ. of sc. and arts I. Nr. 2. — 27) Clinical researches etc.
28) Lancet 1861. May 784. — 29) Med. Times and Gaz. 1855. Dobr. 586.

sich über die bedeutende Krankheitsfrequenz Shortt[1]), Huillet[2]), Eyre[3]), Day[4]) aus verschiedenen Gegenden der Präsidentschaft Madras, Annesley[5]) aus Maissur, Kinnis[6]) aus der Präsidentschaft Bombay, Gibson[7]) aus Gadscherat, Hinder[8]) aus Amritsir (Lahore), Mc Clelland[9]) aus Kamaon u. a. aus.

Eine Illustration von dem häufigen Vorkommen der Krankheit in Indien geben die Resultate der, auf Veranlassung von Phillips angestellten Zählungen der scrofulösen Kinder in den Schulen von Calcutta u. a. O.; unter 100, von Jackson untersuchten, weniger als 10 Jahre alten, in Indien geborenen Kindern konnten bei der grossen Mehrheit die unzweideutigsten Zeichen der Krankheit nachgewiesen werden; Spry untersuchte 715 Kinder, und zwar 75 gemischter Abstammung, die sämmtlich mit Scrofulose behaftet, 136 von englischen Eltern stammende, die sämmtlich gesund, und 504 Hindu-Kinder, von denen 300 scrofulös waren.

Wie weit der Erklärung von Breton[10]), dass unter den Annamiten Scrofulose selten vorkommt, eine allgemeinere Gültigkeit für *Hinterindien* zukommt, vermag ich bei dem Mangel anderweitiger Mittheilungen über die Krankheit von dort nicht zu beurtheilen; dagegen erklärt Heymann[11]) mit Bezug auf den indischen Archipel: „Unter allen Dyskrasieen dürften die Scrofeln am meisten zur Anschauung kommen. Sie bilden vorzugsweise eine Krankheit des kindlichen Alters, so dass der bekannte vorall torpide Scrofelhabitus bei der javanischen Jugend aller Orten gesehen wird,“ und diese Angabe findet in den Mittheilungen von v. Leent[12]) volle Bestätigung. — Ueber die enorme Häufigkeit von Scrofulose in *China* (Tientsin, Fukian, Tschifu, Canton, Shanghai, Peking u. a.) herrscht unter den Beobachtern[13]) volle Uebereinstimmung, und ebenso sprechen sich die Berichterstatter[14]) bezüglich des Vorkommens der Krankheit in *Japan* aus.

Auf dem *australischen Continente* und dem *oceanischen Archipel* scheint Scrofulose erst in neuerer Zeit[15]), d. h. seitdem die Eingeborenen dieser Gegenden mit den Europäern in nähere Berührung gekommen sind und in Folge davon ihre Lebensweise eine durchgreifende Veränderung erfahren hat, eine allgemeine Verbreitung gefunden zu haben; an einzelnen Punkten herrscht die Krankheit in sehr grossem Umfange und hat auf die biostatischen Verhältnisse der eingeborenen Bevölkerung einen höchst verderblichen Einfluss geäussert. — Am schwersten von Scrofulose heimgesucht sind die *Sandwichs-Inseln*[16]),

---

1) Madras quart. Journ. of med. Sc. 1866. July. — 2) Arch. de méd. nav. 1868. Févr. 83.
3) Madras quart. Journ. of med. Sc. 1860. Octbr. 340. In Bellary sind in den Jahren 1851—55 564 Fälle von Scrofulose (7% der Gesammtsumme der Kranken) aufgenommen worden.
4) ib. 1862. Jan. 33. — 5) Researches into the more prevalent diseases of India. Lond. 1841. 109. — 6) Edinb. med. and surg. Journ. 1851. April 310. 316.
7) Transact. of the Bombay med. Soc. 1837. I. 69. — 8) Med. Times and Gaz. 1855. Dcbr. 538.
9) Dublin Journ. of med. Sc. XI. 338. — 10) Quelques considér. sur la guérison des plaies chirurgicales . . chez les Annamites. Par. 1876.
11) Darstellung der Krankheiten in den Tropenländern. 177.
12) Arch. de méd. nav. 1867. Octbr. 246, 1870. Janv. 14, 1877. Févr. 100.
13) Rose, Pacific med. Journ. 1862. Octbr.; Wilson, Med. notes on China. Lond. 1846. 19; Friedel, Beiträge 62. 69. 126; Morache, Annal. d'hyg. 1870. Janv. 54; Henderson, Edinb. med. Journ. 1876. Novbr. 405; Dudgeon, Glasgow med. Journ. 1877. July 330; Wernich, Geogr.-med. Studien. Berl. 1878. 293.
14) Friedel l. c. 32; Pompe van Meerderfort; Wernich l. c. 161.
15) Scott (Transact. of the prov. med. Assoc. 1835. III. App. XII) hat in Hobart-Town in den Jahren 1821—31 nur selten Fälle von Scrofulose zu sehen bekommen; Tasmania hat sich noch in der neuesten Zeit einer relativen Exemption von der Krankheit erfreut. (Hall, Transact. of the epidemiol. soc. 1866. II. 85.)
16) Chapin, Amer. Journ. of med. Sc. 1837. Mai; Gulick, New York Journ. of med. 1855. March; Bericht in Arch. nav. de méd. 1864. Dcbr. 486.

Taiti [1]) und *Neu-Seeland* [2]), wo sie unter den Maori furchtba[r] heerungen angerichtet hat; auch auf den *Schiffer-Inseln* [3]), der [T] *Fidschi*-Gruppe [5]), auf den *Gambier-Inseln* [6]), sowie auf *Neu-Cale*[donien] und den *Neu-Hebriden* [8]) wird die Krankheit sehr häufig ang[etroffen].

Ueber das Vorkommen von Scrofulose auf *afrikanischem* [Boden] liegen nur aus wenigen Gegenden bestimmtere Mittheilungen [vor]. Unter den Bewohnern von *St. Helena* hat Mc Ritchie [9]) die [Krank]heit häufig beobachtet, ebenso Guiol [10]) unter den Malgasc[hen auf] *Nossi-Bé* (*Madagaskar*); in dem zwischen 15—25° südl. Br. ge[legenen] Theile Central-Afrikas soll Scrofulose nach Livingstone un[bekannt] sein (?), unter den das *Capland* bewohnenden Hottentotten und [Kaffern] herrscht die Krankheit sehr verbreitet [11]), und auch unter den [hollän]dischen Colonisten des Landes kommt sie häufig vor [12]). — [Einen] Hauptsitz der Krankheit bilden ferner *Abessinien*, speciell das [Küsten]gebiet (um Massua) und die tiefer gelegenen Ebenen [13]), und *Eg*[ypten], wo besonders die aus Georgien und Circassien stammenden [Sklaven], die Kinder der Fellahs und die in den Harems lebenden Kin[der der] Türken am schwersten von der Krankheit leiden; auch in den [benach]barten *Negerländern*, sowie in *Tunis* [15]) und *Algier* [16]) nimmt Sc[rofulose] eine der ersten Stellen unter den chronischen Ernährungsanomalieen ein. — Ueber das Vorkommen der Krankheit in *Senegambien* [sind] sichere Nachrichten nicht bekannt geworden [17]), wohl aber be[zeichnet] Ballay [18]) Scrofulose als ein im Gebiete des Ogowai (1° südl. [Br., im] *westlichen Theile Central-Afrikas*, im Gabun-Lande gelegen) [ver]breitetes Leiden, und auch auf der *Goldküste* scheint nach [den von] Clarke [19]) gegebenen Andeutungen die Krankheit nichts wen[iger als] selten zu sein.

Auch die aus der *westlichen Hemisphäre* vorliegenden Nac[hrichten] über das Vorkommen von Scrofulose reichen nicht aus, um ein [einiger]maassen vollständiges Bild von der Krankheitsverbreitung das[elbst zu] geben. — Aus den nördlichsten Breiten berichten Blaschke [20])

---

1) Wilson, Edinb. med. and surg. Journ. 1806. July 285; Bericht in Arch. de méd. [...] Octbr. 290. — 2) Swainson, On the climate of New-Zealand. Lond. 1840; [Dieffen]bach, Travels in New-Zealand. Lond. 1843. I. 14, II. 21; Thomson, [Brit. and for.] med.-chir. Rev. 1855. April; Tuke, Edinb. med. Journ. 1863. Octbr. 321.
3) Turner, Nineteen years in Polynesia. Lond. 1861; Bericht in Arch. de méd. [...] Janv. 32. — 4) Bericht ib. 28. — 5) ib. 32.
6) Le Borgne, Géogr. méd. de l'archipel des îles Gambier. Par. 1872.
7) Vinson, Topogr. méd. de la Nouvelle-Caledonie etc. Par. 1858; de Rocha[s, Topogr.] méd. de la N.-C. Par. 1860. 31; Charlopin, Notes rec. en Calédonie. [...] Boyet, Arch. de méd. nav. 1878. Sptbr. 228. — 8) Boyet l. c.
9) Transact. of the Calcutta med. Soc. 1836. VIII. App. XXIX.
10) Arch. de med. nav. 1882. Novbr. 330. — 11) Black, Edinb. med. and [surg. Journ. ...] Apr. 256; Scherzer, Zeitschr. der Wiener Aerzte 1858. 152; Schwarz [...]
12) Schwarz ib. 630; Kretzschmar, Südafrikanische Skizzen. Leipz. 185[...]
13) Bruce, Reisen III. 32; Petit in Lefebure Voyage; Pruner, Krank[heiten des] Orients 321; Courbon, Observ. topogr. et méd. etc. Par. 1861. 37; Blanc, Ga[z. hebd.] de méd. 1874. 349. Feuill. — 14) Pruner l. c.; Bericht in Arch. de méd. nav. 18[...]
15) Ferrini, Saggio sul clima .. di Tunisi etc. Milano 1860. 216; Rebatel und [...] Lyon médical 1874. Nr. 13. 249.
16) Cambay, Mém. de méd. milit. 1842. LVII. 1; Bertherand, Méd. et hyg. [...] Par. 1855; Armand, Méd. et hyg. des pays chauds etc. 417; Challan, Ga[z. méd. de] l'Algérie 1868. 116; Creissel, Mém. de méd. milit. 1873. 369; Claudot ib. 1[...] Die Angaben von Bertrand (ib. 1867. Mars 199) und Basille (Gaz. méd. d[e l'Algérie] 1866. 30) über das seltene Vorkommen von Scrofulose unter der kindlichen arab[ischen Be]völkerung und bes. in Kabylien werden durch die zuvor citirten Beobachter v[ollständig] widerlegt. — 17) Chassaniol, Arch. de méd. nav. 1865. Mai 507 erklärt, [die Krank]heit hier selten gesehen zu haben, dagegen behauptet Corre (ib. 1877. Mai [...]) [dass] Scrofulose unter den Eingeborenen auf der Küste von Senegambien überaus häufig [angetroffen] wird. (Vergl. das Kapitel über Maladie du sommeil im folgenden Bande.)
18) L'Ogooué (Afrique équatoriale occidentale.) Par. 1880. 38. — 19) Transact. of the [...] Soc. 1860. I. 104. — 20) Topogr. med. portus Novi-Archangelcensis. Petrop.

die grosse Frequenz der Krankheit unter den Kindern der Eingeborenen von *Neu-Archangel* (dem jetzigen Alaska), und Gras[1]) aus Miquelon (*Neufundland*), dass Scrofulose hier, in der Heimath des Leberthrans, nicht wenig zur Sterblichkeit der Kinder beiträgt; dagegen ist die Krankheit in *Grönland*, wie Lange[2]) nicht nur auf eigene, sondern auch auf die Erfahrungen seiner Amtsvorgänger gestützt, erklärt, äusserst selten, ja kaum bekannt. — In den *Vereinigten Staaten von Nordamerika* dürfte Scrofulose jetzt wohl in demselben Umfange wie in Europa herrschen; bemerkenswerth ist dabei eine aus dem Jahre 1830 stammende Aeusserung von Hildreth[3]), aus der hervorgeht, dass die Krankheitsverbreitung hier mit der steigenden Civilisation gleichen Schritt gehalten hat und derselben von Osten nach Westen gefolgt ist; „scrofulous affections," erklärt derselbe mit Bezug auf den Staat Ohio, „are more frequent, than they formerly were and will probably continue to increase as the county becomes more highly cultivated and poeple more luxurious in their habits." Daran schliesst sich die von Moses[4]) und Glisan[5]) gleichmässig erwähnte Thatsache, dass unter der indianischen Bevölkerung von Oregon-Territory Scrofulose erst aufgetreten ist, nachdem dieselbe in ihren Jagdgründen immer mehr und mehr beschränkt, sich an einzelnen Plätzen ansiedelte, europäische Sitten und Unsitten annahm und unter dem Einflusse dieser vollkommen veränderten Lebensweise degenerirte. Auch in Californien, wo Praslow[6]) zur Zeit des ersten Aufblühens des Staates Scrofulose selten antraf, ist die Krankheit, soweit es sich wenigstens um San Francisco handelt, nach Lantoin[7]) jetzt sehr verbreitet. — In Monterey, das von den Golddistricten weit entfernt und von dem Zuzuge der goldsuchenden Abenteurer verschont geblieben ist, hat die Krankheit noch im Jahre 1853 in geringem Umfange geherrscht; neuere Nachrichten von diesem Theile Californiens fehlen. — In Vera-Cruz, auf dem Küstengebiete von *Mexiko*, hat Heinemann[8]) unter den Kindern der Mischlinge und der weissen Race Scrofulose häufig beobachtet, auf dem Hochplateau des Landes (Anahuac) kommt dieselbe selten vor[9]). — Aus *Central-Amerika* ist mir nur eine Notiz[10]) über Scrofulose bekannt geworden, derzufolge die Krankheit in *Guatemala* häufig angetreffen wird. — Von den *Antillen* liegen ältere Mittheilungen über Scrofulose von Armstrong[11]) und Lemprière[12]) aus Jamaica vor, in welchen der erstgenannte über das häufige Vorkommen der Krankheit unter Negerkindern berichtet, der zweite erklärt, dass dieselbe hier viel seltener als in England und in sehr milden Formen vorkommt; von neueren Beobachtern spricht sich Rufz[13]) bezüglich Martinique's in gleicher Weise wie Lemprière aus, während Goës[14]) aus St. Barthelemy, Hamon-Dufougeray[15]) aus St. Martin und Jackon[16]) aus Barbados sich gleichmässig über das allgemeine Vorherrschen der Krankheit auf den genannten Inseln

---

1) Quelques mots sur Miquelon. Montpell. 1867. — 2) Bemaerkninger om Grönlands Sygdomsforhold. Kjöbenh. 1864. 27. — 3) Amer. Journ. of med. Sc. 1830. Febr. 329.
4) ib. 1855. Jan. 32. — 5) ib. 1865. Jan. 79. — 6) l. c. 56.
7) Arch. de méd. nav. 1872. Mars. — 8) In Virchow's Archiv 1873. LVIII. 178.
9) Jourdanet, La Mexique etc. Par. 1864. 412; Coindet, Mém. de méd. milit. 1869. Avril 278.
10) Durant, Arch. de la méd. belge 1846. Mai. — 11) In Duncan Annals of med. 1802. VI. 370.
12) Observations on the diseases . . in Jamaica. Lond. 1799. I. 45.
13) Arch. de méd. nav. 1869. Novbr. 349. — 14) Hygiea 1868. Octbr. 460.
15) Arch. de méd. nav. 1863. Jan. 57. — 16) Boston med. and surg. Journ. 1807. July 448.

äussern. — Dass diese Differenzen in den Angaben der Beric über die Krankheitsfrequenz auf den Antillen vielleicht au haften Beobachtungen hervorgegangen sind, lässt sich nicht möglicherweise aber resultiren sie in der That aus der V artigkeit des Beobachtungsortes oder des Wirkungskreises d erstatter, und dieselbe Bewandtniss mag es mit den sich wide den Angaben über die Häufigkeit von Scrofulose in *Brasil* von wo Sigaud[1]) erklärt: „les scrophules sont remarquable rareté," während Rendu[2]) versichert: „les scrofulos . . . affections très fréquentes au Brésil," Tschudi[3]) von demischen (!) Vorherrschen der Krankheit in den nördlichen Brasiliens spricht, Plagge[4]) sich in eben diesem Sinne bez Provinz Maranhão äussert und auch Rey[5]) des häufigen Vo der Krankheit in Santa Catharina, besonders in den ländlichen gedenkt. — In den *La-Plata-Staaten* (Argentinische Repul zwar namentlich in den grossen Städten (Montevideo, Buen wird Scrofulose, wie Mantegazza[6]) und Rey in Uebereir mit Saurel erklären, unter der weissen Bevölkerung selten unter den Negern und Mischlingsracen beobachtet, ebens sie in *Paraguay* selten vor[7]); dagegen hat die Krankheit und *Peru*[8]) eine sehr bedeutende Verbreitung gefunden, wie Tschudi erklärt, nicht nur auf der Küstenzone, sonder den höchstgelegenen Gebirgsstädten, so dass er noch in Cerro in einer Höhe von 13500′, viele scrophulöse Individuen a hat; auch in Guayaquil (*Ecuador*) nimmt Scrofulose unter nischen Krankheiten eine hervorragende Stelle ein[10]).

§. 214. So unvollständig unsere Kenntniss von der geogr Verbreitung der Scrofulose auch noch immer ist, so wenig wi im Stande sind, für die Häufigkeit der Krankheit an den einzel ten der Erdoberfläche einen Zahlenausdruck[11]) und damit sicheren Maassstab für die Vergleichung der Krankheitsfreque winnen, so ist doch so viel ausser jedem Zweifel gestellt, dass heit, wie zum Eingang in diese Untersuchung bemerkt, eine ausg ubiquitäre ist, und dass die den verschiedenen Breiten der fläche eigenthümlichen *klimatischen Verhältnisse* einen ents Einfluss weder auf das Vorkommen, noch auf die Frequenz äussern. — Die hervorragende Stelle, welche Scrofulose Volkskrankheiten Indiens, des indischen Archipels, der südliche gebiete Chinas, der tropisch gelegenen Provinzen Brasilie u. s. w. einnimmt, giebt den Beweis, dass die Krankheit d

1) Du climat et des maladies du Brésil. Par. 1844. 424.
2) Etudes topogr. et méd. sur le Brésil. Par. 1848. 81.
3) Oest. med. Wochenschr. 1846. 472. — 4) Monatsbl. für med. Statist. 1857.
5) Arch. de méd. nav. 1877. Janv. 27. — 6) Lettere mediche sulla Americ Milano 1860. I. 14. 19. — 7) Mantegazza ib. I. 285.
8) Brandin, De la influencia de los diferentes climas del universo sobre Lima 1826; Gillis cf. Deutsche Klinik 1856. Nr. 24; Fischer, Arch. de Juill. 21; Duplouy ib. Août 108; Ullersperger in Virchow's Archiv 18
9) Tschudi l. c.; Duplouy l. c. Sptbr. 189. — 10) Duplouy ib. Octb
11) Die Mortalitätslisten bieten hierfür kein geeignetes Material; abgesehen von d lichen, ohne Zweifel groben diagnostischen Irrthümern, welche gerad Scrofulose denselben zu Grunde liegen, kommt der Umstand hinzu, dass i Listen Scrofulose und Rachitis zusammengeworfen und die scrofulösen Erk Knochen als Todesursache unter den Knochenkrankheiten aufgeführt sind.

rialen Gegenden so wenig verschont, wie die höheren und höchsten Breiten, und das relativ seltene Vorkommen in den La-Plata-Staaten, in Grönland, auf den Färöern u. a. lehrt, dass sie in ihrem Vorherrschen keineswegs nothwendig an ein gemässigtes oder kaltes Klima gebunden ist. Wie wenig die klimatischen Verhältnisse einer Gegend an sich für die Frequenz an Scrofulose entscheidend sind, geht ferner aus der sehr ungleichmässigen Vertheilung der Krankheit an den einzelnen Punkten grösserer Districte, welche in klimatischer Beziehung wesentliche Unterschiede nicht erkennen lassen, sodann aus dem Umstande, dass an anderen Punkten, an welchen derartige Unterschiede bestehen, wie u. a. zwischen dem Hochplateau des centralen Spaniens und der Mittelmeerküste dieses Landes, Scrofulose gleich häufig ist, sowie endlich aus den oben mitgetheilten Beobachtungen hervor, dass die Krankheit in grösseren Gebieten erst in der neueren oder neuesten Zeit aufgetreten ist und einen bedeutenden Umfang gewonnen hat, d. h. in Gebieten, welche sich bis dahin einer sehr ausgesprochenen Exemption von derselben zu erfreuen hatten. — In einer Beziehung scheinen klimatische Einflüsse von wesentlicher Bedeutung für die Krankheitsentwickelung zu sein; dieselbe spricht sich in den ungewöhnlich zahlreichen Erkrankungen an Scrofulose bei Individuen aus, welche aus niederen, besonders tropischen Breiten in kältere Gegenden ausgewandert sind und hier um so eher und um so schwerer von der Krankheit ergriffen werden, je grösser die Differenzen in den klimatischen Verhältnissen zwischen ihrer alten und neuen Heimath sind.

„Ich habe beobachtet,“ bemerkt Lugol [1]), „dass die Bewohner der Gegenden zwischen den Wendekreisen die traurigsten Wirkungen von dem Einflusse unseres gemässigten Klimas verspüren; die scrofulöse Krankheit entwickelt sich bei ihnen ausserordentlich rasch“; zahlreiche, diese Beobachtung bestätigende, Thatsachen hat Richard [2]) in Paris au Eingebornen Brasiliens und der südlichen Staaten Nordamerikas erfahren, Cooper [3]) berichtet aus England: „Poeple from the East or West Indies, who come over to this country, not unfrequently fall a prey to scrofulous disease. Many children born in the East and West Indies, are sent to this country to be educated, and therefore we have an opportunity of seeing the effect of climate on their constitutions; and I can assure you, that it frequently requires the greatest possible care to save them from the danger of scrofulous disease of the joints and absorbent glands, and very often with all your care and attention, they will die of scrofulous disease. Those of the West Indies less frequently die of scrofula, than persons from the East Indies; but I have seen some from the South Sea Islands, and most of them have died from scrofulous complaints“; Pearson [4]), der dem Erziehungsinstitute für Kranke, die von der Westküste Afrikas nach England gebracht werden, vorsteht, erklärt: „it is remarkable that boys brought from tropical climates, from the age of eight to twelve, almost uniformly become scrofulous. They bear the first winter tolerabely well, but drop during the second, and the third generally proves fatal to them.“

Es lässt sich überhaupt nicht wohl in Abrede stellen, dass relativ (wie in diesen Fällen) oder absolut ungünstige Witterungseinflüsse, welche sich gerade im kindlichen Alter am schwersten fühlbar machen, und somit die Widerstandsfähigkeit des Organismus gegen andere schädliche Einflüsse herabsetzen, wohl geeignet sind, ein prädisponirendes Moment für die Scrofelgenese abzugeben; übrigens aber kommt bezüglich jener Häufigkeit der Erkrankungen bei Auswanderern der

1) l. c. 231. — 2) In Dictionnaire de Méd. Article Scrophule.
3) Lancet 1824. IV. 65. — 4) Annual med. Review II. 130.

Umstand mit in Betracht, dass mit dem Wechsel des Klim gleichzeitig eine wesentlich veränderte Lebensweise verbun welche für die Krankheitsgenese mit in Anschlag gebracht muss, und in derselben ohne Zweifel einen ganz hervorr Factor bildet.

§. 215. Für die Annahme, dass gewisse *Bodenverhältnis* directen Einfluss auf das Vorkommen und die Verbreitung v fulose äussern, liegt nach keiner Seite hin irgend ein Beweis Die Seltenheit der Krankheit auf dem Anahuac (Hochplat Mexiko), an einigen hoch gelegenen Punkten der Schweizer ur nischen Alpen, der Vogesen u. a. erklärt sich nicht etwa Einflusse der Elevation dieser Gegenden an sich, sondern au Ursachen, da Scrofulose in zahlreichen andern, ebenso bedeuten noch bedeutenderen Höhen in allgemeiner Verbreitung und nicht frequent wie in den Ebenen angetroffen wird.

Beispiele hierfür findet man in der Prävalenz der Krankheit an Punkten des sächsischen und böhmischen Erzgebirges, und Oberosterr den Alpen und dem Jura des Canton Waadt, wo, wie Lebert[1]) bem auf seinen häufigen Ausflügen ins Gebirge die Zahl der Scrofelkrank sehr auffallend war, ferner in dem Vorherrschen der Krankheit auf d plateau von Maissur, auf den höchsten Pässen des Himalaya in Ka Clelland), auf den peruanischen Anden in Elevationen von 3—4000 Me

Ebenso wenig lässt sich eine Beziehung bestimmter *geo Verhältnisse* zu dem Vorkommen oder der Frequenz der S entdecken. Escherich[2]) hat auf Grund einzelner Thatsac zum Theil irriger Voraussetzungen — er bringt die Scrofu Kropf und Cretinismus in einen genetischen Zusammenhan Ansicht ausgesprochen, dass die Krankheit als enchorisches, worbenes, Leiden nur auf älterem Gestein, dem Ur- und Ueb gebirge und den mesozoïschen Formationen bis zur Kreide vorkommt, auf tertiären und jüngeren Bodenbildungen nur s beobachtet wird. — Diese Ansicht findet in der grossen Ve der Scrofulose auf dem Alluvial- und Diluvialboden der Nie Belgiens, Norddeutschlands u. a. G. ihre Widerlegung. Eine für die Beantwortung der vorliegenden Frage entworfene ge Karte giebt mir den Beweis, dass sich auf fast allen geol Formationen mehr oder weniger bedeutende Heerde von S nachweisen lassen und keine Formation vor der andern nach d oder andern Seite hin bevorzugt ist.

Ueber den Einfluss feuchten, bez. versumpften Bodens Scrofel-Genese sind die Ansichten der Beobachter getheilt, gera Divergenz der Ansichten aber und die Argumente, welche vo Seiten für die eine oder andere derselben geltend gemacht geben meiner Ansicht nach einen richtigen Maassstab für d theilung der ätiologischen Bedeutung dieses Momentes ab. Berichten über die allgemeine Verbreitung der Krankheit in Districten Schwedens[3]), in den feuchten Flussniederungen Olde

1) Lebert l. c. 48. — 2) Allgem. Zeitschr. für Chirurgie und Heilkde. 1843. N
3) Huss l. c. 69. — 4) Goldschmidt in Häser's Arch. für die ges. Med. 18

und der Niederlande [1]), in den feuchten, sumpfigen Thälern Oberösterreichs [2]) und Steyermarks, in der Lombardischen Po-Ebene [3]) u. v. a. wird auf dieses Moment in pathogenetischer Beziehung ein ganz besonderes Gewicht gelegt, während andere Beobachter erklären, dass die Krankheit innerhalb ihres Wirkungskreises gerade auf trockenem Boden in grösserer Frequenz herrscht als in benachbarten feuchten Gegenden [4]), von einzelnen belgischen Aerzten, so namentlich von Waldack, wird die Trockenlegung des Bodens sogar als ein entscheidender Factor für das Vorkommen von Scrofulose bezeichnet, und die bemerkenswerthe Zunahme, welche die Krankheit im vierten Decennium dieses Jahrhunderts in vielen Gegenden Belgiens erfahren hat, mit dieser Bodenveränderung in causalen Zusammenhang gebracht. — Das Irrthümliche dieses Schlusses hat Meynne [5]) in treffender Weise dargelegt, indem er den Nachweis führt, dass die gerade in jener Zeit sich steigernde sociale Misere in der armen Bevölkerung des Landes die wesentliche Ursache jener Erscheinung abgegeben hat; „depuis cette époque les salaires ont diminué, une grande misère est survenue parmi les tisserands, fort nombreux dans ce canton (Ecloo); l'alimentation s'en est ressentie, elle est devenue insuffisante pour beaucoup d'ouvriers, suffisante mais grossière et exclusivement végétale pour la généralité.“ Sehr bestimmt spricht sich Lugol, auf reiche in Frankreich gemachte Beobachtungen gestützt und, wie mir scheint, mit allem Rechte gegen die Annahme aus, dass die Frequenz von Scrofulose in einem bestimmten Verhältnisse zur Feuchtigkeit oder Trockenheit des Bodens steht.

„Die Bretagne,“ bemerkt er [6]), „ist ein feuchter Landstrich, und doch sind die Scrofeln in ihr nicht endemisch; wenn sie auch mit diesem Character an einigen Stellen dieser Provinz vorkommen, so ist es nicht gerade in denen, welche am feuchtesten sind; an keinem Orte ist die Krankheit so gewöhnlich, so intensiv, wie in der trocknen Champagne... Besonders in den Pyrenäen findet man den schlagendsten Contrast in der Beschaffenheit der Orte, in denen die Scrofeln endemisch herrschen. Wir wollen als Beispiel ein Dorf am Ufer des Adour nehmen. Dieser Fluss fliesst in gleicher Höhe mit den an seinen Ufern gebauten Hütten, das Wasser fliesst in grosser Menge rings um die Wohnungen und in den Gärten, in denen ein pittoreskes Grün herrscht. Die Bewohner dieses Ortes sind scrofulös . . . dies scheint im ersten Augenblicke die Ansicht zu bestätigen, die Feuchtigkeit sei die Ursache der endemischen Scrofeln, um so mehr, da die etwas weiter vom Ufer, und nur einige Metres über dem Niveau des Flusses stehenden Hütten schon eine in jeder Beziehung weit schönere Bevölkerung enthalten. . . . Je höher man steigt, desto schöner wird die Bevölkerung, allein noch höher über dem Niveau des Flusses, in einer trocknen und reinen Gegend, stösst plötzlich eine unerwartete Thatsache auf: die Bewohner des Berggipfels sind scrofulös. Man findet also die scrofulöse Endemie an Stellen, die von denen am Fluss und in gleicher Höhe mit ihm liegenden ganz verschieden sind. Diese Contraste, die man oft in den Pyrenäen in kleinen Entfernungen beobachtet, und die wir in vielen andern Ländern bemerkt, in denen die Scrofeln endemisch herrschen, widerlegen also die Annahme, dass die Feuchtigkeit oder ein anderer örtlicher Umstand die erzeugende Ursache der scrofulösen Endemie sei.“

---

1) Vergl. u. a. Büchner, Bijdrag tot de geneesk. Topogr. van Gouda. Gouda 1842.

2) Streinz, Oest. med. Jahrb. 1831. Neueste F. I. 4. Heft. 46. — 3) Berichte ib. l. c.

4) Auf den feuchten, zum Theil versumpften Landstrichen der westlichen und südlichen Küste Frankreichs, wie in einzelnen sumpfigen Districten des Depart. Somme ist Scrofulose seltener als in den auf trockenem Boden gelegenen Städten Rheims und Orleans oder in dem hügelig gelegenen Montpellier; in Beaconsfield, das tief und feucht gelegen ist, kommt die Krankheit nach der Erklärung von Rumsey (Transact. of the prov. med. and surg. Assoc. 1844. Juni) lange nicht so häufig, wie in den benachbarten Gegenden mit trockenem Boden vor.

5) l. c. 157. — 6) l. c. 216.

Allerdings darf auch bei dieser Frage der Umstand nich Augen gelassen werden, dass Feuchtigkeit des Bodens ebenso klimatischen Verhältnisse einer Landschaft, wie auf die socia der Bevölkerung desselben bestimmend einzuwirken und daher einen, wenn auch nur entfernten Einfluss auf das Vorkomm Scrofulose zu äussern vermag.

§. 216. Nach dem Urtheil fast aller Beobachter ist die liche Ursache der Scrofelkrankheit in einer *fehlerhaften Nahru Lebensweise* zu suchen, wiewohl unter denselben darüber keine Uebereinstimmung erzielt worden ist, ob es sich dabei bestimmte Kategorie schädlicher Einflüsse handelt, oder schiedene aus hygienischen Missständen hervorgehende Schädlic an sich oder gemeinsam wirkend, den pathogenetischen Factor ferner ob und in wie weit die Erkrankung von einer indi Prädisposition, von einer angeborenen krankhaften Diathese abhä

Die sociale Lage der *verschiedenen Bevölkerungsklassen*, so selbe durch das Maass von Wohlhabenheit, oder auch nur du Besitz der nothwendigen Lebensbedingungen bestimmt ist, lä Grossen und Ganzen betrachtet, wesentliche Unterschiede in quenz der Scrofulose unter denselben nicht erkennen. — We unter gewissen, später zu nennenden Bedingungen in *Städte häufiger als unter der ländlichen Bevölkerung*, ist die Krankheit do dieser keineswegs fremd, und wer, wie Schreiber dieser Zeilen, heit gehabt hat, die Gesundheitsverhältnisse der Bewohner lä Districte kennen zu lernen, wird die von Lebert, Phillips ausgesprochene Ansicht bestätigen müssen, dass Scrofulose hier wie unter den entgegengesetzten Verhältnissen, eine der erster unter den vorherrschenden Krankheiten des kindlichen und Blüth einnimmt. Leider bietet die Statistik aus den oben mehrfach ge Gründen nicht die Mittel, den mathematischen Beweis hierfür und noch weniger gewährt dieselbe den Maassstab für die Beur der relativen Krankheitsfrequenz in dem *besitzenden oder be Theile der Bevölkerung*; aber auch in dieser Beziehung lassen dies die tägliche Erfahrung des practischen Arztes lehrt, er Differenzen nicht nachweisen, und nur da tritt eine Präval Scrofulose von socialen Verhältnissen abhängig hervor, wo, Folgenden nachgewiesen werden soll, eine Concentration der der heitsgenese förderlichen Einflüsse gleichmässig auf einen grösser der Bevölkerung drückt.

Die Krankheitsursache muss somit in solchen Einflüssen werden, welche, universeller Natur, sich in allgemeiner Ver über die Erdoberfläche und in allen Bevölkerungsschichten gleic fühlbar machen, und unter diesen bildet erfahrungsgemäss ein *oder absolut fehlerhafte Nahrungsweise* der Säuglinge und der in den ersten Lebensjahren einen Hauptfactor in der Kra entwickelung. Diese von den Aerzten aller Zeiten festgehalt sicht findet in sämmtlichen mir vorliegenden, von den verschi Punkten der Erdoberfläche datirenden Berichten den bestim Ausdruck; von keiner Seite hat sie einen Widerspruch erfahr auch durch den Einwand, dass Scrofulose, wie gezeigt, nicht bl

Krankheit des Proletariats ist, sondern auch ebenso häufig unter Kindern der günstiger situirten und wohlhabenden Volksklassen vorkommt, wird sie nicht entkräftet; „the frequency of scrofula amongst the classes of society who live in wealth or comfort," erklärt Phillips[1]), „has been supposed to militate against any view of the disease, which assigned to insufficient food or improper feeding, a large share in the production of the disease. But diseased nutrition may co-exist with sufficiency of food and even with seemingly judicious feeding, and is, perhaps, as frequently found in the pampered child of luxury as in the cottage of the peasant."

Als ein zweites in pathogenetischer Beziehung besonders hoch zu veranschlagendes Moment wird von vielen Beobachtern *mangelhafte körperliche Bewegung der Kinder in freier Luft*, bez. *dauernder Aufenthalt derselben in geschlossenen, besonders in schlecht ventilirten, mit organischen Effluvien gefüllten Räumen* bezeichnet, von einzelnen Seiten wird in dieser Schädlichkeit selbst die wesentlichste Krankheitsursache gefunden. — So erklärt Alison[2]) nach seinen in der Edinburger Dispensary gemachten Beobachtungen: „I am thoroughly convinced, from the amount of it that I have seen in families not suffering under any material privations, that it (scil. scrofulosis) depends much more on want of pure air and exercise, then on deficient nourishment," in gleicher Weise sprechen sich Cooper[3]), Eager[4]), Byford[5]) u. a., besonders nachdrücklich aber Baudelocque[6]) auf Grund der von ihm im Hôpital des enfants in Paris gewonnenen Erfahrungen aus, indem er dieses Moment als „cause principale de la maladie scrofuleuse, une cause qui domine toutes les autres, et sans laquelle peut-être la maladie ne se développerait jamais, ou au moins serait très-rare" bezeichnet; selbst Lugol[7]), der die Verbreitung der Scrofulose ausschliesslich auf Vererbung der Krankheit zurückführt, räumt der hier besprochenen Schädlichkeit eine hervorragende Stelle unter den Gelegenheitsursachen derselben ein.

Gegen eine so exclusive Werthschätzung dieses ätiologischen Momentes, welche es von Baudelocque erfahren hat, spricht allerdings der Umstand, dass, wie oben gezeigt, Scrofulose in der Bevölkerung vieler ländlicher Bezirke trotz des Verweilens und der Bewegung der Kinder in freier Luft nichts weniger als selten, in manchen Gegenden, wie u. a. nach den Beobachtungen von Lebert in den gebirgigen Districten des Cantons Waadt, sogar sehr verbreitet vorkommt; anderseits aber liegen eine grosse Reihe von Thatsachen vor, welche darüber keinen Zweifel lassen, dass diese Schädlichkeit für die Entwickelung der Krankheit von nicht zu unterschätzender Bedeutung ist. — Abgesehen von der Prävalenz der Scrofelkrankheit unter der kindlichen Bevölkerung des Proletariats und der Arbeiterklassen in den grossen industriellen Centren des Verkehrs, besonders in den grossen Fabrik-

1) l. c. 242. — 2) Transact. of the Edinb. med.-chir. Soc. 1824. I. 397. — 3) l. c. 72.
4) Dublin Journ. of med. Sc. 1834. July 347: „I have abundant reasons to think, that the absence of direct solar rays and a long sejourn in a confined atmosphere, contribute more than any other towards the development of scrofula."
5) Transact. of the Amer. med. Assoc. 1855. VIII.
6) Revue méd. 1832. Jan. 10 und Etudes sur les causes .. de la maladie scrophuleuse. Par. 1834.
7) Gaz. des hôpit. 1835. Nr. 71. und Untersuchungen etc. 240.

städten, über welche unter den Beobachtern nur eine Stimme he
ferner von dem Vorherrschen der Krankheit unter den Kinder
von Spinnern, Webern, Strumpfwirkern u. a. bewohnten Gebirg
in Böhmen, Sachsen, dem Harz, wo die Individuen schon in seh
Alter zur industriellen Thätigkeit in engen, dumpfen Räu
gehalten werden [2]), sowie von der enormen Häufigkeit der K
in den Kohlenbergwerks-Districten Englands, Schottlands [3])
Frankreichs [4]) u. s. w., also unter Verhältnissen, in welchen
Complex von schädlichen Einflüssen geltend macht, und somit
bleibt, welche Bedeutung jedem einzelnen derselben beizule
lässt sich dieselbe gerade für den hier erörterten Krankheits
sehr überzeugender Weise in solchen Fällen nachweisen, wo
die Krankheit unter dem Einflusse desselben in allgemeine
breitung unter Bevölkerungsgruppen auftritt, bei welchen ander
lichkeiten, namentlich alimentärer Art, ausgeschlossen sind,
bei sonst gleichen Verhältnissen eben nur derjenige Theil dieser
vorwiegend leidet, welcher der in Frage stehenden Schädlicl
meisten oder ausschliesslich ausgesetzt ist; derartige Bewe
geben die Krankheitsverhältnisse unter Kindern oder Individuen
lichen Alters in Findel- und Waisenhäusern, Arbeitshäusern,
und andern ähnlichen Instituten. — Von den zahlreichen hie
hörigen Beobachtungen theile ich im Folgenden einige der in
testen und beweiskräftigsten mit.

In dem Erziehungshause in St. Petersburg sind, nach der Mitthe
Doepp, in den Jahren 1830—33 von den grösseren, 10—23 Jahre a
lingen 4 mal mehr Mädchen als Knaben an Scrofulose erkrankt; der Gr
für kann weder in der Nahrung, welche für alle gleich, noch in der W
die für die Mädchen sogar noch besser als für die Knaben und junge
ist, sondern lediglich in dem Umstande gesucht werden, dass sich die w
Zöglinge, ihrem unüberwindlichen Hange zur sitzenden Lebensweise na
anhaltend in den engen Räumen der Anstalt aufhielten, und weder
mahnungen, noch durch Strenge dazu gebracht werden konnten, di
Rekreationssäle aufzusuchen oder in den zur Anstalt gehörigen Gärte
weilen. — Blatin erklärt, dass in der Erziehungsanstalt zu Billodes
in welcher die Zöglinge fast anhaltend in den Zimmern eingesperrt
worden waren, dieselben ohne Ausnahme an Scrofulose erkrankten. — C
führt die von Taylor Smith mitgetheilte Thatsache an, dass in einen
hause zu Kent von 78 Knaben alle und von 94 Mädchen fast alle
fulös erkrankt gefunden wurden, wiewohl nur wenige von denselben
ihrer Aufnahme in die Anstalt Zeichen der Krankheit gezeigt hatten.
hat die Erkrankungsverhältnisse an Scrofulose in drei Arbeitshäusern u

1) Vergl. u. a. den Sanitätsbericht des Medicinal-Collegiums von Westfalen 1846
Krankheitsverbreitung in den westfälischen Fabrikstädten: die Mittheilungen vo
(l. c. 487) aus Belgien.

2) Vergl. die Mittheilungen von Carteillieri in Oest. med. Jahrb. 1848. 33
Leitmeritzer Kreise in Böhmen; von Klinge (l. c.) aus Andreasberg (Harz), w
kleinen Mädchen mit Spitzenklöppeln beschäftigt sind. Black (Transact. of the
and surg. Assoc. 1832. V. 179) bemerkt bezüglich der Erkrankungsverhältnisse u
den Spinnereien in Bolton beschäftigten jugendlichen Individuen: „they are mor
liable than other classes of the operatives to the different kinds of scrofula, a
and boys in the joints and glands." — In derselben Weise äussert sich H
Times and Gaz. 1854. Febr 54) über die Ursachen des enorm häufigen Vorku
Scrofulose unter den Kindern der Shawlweber-Bevölkerung in Amritsir (Kaschi
er darauf hinweist, dass, während die Erwachsenen mit dem Sortiren und Spinne
beschäftigt sind, Kinder im Alter von 8 Jahren und darüber den Tag über an
und in zwar offenen aber überfüllten Räumen thätig sind und nach vollendeter
Aufenthalt in dumpfen, schmutzigen, nicht ventilirten Räumen finden.

3) Alison, Lancet 1842. I. 800.

4) Bouisson, Etude méd. sur l'ouvrier houilleur. Paris 1868.

5) Die Pathologie und Therapie der Scropheln. A. d. Engl. Berlin 1847. 134.

in welchen im Ganzen 164 Individuen im Alter unter 15 Jahren lebten; im ersten, in einer grossen Fabrikstadt gelegenen, fand man unter 112 Kindern 53 = 47% scrofulöse; im zweiten, in einer Hafenstadt gelegenen unter 35 Individuen 9 Fälle von Scrofulose (= 26%), jedoch nur unter denjenigen, welche anhaltend im Hause lebten, während unter 20, welche die Schule besuchten, kein Fall von Erkrankung vorgekommen war; im dritten, auf dem Lande gelegenen Arbeitshause waren unter 18 Kindern 7, d. h. 39% mehr oder weniger scrofulös. — Fourcault[1]) theilt aus dem mit dem allgemeinen Krankenhause in Lille in Verbindung stehenden Arbeitshause, in welchem eine grosse Zahl von Kindern beiderlei Geschlechts, Findlinge und Waisen, die bis dahin auf dem Lande erzogen worden sind, Aufnahme finden, sobald sie arbeitsfähig geworden, folgende Thatsache mit: die Mädchen bewohnen grosse, gutgelüftete Räume, in welchen sie mit weiblichen Handarbeiten beschäftigt sind, die Knaben treten bei städtischen Handwerkern in den Dienst. Während die letzten gesund bleiben, entwickeln sich bei zahlreichen weiblichen Individuen allgemeine Schwächezustände, Chlorose u. s. w. und viele gehen an Scrofulose zu Grunde. — Hall bemerkt, dass auf Tasmania Scrofulose im Allgemeinen selten vorkommt, dass die Krankheit aber unter den Kindern, welche in den schlecht gehaltenen, überfüllten Waisenhäusern auf der Insel leben, sehr häufig beobachtet wird. — „In dem Depart. Lozère," berichtet Alibert[2]), „beschäftigt sich der dritte Theil der Bevölkerung mit der Fabrikation eines unter dem Namen „serge de Mende" bezeichneten Wollenzeuges; dieselbe bildet den einzigen Industriezweig des Landes und die bedeutendste Erwerbsquelle seiner Bewohner. Die Wolle wird hier ohne Oel, und, um die Fabrikation zu erleichtern, in niedrigen, gewölbten, sehr feuchten und heissen Räumen bearbeitet. Eben diese Arbeiterklasse stellt das grösste Contingent zur Zahl der im Departement vorkommenden Fälle von Scrofulose." — Bredow[3]) theilt folgende Beobachtungen über die Entwickelung von Scrofulose unter den jugendlichen, 11—22 Jahre alten Arbeitern in der Kaiserlichen Alexandrowskischen Fabrik (in der Abtheilung für Baumwollenspinnerei) und in einer Privat-Seidenmanufactur mit: in der kaiserlichen Anstalt befinden sich 666 Arbeiter aus der genannten Altersklasse, von welchen

360	in der Anstalt leben; von diesen erkrankten in der Anstalt, nachdem sie in dieselbe aufgenommen, an Scrofulose . . .	32 = 9%
217	ausser der Anstalt wohnen; von diesen erkrankten in derselben Zeit und während ihrer Beschäftigung in der Fabrik	29 = 13%
89	in Dörfern leben, die mehrere Werst von der Anstalt entfernt sind; von diesen erkrankten	2 = 2%
	In der Privatfabrik arbeiteten	
162	Leute aus der genannten Altersklasse, von welchen während ihres Verweilens in der Anstalt erkrankten	63 = 40%

Hierbei ist in Betracht zu ziehen, dass es in beiden Fabriken nicht an Reinlichkeit, guter Kleidung und zweckmässiger Nahrung mangelt, dass aber 1) die jungen Arbeiter in der kaiserlichen Fabrik die ihnen gegönnten Freistunden im Freien mit Umhergehen und Spielen zubringen, während die Knaben in der Privatanstalt sich während dieser Zeit meist in ihren dumpfen Schlafzimmern aufhalten und sich träge auf den Betten umherwälzen, dass 2) diejenigen Arbeiter, welche täglich einige Werst nach der Fabrik und in ihre Heimath zurück zu machen haben, sich der besten Gesundheitsverhältnisse erfreuen, und dass es 3) am traurigsten um diejenigen bestellt ist, welche von früher her an den Aufenthalt in freier Luft gewöhnt, jetzt die dumpfen Räumlichkeiten der Fabrik und ihre Schlafstuben fast gar nicht mehr verlassen. — Schliesslich theile ich hier noch den von Phillips[4]) veröffentlichten Bericht des Dr. Baly über das Vorkommen von Scrofulose unter den in der Millbank-Penitentiary detinirten Gefangenen mit, der übrigens, was auch Baly bedauert, keine ganz klare Einsicht in die fraglichen Verhältnisse gewährt, da in den Krankenlisten Scrofulose zum Theil mit Lungenschwindsucht unter einem Titel zusammengeworfen ist, und eine Ausscheidung der der letztgenannten Krankheit zugehörigen Fälle nur bis zu einem gewissen Grade möglich ist. Darnach waren im Jahre 1840 unter 1052 Gefangenen 14 pro M., und im Jahre 1844 unter 3249 Gefangenen 13.5 pro M. an

1) Causes générales des maladies chroniques etc. Par. 1844.
2) Précis théorique et pratique sur les maladies de la peau. Paris 1818. II. 364.
3) Preuss. med. Vereins-Ztg. 1845. Nr. 45. — 4) l. c. 362.

Scrofulose erkrankt, wobei, was wohl zu beachten, diejenigen, welche bereits mit den ersten Erscheinungen der Krankheit behaftet, in das Gefängniss aufgenommen worden waren, den Ursprung des Leidens auf frühere Einkerkerungen zurückzuführen vermochten. — Unter den im Jahre 1840 aufgenommenen Verbrechern befanden sich 510 zur Transportation verurtheilte Frauen, welche durchschnittlich nur etwa 3 Monate im Gefängnisse blieben und unter denen sich während ihres Aufenthaltes in demselben nur 2 Fälle von Scrofulose entwickelten, während unter 520 andern, in demselben Jahre aufgenommenen Gefangenen, welche 2—3 Jahre in dem Gefängnisse zubrachten, nicht weniger als 78 Fälle von Scrofulose und Lungentuberkulose vor Beendigung der Strafzeit vorgekommen sind. Bemerkenswerth ist dabei, dass die Zahl der Erkrankungen in einem steigenden Verhältnisse mit der Dauer der Einkerkerung wuchs, so dass von 1000 Gefangenen im ersten Jahre 6.9, im zweiten 31.32, im dritten 49.9, im vierten 52.38 und im fünften 63.83 wegen einer der beiden genannten Krankheiten entlassen worden oder gestorben waren. — Baly erklärt übrigens ausdrücklich, dass die Ursache der Erkrankungen keinesfalls in der Nahrungsweise gesucht werden darf, da dieselbe in der Millbank-Penitentiary seit dem bekannten Unglücksjahre 1824 [1]) nichts zu wünschen übrig lässt, dass die Ursache vielmehr ausschliesslich auf die mangelnde Bewegung im Freien, bez. auf den Aufenthalt in einer durch organische Effluvien verunreinigten Atmosphäre zurückgeführt werden muss.

Die unbefangene Prüfung aller hier mitgetheilten Thatsachen, welche in den oben angeführten Beobachtungen über die Ursachen des Auftretens und der Verbreitung der Scrofulose unter der eingeborenen Bevölkerung von Neu-Seeland, Oregon u. a. G. eine weitere Bestätigung gefunden haben, führt, meiner Ansicht nach, zu der Ueberzeugung, dass beide ätiologische Momente eine hervorragende Rolle in der Krankheitsgenese spielen; ob dem einen derselben in dieser Beziehung eine grössere Bedeutung als dem andern zukommt, lässt sich um so weniger entscheiden, als sehr häufig beide nebeneinander als Krankheitsursachen wirksam sind.

Uebrigens lehrt die Geschichte und die geographische Verbreitung der Scrofulose, dass keine Race oder Nationalität sich einer absoluten oder auch nur relativen Immunität von derselben erfreut, dass die Krankheit unter allen Völkerstämmen und Familien vorherrscht, sobald sich bei denselben die ihrer Entwickelung förderlichen ätiologischen Momente fühlbar machen; wenn einzelne Beobachter, wie Marpurgo, Vauvray u. a., über das seltene Vorkommen der Krankheit unter nomadisirenden Arabern berichten, so ist die Erklärung hierfür nicht in der Nationalität zu suchen, da ihre in Städten und festen Plätzen ansässigen Stammverwandten in Algier von Scrofulose keineswegs verschont sind, und wenn die Krankheit unter den nomadisirenden Kirgisen selten beobachtet wird [2]), so hat dies darin seinen Grund, dass schwächliche Kinder von ihnen als eine Strafe des Himmels angesehen werden und aus Mangel an Pflege früher zu Grunde gehen, bevor sich Scrofulose bei ihnen entwickeln konnte.

§. 217. Einen der intricatesten Punkte in der Scrofel-Aetiologie bildet die Frage nach der erblichen Uebertragung der Krankheit. — Während dieselbe von einzelnen Seiten (Phillips, Rilliet und Barthez u. a.) — und zwar auf Grund weniger Beobachtungen, oder auf

---

1) Vergl. oben S. 386.

2) Diese Angabe von Maydell für die Kirgisensteppe kann ich nach den allerdings nur in sehr geringem Umfange im Gouvernement Astrachan gemachten Beobachtungen nicht bestätigen; ich habe in den von Schmutz starrenden Kirgisen-Kibitken mehrere exquisit scrophulöse Kinder gesehen.

eine sehr mangelhafte Statistik, oder auch auf irrige Voraussetzungen gestützt — ganz geläugnet oder doch erheblich in Zweifel gezogen wird, hat sich die überwiegend grosse Majorität der Beobachter zu allen Zeiten für die erbliche Uebertragung, und zwar so bestimmt ausgesprochen, dass u. a. Cooper erklärt: „that scrofula is a hereditary disease, appears as clear to me as can be and they who deny it, deny the evidence of their senses.“ — Einige, wie namentlich Lugol und Guiet, sind selbst so weit gegangen, die erbliche Anlage als eine conditio sine qua non für die Krankheitsentwickelung zu erklären.

„Pour nous,“ sagt der Letztgenannte [1]), „un enfant naît scrofuleux, mais les circonstances qui viennent se grouper autour de lui après sa naissance peuvent hâter ou retarder ou même quelquefois arrêter le principe qui lui a été transmis par l'hérédité: ce n'est donc que d'une manière secondaire que nous comprenons le mode d'action des causes énoncées plus haut.“

Heute besteht darüber wohl kein Zweifel, dass sich Scrofulose ganz unabhängig von hereditären Verhältnissen unter dem Einflusse der zuvor genannten Schädlichkeiten zu entwickeln vermag, dass die Erblichkeit aber einen ganz hervorragenden Factor in der Krankheitsentwickelung abgiebt; nur darüber bestehen noch Meinungsverschiedenheiten, ob die erbliche Diathese der Kinder stets auf eine scrofulöse Erkrankung der Eltern zurückzuführen ist, oder ob sie nicht auch die Folge anderweitiger, wie namentlich durch Syphilis [2]), Krebsleiden, zu jugendliches oder zu hohes Alter, Trunksucht bedingter Krankheits- oder Schwächezustände der Erzeuger, oder von Verheirathung unter nächsten Verwandten sein kann. — Auch über die Natur der Diathese selbst herrscht vorläufig noch Dunkel, indem einige, vom humoralen Standpunkte, sie in Abnormitäten des Blutes oder der Lymphe, andere, vom solidar-pathologischen, in einer anomalen Organisation des Lymphdrüsensystems, noch andere in Uebertragung eines organischen (parasitären) Keimes suchen. — Bei hoch entwickelter Disposition können schon an sich geringfügige Veranlassungen die Entwickelung der Krankheit herbeiführen und gerade hieraus erklärt sich auch das häufige Vorkommen von Scrofulose in günstig situirten Familien, in welchen anscheinend alle Bedingungen für eine normale Entwickelung der kindlichen Mitglieder gegeben sind, und in welchen die Krankheit dennoch durch Generationen fort und fort erbt.

§. 218. Der bisher erörterten Auffassung der Scrofulose als einer auf chronischer Ernährungsanomalie beruhenden Krankheit gegenüber ist schon in den ersten wissenschaftlichen Bearbeitungen dieser Krankheit die Theorie entwickelt worden, dass dieselbe einem *Miasma* ihren Ursprung verdanke, d. h. den *infectiösen Krankheiten* beizuzählen

---

1) Revue méd. 1844. April 583.
2) Besonders von Otto aus Dänemark, Briard aus Ancona, Moris aus Sardinien, King (Lond. med. Gaz. 1874. V. 805) aus England, Courbon aus Abessinien, mehreren Beobachtern aus den südlichen Staaten von Nord-Amerika und den neuerlichst besonders stark heimgesuchten oceanischen Inseln geltend gemacht. — Die von früheren Beobachtern (Astruc, Hufeland, Alibert u. a.) ausgesprochene, neuerlichst von Rabatel aus Tunis wiederholte, übrigens schon von Kortum widerlegte Ansicht, dass die angeborene Syphilis unter Umständen in Form von Scrofulose auftrete, dass es sich dabei, wie Rabatel sagt, um eine „transformation par l'hérédité d'une autre diathèse, de la syphilis“ handele, beruht auf falschen Schlüssen oder auf Irrthümern in der Diagnose.

sei und dass sie sich auf dem Wege der *Contagion* vert
Bordeu[1]) war der erste, der die Ansicht von dem miasma
tagiösen Character der Scrofulose in bestimmter Weise form

„Il existe donc dans la nature une sorte de *miasme scrofuleux*.
derselbe, „qui est sans doute formé quelquefois par les révolutions q
aux différentes humeurs, et qui peut fort bien, en passant d'un suje
aller, comme le levain dans la pâte, gâter des humeurs saines; mais i
trouve une disposition particulière dans le sujet pour y agir; il a
être mis en action par un certain jeu des organes, et par l'état part
liqueurs."

In demselben Sinne haben dann gleichzeitige und spätere
Charmetton, Pujol[2]), Baumes[3]) u. a., indem sie stillsc
die Voraussetzung eines „Scrofelgiftes" acceptirten, die Ueb
von der contagiösen Uebertragung der Krankheit festgehn
schliesslich hat es dann auch nicht an einer Reihe von H
über den Uebertragungsmodus durch die Milch von scrofulösen
durch den Genuss der Milch und des Fleisches von perl
Rindvieh, durch Vaccination u. s. w., sowie an speculativen N
von der *parasitären* Natur des hypothetischen Krankheitsgifte
welche neuerlichst in der Entdeckung der sogen. Tuberkel-Baci
Koch eine positive Stütze gefunden zu haben scheinen. —
nischen Standpunkte, d. h. vom Standpunkte der aus der p
Erfahrung abgeleiteten Statistik entbehrt die Annahme
Scrofulose zu Grunde liegenden specifischen und durch Co
per distans übertragbaren Krankheitsgiftes jeder Berecht
Die Zahl der Fälle, in welchen sich die Krankheit bei Indivi
wickelt hat, die vor ihrer Erkrankung oder zur Zeit ders
Scrofulösen längere oder kürzere Zeit in nähere oder entfer
rührung gekommen sind, und bei denen man auf diese That
einen Schluss post hoc ergo propter hoc zu machen berech
ist, im Verhältnisse zu der enorm grossen Zahl von Scrofulöse
in fortdauerndem, engstem Verkehre mit ihrer ganzen, unte
den — ich erinnere an scrofulöse Schulkinder — sehr gro
gebung leben, ohne dass diese dadurch auch nur im aller
gefährdet ist[4]), eine so verschwindend kleine, dass es dem unb
Beobachter[5]) doch wahrlich nicht in den Sinn kommen ka
Schluss auf die Verbreitung der Krankheit durch ein Contagi
zu wollen. Aber auch diese vereinzelten Fälle verlieren b
Kritik jeden Werth, den man ihnen als Argumente für jene
hat beilegen wollen; zumeist nemlich handelt es sich dab
krankungen unter Kindern einer Familie, die aber nicht gl
zeitig erkranken, sondern der Reihe nach jedes derselben, n
in ein bestimmtes Alter getreten ist, auch keineswegs alle, so
einzelne, während die übrigen Geschwister vollkommen gesun

---

1) l. c. 74. In Oeuvres complètes. Par. 1818. I. 442.
2) Oeuvres diverses de méd. prat. Castres 1802. III. 1.
3) Traité sur le vice scrophuleux etc. Par. 1806.
4) „Quotidie occurrunt exempla," bemerkt Kortum (l. c. 216), „ubi sani infant
losis arcto et ipsius lecti consortio fruuntur, nec tamen ipsis morbus commu
5) Ich spreche hier nicht nur die von mir gewonnene Ueberzeugung, sondern da
Erfahrungen sehr zahlreicher, vielbeschäftigter und gutbeobachtender Ae
welchen ich über diese Frage unterhandelt habe.

Aus Findel- und Waisenhäusern, Erziehungsanstalten u. a. ähnlichen Instituten, wo der Beobachtung über die Art der Krankheitsverbreitung gerade ein sehr reiches Material geboten ist, liegt nicht ein Bericht vor, in welchem auch nur die Vermuthung ausgesprochen wäre, dass sich die Krankheit auf dem Wege des Contagiums unter der kindlichen Bevölkerung derselben fortgepflanzt hätte, im Gegentheil stellen einzelne Berichterstatter, wie u. a. Baudelocque aus dem Hôpital des Enfants, Pinel und Richerand aus dem Hôpital St. Louis, diesen Modus der Krankheitsverbreitung aufs entschiedenste in Abrede. — Baumes erklärt, dass scrofulöse Ammen die Krankheit den Säuglingen mittheilen können, den Beweis dafür, dass sie es gethan haben, ist er schuldig geblieben. — Die Behauptung, dass der Genuss der Milch perlsüchtiger Kühe Scrofulose erzeuge, beruht auf einer blossen Hypothese [1]); es ist nicht ein sicher constatirter derartiger Erkrankungsfall vorgekommen, während nachweisbar die Bevölkerungen ganzer Ortschaften jahrelang das Fleisch perlsüchtigen Rindviehs genossen (und ohne Zweifel auch die Milch solcher Thiere getrunken) haben, ohne dass sich unter denselben eine Steigerung der Frequenz von Scrofulose irgend wie bemerklich gemacht hat [2]). — Dass Kinder nach erfolgter Vaccination ab und zu an Scrofulose erkrankt sind, lässt sich nicht in Abrede stellen, aber dafür, dass diese Erkrankungen die Folge einer Ueberimpfung von Scrofelgift (!) gewesen sind, fehlt es an Beweisen [3]), zudem ist eine Uebertragung der Scrofulose durch Vaccination von Arm zu Arm um so weniger wahrscheinlich, als die Impflinge sich zumeist im ersten Lebensjahre, also in einem Alter befinden, in welchem die Krankheit sich bei ihnen noch gar nicht entwickelt hat, oder — wenn man sich so ausdrücken will — noch latent ist [4]). Ueber den Ursprung der Lehre von der Impf-Scrofulose habe ich mich übrigens bereits oben [5]) ausgesprochen; in der neuesten Zeit ist dieselbe von den Impfgegnern in der absurdesten Weise aufgebauscht und für ihre Zwecke sehr effectvoll benützt worden. — Vom Standpunkte der klinischen Erfahrung berechtigt somit Nichts dazu, Scrofulose für eine contagiöse Krankheit zu erklären, und in diesem Sinne hat sich vor längerer Zeit, wenn auch in einer etwas drastischen Form, Begin [6]) ausgesprochen.

„Une ignorance et une crédulité stupides inventent la doctrine de la contagion des écrouelles,“ bemerkt derselbe, „une faculté de médecine [7]) donne sa sanction à cette opinion; trois ou quatre observateurs inhabiles, croient avoir, dans

---

1) Bekanntlich ist die Perlsucht des Rindviehs mit der Tuberkulose, bez. Scrofulose des Menschen identificirt worden.

2) Vergl. die interessante Mittheilung von Schottelius in Virchow's Archiv 1883. XCI. 136. — Eine dieser vollkommen gleiche Beobachtung ist, wie ich von einem durchaus zuverlässigen Medicinalbeamten erfahren habe, auch anderswo in grossem Maassstabe gemacht worden.

3) Lepelletier erzählt, dass ein College von ihm die Kühnheit gehabt hat, eine Quantität Scrofeleiter in die behufs der Vaccination bei Kindern gemachten Wunden zu bringen: die Vaccine entwickelte sich vortrefflich, von scrofulöser Erkrankung aber zeigte sich keine Spur. (Die Mittheilung findet sich bei Phillips l. c. 146 citirt.)

4) Das Verbot in dem Reichsimpfgesetze, Vaccine-Lymphe von dem Arme scrofulöser Kinder zu entnehmen, ist jedenfalls durchaus gerechtfertigt, da, ganz abgesehen von dem hier erörterten, streitigen Punkte, kranke Individuen sich überhaupt nicht zur Abnahme von Vaccine-Stoff eignen.

5) Vergl. S. 426. — 6) Dictionn. des Sc. méd. en 60 Voll. Paris 1820. Tom. L. 295.

7) Dies bezieht sich auf die Erklärung der Pariser Fakultät vom Jahre 1758.

les faits qu'ils ont recueillis, la confirmation de son exactitude, et
foule, copiste servile des opinions des autres, commente, amplifie et
enfin comme loi de la nature, ce que la plus simple observatio
chaque jour."

Aber auch auf dem zweiten Wege der Forschung,
Experimentes, ist meiner Ansicht nach der Beweis für d
tagiösen Character der Scrofulose nicht erbracht worden. —
Kortum an Kindern angestellten, übrigens unverantwortliche
tionsversuche mit dem Eiter aus scrofulösen Abscessen sind ohn
geblieben [1]), ebenso die von Lepelletier zuerst an Meerschw
und sodann an sich selbst gemachten Infectionsversuche [2]). — Ka
der Parasitismus sein Haupt erhoben, so sprach auch schon Mc
die Vermuthung aus, dass Scrofulose durch einen pflanzlich
thierischen Parasiten veranlasst sei, und zwar auf Grund de
sache, dass sich auf Thieren und Pflanzen „tuberkulöse Gescl
entwickeln, welche durch Parasiten erzeugt werden, und des Un
dass die Scrofulose erblich sei, was einen bestimmten Krankh
voraussetze. — Später entwickelte Hüter [4]) die Theorie, dass
lichen Alter durch die grosse Menge des Ernährungssaftes c
gefässe eine Erweiterung erführen, und dass, da sich dieselbe
die oberflächlichen Lagen der Haut und der Schleimhäute er
eben diese die Festigkeit verlieren, welche sie vor dem Eindrir
in der Luft suspendirten entzündungserregenden „Organismen"
so dass die auf diese Weise eingedrungenen Parasiten zunäch
fulöse Entzündung der Haut und der Schleimhaut erzeugen und
durch die Lymphgefässe in die Lymphdrüsen gelangt, hier d
Process hervorrufen. — Neuerlichst hat dann Koch den N
geführt, dass die von ihm entdeckten Tuberkel-Bacillen auch in
erkrankten Drüsen angetroffen werden und dass die Verimpf
(durch Reincultur gezüchteten) Parasiten auf Thiere bei dieser
kulose erzeugt. — Ich enthalte mich vorläufig eines näheren E
auf die Frage nach den causalen Beziehungen dieses Parasiten
scrofulösen Krankheitsprocesse; bei Besprechung des Verhä
welches, vom historischen und ätiologischen Standpunkte be
zwischen *Lungenschwindsucht und Scrofulose* besteht, wird mir
heit zur Erörterung dieser Frage geboten sein, vorläufig spr
meine Ansicht dahin aus, dass mit den Resultaten, wel

---

1) „Quippe materiem ex talibus (scrofulosis) ulceribus desumtam," berichtet derse
„puello sano ad latus colli integra cute infricavi, alio vero puero cuticula exiguo
velut in variolarum insitione fieri solet, disrupta, itidem in superiori colli regi
infra et pone processum mastoideum applicavi, — et ne ullam quidem inde obs
morbi communicationem." Uebrigens fügt er zur Rechtfertigung des Experime
„Nemo dicat audacula haecce tentamina, cum firmissimis indubitatisque ratio
persuasus, nullum inde damnum pueris subnasci posse. Imitentur Lectores
experimentula, eundemque eventum fore polliceor."

2) Er sperrte die Versuchsthiere zuerst in einen kleinen, dunkeln, dumpfigen Ra
Entwickelung der Scrofulose besonders förderlich erschien, sodann mischte er d
der Thiere den Eiter von exquisit scrofulösen Kranken bei, so dass sie täglich e
löffel davon verzehrten; ferner injicirte er 8–10 Tropfen des Eiters in die C
und rieb den Eiter sodann in eine in der Gegend der Lymphdrüsen der Leist
zeugte Wunde und in eine glatt geschorene Stelle am Halse der Thiere ein; ei
später wurden die Thiere getödtet, bei keinem derselben zeigte sich eine Spur vo
— Lepelletier und sein College Goodlad haben an sich selbst wiederhol
mit Scrofeleiter vorgenommen, ohne dass bei ihnen jemals Erscheinungen von
Erkrankung auftraten. (Von Phillips p. 146 citirt.)

3) Annali univ. di medicina 1859. Settembr. 520.

4) Die Scrophulose und ihre lokale Behandlung. Leipz. 1872. In Volkman
klin. Vortr. Nr. 49.

experimentelle Forschung bis jetzt an Thieren erzielt hat, die durch die klinische Erfahrung gewonnene Ueberzeugung von der Nicht-Contagiosität der Scrofulose nicht erschüttert ist.

VI. Diabetes.

§. 219. Bei der Bedeutung, welche die historisch- und geographisch-pathologische Forschung für die Bearbeitung der Krankheitsätiologie, bez. für den Nachweis der causalen Beziehungen von klimatischen, Witterungs-, tellurischen, gesellschaftlichen u. a. Einflüssen auf das Vorkommen und die Verbreitung von Krankheiten hat, macht sich das Lücken- und Mangelhafte in den jener Forschung zu Gebote stehenden medicinisch-historischen und topographischen Berichten bei denjenigen Krankheiten doppelt fühlbar, welche einer derartigen ätiologischen Aufklärung am meisten bedürftig sind. Dies gilt aber nach beiden Richtungen hin im vollsten Maasse von Diabetes. — Der sehr empfindliche Mangel an einigermaassen sicheren und vollständigen topographischen Nachrichten über diese Krankheit erklärt sich daraus, dass dieselbe überhaupt selten vorkommt und sich daher der Aufmerksamkeit der Beobachter, welche nicht gerade darnach suchen, namentlich an denjenigen Punkten der Erdoberfläche am meisten entzieht, wo die Aerzte die Krankheitsverhältnisse der Bevölkerung nur in sehr beschränktem Umfang kennen zu lernen Gelegenheit haben, und leider wird dieser Mangel in anderen Gegenden nur in einem äusserst ungenügenden Grade durch die Mortalitätsstatistik ausgeglichen, da, abgesehen von der nur bedingten Verlässlichkeit derselben, nur in einer verschwindend kleinen Zahl von Sterblichkeitslisten Diabetes eine besondere Stelle unter den Todesursachen gefunden hat, in den meisten unter dem allgemeinen Begriffe „chronische Ernährungsstörungen“ oder „Krankheiten des uropoëtischen Systems“ gebracht und mit Morbus Brightii, Urolithiasis u. a. zusammengeworfen worden ist. Dass die Hospitalstatistik für die vorliegende Frage gar nicht zu verwerthen ist, liegt auf der Hand, da Diabetes bekanntlich am häufigsten in demjenigen Theile der Bevölkerung angetroffen wird, der in Krankheitsfällen seine Zuflucht am wenigsten zu Krankenhäusern nimmt. — Ich habe diese Bemerkung vorausschicken zu müssen geglaubt, um das Skizzenhafte der folgenden Darstellung zu rechtfertigen und daran den Wunsch zu knüpfen, dass spätere Forscher und Statistiker diese sehr empfindliche Lücke möglichst auszufüllen bestrebt sein mögen.

§. 220. Die *Geschichte des Diabetes* reicht bis in das höchste Alterthum hinauf. Die frühesten Nachrichten über die Krankheit datiren aus Indien; in dem Ayur-Veda des Susruta heisst es [1]): „Mellita

---

1) Nidanasthana cap. VI. In der lateinischen Uebersetzung von Hessler. Erlangen 1844. I. 184.

urina laborantem quem medicus indicat, ille etiam incurabilis di est .... omnes urinales affectiones tempore incurabiles fiunt; ad litum urinae statum perveniunt et tunc insanabiles fiunt.“ An e andern Stelle [1]) dieser Schrift, an welcher die Krankheit umständ besprochen wird, heisst es: „Dulcis fit urina, sudor et phlegı Dass hier von Diabetes die Rede ist, lässt sich wohl nicht bezweifel — Ueber das Vorkommen der Krankheit an verschiedenen Punl Europas und Asiens in den späteren Jahrhunderten des Alterth und während des Mittelalters finden wir zahlreiche Andeutunger den Schriften der griechisch-römischen [3]) und der arabischen Ae sowie der Arabisten, aus keiner derselben aber geht hervor, den Verfassern der süsse Geschmack des Harns bekannt war, dasselbe gilt auch von den ärztlichen Beobachtern des 1[illegible]. J hunderts. — In seiner im Jahre 1673 veröffentlichten Schrift Willis [4]) auf diese Eigenthümlichkeit des Urins bei Diabetes aber erst hundert Jahre später zeigte Dobson [5]), dass der s Geschmack des Harns in dieser Krankheit von dem Gehalte dessel an einer zuckerartigen Materie abhängig sei, die er durch Gähru versuche nachwies, und dass auch das Blutserum von Diabetes-Kran süss schmecke [6]), bis dann nach weiteren 20 Jahren Rollo seine kannte Schrift über Diabetes, die erste gründliche Bearbeitung Gegenstandes, veröffentlichte, mit welcher er die Basis für alle teren Bearbeitungen desselben gelegt hat.

§. 221. Die Mittheilungen der indischen, griechisch-römisc und arabischen Aerzte geben den Beweis, dass die geographische breitung von Diabetes schon in jener ferngelegenen Zeit über e grossen Theil des *südlichen Europas, Vorderasiens* und *Indiens* gere hat; diese Angaben wurden durch spätere ärztliche Berichte über Vorkommen der Krankheit aus fast allen Ländern des *mittleren nördlichen Europas* erweitert, dazu kamen ferner aus dem Ende

---

1) Chikitsitasthana cap. XII. XIII. in der Uebersetzung II. 103. seq.

2) Christie (Edinb. med. and surg. Journ. 1811. July 285) berichtet von einem dem 15. hundert p. Chr. angehörigen cingalesischen Medicinalbuche, das aus dem Sanscrit übe und in welchem die Krankheit ebenfalls unter der Bezeichnung „madu meha“, d. h. „H harn“, beschrieben ist. — Die Vermuthung liegt nahe, dass diese Schrift eine Ueberse des Werkes von Susruta ist.

3) In der Hippokratischen Sammlung wird Diabetes mit keinem Worte angedeutet. erste Erwähnung der Krankheit (urina super potionum modum etiam sine dolore prof maciem et periculum facit) findet sich bei Celsus (lib. IV. cap. XX. §. 2); Aretaeu causis diuturn. morb. lib. II. cap. II. und de morbor. diuturn. curatione lib. II. ca ist der erste, der das Wort διαβήτης gebraucht und die Krankheit als eine „wunder (θῶυμα πάθος) und selten vorkommende (οὐ κάρτα ξύνηθες ἀνθρώποισι) bezei bei der das Fleisch und die Glieder sich in Urin verflüssigen (σαρκῶν καὶ μελέω οὖρον ξύντηξις). Auch Galenos, der der Krankheit an mehreren Stellen seiner Sch (de symptom. differentiis lib. I. cap. VI. ed. Kühn VII. 81, de crisibus lib. I. cap. XII IX. 597) erwähnt, erklärt (de locis affectis lib. VI. cap. III. e. c. VIII. 394), dass er nur Fälle derselben gesehen habe. — Spätere kurze Mittheilungen über Diabetes finden si den Compendien aller späteren griechischen Aerzte, ferner bei Rhazes (de re medi Almansorem lib. IX. cap. 78); bei Avicenna (Canon lib. III. Fen. 19. Tract. II. ca und Avenzoar (Alteisir lib. II. Tract. II. cap. VI. Venet. 1490. fol. 25); sodann be Salernitanern, namentlich bei Constantinus Africanus (de morbis cognos curand. lib. V. cap. 18 und Liber aureus cap. 39. §. 2. Basil. 1536. 118. 189) und Platea (Practica. De aegritud. renum cap. I. Lugd. 1525. fol. 219 b., auch in de Renzi, Coll Salernitana. De egritudinum curatione. Napoli 1853. II. 310) und fast allen ärztl Compendienschreibern des späteren Mittelalters.

4) Pharmaceutica rationalis. Sect. IV. cap. III. Opp. Amstelod. 1682. 64.

5) Med. Observ. and Inquiries by a Soc. of Phys. London 1776. V. 298.

6) Account of two cases of the diabetes mellitus etc. London 1797.

vorigen Jahrhunderts Nachrichten über Diabetes-Erkrankungen unter der europäischen Bevölkerung *Nordamerikas*, und auf allen diesen Gebieten ist die Krankheit denn auch in der neuesten Zeit mehr oder weniger häufig beobachtet worden, ob in einzelnen Gegenden in grösserer Frequenz als in andern, lässt sich vorläufig nur für wenige Punkte mit einiger Wahrscheinlichkeit entscheiden. — Ich habe im Folgenden die Resultate der statistischen Erhebungen über die Krankheitsfrequenz in einigen grösseren und kleineren Gebieten zusammengestellt, ohne denselben jedoch einen weiteren Werth als den des Nachweises beilegen zu wollen, dass die Krankheit, nach der durch dieselbe veranlassten Sterblichkeit beurtheilt, zu den seltensten gehört. Worauf die erheblichen Differenzen in der Häufigkeit von Diabetes an den Beobachtungsorten beruhen, ob sie wirklich bestehen oder nur das Resultat mangelhafter statistischer Angaben sind, bleibt dahingestellt.

Beobachtungs-Ort	Zeit	Zahl der Todesfälle an Diabetes jährlich im Mittel	Todesfälle an Diabetes auf 1000 Bewohner	auf 1000 Verstorbene
England [1])	1852—69	550.0	0.027	1.25
Irland [2])	1841	118.0	0.014	0.74
Schleswig-Holstein [3])	1871—79	14.3	0.014	0.65
Berlin [4])	1877—79	30.0	0 029	0.94
Chemnitz [5])	1871—74	2.5	0.035	1.00
Frankfurt a/M. [6])	1865—80	3.4	0.035	1.60
Würzburg [7])	1852—55	1.0	0.040	1.20
Brüssel [8])	1864—80	3.3	—	0.60
Philadelphia [9])	1872—77	15.7	0.021	0.88

In *Petersburg* soll, wie Attenhofer [10]) und Lefèvre [11]) übereinstimmend erklären, Diabetes sehr selten sein; der erstgenannte bemerkt, dass ihm und vielen seiner Collegen innerhalb 6 Jahren nicht ein Fall vorgekommen ist. In gleicher Weise berichtet Otto [12]) aus *Copenhagen*, wo sich in der Zeit von 1835—38 nicht ein Todesfall an Diabetes in den Mortalitäts-Listen verzeichnet findet. — Aus der *Türkei* liegen Berichte über Diabetes von Rigler [13]), aus *Egypten* von Pruner [14]) und Griesinger [15]) vor; auch in *Marocco* wird die Krankheit

1) 32. annual Report of the Registrar General etc. Lond. 1871. 230.
2) Wylde, Edinb. med. and surg. Journ. 1845. July 8.
3) Bockendahl, Jahresbericht der öffentl. Gesundheitsverh. der Provinz Schleswig-Holstein.
4) Statistisches Jahrbb. der Stadt Berlin.
5) Flinzer, Mittheil. des statist. Bureaus der Stadt Chemnitz.
6) Jahresberichte über die Verwaltung des Medicinalwesens der Stadt Frankfurt a. M.
7) Virchow Beiträge, in Verhandl. der Würzb. phys.-med. Gesellschaft X.
8) Janssens, Bull. de l'Acad. de méd. de Belgique. Ann. 1865—1881.
9) Transact. of the Pennsylvania State med. Soc. 1873—1878.
10) Med. Topogr. der Hauptstadt St. Petersburg. Zürich 1817. 235.
11) Lond. med. Gaz. 1834. Novbr.
12) Transact. of the prov. med. and surg. Assoc. 1839. VII. 237.
13) Die Türkei und deren Bewohner. II. 323.
14) Die Krankheiten des Orients 267.
15) Archiv für physiol. Heilkde. 1859. 5.

ab und zu beobachtet[1]); dagegen erklärt Chassaniol[2]), unter den Eingeborenen *Senegambiens* nicht einen Fall von Diabetes gesehen zu haben, auch in den Berichten der englischen und französischen Aerzte von der *Guinea-Küste* wird der Krankheit mit keinem Worte gedacht. — In auffallender Häufigkeit kommt Diabetes auf *Ceylon*[3]) und an einzelnen Punkten *Indiens*, besonders, wie es scheint, auf der Koromandel-Küste[4]) und in der Präsidentschaft Bengalen[5]), sehr viel seltener in der Präsidentschaft Bombay[6]) vor. — Aus *China*, *Japan*, *Australien* und dem *oceanischen Polynes* fehlt es an Nachrichten über die Krankheit, ebenso wird derselben von den Berichterstattern von *Central-Amerika* und den *Antillen* mit keinem Worte gedacht, während Blair[7]) ausdrücklich erklärt, dass sie in *Guayana* ganz unbekannt ist. — In Vera-Cruz (*Mexiko*) hat Heinemann[8]) Diabetes verhältnissmässig häufig gesehen. — Der Behauptung von Jordaô[9]), dass die Krankheit in *Brasilien* nicht selten angetroffen werde, widerspricht Jobim direct mit der Erklärung, dass er während vieljähriger Praxis in Rio nicht einen Fall von Diabetes beobachtet habe, und eine Bestätigung dieser Angabe dürfte man in dem Schweigen finden, welches Sigaud, Rendu u. a. ärztliche Berichterstatter aus diesem Lande über die Krankheit beobachtet haben; auch in *Peru* scheint dieselbe nach den Mittheilungen von Smith[10]) und Tschudi[11]) äusserst selten, nach der Erklärung des letztgenannten den Aerzten des Landes sogar ganz unbekannt zu sein.

§. 222. Dass aus diesen äusserst sparsamen Nachrichten über das Vorkommen von Diabetes auf der Erdoberfläche keine irgend wie berechtigten Schlüsse über den Einfluss klimatischer u. a. Einflüsse auf die geographische Verbreitung der Krankheit gezogen werden können, liegt auf der Hand; wohl aber findet die mehrfach ausgesprochene Behauptung, dass ein feuchtkaltes *Klima* die Krankheitsgenese besonders begünstigt, in den angeführten Thatsachen eine vollkommene Widerlegung. — Die Prävalenz der Krankheit auf Ceylon und in einigen Gegenden Indiens, und zwar hier besonders unter den hohen Hindu-Kasten, welche eine *ausschliesslich vegetabilische Nahrung* geniessen (Cornish), scheint zu Gunsten der von Rhude, Davy u. a. geäusserten Ansicht zu sprechen, dass die Häufigkeit der Krankheit an den vorherrschenden oder ausschliesslichen Genuss von Vegetabilien gebunden sei; allerdings bleibt dann fraglich, weshalb an zahlreichen anderen, tropisch gelegenen Gegenden der östlichen und westlichen Hemisphäre, in welchen die eingeborene Bevölkerung dieselbe Diät führt, Diabetes selten oder gar nicht beobachtet wird.

---

1) Bericht in Med. Times and Gaz. 1875. July 96.
2) Arch. de méd. nav. 1865. Mai 508.
3) Christie l. c.; Davy, Account of the Interior of Ceylon. Lond. 1821.
4) Vergl. Eyre, Madras quart. Journ. of med. sc. 1860. Octbr. 341; Cornish ib. 1861. July 89; Bericht in Madras monthl. Journ. 1870. Mai 373; ferner die Berichte von Ruhde (Bibl. for Laeger 1831. I. 281) aus Tranquebar, von Huillet (Arch. de méd. nav. 1869. Févr. 83) aus Pondichery und von Auboeuf (Contributions à l'étude de l'hyg. et des malad. dans l'Inde. Par. 1882. 53) aus Karikal. — 5) Eyre l. c.
6) Morehead, Clinical researches on disease in India. Lond. 1856. II. 297; Eyre l. c.
7) Account of the last yellow fever epidemic. Lond. 1852. 20.
8) In Virchow's Archiv 1873. LVIII. 178.
9) Considér. sur un cas de diabète. Par. 1857.
10) Edinb. med. and surg. Journ. 1841. Octbr. 400.
11) Oest. med. Wochenschr. 1846. 473.

VII. Gicht.

§. 223. Während die Untersuchung über das Verhalten des Diabetes in Zeit und Raum in Folge der mangelhaften Mittheilungen über diese Krankheit in den medicinisch-topographischen Berichten zu einem wenig befriedigenden Resultate führt, stellt sich der historisch- und geographisch-pathologischen Forschung über Gicht in den das Vorkommen dieser Krankheit betreffenden Berichten der Umstand nicht weniger hinderlich entgegen, dass der Gichtprocess von den Beobachtern und Berichterstattern, und zwar nicht nur in der Vergangenheit, sondern selbst noch in der neueren und neuesten Zeit vielfach mit chronischem Gelenkrheumatismus und namentlich mit Arthritis nodosa (der Rheumatic gout der Engländer) confundirt worden ist; dem vorhandenen litterarischen Materiale über Gicht kommt daher für die wissenschaftliche Bearbeitung der Krankheit gerade nach den genannten Richtungen hin eine nur bedingte Brauchbarkeit zu, ganz besonders aber in Bezug auf die mehrfach ventilirte Frage, ob die Schwankungen, welche den Angaben der Zeitgenossen zufolge in der Krankheitsfrequenz zu verschiedenen Zeiten bestanden zu haben scheinen, in der That geherrscht haben, ob die Krankheit namentlich in der neuesten Zeit eine erhebliche Abnahme gegen die letztvergangenen Jahrhunderte erfahren hat, oder ob sich dieselben wesentlich aus den wechselnden Anschauungen des Tages von dem Begriffe „Gicht", aus dem zu verschiedenen Zeiten verschiedenen Inhalte und Umfange desselben erklären.

Die Geschichte der Gicht lässt sich mit Sicherheit bis in die Hippokratische Zeit, also bis in das 5. Jahrhundert vorchristlicher Zeitrechnung zurück verfolgen, wenigstens weisen zahlreiche unzweideutige Notizen [1]) über „ποδάγρα" in der Collectio Hippokratica darauf hin, dass die Krankheit den Aerzten jener Periode wohl bekannt war. — Aus den bei Caelius Aurelianus (bez. Soranus) [2]) in dem Kapitel über Gicht befindlichen Citaten [3]) geht ferner hervor, dass die nach-Hippokratischen Stoiker (Diokles und Praxagoras) und die alexandrinischen Aerzte (Herophilus und Erasistratus) in ihren litterarischen Producten, die bekanntlich nicht auf uns gekommen sind, der Gicht eine besondere Aufmerksamkeit geschenkt haben, dass Erasistratus die Krankheit sogar monographisch bearbeitet hat [4]). — Im Abendlande, d. h. im römischen Reiche scheint die Gicht schon in den letzten Jahren der Republik häufig vorgekommen zu sein [5]), eine

---

1) Vergl. Praenot. Coacae Sect. V. §. 502. ed. Littré V. 700; Aphorism. lib. V. §. 25 und VI. §. 28—30. 55; Epidem. lib. II. sect. III. §. 12. e. c. V. 114; de affectionibus §. 31. e. c. VI. 242; Prorrhet. lib. II. §. 8. e. c. IX. 26. In dieser, übrigens wahrscheinlich nach-Aristotelischen Schrift wird der Gegenstand besonders ausführlich behandelt.

2) Bekanntlich ist die Schrift des Caelius Aurelianus eine (wahrscheinlich) wörtliche Uebersetzung der speciellen Pathologie des im 2. Jahrh. p. Chr. in Rom lebenden grossen Methodikers Soranus.

3) De morbis acutis et chronicis. Morb. chron. lib. V. cap. II. Amstelod. 1755. 566.

4) Aus der Notiz bei Caelius Aurelianus geht hervor, dass der König Ptolemaeus (? Soter) an Gicht gelitten und dass Erasistratus ihn an diesem Leiden behandelt hat.

5) Dafür sprechen die von Caelius Aurelianus erwähnten sehr eingehenden Bearbeitungen der Krankheit von Asklepiades und Themison. Auch Cicero erwähnt an vielen Stellen seiner Schriften (so u. a. Epistol. VII. 4. ad M. Mar., de finibus bonor. et malor. V. 3) gichtisch Erkrankter.

sehr bedeutende Verbreitung aber erlangte sie daselbst, nach dem übereinstimmenden Urtheile aller Aerzte, sowie der Dichter und Philosophen jener Zeit, unter dem gesteigerten Luxus und der Ueppigkeit in der Lebensweise im Anfange der Kaiserzeit. Auch scheint dieses Vorherrschen der Krankheit sich nicht bloss auf Italien beschränkt zu haben, da nach der Angabe von Caelius Aurelianus [1]) auch in Karien (dem südwestlichen Theile Kleinasiens) und Alexandrien die Gicht zu den häufig vorkommenden Krankheiten zählte.

Schon zu Zeiten des Plinius, d. h. im Anfange des 1. Jahrhunderts p. Chr. muss sich eine bedeutende Zunahme der Krankheitsfrequenz bemerklich gemacht haben; „podagrae morbus," erklärt er [2]), „rarior solebat esse non modo patrum avorumque memoria, verum etiam nostra, peregrinus et ipse. Nam si Italiae fuisset antiquitus, latinum nomen invenisset." — Seneca, ein Zeitgenosse des Plinius, der, als Stoiker, keine Gelegenheit vorübergehen lässt, in seinen Schriften auf das schwelgerische und ausschweifende Leben Roms und die nachtheiligen Einflüsse desselben auf die Gesundheitszustände der Römer hinzuweisen, hebt hervor, dass daselbst auch unter den Frauen Podagra häufig vorkommt, mit dem Bemerken: man dürfe sich darüber nicht wundern, da das weibliche Geschlecht den Männern in ihren Ausschweifungen in jeder Weise nacheifert [3]). — „Zu des Hippokrates Zeit," heisst es bei Galenos [4]) (in wörtlicher Uebersetzung), „litten bei mässiger Lebensweise (διὰ τὸ τοῦ βίου κόσμιον) überhaupt nur wenige an Podagra, zu unserer Zeit aber, in welcher die Schwelgerei die denkbar höchste Höhe erreicht hat, ist die Zahl der an Podagra leidenden Kranken zu einem nicht mehr messbaren Umfange angewachsen (ἄπειρόν τι τὸ πλῆθος τῶν ποδαγριώντων)." — Diese enorme Verbreitung der Krankheit hat denn auch den Satyriker Lucian zur Abfassung des kleinen Schauspiels „τραγαποδάγρα", in welchem er das Podagra als Göttin vorführt, und die allgewaltige Macht derselben über die Menschheit in launiger Weise schildert [5]), und die bedeutendsten Aerzte jener Zeit zu einer sehr ausführlichen Bearbeitung des Gegenstandes veranlasst; von den uns noch erhaltenen Schriften nehmen in dieser Beziehung die von Aretaeus [6]) und Caelius Aurelianus (bez. Soranus) die erste Stelle ein.

Das von Galenos zuerst gebrauchte Wort „ἀρθρῖτις" wird von ihm und den späteren griechischen und römischen Aerzten zur Bezeichnung von „Gelenkentzündung im Allgemeinen" angewendet, und als specielle Formen derselben werden „ἰσχιάς" d. h. Hüftgelenkentzündung, „ποδάγρα" und „χειράγρα" nach dem aus den Krankheitserscheinungen abstrahirten humoralen Principe als „νοσήματα

---

1) l. c. 558. — 2) Hist. nat. lib. XXVI. cap. LXIV. ed. Franzius. Lips. 1788. VII. 851.

3) Epistol. 95. Opp. ed. Haase Lips. 1853. III. 302: „non mutata feminarum natura, sed vita est; nam cum virorum licentiam aequaverint, corporum quoque virilium incommoda aequarunt. Non minus pervigilant, non minus potant, et oleo et mero viros provocant; aeque invitis ingesta visceribus per os reddunt et vinum omne vomitu remetiuntur." An vielen andern Stellen seiner Schriften erwähnt und bespricht Seneca die Gicht (so namentlich epist. 53. 67. 78. e. c. III. 111. 152. 197), in Lud. de morte Claudii Caesaris (§. 13. e. c. I. 273) bemerkt er, dass der Kaiser Claudius an Gicht gelitten hat.

4) Comment. in Hipp. aphorism. cap. XXVIII. ed. Kühn XVIII. A. 42. Weitere Mittheilungen über Gicht in den Galenischen Schriften finden sich in: De sanitate tuenda lib. VI. cap. VII. e. c. VI. 415; Method. med. lib. VII. cap. XI. e. c. X. 518; de compositione medic. secund. locos lib. X. cap. II. e. c. XIII. 331; de remed. parabil. lib. I. cap. XVI. e. c. XIV. 383; de theriaca lib. ad Pisonem cap. XV. e. c. XIV. 274.

5) Das diesem Schauspiel angehängte kleine Drama „ὠκύπους", welches denselben Gegenstand behandelt, ist apokryph.

6) De causis et signis diuturnor. morbor. lib. II. cap. XII.

θερμὰ καὶ ψυχρά“ unterschieden, übrigens die Gichtknoten als „πῶροι“ d. h. Geschwülste von steinartiger Härte[1]) sehr gut beschrieben; auch der gichtischen Metastasen wird bereits gedacht, so u. a. von Galenos[2]) gegen den Magen (μετέστη εἰς τὴν γαστέρα) und gegen die Lunge[3]) und von Aretaeus[4]) des gichtischen Asthma. Dass in den Begriff „Podagra“ übrigens auch chronischer Gelenkrheumatismus und namentlich Arthritis nodosa aufgegangen ist, unterliegt wohl keiner Frage.

Ob und in welchem Umfange in der späteren Kaiserzeit und im Mittelalter ein Nachlass in der Krankheitsfrequenz eingetreten ist, lässt sich aus den ärztlichen Mittheilungen dieser Periode um so weniger bemessen, als der Begriff „arthritis“ oder, wie die mittelalterlichen Aerzte (zuerst, so viel ich weiss, Constantinus Africanus) sagten, „arthetis“ einen noch grösseren Umfang gehabt zu haben scheint als früher, die Bezeichnung „podagra“ seltener vorkommt, die Krankheit, hie und da auch „gutta“, d. h. Tropfen[5]) genannt, schliesslich mit andern Gelenkkrankheiten fast ganz in die allgemeine Bezeichnung „arthritis“ aufging. — In den sehr weitschweifigen Abhandlungen über die Gicht in den Compendien von Aetius[6]), Paulus[7]) und Alexander von Tralles[8]) (der letztgenannte giebt in enormer Breite fast nur therapeutische Vorschriften), sowie in den Schriften der Araber, besonders Serapion's (des älteren)[9]), Rhazes[10]), Abulcasim[11]), Avicenna[12]) und Avenzoar[13]) (eine der besseren Arbeiten) finden sich die Angaben der frühern griechischen Aerzte wieder, ohne dass man aus denselben einen Schluss auf die Häufigkeit der Krankheit zu machen im Stande wäre, und dasselbe gilt denn auch von den mittelalterlichen Aerzten des Abendlandes, so von Constantinus Africanus[14]), dem Salernitaner Platearius[15]), Valescus de Tharanta[16]), Arnaldus Villanovanus[17]), Savonarola[18]), Guainerio[19]) u. a., sowie von der monographischen Bearbeitung der Krankheit von dem im 13. Jahrhundert am byzantinischen Hofe lebenden Arzte Demetrius Pepagomenos[20]), die wesentlich den Arbeiten von Paulus und Alexander nachgebildet ist.

Die Gicht-Litteratur des 16. Jahrhunderts eröffnen die (ihrer Echtheit nach übrigens sehr zweifelhaften) Schriften über Podagra von Paracelsus[21]), die kein weiteres historisches Interesse bieten, als dass sie zuerst die deutsche Bezeichnung für die Krankheit „Zipperley“

---

1) Das Wort „πῶροι“ kommt übrigens auch zur Bezeichnung von Knochencallus vor.
2) Method. med. l. c. — 3) De theriaca lib. ad Pisonem l. c. — 4) l. c. ed. Kühn 174.
5) Die Bezeichnung „gutta“ finde ich zuerst bei Valescus de Tharanta mit der Definition: „est passio in ligamentis et nervis juncturarum ex humore vel ventositate ad eos decurrentibus a membris superioribus vel circumvicinis“; das Wort ist hier also in demselben Sinne wie „gutta in oculis“ für Cataract genommen. Offenbar ist die französische (goutte) und englische (gout) Bezeichnung für Gicht von der „gutta“ abgeleitet.
6) Sermo XII. cap. VI—XLVIII. — 7) Lib. III. cap. 78. — 8) Lib. XII.
9) Practica Tract. IV. cap. 25—30. Lugd. 1525. fol. 44. seq.
10) De re medica lib. IX. cap. 90 und Lib. de affect. juncturarum.
11) Method. med. lib. I. cap. 45.
12) Canon lib. III. Fen. 22. tract. 2. cap. 55. seq.
13) Theisir Lib. II. tract. VII. cap. 30. Venet. 1490. fol. 33.
14) De morb. cognosc. et curand. lib. VI. cap. XIX. Basil. 1536. 137; und Lib. aureus cap. XLV. e. c. 185. — 15) Practica 184 b. und in de Renzi, Collect. Salernit. II. 349—366.
16) Philonium lib. VI. cap. 23. Lugd. 1490. fol. 295 b.
17) Parabolae medicationis. Opp. Basil. 1585. 965 und Breviar. Lib. II. cap. 45. e. c. 129 b.
18) Practica tract. VI. cap. XXII. Rubr. X. Venet. 1497. fol. 272 a.
19) Commentar. de aegritud. junctur. cap. I. seq. in Ejd. Practica. Lugd. 1534. fol. 171 b. (Enthält einige eigene Beobachtungen des Verfassers.)
20) De podagra libellus. Romae 1517 (abgedr. in der Stephan'schen Sammlung. (Paris) 1567. 337.
21) Buch von den tartarischen Krankheiten cap. 19. Opp. Strassb. 1603. 313; Vom Podagra. e. c. 539; liber de podagricis (in deutscher Sprache) e. c. 563.

bringen und in der Ausführlichkeit der Behandlung des Gegenstandes den Beweis geben, dass die Gicht damals eine sehr hervorragende Rolle unter den Krankheiten gespielt haben muss. — Zu demselben Schlusse berechtigen die zahlreichen Abhandlungen über Podagra in der medicinischen Litteratur des 16. bis 18. Jahrhunderts, wiewohl es bei der fortdauernden Confundirung der (wahren) Gicht mit chronischem Rheumatismus und Arthritis nodosa schwer hält, auch für diese Zeit zu einer bestimmten Ansicht über den Umfang der, wie die Schriften lehren, über ganz Europa reichenden Krankheitsverbreitung zu gelangen. — Mit der klassischen Schilderung, welche Sydenham [1]) von der an sich selbst beobachteten Krankheit gegeben, mit den ausgezeichneten Bearbeitungen des Gegenstandes von Hoffmann [2]) und v. Swieten [3]), welche schärfere Gränzen zwischen Gicht und Rheumatismus zogen, wurde eine neue Quelle des Irrthums inaugurirt. — Mit dem exacteren Nachweise von der gichtischen Diathese, bez. dem constitutionell pathologischen Character der Krankheit, erfuhr das Gebiet der „gichtischen Erkrankungen“ eine ungebührliche Erweiterung und was auf der einen Seite durch schärfere Unterscheidung der gichtischen Gelenkaffection von anders gearteten Erkrankungen der Gelenke, besonders von der rheumatischen, gewonnen war, das ging anderseits durch die übertriebene Ausbildung der Lehre von der „inneren Gicht“ verloren, die neben „Hämorrhoidal-Krankheit“ da aushelfen musste, wo die Diagnose im Stiche liess. Erst in der neuesten Zeit, und vor Allem mit Ausbildung der pathologischen Anatomie hat die nüchterne Auffassung auch in der Lehre von der Gicht Platz gegriffen und so ist das grosse Gebiet, welches die Krankheit in vergangenen Jahrhunderten eingenommen hatte, erheblich zusammengeschrumpft, wiewohl man auch heute noch von „Arthritis rheumatica“ und „Rheumatismus arthriticus“ zu hören und zu lesen bekommt.

So vorsichtig man daher in der Schätzung und Verwerthung der Berichte über Gicht für eine Beurtheilung der Geschichte der Krankheit in der Vergangenheit und Gegenwart sein muss, so sicher man annehmen darf, dass das relativ seltene Vorkommen derselben in der neuesten Zeit in Vergleichung mit früheren Jahrhunderten zu einem nicht geringen Theile auf einer schärferen Diagnose der Krankheit, einer Klärung des Begriffes „Gicht“ von andern ähnlichen Krankheitsformen beruht, so kann es doch, nach den in Spanien, Italien, Belgien, den Niederlanden, der Schweiz u. a. O., selbst auf dem klassischen Gicht-Boden Englands gemachten, sicheren Beobachtungen [4]) keinem Zweifel unterliegen, dass die Krankheit, so wie sie im Anfange der römischen Kaiserzeit eine erhebliche Zunahme gegen frühere Zeiten des Alterthums, so in der neuesten Zeit eine thatsächliche, sehr bedeutende Abnahme gegen vergangene Jahrhunderte erfahren hat, und dass sie, soweit aus den vorliegenden medicinisch-topographischen Be-

---

1) Tract. de podagra. Opp. Genev. 1736. I. 300.

2) Med. ration. system. Tom. IV. Sect. II. cap. XI. Opp. Genev. 1753. II 399; Diss. de genuino dolor. podagr. remed. Hal. 1697. Opp. Supp. II. Pars II. 173; Diss. de podagra retrocedente in corpus. Hal. 1700. Opp. ib. 187 Diss. de cura doloris podagr. Hal. 1738. Opp. ib. 180.

3) Comment. in Boerhaave aphorismos §. 1254—1282. Lugd. Batav. 1764. IV. 287—393.

4) Vergl. vor allem die vortreffliche Untersuchung von Corradi, Della odierna diminuzione della podagra e delle sue cause. Bologna 1860, ferner die unten genannten Mittheilungen von Dolleman aus den Niederlanden, Colly aus Belgien, Lebert aus der Schweiz, Owen, Fuller, Budd u. a. (vergl. unten S. 459—60) aus England.

richten ein Schluss gezogen werden darf, heute nur noch an sehr wenigen Punkten der Erdoberfläche zu den in grösserer Frequenz vorkommenden constitutionellen Ernährungsanomalieen zählt, nirgends aber den Character eines eigentlich endemischen Leidens trägt.

§. 224. Die *geographische Verbreitung der Gicht* in der neuesten Zeit reicht über einen sehr grossen Theil der gemässigten Breiten, innerhalb derselben aber machen sich grössere Differenzen in der Krankheitsfrequenz an den einzelnen Beobachtungsorten geltend, für die ein mathematischer Ausdruck sich allerdings nicht geben lässt. — In *Spanien* soll die Krankheit, älteren Nachrichten [1]) zufolge, in Asturien besonders häufig sein; in *Italien* werden die Alpenthäler Piemonts [2]), Neapel (in dem vermögenden Theile der Bevölkerung) [3]) und Sardinien [4]) als von der Krankheit besonders heimgesucht, in *Frankreich* werden Lothringen und die Normandie [5]) als Hauptsitze der Krankheit bezeichnet, und auch in den grossen Städten des Rhone-Departements ist sie, selbst unter den weniger günstig situirten Volksklassen nichts weniger als selten; „il suffit," erklären die Berichterstatter [6]), „d'avoir exercé dans une grande ville, pour savoir que dans les classes inférieures on rencontre un assez grand nombre de goutteux." — Aus der *Schweiz* berichtet Lebert [7]), dass die Gicht unter dem Patriciate immer mehr abnimmt, „seitdem Industrie und Eisenbahnen viele ihrer früher unbenützten Kräfte in Anspruch nehmen". — In *Belgien*, wo die Krankheit gegen früher erheblich abgenommen hat [8]), wird sie jetzt noch vorzugsweise in Flandern und in den wallonischen Provinzen angetroffen [9]). Auch in den *Niederlanden* wird Gicht jetzt im Allgemeinen selten beobachtet [10]). — Aus *Deutschland* liegen Berichte über das relativ häufigere Vorkommen der Krankheit aus Hamburg [11]), Mecklenburg [12]), aus dem Harze [13]), aus Bremen [14]), Göttingen [15]), Dresden [16]), Wiesbaden [17]), Ludwigsburg [18]), aus Passau [19]) und Oberösterreich [20]) vor; in Berlin hat Traube [21]) die Gicht äusserst selten beobachtet. — Einen Hauptsitz der Krankheit bildet noch immer *England*, wiewohl auch hier, wie bemerkt, nach den Erklärungen von Fuller, Budd [22]), Watson [23]), Forbes [24]) u. a. sich eine entschiedene Abnahme derselben bemerklich gemacht hat; „two of the oldest

---

1) Thiéry, Observ. de physique et de médecine faites en . . Espagne. Par. 1791. II. 108.
2) Brunner, Verhandl. der Schweiz. ärztl. Gesellsch. 1829. I. 161.
3) de Renzi, Topogr. e statist. med. della città di Napoli etc. Nap. 1845. 326.
4) Moris in de la Marmora, Voyage.
5) Simonin, Rech. topogr. et méd. sur Nancy. Nancy 1854. 250; Charcot, Med. Times and Gaz. 1867. March 245.
6) Marmy et Quesnoy, Topogr. stat. et méd. du Depart. du Rhône etc. Lyon. 1866. 548.
7) Handbuch der pract. Med. 1859. II. 898.
8) Coley, Remarks on the climate and the diseases occurring in Belgium. Bruss. 1852. 163.
9) Meynne, Topogr. méd. de la Belgique. Brux. 1863. 211.
10) Dolleman, Disquis. de plerisque apud Belgas septentrionales endemiis morbis. Amstelod. 1824. 55.
11) Hamburg in naturhistor. und med. Beziehung. Hamb. 1830. 89.
12) Ebstein, Die Natur und Behandl. der Gicht. Wiesbad. 1882. 138.
13) id. — 14) Heineken, Die freie Hansestadt Bremen etc. Brem. 1837. II.
15) Ebstein l. c. — 16) Mayer, Versuch einer med. Topogr. von Dresden. Stollberg 1840. 288.
17) Müller, Med. Topogr. der Stadt Wiesbaden. Wiesb. 1846.
18) Höring, Württemb. med. Correspondenzbl. 1839. IX. 275.
19) Friedrich, Bayr. ärztl. Intelligenzbl. 1855. 353.
20) Gugger, Oest. med. Wochenschr. 1842. 785.
21) Berl. klin. Wochenschr. 1865. 474.
22) In Tweedie System of medecine. V. 208.
23) Lancet 1842. Novbr.
24) Transact. of the provincial med. and surg. Assoc. 1839. IV. 203.

practitioners in the district (of Landsend)," erklärt der Letztgenannte, „each resident in a small country town, assured me that, in their earlier practice, that is forty or fifty years before, gout was much more frequent, than at present — in the proportion, they said, as a hundred to one." Sehr bemerkenswerth ist dagegen der Umstand, dass *Schottland* und *Irland* sich stets einer ausgesprochenen Immunität von Gicht erfreut haben [1]. — Aus *Dänemark* liegt nur eine Mittheilung von Otto [2]) über das relativ häufige Vorkommen der Krankheit, speciell in Copenhagen vor; aus *Schweden* und *Norwegen* fehlt es an neueren Berichten über die Krankheit; in *Lappland* (Linné), auf *Island* und den *Färöer* [3]) ist sie ganz unbekannt. — In *Russland* kommt Gicht, vorausgesetzt dass die aus den ersten Decennien dieses Jahrhunderts stammenden Berichte von dort noch Geltung haben, in den Ostsee-Provinzen [4]) und in Petersburg [5]) häufig vor, dasselbe wird aus Odessa [6]) berichtet, dagegen wird die Krankheit in den Gouvernements Samara [7]) und Kasan [8]) äusserst selten angetroffen; in Transkaukasien soll sie ganz unbekannt sein [9]). Auch in der *Türkei* begegnet man Erkrankungen an Gicht selten [10]).

In den tropisch und subtropisch gelegenen Gegenden *Asiens* kommt Gicht jetzt entweder gar nicht, oder doch nur ausnahmsweise vor. — Dies gilt von *Syrien, Persien* und *Arabien* [11]), wo die Krankheit, wie aus den Schriften der arabischen und syrischen Aerzte des Mittelalters geschlossen werden darf, zu jener Zeit keineswegs zu den selten beobachteten gehört hat. — Bezüglich der Gicht in *Indien* erklärt Ainslie auf Grund 30jähriger Beobachtungen: „I do not think that I ever knew but one Hindoo, who had a well marked gout; the Mahometans are not so fortunate in this respect, those Europeans, wo are subject to the attacks of it have, for the most part, long intervals betwixt the fits, and when they do come, they are generally slight." An den Abhängen des Himalaya (ob unter Eingeborenen oder Europäern, ist nicht gesagt) soll die Krankheit nicht gerade selten vorkommen [12]), auch auf dem *indischen Archipel* wird Gicht, auch unter den Eingeborenen, als ein nicht selten vorkommendes Leiden bezeichnet [13]), dagegen ist sie auf *Ceylon* [14]) und unter den Eingeborenen von Annam *(Hinterindien)* [15]) ganz unbekannt. — Aus *China* liegt über Gicht nur eine Notiz aus Amoy vor, wo die Krankheit unter den Eingeborenen häufiger beobachtet wird [16]). — In den medicinisch-topographischen Berichten von dem *australischen Festlande* und *Poly-*

---

1) Scudamore, Ueber die Natur und Heilung der Gicht. A. d. Engl. Halle 1819. 54. In Glasgow ist die Gicht selbst unter den höheren Ständen sehr selten.
2) Transact. of the prov. med. and surg. Assoc. l. c.
3) Manicus, Bibl. for Laeger 1824. I. 15.
4) Bluhm, Beschreibung der in Reval herrschenden Krankheiten. Marb. 1790. 141; Moritz, Spec. topogr.-med. Dorpat. Dorp. 1823.
5) Attenhofer l. c. 231.
6) Andrejewsky in Gräfe und Walther's Journal 1833. XX. 277.
7) Ucke, Das Klima und die Krankheiten der Stadt Samara. Berl. 1863. 211.
8) Erdmann, Med. Topogr. des Gouv. Kasan. Riga 1822. 154.
9) Bericht in Hecker's Annal. für wissensch. Heilkde. 1833. XXXI. 331.
10) Oppenheim, Ueber den Zustand der Heilkunde . . in der Türkei. Hamb. 1833. 76; Rigler, Die Türkei und deren Bewohner etc. II. 365.
11) Marshall, Edinb. med. and surg. Journ. 1832. Octbr. 347; Tobler, Beitr. zur med. Topogr. von Jerusalem. Berl. 1855. 41.
12) Farquhar, Indian Annals of med. sc. 1863. April 464.
13) Heymann, Krankh. der Tropenländer 181; van Leent, Arch. de méd. nav. 1867. Oct. 246.
14) Davy, Account of the Interior of Ceylon.
15) Beaufils, Arch. de méd. nav. 1882. April 266.
16) Friedel, Beiträge etc. 109; Bericht in Arch. de méd. nav. 1866. Sptbr. 166.

nesien wird des Vorkommens von Gicht mit keinem Worte gedacht; auf Neu-Seeland und den Sandwich-Inseln ist den (aus den Jahren 1837 und 1855 datirenden) Nachrichten von Thomson [1]) und Chapin [2]) zufolge, die Krankheit nie beobachtet worden.

Auch der *afrikanische Continent* und die zu demselben gehörigen Inseln erfreuen sich einer fast absoluten Immunität von Gicht. — In diesem Sinne äussern sich sämmtliche Berichterstatter aus *Egypten* [3]), den *Nigerländern* [4]), aus *Algier* [5]), *Senegambien* [6]), von der *Westküste* [7]) und *Madeira* [8]); die einzige Ausnahme hiervon macht die (etwas verdächtige) Notiz von Vinson [9]) über das häufige Vorkommen der Krankheit unter den die Hochebene von *Madagaskar* bewohnenden Howas, und die (ebenfalls zweifelhafte) Erklärung von Ferrini [10]), dass Gicht in *Tunis* nicht selten beobachtet wird.

Auch auf der *westlichen Hemisphäre* ist, soweit Nachrichten über Gicht von dort ein Urtheil gestatten, die Krankheit vorzugsweise auf die in gemässigten Breiten gelegenen Länder beschränkt. — In *Grönland* ist Gicht äusserst selten [11]), aus Canada und andern Gegenden der nördlichsten Länder Nord-Amerikas wird der Krankheit gar nicht gedacht. — In den Vereinigten Staaten von Nord-Amerika, und zwar in den grossen, volkreichen, mit europäischem Luxus ausgestatteten Städten, scheint sie, den sparsamen von dort vorliegenden Nachrichten zufolge, in demselben Umfange wie unter gleichen Verhältnissen in Europa vorzukommen [12]); nach einer aus dem Jahre 1830 datirenden Notiz von Hildreth [13]) aus Washington war Gicht unter der eingeborenen Bevölkerung jener Gegend ganz unbekannt. — In Vera-Cruz *(Mexico)* hat Heinemann [14]) während einer 6jährigen Praxis nur zwei Fälle von Gicht zu sehen bekommen; in den medicinischen Berichten aus Central-Amerika wird Gicht nicht genannt. — Auf den *Antillen* wird die Krankheit älteren und neueren Berichten [15]) zufolge nur in seltenen Fällen beobachtet; dasselbe gilt von *Guayana* [16]), in einem noch höheren Grade von *Brasilien*, wo, dem übereinstimmenden Urtheile aller Berichterstatter [17]) zufolge, Gicht fast unbekannt ist, und von *Peru*, wo Smith [18]) innerhalb eines mehr als

---

1) Brit. and for. med.-chir. Rev. 1855. April.
2) Amer. Journ. of med. Sc. 1837. Mai. 93.
3) Röser, Ueber einige Krankheiten des Orients. Augsb. 1837. 78; Clot-Bey, Aperçu gén. sur l'Egypte. II. 319 u. a.
4) Brocchi, Giornale V. 559.
5) Bertherand, Méd. et hyg. des Arabes. Par. 1855.
6) Chassaniol, Arch. de méd. nav. 1865. Mai 507.
7) Copland, Wörterbuch IV. 393.
8) Kämpfer, Bamb. Zeitschr. für Med. 1847. XXXIV. 159.
9) Gaz. hebd. de méd. 1866. Nr. 49. Feuill.
10) Saggio sul clima e sulle precipue malattie della città di Tunisi etc. Milano 1860. 238.
11) Bemaerkn. om Grönlands Sygdomsforhold. Kjöbenh. 1864. 30.
12) Vergl. Hosack, Essays. New York 1824. II. 233.
13) Amer. Journ. of med. sc. 1830. Febr. 330.
14) In Virchow's Arch. 1873. LVIII. 161.
15) Dancer, History of the late expedition against Fort St. Juan etc. Lond. 1781; Lempriére, Pract. observ. on diseases .. in Jamaica. Lond. 1799. I. 50; Forström, Svensk. Läk. Sällsk. Handl. 1817. IV. 231; Chassaniol, Arch. de méd. nav. 1865. Mai 507; Rufz ib. 1869. Novbr. 350; er hat in einer langen Reihe von Jahren auf Martinique 28 Fälle von Gicht beobachtet.
16) Rodschied, Bemerkungen u. s. w. 172. Der Angabe von Blair (Account of the last yellow fever epidemic etc.), dass in Brit. Guayana Gicht neben Rheumatismus häufig vorkommt, liegt höchst wahrscheinlich ein diagnostischer Irrthum zu Grunde.
17) Martius, Das Naturell und die Krankheiten der Urbewohner Brasiliens. Münch. 89; Dundas, Sketches of Brasil. Lond. 1852. 37; Sigaud erwähnt der Krankheit mit keinem Worte.
18) Edinb. med. and surg. Journ. 1841. Octbr. 399.

10jährigen Aufenthaltes nur einen Krankheitsfall gesehen hat; etwas häufiger soll (?) die Krankheit hier unter den die Sierra bewohnenden Creolen beobachtet werden [1]), auch in *Chile* kommt Gicht nicht selten vor [2]).

§. 225. Dass der Gicht-Process auf einer constitutionellen Ernährungsanomalie beruht, dass ihm eine krankhafte — die harnsaure — Diathese zu Grunde liegt, und dass diese Diathese theils ererbt, theils erworben vorkommt, kann heute wohl als allgemein anerkannt und jedem Zweifel entzogen angesehen werden. — Der historisch- und geographisch-pathologischen Forschung fällt demnach die Aufgabe zu, zu untersuchen, welche bei der Verbreitung und dem Vorherrschen der Krankheit im Raume und in der Zeit hervortretenden, in klimatischen, socialen, nationalen u. a. Verhältnissen gelegene Momente in causale Beziehungen zur Krankheitsgenese gebracht werden können, bez. Aufschluss über diejenigen Einflüsse zu geben, von welchen die Entwickelung der gichtischen Diathese abhängig ist, oder welche bei ererbter oder erworbener Diathese die Entwickelung der Krankheit selbst zu fördern geeignet erscheinen.

Ueber die *Erblichkeit der Gicht* (bez. der gichtischen Diathese) bestand schon unter den Aerzten des Alterthums und Mittelalters vollkommene Uebereinstimmung; Galenos legte auf dieses Moment ein besonderes Gewicht zur Erklärung der immer weiter und weiter reichenden Verbreitung der Krankheit im römischen Reiche [3]), Aetius erklärte sogar, dass die Krankheitsentwickelung in den meisten Fällen auf erbliche Uebertragung zurückzuführen sei [4]), und noch weiter gingen in der neueren Zeit Cullen [5]), Hamilton [6]) u. a., welche die Vererbung der Diathese als die allein maassgebende Ursache für die Krankheitsgenese ansahen. — Wenn diese letzte Behauptung auch entschieden übertrieben ist, so ist dieses ätiologische Moment doch jedenfalls sehr hoch zu veranschlagen. Scudamore [7]) konnte die Vererbung der Krankheit in 77 Fällen 34 mal, Patissier [8]) in 80 Fällen 34 mal, Gairdner [9]) in 156 Fällen 140 mal nachweisen; Braun [10]) fand in 65 Fällen von Gicht, welche ihm in seiner badeärztlichen Praxis vorgekommen waren, nicht einen, in welchem nicht eine erbliche Anlage von Eltern oder Voreltern nachgewiesen werden konnte; Garrod [11]) fand, dass sich von der Zahl der von ihm an Gicht behandelten Hospitalkranken die Hälfte auf ererbte Diathese zurückführen liess, nach seinen in der Privat-Praxis gemachten Erfah-

1) Tschudi, Oest. med. Wochenschr. 1846. 731.
2) Bericht in Arch. de méd. nav. 1864. Août 107.
3) In Comment. in Hipp. Aphor. l. c., wo es heisst: „προσελήλυθε δὲ ταῖς εἰρημέναις αἰτίαις, δι' ἃς νῦν ποδαγριῶσι πολλοί, καὶ τὸ πατέρων τοὺς πλείστους γεγονέναι καὶ πάππων ἤδη ποδαγρικῶν, ἐφ' ὧν δηλονότι τὸ σπέρμα μοχθηρότερον ἦν."
4) l. c. cap. VII. e. c. 309: „Ut plurimum vero aptitudines a parentibus in filios ac posteros transferuntur."
5) Anfangsgründe der Arzeneiwissenschaft. A. d. Engl. I. 12. Leipz. 1778. I. 289.
6) Letters on the cause and treatment of the gout etc. Lynn (Norfolk) 1809.
7) l. c. 40. Diese Angabe findet sich in der von mir benützten Uebersetzung der Schrift; Garrod citirt die Angabe von Scudamore mit 523 Fällen, in welchen er 309 mal die Vererbung nachgewiesen hat; ich muss annehmen, dass sich dieselbe in der 4. Auflage der S.'schen Schrift vom Jahre 1822 findet, welche mir nicht zugängig ist.
8) Bericht der Pariser Akademie.
9) Die Gicht. A. d. Engl. übersetzt von Braun. Wiesb. 1858.
10) Beiträge zu einer Monogr. der Gicht. Wiesb. 1860. 53.
11) Treatise on gout and rheumatic gout. Lond. 1876. 209.

rungen veranschlagt er die Fälle der ererbten Gicht auf etwa 75 Procent der Gesammtsumme; dabei führt er einen interessanten Fall von einem an Gicht leidenden 50jährigen Kranken an, der ihm mittheilte, dass sich die Krankheit in seiner Familie seit 400 Jahren von Vater auf Sohn vererbt habe. — So hoch man nun auch immer dieses ätiologische Moment veranschlagen will, so lehrt doch die Geschichte der Krankheit, der Wechsel in der Krankheitsfrequenz innerhalb der einzelnen Perioden, vor allem der nicht zu bezweifelnde sehr erhebliche Nachlass der Krankheit in der neuesten Zeit, dass auch die erbliche Diathese in einer Abhängigkeit von äusseren Einflüssen steht, bez. unter Einwirkung derselben gesteigert oder geschwächt, unter Umständen selbst vollkommen getilgt werden kann.

§. 226. Unter diesen äusseren Einflüssen, welche nicht bloss die Krankheitsanlage zu steigern und die Krankheitsentwickelung zu fördern geeignet erscheinen, sondern welche die gichtische Diathese selbst hervorrufen und somit zu einem von Erblichkeit unabhängigen Auftreten von Gicht Veranlassung geben, nimmt die *Nahrungs- und Lebensweise* der Individuen die erste Stelle ein. — Alle ärztlichen Beobachter, welche der Frage nach den Ursachen der Gicht näher getreten sind, stimmen darin überein, dass die Krankheit vorwiegend häufig unter den reichen oder doch günstiger situirten Klassen der Gesellschaft, in sehr viel geringerem Umfange unter der Arbeiterbevölkerung oder im Proletariate angetroffen wird, und dass eine üppige, luxuriöse Nahrungsweise, speciell der reichliche Genuss spirituöser Getränke und animalischer Nahrungsstoffe, besonders in Verbindung mit Mangel an körperlicher Bewegung, wenn auch nicht eine conditio sine qua non für die Pathogenese bildet, so doch ganz vorzugsweise die Veranlassung zur Erzeugung der gichtischen Diathese, oder, wo dieselbe bereits besteht, zur Steigerung derselben, bez. zur Entwickelung der Krankheit selbst abgiebt.

Schon Galenos hatte, im Einverständnisse mit seinen nicht-ärztlichen Zeitgenossen, erklärt [1]): „κατὰ μὲν τοὺς Ἱπποκράτους χρόνους ὀλίγοι παντάπασιν ἐποδαγρίων, διὰ τὸ τοῦ βίου κόσμιον, ηὐξημένης δὲ τῆς τροφῆς εἰς τοσοῦτον ἐν τοῖς καθ' ἡμᾶς χρόνοις, ὡς ἂν μηδ' ἐπινοεῖν ἔστι προσθήκην αὐτῇ, ἄπειρόν τε τὰ πλῆθος τῶν ποδαγριώντων ἐστίν." — Zu den Hauptursachen der Gicht zählt Aetius „ebrietates" und „consuetorum exercitiorum intermissiones", und in derselben Weise sprechen sich alle späteren griechischen und die arabischen Aerzte aus. „Plurimum innascitur haec passio," bemerkt Constantinus, „suaviter et quiete viventibus, et exercitia negligentibus et purgationes et corporis mundificationes nolentibus, maxime cum multum comodant atque bibant." — Arnaldus fügt einer gleichlautenden Erklärung die Worte hinzu: „Fiunt autem in praelatis et in his qui fuerunt pauperes et postea ad divitias et prosperitates ascenderunt."

Man wird wohl nicht irre gehen, wenn man, im Anschlusse an das einstimmige Zeugniss der Zeitgenossen, die Zunahme der Erkrankungen an Gicht und die enorme Verbreitung, welche die Krankheit in Rom im Anfange der römischen Kaiserzeit gefunden hat, mit der eben damals bis zur ausschweifendsten Schwelgerei sich steigernden Ueppigkeit in der Lebensweise der Römer in einen causalen Zusammenhang bringt und in eben diesem Sinne den Nachlass deutet, den die Krankheitsfrequenz in der neueren und neuesten Zeit unter dem Ein-

1) Comment. in Hipp. Aphor. l. c.

flusse einer rationelleren Diät erfahren hat. — Auch der Umstand verdient in der Frage nach dem Einflusse dieses ätiologischen Momentes auf die Krankheitsgenese wohl alle Beachtung, dass in den Tropen, wo Gicht überhaupt selten ist, zumeist nur diejenigen Bevölkerungskreise an derselben leiden, welche im Gegensatze zu der nüchternen Lebensweise der Eingeborenen, üppigeren Tafelfreuden huldigen; so u. a. auf Martinique, wo, wie Rufz erklärt, die wenigen von ihm beobachteten Erkrankungsfälle an Gicht nur reiche Leute betroffen haben: nach der Bemerkung von Chassaniol kommen auf den Antillen ab und zu Gichtfälle unter den Negern vor, aber nur unter den den besitzenden Volksklassen angehörigen Individuen; in Indien wird die Krankheit, wie oben angeführt, nur unter Europäern und Muhamedanern, niemals unter der mässig lebenden Hindubevölkerung angetroffen; ebenso begegnet man in Egypten der Gicht nur unter den einem luxuriösen Leben ergebenen Europäern und Türken u. s. f.

So bedeutungsvoll nun aber auch das hier besprochene ätiologische Moment für die Entstehung der gichtischen Diathese oder der Gicht selbst ist, so lässt sich doch nicht in Abrede stellen, dass einerseits nicht selten Erkrankungen an Gicht, und zwar ganz unabhängig von der ererbten Diathese, bei Individuen vorkommen, welche sich der genannten Schädlichkeit in keiner Weise ausgesetzt, welche im Gegentheil eine sehr einfache, selbst knappe Diät geführt haben; so hat Friedrich in Passau und der Umgebung der Stadt Gichtfälle bei sehr mässig lebenden Leuten beobachtet; Dickson bemerkt, dass unter den Londoner Zollbeamten Gicht ungewöhnlich häufig, aber ganz unabhängig von der Art der Nahrungsweise derselben vorkomme; Marmy erwähnt der relativ zahlreichen Gichtfälle unter den ärmeren Volksklassen in Lyon u. s. f. — Anderseits lehrt die tägliche Erfahrung, dass unzählige Individuen, welche dem übermässigen Genusse alkoholischer Getränke (Wein oder Bier) ergeben sind, vorzugsweise animalische Kost geniessen, das üppigste Leben führen, dennoch von Gicht vollkommen verschont bleiben. Im grossartigsten Maassstabe tritt uns dieses Verhältniss in dem Umstande entgegen, dass unter den besitzenden Klassen der Tropenbewohner trotz Diätfehlern aller Art Gicht äusserst selten angetroffen wird. — Sehr eingehend ist dieser Punkt von Dundas nach seinen in Brasilien gemachten Beobachtungen besprochen worden, die in der Gicht-Litteratur, und selbst in der seiner Landsleute, auffallender Weise wenig Beachtung gefunden haben.

„Die Exemption,“ bemerkt Dundas, „deren sich die Eingeborenen und fast in gleichem Maasse die fremdländischen Bewohner Brasiliens von Gicht erfreuen, ist um so bemerkenswerther, als die in den höheren Klassen der dortigen Gesellschaft, sowie unter vermögenden Fremden vorherrschenden Gebräuche und Gewohnheiten in der Lebensweise weit eher der Vermuthung Raum geben dürften, dass Gicht daselbst nothwendiger Weise sehr häufig vorkommen müsste. Die reichen Klassen der Gesellschaft führen fast ausnahmelos ein unthätiges, indolentes Leben; während die geistigen und körperlichen Kräfte in keiner Weise geübt werden, wird der rohen Sinnlichkeit um so mehr gefröhnt, und wenn auch nicht gerade dem Weingenusse im Uebermaasse ergeben, lieben die Brasilianer doch den häufigen und reichlichen Genuss animalischer Nahrungsmittel und pikanter, stark gewürzter Speisen. Trotzdem hier also alle diejenigen Bedingungen, welche in Europa als die wesentlichsten ätiologischen Momente für die Entwickelung der gichtischen Diathese angesehen werden, in ungewöhnlicher Vollständigkeit gegeben sind, kommt Gicht in Brasilien gar nicht, oder jedenfalls äusserst selten vor. . . Die Immunität, deren sich die Bewohner heisser Klimaten von Gicht erfreuen, ist eine hinreichend constatirte Thatsache, wie ungegründet aber die Erklärung derselben aus der Annahme einer daselbst vorherrschenden nüchternen Lebensweise und eines, im Verhältnisse zu höheren Breiten, sparsamen Genusses stickstoffhaltiger Nahrungsmittel ist, geht aus den eben geschilderten Lebensverhältnissen der Brasilianer entschieden hervor, und dürfte sich in derselben Weise auch für die Bewohner anderer tropisch gelegener Gegenden, und besonders für die anderer Länder Süd-Amerikas sicher nachweisen lassen, so dass man also den Grund für jene Erscheinung in andern Verhältnissen suchen muss."

Auf die von **Dundas** in dieser Beziehung entwickelte Theorie will ich nicht weiter eingehen, hier ziehe ich aus seinen Beobachtungen und den zuvor angeführten Thatsachen zunächst den Schluss, dass **die Entwickelung der gichtischen Diathese, abgesehen von der Vererbung derselben, unzweifelhaft unter dem Einflusse einer fehlerhaften Lebens- und Nahrungsweise steht, dass es dabei aber nicht auf die Summe aller jener zuvor genannten Schädlichkeiten, auf eine ausschweifende, unmässige oder luxuriöse Lebensweise im Allgemeinen ankommt, sondern dass ein in derselben gelegenes, bestimmtes, gewissermaassen specifisch wirkendes Moment die eigentliche Krankheitsursache bilden muss, welches sich unter Umständen auch ganz unabhängig von jenen groben Diätfehlern bei nüchtern lebenden Individuen geltend macht, unter dem Hinzutreten anderer Einflüsse oder gewisser körperlicher Zustände aber auch paralysirt und für den Organismus unschädlich gemacht werden kann.** — Ueber die Natur dieser specifischen Ursache der Gicht haben bis jetzt weder anatomische oder klinische, noch ätiologische Forschungen Aufschluss gegeben.

§. 227. Im Verlaufe dieser Untersuchungen ist bereits mehrfach auf das, auch aus der Darstellung von der geographischen Verbreitung der Krankheit ersichtliche, seltene Vorkommen von Gicht in niederen Breiten hingewiesen worden, und daran knüpft sich die Frage, ob diese relative Immunität der Tropen von dem *Klima* abhängig ist, bez. welchen Einfluss *Witterungsverhältnisse* auf das Vorkommen und die Verbreitung der Krankheit nachweisbar äussern.

Schon in den ältesten Berichten über Gicht, von **Hippokrates, Galenos, Caelius Aurelianus**, wie von fast allen späteren Beobachtern, **Sydenham, v. Swieten, Scudamore, Dickson, Garrod** u. a., wird der Frühling und Herbst als die eigentliche Gicht-Saison bezeichnet, und im Allgemeinen erklärt, dass feuchtkaltes Wetter das Auftreten von Gicht-Paroxysmen ganz besonders fördert, dass, wie namentlich **Garrod** bemerkt, selbst in Fällen chronischer Gicht sich die Kranken während des Sommers gemeinhin viel besser als in den andern Jahreszeiten befinden. — Wenn Temperatur und Luftfeuchtigkeit somit unzweifelhaft einen Einfluss auf den Krankheitsverlauf ausüben, so liegt die Vermuthung nahe, dass eine günstige Gestaltung der Witterungsverhältnisse, bez. eine höhere, gleichmässige Temperatur, wie sie eben den Tropen eigenthümlich ist, auch für die Krankheitsentstehung nicht ohne Bedeutung sein wird, und dass daher das seltene Vorkommen von Gicht in niederen Breiten, zum Theil wenigstens, in Beziehung zu klimatischen Einflüssen steht. Die mehrfach geltend gemachte Ansicht, dass die Immunität der Tropenbewohner von Gicht lediglich auf die von denselben beobachtete mässige und nüchterne Lebensweise zurückzuführen sei, kann wesentlich nur auf einen Theil der Eingeborenen Anwendung finden, für die Europäer und den vermögenden Theil der anderen Bevölkerungsgruppen ist dieselbe, wie Dundas speciell für Brasilien nachgewiesen hat, und wie in derselben Weise für Indien nachgewiesen werden kann, keineswegs zutreffend. — Auf eine Erklärung dieses günstigen Einflusses des Tropenklimas auf die Krankheitsentwickelung und den Krankheitsverlauf wird man wohl so lange verzichten müssen, bis ein gründlicherer Einblick in das eigentliche Wesen der gichtischen Diathese und das ihr zu Grunde liegende ätiologische Moment gewonnen sein wird [1]).

§. 228. Ob und in wie weit *Racen-* und *Nationalitätsverhältnisse* für das Vorkommen von Gicht maassgebend sind, lässt sich mit Sicherheit nicht entscheiden, da bei einer gemischten Bevölkerung, um welche es sich bei der vorliegenden Frage doch immer handelt, gleichzeitig wesentliche Differenzen in der Lebensweise der einzelnen Race-Gruppen bestehen, so dass man eben darüber nicht sicher zu urtheilen vermag, welchem Factor die Geneigtheit einer Race zur Erkrankung, welchem die Immunität einer anderen Nationalität von derselben zugeschrieben werden muss. Unter Negern ist die Gicht, wie aus den Mittheilungen von Quarrier [2]) und Chassaniol [3]) hervorgeht, beobachtet worden, ebenso in der malayischen Race auf dem indischen Archipel, in China und unter den Howas auf Madagaskar (vorausgesetzt, dass die betreffenden Berichte nicht auf Irrthümern beruhen); dagegen finden sich nirgends Andeutungen über Erkrankungen an Gicht unter den Hindus und der indianischen Bevölkerung Nord- und Süd-Amerikas [4]), allein eben hier entsteht die Frage, ob der Grund für diese Exemption nicht weit eher in der Lebensweise, als in dem physiologischen Verhalten der genannten Racen gesucht werden muss.

Die Frage über das *räumliche Verhältniss in der geographischen Verbreitung von Gicht und Urolithiasis* werde ich bei Besprechung der letztgenannten Krankheit zu erörtern Gelegenheit nehmen.

---

1) Als Curiosum bemerke ich, dass auch Gicht nicht dem Schicksale entgangen ist, zu den übertragbaren (contagiösen) Krankheiten gezählt zu werden. Boerhaave sprach diese Ansicht zuerst aus, und bei dem grossen Einflusse, den dieser ausgezeichnete Arzt auf seine Zeitgenossen ausübte, konnte es nicht fehlen, dass er viele Gläubige fand. Van Swieten stellt (in seinen Commentarien zu dem betreffenden Aphorismus §. 1255 l. c. IV. 299) die Contagiosität der Krankheit nicht ganz in Abredo, indem er als Beweis für dieselbe den Umstand anführt, dass Frauen, welche ihre gichtischen Männer Tag und Nacht gepflegt hatten, schliesslich auch von der Krankheit ergriffen wurden; recht ernstlich aber scheint er die Sache nicht zu nehmen, wenigstens fügt er vorsichtiger Weise hinzu: „licet et multae aliae, quae eodem officio strenue perfungebantur, immunes manserint."

2) Edinb. med. and surg. Journ. 1808. Octbr. 459.

3) Arch. de méd. nav. l. c.

4) Schwarz (Zeitschr. der Wiener Aerzte 1858. 579) theilt mit, Dr. Candido, der Brasilien durchreist hat, habe ihn versichert, unter den dort lebenden Indianern nicht einen Fall von Gicht angetroffen zu haben.

Nachtrag zur Geschichte der Syphilis.

Beim Schlusse des Druckes dieses Bandes gelangt eine interessante Notiz von Scheube (in Virchow's Archiv 1883. XCI. 448) in meine Hände, aus der hervorgeht, dass sich in einem dem Anfange des 9. Jahrhunderts angehörigen, neuerlichst aufgefundenen japanischen Medicinbuche eine ausführliche Schilderung der Syphilis in ihren verschiedenen Formen findet, und dass die Verfasser dieser Schrift mit der Zusammengehörigkeit dieser einzelnen Localaffectionen wohl vertraut gewesen sind, den constitutionellen Character der Krankheit also erkannt und richtig beurtheilt haben.

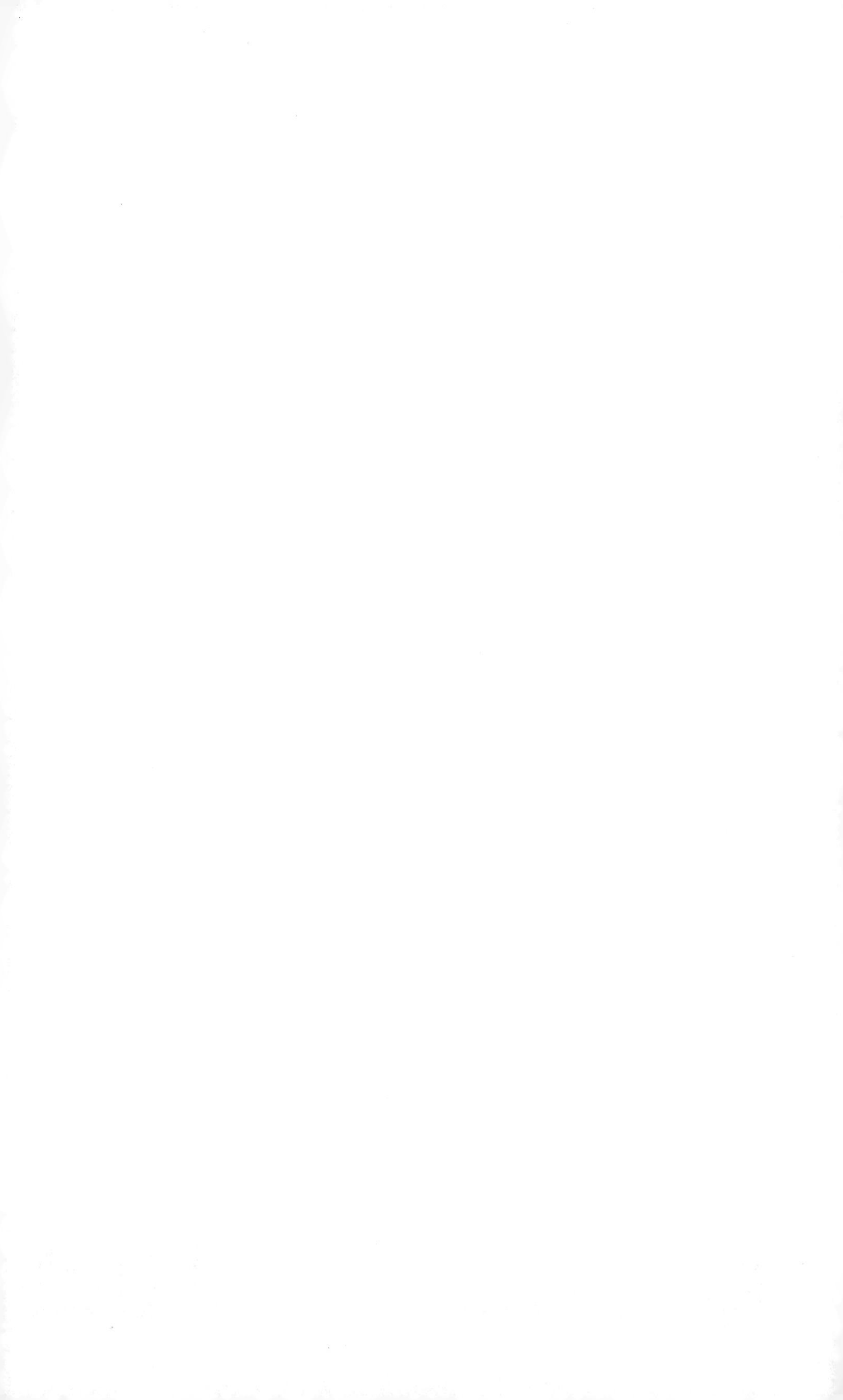

Lightning Source UK Ltd.
Milton Keynes UK
UKHW010926050119
334854UK00007B/1148/P